协和医学院系列规划教材

北京协和医学院精品教材立项项目

皮肤病与性病学（第2版）

Dermatology and Venereology (2nd Edition)

主　编　晋红中

中国协和医科大学出版社

北　京

图书在版编目（CIP）数据

皮肤病与性病学 / 晋红中主编. -- 2版. -- 北京：中国协和医科大学出版社, 2025.6. -- ISBN 978-7-5679-2592-2

Ⅰ. R75

中国国家版本馆CIP数据核字第2025AE9119号

主　　编　晋红中
责任编辑　高淑英
封面设计　邱晓俐
责任校对　张　麓
责任印制　黄艳霞
出版发行　**中国协和医科大学出版社**
（北京市东城区东单三条9号　邮编100730　电话010-65260431）
网　　址　www.pumcp.com
印　　刷　北京中科印刷有限公司
开　　本　889mm×1194mm　1/16
印　　张　45.5
字　　数　1370千字
版　　次　2025年6月第2版
印　　次　2025年6月第1次印刷
定　　价　350.00元

编者名单

主　编　晋红中

副主编　李　丽　左亚刚　刘　洁　王　涛　曾跃平

编　者（按姓氏拼音排序）

杜　伟　房柔好　冯　昊　高祎濛　晋红中

李　峰　李　军　李　丽　刘　洁　刘佳玮

毛笑非　钱玥彤　乔　菊　渠　涛　舒　畅

苏　铮　孙　晨　唐珂韵　王　涛　王海朦

王文明　王亚男　吴　超　杨　璐　曾跃平

张　舒　张翰林　张时宇　朱晨雨　左亚刚

秘　书　高祎濛　冯　昊

主编简介

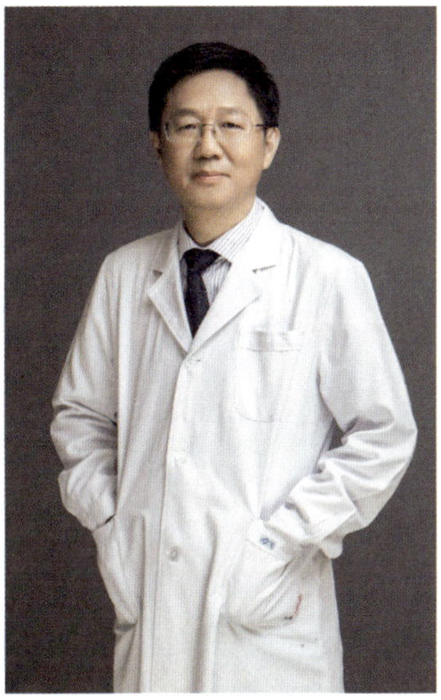

晋红中，主任医师，教授，博士研究生导师。北京协和医学院教学名师。北京协和医院皮肤科主任。中国罕见病联盟/北京罕见病诊疗与保障学会皮肤罕见病专委会主委，中华医学会皮肤性病学分会常委，中国医师协会皮肤科分会副会长。

从事皮肤科专业工作30余年，主持国家重点研发计划项目（子课题）、国家自然基金、北京自然基金、中央高水平医院临床科研专项等多项课题，以通讯作者发表SCI论文100余篇。主编/译著作10余部，参编著作40余部。主持制定15部皮肤免疫及肿瘤疾病诊治专家共识/指南。获北京科技进步奖二等奖、中华医学科技奖三等奖、北京医学科技奖二等奖等奖项。主编教材《皮肤病与性病学》获市级“高等院校精品教材奖”、校级“精品教材奖”。

前言

1924年，北京协和医院皮肤科正式成立。作为我国最早成立的皮肤性病学科之一，科室在为民服务及创新求索中对我国皮肤性病学的发展做出了突出的贡献，在行业内树立了良好的口碑。医学教育始终是科室的重点工作及重要职责。2011年，利用科室多年积累的临床资料并经全科人员的努力，北京协和医学院精品教材《皮肤病与性病学》得以出版，并在实际使用中取得了良好效果。由于学科发展日新月异，第1版教材的部分内容已显陈旧。因此，自2022年9月起，科室再次组织人力，在第1版教材的基础上，结合近年来皮肤性病学诊疗的前沿研究进展，在临床图片资料、发病机制、诊断及治疗等方面进行了相对全面、完善的补充与更新，于是诞生了该教材的第2版。

本教材介绍常见皮肤病与性病的病因、发病机制、临床特点、诊断、鉴别诊断及治疗原则，并突出如下特点：①图文并茂，文字力求简练，图片力求典型，以便于学生、读者理解。②涉猎研究新进展，在重点章节末尾增加了对主要疾病近年来的基础性和 / 或临床性研究进展综述，旨在启发学生临床及科研思维。③与时俱进，增加皮肤美容技术及皮肤影像技术等崭新内容。④强调双语教学，在每章节中用英文摘要说明该病，章节末尾提供英文病例报告，使医学生熟悉本专业的英语词汇，具备阅读本专业资料的能力，能用准确的语言表述患者的病情，与患者、专业人员进行充分交流。

本教材对于促进医学生向临床医生的角色转化可起到积极作用，对皮肤性病学专业研究生与临床医生的培养也有一定帮助，同时适用于患者阅读。在北京协和医学院和北京协和医院教育处的支持下，本教材申请到北京协和医学院的精品教材立项，特此感谢。新版教材的编写得到了本科及相关科室众多人员的大力支持，在此向为本教材的编写提供宝贵意见、建议、临床照片及病例资料的人员表示衷心感谢。

2024年恰逢北京协和医院皮肤科建科百年，这样一部教材的出版是对传承的美好注解。由于编者水平有限，一些不足甚至错误难免存在，恳请医学同道和热心读者批评指正。

晋红中

2024年10月

目录

第五章 寄生虫、昆虫及动物来源性皮肤病 / 144

第六章 性传播疾病 / 166

第七章 变态反应性皮肤病 / 198

第八章 物理性皮肤病 / 240

第九章 结缔组织病 / 267

第十章 红斑及丘疹鳞屑相关性皮肤病 / 315

第十六章 色素性皮肤病 / 487

第十七章 皮肤附属器疾病 / 517

第十八章 表皮肿瘤 / 542

第十九章 囊肿 / 566

第二十章 附属器来源肿瘤 / 576

第一章

皮肤病学总论

皮肤病学是研究皮肤及附属器和各种与之相关疾病的科学，是一门涉及面广、整体性强的临床应用学科，同时又与其他临床学科之间存在广泛而密切的联系。本章的主要内容是皮肤病学基础理论，概述了皮肤的胚胎发育、结构、生理及皮肤病的常见临床表现、组织病理，并介绍了皮肤科常用的检测技术手段及治疗药物。

第一节　皮肤胚胎学

人体的胚胎发育是一个极其复杂的过程，这个过程可被错综复杂的细胞间信号级联反应所调节，从而选择性活化转录因子，决定胚胎细胞的行为和即将发生的一系列演变。人体的皮肤组织由两个胚层发生而来，历经了一系列复杂而精妙的连续修饰与完善的发育过程，最终形成覆盖体表的双层膜结构。皮肤由表皮、真皮、皮下组织构成。表皮及皮肤附属器起源于外胚层（ectoderm），黑色素细胞、神经起源于神经外胚层（neuroectoderm）；真皮及皮下组织中的纤维、血管、淋巴管等组织起源于中胚层（mesoderm）。

一、表皮的胚胎发育

受精卵形成后很快就会发生分裂，形成一个囊状的球体，称为胚囊。其后胚胎细胞逐渐迁移、转变形成原肠胚，由三层细胞层构成：外胚层（ectoderm）、中胚层（mesoderm）和内胚层（endoderm），人体所有的组织、器官皆由其发育而来。表皮及皮肤附属器（上皮部分）、神经系统都是由外胚层分化而来，真皮及皮下结缔组织则是由中胚层分化而来。

在胚胎的第1个月，表皮由原始的单层细胞构成，随后在第2个月，分化成内外两层，内层为生发层（stratum germinativum），外层为外皮层（periderm），在第3个月时，在两层中间出现第3层，称为中间层（stratum intermedium）。中间层细胞分化为马尔匹基层，基底层逐渐向深部出现隆起，细胞的分裂轴线由与基底层平行到与基底层垂直，至胎龄24周表皮已有4～5层，表皮细胞出现角质蛋白。

外皮层在皮肤角化开始后才开始退化，外皮层细胞不会最终分化为表皮成分，其特殊的结构可以协助胎儿皮肤和羊水之间进行物质的弥散和交换。妊娠中期胚胎表皮角质化过程开始，外皮层细胞逐渐脱离，这些外皮层细胞可形成胎儿皮脂的一部分。

角化过程开始于妊娠中期，在妊娠晚期中段完成。皮肤附属器的角质化在胎龄第11～15周开始，表皮的角质化则在胎龄的20～24周开始，从头、面、掌、跖部位开始角化过程。首先中间层上部的细胞出现少量的透明角质颗粒，接近表面的细胞的细胞器溶解，出现角化增加的迹象。在接下来的几周内，角质形成细胞数量逐渐增加，中间层上部细胞出现透明角质颗粒，接近表面的表皮细胞失去其细胞核，显示出角化增加的迹象。躯干的皮肤于第21周开始角质化，最上层的中间细胞层及其上方的周皮层最先开始角化。不完全角化的鳞状细胞下方的细胞体积很小，包含星状的透明角质颗粒、抗丝聚合蛋白原和丝聚合蛋白。这些位于下方的2~3层中间细胞叫棘细胞。第24周，表皮即可完成角化，一些薄的、扁平的角质化细胞组成了真正的角质层。颗粒层细胞中含有较大的透明角质颗粒，糖原含量减少，更接近成熟的颗粒层。周皮细胞与中间层细胞之间偶尔通过纤细的桥粒结构连接。随着角化的进行，角质形成细胞数量逐渐增加，在妊娠晚期中段分化成类似成人皮肤的表皮。

二、表皮附属器的发育

表皮外胚层除了分化出表皮基底细胞层外，还分化出外泌汗腺胚芽细胞和原发性上皮胚芽细胞。基底细胞是表皮生发的基础，外泌汗腺胚芽细胞分化出外泌汗腺，而原发性上皮胚芽细胞则是毛囊、皮脂腺和顶泌汗腺这三种表皮附属器的原始细胞。皮肤附属器发育的启动最初表现为上皮局部增厚或原基形成，再下一步是上皮芽胚原基陷入真皮间质并伴随进一步生长。皮肤附属器的正常发育依赖于表皮和真皮之间紧密的相互作用和复杂的遗传调控。表皮和真皮间质细胞表达具有特征性的生长因子、生长因子受体、细胞因子及信号分子，在皮肤附属器形成的各个阶段发挥调控作用。

（一）毛囊和皮脂腺

在胎龄10~12周，头面部皮肤最先出现毛囊基板，之后毛囊基板出现在骶尾部，再向腹侧覆盖所有胎儿皮肤。这些毛囊基板在皮肤表面形成扁平的圆圈，随着时间的推移，这些细胞的增殖和运动使毛囊从基板向下生长成3D形状的完全发育的毛囊。外胚层毛囊基板诱导真皮聚集物（dermal condensate，DC）细胞形成真皮乳头前体，真皮乳头前体细胞会调节基板上皮细胞的生长和分化，并诱导其向真皮延伸形成早期毛芽。早期毛芽在胎龄13~14周发生内陷，包裹前体真皮乳头形成球状毛芽，随着毛芽的延伸，毛囊漏斗部、峡部、球部逐渐发育出雏形。在胎龄16周毛囊的外侧壁出现两个上皮性膨出部。上方的膨出部发育成皮脂腺，下部的膨出部是将来立毛肌的附着部位，也是毛囊干细胞的所在部位，这些干细胞对毛发生长周期的组织更替至关重要，不仅如此，这些干细胞还可以修复周围表皮组织的损伤，但目前尚不清楚这部分干细胞的起源以及它是如何在发育中保留下来的。毛管在胎龄19~21周发育完全，此时在皮肤表面可以见到毛发，毛发继续生长，经历第1个生长期、退行期和休止期，接着毛囊会进入第2个生长周期，新生的毛发会将第1个休止期的毛发推出脱落至羊水中。毛发生长周期贯穿整个生命周期，但婴儿出生后毛发生长周期将不再同步。皮脂腺组织的发生开始于胎龄16周左右，在发育中的毛囊的较浅表膨出部位可以看到皮脂腺原基，这些细胞内充满脂质，形成泡沫状结构。在妊娠的中晚期，母体激素可促进皮脂腺的增生，增加脂质的合成和分泌，但在胎儿出生后，皮脂腺会迅速变小，进入休眠状态，直到青春期激素水平变化时才再度被激活增大。

（二）甲

在胎龄8~10周，指端背侧甲床部位出现外胚层增厚，形成原始甲床，甲床近端内陷至间充质组织并增殖形成甲根，甲根的生发层增生形成甲母质，为甲的生发点。胎龄4个月时，甲床近侧逐渐长出由甲母质增殖形成的分化成熟的坚实甲板；胎龄5个月时，成熟的甲板覆盖整个甲床。

（三）外泌汗腺

外泌汗腺源自胚胎期的外胚层，发育成熟后分布于除唇部和外耳道之外的皮肤表面的各个部位。外泌汗腺在胎龄12~16周时首先在掌跖部皮肤开始形成，外泌汗腺前体沿着固定间隔发出胚芽，这些富含糖原的上皮细胞柱垂直向下呈束状进入真皮，胚芽末端形成腺体结构，上端向上呈螺旋状穿过表皮，形成表皮内细胞索。导管细胞、分泌细胞、肌上皮细胞在真皮和表皮内区域逐渐分化开来。在胎龄 6 个月时，掌跖的汗腺发育完全，位于真皮的深层。毛囊间外泌汗腺在胎龄 5 个月时才开始形成，出生前在形态学上发育成熟，它们是皮肤发育过程中最晚形成的表皮附属器。胎儿在子宫内时外泌汗腺并没有分泌活性，出生后才有功能。

（四）顶泌汗腺

顶泌汗腺与毛囊、皮脂腺共同来源于原发性上皮胚芽细胞，与皮脂腺类似，顶泌汗腺发生于毛囊上部，而外泌汗腺则有独立的来源。胚胎第 16 周左右毛囊上皮呈外生性生长到达皮下，顶泌汗腺开始形成。胎龄 20 周左右，多数皮肤部位顶泌汗腺逐渐退化，仅在腋下、乳晕、外阴、外耳道等部位保留。顶泌汗腺在妊娠晚期会有短暂性激活，出生后进入休眠状态。顶泌汗腺的分泌受性激素的影响，进入青春期顶泌汗腺增生并开始分泌。

三、表皮的黑色素细胞和透明细胞

原肠胚形成后，胚体中线部分的外胚层增厚呈板状，与两侧的体表外胚层区别开来，称为神经板。神经板中间逐渐凹陷成纵沟，并最终形成神经管，同时与体表外胚层分离。原来介于神经管与体表外胚层之间的部分，移至神经管两侧，形成神经嵴。黑色素细胞来源即是神经管两侧的神经嵴，黑色素细胞前体按特定的轨迹离开神经管并伴随神经末梢迁移至原始表皮，首先移向侧面，然后沿正中线的腹侧移行至头面部和四肢远端。

黑色素细胞先到达真皮，在真皮全层出现，然后从真皮迁移至表皮的基底细胞层或发生凋亡。黑色素细胞由神经嵴向表皮迁移的过程中，如果受到某些因素的干扰，部分黑色素细胞没有到达表皮 – 真皮交界处，而是停留在了真皮的浅层或者深层，在局部聚集，就形成了一些真皮色素性疾病如太田痣。

黑色素细胞在妊娠早期即迁移至表皮，但黑色素细胞的功能到妊娠中晚期才逐渐发育完全。黑色素细胞在胎龄 4 个月左右开始产生黑色素，胎龄 5 个月左右开始向角质形成细胞输送黑色素小体，直至胎儿出生时，虽然黑色素细胞具有功能，但皮肤色素产生并不完全，在出生后几个月肤色才逐渐变黑，这一过程在肤色较深的新生儿中更为明显。

朗格汉斯细胞同样在胚胎发育的早期迁移至表皮，此时的朗格汉斯细胞同样具有特征性的树突状凸起的形态，但密度明显低于成人水平，随着胚胎发育过程逐渐增多。

四、真皮

真皮由表皮外胚层下的中胚层分化而来，在胎龄 6 ~ 8 周时真皮的前体细胞呈梭形或星状，散在分布于表皮下。胎龄第 12 周时这些细胞分化为成纤维细胞，产生网状纤维、胶原纤维。弹性纤维出现较晚，亦是由成纤维细胞产生，出现于胎龄的第 6 个月。随着胚胎逐渐发育，真皮从含细胞、水化的蛋白聚糖构成的胶样基质结构转变为坚实的纤维网状结构。至胎儿出生时真皮组织虽然已经发育良好，但相较于成人真皮会明显薄弱，细胞成分相对较多。

中胚层除分化出结缔组织外，还形成淋巴管、血管。真皮脉管系统在胎龄早期即已形成，在胚胎发育过程中受多种细胞因子调节，逐渐重塑，已知的细胞因子包括血管内皮生长因子（vascular endothelial growth factor，VEGF）、酪氨酸激酶受体抑制剂、血管生成素配体等。

五、皮下脂肪组织

除了眼睑和阴囊等少数部位，皮下区域均含有脂肪组织。脂肪组织是指由大量群集的脂肪细胞构成，聚集成团的脂肪细胞由薄层疏松结缔组织分隔成小叶。脂肪细胞起源于中胚层的多能干细胞，分化过程为从间充质干细胞到脂肪母细胞、前脂肪细胞、不成熟脂肪细胞，最后到成熟的脂肪细胞。前脂肪细胞在多种转录因子调控下，激活脂肪组织相关基因，并在这些基因的顺序性调控下，经一系列复杂的步骤分化为成熟脂肪细胞。

胚胎脂肪组织形成有两个过程。在妊娠中期，初始脂肪形成，呈腺体样聚集的上皮样前体细胞（又称为前脂肪细胞）贮存在特定位置，形成棕色脂肪细胞；在妊娠晚期及出生后早期，在结缔组织的许多区域散布出现由单泡白色脂肪细胞形成的脂肪库。脂肪组织可被结缔组织间隔分割成小叶，脂肪小叶的数量保持恒定，而在随后的发育阶段小叶体积会不断增大。在孕晚期开始时，脂肪细胞存在于胚胎主要的脂肪库中，体积仍然相对较小。在胚胎发育过程中，血管生成与脂肪组织形成在时间及空间上紧密协调。

在哺乳动物中，终身存在脂肪组织细胞数量变化的敏感期，脂肪细胞量快速增长的时期有两个高峰，即出生后和 9 ~ 13 岁。儿童期的肥胖以脂肪细胞增多和体积增大为共同特征，而成人期的肥胖则以脂肪细胞体积增大为主。但成人的脂肪组织仍含有相当比例的具有发生分化能力的细胞，在维持正能量平衡的情况下，脂肪量最初通过现有脂肪细胞体积的增大而增加，持续的过多能量摄入最终可以导致总的脂肪细胞数量增加 3 倍以上，从而导致成人严重的肥胖。

第二节　皮肤的解剖学与组织结构

皮肤是人体最大的器官，是人体的第一道防线。皮肤由表皮、真皮、皮下组织构成，除此之外，还有丰富的血管、淋巴管、神经、肌肉和皮肤附属器（包括毛发、皮脂腺、汗腺、甲）。

一、皮肤解剖学

皮肤是人体最大的器官，是机体内外环境的分界，其重量约占体重的 16%，成人皮肤的面积为 1.5 ~ 2.0m^2，新生儿约为 0.21m^2。不同部位皮肤厚度不同，通常为 0.5 ~ 4.0mm（不包括皮下脂肪层），儿童较成年人皮肤薄，屈侧皮肤较伸侧薄，枕后、项、臀及掌跖部位皮肤厚，眼睑、外阴、乳房等部位皮肤最薄。

皮肤附着于深部组织并受纤维束牵引形成致密的多走向沟纹，称为皮沟（skin groove）。皮沟将皮肤划分为大小不等的细长隆起，称为皮嵴（skin ridge）。皮嵴上的凹点即为汗腺开口。掌跖及指（趾）屈侧的皮沟、皮嵴平行排列并构成特殊的涡纹状图样，称为指（趾）纹，其排列旋转方式由遗传因素决定，除同卵双生子外，个体之间均存在非常明显的差异。即使是同卵双生子，指纹虽然非常相似，但也不完全相同。由于真皮结缔组织的纤维素排列方向的不同，因此，皮肤具有一定方向的张力线［又名皮肤切线或兰格线（Langer's line）］，此线对外科手术选择切口方向具有重要意义。

根据皮肤的结构特点，可将其大致分为有毛的薄皮肤（hairy thin skin）和无毛的厚皮肤（hairless thick skin）两种类型，前者被覆身体大部分区域，后者分布于掌跖和指（趾）屈侧面，具有较深厚的摩擦嵴，能耐受较强的机械性摩擦。有些部位皮肤的结构比较特殊，不属于上述两种类型，如口唇、外阴、肛门等皮肤 – 黏膜交界处。皮肤的颜色因种族、年龄、性别、营养及部位不同而有所差异。皮肤还附有毛发、皮脂腺、汗腺、指（趾）甲等附属器。

（一）毛发

毛发分布广，仅掌跖、指（趾）屈面、指（趾）末节伸面、唇红区、龟头、包皮内侧、小阴唇、大阴唇内侧及阴蒂等处无毛。毛发分为硬毛和毳毛两种。硬毛具有髓质，质硬色深，分为两种：①长毛，如头发、胡须、腋毛和阴毛。②短毛，如眉毛、睫毛、鼻毛和耳毛。而毳毛无髓质，细软色淡，主要见于面部、四肢和躯干。头发约有 10 万根，每日生长 0.25 ~ 0.37mm。毛发生长是一个复杂的周期循环过程，分为生长期、退行期、休止期。调控毛发生长的机制十分复杂，其确切机制尚不明确，近年来发现很多生长因子及其受体参与了毛囊的形态发生和毛发生长周期的调控。健康成人头发的生长期较长，一般 2 ~ 5 年，退行期 2 ~ 3 周，而休止期约为 3 个月。正常人 85% 的头皮毛囊处于生长期，处于此时期的头发很难脱落；退行期头发生长速度减缓，发根会朝着皮肤表面移近，但头发依然不易脱落；休止期头发已经完全停止生长，发根位置更浅，头发很容易脱落。当头发脱落后，毛囊内又会有新的头发重新长出，循环不息，正常成人每日可脱落 60 ~ 100 根头发，同时也有等量的头发再生。不同部位的毛发长短与生长周期长短不同有关，眉毛和睫毛的生长周期仅为 2 个月，多数处于休止期，故长度较短。毛发的生长受遗传、健康状态、精神状态、营养和激素水平等多种因素的影响，调节毛发生长的激素包括甲状腺激素、性激素及皮质类固醇等。

（二）皮脂腺

皮脂腺分布广，除掌跖与指（趾）屈面外，几乎遍及全身。皮脂腺通常可分为 3 种类型：①附属于毛囊，皮脂腺开口于毛囊，与毛发共同构成毛发皮脂腺系统。②与毳毛有关，其导管直接开口于体表。③与毛发无关，为独立皮脂腺，见于口唇、包皮内侧等无毛部位。皮脂腺在人体的分布以头皮、面部最多，四肢，尤其是小腿外侧最少。皮脂腺的分泌受基因、年龄、性别、气候等因素影响。青春期前皮脂腺的分泌能力较弱，青壮年时期分泌最为旺盛，到了老年以后皮脂腺的分泌能力减弱。夏季皮脂腺分泌较多，秋冬季分泌较少。进食油腻、辛辣的食物，也会刺激皮脂腺的分泌。

（三）汗腺

根据汗腺结构和功能的不同，可分为外泌汗腺和顶泌汗腺。

1．外泌汗腺　又称为小汗腺，除了口唇、龟头、包皮内侧、阴蒂，几乎遍及全身，在掌跖密度最大。汗腺是一种结构比较简单的盲端管状腺，腺体部分自我盘旋呈不规则球体，多位于真皮和皮下组织交界处，其导管垂直向上，开口于皮肤表面的汗孔。

2．顶泌汗腺　又称为大汗腺，其分泌部较外泌汗腺约大 10 倍，仅分布于鼻翼、腋窝、脐窝、腹股沟、包皮、阴囊、小阴唇、会阴、肛门及生殖器周围。此外，外耳道的耵聍腺、眼睑的麦氏腺及乳晕的乳轮腺则属于顶泌汗腺的变型。腺体一般位置较深，多在皮下脂肪层，不直接开口于皮肤表面，而在皮脂腺开口的上方开口于毛囊。顶泌汗腺分泌物为较黏稠的乳状液，含蛋白质、碳水化合物和脂类等，被细菌分解后会产生特殊的气味。顶泌汗腺在出生后呈静止状态，青春期后在性激素的作用下分泌活跃。

（四）指（趾）甲

由致密而坚实的角质所组成，半透明状。甲板的前面暴露部分称为甲体，甲体的远端称为游离缘，近端隐蔽在皮肤皱褶下方的部分称为甲根。位于甲体下的基底组织部分称为甲床。位于甲根下的基底组织称为甲母质。指（趾）甲近甲根处有新月形的白色区称为甲半月。指甲每 3 个月长 1cm，趾甲生长速度为指甲的 1/3。92% 的正常婴儿指甲可见一条横线，称为 Beau 线。指（趾）甲可保护其下皮肤不受外伤，还可帮助手指完成一些精细动作，在美容方面的作用也非常重要。

二、皮肤的组织结构

皮肤有两种主要的组成部分：上皮部分，由外胚叶分化而来，称为表皮；结缔组织部分，由中胚叶分化而来，又分为真皮和皮下组织两层。

（一）表皮

表皮（epidermis）由两大类细胞组成，角质形成细胞和树突状细胞。角质形成细胞具有细胞间桥及丰富的胞质，用 HE 染色即可着色；而树突状细胞无细胞间桥，需特殊染色或组织化学方法才能识别。

1．角质形成细胞（keratinocyte） 是表皮的主要构成细胞，占表皮细胞的 80% 以上，在分化过程中最终产生角蛋白（keratin）。根据分化阶段和特点可将表皮分为五层，由深至浅分别为基底层、棘层、颗粒层、透明层和角质层。

（1）基底层（stratum basale）：位于表皮底层，由一层立方形或圆柱状细胞构成，细胞长轴与真皮–表皮交界线垂直，排列整齐，呈栅栏状。胞质深嗜碱性，胞核卵圆形，核仁明显，核分裂象较常见。在基底层细胞之间，间杂有黑色素细胞。基底层细胞之间及其上方的细胞之间是通过细胞间桥相连接的，底部借半桥粒与基底膜带相附着。基底层细胞分裂、逐渐分化成熟为角质层细胞并最终从皮肤表面脱落是一个受到精密调控的过程。正常情况下，约 30% 的基底层细胞处于核分裂期，新生的角质形成细胞有次序地逐渐向上移动，由基底层移行至颗粒层约需 14 天，再移行至角质层表面并脱落又需 14 天，共约 28 天，称为表皮通过时间或更替时间。

（2）棘层（stratum spinosum）：位于基底层上方，由 4～8 层多角形细胞构成，越靠近表层，细胞形态越扁平。细胞表面有许多细小凸起，成为棘突，相邻细胞的凸起互相连接，形成桥粒。电镜下可见胞质内有许多张力细丝聚集成束，并附着于桥粒上。

（3）颗粒层（stratum granulosum）：位于棘层上方，细胞排列与皮肤表面相平行，细胞呈梭形，通常由 1～3 层扁平或梭形细胞构成，胞质内充满粗大、深嗜碱性的透明角质颗粒（keratohyline granule）。正常皮肤颗粒层厚度与角质层厚度成正比，在角质层薄的部位仅 1～2 层，而在掌跖等部位可厚达 10 层。随着颗粒层细胞不断向浅层推移角化的过程，黏多糖、磷脂类等内容物不断从膜被颗粒排出，进入细胞间隙，形成细胞间脂质的一部分。

（4）透明层（stratum lucidum）：位于颗粒层与角质层之间，仅见于掌跖等部位，由 2～3 层较扁平的细胞构成。细胞界限不清，易被伊红染色，光镜下胞质呈均质状并有强折光性。

（5）角质层（stratum corneum）：位于表皮最上层，染色呈嗜酸性。由已经死亡的扁平细胞构成，细胞正常结构消失，胞质中充满由张力细丝与均质状物质结合而形成的角蛋白。角质细胞及其细胞外成分彼此紧密嵌合形成砖墙样结构，承担了皮肤主要的物理屏障功能。

2．表皮的树突状细胞（dendritic cell） 表皮内有四种树突状细胞，黑色素细胞、朗格汉斯细胞、梅克尔细胞和未定型树突状细胞，其中只有黑色素细胞在 HE 染色中可以辨认。

（1）黑色素细胞（melanocyte）：起源于外胚层的神经嵴，几乎遍布所有组织，以表皮、毛囊、黏膜、视网膜色素上皮等处为多。其数量与部位、年龄有关，而与肤色、人种、性别等无关。面部、生殖器部位黑色素细胞密度高，曝光部位较非曝光部位密度高。随年龄增大，黑色素细胞数量会逐渐减少。HE 染色切片中黑色素细胞位于基底层，每 10 个基底层细胞中有 1 个黑色素细胞。细胞胞质透明，胞核较小，银染色及多巴染色可显示细胞有较多树枝状凸起。黑色素细胞胞质内含有黑色素小体（melanosome），是黑色素合成的场所。每个黑色素细胞可通过其树枝状凸起将黑色素小体转运至周围的约 36 个角质形成细胞，形成 1 个表皮黑色素单位（epidermal melanin unit）。

（2）朗格汉斯细胞（Langerhans cell，LC）：起源于骨髓的单核–巨噬细胞系统，为一种抗原呈递细胞，在启动皮肤免疫反应中起着至关重要的作用。多分布于基底层上方，数量占表皮细胞总数的 2%～5%，其密度因部位、年龄和性别而异。面颈部较多而掌跖部较少，非曝光部位较多而曝光部位较少，LC 细胞密度随年龄老化逐渐减少。Langerhans 细胞 HE 染色及多巴染色呈阴性，氯化金染色及 ATP 酶染色呈阳性。

电镜下可见细胞质内有特征性的 Birbeck 颗粒（Birbeck granule），目前认为这种网球拍状的细胞器是由 Langerhans 细胞吞噬外来抗原时胞膜内陷形成。已证实组织细胞增生症的细胞中有 Birbeck 颗粒，故可确定其来源于 LC。

（3）梅克尔细胞（Merkel cell）：多分布于基底层细胞之间，常固定于基底膜而不跟随角质形成细胞向上迁移。Merkel 细胞在感觉敏锐部位（如指尖和鼻尖）密度较大，这些部位的神经纤维在临近表皮时脱髓鞘，扁盘状的轴突末端与 Merkel 细胞基底面形成接触，构成梅克尔细胞－轴突复合体（Merkel cell-neurite complex），因此，推测其为一种触觉感受器。

（4）未定型细胞（interminate cell）：此种树枝状细胞常位于表皮最下层，电镜下其形态酷似朗格汉斯细胞，但不含 Birbeck 颗粒，这些细胞称为未定型细胞。此种细胞：①将来可能分化为朗格汉斯细胞，因此是一种未分化的细胞；②可能为黑色素细胞的前身。

（二）真皮

真皮（dermis）主要由结缔组织组成，分为两层，即乳头层（papillary layer）和网状层（reticular layer），两者没有明确的界限。真皮结缔组织是由胶原纤维、弹性纤维、基质及细胞成分构成。胶原纤维和弹性纤维相互交织，埋于基质内。正常真皮中，细胞成分包括成纤维细胞、组织细胞及肥大细胞。胶原纤维、弹性纤维和基质都是由成纤维细胞合成分泌的。网状纤维是幼稚的胶原纤维，并非一独立成分。

1. 胶原纤维（collagen fiber） 含量最为丰富，HE 染色呈浅红色。真皮乳头层胶原纤维较纤细，且无一定走向；真皮中下部的胶原纤维聚集成束，走向与皮面平行，相互交织在同一水平面上向不同方向延伸；真皮下部的胶原束最粗。胶原束中散在少量成纤维细胞，其细胞核染色较深，纵切面呈梭形。胶原纤维由直径为 70 ~ 140nm 的胶原原纤维（collagen fibril）聚合而成，主要成分为Ⅰ型胶原，少数为Ⅲ型胶原。胶原纤维韧性大，但缺乏弹性。

2. 网状纤维（reticular fiber） HE 染色不易辨认，银染呈黑色，故又称嗜银纤维。网状纤维是幼稚、纤细的胶原纤维，在胚胎时期出现最早，在正常成人皮肤中网状纤维稀少。但在病理情况下，如创伤愈合及成纤维细胞增生活跃或有新胶原形成病变中，网状纤维大量增生。主要成分为Ⅲ型胶原。

3. 弹性纤维（elastic fiber） HE 染色不易辨认，弹性纤维染色呈紫色。电镜下弹性纤维缠绕在胶原纤维束之间，直径 1 ~ 3μm，呈波浪状，相互交织成网。弹性纤维由弹性蛋白（elasticin）和弹性原纤维（microfibril）构成，弹性原纤维深埋于弹性蛋白之中。弹性纤维具有较强的弹性。

4. 基质（matrix） 基质为填充于纤维、纤维束间隙和细胞间的无定形物质，在正常皮肤中含量甚少。普通 HE 染色时，除生长期毛发的毛乳头中含有较多的酸性黏多糖外，经常不能显示基质的存在。正常皮肤内基质主要含有非硫酸盐酸性黏多糖，如透明质酸。在创伤愈合有新胶原形成时，基质中尚有硫酸盐黏多糖存在，主要为硫酸软骨素。

（三）皮下组织

皮下组织（subcutaneous tissue）又称皮下脂肪层或脂膜，由疏松结缔组织及脂肪小叶组成，含有血管、淋巴管、神经、小汗腺和顶泌汗腺等。脂肪的厚度随部位、性别及营养状况的不同而有所差异。

（四）皮肤附属器

皮肤附属器（cutaneous appendages）包括毛发、毛囊、皮脂腺、汗腺和甲，由外胚层分化而来。

1. 毛发（hair） 毛发的生长周期（hair growth cycle）可分为生长期（anagen）、退行期（catagen）和休止期（telogen），其中 80% 毛发处于生长期。各部位毛发并非同时或按季节生长或脱落，而是在不同时间分散地脱落和再生。正常人每日可脱落 60 ~ 100 根头发，同时也有等量的头发再生。头发生长速度为每天 0.25 ~ 0.37mm，经 3 ~ 4 年可长至 50 ~ 60cm。毛发的性状与遗传、健康状态、激素水平、药物和气候等因素有关。毛发由角质形成细胞构成，从内到外分为 3 层。

（1）髓质：毛发的中心部分，由 2 ~ 3 层立方形细胞构成，细胞质染色较淡，毛发末端通常无髓质。

（2）皮质：毛发的主要组成部分，由几层梭形上皮细胞构成。在有色的毛发中，黑色素即存在于此层细胞内。

（3）毛小皮：又名角质膜，由一层互相连叠的角化细胞所构成。

2．毛囊（hair follicle） 毛囊的纵向方向，由浅入深分为 3 个部分，自毛囊口至皮脂腺开口部位的毛囊部分称为漏斗部；自皮脂腺开口部以下，至立毛肌附着部之间的毛囊部分，为毛囊峡部；立毛肌附着处以下的毛囊末端膨大部分呈球状，称为毛囊球部。毛囊的横截面，内部由上皮性成分组成，分为内毛根鞘和外毛根鞘；外部由结缔组织成分组成，包含真皮鞘及毛乳头。

3．皮脂腺（sebaceous glands） 皮脂腺是一种可产生脂质的器官，属全浆分泌腺，由腺体和短的导管构成。无腺腔，整个细胞破裂即形成分泌物。腺体呈泡状，由多层细胞构成，周围有一薄层基底膜带。成熟的腺体细胞核浓缩，胞质呈网状，最后核固缩消失，细胞破裂，胞质内脂肪滴与细胞碎片组成无定型物质，即皮脂。皮脂通过导管排至皮肤表面或毛囊内。

导管由复层鳞状上皮构成，开口于毛囊上部，位于立毛肌和毛囊的夹角之间，立毛肌收缩可促进皮脂排泄。在颊黏膜、唇红部、妇女乳晕、大小阴唇、眼睑、包皮内侧等区域，皮脂腺不与毛囊相连，腺导管直接开口于皮肤表面。头、面及胸背上部等处皮脂腺较多，称为皮脂溢出部位。

4．汗腺（sweat gland） 根据结构与功能不同可分为外泌汗腺和顶泌汗腺。

（1）外泌汗腺（eccrine sweat gland）：由分泌部和导管部构成。分泌部位于真皮深部和皮下组织，由单层分泌细胞排列成管状，盘绕如球形；导管部由两层小立方形细胞组成，管径较细，其与腺体相连接的一段很弯曲，其后的一段较直并上行于真皮，最后一段呈螺旋状穿过表皮并开口于汗孔。外泌汗腺的分泌细胞有明细胞和暗细胞两种，前者主要分泌汗液，后者主要分泌黏蛋白和回收钠离子。外泌汗腺受交感神经系统支配。

（2）顶泌汗腺（apocrine sweat gland）：由分泌部和导管组成。分泌部位于皮下脂肪层，腺体为一层扁平、立方或柱状分泌细胞，其外有肌上皮细胞和基底膜带；导管的结构与外泌汗腺相似，但其直径约为外泌汗腺的 10 倍，通常开口于毛囊上部皮脂腺开口的上方，少数直接开口于表皮。顶泌汗腺的分泌主要受性激素影响，青春期分泌旺盛。

（五）皮肤的神经

皮肤中有丰富的神经分布，可分为运动神经和感觉神经。皮肤的神经是周围神经的分支，支配呈节段性，但相邻节段间有部分重叠。神经纤维多分布在真皮和皮下组织中。

运动神经来自交感神经节后纤维，肾上腺素能神经纤维支配立毛肌、血管、血管球、顶泌汗腺和小汗腺的肌上皮细胞，胆碱能神经纤维支配外泌汗腺的分泌细胞。

感觉神经末梢分为游离神经末梢和终末小体两种。终末小体除有神经纤维的终末外，还有其特殊的结构。触觉感受器，又名 Meissner 小体，椭圆形，分布于真皮乳头内，小儿指尖皮肤内最多见。痛觉感受器，结构简单，其有髓神经纤维进入表皮后即失去神经膜，并分支呈网状或小球状，分散于表皮细胞的间隙中。温觉感受器：冷觉感受器为球形小体，又名 Krause 小体，位于真皮浅层；热觉感受器为梭形小体，又名 Ruffini 小体，位于真皮深层。压觉感受器，又名 Pacinian 小体，呈同心圆型，切片似洋葱，故又称为环层小体，体积最大，位于真皮深层和皮下组织中。

（六）皮肤的血管

皮肤血管具有营养皮肤组织和调节体温等作用。皮下组织的皮肤动脉都属于中小动脉，真皮中有由微动脉和微静脉构成的乳头下血管丛（浅丛）和真皮下血管丛（深丛），这些血管丛大致呈层状分布，与皮肤表面平行，浅丛与深丛之间有垂直走向的血管相连通，形成丰富的吻合支。皮肤的毛细血管大多为连续型，由连续的内皮构成管壁，相邻的内皮细胞间有细胞连接。皮肤血管的这种结构不仅有利于给皮肤提供充足的营养，而且可以有效地进行体温调节。

（七）皮肤的淋巴管

皮肤中淋巴管较少，在正常皮肤组织中一般不易辨识。皮肤淋巴管盲端开始于真皮乳头层的中下部交界处，由此汇入皮下组织的淋巴管，进入全身大循环。毛细淋巴管管壁很薄，仅由一层内皮细胞及稀疏的网状纤维构成，内皮细胞之间通透性较大，且毛细淋巴管内的压力低于毛细血管及周围组织间隙的渗透压，故皮肤中的组织液、细菌、肿瘤细胞等均易通过淋巴管到达淋巴结，最后被吞噬或引起免疫反应。肿瘤细胞也可通过淋巴管转移到皮肤。

（八）皮肤的肌肉

皮肤内最常见的是立毛肌，由纤细的平滑肌纤维束构成，其一端起自真皮乳头层，另一端插入毛囊中部的结缔组织鞘内，当精神紧张及寒冷时立毛肌收缩引起毛发直立。此外，尚有阴囊肌膜、乳晕平滑肌、血管壁平滑肌等，汗腺周围的肌上皮细胞也具有某些平滑肌功能。面部皮肤内可见横纹肌，即表情肌。

第三节　皮肤的主要生理功能

皮肤是人体的重要屏障，是机体内外环境的分界，不仅可以防止体液散失和阻止外界有害物质的入侵，而且还可感受各种刺激，参与全身的各种功能活动并维持内环境的稳定。皮肤具有屏障、吸收、感觉、分泌和排泄、体温调节、物质代谢等生理功能。

一、屏障作用

作为人体天然的外衣，正常皮肤具有双向的屏障作用，一方面保护机体免受外界环境中机械、物理、化学、生物等有害因素的损伤，另一方面防止组织内水分、电解质及营养物质的流失。狭义的皮肤屏障指皮肤渗透屏障，它与免疫屏障、化学屏障等共同构成了皮肤屏障的整体防御系统，当某一屏障功能异常时，会影响其他屏障功能。角质层的物理性屏障结构“砖墙结构”是皮肤屏障功能的基础，构成了皮肤的第一道防线。角质形成细胞在从基底层向上移行的过程中细胞器和细胞核消失，最终形成扁平的角质细胞，如同“砖块”样紧密排列。角质细胞的细胞膜发生广泛交联形成不溶性坚韧外膜，即角质套膜（cornified cell envelope，CE），内含大量的兜甲蛋白（loricrin）、内披蛋白（involucrin）和丝聚蛋白（filaggrin）。这种角质套膜包裹角蛋白纤维束，形成独特的角质层屏障结构。丝聚蛋白还是天然保湿因子，对维持正常的角质层水合功能非常重要。细胞间脂质主要由神经酰胺、游离脂肪酸与胆固醇按 3∶1∶1 的摩尔比例组成，正常的细胞间脂质含量和比例对皮肤屏障功能至关重要。颗粒层的紧密连接（tight junction，TJ）主要表达于表皮颗粒层角质形成细胞的侧壁，使外界抗原、微生物等不能通过皮肤进入人体，构成了皮肤的第二道防线。

（一）对机械性损伤的防护

表皮、真皮及皮下组织共同形成一个坚韧、柔软的整体，具有一定的张力和弹性，对机械性损伤（如摩擦、挤压、牵拉及冲撞等）有较好的防护作用。长期受摩擦和压迫的部位，如掌指、足跖、肘部等处，角质层会明显增厚或形成胼胝，增强了对机械性刺激的保护作用。

（二）对电损伤的防护

皮肤是电的不良导体，对电损伤的隔绝作用主要由角质层完成，对低电压电流有一定的阻抗能力。出汗或其他原因使角质层含水量增多时，皮肤电阻减小，导电性增加。真皮及皮下组织是电的良性导体。

（三）对光线的防护

皮肤对光线的防护主要通过吸收作用实现，光透入人体组织的能力与波长相关。波长愈短，透入皮肤的程度愈表浅。角质层主要吸收短波紫外线（波长 180～280nm），而棘层和基底层主要吸收长波紫外线（波长 320～400nm）。基底层的黑色素细胞对防止紫外线损伤有重要作用，黑色素颗粒有吸收紫外线的作用，黑色素细胞在紫外线照射后可产生更多的黑色素颗粒并输送到角质形成细胞中，使皮肤对紫外线的屏障作用显著增强。

（四）对化学性损伤的防护

皮肤对化学物质的屏障作用主要在角质层，角质细胞的胞浆、胞膜及细胞间隙物质都对化学物质有屏障作用。各层角质细胞互相交叉、重叠，形成一个完整的半通透膜。正常皮肤表面一般偏酸性（pH 5.5～7.0），对碱性物质可起到一定的缓冲作用，称之为碱中和作用。另外皮肤对 pH 为 4.2～6.0 的酸性物质也具有一定的缓冲作用，称之为酸中和作用。

（五）对生物损伤的防护

角质层对微生物有良好的屏障作用，致密的角质层和角质形成细胞间通过桥粒结构相互镶嵌排列，能机械地防止某些微生物的侵入。一般直径为 200nm 的细菌，在正常情况下都不能进入皮肤内。角质层含水量较少及皮肤表面弱酸性环境不利于某些微生物生长繁殖，对维持皮肤表面的菌群平衡具有重要作用。角质层生理性脱落，也可清除一些寄居于体表的微生物。一些正常皮肤表面寄生菌能产生脂酶，可将皮脂中的甘油三酯分解成游离脂肪酸，后者对葡萄球菌、链球菌和白色念珠菌等有一定的抑制作用。皮肤除作为物理屏障抵御微生物感染外，还是免疫屏障，皮肤和皮肤免疫细胞为机体受到的感染提供免疫保护。角质形成细胞、树突状细胞和 T 淋巴细胞是皮肤重要的免疫细胞。角质形成细胞通过 Toll 样受体和炎症复合体感知危险因素入侵，角质形成细胞活化后能释放细胞因子、趋化因子和抗菌肽等，帮助启动皮肤免疫应答。表皮朗格汉斯细胞和真皮树突状细胞，能够捕获抗原，游走至相应引流淋巴结，将抗原呈递给幼稚 T 细胞，从而启动皮肤特异性免疫应答。

（六）防止营养物质的丧失

正常皮肤的角质层具有半透膜性质，体内的营养物质、电解质不会透过角质层而丧失。正常成人经皮肤丢失的水分每天为 240～480ml，但如果角质层全部丧失，每天通过皮肤丢失的水分将增加 10 倍以上。如将表皮全部去除，则屏障作用完全消失，体内的营养物质、电解质和水分会大量丢失。中毒性表皮坏死松解症（toxic epidermal necrolysis，TEN）患者会出现大面积的表皮剥脱，由于大量的体液丢失，极易出现水、电解质失衡。

二、皮肤的吸收功能

皮肤具有吸收外界物质的能力，经皮吸收也是皮肤局部药物治疗及透皮给药的理论基础。

（一）皮肤吸收途径

皮肤主要通过两种途径进行吸收：①表皮途径；②附属器途径。表皮途径又分为跨细胞途径和细胞间途径，这几种途径合并存在，互不排斥。

（二）物质被吸收的情况

皮肤吸收气体量很小，一氧化碳不被吸收，二氧化碳则内外通透，一些芳香类蒸气等也可透入皮肤；水分主要是通过角质细胞的胞膜进入体内的，皮肤角质层含水量为10%~25%，完整的皮肤只吸收很少量的水分；过去认为皮肤只吸收少量的阴离子，近年来有研究证明一些放射性阳粒子也能透过皮肤，可能是通过角质细胞间隙进入皮肤；皮肤对脂溶性物质吸收良好，如维生素A、维生素D、维生素K，而水溶性维生素及蔗糖、乳糖、葡萄糖都不易被吸收；皮肤对油脂类（如动物、植物和矿物油脂）吸收良好，吸收强弱顺序为羊毛脂>凡士林>植物油>液体石蜡；皮肤能吸收多种重金属及其盐类，这些物质透入皮肤的数量和其能否形成脂溶性物质有关；脂溶性的无机酸及有机盐类物质的吸收良好，水溶性的则吸收较差。

（三）影响皮肤吸收的因素

1．皮肤的部位 不同部位皮肤吸收能力不同，阴囊部位通透性最好。一般而言，阴囊>前额>大腿屈侧>上臂屈侧>前臂>掌跖，此种差异可能和角质层的厚薄、附属器密度有关系。

2．皮肤的结构 皮肤损伤导致的角质层结构破坏可使损伤部位皮肤的吸收功能大大增强，因此，皮肤损伤面积较大时，应用局部药物治疗时应注意药物过量吸收所引起的不良反应。

3．皮肤的水合程度 角质被水合后，许多物质的渗透性均见增加。与水充分结合的角质层细胞体积会膨大，原本紧密的角质层结构会变得肿胀疏松，细胞间隙增大，形成很多孔隙，皮肤的渗透性就会增加。封包治疗后药物吸收系数明显增高，即为封包阻止了汗液和不显性蒸发，角质层水合程度提高的结果。

4．透入物质的理化性质 一般认为透入物质的浓度愈高，皮肤吸收愈多；能离解的物质比不能离解的物质更易于透入皮肤；同时在水、脂中易溶的物质更容易经皮吸收。

5．外界环境因素 环境温度升高时，皮肤吸收力增强，因其可使皮肤血管扩张、血流加快，加快组织内的物质弥散，从而使皮肤吸收能力提高。当环境湿度增大时，角质层水合程度增加，使皮肤的通透性增强，反之则减弱。

三、体温调节作用

皮肤不仅可作为外周感受器，向体温调节中枢提供环境温度的相关信息，还是体温调节的效应器，是物理性体温调节的主要方式。

1．皮肤温度感受器 皮肤中的温度感受器分布全身，分为热感受器和冷感受器，当环境温度发生变化时，这些温度感受器就向下丘脑发送信息，引起血管扩张或收缩，出现寒战或出汗等反应。

2．与体温调节有关的皮肤结构 皮肤表面积大（成人可达$2m^2$），为吸收环境热量及散热创造了有利条件。散热的方式有辐射、传导、对流及蒸发，其中汗液蒸发是主要的散热方式。皮肤血管排列更适于散热或保存热量，皮肤血流量的改变是体温调节的重要方式，其活动受交感神经支配，冷应激时交感神经兴奋，血管收缩，动静脉吻合关闭，皮肤血流量减少，皮肤散热减少；热应激时动静脉吻合开启，皮肤血流量增加，皮肤散热增加。四肢大动脉也可通过调节浅静脉和深静脉的回流量进行体温调节，体温升高时，血液主要通过浅静脉回流，使散热量增加；体温降低时，主要通过深静脉回流，以减少散热。

四、分泌和排泄功能

皮肤具有分泌和排泄功能，主要是通过汗腺及皮脂腺进行。

1．外泌汗腺 除黏膜部位外，皮肤表面都分布有小汗腺，其密度因人种、年龄、性别及部位有所不同，一般掌跖最多，背部最少。小汗腺主要由胆碱能交感神经支配，其分泌活动分为两部分：腺体透明细胞在乙酰胆碱作用下分泌出类似血浆的超滤液；导管对 Na^+ 重吸收形成低渗性汗液并排出体外。正常情况下小汗腺分泌的汗液无色透明，呈酸性（pH 4.5 ~ 5.5），大量出汗时汗液碱性增强（pH 7.0 左右）。汗液中水分占 99% ~ 99.5%，固体成分仅占 0.5% ~ 1.0%，后者包括无机离子、乳酸、尿素、氨等。小汗腺数量较多，有类似肾脏的排泄功能，对维持体内电解质平衡非常重要；出汗时可带走大量的热量，对于人体适应高温环境非常重要。小汗腺的分泌受体内外温度的影响，环境气温高于 31℃全身皮肤可见到出汗，称为显性出汗，而气温低于 31℃时，汗腺分泌只能在显微镜下才能看到，称为不显性出汗。另外，紧张、情绪激动等大脑皮质兴奋时，可引起掌跖、前额等部位出汗，称为精神性出汗；口腔黏膜、舌背等处分布有丰富的神经末梢和味觉感受器，进食（尤其是辛辣、热烫食物）可使口周、鼻、面、颈、背等处出汗，称为味觉性出汗。

2. 顶泌汗腺 顶泌汗腺在青春期后的分泌活动主要受情绪的影响，局部或系统应用肾上腺素类药物也可使顶泌汗腺的分泌和排泄增加。其分泌呈脉冲性，肌上皮细胞的收缩有助于进行这种脉冲式分泌。新分泌的顶泌汗腺液是一种黏稠的奶样无味液体，细菌酵解可使之产生臭味。顶泌汗腺已失去原有的体温调节功能，这主要与性特征或体味有关。

3. 皮脂腺 除掌跖外，几乎分布全身，一般开口于毛囊，但某些部位的皮脂腺直接开口于皮肤，如眼睑（Meibomian 腺）、包皮（Tyson 腺）。皮脂腺是全浆分泌，即整个皮脂腺细胞破裂，胞内物全部排入管腔，进而分布于皮肤表面，形成皮脂膜。皮脂膜起到润滑皮肤的作用，皮脂膜的游离脂肪酸对某些病原微生物的生长起到抑制作用。皮脂是多种脂类的混合物，其中主要含有角鲨烯（12%）、蜡脂（25%）、甘油三酯（57%）及少量胆固醇脂等，角鲨烯是皮脂成分的标志之一。皮脂腺的分泌受多种激素（如雄激素、孕激素、雌激素、肾上腺皮质激素、垂体激素等）的调节，其中雄激素可加快皮脂腺细胞的分裂，使其体积增大，皮脂合成增加；雌激素可抑制内源性雄激素产生或直接作用于皮脂腺，减少皮脂分泌。禁食可使皮脂分泌减少及皮脂成分改变，其中蜡脂和甘油三酯显著减少。表皮损伤也可使损伤处的皮脂腺停止分泌。

五、感觉功能

皮肤感知的感觉可以分为两类：一类是单一感觉，皮肤内感觉神经末梢和特殊感受器感受体内外单一性刺激，转换成一定的动作电位并沿相应的神经纤维传入中枢，产生不同性质的感觉，如触觉、痛觉、压觉、冷觉和温觉；另一类是复合感觉，皮肤中不同类型的感觉神经末梢或感受器共同感受的刺激传入中枢后，由大脑综合分析形成的感觉，如湿、糙、硬、软、光滑等；此外皮肤还有形体觉、两点辨别觉和定位觉等。

正常皮肤的感觉神经末梢分为 3 种，即游离的神经末梢、毛囊周围末梢神经网及特殊形状的囊状感受器。他们能分布传导六种基本感觉：触觉、痛觉、冷觉、热觉、压觉及痒觉。

1. 触觉 皮肤感知触觉的特殊感受器有 3 种：平滑皮肤处的 Meissner 小体，位于表皮基底膜的 Merkel 细胞，在有毛皮肤处的 Pinkus 小体。皮肤表面散在触点，指腹最多，由于触点较大，故获得的感觉常是混合感觉。

2. 冷觉 由皮肤的 Krause 小体传导。主要分布在唇红、舌、牙龈、眼睑、龟头、阴蒂及肛周。

3. 热觉 主要由 Ruffini 小体传导，有人认为皮肤血管球上的游离末梢也参与活动。

4. 痛觉 由皮肤内游离神经末梢传导，任何物理化学伤害，达到一定阈值后都能引起痛觉。对产生疼痛的机制有两种认识：一是直接刺激了神经末梢；另一种认为是由外界刺激损伤了神经末梢周围的细胞，产生了某种致痛物质作用于神经末梢的结果。

5. 压觉 由皮肤内的Pacinian小体传导，Pacinian小体主要分布在平滑皮肤处，如手指、外阴及乳房等处。

6. 痒觉 未发现特殊的痒觉感受器，一般认为它和痛觉关系密切，可能是通过游离神经末梢或毛囊周围末梢神经网传导。中枢神经系统的功能状态对痒觉也有一定的影响，如精神安定或转移注意力可使痒觉减轻，而焦虑、烦躁或过度关注时痒觉可加剧。

六、脂质代谢

表皮分化过程中，脂质合成是其重要功能之一。皮肤中的脂类包括神经酰胺、游离脂肪酸、胆固醇及硫酸胆固醇。人体皮肤的脂类总量（包括皮脂腺、皮脂及表皮脂质）一般占皮肤总重量的3.5%～6.0%。脂肪的主要功能是储存能量和氧化供能，类脂质是细胞膜结构的主要成分和某些生物活性物质合成的原料。表皮细胞在分化的各阶段，其类脂质的组成有显著差异，如由基底层到角质层，胆固醇、脂肪酸、神经酰胺含量逐渐增多，而磷脂则逐渐减少。表皮中最丰富的必需脂肪酸为亚油酸和花生四烯酸，后者在日光作用下可合成维生素D，有利于预防佝偻病。血液脂类代谢异常也可影响皮肤脂类代谢，如高脂血症可使脂质在真皮局限性沉积，形成皮肤黄瘤。真皮和皮下组织中含有丰富的脂肪，可通过β-氧化途径提供能量。脂肪合成主要在表皮细胞中进行，表皮脂质主要与皮肤屏障功能有关，还可参与表皮分化、角层细胞间粘连及脱屑等生理过程。角质层细胞间脂质做为构成皮肤屏障的主要结构脂质成分，其含量的降低或结构的改变均会影响皮肤屏障功能的稳定。一些脂质代谢相关酶在脂质的合成、水解和分泌中起到了重要作用。

七、黑色素代谢

皮肤颜色与血红蛋白、类胡萝卜素和黑色素有关，其中黑色素起决定性作用，黑色素小体的数目、大小、分布决定了不同种族及部位的皮肤颜色。黑色素是防止紫外线对皮肤损伤的主要屏障，同时黑色素合成可增加从日光中吸收的热量。黑色素也是一种稳定的自由基，可参与体内一些氧化还原反应。

1. 黑色素细胞 黑色素细胞几乎遍布所有组织，在人体不同部位，黑色素细胞分布存在差异，面部、生殖器部位密度较高。需要注意的是，黑色素细胞分布无性别及种族差异，随着年龄的增大，黑色素细胞的数目也逐渐减少，曝光部位的黑色素细胞密度比非曝光部位高2倍。黑色素细胞起源于神经嵴，主要位于基底层、外毛根鞘及毛球。黑色素细胞具有合成酪氨酸酶的活性，酪氨酸酶进入黑色素小体后，即可开启黑色素的合成和贮存功能。黑色素细胞内含有较多线粒体、内质网与高尔基体，现可被看作是一种单细胞腺体，其中还可见特化的细胞器黑色素小体。

2. 黑色素小体 黑色素小体是合成、储存和运输黑色素的溶酶体相关膜性细胞器，是黑色素细胞进行黑色素合成的场所，根据分化过程可分为四期，Ⅰ期黑色素小体是一种来源于高尔基体的小泡，Ⅱ期黑色素小体变圆，含有板层状物质，Ⅰ期、Ⅱ期黑色素小体均无酪氨酸酶活性，Ⅲ期黑色素小体变为酪氨酸酶阳性，并可在板层上开始黑色素合成，Ⅳ期黑色素小体中已充满黑色素。黑色素小体在经历Ⅰ～Ⅳ期完全发育成熟后，会沿黑色素细胞骨架向外周运输，直至质膜，后迁移到邻近的角质形成细胞中，聚集在细胞核上方，保护角质形成细胞的DNA以避免光损伤。

3. 黑色素的合成、转运与降解 黑色素分为两种：优黑色素和褐黑色素。优黑色素呈黑色，不溶于水；褐黑色素呈黄色或红褐色，溶于碱性溶液。优黑色素和褐黑色素合成的起始步骤相同，都是由酪氨酸在含有铜离子的酪氨酸酶的作用下氧化成多巴，进而氧化成多巴醌。从多巴醌开始，优黑色素和褐黑色素合成途径就分开进行。黑色素合成后，黑色素小体可从核周特异性转移至树突处。早期未成熟黑色素小体在核周区域停留，发育成熟后向细胞周围运输，该过程是动力蛋白、驱动蛋白以及肌球蛋白与两种细胞骨架（微管和肌动蛋白微丝）相互作用的结果。基底层中的黑色素细胞利用树突将黑色素小体转运至周围

36 个角质形成细胞，这种结构与功能的联系被称为表皮黑色素单位（epidermal melanin unit）。黑色素细胞可通过短暂的膜融合及胞浆接触而直接将黑色素小体释放至角质形成细胞中。在角质形成细胞分化过程中，黑色素小体可被酸性水解酶降解，最终随角质层脱落排出体外。

4. 黑色素合成的调节 皮肤黑色素的合成和分布受基因、激素和紫外线因素的影响，三者共同发挥作用。不同人种基底层黑色素细胞数量相同，肤色差异由黑色素小体的数量和质量决定，黑色人种黑色素小体在表皮全层分布，体积大，黑色素程度高，降解慢；白色人种则相反。促黑激素（melanocyte stimulating hormone，MSH）是调节黑色素合成的主要激素，由垂体分泌。MSH 作用的分子机制为 MSH 与膜受体结合后可激活腺苷环化酶，使 cAMP 水平上升，进而增强酪氨酸酶活性，使黑色素合成增加。此外，促肾上腺皮质激素、甲状腺激素、雌激素和孕激素对黑色素合成也有一定影响。紫外线是影响皮肤色素沉着最重要的外源性因素。紫外线可上调大部分黑色素合成相关的促进因子，包括细胞表面的受体、某些信号转导通路、转录因子等。紫外线作用产生的一些细胞因子还可促进黑色素小体向邻近的角质形成细胞转运，促使黑色素小体重新分布于较表浅的角质形成细胞，从而保护处于内层的细胞（包括角质形成细胞、黑色素细胞及基底层细胞）DNA 避免受到紫外线的伤害。

第四节　皮肤免疫

皮肤除具有屏障、吸收、感觉、分泌和排泄、体温调节、物质代谢等功能外，还是一个重要的免疫器官，有多种免疫相关细胞分泌多种免疫分子，参与机体的各种免疫反应并发挥免疫监视作用。皮肤作为机体最大的器官，不但是免疫反应攻击的靶组织，其本身也构成一个“免疫系统”，主动参与启动及调节与皮肤相关的免疫反应。1986 年，Jan D. Bos 提出了“皮肤免疫系统”（skin immune system，SIS）的概念，奠定了皮肤作为免疫器官的整体认知框架。皮肤免疫系统包括细胞成分与体液成分（表 1-1）。

表 1-1　皮肤免疫系统的细胞成分与体液成分

细胞成分	体液成分
角质形成细胞	抗微生物多肽
抗原呈递细胞（朗格汉斯细胞）	补体
巨噬细胞	免疫球蛋白
粒细胞	细胞因子
肥大细胞	纤溶素
T 淋巴细胞	神经多肽

一、皮肤免疫的细胞成分（表 1-2）

表 1-2　皮肤主要免疫细胞分布与功能

免疫细胞	分布部位	主要功能
朗格汉斯细胞	表皮	抗原呈递、合成分泌细胞因子、免疫监视等
角质形成细胞	表皮	合成分泌细胞因子、参与抗原呈递

续表

免疫细胞	分布部位	主要功能
淋巴细胞	真皮	介导免疫应答
巨噬细胞	真皮浅层	创伤修复、防止微生物入侵
肥大细胞	真皮乳头血管周围	Ⅰ型变态反应
内皮细胞	真皮血管	分泌细胞因子、参与炎症反应、组织修复等
真皮树突状细胞	真皮	可能是表皮朗格汉斯细胞的前身

（一）朗格汉斯细胞

朗格汉斯细胞是在 1868 年由德国医学生朗格汉斯（Langerhans P.）用氯化金染色法在皮肤表皮内首先发现的，以后即命名为朗格汉斯细胞（Langerhans cell，LC）。LC 是位于表皮内、呈树突状形态的细胞，起源于骨髓；LC 高表达 Fc 受体、补体受体和主要组织相容性复合体（major histocompatibility complex，MHC）Ⅰ类及Ⅱ类分子，具有识别、摄取、处理和呈递抗原的能力，并迁移至局部淋巴结，刺激初始 T 淋巴细胞（naive T cell），是表皮固有的专职抗原呈递细胞（antigen presenting cell，APC），其主要生物学功能是在机体针对各种类型抗原（接触性变应原、同种异体抗原、肿瘤抗原及微生物抗原）发生的皮肤免疫反应中提供致敏信号，在启动皮肤免疫反应中起着至关重要的作用。

LC 能通过黏附分子 E- 钙黏蛋白在彼此之间及与周围的角质之间形成紧密的网络结构，以抵御和监视病原微生物的入侵。一旦有外来抗原和病原体突破皮肤屏障接触到 LC 的树突，LC 迅速对抗原进行识别、摄取和处理。表皮 LC 摄取抗原后，经基底膜和真皮淋巴管向引流淋巴结转移，将抗原呈递给 T 淋巴细胞。在迁移过程中，LC 在各种细胞因子的作用下不断分化成熟，细胞表面高水平表达 MHC Ⅰ类和 MHC Ⅱ类分子、黏附分子、共刺激分子（CD80、CD86、CD40）和细胞因子受体，并分泌相应的趋化因子、细胞因子，成为抗原呈递能力逐渐增强的成熟 LC。

（二）角质形成细胞

角质形成细胞是表皮的重要组成部分，角质形成细胞表达的 Toll 样受体和 NOD 样受体能够感知抗原并调节免疫反应，识别无害的共生性微生物和有害的抗原，起到免疫监视的作用。角质形成细胞本身即具有合成和分泌白介素、干扰素等细胞因子的作用，包括 IL-1、IL-6、IL-10、IL-18、IL-33、TNF-α、CSF、生长因子等。角质形成细胞作为一种前炎症效应细胞，能协同产生抗菌肽、前炎症细胞因子和趋化因子，在机体最外层迅速地对有害刺激产生反应，同时还可通过表达 MHC-Ⅱ类抗原、吞噬并粗加工抗原物质等方式参与外来抗原的呈递。

角质形成细胞在皮肤的免疫反应中参与了多个环节，它可以通过受体识别模式将信号转导，介导炎症和免疫反应，并且在抗原刺激下，还可以产生抗菌肽、细胞因子和趋化因子，从而引起其他免疫细胞向表皮聚集，发挥免疫保护作用，另外角质形成细胞还可以识别抗原，作为非经典的抗原提呈细胞将抗原提呈给 T 细胞，完成免疫应答。

（三）皮肤内的淋巴细胞

T 细胞来源于骨髓，主要分布在真皮乳头内的毛细血管后微静脉丛周围，根据其免疫表型与功能的不同分为两个亚型：$CD4^{+}$T 细胞和 $CD8^{+}$T 细胞，其中表皮内淋巴细胞占皮肤淋巴细胞总数的 2%，以 $CD8^{+}$T 淋巴细胞为主。$CD8^{+}$T 细胞效应受自身主要组织相容性复合物Ⅰ类分子的限制，活化后的效应细胞主要是细胞毒性 T 细胞，具有细胞毒性作用，可以特异性杀伤靶细胞。$CD4^{+}$T 细胞被抗原肽与 MHC Ⅱ类分子形成的复合物激活，在人体免疫防御中发挥关键作用，根据受转录因子调控的类型可分为 Th1、Th2、

Th17、调节性 T 细胞。

Th1 主要介导细胞免疫和炎症反应、抗病毒和抗胞内寄生虫感染，参与移植物排斥；Th2 主要涉及体液免疫、超敏反应和抗胞外寄生虫免疫。Th1、Th2 细胞通过分泌细胞因子相互影响，Th1/Th2 间失衡与许多疾病状态密切相关，很多自身免疫性相关性疾病如银屑病、白癜风、特应性皮炎等均存在 Th1/Th2 失衡。Th17 细胞具有明显的促炎症活性，主要通过分泌 IL-17、IL-21、IL-23 等细胞因子发挥促炎作用。

调节性 T 细胞（regulatory T cell，Treg）是具有较强免疫调控作用的 T 细胞，FOXP3 特征性地高表达在 Treg 上，可与多种转录调节蛋白结合形成 FOXP3 蛋白复合体，通过调控包括其自身在内的基因特异性转录，影响 Tregs 的免疫调节功能。Treg 可以抑制 naive T 细胞增殖和分化成效应性 T 细胞，并且抑制 $CD4^+T$ 细胞、$CD8^+T$ 细胞、自然杀伤细胞、B 细胞、巨噬细胞及树突状细胞的功能；在体外，T 细胞、抗原和抗原提呈细胞共培养时，加入 Treg 能抑制效应 T 细胞的增殖和细胞因子的产生。与 Th17 细胞的促炎活性不同，Treg 能够明显抑制炎症反应，诱导 T 细胞凋亡，还能够抑制肥大细胞脱颗粒的发生，在维持人体免疫耐受中发挥重要作用，Treg 数量或功能的异常可导致自身免疫性疾病的发生。

（四）肥大细胞

肥大细胞来源于骨髓造血干细胞，少量的前体肥大细胞随血流迁移到周围组织中，在特定微环境下分化成熟。肥大细胞主要分布在皮肤、呼吸道和消化道黏膜下层结缔组织中的毛细血管、淋巴管及外周神经周围。肥大细胞目前被认为是免疫反应的调节细胞和效应细胞，在免疫球蛋白介导的过敏性炎症中发挥着重要作用。

肥大细胞可以通过 IgE 介导和非 IgE 介导的方式活化，在被各种物理、化学、生物因子激活后肥大细胞脱颗粒释放包括组胺、血清素、蛋白酶、白三烯、前列腺素、细胞因子及趋化因子等多种促炎介质。组胺是经典的内源性致痒物质，通过激活外周神经末梢的组胺受体参与瘙痒的发生。五羟色胺（5-hydroxytryptamine，5-HT）是肥大细胞活化后释放的神经递质，其受体（5-HTR）家族有 14 位成员，广泛存在于神经突触、脊髓及大脑皮层之中。5-HT 通过中枢和外周化学感受器共同作用产生，在外周，它间接促使肥大细胞释放组胺，而在中枢，它通过阿片类物质神经递质系统发挥致痒作用。白三烯和前列腺素是由肥大细胞释放介导急性炎症反应的重要介质。糜蛋白酶、类胰蛋白酶在释放后作用于外周神经的蛋白酶激活受体（PAR2），通过自分泌或旁分泌的方式引起 P 物质、降钙素基因相关肽（calcitonin gene-related peptide，CGPR）的释放，进一步激活肥大细胞，释放更多的促炎因子。肥大细胞产生多种细胞因子，其中 IL-4 促使 Th0 分化为 Th2 细胞，Th2 细胞分泌的 IL-4 和 IL-5 可诱导 IgE 的生成和嗜酸性粒细胞的活化。肥大细胞在荨麻疹、特应性皮炎、瘢痕疙瘩、大疱性类天疱疮、真菌感染、肥大细胞增生症等不同的皮肤疾病发生发展过程中释放的物质及作用机制不尽相同，肥大细胞发挥重要的生理和病理功能是通过选择性释放一系列介质介导的。找到肥大细胞相关炎性介质的释放的主要靶点，利用靶向药物抑制肥大细胞活化及炎症介质的释放是目前临床药理领域研究的热点。

二、皮肤免疫的分子成分

（一）细胞因子

细胞因子（cytokine）主要指由免疫细胞和非免疫细胞经刺激诱导而合成和分泌的一类生物活性物质，是一类能在细胞间传递信息、具有免疫调节和效应功能的蛋白质或小分子多肽。皮肤内多种细胞均可在一定的刺激下（如抗原、紫外线、细菌产物以及物理创伤等）合成和分泌细胞因子。细胞因子不仅在细胞分化、增殖、活化等方面有重要作用，而且还参与免疫自稳机制和病理生理过程。细胞因子是一类非免疫球蛋白的可溶性糖蛋白，以极低的浓度发挥非酶作用调节机体细胞功能。细胞因子具有多源性、高效性、多向性、网络性，其共同特征为：均为低分子量的多肽或糖蛋白；通常是暂时性产生，局部起作用；作用效果强；与细胞表面的细胞因子受体相互作用；不同细胞因子间有重叠的作用；通过诱导其他细胞因子，调节其他细胞因子受体等而以网络形式发挥作用。

细胞因子分为六大类：白细胞介素（interleukin，IL）、干扰素（interferon，IFN）、集落刺激因子（colony stimulating factor，CSF）、肿瘤坏死因子（tumor necrosis factor，TNF）、生长因子（growth factor，GF）、趋化因子（chemokine，CK）。很多细胞间的相互作用是通过细胞因子介导的，细胞因子广泛参与免疫调节和炎症反应，在多种疾病发病机制中起重要作用。近年来许多重组细胞因子和以细胞因子作为治疗靶点的新型药物相继研发上市并应用于临床，为许多传统治疗效果不佳的皮肤疾病，包括感染性皮肤病、慢性炎症性皮肤病、自身免疫性皮肤病及皮肤肿瘤，提供了新的治疗思路。

（二）黏附分子

黏附分子（adhesion molecules）是一大类膜蛋白，它们介导细胞与细胞、细胞与细胞外基质之间以及某些血浆蛋白之间的识别与结合，并参与细胞内外的信号转导，在胚胎分化发育、正常组织结构的维持、细胞的运动游走、免疫调节、炎症反应、血栓形成、损伤修复等生理和病理过程中发挥重要作用。绝大多数黏附分子是存在于膜上的整合糖蛋白，由较长的细胞外区、跨膜区和较短的细胞内区组成。配体结合部位位于胞外区，多数细胞黏附分子的胞内区通过骨架结合蛋白与细胞骨架成分结合。黏附分子大多为糖蛋白，少数为糖脂，按其结构特点可分为四类：整合素家族（integrin family）、免疫球蛋白超家族（immunoglobulin superfamily，IgSF）、选择素家族（selectin family）和钙黏素家族（cadherin family）。整合素分子的体内分布很广泛，多数整合素分子可以表达于多种组织细胞，而多数细胞可同时表达数种不同的整合素分子，一些整合素分子的表达则具有明显的细胞类型特异性，如 LAF-1、Mac-1、P150/95 只表达在白细胞表面，α6β4 只表达于上皮细胞。每一种细胞整合素分子的表达可随其分化与生长状态的改变而变化。ICAM-1 是最早发现的免疫球蛋白超家族黏附分子之一，广泛分布于白细胞、巨噬细胞和成纤维细胞等，IL-1、TNF-α、IFN 和 LPS 可促进 ICAM-1 分子的表达，ICAM-1 可以结合 LFA-1 分子，它们在细胞黏附过程中是一对很重要的配受体，两者相互作用可介导一系列炎症反应的发生。

黏附分子以溶解或循环形式存在于血清和其他体液中称为可溶性黏附分子（soluble cell-adhesion molecules，sCAM），它们是黏附分子细胞外区脱落后形成的。其数量变化与某些病理过程如炎症、自身免疫性损害、肿瘤转移等有关。可溶性黏附分子能与膜型相应的黏附分子竞争结合配体，抑制由膜型黏附分子介导的多种生理过程，参与免疫调节及炎症反应。在某些病理状态下，黏附分子表达增加，可使血清中可溶性黏附分子（如可溶性 E-选择素、P-选择素、VCAM-1 和 ICAM-1 等）水平显著升高，可作为监测某些疾病的指标。

细胞黏附分子在免疫反应的过程中发挥重要作用。$CD4^+T$ 的激活过程需要两个刺激信号，一是细胞接受抗原刺激所产生的信号，二是共刺激信号（costimulatory signal），也称第二信号，由抗原提呈细胞、$CD4^+T$ 细胞表面的相互对应的黏附分子以及细胞因子与其受体所提供；诱导 B 细胞的免疫应答需要 T 细胞的协同作用，激活的 T 细胞表达的黏附分子可与 B 细胞表面的配体结合，T、B 细胞间的相互作用和由此引发的信号转导，可促进 B 细胞的增殖和分化；淋巴细胞归巢过程的分子基础是淋巴细胞与各组织、器官、血管内皮细胞黏附分子的相互作用。淋巴细胞的黏附分子称为淋巴细胞归巢受体（lymphocyte homing receptor，LHR），而对应的血管内皮细胞的黏附分子称为地址素（addressin）。参与不同群或亚群淋巴细胞归巢过程的黏附分子是不同的，这就成为淋巴细胞选择性归巢的分子基础。

（三）抗菌肽

抗菌肽（antimicrobial peptides，AMPs）是一类具有广谱抗菌活性的小分子多肽，参与机体的固有免疫反应。AMPs 构成的化学屏障和微生态构成的生物屏障对维持人体皮肤的健康状态至关重要。正常情况下人体皮肤中 AMPs 的表达很低，一旦皮肤屏障的完整性遭到破坏或受到炎症、感染、外伤等外界刺激时，皮损局部的角质形成细胞和单核细胞、中性粒细胞、淋巴细胞等可迅速产生大量的 AMPs。AMPs 通过直接发挥抗菌作用或激活免疫系统来防止感染的发生。AMPs 能够通过直接消灭抗原来抵御微生物侵入宿主，一些 AMPs 通过破坏细菌的细胞膜起到保护作用，在系统性非特异性反应发生之前快速抑制细菌的生长。AMPs 同时通过激活趋化因子、招募宿主的免疫细胞（树突状细胞或 T 淋巴细胞）调节细胞因子的释放、调节 TLR 通路等机制来发挥抗菌作用。

（四）其他分子

皮肤表面存在分泌型 IgA，后者在皮肤局部免疫中通过阻碍黏附、溶解、调理吞噬、中和等方式参与抗感染和抗过敏；补体可通过溶解细胞、免疫吸附、杀菌和过敏毒素及促进介质释放等参与特异性和非特异性免疫反应；皮肤神经末梢受外界刺激后可释放感觉神经肽如降钙素基因相关肽（CGRP）、P 物质（substance P，SP）、神经激酶 A 等，对嗜中性粒细胞、巨噬细胞等具有趋化作用，导致损伤局部产生风团和红斑反应。

三、变态反应

机体受抗原（包括半抗原）刺激后，产生相应的抗体或致敏的淋巴细胞，当再次接触同一种抗原后，在体内引起体液性或细胞性的免疫性反应，由此导致组织损伤或机体生理功能障碍，称为变态反应，又叫过敏反应。根据细胞与细胞损伤的主要病理机制，临床上引用 Gell 和 Coomb's 的分类方法，将变态反应分为 4 种类型（表 1-3）。

表 1-3　四型变态反应的分类

类型	免疫病理	组织损伤机制	皮肤疾病
Ⅰ型变态反应（速发型）	IgE 抗体	肥大细胞及其介质	荨麻疹、血管性水肿
Ⅱ型变态反应（细胞毒型）	抗组织或细胞表面抗原的 IgM/IgG	激活补体 吸引、激活白细胞	药物引起的溶血性贫血、血小板减少性紫癜、天疱疮、类天疱疮
Ⅲ型变态反应（免疫复合物型）	循环抗原抗体形成的免疫复合物	激活补体 吸引、激活白细胞	药物性血清病样综合征、血清病、血管炎、系统性红斑狼疮性肾炎
Ⅳ型变态反应（细胞介导型）	$CD4^+$ 辅助性 T 淋巴细胞（迟发型超敏反应） $CD8^+$ 细胞毒 T 细胞（T 细胞介导的细胞溶解）	激活的巨噬细胞、细胞因子 直接靶细胞溶解、细胞因子	接触性皮炎、湿疹、结核菌素型皮肤反应 某些病毒性肝炎

（一）Ⅰ型变态反应

Ⅰ型变态反应又称为速发型或 IgE 依赖型变态反应，是临床上最常见的一种。其特点为：由 IgE 介导，肥大细胞和嗜碱粒细胞等效应细胞以释放生物活性介质的方式参与反应；反应过程无补体参与；发生快，消退也快；常表现为生理功能紊乱，而无严重的组织损伤；有明显的个体差异和遗传倾向。

产生Ⅰ型变态反应的变应原比较广泛，可能为吸入性变应原（植物花粉、真菌、尘螨、动物皮毛等），食入性变应原（奶制品、蛋、海鲜、菌类、食品添加剂等），或药物、化工原料、污染空气颗粒等。

机体初次接触变应原后诱导 B 细胞产生 IgE 抗体。IgE 牢固地结合在组织中的肥大细胞或血液中的嗜碱性粒细胞表面的高亲和力 IgE-Fc 受体（FcεR）上，使机体处于对该变应原的致敏状态，此状态可维持半年至数年不等。当机体再次接触相同抗原时，抗原与肥大细胞或嗜碱性粒细胞 IgE 受体结合，就会引发细胞膜的一系列生物化学反应，使致敏细胞脱颗粒，释放储存的介质，同时合成新的介质。这些生物活性介质作用于抗原入侵部位组织器官，导致毛细血管通透性增加，平滑肌收缩、痉挛，腺体分泌增加，嗜酸性粒细胞增多、浸润，由此产生一系列临床症状。如呼吸道反应可表现为过敏性哮喘、过敏性鼻炎、喉头水肿；消化道反应可表现为呕吐、腹痛、腹泻；皮肤反应可表现为荨麻疹、血管性水肿；如过敏反应强烈可导致全身毛细血管扩张引起血压下降，则表现为过敏性休克，如不及时处理会危及生命。

（二）Ⅱ型变态反应

Ⅱ型变态反应又称为细胞毒型超敏反应，是自身组织细胞表面抗原与相应抗体（IgG，IgM）结合后，在补体、巨噬细胞和 NK 细胞的参与下引起细胞溶解和组织损伤为主的病理性免疫应答。

变应原多为自身组织细胞表面抗原，如血型抗原、自身细胞变性抗原、暴露的隐蔽抗原、与病原微生物之间的共同抗原等；或是吸附在组织细胞上的外来抗原或半抗原，如药物、细菌成分、病毒蛋白等。

介导此型的抗体多属于 IgG、IgM，抗体与靶细胞表面的抗原结合，然后经以下 3 种途径溶解或破坏靶细胞：①激活补体，细胞毒性抗体与靶细胞表面相应抗原结合后，经过经典途径激活补体，导致靶细胞溶解；②巨噬细胞吞噬，通过免疫调理及免疫粘连，巨噬细胞吞噬靶细胞将其破坏；③ADCC 作用，抗体与靶细胞表面的抗原结合后，抗体的 Fc 段与 NK 细胞表面的 Fc 受体结合，释放蛋白水解酶、溶酶体酶等，导致靶细胞被破坏。属于Ⅱ型变态反应的常见皮肤病包括药物引起的溶血性贫血、血小板减少性紫癜、天疱疮及类天疱疮等。

（三）Ⅲ型变态反应

Ⅲ型变态反应又称为免疫复合物型或血管炎型变态反应。抗原与抗体形成免疫复合物沉积于全身或局部小血管的管壁基底膜及其周围，免疫复合物通过激活补体及细胞成分，导致沉积部位发生以嗜中性粒细胞浸润为主的炎症变化。在免疫应答过程中，抗原抗体复合物的形成是一种常见现象，但大多数可被肝、脾和骨髓中的吞噬细胞捕获并清除。如果因为某些因素造成大量复合物沉积在组织中，则会引起组织损伤和出现相关的免疫复合物病。常见的Ⅲ型变态反应疾病有：皮肤血管炎、血清病、链球菌感染后肾小球肾炎、狼疮肾炎等。

（四）Ⅳ型变态反应

Ⅳ型变态反应又称为迟发型变态反应，是由特异性致敏效应 T 细胞介导的免疫损伤，与血清抗体无关。当抗原进入机体后，局部组织中的抗原可被 APC 加工并由 MHCⅡ类分子呈递给 T 淋巴细胞，T 淋巴细胞受抗原刺激后转化为致敏淋巴细胞，当相同抗原再次进入机体，则引起致敏淋巴细胞活化、增殖，释放多种细胞因子，吸引并激活巨噬细胞，释放溶酶体酶而引起组织损伤。Ⅳ型变态反应的特点是局部炎症变化出现缓慢，接触抗原 48～72 小时后才出现高峰反应。Ⅳ型变态反应引起的皮肤疾病包括接触性皮炎、湿疹及某些药疹等。临床上可通过皮肤试验检查Ⅳ型变态反应，如斑贴试验、结核菌素试验、麻风菌素试验及其他皮内试验等。

四、先天性免疫

免疫系统分先天性免疫和后天性免疫两大类，先天性免疫（亦称固有免疫、非特异性免疫）和后天性免疫（亦称获得性免疫或特异性免疫）是免疫系统不可分割的两个方面，先天性免疫是人生下来就有的，而获得性免疫是人生下来之后在生存过程中逐渐获得的。前者为基础防线，而后者则为特异性且具有记忆的特点。两个系统协作、互补，为机体提供有效的抗感染免疫防护。

先天性免疫常被认为是宿主抵御病原体的第一道防线，能快速识别和消除病原体，同时协调免疫反应并参与获得性免疫应答。先天性免疫功能是由三大部分构成的。第一部分是皮肤屏障，负责阻挡外界病原微生物进入机体；第二部分是固有免疫细胞包括肥大细胞、巨噬细胞、NK 细胞、中性粒细胞、DC 细胞等；第三部分是血液、组织液和各种分泌液中存在着的多种抗微生物物质，比如唾液中的溶菌酶、人体细胞受到病毒感染后产生的干扰素等。

先天性免疫在进化上属于比较保守的防御机制，主要作用方式是通过产生抗菌肽、蛋白酶以及吞噬作用直接破坏入侵的病原体，这依赖于一套模式识别受体（pattern recognition receptors，PRRs）。PRRs 是机体先天免疫系统的重要组成部分，能够监测病毒分子的存在、启动机体炎症反应和抗病毒免疫的信号传导通路，使机体免受感染。机体细胞通过 PRRs 精确辨别病原体释放的病原体相关分子模式（pathogen associated molecular patterns，PAMPs）和受损细胞释放的损伤相关分子模式（damage associated molecular patterns，DAMPs），启动固有免疫应答并调控获得性免疫应答，从而抵抗病原微生物的入侵。PRRs 被认为与起始促炎信号通路相关，主要包括膜结合的 Toll 样受体（Toll-like receptors，TLRs）、胞质中的 NOD 样受体（NOD-like receptors，NLRs）、视黄酸诱导基因 Ⅰ 样螺旋酶受体（RIG Ⅰ-like receptors，RLRs）。在感染或损伤发生时，PAMPs 或 DAMPs 被受影响的细胞吸收，激活 PRRs，并启动信号级联下游，导致细菌、病毒、寄生虫感染和皮肤损伤后宿主的适应性免疫应答。

第五节　皮肤病的基本症状

皮肤病的基本症状包括自觉症状和体征，是认识和诊断皮肤病的重要依据。

一、症状

症状为患者主观感受到的不适，包括痒、痛、烧灼、麻木、异物感等局部症状，也包括畏寒发热、乏力、食欲缺乏和关节痛等全身症状，与皮肤病的性质、病情严重程度及患者个体差异有关。许多皮肤病的自觉症状常具有特异性，包括自觉症状的性质、程度、持续时间等，掌握这些有助于正确诊断。

瘙痒是皮肤病最常见的症状，荨麻疹、慢性单纯性苔藓、痒疹、疥疮等疾病常有明显瘙痒症状，系统性疾病如糖尿病、肝肾功能不全、恶性肿瘤等也可出现瘙痒，各种疾病瘙痒程度、持续时间、发作特点不一。疼痛可呈灼烧、针刺、电击、刀割样，常见于带状疱疹、接触性皮炎、结节性红斑、血管球瘤、生殖器疱疹、淋病等。麻木感可见于麻风患者。同一种瘙痒或疼痛性疾病，由于敏感程度不同，不同患者的感觉也存在差异。

二、体征

指可用视诊或触诊检查出来的皮肤黏膜损害，是各种皮肤病诊断和鉴别诊断的重要依据。皮肤损害分原发性及继发性两种，但两者有时不能截然分开，如色素沉着既可以为原发损害，又可以是继发损害；脓疱在脓疱型银屑病时为原发性损害，但继发于丘疹或水疱的脓疱则为继发性损害。

（一）原发性皮损

由皮肤的组织病理变化直接产生的第 1 个皮肤损害，对皮肤病的诊断和鉴别诊断非常重要。原发性损害包括以下几种。

1．斑疹（macule） 皮肤黏膜的局限性色素改变，皮损与周围皮肤平齐，无隆起或凹陷，大小可不一，形状可不规则，直径一般小于 1 ~ 2cm，大于 2cm 者称为斑片（patch）（图 1-1）。

斑疹因发生机制及表现不同分为炎症性红斑、血管性红斑、出血斑、色素沉着斑、色素减退斑。炎症性红斑因感染、理化刺激使真皮内血管暂时性扩张形成，压之褪色，见于猩红热、麻疹；血管性红斑由血管发育异常形成，见于血管瘤、毛细血管扩张症；出血斑由皮内出血、血液进入真皮组织中形成，如紫癜、瘀斑等。色素改变形成色素沉着斑及色素减退斑，压之不褪色，如黄褐斑及白癜风。

2．斑块（plaque） 为扁平的、隆起皮面的直径大于 2cm 的实质性损害，可由丘疹增大或融合而成，可见于银屑病等（图 1-2）。

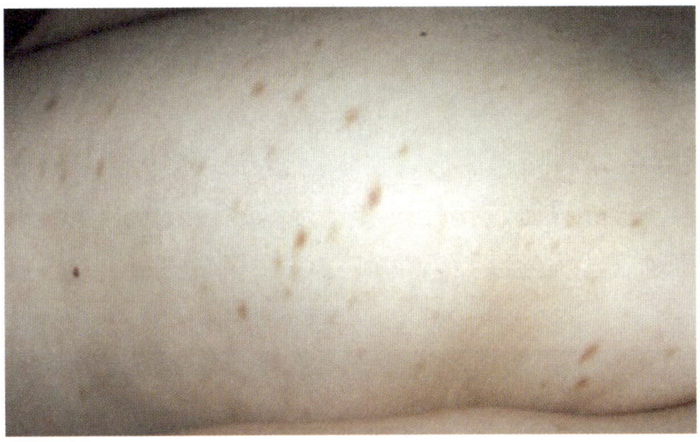

图 1-1　斑疹

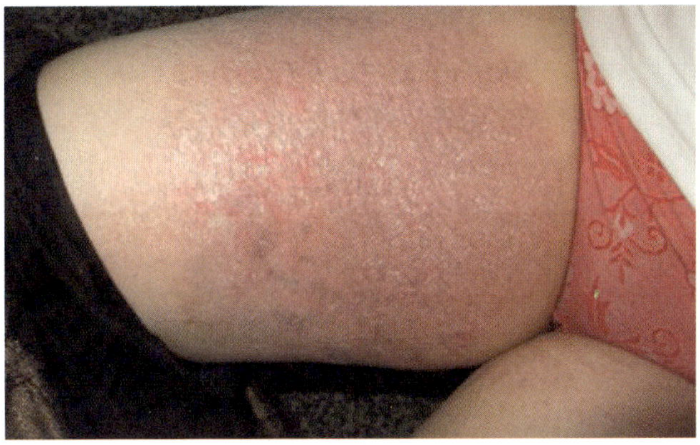

图 1-2　斑块

3．丘疹（papule） 为局限性隆起于皮面的实质性损害，直径小于 0.5cm。可由表皮或真皮浅层细胞增殖、代谢产物聚积、炎症细胞浸润等形成（图 1-3）。丘疹表面可以为尖的（小棘苔藓）、圆的（传染性软疣）、扁平的（扁平疣）；颜色可以是红色（银屑病）、紫色（扁平苔藓）、黄色（黄色瘤）或白色（硬化萎缩性苔藓）。介于斑疹与丘疹之间稍隆起者称为斑丘疹（maculopapule），在丘疹上又发生水疱或脓疱者，分别称为丘疱疹（papulovesicle）和丘脓疱疹（pustulopapule）。

4．结节（nodule） 为局限性实质性损害，直径大于 0.5cm，较深，有时用手触摸更易感觉到，有一定浸润感（图 1-4）。与丘疹的主要区别是其病变范围比丘疹深而大，结节位于真皮深层或皮下组织中，有时仅稍高于皮肤表面，由炎性浸润（如结节性红斑）或代谢产物沉积（如结节性黄色瘤）所致。结节可吸收消退，亦可破溃形成溃疡，愈后遗留瘢痕。根据结节累及的解剖部位，可分为表皮结节，如角化棘皮

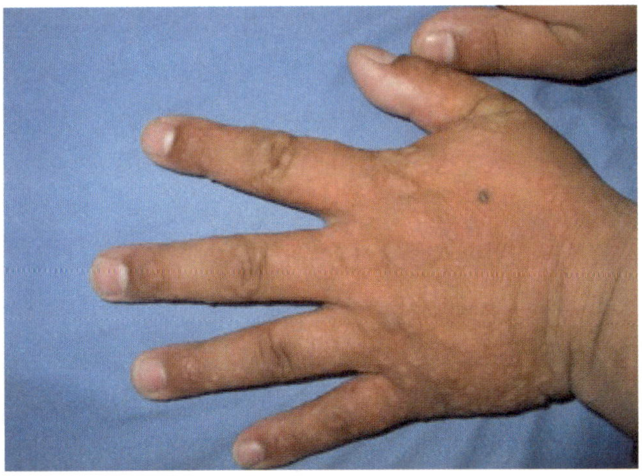

图 1-3　丘疹

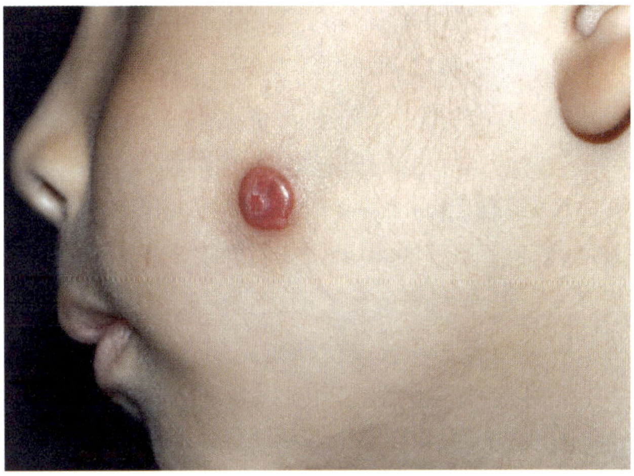

图 1-4　结节

瘤、寻常疣及基底细胞癌；表皮－真皮结节，如某些复合痣、恶性黑色素瘤；真皮结节，如环状肉芽肿、皮肤纤维瘤；真皮－皮下结节，如结节性红斑、浅表血栓性静脉炎；皮下结节，如脂肪组织的脂肪瘤。

5．肿块（tumor） 为发生于皮内或皮下组织的增生性损害，或大范围浸润团块，比结节大，大者如鸡蛋或更大。或硬或软，或高出皮面，或仅能触及。可呈肤色、红色、黑色等。可良性，可恶性，可持续存在或逐渐扩大，或破溃形成溃疡。

6．风团（wheal） 为局限性、水肿性、隆起性损害，存在时间短，一般于数小时之内消退；呈粉红色、暗红色或白色，大小数目不等；形状可呈圆形、环形或回形；由真皮乳头层血管扩张、血浆渗出所致；常见于荨麻疹（图 1-5）。血管性水肿是深在的水肿性风团反应，发生于疏松的真皮与皮下组织处，如口唇和阴囊。风团是荨麻疹的原发性损害，因此，以风团为主要表现的疾病通常被描述为“荨麻疹性损害”，如荨麻疹性血管炎。

7．水疱（vesicle）和大疱（bulla） 为局限性、内含液体的隆起性损害，水疱直径一般小于 0.5cm，超过 0.5cm 者称大疱（图 1-6）。水疱可变成脓疱或大疱，疱壁紧张或松弛，可分为单房性或多房性。水疱可位于角层下（白痱）、表皮内（寻常型天疱疮）或表皮下（大疱性类天疱疮）。

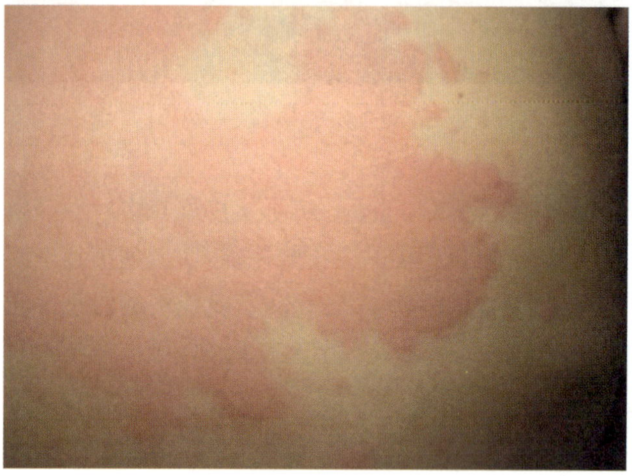

图1-5 风团

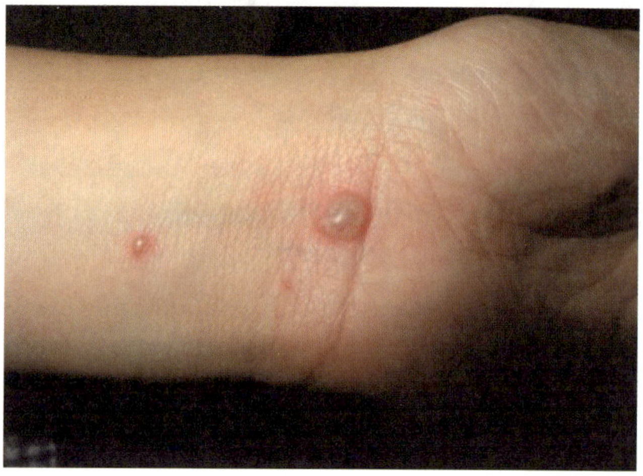

图1-6 水疱

8．脓疱（pustule） 为内含脓液（嗜中性粒细胞及其碎片）的局限性皮肤隆起，大小不一（图 1-7）。脓疱可以是感染性的，如疖；也可以是非感染性的，如脓疱型银屑病及角层下脓疱病。

9．囊肿（cyst） 为含有液体或半固体黏稠物的囊性损害，一般位于真皮或更深位置，可隆起于皮面或仅可触及，触之有弹性，大小不等，如表皮样囊肿等（图 1-8）。

（二）继发性皮损

由原发性皮损演变而来，或因搔抓、治疗不当引起。继发性损害包括以下几种。

1．鳞屑（scale） 肉眼可见的大小及厚薄不等的灰白色干燥碎片，可呈糠秕状（如花斑癣）、蛎壳状（如银屑病）或大片状（如剥脱性皮炎）。正常情况下，皮肤表皮细、薄的角质层不断脱落，这一过程较难察觉，但当表皮角质层形成过快或当正常角化过程受到干扰时，会产生病理性的表皮脱落，即产生鳞屑。鳞屑大多为角化不全所致，如寻常型银屑病；也可以是角化不全及角化过度同时存在，如毛发红糠疹；还有的可完全由正角化过度所致，如寻常型鱼鳞病。

2．痂（crust） 由渗出的浆液及细胞等脱落组织干涸而成，通常上皮细胞混杂其中，有时可混有细菌残骸。痂大小、厚度、形态、颜色差别较大。根据成分不同，可呈黄色（浆液性）、黄绿色（脓性）、

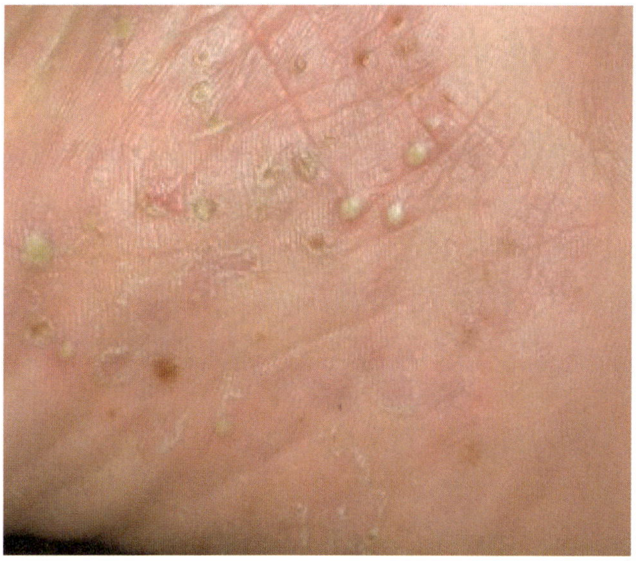

图 1-7　脓疱

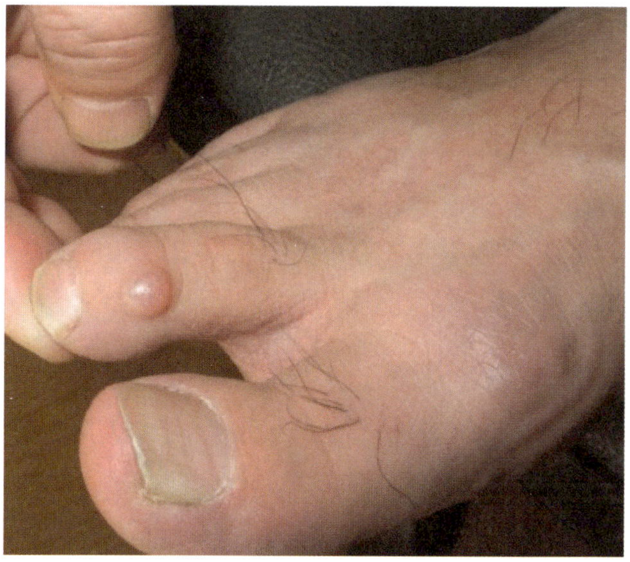

图 1-8　囊肿

暗红或黑褐色（血性）。痂皮可堆积而变得很厚，见于增殖型天疱疮等。晚期梅毒可有板层状、隆起、黑褐色或绿色的痂，呈蛎壳状。脓疱病可有干性、柔软、易碎而表浅的痂皮。

3．糜烂（erosion） 由于水疱、脓疱或浸渍后表皮的剥脱，或丘疹、小结节表皮的抓破而露出的潮湿面，称为糜烂。为部分表皮的缺失，损害较表浅，基底层细胞仍存在，故糜烂愈合较快且愈后不留瘢痕，如单纯疱疹、带状疱疹或脓疱疮的水疱破裂后。

4．溃疡（ulcer） 表皮全部缺损，并常有真皮缺损。许多疾病可导致溃疡形成，如血管炎、慢性感染及肿瘤等，溃疡也可以是人为的。若溃疡破坏了真皮乳头正常胶原结构，则愈后有瘢痕形成。

5．浸渍（maceration） 皮肤长时间浸水或处于潮湿状态，角质层含水量增多导致的表皮强度减弱，皮肤变软变白，表面起皱，称为浸渍。摩擦后表皮易脱落而露出糜烂面，容易继发感染。

6．皲裂（fissure） 为线状的皮肤裂口，可深达真皮，常因皮肤炎症、浸润增厚或角化导致皮肤弹性减弱后牵拉引起，好发于掌跖、指趾、口角等。

7．瘢痕（scar） 正常排列的胶原被纤维化所代替，可替代真皮或真皮深层部位的缺失组织，瘢痕是炎症过程的终末阶段，也是正常的修复过程。皮损的大小和形状取决于先前组织破坏的类型，可光滑或粗糙，可柔软或坚实，表面无皮纹和毛发。萎缩性瘢痕较周围正常皮肤低凹，变薄，局部毛细血管扩张，可见于红斑狼疮、外伤愈合后等。增生性瘢痕呈高于皮肤表面，表面有光滑的暗红色条纹或不规则硬斑块，可见于瘢痕疙瘩、外伤及烧伤性瘢痕等。

8．萎缩（atrophy） 为皮肤实质成分的减少，可发生于表皮、真皮及皮下组织，表皮萎缩常表现为皮肤变薄，表面有细皱纹，呈羊皮纸样，皮沟变浅或消失；真皮萎缩表现为皮肤凹陷，表皮纹理可正常，毛发可能变细或消失；皮下组织萎缩则表现为明显凹陷，皮肤表面可无变化。

9．苔藓样变（lichenification） 表现为界限清楚的皮肤浸润性增厚，皮纹加深，皮嵴隆起，皮损界限清楚。由长期搔抓、摩擦引起。见于慢性瘙痒性皮肤病，如慢性单纯性苔藓、慢性湿疹、皮肤淀粉样变等。

10．抓痕（excoriation） 即表皮剥脱，常由机械性损伤如搔抓、划破或摩擦等机械性损伤所致。皮损表面有渗出、血痂或脱屑，损伤深、大时愈合后可形成瘢痕。常见于各型瘙痒性皮肤病或瘙痒症，如特应性皮炎。

11．皮肤异色（poikiloderma） 伴有皮肤色素沉着、色素脱失、皮肤萎缩及毛细血管扩张的损害。

第六节　皮肤组织病理学

皮肤病理变化与其他器官基本相似，可发生炎症反应、充血、萎缩、肥厚、坏死及变性等改变，但皮肤有其独特的组织结构，因此，具有其特殊的病理变化。皮肤组织病理学对于部分皮肤病的诊断和鉴别诊断至关重要。本节将介绍皮肤组织病理检查的适应证及皮肤活检的取材方式，并按照皮肤的组织层次分别叙述其组织病理学的基本改变。

一、皮肤组织病理检查的适应证

为了解皮肤病的发生、发展、转归等，几乎各种皮肤病均可行组织病理检查，但多种临床特点鲜明、表现典型的皮肤病依据临床表现即可直接诊断。皮肤组织病理检查的适应证包括：①临床诊断不明或少见的皮肤病，需要临床结合组织病理检查以明确诊断。②组织病理学有较高诊断价值的皮肤病，如皮肤肿瘤、大疱性皮肤病、肉芽肿性皮肤病、代谢性皮肤病、结缔组织病等。③临床无明显特征，通过组织病理检查可找到病原体的皮肤病，如某些深部真菌病。④肿物切除后送病理检查，或了解肿瘤是否扩展、转移。⑤确定手术切除的范围，如 Mohs 手术。

二、皮肤活检的取材方式及注意事项

1．皮损选择　选择皮损部位时应考虑美观和功能，避开皮下血管、神经等丰富的部位。一般选择具有代表性的皮损，避免早期、晚期皮损。炎症性皮肤病，选择病变充分发展阶段的原发性皮损，避免早期非特异性病变和晚期恢复或变性的病变，避免糜烂、结痂或瘢痕、色素沉着等继发性改变的部位。大疱性皮肤病，应选择早期水肿性红斑或新鲜水疱，避免陈旧性水疱。水疱和脓疱需选择早期皮损；孤立性皮下结节或囊肿应完整取材；浸润性皮损应取皮损边缘；有环状、堤状隆起的皮损应取皮损边缘；溃疡应取溃疡边缘；血管炎取 24 小时内新发皮损；怀疑恶性肿瘤者应于肿瘤边缘深部取材。

2．取材大小　视皮损部位、性质、取材方式选择取材大小，一般应深达皮下组织，包括周围正常组织。

3．取材方法　包括手术切取、钻孔、削切、刮除等取材法。手术切取法的适应证包括：面部、关节或易出血部位，皮损较大和较深（如皮下结节、囊肿等），小的良性肿瘤需要直接切除并行组织病理检查者。

三、免疫病理检查

用于大疱性皮肤病（天疱疮、类天疱疮等）、结缔组织病（红斑狼疮、皮肌炎等）、皮肤血管炎等免疫性皮肤病的诊断和鉴别诊断。

1．直接免疫荧光法（direct immunofluorescence，DIF）　主要用于检测病变组织中存在的抗体或补体。将冰冻切片组织固定于玻片上，滴加荧光素标记的抗人免疫球蛋白抗体或抗 C3 抗体等，经孵育、清洗等处理后，置于荧光显微镜下观察。若组织中有人免疫球蛋白或 C3 沉积，则荧光素抗体与之结合呈现荧光。

2．间接免疫荧光法（indirect immunofluorescence，IIF）　主要用于检测血清中存在的循环自身抗体，并可做抗体滴度分析。底物取自正常人皮肤或动物组织（如猴食管、鼠膀胱等），将患者血清滴于底物上，再滴加荧光素标记的抗人免疫球蛋白抗体等，荧光显微镜下观察。若血清中存在循环的特异抗体，荧光标记的抗人免疫球蛋白抗体与结合到底物上的抗体结合，呈现荧光。

3．盐裂皮肤免疫荧光法（salt split skin immunofluorescence）　取正常人的皮肤标本，置于 1mol/L 的 NaCl 溶液中，放在 4℃冰箱中，用磁力搅拌器低速搅动，每 24 小时换液 1 次，经过 72 小时左右，表皮与真皮分离，再进行 IIF 检查。

4．免疫组织化学法（immunohistochemistry，IHC） 利用抗原抗体反应显示某蛋白的定性及定位的实验，显色系统为催化成色反应的碱性磷酸酶（红色）、辣根过氧化物酶（黄色）等。主要标记细胞的某种特异性成分，常用于肿瘤的鉴别诊断，如皮肤淋巴瘤的分类及诊断、黑色素细胞瘤的分类及诊断等。不同类型肿瘤表达相应的抗原标志物，如诊断黑色素细胞瘤的常见抗原标志物有 S-100、Melan-A、HMB-45、SOX-10 等。

四、皮肤病理染色

皮损标本经过固定、包埋、切片后，最后经染色后在显微镜下观察。苏木精－伊红（hematoxylin eosin，HE）染色是最常规的染色方法，染色结果为细胞核呈蓝色，细胞质及胶原、肌肉、神经呈红色，红细胞呈明亮的粉红色。少数病例需针对某种物质、靶组织或病原体进行特殊染色。

1．PAS 染色 PAS（periodic acid-Schiff）染色是显示糖原的常规染色方法，在皮肤病理中常用于显示真菌细胞壁、中性黏多糖、纤维蛋白、基底膜带，以及其他含有糖原的组织成分。

2．黏液物质染色 皮肤中的黏液物质主要是酸性黏多糖，由表皮和真皮产生，来源于毛囊产生的黏蛋白。用阿申蓝（alcian blue）及胶样铁（colloidiron）方法可使其显示蓝色。

3．胶原纤维染色 Masson 染色是最为常用的结缔组织染色法，染色结果为胶原纤维呈蓝色或绿色，平滑肌及纤维蛋白呈红色至粉红色。

4．抗酸染色 抗酸杆菌内含有脂质、蛋白质和多糖类，并由糖脂形成蜡质外壳，能与苯酚碱性复红结合形成复合物，该复合物可抵抗酸的脱色，故称为抗酸染色。抗酸杆菌呈红色，主要用于结核、麻风等抗酸杆菌的显色。

五、皮肤病的基本病理改变

（一）表皮改变

1．角化过度（hyperkeratosis） 指角质层比同一部位正常角质层异常增厚的现象（图 1-9）。角化过度如因角质形成过多所致，其下方颗粒层、棘层也相应增厚，见于扁平苔藓等；如因角质贮留所致，则颗粒层、棘层不同时增厚，见于寻常型鱼鳞病。角化过度可以由完全角化的细胞所组成，即正角化过度（orthohyperkeratosis），如胼胝中的角化过度；也可同时合并有角化不全，如银屑病。正角化过度有 3 种形式：①网篮型：角质层呈正常的网篮状，但较正常增厚，如花斑癣。②致密型：如慢性单纯性苔藓。③板层型：如寻常型鱼鳞病。

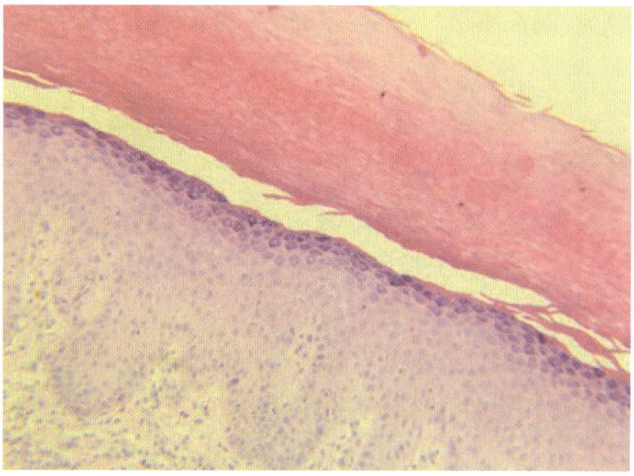

图 1-9　角化过度

注：颗粒层增厚，棘层增厚。

2．角化不全（parakeratosis） 是由于表皮细胞的转换速度过快，使细胞未能完全角化便到达角质层，因此，角质层内尚有细胞核残留。在角化不全下方，颗粒层往往减少或消失（图 1-10），可见于炎症性疾病（如银屑病）和肿瘤（如鳞状细胞癌）。角化不全可以是局灶性的，如点滴状银屑病，也可以是融合性的，如斑块状银屑病；既在垂直方向又在水平方向出现角化不全的，见于毛发红糠疹。

3．毛囊角栓（follicular plug） 毛囊漏斗部角化过度，使毛囊漏斗部扩大，被栓状角质物充满（图 1-11）。常见于盘状红斑狼疮、硬化性萎缩性苔藓、毛囊角化病（Darier 病）等。

4．角化不良（dyskeratosis） 为表皮内个别细胞角化异常的现象，表现为表皮内出现个别过早成熟的角化细胞，核固缩深染，胞浆嗜酸性红染。毛囊角化病中的圆体细胞及谷粒细胞都是角化不良细胞（图 1-12）。角化不良细胞也可见于恶性肿瘤（图 1-13），如鲍恩病及鳞状细胞癌等。

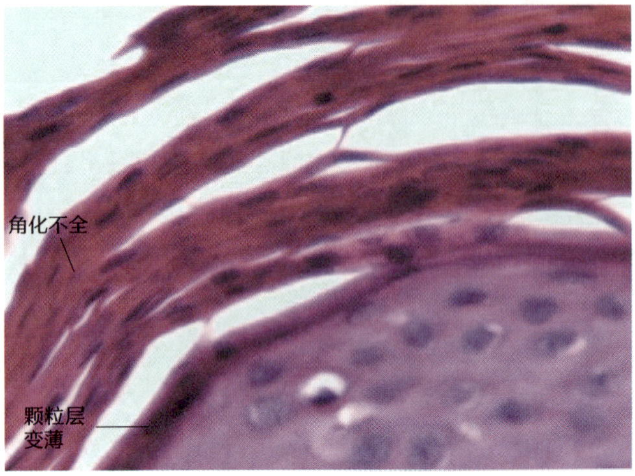

图 1-10　角化不全

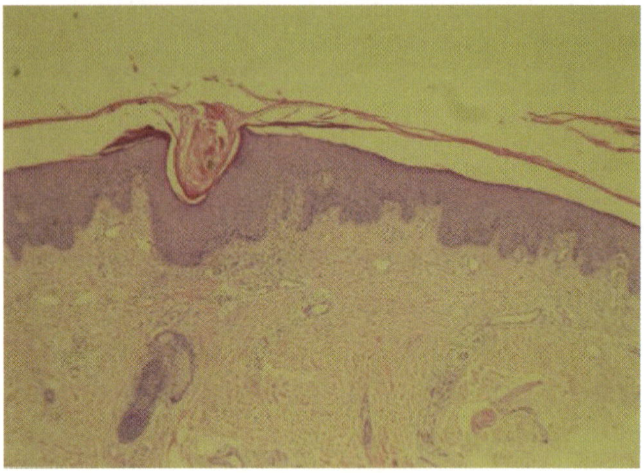
图 1-11　毛囊角栓

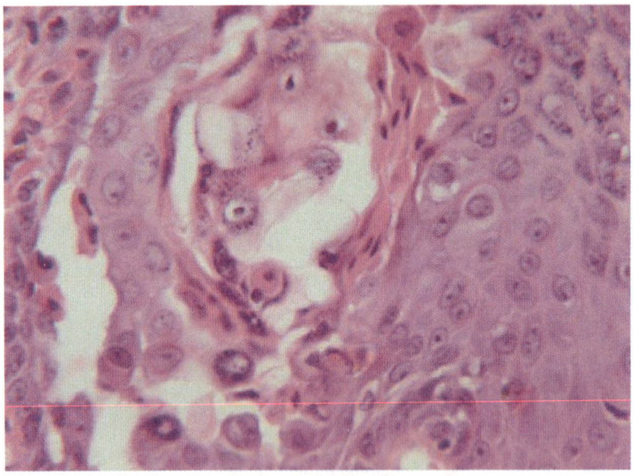
图 1-12　角化不良细胞（良性）

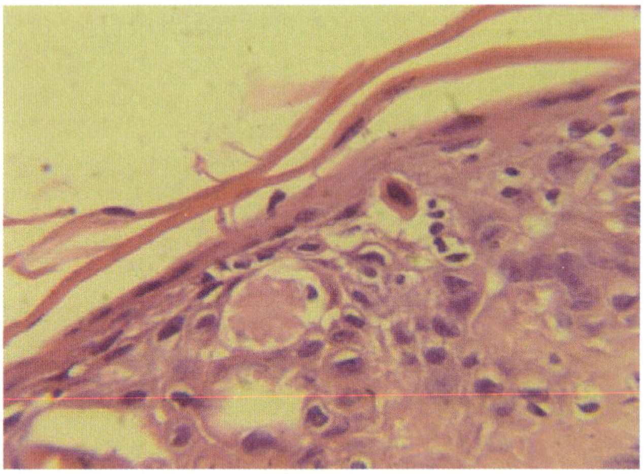
图 1-13　角化不良细胞（恶性）

5．颗粒层增厚（hypergranulosis） 颗粒层细胞数量增加，常见于角化过度的皮肤病，如扁平苔藓、寻常疣及慢性皮炎湿疹类疾病。

6．颗粒层减少（hypogranulosis） 颗粒层细胞数量减少，常见于寻常型鱼鳞病及银屑病。

7．棘层肥厚（acanthosis） 棘层细胞数目增加，导致棘层增厚，常伴有表皮突的增厚或延长，见于银屑病及慢性皮炎湿疹类疾病。棘细胞是构成表皮的主要部分，因此，棘层肥厚可导致表皮增生（epidermal hyperplasia）。表皮增生有如下几种形式。①银屑病样增生：表皮突延长，长度近乎一致，表皮突与真皮乳头间相互交错呈波浪状，如银屑病。②不规则型增生：表皮突延长，长度参差不齐，失去了表皮突与真皮乳头间正常的波纹结构，如扁平苔藓。③乳头瘤样增生：真皮乳头不规则向上增生，使表皮呈不规则波浪状起伏，伴表皮轻度增厚，如寻常疣。④疣状增生：表皮角化过度、颗粒层增厚、棘层肥厚和乳头瘤样增生4种病理同时存在，表皮宛如山峰林立，如寻常疣。⑤假上皮瘤样或假癌性增生：棘层高度增生，且呈不规则型，不但向外，而且向内方向增生，呈现与鳞状细胞癌相似的改变，但细胞分化好，无细胞核的非典型性，见于慢性肉芽肿性疾病，如着色真菌病、慢性溃疡的边缘等。

8．表皮萎缩（epidermal atrophy） 棘层细胞数量减少，表皮突变平乃至消失（图1-14）。可见于正常的老年人皮肤，或某些萎缩性皮肤病，如硬化性萎缩性苔藓、红斑狼疮等。

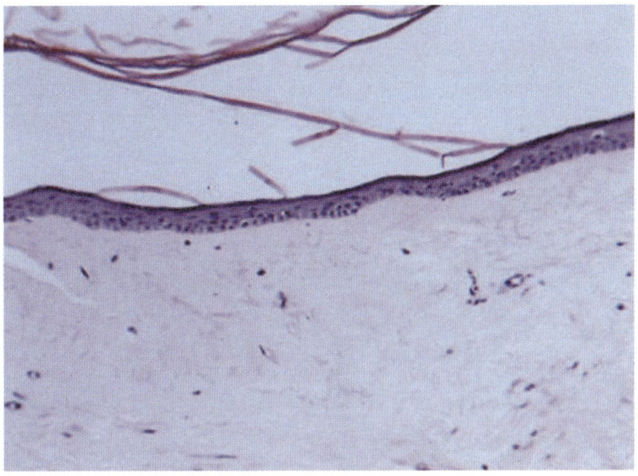

图1-14 表皮萎缩

9．表皮水肿 通常可分为表皮细胞内水肿及细胞间水肿，两者往往不同程度的合并存在。①细胞内水肿，又称为气球样变性（ballooning degeneration），为棘细胞内发生水肿，细胞肿胀，体积增大，胞质苍白（图1-15）。严重的细胞内水肿导致细胞膜破裂，形成多房性表皮内水疱，称为网状变性（图1-16），如疱疹病毒性水疱。②细胞间水肿，又称为海绵水肿（spongiosis），为棘细胞间发生水肿，使细胞间隙增宽，细胞间桥拉长，形似海绵。严重的海绵水肿可最终导致表皮内水疱形成。常见于急性皮炎湿疹类皮肤病。

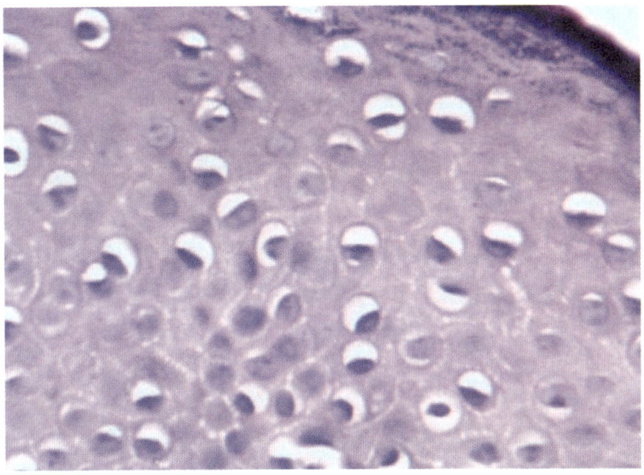

图1-15 细胞内水肿

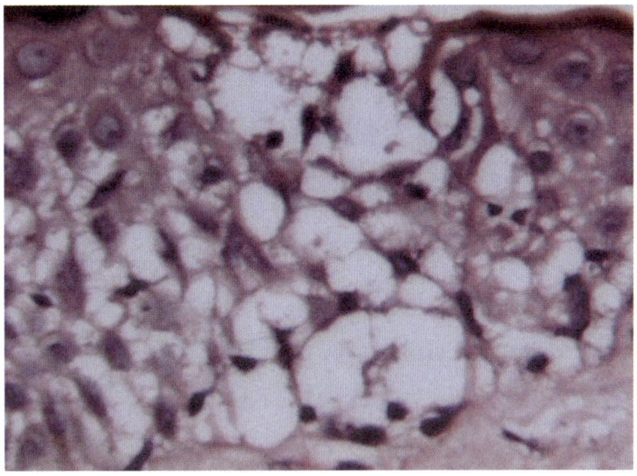

图1-16 网状变性

10．棘层松解（acantholysis） 为表皮细胞间黏合丧失，导致表皮内裂隙、水疱或大疱形成（图1-17）。主要见于各型天疱疮、家族性良性慢性天疱疮、毛囊角化病及疱疹性水疱等。当棘细胞与周围细胞完全分离后称为棘层松解细胞，棘突消失，染色均一，核圆，周围围绕以嗜酸性浓缩的胞质。

11．Kogoj海绵样脓疱（Kogoj spongiform pustule） 为棘细胞上层及颗粒层内的多房性脓疱，是在海绵形成基础上嗜中性粒细胞聚集而形成（图1-18）。常见于连续性肢端皮炎、脓疱型银屑病等。

12．微脓肿（microabscess） 指表皮内中性粒细胞或淋巴细胞聚集而成的小团块。①Munro微脓肿（Munro microabscess）：角质层及颗粒层中嗜中性粒细胞的聚集，常见于银屑病及脂溢性皮炎（图1-19）。②Pautrier微脓肿（Pautrier microabscess）：主要发生于棘层，为表皮内3个或3个以上淋巴细胞的聚集，特征性见于蕈样肉芽肿（图1-20）。

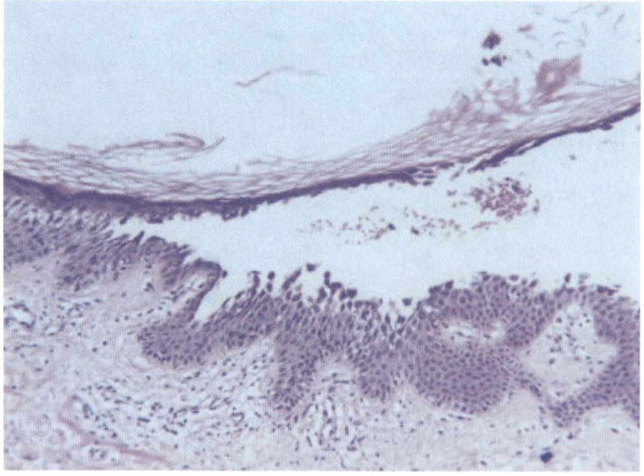

图 1-17　棘层松解

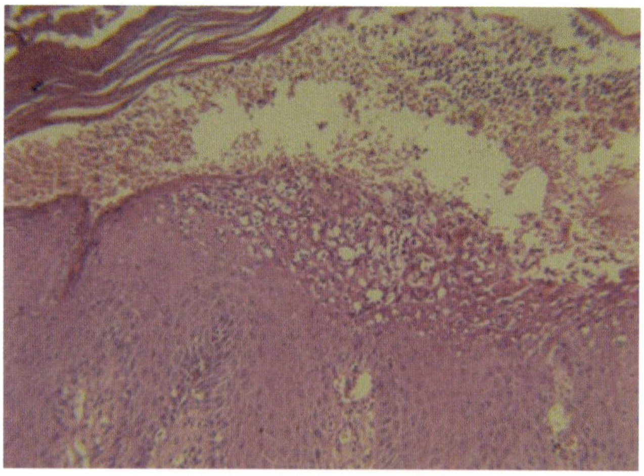

图 1-18　Kogoj 海绵样脓疱

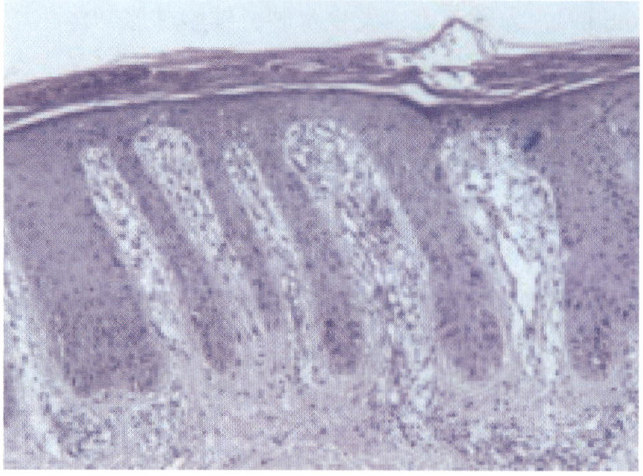

图 1-19　Munro 微脓肿

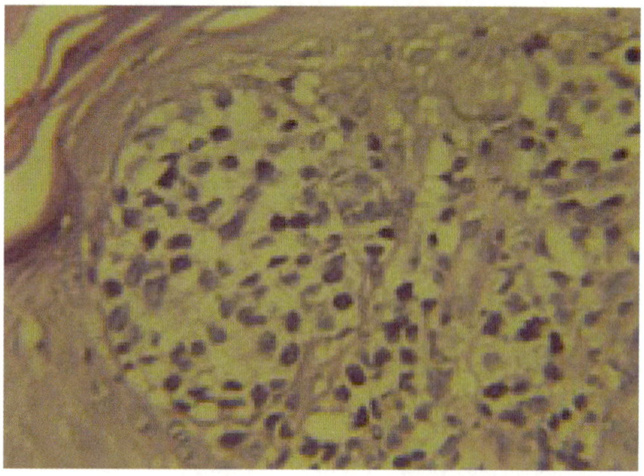

图 1-20　Pautrier 微脓肿

13．基底细胞液化变性（liquefaction degeneration of basal cell） 基底细胞胞浆空泡化或破碎，重者甚至基底层消失，使棘细胞直接与真皮接触，如红斑狼疮。

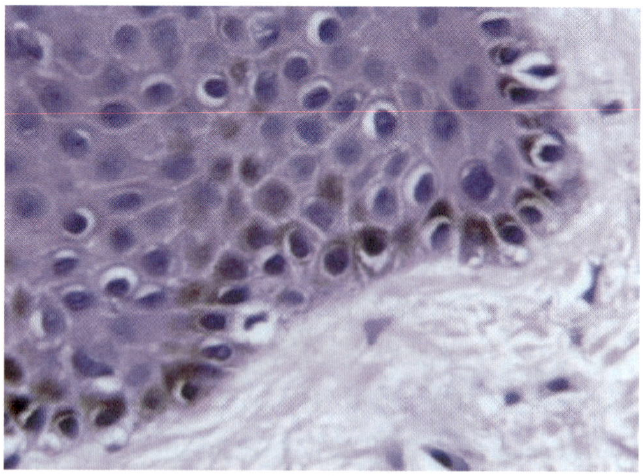

图 1-21　色素沉着 / 增加

14．色素增加（hyperpigmentation） 表皮基底层及真皮上部黑色素颗粒增多，见于黄褐斑、固定型药疹及炎症后色素沉着等（图 1-21）。

15．色素减少（hypopigmentation） 表皮基底层内黑色素颗粒减少或消失，见于白癜风、白化病及炎症后色素减退。

16．色素失禁（incontinence of pigmentation） 基底层细胞及黑色素细胞受损后，黑色素脱落到真皮内，被位于真皮浅层的组织细胞吞噬（噬黑色素细胞）（图 1-22），见于色素失禁症、扁平苔藓、红斑狼疮等。

（二）真皮改变

1．真皮萎缩 指整个真皮厚度减少，是由于胶原纤维或弹性纤维减少所致，如斑状萎缩。通常伴有毛囊及皮脂腺萎缩或消失，有的是由于先天性缺少结缔组织造成的，如浅表性脂肪瘤样痣。

2．纤维化（fibrosis）及硬化（sclerosis） 纤维化指增殖的胶原纤维排列紊乱，伴成纤维细胞增生。硬化指排列紊乱的增殖胶原纤维呈均质化、嗜伊红性、透明外观，伴成纤维细胞减少。

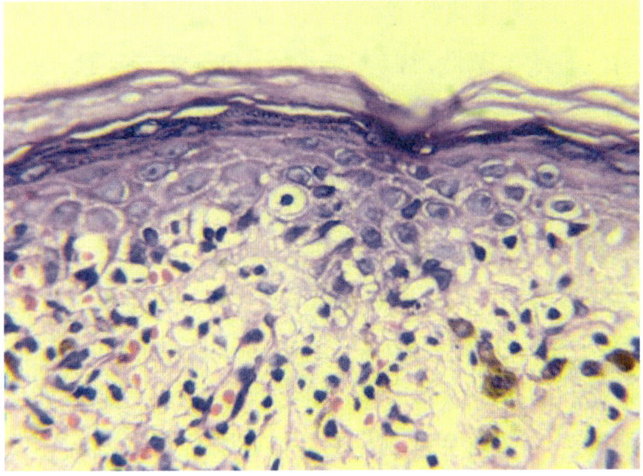

图1-22　色素失禁

3．血管扩张、充血、出血 血管扩张时血管壁变薄、管腔扩大，管腔中红细胞往往同时增多，即充血。在炎症性皮肤病中，真皮甚至皮下组织中可见轻重不等的血管扩张及充血现象，同时血管周围经常有炎症细胞浸润。非炎症性皮肤病如单纯性血管瘤中，血管也有扩张和充血，但其周围无炎症细胞浸润。出血又名溢血，是指红细胞溢出管腔之外进入周围组织，见于紫癜性皮肤病或变应性血管炎，亦见于烧伤、多形红斑等其他疾病。

4．血管管腔闭塞 指血管内膜增生，管壁增厚，使管腔发生闭塞。有时管腔内可有纤维蛋白血栓，即所谓血栓形成。常见于闭塞性血栓性静脉炎、变应性血管炎、硬皮病、慢性放射性皮炎等。

5．真皮水肿 在炎症性皮肤病等多种皮肤病中，在真皮乳头层乃至网状层，均可见到不同程度的水肿，表现为结缔组织纤维之间的间隙内有液体潴留，纤维本身也有肿胀、淡染。在结缔组织疏松的区域容易发生水肿，最明显的部位是真皮乳头及毛囊周围。常见于荨麻疹。

6．肉芽肿（granuloma） 指各种原因所致的组织细胞浸润为主的慢性增殖性改变，病变中可含有组织细胞（上皮样细胞、巨噬细胞）、多核巨细胞、淋巴细胞、浆细胞、嗜中性粒细胞等（图1-23）。见于结核、麻风、梅毒和各种深部真菌病等。

7．变性 细胞或组织由于代谢障碍引起一些异常物质沉着，称为变性。

（1）淀粉样变性（amyloid degeneration）：指在组织内或血管壁内出现一种具有特殊染色反应的无结构半透明物质，称为淀粉样物质，在HE染色中呈均匀一致的淡红色，结晶紫染色呈紫红色。皮肤淀粉样变切片中可见淀粉样物质颗粒状或团块状沉积于真皮乳头层（图1-24）。

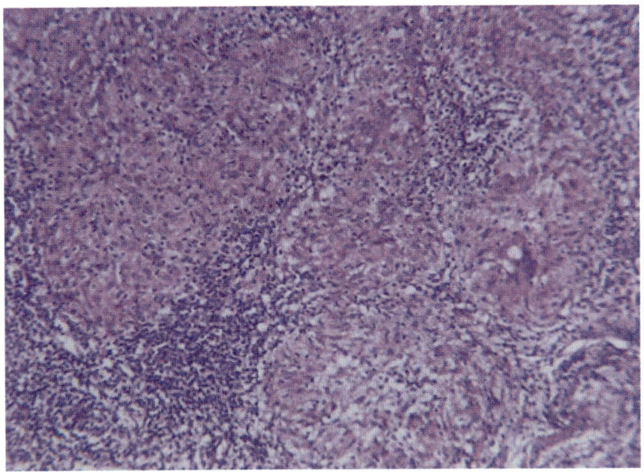

图1-23　肉芽肿

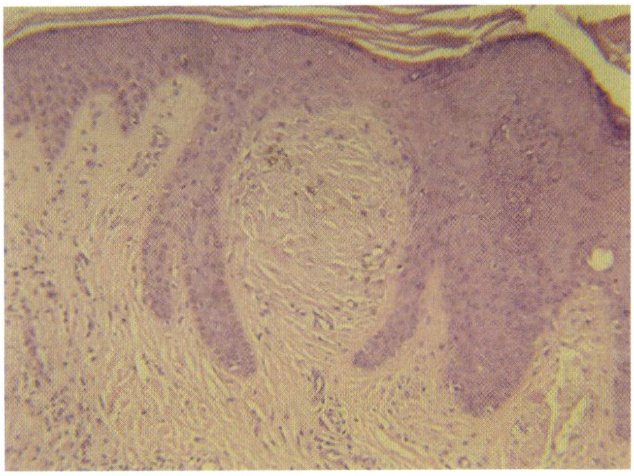

图1-24　淀粉样变（病变在真皮乳头处）

（2）纤维素样变性（fibrinoid degeneration）：HE染色切片中正常胶原纤维间基质是不能显示出来的，病变时产生碱性蛋白，与基质中酸性黏多糖反应，形成一种强嗜伊红的均质性物质，其形态类似纤维蛋白，因此，亦称为纤维蛋白样变性。见于红斑狼疮、变应性血管炎等。

（3）透明变性/玻璃样变性（hyaline degeneration）：是一种蛋白变性，可发生于结缔组织及实质细胞内，是均匀无结构的玻璃样物质，嗜酸性染色，折光强，见于陈旧的瘢痕组织及血管壁。浆细胞变性在胞浆内可见淡染的嗜酸性玻璃样物质，称Russell小体。扁平苔藓表皮下部或真皮上方有时可见散在的均匀嗜酸性圆形小体，称胶样小体，也称透明小体或Civatte小体。

（4）嗜碱性变性（basophilic degeneration）：指真皮上部结缔组织失去正常的嗜伊红性，呈无结构、颗粒状或小片状嗜碱性变化，明显时可表现为不规则排列的嗜碱性卷曲纤维，与表皮之间隔以境界带（图1-25）。见于光线性角化病等。

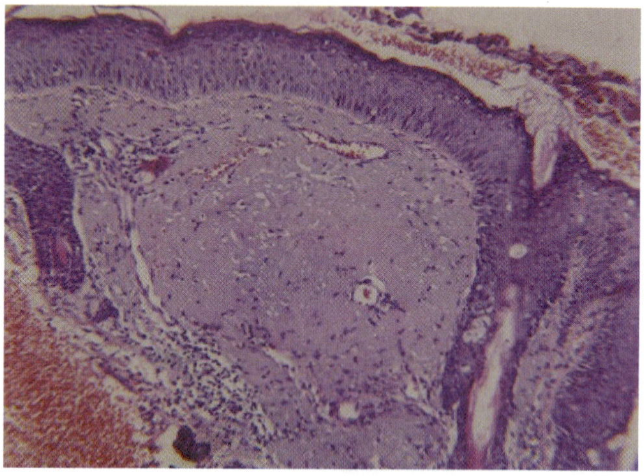

图1-25　嗜碱性变性

（5）黏液变性（mucinous degeneration）：指胶原纤维基质中黏多糖增多，胶原纤维束间的黏液物质沉积而使间隙增宽。有时HE染色呈浅蓝色，PAS染色阳性呈红色，阿申蓝染色呈蓝色（图1-26）。见于胫前黏液水肿、皮肤神经纤维瘤等。

（6）弹性纤维变性（degeneration of elastic fibers）：指弹性纤维断裂、破碎、聚集成团、粗细不均呈卷曲状，量减少甚至溶解消失，需弹性纤维染色证实（图1-27）。见于弹性纤维假黄瘤等。

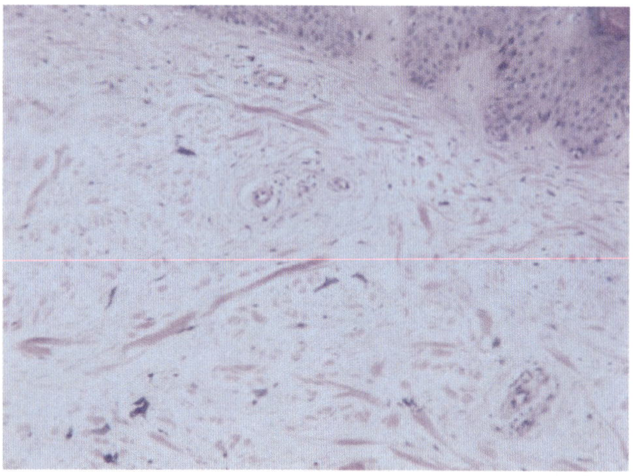

图1-26　黏液变性

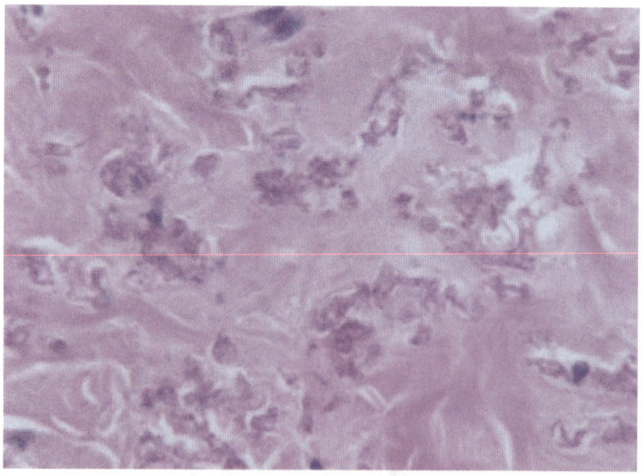

图1-27　弹性纤维变性

（7）胶样变性（colloid degeneration）：属于胶原纤维变性的一种，在真皮上部沉着的一种均匀的胶样物质，其中有时可见细胞核及血管壁，该物质很像淀粉样变性物质，HE染色呈嗜酸性反应。好发于日光照射部位，见于胶样粟丘疹。

（8）胶原均质化（homogenization of collagen）：即纯一化，真皮上层胶原纤维束轮廓消失，呈均匀一致的变性，着色淡，细胞核减少。见于硬化萎缩性苔藓、干燥闭塞性龟头炎、慢性放射性皮炎等。

（9）胶原溶解（collagenolysis）：胶原均质化变性严重，真皮乳头层胶原纤维溶解消失，形成表皮下大疱。见于营养不良型大疱性表皮松解症。

8．坏死

（1）渐进性坏死（necrobiosis）：指组织和细胞从变性到坏死过渡阶段的形态变化，有人认为是一种不完全的坏死（图 1-28）。见于某些肉芽肿性皮肤病，真皮结缔组织及其内的血管等均失去正常着色能力，但仍可见其轮廓，无明显炎症，边缘常可见成纤维细胞、组织细胞或上皮样细胞呈栅栏状排列；见于环状肉芽肿、类脂质渐进性坏死、类风湿结节等。

（2）干酪样坏死（caseous necrosis）：是一种特殊类型的凝固性坏死，坏死组织失去结构轮廓，形成无定型颗粒，其中含有大量类脂质，因而大体标本下呈现灰黄色。在 HE 染色下干酪样坏死呈嗜伊红色（图 1-29），多见于结核和晚期梅毒以及结核性麻风的神经损害。

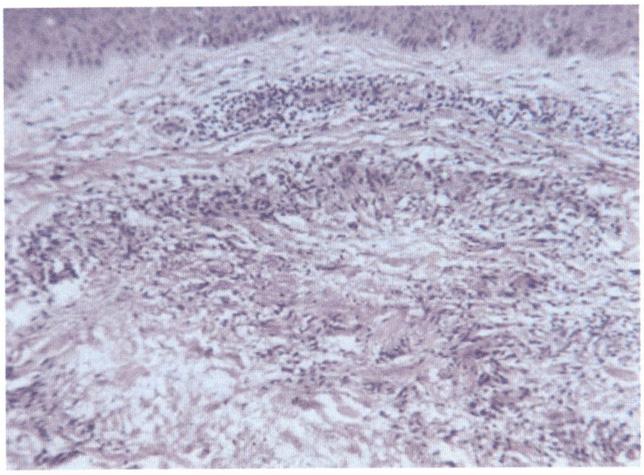

图 1-28　渐进性坏死

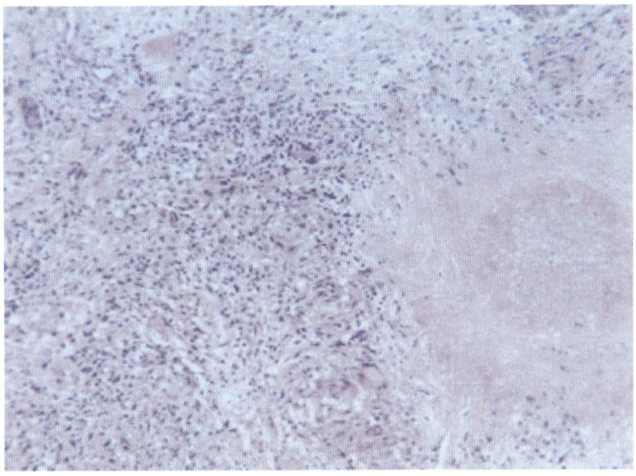

图 1-29　干酪样坏死（图右侧方组织）

（3）纤维素样坏死（fibrinoid necrosis）：类似纤维素样变性，变性严重者有明显的组织结构破坏时称为纤维素样坏死。常见于红斑狼疮等纤维素样变性的疾病。

（三）皮下组织改变

1．脂膜炎（panniculitis） 指由于炎症反应而引起皮下脂肪组织不同程度的炎症浸润、水肿、液化、变性、坏死、萎缩等改变（图 1-30）。脂肪组织坏死是许多类型脂膜炎的常见组织学表现，亦是炎症反应的最终结果（图 1-31）。组织学上将脂膜炎分为脂肪小叶性脂膜炎和间隔性脂膜炎两种类型。脂肪小叶性脂膜炎主要发生于脂肪小叶内，可见于狼疮性脂膜炎、结节性血管炎、胰源性脂膜炎等。间隔性脂膜炎主

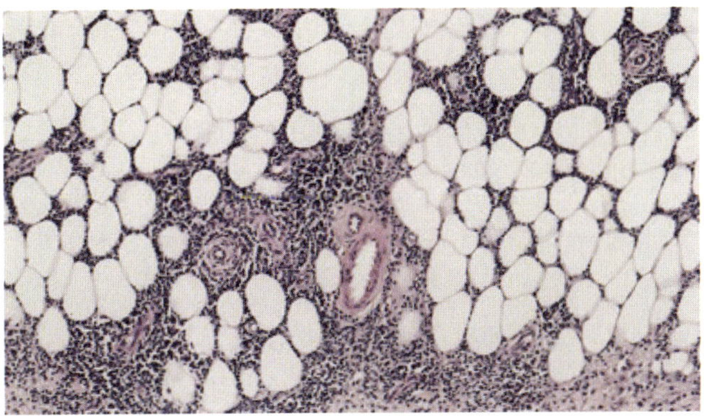

图 1-30　脂膜炎

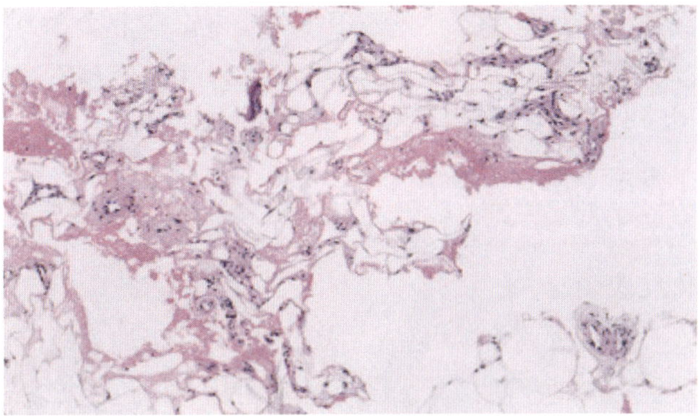

图 1-31　脂肪组织坏死

要发生于脂肪小叶间隔，常见于结节性红斑等。

2. 增生性萎缩（proliferation atrophy） 皮下脂肪组织由于炎细胞浸润而使脂肪细胞变性、萎缩甚至消失，脂肪细胞大部分被浸润细胞及增生的结缔组织所代替，皮下组织体积不一定减少，有时反而增大，故称增生性萎缩，常见于结节性红斑等。

此外，凡是真皮内出现的病变，包括炎症、变性、坏死及肉芽肿等，均可见于皮下组织。

第七节 皮肤病常用检验技术

皮肤病的常用检验技术包括病原体检查、变应原检查、物理检查及皮肤科专有仪器检查等，为皮肤病的诊断、鉴别诊断及疗效评估提供依据，本节将逐一介绍。

一、病原体检查

病原体检查可直接查找真菌、寄生虫、性病病原体等，也可以通过间接手段如检测特异性抗原和抗体来确定病原体种类。

（一）真菌检查

1. 直接镜检 适用于各种浅部、深部真菌病。浅部真菌病的标本包括毛发、皮屑、甲屑和痂等，检查前1周，皮损部位不应使用抗真菌药物。体癣应刮取皮损边缘，甲屑多取正常甲与病甲交界处，头癣应取病发及脓痂。采集部位应用75%乙醇消毒，不能用乙醇消毒的部位改用无菌蒸馏水清洁，采集工具用火焰消毒。深部真菌病的标本有痰、尿液、粪便、脓液、口腔或阴道分泌物、血液、脑脊液、各种穿刺液和活检组织，标本的采集应在无菌条件下完成。

（1）直接涂片：取标本置于载玻片上，加1滴10%KOH溶液，盖上盖玻片，在酒精灯上微微加热，不可煮沸，待标本溶解，轻轻加压盖玻片，逐出气泡，使标本透明即可镜检。先在低倍镜下检查有无菌丝或孢子，再用高倍镜观察，明确真菌是否存在。

（2）墨汁涂片：用于检查隐球菌及其他有荚膜的孢子。在载玻片上滴一小滴墨汁，取脓性分泌物或脑脊液一滴，经接种环与墨汁充分混合，盖上盖玻片。直接在显微镜下观察，隐球菌为圆形或椭圆形双壁孢子，外围有一层透光荚膜，在黑色背景下极为明亮。

（3）荧光染色：真菌荧光染色液是一种含有荧光素和抑制背景荧光着色试剂的复合溶液。荧光素将与标本中非特异真菌细胞壁上的β-多糖结合，如几丁质和纤维素等，在荧光显微镜下可看到特定激发光下产生的荧光。内含KOH可用于溶解角质，有助于更清晰地观察真菌结构。取标本置于载玻片上，向标本滴加一滴染色液，染色液以覆盖或淹没整个样本为准，盖上盖玻片，轻轻加压盖玻片，使标本尽量压成薄片，荧光显微镜下观察结果。具有操作简便快速、灵敏度和辨识度高、适用范围广等优势。

2. 真菌培养 真菌培养可提高真菌检出率、确定菌种。标本接种于葡萄糖蛋白胨琼脂培养基上，置于室温下培养3周，以鉴定菌种。必要时可行玻片小培养协助鉴定。菌种鉴定常根据菌落形态、结构、颜色、边缘、生长速度、繁殖程度、下沉现象和显微镜下形态等判断。某些真菌需配合其他鉴别培养基和生化反应确定。

常见真菌培养可见：①念珠菌病：奶油色酵母型菌落。②隐球菌病：乳白色酵母型菌落，而后为浅橘黄色，质地呈黏液状。③孢子丝菌病：棕色至棕黑色菌落。④曲霉病：黄绿色毛状菌落。⑤芽生菌病：真菌相为白色棉花样菌落，酵母相为奶油色或棕色菌落。⑥暗色丝孢霉病：棕黑色菌落。

3. G 试验和 GM 试验 适用于深部真菌病诊断。

（1）G 试验检测的是一种广泛存在于多种真菌细胞壁中的多糖成分 1, 3-β-D 葡聚糖（除了接合菌和隐球菌），它可以特异性激活鲎变形细胞裂解物中的 G 因子，并激发凝血级联反应，形成凝固蛋白。在侵袭性深部真菌感染过程中，吞噬细胞可释放真菌中的 1, 3-β-D 葡聚糖至人体血液及其他体液中，可用于除隐球菌和接合菌之外的所有深部真菌感染的诊断（包括念珠菌属、曲霉属、毛霉等），局限性不能确定菌种。

（2）GM 试验检测半乳甘露聚糖，明确感染的真菌为曲霉菌。因曲霉菌特有的细胞壁多糖成分是β（1-5）呋喃半乳糖残基，菌丝生长时，半乳甘露聚糖从薄弱的菌丝顶端释放，是最早释放的抗原。GM 释放量与菌量成正比，因此可以反映感染程度。主要适用于侵袭性曲霉菌感染的早期诊断，连续检测 GM 可用于治疗效果的监测。

（二）疥螨检查

适用于疥疮。选择指缝或手腕屈侧等处未经搔抓的丘疱疹、水疱或隧道，用消毒针头挑出隧道盲端灰白色小点置于玻片上，或用蘸上矿物油的消毒手术刀轻刮皮疹 6 ~ 7 次，取附着物移至玻片上，滴一滴生理盐水，镜检可见疥螨或虫卵。

（三）蠕形螨检查

适用于毛囊虫皮炎。取材方式包括以下两种方法。

1. 挤刮法 选取鼻沟、颊部及颧部等皮损区，用刮刀或手挤压，将挤出物置于玻片上，滴一滴生理盐水，盖上盖玻片并轻轻压平，镜检有无蠕形螨。

2. 透明胶带法 将透明胶带贴于上述部位，数小时或过夜后，取下胶带覆贴于载玻片上，镜检可见蠕形螨。

（四）阴虱检查

适用于阴虱。用剪刀剪下有阴虱或虫卵的阴毛，以 70% 乙醇或 5% ~ 10% 甲醛溶液固定后放于玻片上，滴一滴 10%KOH 溶液，镜检可见阴虱或虫卵。

（五）毛滴虫检查

适用于滴虫性阴道病。可采用悬滴法或涂片染色法检查。悬滴法更常用，阳性率可达 80% ~ 90%。在阴道后穹隆、子宫颈或阴道壁上拭取分泌物混于温生理盐水玻片上，立即在低倍镜下观察，如有滴虫时可见其呈波状移动。男性可取尿道分泌物、前列腺液或尿液沉渣检查。涂片染色法是将分泌物涂在玻片上，待自然干燥后用革兰氏染色或吉姆萨染色等，镜检可见毛滴虫。

（六）淋球菌检查

适用于淋球菌感染者。直接涂片检查常用于急性感染者，细菌培养常用于慢性淋病患者与无症状感染者。

1. 标本采集 用含无菌生理盐水的棉拭子，伸入男性尿道 2 ~ 4cm，轻轻转动取出分泌物；女性先用无菌的脱脂棉擦去阴道内黏液，再用无菌的脱脂棉拭子插入宫颈内 1 ~ 2cm 处取出分泌物；前列腺炎患者取前列腺液；患结膜炎的新生儿取结膜分泌物；全身性淋病患者可取关节液或关节穿刺液。

2. 直接涂片 涂片 2 张，自然干燥，加热固定后做革兰氏染色，油镜下检查。

3. 细菌培养 标本接种于血琼脂或巧克力琼脂平板上，置于含 5% ~ 10% 的 CO_2 孵箱，37℃孵育 24 ~ 48 小时后观察结果。挑选可疑菌落做涂片染色镜检。可用氧化酶试验或糖发酵试验进一步证实。

4. 结果 涂片染色镜检可见大量多形核白细胞，细胞内外可找到成双排列、呈肾形的革兰阴性双球菌。在血平皿上可形成圆形、稍凸、湿润、光滑、透明至灰白色的菌落，直径为 0.5 ~ 1.0mm。生化反应符合淋球菌特性。

（七）衣原体检查

适用于衣原体感染所致的非淋球菌性尿道炎。标本采集方法同淋球菌检查。

1．直接涂片染色法 标本涂片，自然干燥，甲醇固定后，用吉姆萨溶液染色1小时，再用95%乙醇洗涂片，干燥。油镜下阳性标本可在上皮细胞质内找到1～3个或更多个呈蓝色、深蓝色或暗紫色的包涵体。

2．细胞培养法 将每份标本接种于3个培养瓶中，置于37℃吸附2小时后，用维持液洗涤2～3次，最后加生长液，在37℃培养3～4日，取出盖玻片，经吉姆萨染色或直接荧光染色后，在显微镜下观察，查找包涵体。阳性标本碘染色包涵体呈棕黑色，吉姆萨染色呈红色。

3．衣原体抗原检测法 用商品试剂盒检测，方便快速，特应性高。阳性结果结合临床可确定沙眼衣原体感染，阴性时不能完全排除，可用细胞培养法确定。

4．免疫荧光法 采集标本同淋球菌检查。将标本置于玻片凹孔或圆圈中，自然干燥，丙酮固定，漂洗干燥。加荧光素标记的抗沙眼衣原体单克隆抗体试剂，置于湿盒中室温下作用15分钟，洗涤片自然干燥，封固，加盖玻片，置于显微镜下检查。阳性标本在高倍镜下可见上皮细胞内的原体颗粒，为单一、针尖大小、明亮的绿色荧光，在油镜下为荧光均匀、边缘光滑的圆盘样结构，也可见网状体等其他形态的衣原体颗粒。

（八）支原体检查

适用于支原体感染所致的非淋球菌性尿道炎。标本采集方法同淋球菌检查，也可取10ml中段尿离心，取沉渣作接种物。将标本接种于液体培养基，在37℃恒温箱内培养24～72小时，每日观察颜色变化。如由黄色变为粉红色，提示有解脲支原体生长。取0.2ml培养物接种到固体培养基上，培养48小时后于低倍镜下观察，阳性呈“油煎蛋”状菌落，则可诊断支原体感染。

（九）梅毒螺旋体检查

适用于可疑梅毒感染者。采集血样或取病灶组织渗出物、脑脊液、淋巴结穿刺液、组织研磨液等进行检查。

1．梅毒螺旋体直接检查 可采用暗视野显微镜检查，也可经镀银染色、吉姆萨染色或墨汁染色后用普通光学显微镜检查，或用直接免疫荧光技术检查。梅毒螺旋体菌体细长，两端尖直，在暗视野显微镜下折光性强，沿纵轴旋转伴轻度前后运动。镀银染色法示螺旋体呈棕黑色，吉姆萨染色法螺旋体呈桃红色，直接免疫荧光检查螺旋体呈绿色荧光。镜检阳性者结合临床症状和病史可确诊。

2．快速血浆反应素环状卡片试验 ①卡片定性试验：取50μl待检血清加入卡片的圆圈内，并涂抹均匀。以专用滴管加入摇匀的抗原1滴，将卡片旋转8分钟后立即观察结果。阳性：卡片圆圈中出现黑色凝聚颗粒和絮片。阴性：无凝聚块出现，仅见均匀的亮灰色。结果阳性时临床表现符合梅毒，即可初步诊断。假阴性常见于：一期梅毒硬下疳出现后的2～3周内，感染梅毒后立即治疗、晚期梅毒或二期梅毒的前带现象，对临床可疑梅毒但快速血浆反应素环状卡片试验阴性的患者，有必要进一步稀释血清以排除前带现象。假阳性见于自身免疫性疾病患者、麻风患者、海洛因成瘾者、少数孕妇及老人。②卡片定量试验：用等量的生理盐水在小试管内做6个稀释度，即1∶1、1∶2、1∶4、1∶8、1∶16、1∶32，每个稀释度取50μl待检血清加入玻片圆圈中，按定性法测定。定量试验是疗效观察、判断复发及再感染的手段。

3．梅毒螺旋体颗粒凝集试验（Treponema pallidum particle agglutination assay，TPPA） 将从感染家兔睾丸中提取的梅毒螺旋体纯化，并以超声粉碎后作为抗原，以明胶颗粒为载体进行检测。感染者呈持久阳性，不可用于疗效观察。类似的方法还有梅毒螺旋体血凝试验（Treponema pallidum hemagglutination assay，TPHA）、荧光螺旋体抗体吸收试验（fluorescent treponemal antibody absorption test，FTA-ABS）等。

（十）杜克雷嗜血杆菌检查

适用于软下疳。在开放的溃疡中不易查到细菌，故最好从淋巴结取材。穿刺宜从健康皮肤处进针，皮下潜行至损害处抽液，以免形成瘘管。涂片一次推涂，以保证细菌特征性排列。细菌涂片：革兰氏染色可见呈鱼群状排列的杜克雷嗜血杆菌，阳性即可初步诊断。细菌培养：用含有血清和低浓度万古霉素的选择培养基培养 24～48 小时，菌落直径 1～2mm，色灰黄、凸起、粗糙并能在培养基上推动，通过菌落取材镜检并做生化反应，以确定诊断。

（十一）醋酸白试验 / 甲苯胺蓝试验

人乳头瘤病毒感染的上皮细胞与正常细胞产生的角蛋白不同，能被冰醋酸致白或被甲苯胺蓝染蓝，故适用于尖锐湿疣患者，有助于明确诊断、判断人乳头瘤病毒（human papilloma virus，HPV）亚临床感染或观察疗效。

1．醋酸白试验 先用棉签清除局部分泌物，再用棉签蘸 5% 冰醋酸溶液涂于受试者皮损表面及周围正常皮肤黏膜，涂药 2～5 分钟后观察皮损变化，若皮损处变为白色、周围正常组织不变色为阳性反应。注意，其他原因引起的慢性炎症导致上皮增厚时也可出现假阳性反应，假阳性反应发白区的界限常不清、不规则。

2．甲苯胺蓝试验 先用棉签清除局部分泌物，再用棉签蘸 1% 甲苯胺蓝溶液涂于受试者皮损表面及周围正常皮肤黏膜，2 分钟后用脱色剂、蒸馏水各清洗 2～3 次，若皮损处仍为蓝色、周围正常组织无着色则为阳性，用脱色剂后蓝色染料被清除或仅为淡蓝色为阴性。注意，由于甲苯胺蓝是一种细胞核染色剂，可停留在细胞核成分较多的组织中，部分早期鳞癌可呈阳性，应注意鉴别。

（十二）分子生物学检测

应用于真菌、细菌、病毒、寄生虫等多种类型病原体的诊断。聚合酶链反应（polymerase chain reaction，PCR）技术是用于体外选择性扩增特异性核酸片段的方法。通过设计特异性引物，以病原体中的保守基因序列如目前常用的 rDNA 基因为模板，在 DNA 聚合酶和核苷酸底物的共同参与下，将基因片段扩增至足够数量后进行结构和功能分析。测序后在 GeneBank 中进行比较，从而明确真菌种属，也应用于细菌、病毒等其他感染性皮肤病的诊断。宏基因组二代测序技术（metagenomics next-generation sequencing，mNGS）直接提取标本中的全部核酸进行高通量测序，从而能够分析患者样品中的整个微生物组以及人类宿主基因组或转录组，具有高灵敏度和特异度。

二、变应原检查

（一）斑贴试验

适用于迟发型变态反应相关疾病，如接触性皮炎、职业性皮炎、手部湿疹、化妆品皮炎等。此试验不宜在皮肤病急性发作期进行，斑贴试验前需停用糖皮质激素或其他免疫抑制剂等系统治疗药物 2 周以上，拟受试部位需局部停用糖皮质激素外用药物 3 天以上。可采用市售成套商品，按说明书将受试抗原置于惰性聚乙烯塑料或铝制斑试器中，贴于患者背部。于 24～48 小时后观察结果。

结果判读：受试部位无反应为（－），皮肤出现痒或轻度发红为（±），皮肤出现单纯红斑、瘙痒为（＋），皮肤出现水肿性红斑、丘疹为（++），皮肤出现显著红肿、伴丘疹或水疱为（+++）。

临床意义：阳性反应说明患者对受试物过敏，但应排除原发性刺激或其他因素所致的假阳性反应，这种反应一旦将受试物除去后便很快消失。真正的阳性反应则是除去受试物 24～48 小时内的反应一般是增强而不是减弱。

（二）点刺试验

适用于速发型变态反应相关疾病，如荨麻疹、特应性皮炎、过敏性鼻炎、哮喘等。宜在基本无临床症状时进行本试验。点刺试验前需停用糖皮质激素系统治疗 2 周以上，停用抗组胺药及三环类抗抑郁药 3 天以上。有过敏性休克史者禁止行本试验，妊娠期应避免行本项检查。

一般选择前臂屈侧为受试部位，局部清洁消毒。消毒后待 2 分钟使皮肤血流恢复正常，按说明书滴试液、点刺，5 ~ 10 分钟后拭去试液，20 ~ 30 分钟后判读结果。设生理盐水及组胺液作为阴性及阳性对照。准备肾上腺素注射液以备抢救使用。皮内试验按要求将每种变应原注入皮内。

结果判读：皮肤反应强度与组胺相似为阳性（+++）、强阳性为（++++）、弱阳性为（++）及（+），与生理盐水相同为（-）。结果为阴性时，应继续观察 3 ~ 4 天，必要时 3 ~ 4 周后重复实验。

（三）特异性 IgE 检测

适用于速发型变态反应相关疾病，如荨麻疹、特应性皮炎、过敏性鼻炎、哮喘等，特别适用于曾有过敏性休克史者。将变应原粗分为食物类及吸入类，测定总 IgE 及分类 IgE。若分类 IgE 升高，行小的分类测定，然后再测单一的特异性 IgE，确定变应原。因目前变应原特异性 IgE 检测成本较高，检测前需详细询问病史，避免不必要的检测。

三、物理检查

（一）滤过紫外线检查（Wood 灯）

滤过紫外线检查（Wood 灯）可用于色素性皮肤病、感染性皮肤病和代谢性皮肤病的诊断、鉴别诊断及疗效观察。在暗室内，将患处置于滤过紫外线下直接照射，观察荧光类型。

1. 色素减退或色素脱失 白癜风为明亮的蓝白色斑片。

2. 细菌感染 假单胞菌属为绿色荧光，红癣为珊瑚红色荧光，痤疮丙酸杆菌为黄白色荧光。

3. 真菌感染 铁锈色小孢子菌、羊毛状小孢子菌和石膏样小孢子菌为亮绿色荧光；黄癣菌为暗绿色荧光；花斑癣菌为棕色荧光；紫色毛癣菌、断发毛癣菌无荧光。

4. 卟啉病 皮肤迟发性卟啉病患者尿液为明亮的粉红 - 橙黄色荧光，先天性卟啉病患者牙、尿、骨髓为红色荧光，红细胞生成性原卟啉病患者为强红色荧光。

5. 局部外用药如凡士林、水杨酸、碘酊及角蛋白甚至肥皂的残留物等也可有荧光，应注意鉴别。

（二）玻片压诊

将洁净、透明度好的玻片压迫皮损，10 ~ 20 秒后在玻片上观察皮损的颜色变化。炎症性红斑、毛细血管扩张或者血管瘤会在压力下消失，而出血性红斑及色素斑不会消失，寻常狼疮和颜面播散性粟粒性狼疮压诊后可出现特有的苹果酱颜色。

（三）皮肤划痕试验

用钝器在荨麻疹患者皮肤表面以适当压力划过，可出现以下三联反应：①划后 3 ~ 15 秒后，划过处出现红色线条，可能是由于肥大细胞释放组胺引发毛细血管扩张；②划后 15 ~ 45 秒后，红色线条两侧出现红晕，可能是由于神经轴索反应引发的小动脉扩张；③划后 1 ~ 3 分钟后，划过处出现隆起、苍白色风团状线条，可能是由于组胺、激发肽引发了水肿。该现象称为皮肤划痕征阳性。

用钝器划过色素性荨麻疹患者的棕色或红棕色斑疹后，可出现风团样改变，该现象成为 Darier 征阳性。

（四）光敏试验

光敏试验适用于多形性日光疹、慢性光化性皮炎等光敏性皮肤病及光线促发或加重的皮肤病。通过测定最小红斑量（minimal erythema dose，MED），判断受试者是否存在光敏感（UVA 和 UVB）及光敏感强度的试验。测量时选择前臂屈侧、背侧或者腹部作为受试部位，双侧分别照射 UVA 和 UVB，双侧各 8 孔，各孔照射剂量递增。

结果判读：24 小时后判定结果，观察孔内皮肤变化，观察到红斑的下一格作为 MED，MED 值低于正常人群为光敏感。受试者 UVA 的 MED 值低于正常人群，提示光敏感高；受试者 UVB 的 MED 值低于正常人群，提示光毒性耐受力降低。

（五）皮肤镜检查

皮肤镜检查是一种可放大数十倍的皮肤显微镜，能检查皮肤表皮到真皮的亚显微结构和病理变化相关表现，包括细胞内外色素、血管内外的血液色素以及皮肤和毛发的细微变化。应用皮肤镜时可直接将透镜覆于皮肤上进行检查，获得二维图像，放大固定 10 倍率以上。也可以选择光纤皮肤镜，可在屏幕上实时可视，并达到更高的放大倍率。

皮肤镜最初应用于色素性疾病的诊断和鉴别诊断，目前范围逐渐扩展至非色素及低色素皮肤病的诊断。皮肤镜最常用于黑色素瘤与其他色素细胞性损害、非色素细胞性损害、良性及恶性肿瘤等，如黑色素细胞痣、脂溢性角化病、基底细胞癌、血管性肿瘤等。皮肤镜也可对毛发疾病、炎症性皮肤病等提供重要的诊断线索。

（六）皮肤超声

皮肤超声检查是一种新的无创诊断和评估方法，近年来随着频率为 20 ~ 75MHz 高频超声技术的发展，使得超声的分辨力提高，可清晰地显示皮肤各个层次和皮肤附属器等细微结构，尤其是皮肤病变的纵向深度信息，如病灶浸润的深度、与周围组织的关系等。

皮肤超声检查主要采用高频超声仪器和超声生物显微镜两种设备，所用探头一般要求频率在 15MHz 以上。适应证包括皮下肿物检查、皮肤创伤检查、皮肤良恶性肿瘤的诊断和鉴别诊断、皮肤恶性肿瘤的术前评估、炎性皮肤疾病对皮肤的累及程度、皮肤病治疗后的疗效评估及随访监测，也可应用于超声引导下皮肤疾病的介入诊疗。

第八节　皮肤病的常用药物

皮肤病的治疗方法主要包括系统药物和外用药物。许多皮肤病需通过口服或注射方法进行治疗，常见的系统药物有抗过敏药物、糖皮质激素和抗感染药物等。外用药物治疗的理论基础是药物经皮吸收，局部使用外用药物治疗具有系统吸收少、皮损局部药物浓度高的特点，因此，有较高的安全性及有效性。本节将介绍皮肤科常见的系统药物和外用药物。

临床应用需掌握药物的适应证、禁忌证、用法与剂量、不良反应等。皮肤病的系统治疗药物种类繁多，临床上较常用的系统药物包括以下几类。

一、抗组胺药

（一）第一代 H_1 受体拮抗剂

常用的第一代 H_1 受体拮抗剂包括氯苯那敏、苯海拉明、多塞平、赛庚啶、异丙嗪、酮替芬等。临床应用于包括荨麻疹、药疹、湿疹、接触性皮炎、虫咬皮炎等疾病。本类药物多易透过血脑屏障，导致乏力、困倦、头晕、注意力不集中等；部分还有抗胆碱作用，导致黏膜干燥、排尿困难、瞳孔散大。高空作业、精细工作者和驾驶员需禁用或慎用，青光眼和前列腺肥大者也需慎用。

（二）第二代 H_1 受体拮抗剂

常用的第二代 H_1 受体拮抗剂包括非索非那定、氯雷他定、地氯雷他定、西替利嗪、左西替利嗪、阿伐斯汀、咪唑斯汀、依巴斯汀等。本类药物一般口服吸收很快，最大的优点是不易透过血脑屏障，对中枢神经系统影响较小，不产生或仅有轻微困倦作用，故也称非镇静抗组胺药；同时抗胆碱能作用较小，作用时间较长，因此，临床应用广泛。

（三）其他作用于 H_1 受体的拮抗剂

多塞平是 H_1 和 H_2 受体拮抗剂，强效抗组胺药，对 H_2 受体有高亲和力，有抗胆碱作用。

（四）作用于 H_2 受体的抗组胺药

可抑制组胺 H_2 受体，抑制肥大细胞和嗜碱性粒细胞释放组胺，可与 H_1 受体拮抗剂联用治疗慢性荨麻疹、皮肤划痕症等；同时具有轻度抗雄激素作用，可减少皮脂分泌，用于治疗痤疮、女性多毛症等。常用药物包括西咪替丁、雷尼替丁及法莫替丁。不良反应包括头痛、眩晕等，长期应用可引起转氨酶升高、阳痿、精子减少等。

二、糖皮质激素

糖皮质激素具有免疫抑制作用、非特异性抗炎作用、抗细胞毒、抗休克、抗增生等作用，在皮肤科应用广泛。

（一）常用种类

1．低效　氢化可的松。

2．中效　泼尼松、泼尼松龙、甲泼尼龙、曲安西龙。

3．高效　地塞米松、倍他米松。

剂量换算：氢化可的松 20mg= 泼尼松 5mg= 甲泼尼龙 4mg= 地塞米松 0.75mg。

（二）临床应用

疗程和剂量根据疾病种类、病情轻重、疗效和个体差异而有所不同。

1．短程（不超过 1 个月）　在较短时间内治疗较严重的急性、一过性皮肤病，如急性荨麻疹、血管性水肿、严重药疹、严重的接触性皮炎等。可选用氢化可的松或地塞米松等，症状改善后可较快减量后停用。

2．中程（2～3 个月）　可分为治疗和减量阶段，适用于病程较长、皮损广泛而严重、病情反复的皮肤病，如过敏性紫癜、嗜酸性粒细胞增多性皮肤病、多形红斑等。常选用泼尼松，症状控制后常需 2～3 个月递减剂量，逐渐过渡至停药。

3．长程（6 个月以上）　适用于反复发作，累及多器官的需要长期治疗的皮肤病，如天疱疮、系统性红斑狼疮、皮肌炎等。治疗原则是足量、早期、持续给药，控制病情后缓慢减量，病情稳定后应用维持剂量。为减少糖皮质激素的副作用，每日晨起 8 时顿服，可减少对下丘脑 - 垂体 - 肾上腺（HPA）轴的抑制。

4．冲击疗法　用于危重病例，如过敏性休克、喉头水肿、系统性红斑狼疮严重累及肾或脑、重症天疱疮等。泼尼松当量 0.5～1.0g，加入 5% 或 10% 葡萄糖中静脉滴注，3～10 小时内滴完，1 次 / 日，连用 3～5 日后，改为口服泼尼松当量 30～60mg/d。治疗期间密切监测电解质、心电图等。

5．皮损内注射　用于治疗瘢痕疙瘩、聚合性痤疮、结节性痒疹、斑秃、扁平苔藓、盘状红斑狼疮等。常用 1% 曲安奈德混悬液 0.3～1.0ml 加等量 1% 普鲁卡因注射液，皮损内注射。但过多注射可能造成皮肤萎缩、出血、溃疡等。

（三）不良反应

长期应用糖皮质激素的不良反应包括医源性肾上腺皮质功能亢进、诱发和加重感染、高血压、糖尿病、消化系统并发症（消化道穿孔或出血）、糖皮质激素性肌病、骨质疏松、骨折、精神异常、心血管系统并发症、皮肤痤疮、伤口延迟愈合、多毛症、白内障等。长期使用糖皮质激素的患者，减量过快或突然停药时，可出现停药反应或反跳现象。

三、抗细菌类药物

正确合理应用抗细菌类药物是提高疗效、降低不良反应发生率及减少或缓解耐药发生的关键，因此，应严格把握应用指征。

（一）青霉素类

包括青霉素G钾（钠）盐、普鲁卡因青霉素G、苄星青霉素G、苯唑西林、氨苄西林。通过破坏敏感菌株的细胞壁起作用，主要用于治疗革兰阳性细菌、革兰阴性球菌感染，特别是链球菌或金黄色葡萄球菌所引起的皮肤感染及梅毒、淋病等。对于耐青霉素金黄色葡萄球菌感染，应使用苯唑西林、氯唑西林等耐酶半合成青霉素。使用前需询问有无过敏史并进行常规皮试。

（二）头孢菌素类

包括头孢唑林、头孢氨苄、头孢呋辛、头孢曲松、头孢哌酮、头孢他啶等。为β-内酰胺类抗生素，具有广谱、抗菌作用强，能拮抗青霉素酶，在酸性环境中较稳定的特点。主要用于治疗耐青霉素的金黄色葡萄球菌和某些革兰阴性杆菌的感染。对青霉素过敏者应避免与本类药物的交叉过敏。

（三）氨基糖苷类

包括链霉素、庆大霉素、阿米卡星等。本类药物能抑制细菌的蛋白质合成，并能改变其遗传密码的复制，直接作用于细菌的核糖体30S亚基。抗菌谱广，对许多革兰阳性和革兰阴性细菌有较强的杀菌作用，但对链球菌作用较弱，对厌氧菌无效，链霉素可用于皮肤结核或联合其他药物治疗麻风。此类药物对耳、肾毒性较大，长期应用应注意。

（四）四环素类

包括四环素、多西环素、米诺环素、土霉素等。主要影响细菌的核糖体30S亚基，抑制其蛋白质合成。主要用于立克次体、支原体、衣原体、螺旋体等敏感微生物所致的感染及痤疮等疾病。儿童长期服用可使牙齿黄染，偶有肝损害及光毒反应，并能导致胎儿先天性白内障，故孕妇、哺乳期妇女及婴幼儿禁用。

（五）大环内酯类

包括红霉素、罗红霉素、克拉霉素、阿奇霉素等。通过进入细菌细胞与核糖体50S亚基结合而抑制其蛋白质合成。抗菌谱类似青霉素且略广。阿奇霉素对淋球菌、杜克雷嗜血杆菌、沙眼衣原体、支原体等感染有良好疗效，故常用于治疗性传播疾病。红霉素在毛囊皮脂腺内能抑制厌氧的痤疮丙酸杆菌，口服和外用对痤疮均有效。主要不良反应为胃肠道功能紊乱。

（六）喹诺酮类

包括氧氟沙星、左氧氟沙星、环丙沙星、司帕沙星、加替沙星等。通过拮抗细菌的DNA旋转酶，阻断DNA合成而发挥作用。抗菌谱广，抗菌活性强，主要用于细菌性皮肤病、支原体或衣原体感染。孕妇、哺乳期女性及18岁以下者不宜使用。

（七）磺胺类

包括复方新诺明。能抑制对氨基苯甲酸掺入叶酸，从而可以杀死依赖外源合成叶酸的细菌。抗菌谱广，对革兰阳性和革兰阴性细菌、衣原体、诺卡菌有效。常见不良反应为肾损害及过敏反应。

（八）碳青霉烯类

包括亚胺培南/西司他丁、美罗培南和帕尼培南/倍他米隆。对各种革兰阳性球菌、革兰阴性杆菌（包括铜绿假单胞菌）和多数厌氧菌具有强大抗菌活性，对多数β-内酰胺酶高度稳定，但对甲氧西林耐药葡萄球菌和嗜麦芽窄食单胞菌等抗菌作用差。本类药物不宜用于治疗轻症感染，更不可作为预防用药。

（九）抗结核类

利福霉素类包括利福平、利福喷丁及利福布汀，用于治疗结核病、麻风及其他分枝杆菌感染。利福布汀可用于免疫缺陷患者鸟分枝杆菌复合群感染的预防及治疗。

（十）其他

磷霉素的抗菌谱广，对多种革兰阳性菌和革兰阴性菌均有较强抗菌活性。甲硝唑主要治疗厌氧菌和滴虫感染，也可治疗痤疮，孕妇不宜服用，替硝唑的适应证同甲硝唑，但血药浓度高，半衰期长，胃肠道反应较小。

四、抗病毒类药物

（一）阿昔洛韦

阿昔洛韦对疱疹病毒如单纯疱疹病毒、水痘–带状疱疹病毒等感染有效。本品可在病毒感染的细胞内利用病毒胸腺嘧啶核苷激酶的催化生成单磷酸阿昔洛韦，进一步转化为三磷酸阿昔洛韦，从而抑制病毒DNA多聚酶，发挥抗病毒作用。肾功能不全者慎用。

（二）伐昔洛韦

伐昔洛韦系无环鸟苷的前体物质，水溶性好，口服吸收快，在体内迅速转化成阿昔洛韦，血药浓度较口服阿昔洛韦高3～5倍，显著提高了生物利用度及疗效。

（三）泛昔洛韦

泛昔洛韦是一种新型的口服抗病毒药，对EB病毒感染也有效，口服吸收快，在体内可转化成喷昔洛韦，后者机制与阿昔洛韦相似，组织浓度高。适应证同阿昔洛韦。

（四）更昔洛韦

更昔洛韦为阿昔洛韦的衍生物，其抗巨细胞病毒作用较阿昔洛韦强。但毒性较大，目前主要用于免疫缺陷并发巨细胞病毒感染者的治疗。

（五）利巴韦林

利巴韦林是一种广谱的抗病毒药，主要通过抑制病毒RNA聚合酶干扰病毒DNA、RNA合成而阻止病毒复制，对多种DNA病毒或RNA病毒有效。皮肤科主要用于疱疹病毒感染如水痘、带状疱疹、口唇疱疹、病毒疹、疱疹性口炎及其角膜炎、手足口病等的治疗。本类药物具有较强的致畸性，故孕妇禁用。

（六）干扰素

干扰素具有种属特异性，是病毒或诱导剂进入宿主细胞内诱导该细胞产生的一种糖蛋白，对病毒有抑制作用，有抗肿瘤及免疫调节作用。目前用于临床的干扰素包括3种：α-干扰素（白细胞干扰素）、β-干扰素（成纤维细胞干扰素）、γ-干扰素（免疫干扰素）。可用于病毒性皮肤病（如严重带状疱疹、尖锐湿疣等）和肿瘤患者。疗程依病种而定，可局部病灶内注射或外搽。不良反应包括流感样症状、发热、肾损害等。

五、抗真菌类药物

（一）两性霉素 B

两性霉素 B 适用于侵袭性真菌感染的治疗，包括隐球菌病、芽生菌病、播散性念珠菌病、组织胞浆菌病、毛霉病、曲霉病、暗色真菌病等。不良反应包括肝肾功能损伤，少数患者可发生肝毒性，哺乳期禁用。不良反应多见，但本药又常是某些致命性深部真菌病唯一有肯定疗效的药物，故使用前需权衡利弊。

（二）氟胞嘧啶

人工合成的抗真菌药物，可选择性进入真菌细胞内，在胞嘧啶脱氨酶作用下转化为氟尿嘧啶，干扰真菌核酸合成。口服吸收好，可通过血脑屏障。适用于敏感新生隐球菌、念珠菌属所致全身性感染。单独应用时易引起真菌耐药，通常与两性霉素 B 联合应用。禁用于严重肝肾功能不全及对本药过敏者，不推荐儿童应用。

（三）吡咯类抗真菌药

吡咯类抗真菌药包括咪唑类和三唑类药物。咪唑类药物包括酮康唑、咪康唑、克霉唑等，后两者主要为局部用药。三唑类药物包括氟康唑和伊曲康唑，通过抑制细胞色素 P450 酶而干扰真菌细胞的麦角固醇合成，抑制真菌细胞生长。本类药物具有肝毒性，治疗过程中应密切监测。本类药物禁止与西沙必利、阿司咪唑、特非那定和三唑仑合用，因为可导致严重心律失常。

1．酮康唑 适用于念珠菌病、芽生菌病、球孢子菌病、组织胞浆菌病、暗色真菌病和副球孢子菌病。本药难以到达脑脊液中，肝毒性较强。

2．伊曲康唑 高度亲脂性、亲角质，口服吸收好，在皮肤和甲中药物浓度可迅速超过血浆浓度且维持时间长。适用于甲癣、芽生菌病、组织胞浆菌病及不能耐受两性霉素 B 或两性霉素 B 治疗无效的曲霉病。注射或口服后，尿液及脑脊液中均无原形药，故不适用于尿路感染及中枢神经系统感染。不良反应有恶心、头痛、胃肠道反应、肝功能异常等。

3．氟康唑 可透过血脑屏障，起效迅速，适用于如下疾病。①念珠菌病：用于治疗口咽部和食道念珠菌感染，播散性念珠菌病，念珠菌性阴道炎。②隐球菌病：用于脑膜以外的隐球菌病，隐球菌脑膜炎患者经两性霉素 B 联合氟胞嘧啶治疗好转后，可应用本药维持治疗。③球孢子菌病。④芽生菌病、组织胞浆菌病。不良反应有胃肠道反应、皮疹、肝功能异常、低钾、白细胞计数减少等。

（四）丙烯胺类抗真菌药

特比萘芬可抑制真菌细胞膜上的麦角固醇合成所需的角鲨烯环氧化酶，达到杀灭和抑制真菌的双重作用。口服吸收好、作用快，有较好的亲脂和亲角质活性，用于治疗甲真菌病、头癣及皮损广泛的浅部真菌感染，如体股癣、手足癣等。本药有肝毒性，应密切监测。

（五）灰黄霉素

灰黄霉素可竞争性抑制鸟嘌呤进入 DNA 分子中，干扰真菌 DNA 合成，并与微管蛋白结合，阻止真菌细胞分裂。主要用于皮肤癣菌引起的各种浅部真菌病，包括手足癣、头癣等，是治疗头癣的首选药物。

（六）碘化钾

碘化钾是治疗孢子丝菌病的首选药物，还可用于治疗血管炎性皮肤病、结节性红斑、环状肉芽肿、多形红斑等。结核病患者禁用。常见不良反应有胃肠道反应，部分患者可有药疹。

六、维 A 酸类药物

维 A 酸类药物是一组与天然维生素 A 结构类似的化合物，可调节上皮细胞和其他细胞的生长和分化，对恶性细胞生长有抑制作用，影响免疫系统和炎症过程，改变靶细胞的黏附等。根据分子结构不同，可分为三类。

（一）第一代维 A 酸

第一代维 A 酸是维 A 酸的天然代谢产物，包括全反式维 A 酸、异维 A 酸和维胺酯。全反式维 A 酸外用可治疗痤疮，后两者口服对痤疮、角化异常性皮肤病等有良好疗效。异维 A 酸胶囊初始剂量为 0.5mg/（kg·d），4 周后改用维持量，按 0.1～1.0mg/（kg·d）计算，视患者耐受情况而定，但最多不得超过 1mg/（kg·d）。饭间或饭后服用，用量大时分次服用，一般 16 周为 1 个疗程。维胺酯 50～150mg/d，分 2～3 次。有致畸作用，可导致高甘油三酯血症、高血钙、骨骼早期闭合、皮肤黏膜干燥等。

（二）第二代维 A 酸

第二代维 A 酸为单芳香族维 A 酸，主要包括阿维 A 酯、阿维 A 酸及维 A 酸乙酰胺的芳香族衍生物。阿维 A 酯主要用于重症银屑病、各型鱼鳞病、掌跖角化病等，与糖皮质激素、PUVA 联合可治疗皮肤肿瘤。成人剂量为 0.5～1mg/（kg·d），分 2～3 次口服，最大剂量不超过每日 75mg。阿维 A 酸可减慢表皮生长率、增加角质细胞成熟及角质层分离，还可调节 B 淋巴细胞功能。适用于各型银屑病，口服 0.5～1mg/（kg·d），随餐服用，有致畸作用，育龄期女性需停用 3 年以上再妊娠，男性停用半年以上再生育。

（三）第三代维 A 酸

第三代维 A 酸为多芳香族维 A 酸，其中芳香维 A 酸乙酯可用于银屑病、毛囊角化病等；成人剂量为 0.03mg/d，晚餐时服用，维持量为 0.03mg 隔日 1 次。阿达帕林和他扎罗汀为外用制剂，可用于治疗痤疮和银屑病。

新型第四代维 A 酸药物曲法罗汀为多芳香族维 A 酸，可高度选择性结合皮肤上的维 A 酸受体 γ，疗效好而刺激性小。美国食品药品管理局（Food and Drug Administration，FDA）已批准其用于鱼鳞病和痤疮的治疗，目前国内尚未上市。

七、免疫抑制剂

免疫抑制剂在皮肤科的应用包括：①自身免疫性疾病，如系统性红斑狼疮、皮肌炎、天疱疮、类天疱疮等。②血管炎，如白塞综合征、韦格纳肉芽肿、坏疽性脓皮病、结节性多动脉炎等。③严重的银屑病，如关节病型银屑病等。④红皮病。⑤其他，如毛发红糠疹、扁平苔藓、淋巴瘤样丘疹病等。

（一）甲氨蝶呤

甲氨蝶呤（methotrexate，MTX）是一种叶酸代谢拮抗剂，可与二氢叶酸还原酶相结合，使二氢叶酸还原成四氢叶酸，干扰嘌呤和嘧啶核苷酸的生物合成，使 DNA 合成受阻，抑制淋巴细胞或上皮细胞增生。适用于银屑病、天疱疮、白塞综合征、蕈样肉芽肿等。不良反应有肝损伤、胃肠道反应、致畸、骨髓抑制、肺间质改变、口腔溃疡等。

（二）环孢素

环孢素（cyclosporine A，CsA）选择性作用于 T 淋巴细胞，主要用于器官移植，也可用于治疗自身免疫性疾病、严重的银屑病、天疱疮、大疱性类天疱疮、全秃和普秃、特应性皮炎等。不良反应有肾毒性、高血压、胃肠道反应、齿龈增生、多毛、震颤、后循环脑病、继发肿瘤等。

（三）环磷酰胺

环磷酰胺（cyclophosphamide，CTX）是一种常用的烷化剂类免疫抑制剂，在肝微粒体细胞色素 P450 酶作用下，在体内形成活性产物，与细胞核发生交联，阻碍 RNA 和蛋白质合成，对细胞生长、成熟和分化均有抑制，特别对B淋巴细胞的抑制作用更强，对体液免疫抑制明显。适用于红斑狼疮、天疱疮、皮肌炎、变应性血管炎、蕈样肉芽肿等。不良反应有生殖毒性、出血性膀胱炎、骨髓抑制、感染、继发肿瘤等。

（四）硫唑嘌呤

硫唑嘌呤（azathioprine，AZP）通过在体内代谢形成6-巯基嘌呤而发挥作用，对T细胞抑制效应较大。适用于天疱疮、大疱性类天疱疮、红斑狼疮、皮肌炎等。可能造成严重的骨髓抑制，必要时可在用药前进行巯基嘌呤转移酶（thiopurine methyltransferase，TPMT）和NUDT15基因型及TPMT活性检测。

（五）霉酚酸酯

霉酚酸酯（mycophenolate，MMF）是霉酚酸的2-乙基酯类衍生物。霉酚酸是高效、选择性、非竞争性、可逆性的次黄嘌呤单核苷酸脱氢酶（IMPDH）抑制剂，可抑制鸟嘌呤核苷酸的经典合成途径，对淋巴细胞具有高度选择作用。可用于治疗活动性狼疮性肾炎、类风湿关节炎等自身免疫性疾病及血管炎、重症银屑病等。不良反应有骨髓抑制、感染等。

（六）他克莫司

他克莫司（tacrolimus）的免疫抑制作用与环孢素相似，具有更强的免疫调节功能和抗炎作用。可用于治疗特应性皮炎、红斑狼疮和重症银屑病等。不良反应有高血压、胃肠道反应、肾损伤、高血糖、高钾血症、凝血功能异常、继发肿瘤等。

八、生物制剂

近年来生物制剂及小分子药物在皮肤科的应用越来越广泛，现将目前国内常用的几类生物制剂及小分子药物简要介绍如下。此类药物发展较快，适应证也在逐渐扩展，临床应用及安全性均在不断探索中。

（一）TNF-α抑制剂

依那西普是一种重组TNF-α受体抗体融合蛋白，在银屑病患者中，依那西普的用法常为25mg每周2次或50mg每周1次皮下注射。肥胖或治疗期间复发或应答不充分的患者可考虑增加剂量为50mg每周2次。最常见的不良反应是注射局部反应，包括轻至中度红斑、瘙痒、疼痛和肿胀等，无需特殊处理。英夫利昔单抗是一种针对TNF-α的人鼠嵌合型单克隆抗体，银屑病患者的使用方法为分别于0周、第2周、第6周及之后每隔8周给予5mg/kg静脉滴注，最常见的不良反应包括输液反应、上呼吸道感染、病毒感染、头痛、鼻窦炎等。阿达木单抗是一种针对TNF-α的人源性单克隆抗体，使用方法为成人首次剂量为80mg，首次给药后1周开始每2周皮下注射40mg，最常见的不良反应有感染、注射部位反应、头痛和骨骼肌肉疼痛等。三者在国内获批的适应证均为中重度斑块状银屑病，国外获批的适应证包括关节病型银屑病、脓疱型银屑病、红皮病型银屑病等。

（二）IL-17A抑制剂

司库奇尤单抗是针对IL-17A的人源性单克隆抗体，使用方法是成人每次300mg，分别在第0、1、2、3、4周皮下注射，随后维持该剂量每4周给药1次。常见不良反应有上呼吸道感染、口腔疱疹等。依奇珠单抗是针对IL-17A的人源化单克隆抗体，使用方法是成人第0周皮下注射160mg，之后分别在第2、4、6、8、10和12周各注射80mg，然后维持剂量为每4周1次皮下注射80mg。常见不良反应有注射部位反应和上呼吸道感染等。二者在国内获批的适应证均为中重度斑块状银屑病，疗效优于TNF-α抑制剂。国外获批的适应证包括关节病型银屑病、脓疱型银屑病、红皮病型银屑病等。

（三）IL-12/23抑制剂或IL-23抑制剂

乌司奴单抗是针对IL-12/23（p40）的人源性单克隆抗体，使用方法是分别在第0、4周及之后每隔

12 周给予 45mg 皮下注射。体重＞100kg 的患者建议每次剂量为 90mg。常见不良反应有鼻咽炎和头痛等。古塞奇尤单抗是针对 IL-23（p19）的人源性单克隆抗体，使用方法是第 0、4 周时 100mg 皮下注射，之后每 8 周接受 1 次相同剂量的维持治疗。二者在国内获批的适应证均为中重度斑块状银屑病，国外获批的适应证包括关节病型银屑病、脓疱型银屑病、红皮病型银屑病、掌跖脓疱病等。

（四）度普利尤单抗

度普利尤单抗是一种针对 IL-4R/IL-13 的单克隆抗体，是全球首个获批治疗中重度特应性皮炎的靶向生物制剂，推荐用法为成人首次皮下注射 600mg，之后每隔 2 周给予 300mg 维持治疗。常见不良反应为注射部位反应、结膜炎、睑缘炎和口腔疱疹等。在欧美的适应证还包括中重度哮喘、成人慢性鼻窦炎伴鼻息肉和嗜酸性食管炎。

（五）奥马珠单抗

奥马珠单抗是一种靶向针对 IgE 的人源化单克隆抗体，是全球首个获批治疗中重度哮喘的生物制剂，成人推荐剂量为每 4 周皮下注射 150mg 或 300mg，常见不良反应有头痛和注射部位反应。在皮肤科主要用于对传统治疗效果不佳的慢性自发性荨麻疹。

（六）利妥昔单抗

利妥昔单抗是一种针对 CD20 的人鼠嵌合型单克隆抗体，可与位于 B 淋巴细胞上的 CD20 抗原特异性结合，并引起 B 细胞溶解的免疫反应。在皮肤科主要用于重症天疱疮的治疗。利妥昔单抗联合糖皮质激素治疗天疱疮的用法有 2 种：①静脉滴注 2 次，每次 500mg 或 1000mg，间隔 2 周。②静脉滴注 4 次，每次 375mg/m^2，间隔 1 周。首选第 1 种方案。常见不良反应有感染、输液反应和血液系统异常等。

九、小分子药物

（一）JAK 抑制剂

JAK 抑制剂是一种小分子药物，可选择性抑制 JAK 激酶，阻断 JAK/STAT 信号通路，从而影响免疫细胞功能。乌帕替尼、阿布昔替尼均为选择性 JAK 抑制剂，目前在国内获批用于对其他系统治疗应答不佳或不适宜上述治疗的中重度特应性皮炎患者的治疗。特应性皮炎患者中，乌帕替尼的推荐剂量为每次口服 15mg，每日 1 次。阿布昔替尼的推荐剂量为每次口服 100mg，每日 1 次。乌帕替尼和托法替布在国内也获批用于银屑病关节炎的治疗。TYK2 抑制剂氘可来昔替尼（Deucravacitinib）已获 FDA 批准用于治疗斑块状银屑病，推荐剂量为每次口服 6mg，每日 1 次。此外，多种 JAK 抑制剂已进入临床试验阶段，适应证包括白癜风、红斑狼疮、斑秃、皮肌炎、银屑病、特应性皮炎等。用药期间需关注感染、乙肝病毒再激活、肾功能不全、静脉血栓栓塞、心血管事件、恶性肿瘤等不良反应。

（二）PDE-4 抑制剂

磷酸二酯酶（phosphodiesterase，PDE）-4 抑制剂是一种小分子药物，可导致细胞内 cAMP 水平升高，增加抗炎细胞因子，调节炎症反应。口服剂型阿普米司特目前在国内批准用于治疗银屑病关节炎，美国 FDA 已批准用于治疗中重度斑块状银屑病。外用制剂克立硼罗软膏在国内批准用于轻中度特应性皮炎。

十、其他

（一）氯喹和羟氯喹

氯喹和羟氯喹可降低皮肤对紫外线的敏感性，稳定溶酶体膜，抑制中性粒细胞趋化和吞噬功能，抑制变性 DNA 与抗体结合，抑制细胞免疫和补体活性等，适用于红斑狼疮、多形性日光疹、扁平苔藓等。不良反应包括胃肠道反应、白细胞计数减少、药疹、角膜色素沉着斑、视网膜黄斑区损害、肝肾损害等，长期服用需定期检查眼底、视力、肝肾功能。

（二）氨苯砜

氨苯砜可抑制溶酶体酶和中性粒细胞趋化，发挥抗炎作用，用于类天疱疮、血管炎等。可致畸，孕妇禁用。

（三）沙利度胺

沙利度胺用于治疗麻风反应、多形性日光疹、盘状红斑狼疮、结节性痒疹等。不良反应包括致畸、周围神经炎等。

（四）维生素类

1. 维生素 A 维持上皮组织正常功能，调节人体表皮角化过程，缺乏时可引起皮肤干燥、毛周角化、眼干燥症等。

2. 维生素 C 改善血管通透性，可增强抵抗力。

3. 维生素 E 抗氧化、维持毛细血管通透性、改善周围循环。缺乏时细胞膜通透性改变，细胞代谢、形态和功能变化，易于衰老。大剂量维生素 E 可抑制胶原酶活性，治疗大疱性表皮松解症。

4. 烟酰胺 用于日光性皮炎、血栓闭塞性脉管炎等。

（五）钙剂

钙剂可增加毛细血管致密度、降低通透性，使渗出液减少，消炎、消肿、抗过敏。用于急性湿疹、急性荨麻疹、过敏性紫癜等。

（六）雷公藤多苷

雷公藤多苷为中药雷公藤的提取物，有抗炎、抗过敏和免疫抑制作用。可用于重症银屑病、红斑狼疮、皮肌炎、结节性痒疹、变应性皮肤血管炎、大疱性类天疱疮等。

（七）静脉注射免疫球蛋白

大剂量静脉注射免疫球蛋白（intravenous immunoglobulin，IVIg）可阻断巨噬细胞表面的 Fc 受体、抑制补体损伤作用、中和自身抗体、调节细胞因子的产生。可用于自身免疫性疾病（如皮肌炎、天疱疮）及重症药疹等。成人剂量为 0.2～0.5g/（kg·d），连用 3～5 天，必要时 2～4 周重复 1 次。

十一、外用药物治疗

外用药在皮肤病的治疗中占有非常重要的地位，局部使用外用药物治疗具有系统吸收少、皮损局部药物浓度高的特点，因此，有较高的安全性及有效性。在使用外用药物时，需了解各种药物的作用、性质和浓度，根据疾病皮损特点合理选择外用药物。

（一）外用药物的种类

1. 清洁剂 用来清洁皮损上的渗出物、污物、结痂或皮损上的残留药物。包括生理盐水、植物油或矿物油、3% 硼酸溶液、1∶8000 高锰酸钾溶液等。

2. 止痒剂 包括酚、各种焦油制剂、薄荷脑、糖皮质激素等。

3. 杀虫剂 百部可治疗头虱和阴虱，克罗米通和 5%～10% 硫磺可治疗疥疮，2% 甲硝唑可治疗蠕形螨。

4. 抗菌剂 用于杀灭或抑制细菌。包括 0.1% 雷夫奴尔、5%～10% 过氧化苯甲酰、0.5%～3% 红霉素、1% 克林霉素、0.1% 黄连素、1% 四环素、0.5%～3% 红霉素、2% 莫匹罗星等。

5. 抗真菌剂 杀灭和抑制真菌。2%～3% 克霉唑、1% 益康唑、2% 咪康唑、2% 酮康唑、1% 联苯苄唑、1% 特比萘芬等；5%～10% 水杨酸、6%～12% 苯甲酸、10%～30% 冰醋酸、5%～10% 硫磺等也具有抗真菌作用。

6．抗病毒剂 包括 3%～5% 阿昔洛韦、碘苷、酞丁安、10%～40% 足叶草酯、0.5% 足叶草酯毒素、干扰素等。

7．角质促成剂 有轻度刺激作用，但不产生破坏和脱皮，反复应用后可使角质层正常化，并收缩血管、减轻渗出和浸润。包括 2%～5% 煤焦油或糠馏油、5%～10% 黑豆馏油、0.5%～2% 水杨酸、3%～5% 硫磺、0.1%～0.5% 蒽林、卡泊三醇软膏等。

8．角质剥脱剂 可以去除角质层或使角质层变薄。包括 5%～10% 水杨酸、10% 间苯二酚、10% 硫磺、20%～40% 尿素、5%～10% 乳酸、0.01%～0.1% 维 A 酸等。

9．收敛剂 对蛋白质有凝固和沉淀作用，可使水肿消退，渗出减少，炎性反应消退。包括 2%～5% 硝酸银、2% 明矾液、5% 甲醛、鞣酸等。

10．保护剂 保护皮肤、减少摩擦和缓解刺激。包括滑石粉、氧化锌粉、炉甘石、淀粉等。

11．消毒剂 包括 1∶8000 高锰酸钾溶液、硼砂溶液、3% 过氧化氢、40% 甲醛溶液等。

12．腐蚀剂 用于破坏和去除增生的肉芽组织或赘生物。包括 30%～50% 三氯醋酸、纯苯酚、10% 硝酸银、5%～20% 乳酸、水杨酸等。

13．遮光剂 防止日晒引起的急性皮炎及保护皮肤不发生光敏，防止慢性日光性皮炎与紫外线导致的皮肤恶变。包括 5% 二氧化钛、10% 氧化锌、5%～10% 对氨基苯甲酸、5% 奎宁等。

14．抗汗去味剂 15% 氯化铝溶液。

15．脱色剂 用于减轻色素沉着，包括 3% 氢醌、20% 壬二酸等。

16．维 A 酸类 调节表皮角化和抑制表皮增生和调节黑色素代谢等作用。包括 0.025%～0.05% 全反式维 A 酸霜、0.1% 他扎罗汀凝胶。

17．米诺地尔 2%～5% 米诺地尔溶液用于治疗斑秃和脂溢性脱发。米诺地尔是治疗高血压的血管扩张剂，但其治疗脱发的机制，并不主要是扩张血管的作用。毛囊干细胞生长因子及血管内皮细胞生长因子是毛乳头的两个主要生长因子，对毛发的生长周期有重要的调节作用。米诺地尔通过刺激上述细胞因子、维持毛囊生长和延长毛囊生长期，使微小化的毛囊发育增大以及促毛乳头血管形成，从而在治疗脱发中起重要作用。

18．卡泊三醇、骨化三醇、他卡西醇 为维生素 D_3 类似物，用于治疗银屑病、白癜风等。

19．糖皮质激素 具有抗炎、止痒、抗增生等作用。具体见表 1-4。

表 1-4　常用糖皮质激素外用制剂

分级	药物	常用浓度
弱效	醋酸氢化可的松（Hydrocortisone Acetate）	1%
	醋酸甲基泼尼松龙（Methylprednisolone Acetate）	0.25%
中效	醋酸地塞米松（Dexamethasone Acetate）	0.05%
	醋酸泼尼松（Prednisone Acetata）	0.5%
	丁酸氯倍他松（Clobetasone Butyrate）	0.05%
	曲安奈得（Triamcinolone Acetonide）	0.025%～0.1%
	氟轻松（Fluocinolone Acetonide）	0.01%
	醋酸氟氢可的松（Fludrocortisone Acetate）	0.25%

续表

分级	药物	常用浓度
中效	去氯地塞米松（Desoximethasone）	0.05%
	丁酸氢化可的松（Hydrocortisone 17-butyrate）	0.1%
强效	双丙酸倍氯美松（Beclomethasone Dipropionate）	0.025%
	双丙酸倍他米松（Betamethasone Dipropionate）	0.05%
	双丙酸地塞米松（Dexamethasone Dipropionate）	0.1%
	戊酸倍他米松（Betamethasone 17-valerate）	0.05%
	氟轻松（Fluocinolone Acetonide）	0.025%
	氯氟舒松（Haloinonide）	0.025%
超强效	丙酸氯倍他索（Clobetasol 17-propionate）	0.02%～0.05%
	氯氟舒松（Haloinonide）	0.1%
	戊酸倍他米松（Betamethasone 17-valerate）	0.1%
	卤米松（Halometasone Monohydrate）	0.05%

20．钙调磷酸酶抑制剂 通过阻断T细胞、巨噬细胞、肥大细胞产生和释放炎症细胞因子及介质而发挥抗炎作用。他克莫司软膏批准用于不宜使用传统疗法、或对传统疗法反应不充分、或无法耐受的中度至重度特应性皮炎患者，1%吡美莫司乳膏批准用于无免疫受损的3个月及以上轻度至中度特应性皮炎患者。

21．小分子药物 外用PDE-4抑制剂克立硼罗软膏在国内批准用于轻中度特应性皮炎。FDA已批准外用JAK抑制剂芦可替尼乳膏用于短期和非连续长期治疗12岁以上轻中度特应性皮炎患者及12岁以上的白癜风患者治疗，国内尚无外用JAK抑制剂获批。

（二）外用药物的剂型

不同剂型是为了使主药以不同的浓度混溶其中，涂擦之后能发挥主药的最高效能，而且适用于不同皮损情况和不同的部位。

1．溶液（solution） 是一种或多种药物的水溶液。具有清洁、收敛作用，主要用于湿敷。湿敷有减轻充血水肿和清除分泌物及痂皮等作用，主要用于急性皮炎湿疹类疾病。常用的有生理盐水、3%硼酸溶液、1∶8000高锰酸钾溶液、50%硫酸镁溶液等。

2．粉剂（powder） 是一种或多种干燥粉末状物质均匀混合而成，可吸收水分，保持皮肤表面的干燥，减轻外界对皮肤的摩擦，有干燥、保护和散热作用。主要用于急性皮炎无糜烂和渗出的皮损，特别适用于间擦部位。常用的有滑石粉、氧化锌粉、炉甘石粉等。

3．洗剂（lotion） 是水和粉剂（30%～50%）的混合物，二者互不相溶，使用时需要摇匀，又称为振荡剂。有止痒、干燥、消炎、收敛、清洁及保护作用。洗剂干燥后，所含粉剂留在皮肤表面发挥干燥收敛等作用。洗剂和粉剂不宜应用于毛发部位，不应用于结痂、脱屑及糜烂面。

4．酊剂（tincture） 是药物的乙醇溶液或不同浓度的乙醇浸出液，具有消毒、杀菌、止痒等作用。如2.5%碘酊、百部酊等。禁用于急性炎症性皮损。

5．醑剂（spirit） 是挥发性物质的乙醇溶液，因乙醇对挥发性物质的溶解度较高，所以醑剂的浓度一般在5%～10%以上，如樟脑醑。酊剂和醑剂外用于皮肤后，乙醇迅速挥发，将其中所溶解的药物均匀地分布于皮肤表面，发挥其作用。

6．乳剂（emulsion） 是油和水经乳化而成的剂型。乳剂兼具亲脂性和亲水性，水溶性和脂溶性药物均可配成乳剂，具有保护、润泽作用，渗透性较好，主要用于亚急性、慢性皮炎。乳剂有两种类型，一种为油包水（水 / 油）（W/O），油为连续相或外相，水为内相或分散相，其性质亦显外相性质，有轻度油腻感，不易洗去，主要用于干燥皮肤或在寒冷季节的冬季使用；另一种为水包油（油 / 水）（O/W），水是连续相或外相，油是分散相或内相，由于水是连续相，因而容易洗去，适用于油性皮肤，也称为霜剂（cream），如苯海拉明乳霜。

7．软膏（ointment） 是用凡士林、单软膏（植物油加蜂蜡）或动物脂肪等作为基质与药物混合制成的一种均匀、细腻、半固体状的剂型。理想的基质具有一定的黏稠度和涂展性，有吸水性，能释放药物并有穿透皮肤的性能，无臭、无味、性质稳定，不油腻，无刺激，易于洗去。软膏具有保护创面、防止干裂的作用，软膏渗透性较乳剂更好，其中加入不同药物可发挥不同治疗作用，主要用于慢性湿疹、慢性单纯性苔藓等疾病。由于软膏可阻止水分蒸发，因此，不宜用于急性渗出性皮炎中。

8．糊剂（paste） 是含有25% ~ 50%固体粉末成分的软膏，一般为氧化锌与凡士林（或加适量羊毛脂）混合制成。作用与软膏类似，因其含有较多粉剂，黏稠度较高，但黏着力不如软膏强，具有一定的吸水和收敛作用，多用于有轻度渗出的亚急性皮炎湿疹等，毛发部位不宜用糊剂。

9．硬膏（plaster） 是一种粘柔带韧性的固体剂，是将药物溶解或混合于适当的基质中，涂于白布或适当的裱褙材料上（如纸料或有孔塑料薄膜）而成。在体表温度作用下，硬膏剂可变软，黏着力强，简便清洁。硬膏可牢固地粘着于皮肤表面，作用持久，可阻止水分散失，有软化角质和增强药物渗透性的作用。常用的有氧化锌硬膏、肤疾宁硬膏等，可用于慢性单纯性苔藓，慢性湿疹，皮肤淀粉样变等慢性限局性、浸润肥厚性皮肤病。

10．涂膜剂（film） 将药物和成膜材料（如羧甲基纤维素钠、羧丙基纤维素钠等）溶于挥发性溶剂（如丙酮、乙醚、乙醇等）中制成。外用后溶剂迅速蒸发，在皮肤上形成均匀薄膜。常用于治疗慢性无渗出的损害，也可以用于防护剂，如防护袜、防护手套等，以及用于预防职业性皮肤病。

11．凝胶（gel） 是以高分子化合物和有机溶剂如丙二醇、聚乙二醇为基质配成的外用药物。凝胶外用后可形成薄层，凉爽润滑，无刺激性，急性、慢性皮炎均可使用。常用的有过氧苯甲酰凝胶、阿达帕林凝胶等。

12．气雾剂（aerosol） 又称为喷雾剂（spray），由药物与高分子成膜材料（如聚乙烯醇、缩丁醛）和液化气体（如氟利昂）混合制成。以喷雾代替涂布，喷涂后药物均匀分布于皮肤表面，简便清洁，刺激性小，可用于治疗急性、慢性皮炎、感染性皮肤病或大面积烧伤。

13．二甲基亚砜制剂（dimethylsulfoxide，DMSO） DMSO 可溶解多种水溶性和脂溶性药物，也称为“万能溶媒”。药物的 DMSO 剂型具有非常良好的透皮吸收性，外用治疗慢性单纯性苔藓、慢性湿疹等疾病疗效明显。

（三）外用药物的治疗原则

1．正确选用外用药物的种类 应根据皮肤病的病因与发病机制等进行选择，如细菌性皮肤病宜选抗菌药物，真菌性皮肤病宜选抗真菌药物，变态反应性疾病选择糖皮质激素或抗组胺药，瘙痒者选用止痒剂，角化不全者选用角质促成剂，角化过度者选用角质剥脱剂等。

2．正确选用外用药物的剂型 应根据皮肤病的皮损特点进行选择，原则为：①急性皮炎仅有红斑、丘疹而无渗液时可选用粉剂或洗剂，炎症较重，糜烂、渗出较多时宜用溶液湿敷，有糜烂但渗出不多时则用糊剂。②亚急性皮炎渗出不多者宜用糊剂或油剂，如无糜烂宜用乳剂或糊剂。③慢性皮炎可选用乳剂、软膏、硬膏、酊剂、涂膜剂等。④单纯瘙痒无皮损者可选用乳剂、酊剂等。

3．根据不同个体的不同情况选用药物　选用外用药时也要根据个体的年龄、性别、皮损的不同部位、机体的反应性等不同情况选择用药。如婴幼儿、老年人和青壮年个体选择药物就有不同，前者宜选相对温和、不良反应尽量小的药物。在某些部位，如头皮、腋下等处的皮损，如选用强效糖皮质激素大面积涂用，易引起全身性不良反应。妊娠妇女使用外用药时也要注意药物吸收后所引起的全身反应或对胎儿的致畸作用。

4．详细向患者解释用法和注意事项　要了解外用药物正确的使用方法和注意事项，并详细向患者解释。同一种药物，使用方法不同，作用也会不同，药效强度也会不一样。处方外用药后，应当给患者详细解释使用方法、使用时间、部位、次数和可能出现的不良反应及其处理方法等。

第九节　皮肤病的物理治疗

物理治疗是皮肤病治疗的重要手段，即利用温度、电、光、机械等物理原理进行治疗，包括冷冻、电疗、激光、光疗、光化学、光动力、放射性核素、水疗等多种疗法。本节将介绍皮肤病常见的物理治疗手段和皮肤科特色治疗手段。

一、冷冻疗法

冷冻疗法是利用低温冷却和冻结使生物组织产生生理性或代谢性抑制或结构破坏，从而治疗某些增生性皮肤病。适用于寻常疣、扁平疣、尖锐湿疣、脂溢性角化病、化脓性肉芽肿、结节性痒疹等。可能出现的不良反应包括疼痛、水疱、色素增加或减退等。寒冷性荨麻疹、冷球蛋白血症等对寒冷敏感者慎用。

二、电疗疗法

电疗疗法是通过电流作用于组织，引起一系列生物反应，以达到治疗目的，适用于皮赘、睑黄瘤、寻常疣、浅表毛细血管扩张、蜘蛛痣、色素痣、汗管瘤、多毛症等，包括以下几种方式。

1．电干燥术　应用较高电压、较小电流强度的高频电源灼烧病变组织，用于较小寻常疣、化脓性肉芽肿等。

2．电凝固术　是比电干燥术电压低、电流强度更大的另一种高频电疗，可使较大而深的病变组织凝固坏死，适用于稍大的良性肿瘤或增生物。

3．电烙术　为用电热丝灼烧皮损的方法，常用于各种疣或新生物，如寻常疣、化脓性肉芽肿及较小的良性肿瘤。

4．电解术　用电解针对较小的皮损进行破坏，适用于毛细血管扩张和脱毛。

电疗治疗后应保持局部干燥清洁，一周内勿水洗，避免感染。

三、光疗疗法

光疗疗法多选择长波紫外线（UVA，波长 320～400nm）、中波紫外线（UVB，波长 290～320nm）或窄谱中波紫外线（NB-UVB，波长 311～313nm）。UVA 可穿透至真皮，抑制表皮的过度增生，并有免疫调节作用，可与光敏剂合用，常用于蕈样肉芽肿。小剂量 UVB 能促进血液循环、改善代谢、杀菌、止痒、促进上皮再生和溃疡愈合，大剂量 UVB 可损伤细胞 DNA，抑制上皮增生，用于治疗玫瑰糠疹、副银屑病、银屑病等。有光敏性皮肤病、红斑狼疮、白内障、活动性肺结核者禁忌。

四、光化学疗法

光化学疗法是内服或外用光敏剂如8-甲氧补骨脂素后照射长波紫外线。可用于银屑病、白癜风、蕈样肉芽肿、斑秃等。注意在使用光敏剂24小时内避免阳光暴晒。肝肾功能不全、光敏性疾病、皮肤癌、活动性肺结核的患者及儿童、孕妇禁用。

五、光动力疗法

光动力疗法（photodynamic therapy，PDT）是一种针对血管增生性病变组织的选择性治疗技术。光动力作用是指在光敏剂参与下，在光的作用下，使有机体细胞或生物分子发生功能或形态变化，严重时可导致细胞损伤和坏死。可用于治疗尖锐湿疣、扁平疣、跖疣、鲍恩病、日光性角化、基底细胞癌、鳞状细胞癌、痤疮、银屑病、鲜红斑痣等疾病，需配合特定的光敏剂。

六、放射治疗

放射治疗通过破坏细胞、阻止细胞分裂增生而达到治疗目的。X线放射治疗主要用于深在的皮肤血管瘤、瘢痕疙瘩、顽固性跖疣、基底细胞癌、鳞状细胞癌、局限性皮肤淋巴瘤、腋臭及多汗症等。电子束放射治疗主要用于皮肤恶性肿瘤，尤其皮肤T细胞淋巴瘤。

七、微波疗法

微波疗法可使组织中电解质偶极子、离子随微波的频率变化而发生趋向运动，在高速振动和转动中互相摩擦产生热效应和非热效应。可用于各种疣、皮赘、血管瘤、淋巴管瘤、汗管瘤的治疗。

八、水疗疗法

水疗也称“药浴”，指用不同温度和含有不同药物的温水做全身或局部浸浴，具有清洁、润肤、去痂、抗感染等作用，配合不同药物发挥治疗作用，包括淀粉浴、高锰酸钾浴、中药浴、温泉浴（含硫磺）、海水浴等。适用于皮疹泛发全身的皮肤病，如红皮病、银屑病、泛发性湿疹、特应性皮炎、皮肤瘙痒症等，以及皮肤病继发感染者。

九、皮肤科特色治疗手段

其他治疗手段还包括换药、湿敷、封包、刮除术、皮损内注射等。

1. 换药 通过采用不同类型的外用药物治疗，以保护创面、防止感染、保持或促进创面干燥、有利于结痂，从而促进创面愈合。适应于大疱性疾病、重症药疹、脓疱疮等浅表创面，以及坏疽性脓皮病、皮肤溃疡等深在创面。应根据创面大小、深度、疾病病程等正确选择不同剂型的外用药。操作时要注意无菌。

2. 湿敷 一般选择具有清洁、收敛、抗菌、消炎作用的药物水溶液进行湿敷，可减轻充血水肿、清除分泌物及痂，适用于急性湿疹、急性皮炎、Ⅱ度烫伤水疱破溃渗液面等。常用溶液包括生理盐水、2%～4%硼酸溶液、0.05%～0.1%黄连素溶液、1∶8000高锰酸钾溶液、1∶1000乳酸依沙吖啶（利凡诺）溶液、0.2%～0.5%醋酸铝溶液、0.1%硫酸铜溶液等，分为冷湿敷和热湿敷。注意湿敷面积不要过大，不超过体表面积的1/3，湿敷垫应有一定厚度，4～8层纱布为宜。

3. 封包 指采用无渗透作用的薄膜或其他材料（如保鲜膜、塑料袋、绷带、手套、医用敷料等）对涂敷药物的患处表面进行封闭式包裹，从而增强药物吸收。常用药物包括抗角化药物、促水合药物、保湿药物，封包时间不宜超过 5 小时，封包面积不宜超过体表面积的 30%。常见不良反应为萎缩纹、粟丘疹、细菌或真菌感染，若长期大面积使用糖皮质激素封包，可能出现皮肤萎缩、色素沉着、多毛、血管扩张等不良反应。

4．刮除术 通过刮除较脆弱的病变组织，周围组织收缩，附近的毛囊和上皮再生，从而促进创面愈合。适用于各种病毒疣，如传染性软疣、扁平疣、寻常疣等，还可用于治疗化脓性肉芽肿、脂囊瘤、新生的直径小于 2cm 的基底细胞癌等。不良反应包括疼痛、瘢痕形成、复发、感染等。

5．皮损内注射 皮损内注射的常用药物为糖皮质激素类，包括曲安奈德、倍他米松注射液，适用于瘢痕疙瘩、肥厚性瘢痕、囊肿性痤疮、环状肉芽肿、结节性痒疹、盘状红斑狼疮、顽固性肥厚性湿疹、慢性单纯性苔藓、硬斑病、疥疮结节、结节病、甲银屑病及斑秃等小面积皮肤损害。其他可进行皮损内注射的药物还包括皮损内注射干扰素，用于治疗顽固性尖锐湿疣、皮肤 T 细胞淋巴瘤、鲍恩样丘疹病等；皮损内注射维生素 B_1、维生素 B_{12} 治疗带状疱疹后遗神经痛；皮损内注射甲氨蝶呤，治疗角化棘皮瘤等。操作前先用 75% 乙醇消毒局部皮肤，在皮损内做点状注射或病灶下封闭。不良反应包括疼痛、水肿、萎缩、复发等。

乔菊　吴超　唐珂韵　编写 | 李丽　校 | 晋红中　审

参考文献

[1] 张建中，高兴华．皮肤性病学［M］．北京：人民卫生出版社，2015.
[2] 赵辨．中国临床皮肤病学［M］．2 版．南京：江苏凤凰科学技术出版社，2017.
[3] WILLIAM D J，TIMOTHY G B，DIRK M E．雷铁池，译．安德鲁斯临床皮肤病学［M］．12 版．北京：科学出版社，2019.
[4] BOLOGNIA J L，SCHAFFER J V，CERRONI L．朱学骏，王宝玺，孙建方，等译．皮肤病学［M］．4 版．北京：北京大学医学出版社，2019.
[5] MCKEE P H，CALONJE E，GRANTER S R．朱学骏，孙建方，译．皮肤病理学：与临床的联系［M］．3 版．北京：北京大学医学出版社，2007.

第二章

病毒性皮肤病

病毒引起的皮肤病有很多种，根据其临床表现，过去分为三种类型：水疱型，如单纯疱疹、带状疱疹、天花、水痘等；发疹型，如麻疹、风疹等；新生物型，如各种疣等。现根据病毒分为 DNA 病毒和 RNA 病毒两大类，常见的 DNA 病毒包括疱疹病毒（如单纯疱疹病毒、水痘－带状疱疹病毒）、痘病毒（如传染性软疣病毒）和乳多空病毒（如人乳头瘤病毒）；RNA 病毒包括副黏病毒（如麻疹病毒）、小 RNA 病毒（如手足口病毒）和风疹病毒。本章将分别介绍单纯疱疹、带状疱疹、水痘、幼儿急疹、风疹、麻疹、传染性软疣、病毒疣、鲍恩样丘疹病、疣状表皮发育不良、手足口病。

第一节　单纯疱疹
Herpes Simplex

Abstract

Herpes simplex is a common skin disease characterized by cluster blisters. This disease is caused by infection of herpes simplex virus and can be divided into primary infection and recurrent infection. The clinical manifestations of herpes simplex depend on the site involved. It is self-limited, but easy to relapse. Severe patients can be treated with systemic antiviral drugs.

引言

单纯疱疹（herpes simplex）是由单纯疱疹病毒（herpes simplex virus，HSV）感染导致的一种常见的疾病，其临床特征是簇集性水疱，可分为原发性感染与复发性感染。该病具有自限性，但易复发。初次感染后，HSV 潜伏于感觉神经节中，可出现再激活。该病通常临床症状较轻，仅累及皮肤、黏膜，但少数情况下，可引起眼部感染、神经系统感染等。病情较重者需给予系统性抗病毒药物治疗。

一、病因和发病机制

单纯疱疹是由 HSV 引起的感染性疾病。根据病毒抗原性的不同，可分为 HSV-Ⅰ型和 HSV-Ⅱ型。HSV-Ⅰ型主要通过接触污染的唾液或其他体液而感染，可引起生殖器以外的皮肤黏膜和器官感染（如眼部、脑炎等），其感染无性别差异及季节差异；HSV-Ⅱ型主要通过性传播途径感染，引起生殖器部位的皮肤黏膜及新生儿感染。人是 HSV 的唯一终末宿主，主要通过直接接触传播，无症状的带病毒者是重要传染源。70%～90% 的成人感染过 HSV-Ⅰ。

HSV 感染可分为原发性感染和复发性感染。初次感染后，HSV 在神经节潜伏引起慢性感染，大多数最初感染 HSV 的患者没有临床表现，只有少数人出现临床症状。病毒初次进入人体后，可在接触部位快速复制，通常以角质形成细胞或者上皮细胞为主要复制部位，此后病毒通过逆行方式到达感觉神经节，可潜伏于局部感觉神经节细胞内。由于人体不能产生对 HSV 的永久性免疫力，当机体遇到某些诱发因素如发热、受凉、劳累、精神紧张、消化不良、月经或创伤时，可使在神经节内潜伏的病毒出现再激活，沿轴突顺行运输至上皮细胞，从而出现临床症状。

二、临床表现

HSV 感染的临床表现与多种因素相关，如受累的解剖部位、原发性感染或者病毒再激活等。原发性感染是指 HSV 感染发生于体内缺乏 HSV 抗体的个体，大部分原发性感染无临床症状。复发性感染是指在原发感染消退后，在受到诱发因素刺激后在同一区域反复发生疱疹。频繁复发是指每年复发 6 次以上的感染。HSV 感染可分为以下几种类型。

1．原发性单纯疱疹（primary herpes simplex） 约 90% 的感染者不表现出临床症状，其中约 50% 的感染者 HSV-Ⅰ型抗体血清学试验为阳性。有症状的患者，主要表现为感染部位附近的皮肤黏膜有烧灼感、疼痛，可伴局部淋巴结肿大。全身症状可包括发热、乏力、食欲下降等。之后出现感染部位红斑，伴簇集样分布水疱。水疱破溃后，可出现糜烂、渗液、结痂等。

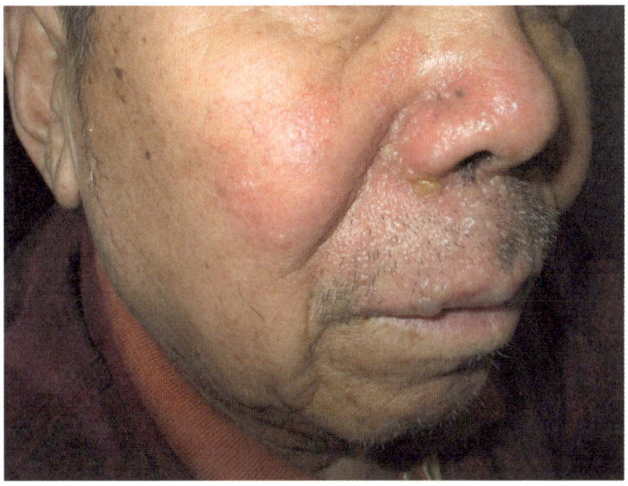

图 2-1　单纯疱疹（唇部）

2．复发性单纯疱疹（recurrent herpes simplex） 在原发感染消退后，当受到诱发因素刺激后在同一部位反复发生疱疹。临床症状通常较轻，很少出现全身症状。皮疹好发于口唇、口周、鼻孔附近、外阴部，也可见于面部、口腔等处（图 2-1，图 2-2）。发病初始，局部可有灼痒感，随即出现红斑、簇集的小水疱，数日内破溃后形成糜烂面，逐渐干燥结痂，1～2 周痊愈。疱疹若累及眼可发生角膜、结膜疱疹，可能引起角膜愈后瘢痕而影响视力。

HSV 感染根据不同的部位，也会出现各自特征性的表现。

1．疱疹型齿龈口腔炎（herpes gingivo-stomatitis） 多见于 1～5 岁儿童。通常表现为迅速发生于口腔黏膜的损害，可累及咽部和口腔黏膜的任何部位，伴发热、咽痛、局部淋巴结肿大，全身不适。继而在黏膜上出现小疱，进而转变为溃疡，约经 2 周溃疡愈合。

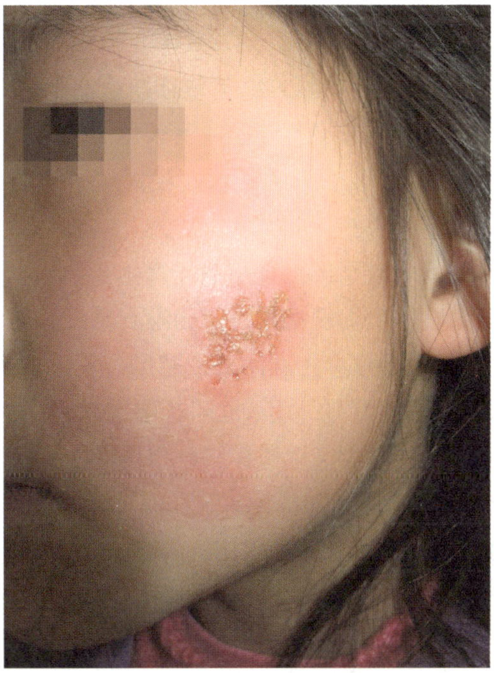

图 2-2　单纯疱疹（面部）

2．新生儿单纯疱疹（neonatal herpes simplex） 孕妇患有生殖器疱疹，新生儿出生时可能在产道内受 HSV-Ⅱ感染。多在出生后 5～7 天内发病，表现为肝脾肿大、黄疸、发绀等，眼结膜和皮肤上可以出现水疱、糜烂。严重者发生脑炎、脊髓膜炎，甚至死亡。

3．疱疹性湿疹（eczema herpeticum） 又名 Kaposi 水痘样疹，为在特应性皮炎或其他皮肤病基础上感染疱疹病毒所致。在原有皮损处及其周围皮肤突然发生多数脐窝状水疱、脓疱，伴有全身症状。

4．眼部单纯疱疹（ocular herpes simplex） 眼部 HSV 感染发生率低，但可导致严重并发症，如视力下降、视力丧失等。最常见的眼部表现为角膜炎。角膜炎通常急性起病，表现为疼痛、异常分泌物、视物模糊等，反复发作可导致角膜瘢痕形成。其他的眼部表现包括急性视网膜坏死、结膜炎、后葡萄膜炎等。

5．生殖器疱疹（genital herpes） 多由 HSV-Ⅱ感染所致，以复发性感染为主，主要由性接触传染，属于性传播疾病。另外可引起新生儿单纯疱疹，因母亲患有生殖器疱疹，经产道感染新生儿，轻者可累及皮肤、眼部、口腔，重者可感染中枢神经系统，甚至全身播散性感染。

三、辅助检查

1．细胞学检查 在皮损处刮取疱疹基底细胞涂片检查可见多核巨细胞与核内包涵体。细胞刮片进行抗 HSV-Ⅰ型或抗 HSV-Ⅱ型单克隆抗体免疫荧光染色可以检出 HSV 并进行分型。

2．病毒培养 在单层细胞（McCoy's）接种 HSV，培养 1～4 天，见到含有包涵体的细胞即可诊断。

3．血清检查 HSV-IgM 抗体可辅助临床诊断，但 HSV-IgG 抗体对临床诊断的意义有限，只能用于流行病学调查。

4．聚合酶链反应（PCR） 已用于 HSV 感染的诊断。

5．组织病理 表皮表现为棘细胞内及细胞间水肿，表皮细胞气球样变、网状变性，细胞核内可见嗜碱性或苍白毛玻璃样病毒包涵体。相邻的角质形成细胞可融合成多核巨细胞。显著的气球样变导致表皮内水疱的形成。真皮内往往有密集的混合性炎症细胞浸润。

四、诊断和鉴别诊断

根据反复发作、同一部位发生、簇集的水疱、常有诱发因素等不难做出诊断。需与下列疾病鉴别。

1．带状疱疹 由水痘－带状疱疹病毒感染导致，表现为累及单侧肢体的红斑、水疱，伴明显疼痛。

2．脓疱疮 由金黄色葡萄球菌或乙型溶血性链球菌感染导致的化脓性疾病，常发生于面部，表现为丘疹、丘疱疹、脓疱，可形成蜜黄色结痂。

五、治疗

该病治疗方案的选择取决于多方面因素，如症状的严重度、感染部分（局部感染或泛发感染）、复发频率等，整体以缩短病程，防止继发感染，减少复发为原则。

1．一般治疗 注意休息，避免劳累，提高机体免疫力。

2．局部治疗 外用 3% 阿昔洛韦软膏，5 次 / 日或 1% 喷昔洛韦乳膏，5 次 / 日等；继发细菌感染者，可外用 2% 莫匹罗星软膏，2 次 / 日或 2% 夫西地酸乳膏，2 次 / 日等。对于水疱明显的皮损，可外用炉甘石洗剂，2 次 / 日。

3．原发感染 早期应用抗病毒治疗，可缩短病灶持续时间、疱疹型齿龈口腔炎的咽痛时间，可在 72 小时内给予抗病毒治疗，如阿昔洛韦，成人每次 0.2g，5 次 / 日，或泛昔洛韦，每次 0.25g，3 次 / 日，或伐昔洛韦，每次 0.3g，2 次 / 日，连续 7～10 天。重症患者需静脉点滴阿昔洛韦，0.5g，每日 2 次，连续 7 天。需注意点滴速度不得过快，防止阿昔洛韦在肾小管内沉淀。对于肾功能不全者，应根据肌酐清除率调整剂量。

4．复发感染 可根据症状的严重程度、复发频率、是否有前驱症状、患者治疗意愿等，选择不同的治疗方案，如不治疗、间歇性治疗、长期抑制治疗。对于偶尔出现复发且症状较重的患者，可采取间歇性治疗，在症状开始初期即开始治疗。可选择药物包括阿昔洛韦，成人每次 0.2g，5 次 / 日，或泛昔洛韦，每次 0.25g，3 次 / 日，或伐昔洛韦，每次 0.3g，2 次 / 日，连续 7 天。对于频繁复发者，可尝试长期抑制性治疗以达到减少疾病复发的目的，如阿昔洛韦 0.4g，2 次 / 日，可连续口服 6 个月，也可试用免疫调节剂，如干扰素等。

5．眼部感染 如患者有眼部感染，需联合眼科等相关科室共同治疗。通常需要联合局部治疗与系统治疗，局部治疗包括阿昔洛韦眼膏、更昔洛韦凝胶，均 5 次 / 日；系统治疗包括阿昔洛韦，成人每次 0.2g，5 次 / 日，或伐昔洛韦，每次 0.5g，3 次 / 日，连续 7 天。

6．中枢神经系统感染 多见于婴幼儿，需联合儿科、神经内科等相关科室共同治疗，通常需系统治疗，常用的治疗方案为阿昔洛韦，10mg/kg，静脉输液，3 次 / 日，共 10 日。在抗病毒治疗过程中，需监测肾功能，警惕药物相关急性肾损伤。

第二节 带状疱疹
Herpes Zoster

Abstract

Herpes zoster classically occurs unilaterally within the distribution of a cranial or spinal sensory nerve. The eruption presents as papules and vesicles in the dermatome. The incidence of zoster increases in adults. Systematic application of antiviral drugs is needed as early as possible for the therapy.

引言

带状疱疹（herpes zoster）是由水痘 – 带状疱疹病毒（varicella-zoster virus，VZV）感染后再激活导致的疾病，其临床特征是沿神经分布的单侧区域的红斑、簇集样水疱伴明显疼痛。该病可发生于任何年龄，但主要发生于 60 岁以上的人群，其主要治疗方案为系统性应用抗病毒药物。

一、病因和发病机制

带状疱疹由疱疹病毒中的 VZV 感染引起，该病毒也可通过下调宿主的主要组织相容物及抑制干扰素应答基因的表达，从而抑制宿主的防御功能。原发感染时，病毒通过空气飞沫侵入鼻咽部淋巴组织，从而引起水痘，也可以形成潜伏感染。病毒进入皮肤的感觉神经末梢，沿着脊髓后根或三叉神经节的神经纤维向中心移动，长期潜伏于脊髓后根神经节的神经元中。在某种诱发因素刺激下病毒活跃增殖，引起神经节炎症，并在相应神经节段分布部位皮肤上形成水疱，引起神经痛。

带状疱疹急性期疼痛主要与病毒感染引发的神经组织炎症水肿及神经纤维损伤相关；而后遗神经痛的产生机制尚未阐明，可能与受损的伤害性感受器异常放电、脊髓背角神经元细胞的敏感性增高、脊髓抑制性神经元细胞的功能下降等相关。

二、临床表现

好发于成年人，特别是 60 岁以上者。起病前可有乏力、低热等不适。典型皮损为躯体单侧沿某一周围神经分布区的水肿红斑，上有成群丘疹及水疱，好发部位为肋间神经、颈神经、三叉神经、腰骶神经等，皮损大致呈带状分布（图 2-3）。水疱约经 1 周开始结痂，2～3 周结痂脱落。

神经痛为本病的特征之一，可在发疹前或伴随皮疹出现，可分为 3 个阶段：急性带状疱疹神经痛（持续时间 30 天内）、亚急性带状疱疹神经痛（持续时间 3 个月内）、带状疱疹后遗神经痛（持续时间超过 3 个月）。发生在三叉神经的带状疱疹可引起偏头痛，个别患者疱疹侵及眼支可引发眼炎与角膜炎，疱疹消退后造成云翳，影响视力。发生在听神经时可出现耳鸣与听力减退。年老体弱或免疫功能低下者，病程较长，皮损可出现血疱、大疱甚至坏死，个别可发生播散型疱疹。在免疫力较强的患者可出现不全型或顿挫型带状疱疹，不全型仅出现红斑丘疹而不发生水疱即消退，顿挫型只发生神经痛而不出现任何皮损。

本病有自限性，病程一般为 3 周左右。年老患者皮损消退后可遗留神经痛，持续数周至数月。本病愈后一般不复发。

三、辅助检查

根据典型的临床表现即可做出诊断，但对于不典型患者，可进行下列检查。

1．细胞学检查　在皮损底部刮取组织可见多核巨细胞与核内包涵体（图 2-4）。

2．血清检查　VZV 抗体可辅助临床诊断。

3．聚合酶链反应（PCR）　可用于检测疱液、血液、脑脊液中的 VZV-DNA。

4．其他检查　血常规、肝肾功能、C 反应蛋白、红细胞沉降率等。

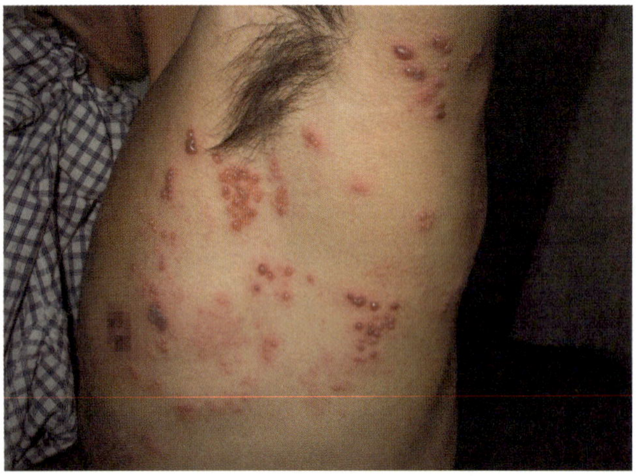

图 2-3　带状疱疹

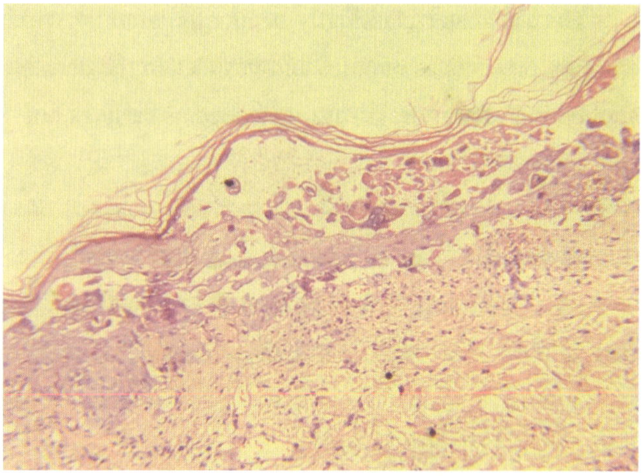

图 2-4　带状疱疹的组织病理

四、诊断和鉴别诊断

（一）诊断依据

根据皮损特点为单侧发生带状分布的群集性丘疹与小水疱，伴有局部周围神经痛即可诊断。组织病理表现与单纯疱疹类似，表现为表皮内水疱，病变严重时可出现气球样变、细胞核内病毒包涵体，真皮内毛细血管扩张，血管周围炎症细胞浸润。

（二）鉴别诊断

1．单纯疱疹　常见于皮肤黏膜交界处，不沿神经分布，无疼痛。

2．接触性皮炎　起病前常有接触外源性物质病史，主要表现为接触部位的红斑、水疱，伴瘙痒。

3．丹毒　为细菌性感染性疾病，好发于面部、下肢，主要表现为界限清楚的红斑，伴疼痛。

五、治疗

原则为抗病毒、消炎、镇痛、防治继发感染。

1．抗病毒治疗　尽早应用抗病毒药物（推荐在 72 小时内）是减轻神经痛和缩短病程的关键。

核苷类似物通常为首选抗病毒药物，如阿昔洛韦口服，每次 0.8g，5 次 / 日；或泛昔洛韦口服，每次 0.25g，3 次 / 日；或伐昔洛韦口服，每次 1g，3 次 / 日；或溴夫定口服每次 125mg，每日 1 次；或膦甲酸钠静脉输液，40mg/kg，每 8 小时 1 次，连续 7 ~ 10 天。病情严重或播散性感染者可阿昔洛韦静脉输液，5 ~ 10mg/kg，每 8 小时 1 次，连续 7 ~ 10 天，须注意输液速度不得过快，每次输液应维持 3 ~ 4 小时，防止阿昔洛韦在肾小管内沉淀。对肾功能不全者，应根据肌酐清除率调整剂量。

2．镇静镇痛　对于轻中度疼痛者，可给予对乙酰氨基酚、布洛芬、洛索洛芬钠等；中重度疼痛者，可予阿片类药物，如吗啡或羟考酮等，或者治疗神经病理性疼痛的药物，如加巴喷丁（第一日 0.3g 1 次 / 日、第二日 0.3g 2 次 / 日、第三日 0.3g 3 次 / 日）、普瑞巴林（起始剂量 75mg 2 次 / 日，根据情况可在 1 周内调整至 150mg 2 次 / 日）等，或者三环类抗抑郁药，如阿米替林等。还可给予神经营养剂，如维生素 B_1、维生素 B_{12} 等。对于剧烈疼痛或者药物治疗无效的患者，可尝试神经阻滞、脉冲射频治疗、神经电刺激等治疗。年老或病情严重者，可给予免疫调节剂，如干扰素等。

3．糖皮质激素　关于糖皮质激素在带状疱疹中的应用存在较大争议。现主要应用于皮损严重、疼痛剧烈、疱疹性脑膜炎、累及头颈部的带状疱疹等患者的发病早期。

4．局部治疗　以干燥、消炎为主，可外用炉甘石洗剂，外用抗病毒药物，如阿昔洛韦或喷昔洛韦软膏，继发细菌感染时外用抗生素软膏，如莫匹罗星软膏 2 次 / 日、夫西地酸乳膏 2 次 / 日。物理治疗，如氦氖激光、紫外线、红外线或超短波等照射治疗有一定消炎、镇痛效果。

第三节　水痘
Varicella

Abstract

Varicella is an infectious disease which caused by varicella-zoster virus. This disease is characterized by blisters on the basis of erythema, often accompanied by pruritus. Varicella is highly contagious and transmitted via droplets from nasopharyngeal secretions or by direct cutaneous contact with vesicle fluid from skin lesions. This disease occurs mostly in children, but also in young and middle-aged people. The disease is self-limited and can be treated with antiviral drugs for serious cases.

引言

水痘（varicella）是由 VZV 初次感染导致的传染性疾病，临床特征是在红斑基础上出现特征性水疱，常伴有瘙痒，多发生于儿童，但青壮年也可发生。但成年患者原发性水痘感染临床症状较重，而儿童患者通常较轻。该病具有自限性，对于严重病例可采用抗病毒药物治疗。

一、病因和发病机制

水痘由疱疹病毒中的 VZV 引起，具有高度传染性，经飞沫或直接接触皮损处疱液而传染。但大部分人被感染后不出现临床症状，或症状轻微而被忽视。

二、临床表现

本病多见于儿童，对于免疫功能正常的儿童，该病为自限性。通常起病较急，可有发热、乏力、咽痛等前驱症状。皮损呈向心性分布，皮损初期为红斑，之后迅速变成丘疹、水疱、结痂，故同时存在不同发展阶段的皮损。典型皮损表现为粟粒至黄豆大小，圆形或椭圆形水疱，周围绕以红晕，水疱上常有脐凹（图 2-5）。水疱也容易变成脓疱、结痂（图 2-6）。病程为 1～2 周，愈后极少复发。但对于成人或者免疫功能受损的患者，临床症状较严重，如皮损持续时间较长、出血性皮损、肺炎的风险较高。

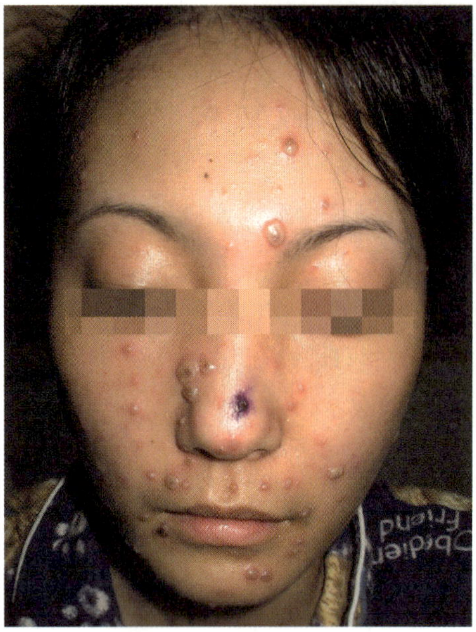

图 2-5　水痘（面部）

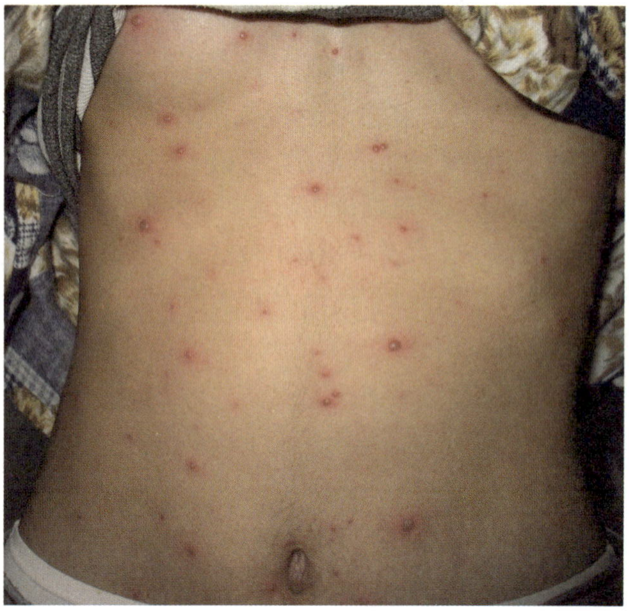

图 2-6　水痘（腹部）

三、辅助检查

根据典型的临床表现即可做出诊断，但对于不典型患者，可进行下列检查。

1. 细胞学检查　在皮损底部刮取组织可见多核巨细胞与核内包涵体。

2. 血清检查　VZV 抗体可辅助临床诊断。

3. 聚合酶链反应（PCR）　可用于检测疱液、血液、脑脊液中的 VZV-DNA。

4. 其他检查　血常规、肝肾功能、C 反应蛋白、红细胞沉降率等。

四、诊断和鉴别诊断

（一）诊断依据

根据起病急，可伴发热，皮损主要为丘疹、水疱及结痂，呈向心性分布等临床特点，诊断不难。

（二）鉴别诊断

需与丘疹性荨麻疹、脓疱疮等疾病相鉴别。

1．丘疹性荨麻疹 初为风团，很快风团消退，呈现坚实的水肿性红色丘疹，中心可有丘疱疹或水疱，剧痒。愈后易复发。

2．脓疱疮 好发于面部、四肢等暴露部位，初起为水疱，继成脓疱，结蜜黄色糜烂厚痂。

五、治疗

本病有自限性，治疗以对症支持为主，但患者应隔离至皮损完全结痂。水痘减毒活疫苗目前已被推荐应用于儿童。

1．局部治疗 若水疱未破溃，局部外用炉甘石洗剂，2 次 / 日；若水疱出现破溃，可局部外用莫匹罗星软膏，2 次 / 日；或夫西地酸乳膏，2 次 / 日。

2．对症处理 瘙痒者可予抗组胺药物，如依巴斯汀，10mg，1 次 / 日，或西替利嗪，10mg，1 次 / 日，或氯雷他定，10mg，1 次 / 日等；高热可给予退烧药，如对乙酰氨基酚，每 4 ~ 6 小时重复治疗 1 次，24 小时内不得超过 4 次，但应避免应用水杨酸盐类药物，因为病毒感染时使用水杨酸盐类药物（如阿司匹林）可能引起 Reye 综合征。该综合征是指在儿童水痘感染病程中出现的疾病，表现为恶心、呕吐、头痛、谵妄等，水杨酸盐类药物被认为是主要的诱发因素。

3．全身治疗 是否启动抗病毒治疗取决于患者的年龄、有无共存疾病及临床症状。对于青少年及成人患者、免疫缺陷患者，可予抗病毒治疗，如阿昔洛韦口服，每次 0.8g，5 次 / 日，或泛昔洛韦口服，每次 0.25g，3 次 / 日，或伐昔洛韦口服，每次 1g，3 次 / 日等，连续 7 ~ 10 天。

4．并发症处理 可出现多种并发症，包括继发细菌感染、肺炎、脑炎、肝炎等，根据情况积极处理并发症。其中肺炎在儿童水痘患者中较少见，但在成人水痘患者中为主要的并发症，通常需要应用阿昔洛韦静脉输液，10mg/kg，每 8 小时 1 次，连续 7 ~ 10 天。对于继发细菌感染患者，可根据感染的细菌不同，选择治疗敏感的系统性抗生素治疗。

第四节 幼儿急疹
Exanthema subitum

Abstract

Exanthema subitum is characterized by a sudden onset of high fever, which lasts for 3 ~ 5 days, and then the fever subsides. The fever disappeared and skin rash developed. This disease is self-limited. The treatment of exanthema subitum is supportive.

引言

幼儿急疹（exanthema subitum），又称婴儿玫瑰疹，主要由 HHV-6 感染导致，多发生于 2 岁以下的儿童。该病的临床特征是突发高热，持续 3 ~ 5 天，之后热退疹出。该病为自限性疾病，主要为对症支持治疗。

一、病因和发病机制

幼儿急疹的病因和发病机制尚不完全清楚，最常见的病因为人类疱疹病毒 6 型（human herpes virus 6，HHV-6）感染，其他的包括 HHV-7、柯萨奇病毒、腺病毒等，可通过呼吸道分泌物或粪 – 口途径传播。

二、临床表现

多发生于2岁以下儿童，通常以骤然高热起病，体温常大于39℃，并持续3～5天后，热退疹出。皮损通常表现为粉红色的斑丘疹，压之可褪色，始发于颈部、胸腹部，之后扩展至面部、四肢。皮损持续1～2天后可消退。在发热开始后2～4天，患儿可出现颈部、耳后和/或枕部淋巴结肿大。患儿整体情况良好，精神良好。但少数患儿可能出现并发症，如无菌性脑膜炎、脑炎、惊厥、血小板减少性紫癜等。

三、辅助检查

1．血常规检查 外周血中性粒细胞相对减少，淋巴细胞相对增多，并可见到异形淋巴细胞。

2．血清检查 HHV-6/7-IgG、HHV-6/7-IgM抗体的检测可辅助临床诊断。

3．聚合酶链反应（PCR） 可用于HHV-6/7-DNA的检测中。

四、诊断和鉴别诊断

（一）诊断依据

根据起病急，高热，热退疹出，患者精神状态好等临床特点，诊断不难。

（二）鉴别诊断

需要与其他的发热伴皮损的疾病相鉴别，如麻疹、风疹等。

1．麻疹 发热后3～4天出疹，皮疹先出现于耳后、颈部，以后迅速蔓延到面部、躯干、四肢，口腔颊黏膜出现特征性的Koplik斑，出疹期为发热的高峰时期，可伴有卡他症状。

2．风疹 发热与出疹同时出现，伴淋巴结肿大，皮疹首先出现在面部，之后泛发至身体其他部位。

五、治疗

该病为自限性疾病，以对症支持治疗为主，如加强营养、足量饮水、充分睡眠等。

1．局部治疗 皮疹无需治疗，通常可自行消退。

2．对症处理 对于出现高热伴不适的患儿，可口服退热药，如对乙酰氨基酚、布洛芬等，但应避免应用水杨酸盐类药物，因为病毒感染时使用水杨酸盐类药物（如阿司匹林）可能会引起Reye综合征。对于出现热性惊厥的患儿，可能需要水合氯醛、苯巴比妥等对症处理。对于颅内压增高的患儿，可能需要应用甘露醇降颅压。

3．并发症处理 对于少数出现肺炎、脑炎、心肌炎的患者，可能需要应用抗病毒治疗，如更昔洛韦，但抗病毒药物对于HHV-6的治疗作用不明确，需联合相应学科共同治疗。

第五节 传染性软疣
Molluscum Contagiosum

Abstract

The lesions of molluscum contagiosum are small smooth surfaced, dome shaped, pearly or skin color papules. A central umbilication is characteristic. The most commonly affected parts include trunk and wrinkled area. The treatment is mainly excision of wart body using a comedo extractor or tweezers.

引言

传染性软疣（molluscum contagiosum）的临床特征是皮肤表面出现圆顶状丘疹，中央有脐凹，最常见的受累部位包括躯干及皱褶部位，其治疗办法主要为疣体刮除术。

一、病因和发病机制

传染性软疣由痘病毒中的传染性软疣病毒感染引起，在儿童中常见，可直接接触传染，还可通过沐浴海绵或毛巾上的污染物传播，或者通过参加接触性运动时的皮肤接触传播。此外，在免疫功能受损的患者中同样容易发生。

二、临床表现

多见于儿童、妇女。皮损为粟粒至绿豆大半球形丘疹，肤色或珍珠色，表面有蜡样光泽，顶端凹陷如脐窝，可从中挑出或挤出乳白色干酪样物质。皮损好发于躯干、腋窝、腹股沟等，但可发生于身体任何部位，数目不定（图 2-7）。性传播途径相关的传染性软疣好发于腹股沟、外阴、下腹部等。该病通常无显著症状，但可有轻微瘙痒感，由于搔抓可发生破溃和继发感染。

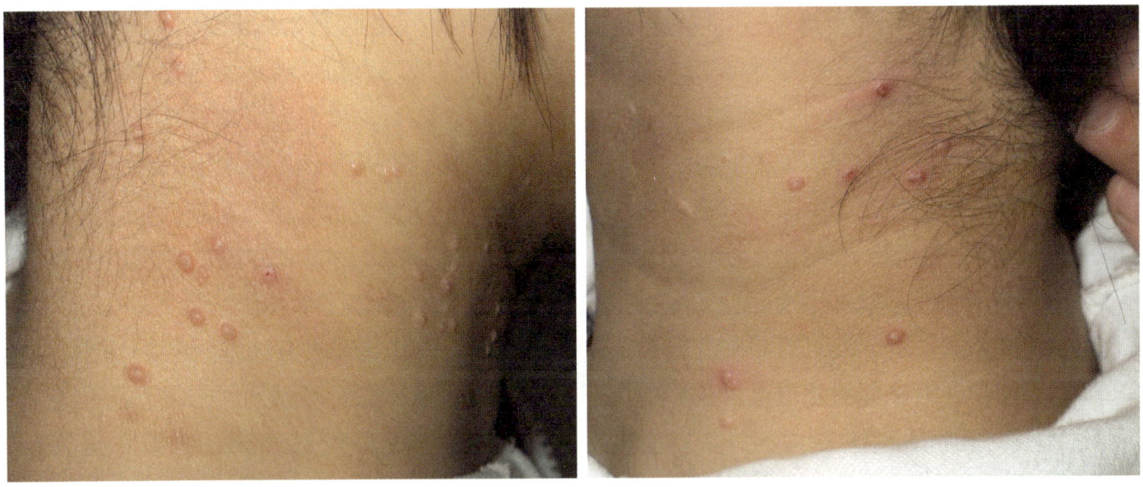

图 2-7　传染性软疣

三、辅助检查

组织病理示表皮高度增生而伸入真皮，其周围真皮结缔组织受压而形成假包膜，并被分为多个梨状小叶，真皮乳头受压，而成为小叶间异常狭窄的间隔。受感染的角质形成细胞胞质内充满包涵体，早期呈嗜酸性，晚期向嗜碱性过渡。真皮内通常无显著的细胞浸润（图 2-8，图 2-9）。

四、诊断和鉴别诊断

（一）诊断依据

根据其临床特点，皮损为蜡样光泽的半球形丘疹，中央凹陷，一般不难诊断，必要时可做组织病理检查，具有特征性。

（二）鉴别诊断

1．寻常疣　皮损主要表现为角化粗糙的坚硬丘疹，表面无凹陷。

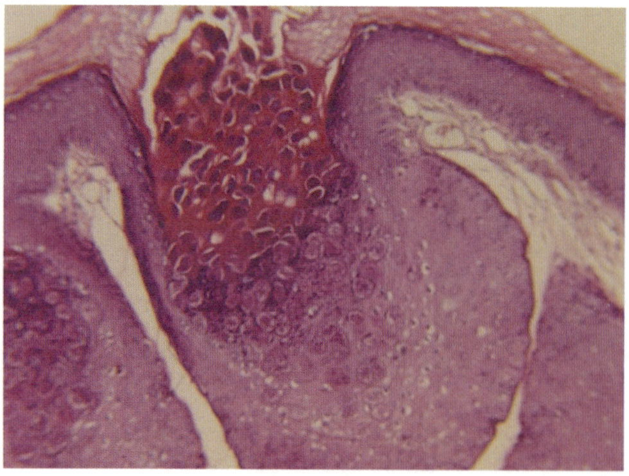

图 2-8　传染性软疣的组织病理

注：表皮向真皮内呈小叶状过度增生，棘细胞内见病毒包涵体。

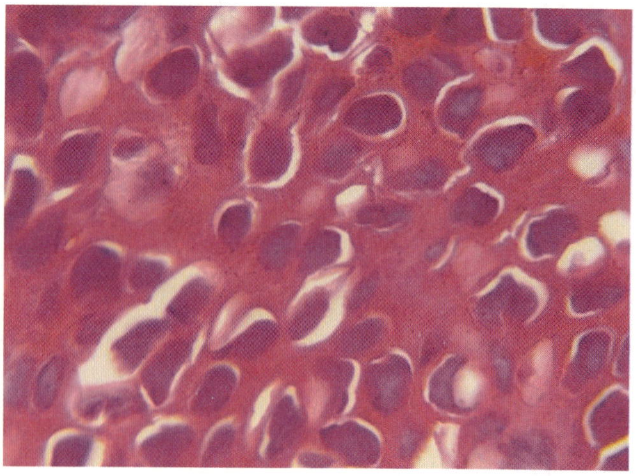

图 2-9　传染性软疣的组织病理

注：胞质内病毒包涵体充满整个棘细胞。

2．角化棘皮瘤　该病好发于老年人，皮损为半球形结节，表面凹陷呈火山口样，其内为角质物。

3．水痘　该病起病急，可伴发热，皮损主要为丘疹、水疱及结痂，呈向心性分布，水疱中央可有脐凹。

五、治疗

该病具有一定的自限性，但治疗该病可减少皮疹扩散以及传染他人的风险。另外患者应避免搔抓，防止扩散。

（一）局部治疗

局部治疗为主要的治疗方式。

1．刮除术　用粉刺挤压器或镊子刮出其内容物，并涂以 2% 碘酊，因该方法可即刻清除皮疹，通常被认为首选治疗方法。如已继发感染，可先涂抗生素软膏，待炎症消退后再用上述方法治疗。

2．冷冻治疗　为采用极低温方式治疗皮疹，常用的方法包括开放式喷雾法或棉签法，通常每 2 周治疗 1 次，需多次治疗，但冷冻治疗可能出现瘢痕形成、色素沉着等风险。

3．激光治疗　通常为 CO_2 激光，但该方法较疼痛且存在遗留瘢痕风险，应用较少，另外有研究表明脉冲染料激光可应用于传染性软疣的治疗。

4．局部药物治疗　15% ~ 20% 水杨酸制剂与 5% 咪喹莫特通常隔日应用 1 次，其不良反应主要为局部红斑、刺痛、瘙痒等。

（二）系统药物治疗

对于处于免疫抑制状态且皮疹严重的患者，研究表明静脉应用西多福韦治疗有效，但需警惕肾损伤。

第六节　病毒疣
Verruca

Abstract

Various specific types of verrucas are caused by human papilloma viruses (HPV). Verruca presents as vegetation on the surface of skin, and favors the exposed and vulnerable sites, such as the face, hands and feet. The treatment methods include drugs, cryotherapy, laser therapy, etc.

引言

病毒疣（verruca）是由人乳头瘤病毒（human papilloma virus，HPV）所致的皮肤表面赘生物，常发生于面、手、足，具有一定的传染性，其治疗方法包括药物、冷冻治疗、激光治疗等。

一、病因和发病机制

病毒疣是由 HPV 感染所致。根据 DNA 杂交分类，至今已有 100 多种基因型。HPV 感染主要通过直接接触和自身接种，亦有可能通过污染器物损伤皮肤而间接传染。诊断 HPV 感染依靠特征性的临床表现。DNA 扩增技术可以检测到 HPV，但由于 HPV 感染发生率相当高，这种方法一般只用于流行病学分析，以及个别患者需要了解是否存在致癌高危病毒亚型感染，不能用于临床诊断。组织病理也不作为常规检查，仅在需要与肿瘤等进行鉴别诊断时才做。由于 HPV 具有种属特异性，至今尚无法体外培养或制作动物模型，因此，尚未发现对 HPV 有直接作用的药物。目前治疗本病的原则是去除疣体，而非直接针对病毒。

该病具有一些易感因素，如免疫力低下（艾滋病、恶性肿瘤、长期使用免疫抑制剂等）、儿童及青少年、与感染者共用个人物品等。

二、临床表现

1．寻常疣（verruca vulgaris） 主要由 HPV-2 感染所导致。皮损为针头至豌豆大，灰褐色或正常肤色，表面角化明显，粗糙，顶端刺状，质地硬。基底肤色正常无炎症。皮损单个或多发，一般无自觉症状。好发于手背、手指、足、甲缘等处（图 2-10 ~ 图 2-12），后者称甲周疣。发生在眼睑、颈部等处的寻常疣多呈柔软丝状，称为丝状疣（filiform warts）。多个丝状疣聚集在一起，外观呈指状凸起，称为指状疣（digitate warts）。寻常疣可自然消退，65% 患者可于 1 年内消退，少数患者可复发。

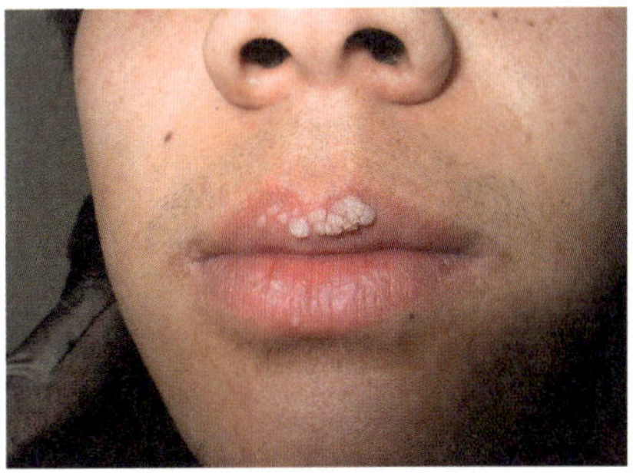

图 2-10　唇部寻常疣

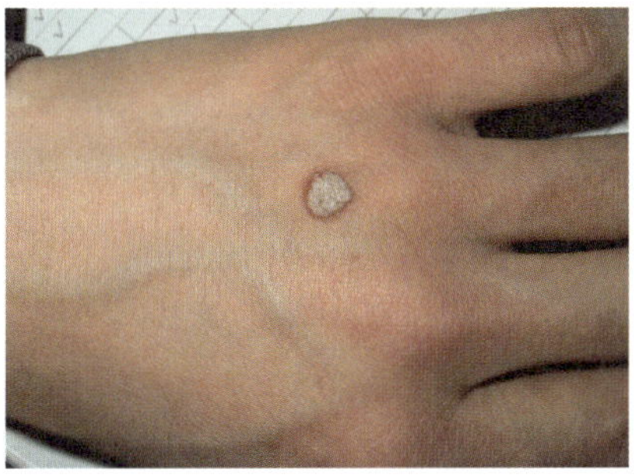

图 2-11　手背寻常疣

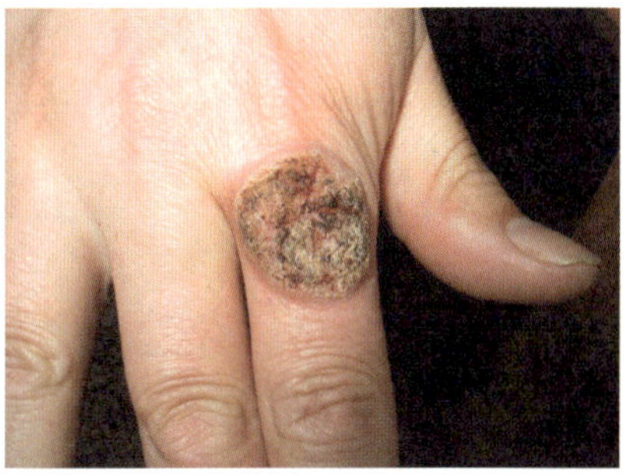

图 2-12　手指寻常疣

2．扁平疣（verruca plana） 好发于青少年。主要由 HPV-3 感染所导致，多突然发病，皮疹为 2 ~ 5mm 直径大小扁平光滑丘疹，圆形、椭圆或多角形，正常肤色、淡红色或褐色，皮疹数目较多，散在或密集，偶可沿抓痕排列呈条状。好发于面部、手背（图 2-13，图 2-14），也可见于前臂等。多无自觉症状。病程缓慢，可自行消退。

3．跖疣（verruca plantaris） 跖疣是指发生在足跖部的寻常疣。主要由 HPV-1 感染所导致，初期为较小的丘疹，之后可逐渐增大。由于压迫形成淡黄色胼胝样斑块，表面粗糙不平，中心可见紫黑色出血

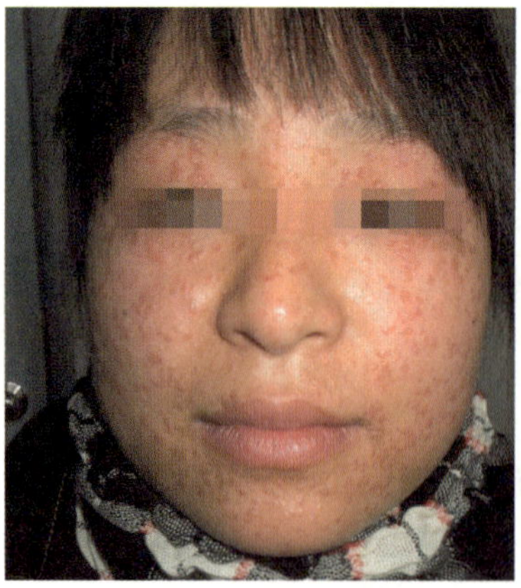

图 2-13　面部扁平疣

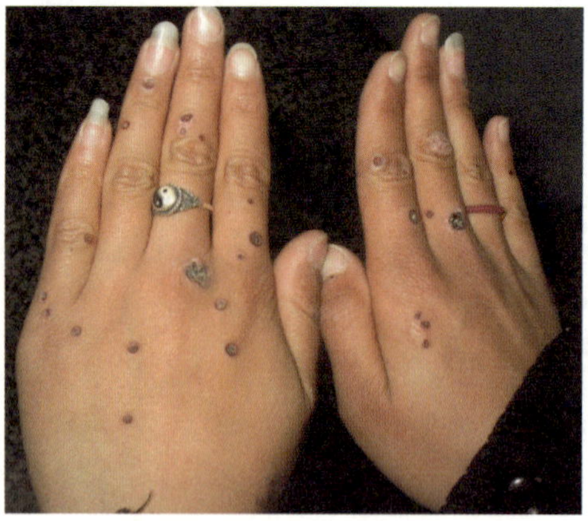

图 2-14　手部扁平疣（冷冻后）

点。皮损好发于跖骨，受压后可产生疼痛。

三、辅助检查

皮肤组织病理检查

1．寻常疣　组织病理示角化过度、角化不全，表皮上层有细胞核固缩及胞质空泡化的大细胞（凹空细胞），棘层肥厚伴乳头瘤样增生，可见扭曲的血管伸入真皮乳头（图 2-15）。

2．扁平疣　组织病理示网篮状角化过度，颗粒层及棘层上部可见增大的凹空细胞，棘层肥厚，但无乳头瘤样增生（图 2-16）。

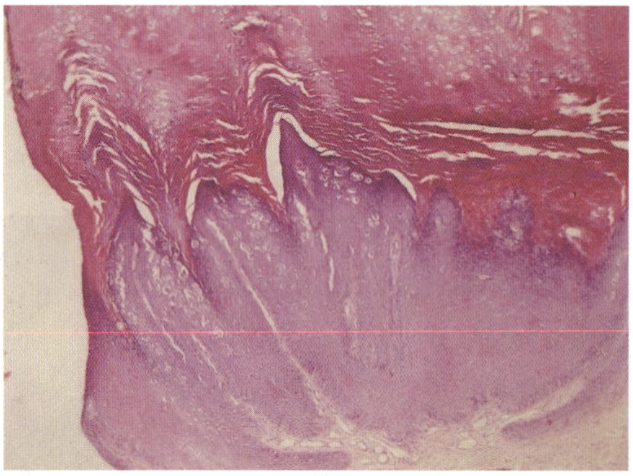

图 2-15　寻常疣的组织病理

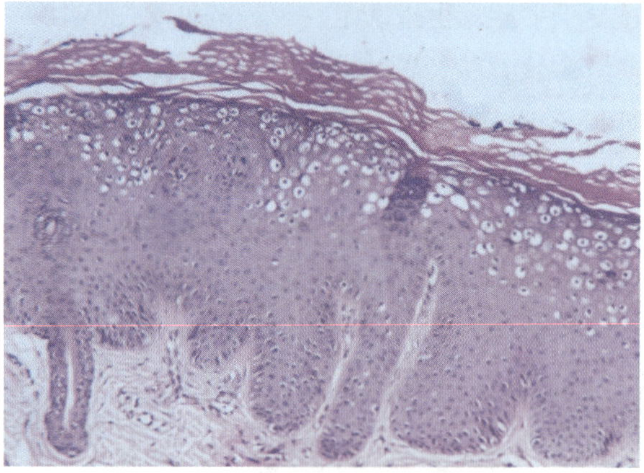

图 2-16　扁平疣的组织病理

四、诊断和鉴别诊断

（一）诊断依据

根据皮损的性质、分布、表面特征等，即可做出诊断。对于不典型的病例，可进行皮肤镜或皮肤组织病理检查。

（二）鉴别诊断

1．鸡眼　由于长期挤压所致，皮损中央可见圆锥形角质栓，受压时明显疼痛。

2．扁平苔藓　该病主要表现为紫红色多角形扁平丘疹，表面可见 Wickham 纹。

3．脂溢性角化病 该病表现为皮肤表面的丘疹或斑块，其表面可见角化囊肿。

五、治疗

对于儿童病毒疣，部分患者可在2年内自行缓解，对于成人病毒疣患者，自行缓解需要的时间更长。该病治疗的主要目标是祛除疣体，预防复发，提高患者生活质量。可根据皮损存在的部位、大小、数量等选择不同的治疗方案。治疗原理包括以物理、化学或药物方法祛除疣体，增强局部免疫反应等。

（一）一般治疗

注意局部清洁，避免搔抓造成自身接种传染，锻炼身体，增强自身抵抗力。

（二）物理治疗

物理治疗包括冷冻治疗、CO_2 激光治疗、脉冲染料激光、微波治疗、光动力治疗等。

1．冷冻治疗 是临床工作中最常用的治疗方法，通常每2周治疗1次，每次治疗需要2次冻融周期，直至疣体消退，其主要缺点为疼痛、水疱、色素沉着等。对于甲周疣的治疗，需尽量避免造成甲母质的损伤。

2．CO_2 激光治疗 其原理为皮损组织吸收激光能量后转化为热能，使局部组织产生凝固、碳化等一系列反应，从而减轻皮损，因此，可用于病毒疣的治疗。但该方法有产生瘢痕的风险、且治疗创面需修复时间，适合应用于较小的皮损治疗中。

3．脉冲染料激光治疗 有研究表明脉冲染料激光可通过靶向血红蛋白破坏疣体的血管结构，从而起到治疗作用，需要较高能量，每3～4周治疗1次。

4．微波治疗 主要是利用微波的高频电磁波特性，其产生的热量被组织吸收并产生治疗作用，通常每2周治疗1次。

5．光动力治疗 为一种光化学治疗，是指局部外用光敏剂5-氨基酮戊酸，在特定波长光源照射下，通过光化学反应产生活性单态氧，从而选择性破坏病变组织。

（三）药物治疗

药物治疗主要分为剥蚀性药物和细胞毒性药物。

1．剥蚀性药物 包括水杨酸软膏（较高浓度15%～60%）、三氯醋酸（常用浓度30%和50%）；水杨酸软膏为常用的外用药物，可使表皮剥脱以及刺激局部免疫，通常每日1次，可联合其他治疗方法，如冷冻治疗。三氯醋酸主要用于手足部位病毒疣的治疗，使用牙签涂于患处，通常每周治疗1次。

2．细胞毒性药物 包括鬼臼毒素（0.5%鬼臼毒素溶液或0.15%鬼臼毒素乳膏）、5-氟尿嘧啶软膏。鬼臼毒素可抑制细胞分裂，阻止细胞的分裂与增生，从而导致组织坏死，其应用方法为每日2次，连续应用3天，间隔4天之后，进行下一周期的治疗，其主要不良反应为疼痛。5-氟尿嘧啶为嘧啶类抗代谢药物，可干扰DNA合成，从而导致组织坏死，其应用方法为每日1～2次。

（四）免疫治疗

免疫治疗为外用5%咪喹莫特乳膏、干扰素、温热疗法等。

1．5%咪喹莫特 相对常用，该药物为Toll样受体激动剂，可激活局部免疫反应，产生干扰素，降低病毒载量，其应用方法为每周3次，其主要不良反应为局部红斑、溃疡、疼痛等。

2．干扰素 具有抗病毒、免疫刺激等作用，其应用方法为每日4～5次。

（五）皮损下注射

博来霉素为一种肿瘤化疗药物，对于难治性疣体，可在皮损内注射博来霉素，治疗每周1次，该治疗可能产生明显疼痛、组织坏死。有研究表明皮损内注射博来霉素的治疗效果优于冷冻治疗。

（六）手术治疗

包括刮除术、切除术等。刮除术为应用刮匙刮除疣体，切除术为采用手术方式对疣体进行切除，也可两者联合应用。但该类方法由于存在遗留瘢痕的风险，应用较少。对于单发性且难治性寻常疣，可考虑手术切除。

第七节　鲍恩样丘疹病
Bowenoid Papulosis

Abstract

Bowenoid papulosis is clinically characterized by single or multiple pigmented maculopapular eruptions on the genitalia. Histopathology shows atypical cells. The treatment methods include drugs, cryotherapy, laser therapy and so on.

引言

鲍恩样丘疹病（Bowenoid papulosis）好发于性活跃人群，临床上主要表现为生殖器部位的单发或多发性色素性斑丘疹，组织病理可见异型细胞。其治疗方法包括药物治疗、冷冻治疗、激光治疗、手术切除等。

一、病因和发病机制

大多数鲍恩样丘疹病与 HPV-16 感染密切相关，少数情况下与 HPV-18、HPV-31、HPV-33、HPV-34、HPV-35 等相关。生殖器部位 HPV 感染主要通过性传播途径，少数情况可通过接触患者使用过的毛巾、内衣等感染。

二、临床表现

好发于性活跃人群，皮损好发于男性阴茎、龟头，女性好发于大小阴唇、肛周等。典型的皮损表现为褐色或黑褐色扁平丘疹，可单发或多发，可散在分布、群集性分布或呈线状排列等。一般无明显自觉症状，但部分人可有轻微瘙痒或烧灼感。该病偶有进展为侵袭性鳞状细胞癌的风险。

三、辅助检查

组织病理　表皮细胞结构紊乱，浅表上皮细胞空泡化，部分细胞核大、深染，异型性明显，局部可见角化不良细胞，类似原位鳞状细胞癌表现。

四、诊断和鉴别诊断

（一）诊断依据

根据患者病程特点、多个性伴侣、皮损特点等可做出诊断，对于不典型皮损可通过完善组织病理来明确。

（二）鉴别诊断

1. 脂溢性角化病　好发于头面、颈部、手背等，皮损为圆形或椭圆形斑块、丘疹，表面可见角化囊肿。

2. 尖锐湿疣　皮损主要表现为乳头样或菜花样赘生物，可融合，醋酸白试验呈阳性。

3．鲍恩病 为原位癌，发病年龄较大，常位于龟头处，通常为单个较大的斑块，且逐渐增大。组织病理上表现为表皮全层细胞排列紊乱，极性消失，可见异型性细胞及角化不良细胞，但基底层完整。

五、治疗

该病具有一定的自愈性，大部分患者预后较好。目前尚无彻底治愈 HPV 感染的方法，该病的治疗主要是清除可见的病灶，防止皮损恶变，保护正常的皮肤组织及功能。

（一）物理治疗

物理治疗包括冷冻治疗、CO_2 激光治疗、电灼术等，必要时可采用光动力治疗。

1．冷冻治疗 因操作简单且有效，常用于鲍恩样丘疹病的治疗中，通常每 2 周治疗 1 次，每次治疗需要 2 次冻融周期，其主要缺点为疼痛、水疱、色素沉着等。

2．CO_2 激光治疗 原理为皮损组织吸收激光能量后转化为热能，使局部组织产生凝固、碳化等一系列反应，从而减轻皮损。因此，该治疗可用于鲍恩样丘疹病，但该方法存在产生瘢痕的风险，且治疗创面需修复时间，适合应用于较小的皮损治疗。

3．电灼术 该方法利用交流电，通过组织中的电阻转化为热能，从而破坏组织，也可用于该病的治疗中，但适合较小的皮损治疗。

4．光动力治疗 是指局部外用光敏剂 5-氨基酮戊酸，在特定波长光源照射下，通过光化学反应产生活性单态氧，从而产生细胞毒性作用，较适合皮疹面积较大的患者，如皮损直径＞3cm，其主要不良反应包括红斑、烧灼感、疼痛等。

（二）药物治疗

如外用 5% 咪喹莫特、5-氟尿嘧啶等，该种方法适合皮疹面积较大的患者。5% 咪喹莫特为 Toll 样受体激动剂，可调节局部免疫反应，其应用方法为每周 3 次，主要不良反应为局部红斑、溃疡、疼痛等。5-氟尿嘧啶可干扰细胞 DNA 合成，从而导致细胞坏死，其应用方法为每日 1～2 次，主要不良反应为局部红斑、烧灼感、疼痛，严重时出现溃疡等。

（三）手术治疗

手术切除病灶的效果较好，常用于治疗孤立的皮损，但需注意切除的范围，避免过度切除组织。

第八节　疣状表皮发育不良
Epidermodysplasia Verruciformis

Abstract

Epidermodysplasia verruciformis is clinically characterized by generalized lesions like flat warts or verruca vulgaris. It is considered as a rare genetic disease with genetic susceptibility to HPV. There is no satisfactory treatment for this disease.

引言

疣状表皮发育不良（epidermodysplasia verruciformis）被认为是一种罕见的遗传病，患者对 HPV 具有遗传易感性。临床上主要表现为泛发全身扁平疣或寻常疣损害，可通过自身接种与异体接种。该病目前尚无满意的治疗方法。

一、病因和发病机制

患者对 HPV 有选择性的细胞免疫缺陷，与该病相关的 HPV 亚型包括 HPV-3、HPV-10、HPV-5、HPV-8 等。该病暴露部位的皮损可发生癌变。

二、临床表现

患者多自幼时起病，皮损好发于面、颈、手背等部位，但可泛发至全身。临床上可以分为 4 种类型，①扁平疣型：最常见的类型，皮损分布广泛，数量多；②花斑糠疹型：较少见，皮损表现为色素减退或色素沉着，类似于花斑糠疹；③肥厚斑块型：少见，皮损表现为淡红色斑块，好发于四肢；④点状瘢痕型：极少见，皮损轻度凹陷。

部分患者可伴有掌跖角化、雀斑样痣、智力发育迟缓等。暴露部位皮损可发展为鳞状细胞癌。

三、辅助检查

组织病理表现类似于扁平疣：表皮角化过度，棘层肥厚，颗粒层及棘层上部可见增大的空泡细胞。

四、诊断和鉴别诊断

（一）诊断依据

根据患者发病年龄、皮损特点、皮损范围等即可诊断，如不典型可完善病理检查。

（二）鉴别诊断

1．扁平疣　发病范围较局限，数量较少。

2．花斑糠疹　皮损主要分布于躯干上部等油脂分泌旺盛区域，临床上主要表现为褐色、淡红色斑片，表面有细小鳞屑。真菌镜检呈阳性。

五、治疗

本病尚无满意的治愈方法。该病的治疗主要是清除可见的病灶，防止皮损恶变，保护正常的皮肤组织及功能。患者需进行防晒，减少日光性角化病与非黑色素细胞肿瘤的发生。

（一）药物治疗

研究表明可尝试外用 5% 咪喹莫特、5-氟尿嘧啶、维 A 酸乳膏、维生素 D 类似物等。

1．5% 咪喹莫特　为 Toll 样受体激动剂，可调节局部免疫反应，其应用方法为每周 3 次。

2．5-氟尿嘧啶　可干扰细胞 DNA 合成，从而导致细胞坏死，其应用方法为每日 1～2 次。

3．维 A 酸乳膏　0.025%～0.1% 维 A 酸乳膏可调节表皮细胞的更新过程，可能对早期恶性肿瘤及癌前病变有效。

4．维生素 D 类似物　研究表明维生素 D 类似物可诱导皮肤表达淋巴细胞生成素和增加皮肤 $CD4^+T$ 细胞，也被尝试用于疣状表皮发育不良的治疗中。

（二）物理治疗

物理治疗包括冷冻治疗、电灼术、CO_2 激光治疗、光动力治疗等，但因疣状表皮发育不良的皮损分布散在，且范围较大，可分批分部位尝试应用该类方法治疗。

（三）系统治疗

阿维 A 为维甲酸类药物，具有抗角化作用，可促进表皮细胞分化与增殖，口服阿维 A 可减轻疣状表皮发育不良的皮损，用药期间需关注肝功能及血脂水平，因该药具有致畸作用，严禁用于妊娠期妇女。停药后易复发。西咪替丁为 H_2 组胺受体抑制剂，少量研究表明可用于疣状表皮发育不良的治疗，但该治疗方法存在争议。

（四）继发性肿瘤治疗

该病具有较高的继发非黑色素细胞皮肤肿瘤的风险，需密切关注皮损变化，如有恶变，须及时治疗（治疗方法详见相关章节）。

第九节　麻疹
Measles

Abstract

Measles is highly contagious via person-to-person contact as well as airborne spread. Clinically, it is mainly manifested as rash, fever, cough, coryza, and conjunctivitis. The treatment plan is mainly respiratory tract isolation and symptomatic treatment.

引言

麻疹（measles）是一种具有高度传染性的疾病，临床上主要表现为按顺序出现的皮疹、发热、咳嗽、流涕及眼结膜充血。其治疗方案主要为呼吸道隔离和对症治疗。

一、病因和发病机制

麻疹由副黏病毒（paramyxovirus）中的麻疹病毒引起，麻疹病毒为 RNA 病毒，核心为由单股负链 RNA 与三种壳蛋白组成的核衣壳。麻疹病毒可通过呼吸道黏膜或结膜侵入机体，在局部复制，并扩散至局部淋巴结，形成病毒血症。麻疹患者为该病的唯一传染源。

二、临床表现

好发于 5 岁以下儿童，成年患者症状较重，潜伏期 6～18 天。典型的麻疹分为 3 期：前驱期、出疹期、恢复期。

1．前驱期　通常持续 3～4 天，表现为高热、咳嗽、畏光流泪、乏力等。在第二臼齿对侧的颊黏膜上，出现蓝白色小点，周围有红晕，称为 Koplik 斑，为麻疹早期的特征。

2．出疹期　多在发热后 3～4 天出现，皮疹先出现于耳后、颈部，以后迅速蔓延到面部、躯干、四肢，为米粒大小充血性红斑与斑丘疹，疹间皮肤正常（图 2-17）。2～5 天内皮疹出齐，无自觉症状。出疹时体温可高达 41℃，中毒症状加重，颈淋巴结和肝、脾可肿大。

3．恢复期　出疹 5～7 天后，体温下降，全身中毒症状减轻，皮疹按出疹顺序逐渐消退，病程为 1～2 周。消退后可留有色素沉着斑片、伴糠秕样脱屑。

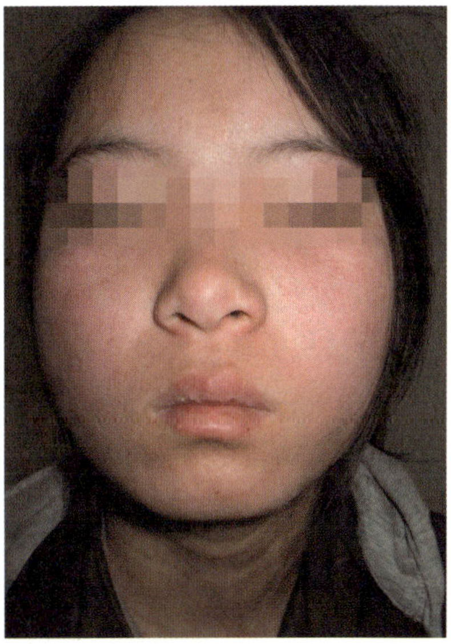
图 2-17　麻疹

少数患者可能会出现并发症，如继发感染、消化系统并发症（如胃肠炎、肝炎、阑尾炎等）、肺部并发症（如支气管肺炎、毛细支气管炎等）、神经系统并发症（脑炎、脑脊髓炎等）、眼部并发症（如角膜炎、角膜溃疡等）。

三、辅助检查

1．血常规 外周血中白细胞及中性粒细胞减少，淋巴细胞相对增多。

2．血清学检查 可进行麻疹病毒特异性 IgM 抗体检测。

3．病毒抗原检查 可采用免疫荧光法检测患者鼻咽分泌物或尿液中麻疹病毒抗原。

4．病毒分离 前驱期或出疹初期可收集患者血、尿或鼻咽分泌物进行病毒分离。

5．多核巨细胞检查 取患者鼻咽分泌物，可发现多核巨细胞或包涵体细胞。

四、诊断和鉴别诊断

（一）诊断依据

根据患者发病季节，麻疹患者接触史，并出现发热、卡他症状、有序的发疹样皮疹等，即可临床诊断。

（二）鉴别诊断

1．发疹性药疹 多见于成人，常先出皮疹，多伴瘙痒，皮疹加重后出现发热，无卡他症状及 Koplik 斑，起病前有服药史（尤其为青霉素类抗生素）。

2．风疹 由风疹病毒感染所致，潜伏期较长，全身中毒症状及卡他症状轻，无 Koplik 斑，皮疹多在发热后 1～2 天出现，皮疹消退后无色素沉着及脱屑。

五、治疗

麻疹疫苗是预防该病的主要措施。自麻疹疫苗应用之后，该病的发生率显著下降。目前麻疹尚无特异性的治疗方法，以对症支持治疗为主。

（一）一般治疗

呼吸道隔离，卧床休息，加强护理，补液，增强营养，注意眼、口、鼻的清洁，若出现畏光，需降低光线亮度以减少对眼睛的刺激。

（二）对症治疗

高热时可酌情给予退热药，但避免快速退热，退热药可选择对乙酰氨基酚、布洛芬等，但应避免应用水杨酸盐类药物，因为病毒感染时使用水杨酸盐类药物如阿司匹林可能引起 Reye 综合征。热性惊厥时可予镇静药物，如水合氯醛、苯巴比妥等；咳嗽时可予镇咳剂或雾化治疗，此时需相应科室进行共同治疗。其他可尝试应用的药物包括异丙肌苷、干扰素、人丙种球蛋白等。

（三）处理并发症

可出现中耳炎、喉炎、肺炎、心肌炎、脑炎、脑脊髓炎等并发症，此时需多学科联合积极处理。

（四）预防

麻疹具有高度传染性，感染者应做好家庭隔离。麻疹－腮腺炎－风疹联合疫苗是预防上述感染所致严重疾病的重要手段。

第十节 风疹
Rubella

Abstract

Rubella is an infectious disease caused by measles virus. Clinically, it is mainly manifested by low fever, rash, enlarged ears and posterior cervical lymph nodes. Treatments are resting and supporting.

引言

风疹（rubella）是一种由风疹病毒感染所致的传染性疾病，临床上主要表现为低热、皮疹、耳后及枕部淋巴结肿大。其治疗方案主要为对症支持治疗。

一、病因和发病机制

风疹由副黏病毒中的风疹病毒引起，为一种小球形包膜 RNA 病毒，通过飞沫传播为主。风疹病毒感染后主要侵犯上呼吸道黏膜，之后侵入耳后、枕后等淋巴结，进行增殖复制，进入血液引起病毒血症。孕早期感染风疹病毒，可通过胎盘传染至胎儿，可能发生流产、死产、早产或先天性畸形。

二、临床表现

本病多见于儿童和青少年，潜伏期较长，14～21 天（平均 18 天）。前驱症状轻微，持续 1～2 天，可出现枕骨下、耳后淋巴结肿大，也可出现口腔黏膜疹，为散在于软腭、悬雍垂等处的玫瑰色斑疹或出血点、瘀点，针尖大或稍大。前驱期后自头面部出疹，迅速播散至颈部、躯干和四肢。皮疹稀疏，一般为粉红色斑及斑丘疹，背部皮疹可融合。双手掌、双足底一般无皮损。皮疹 2～3 天内开始消退，4～5 天退完，不留痕迹。

少数患者可能会出现并发症，如先天性风疹综合征、关节痛、结膜炎、出血性并发症、肺部并发症、脑炎、心肌炎等。先天性风疹综合征发生于先天性感染风疹的患儿，较常出现的症状为神经性耳聋，其他的包括智力障碍、先天性心脏缺陷等。

三、辅助检查

1．血常规 外周血白细胞总数降低，淋巴细胞比例增高，可能出现异型淋巴细胞。

2．血清学检查 出疹后 5～14 天，可进行风疹病毒特异性 IgM 抗体检测。

3．病毒分离 出疹前 4～5 天至出疹后 1～2 天，可采集咽拭子进行病毒分离。

四、诊断和鉴别诊断

（一）诊断依据

根据风疹患者接触史，并出现低热、充血性斑疹、耳后及枕后淋巴结大等，即可临床诊断。

（二）鉴别诊断

1．发疹性药疹 多见于成人，常先出皮疹，多伴瘙痒，皮疹加重后发热，起病前有服药史（尤其为青霉素类抗生素）。

2．麻疹 由麻疹病毒感染所致，潜伏期短，全身中毒症状及卡他症状重，口腔黏膜可见 Koplik 斑，皮疹消退后有色素沉着及糠秕样脱屑。

3．猩红热 多有发热、咽痛等前驱症状，皮疹为密集分布的充血性针尖大小红斑，并出现口周苍白圈、Pastia 线、杨梅舌等表现。咽拭子可培养出 A 组乙型溶血性链球菌，外周血中 ASO 升高。

五、治疗

目前风疹尚无特异性的治疗方法，多为自限性病程，以对症支持治疗为主。该病可通过麻疹－腮腺炎－风疹疫苗进行预防。

1．一般治疗 因该病具有传染性，需隔离患者至皮疹出现后 5 天，保持室内空气流通，光线适宜。患者应注意休息，增强营养，适当补充水与电解质，保持眼、口、鼻腔清洁。

2．局部治疗 以干燥收敛为主，可外用炉甘石洗剂。

3．对症治疗 目前尚无特效治疗风疹的药物，主要为对症治疗，发热时可给予退热药，如对乙酰氨基酚、布洛芬、洛索洛芬钠等。咳嗽时可给予镇咳药，如右美沙芬等。对于免疫缺陷或重症患者可尝试系统应用干扰素、利巴韦林、丙种球蛋白等药物。

4．处理并发症 该病可能会出现喉炎、支气管肺炎、心肌炎、脑炎等并发症。对于喉炎患者，需给予适当的镇咳化痰治疗，如出现呼吸困难，则需进行气管切开等治疗。对于支气管肺炎患者，多为合并细菌感染时出现，根据药敏结果选择适合的抗生素。对于脑炎患者，可适当给予甘露醇降颅压等治疗。出现并发症时需多学科联合积极处理并发症。

第十一节 手足口病
Hand-foot-mouth Disease

Abstract

The hand-foot-mouth disease is caused by enteroviruses, which is a kind of pico-RNA-viruses. Lesions on the hands, feet and oral cavity are sporadic red papules and gray, 1 to 3 mm vesicles surrounded by a red halo. The syndrome is mild in most cases. Treatment is supportive therapy.

引言

手足口病（hand-foot-mouth disease）是一种由肠道病毒感染所致的病毒性传染病，临床上主要表现为手、足、口等部位的丘疹、丘疱疹。本病临床症状相对较轻，其治疗方案主要为支持对症治疗。

一、病因和发病机制

手足口病由小 RNA 病毒中的柯萨奇病毒、埃柯病毒、肠道病毒 71 型感染引起，患者和隐性感染者均为传染源，主要通过消化道及呼吸道传播，也可通过污染食品、衣物由消化道间接感染。

二、临床表现

多见于小儿，潜伏期多为 2～10 天，为轻度发热、不适等。对于不能言语的患儿，可能出现拒食等情况。口腔黏膜可出现疼痛性小水疱，周围绕以红晕，很快破溃，形成浅溃疡。手、足部发生散在的 1～3 毫米直径大小水疱，圆形或椭圆形，疱壁薄，疱液清，周围有红晕（图 2-18）。皮损消退后不留痕迹。病程约 1 周，很少复发。多数患者全身症状轻微，但近年来有少数病例可出现脑膜炎、脑炎、脑脊髓炎、肺水肿、循环障碍等，并可导致死亡，致死原因主要为重症脑干炎及神经源性肺水肿。

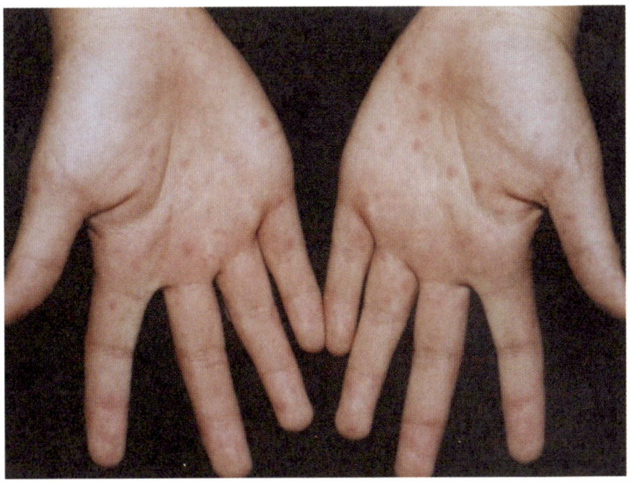

图 2-18　手足口病的手部皮损

三、诊断和鉴别诊断

（一）诊断依据

根据发生于手、足、口腔的特征性皮损即可做出诊断。

（二）鉴别诊断

1．水痘　是由水痘 – 带状疱疹病毒感染所致，临床上主要表现为发热，躯干、四肢散在分布红斑基础上出现水疱，冬春季多发。

2．疱疹性咽峡炎　是由柯萨奇病毒感染所致，春秋季高发，临床上主要表现为发热、咽痛，口腔黏膜出现灰白色疱疹，破溃后形成溃疡。

四、治疗

目前尚无特异性治疗方法，但该病临床症状相对较轻，预后良好，因此，主要以对症支持治疗为主。

1．一般治疗　因该病具有传染性，发病期间需注意隔离，保持室内空气流通。患者应注意休息，增强营养，适当补充水与电解质，保持眼、口、鼻腔清洁。

2．局部治疗　以干燥收敛为主，可外用炉甘石洗剂等。

3．全身治疗　高热时可采用物理降温（如温水擦浴），也可酌情给予退热药，但避免快速退热，退热药可选择对乙酰氨基酚、布洛芬等。对于重症患者，需密切监测生命体征，保持呼吸道通畅。但肠道病毒缺乏抗病毒药物如阿昔洛韦起作用所需的酶，因此，此类抗病毒药物对于手足口病是否具有治疗作用尚不明确。

4．并发症处理　对于出现神经系统、呼吸系统、心脏等受累的患儿，应及时转入相应科室进行多学科联合治疗。如累及神经系统，可出现脑炎、脑膜炎等，可根据情况，给予甘露醇降颅压、糖皮质激素抑制炎症反应、人丙种球蛋白等。

5．预防　养成良好的卫生习惯，避免食用生冷食物，对于手足口患者进行居家隔离，一般需 7 ~ 10 天。

第十二节　常用抗病毒药物的作用机制

The Mechanism of Action of Common Antiviral Drugs

病毒是危害人类健康的重要病原体，可分为 DNA 病毒与 RNA 病毒。DNA 病毒包括水痘 – 带状疱疹病毒、单纯疱疹病毒、人乳头瘤病毒等；RNA 病毒包括麻疹病毒、风疹病毒等。目前抗病毒药物主要作用机制分为：①干扰病毒功能；②干扰病毒所需的细胞功能。在干扰病毒功能的药物中，其靶点又可以分为 4 类：核酸多聚酶、蛋白酶、整合酶、神经氨酸酶。本节将简述部分抗病毒药物的作用机制。

一、核酸多聚酶抑制剂

1．阿昔洛韦 为一种核酸类似物。被摄入细胞后，可通过单纯疱疹病毒的胸苷激酶或者巨细胞病毒的磷酸转移酶转化为单磷酸阿昔洛韦，之后逐渐转化为三磷酸阿昔洛韦。三磷酸阿昔洛韦为三磷酸脱氧鸟苷酸的类似物，可竞争性抑制 DNA 聚合酶，且三磷酸阿昔洛韦对 DNA 聚合酶的亲和力非常高，从而阻止病毒 DNA 的复制。阿昔洛韦主要用于 HSV-Ⅰ、HSV-Ⅱ、VZV 感染的治疗。

2．伐昔洛韦 为阿昔洛韦的前体药物。该药口服后可快速吸收，可在消化道与肝脏中代谢为阿昔洛韦与缬氨酸，其原始生物利用度为阿昔洛韦的 3 倍以上。伐昔洛韦对带状疱疹的治疗效果优于阿昔洛韦。

3．更昔洛韦 为鸟苷酸的无环类似物，其作用机制与阿昔洛韦类似。被摄入细胞后，可被病毒激酶转化为更昔洛韦单磷酸盐，之后再转化为更昔洛韦三磷酸盐，可竞争性抑制三磷酸脱氧鸟苷酸整合入 DNA 中，从而干扰病毒的复制。更昔洛韦对巨细胞病毒的抑制作用明显强于阿昔洛韦。

4．膦甲酸 为焦磷酸盐类似物，作为抗病毒的二线治疗方案。膦甲酸可阻断 DNA 多聚酶的磷酸盐结合部位，从而起到抑制病毒的作用。

5．齐多夫定 为脱氧胸苷衍生物、逆转录酶抑制剂，目前主要用于人类免疫缺陷病毒（human immunodeficiency virus，HIV）感染的治疗，其不良反应包括骨髓抑制、贫血、胃肠道反应等。

二、蛋白酶抑制剂

1．地瑞那韦 为 HIV 蛋白酶抑制剂。研究表明对既往有抗 HIV 药物治疗史，并至少对一种 HIV 蛋白酶抑制剂耐药患者，在高效抗逆转录病毒治疗（highly active anti-retroviral therapy，HAART）的基础上加用地瑞那韦治疗，可显著降低 HIV 病毒拷贝数。

2．利托那韦 为天冬氨酸蛋白酶抑制剂，为 HIV 抗病毒治疗药物选择之一，可通过干扰蛋白酶，使 HIV 病毒的结构蛋白及功能蛋白不能正确表达，从而起到抑制病毒复制的效果。其不良反应主要包括胃肠道反应、脂质代谢异常等。

三、整合酶抑制剂

拉替拉韦 整合酶是 HIV 复制所必需的酶，整合酶抑制剂可抑制 HIV 病毒与宿主细胞 DNA 的整合，从而阻断 HIV 的复制。其不良反应包括恶心、头晕、头痛等。

四、神经氨酸酶抑制剂

奥司他韦 为一种神经氨酸酶抑制剂，可在肠道或者肝脏催化形成奥司他韦羟酸盐，为奥司他韦的活性物质。神经氨酸酶是流感病毒表面抗原性刺突，可通过水解病毒表面的乙酰神经氨酸，促使病毒体芽生释放等。奥司他韦可抑制神经氨酸酶，对甲流、乙流具有较好的作用。

五、其他

咪喹莫特 是一种外用的免疫调节剂，可刺激干扰素-α、TNF 和 IL-1、IL-6 和 IL-8 的生成。咪喹莫特乳膏可用于治疗肛门生殖器疣，降低病毒载量。

Case report

A 59-year-old female presented with one-week history of erythema and vesicles with pain located on the left back and arm. One week ago, erythema with obvious pain occurred on the left back. Within two days, grouped vesicles were appeared on the erythema. There was no other significant past medical or family history. Physical examination revealed erythematous papules with grouped vesicles and pustular in a striped distribution on her left back and arm(Figure 2-19). Based on the clinical features, herpes zoster was diagnosed. In the presented case, systemic Valacyclovir 1000mg three times a day, Vitamin B_1 10mg three times a day, Mecobalamin 0.5mg three times a day, Losoprofen tablets 60mg once a day, topical Penciclovir and Mupirocin were applied. Ten days later, the lesions and pain were significantly relieved.

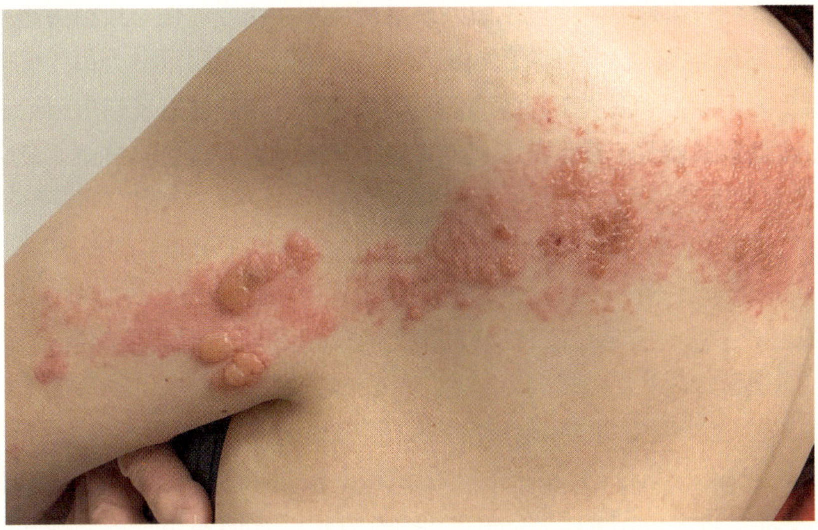

Figure 2-19 Band-like erythema and blisters on her left back and arm

王文明 编写 | 李丽 校 | 晋红中 审

参考文献

[1] 中国医师协会皮肤科医师分会带状疱疹专家共识工作组，国家皮肤与免疫疾病临床医学研究中心. 中国带状疱疹诊疗专家共识（2022 版）[J]. 中华皮肤科杂志，2022，55（12）：1033-1040.

[2] COLE S. Herpes simplex virus: epidemiology, diagnosis, and treatment[J]. Nurs Clin North Am, 2020, 55(3): 337-345.

[3] ANDREI G, SNOECK R. Advances and perspectives in the management of Varicella-Zoster virus infections[J]. Molecules, 2021, 26(4).

[4] TACHIKAWA J, AIZAWA Y, IKUSE T, et al. Changes in exanthema subitum incidence and patient age distribution during the COVID-19 pandemic in Japan[J]. Pediatr Infect Dis J, 2022, 41(3): e90-e92.

[5] SILVERMAN R F, SHINDER R. Molluscum contagiosum[J]. N Engl J Med, 2022, 386(6): 582.

[6] ADUSUMILLI N, SHOEN E, FRIEDMAN A. Psychosocial burden of verruca vulgaris: A cross-sectional survey[J]. J Drugs Dermatol, 2022, 21(6): 614-617.

[7] SEONG S H, JUNG J H, KWON D I, et al. Dermoscopic findings of genital keratotic lesions: Bowenoid papulosis, seborrheic keratosis, and condyloma acuminatum[J]. Photodiagnosis Photodyn Ther, 2021, 36: 102448.

[8] MOORE S, RADY P, TYRING S. Acquired epidermodysplasia verruciformis: clinical presentation and treatment update[J]. Int J Dermatol, 2022, 61(11): 1325-1335.

[9] LAKSONO B M, DE VRIES R D, DUPREX W P, et al. Measles pathogenesis, immune suppression and animal models[J]. Curr Opin Virol, 2020, 41: 31-37.

[10] WINTER A K, MOSS W J. Rubella[J]. Lancet, 2022, 399(10332): 1336-1346.

第三章

细菌性皮肤病

皮肤表面存在正常的微生物平衡，这些微生物与病原微生物竞争以预防皮肤感染，维持其正常的屏障及生理功能。本章主要介绍一组在特定情况下皮肤表面的菌群失衡或创伤导致细菌经表皮入侵引起的皮肤疾病。根据致病菌的形态可分为球菌及杆菌，根据其革兰氏染色性不同可分为革兰氏阳性菌及革兰氏阴性菌。其临床表现及感染的严重程度取决于致病菌的种类、毒力、侵袭性以及宿主因素。多数情况下感染常局限在表皮、真皮及皮肤附属器，少数情况下感染可播散至全身，甚至引起败血症及感染性休克。

第一节　脓疱疮
Impetigo

Abstract

Superficial streptococcal or staphylococcal infection of the epidermis is characterized by honey-crusted (nonbullous) or flaccid vesiculobullous lesions and erosions (bullous) that is most commonly seen on the face but can occur anywhere the skin barrier is damaged.

引言

脓疱疮（impetigo）为一种最常见的化脓性球菌感染引起的浅表性传染性皮肤病，主要为接触传播，可迅速蔓延，常可自身接种或在儿童中流行。

一、病因和发病机制

主要致病菌为凝固酶阳性的金黄色葡萄球菌，此外部分患者可由乙型溶血性链球菌、凝固酶阴性的白色葡萄球菌引起。易感因素有高温、多汗、浸渍、创伤、营养不良、糖尿病、人口密集、卫生状况不佳及瘙痒性皮肤病等。

二、临床表现

好发于夏秋季节，多见于学龄前儿童，接触传播，可迅速蔓延，常在幼儿园内流行。病程有自限性，2～6 周可自愈。当宿主免疫力低下时，细菌突破皮肤进入深层则可能导致一系列并发症，如蜂窝织炎、败血症、急性肾小球肾炎等。

1. 非大疱性脓疱疮　又称为寻常型脓疱疮、结痂性脓疱疮。好发于口鼻周围和肢端等暴露部位。皮损初表现为红斑或丘疹，迅速形成薄壁脓疱，脓液呈袋状坠积，周围有红晕，疱壁易破，破后露出糜烂面，表面有蜜黄色痂（图 3-1，图 3-2）。患者常有瘙痒症状，搔抓后可不断将细菌接种于其他部位，从而发生类似的新发皮损。

2．大疱型脓疱疮　主要由金黄色葡萄球菌噬菌体Ⅱ组 71 型引起，好发于儿童的面部、躯干和四肢。典型皮损为直径 1cm 左右的脓疱，壁薄，周围红晕不明显，破后形成大片糜烂，有时可呈环状，称为环状脓疱疮。

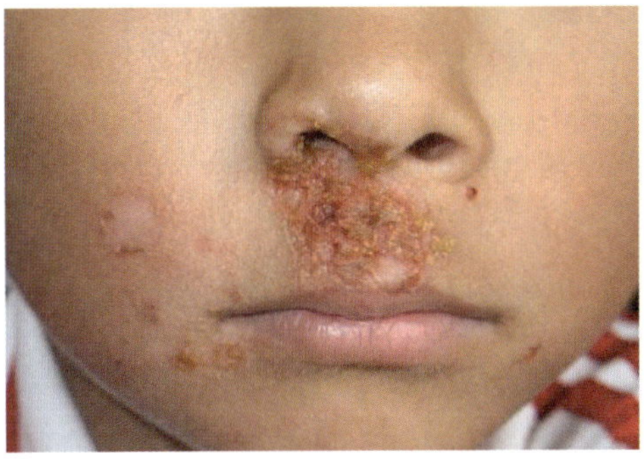

图 3-1　脓疱疮（口周围）

注：一例脓疱疮患儿，可见其面部渗出、糜烂、蜜黄色结痂。

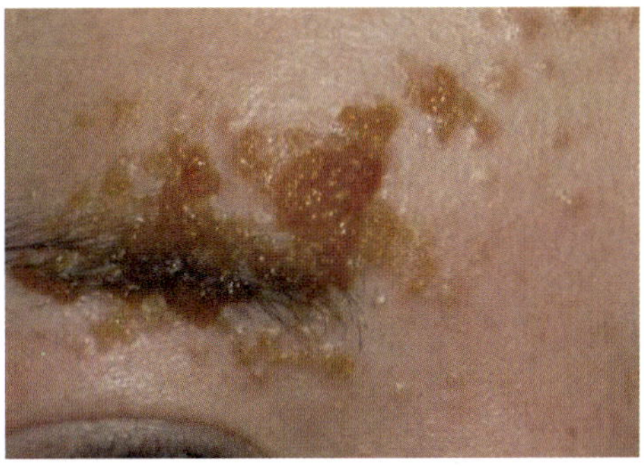

图 3-2　脓疱疮（额部）

注：一例脓疱疮患儿，可见其面部多发丘疱疹、渗出、蜜黄色结痂。

三、实验室检查

白细胞总数和中性粒细胞计数增多，脓液细菌培养阳性。

四、组织病理

角层下及颗粒层间脓疱，疱内含有纤维蛋白、革兰氏阳性球菌及许多嗜中性粒细胞。表皮棘层可见海绵形成，有时可见棘层松解细胞。真皮上部血管扩张充血、血管周有中性粒细胞等浸润。

五、诊断和鉴别诊断

根据流行季节、发病年龄、好发部位和典型脓疱等容易诊断。临床上需与以下疾病鉴别。

1．丘疹型荨麻疹　本病是在风团样红斑上出现丘疹或小水疱，好发于躯干和四肢，皮损常成批出现，瘙痒明显。

2．水痘　冬春季节常见，发疹时常伴有发热等全身症状，皮疹在发热后 1～2 天内波及全身，多呈向心性分布，皮损主要为绿豆至黄豆大小的水疱，同时也可见红斑、丘疹、结痂等各期的皮疹。

3．湿疹　皮损为多形性，急性期可表现为水疱、渗出、糜烂等，皮损常对称分布，瘙痒明显，易反复发作。

六、治疗

1．隔离和治疗患者，注意皮肤清洁卫生，对已污染的物品消毒，及时治疗瘙痒性皮肤病。

2．局部疗法　以杀菌、消炎、收敛、干燥为原则，可外用红霉素、新霉素、莫匹罗星软膏、夫西地酸或复方多黏菌素 B 软膏等。对于深脓疱疮，可先去除痂皮，再外用抗生素软膏，以促进皮损愈合。

3．全身疗法　对于皮损较广泛、严重及有全身症状者应积极应用系统性抗感染治疗。半合成青霉素及一代、二代头孢类抗生素对大多数革兰氏染色阳性球菌有效，可作为经验性抗感染治疗的首选，后续可根据药物敏感试验调整使用敏感的抗生素。对重症新生儿脓疱疮，必要时可输血或肌内注射丙种球蛋白。同时应注重合并症的管理，注意监测水、电解质平衡并保护脏器功能。

第二节　葡萄球菌烫伤样皮肤综合征

Staphylococcal Scalded Skin Syndrome

Abstract

Staphylococcal scalded skin syndrome (SSSS) is an acute skin exfoliative disease caused by exfoliative toxin (ET) produced by bacteriophage group Ⅱ *Staphylococcus aureus*, mostly type 71 and type 51. The typical lesion is relaxed bullae on the basis of erythema with positive Nikolsky's sign. It is often accompanied by high fever, vomiting and diarrhea.

引言

葡萄球菌烫伤样皮肤综合征（staphylococcal scalded skin syndrome，SSSS）常由噬菌体Ⅱ组金黄色葡萄球菌产生的表皮松解毒素引起，好发于婴儿。因其典型皮损为红斑、松弛性大疱、渗出、糜烂，似烫伤样外观而得名。

一、病因和发病机制

SSSS 由凝固酶阳性的噬菌体Ⅱ组金黄色葡萄球菌产生的表皮剥脱毒素（exfoliative toxin，ET）引起。细菌侵袭性强，局部皮肤感染后经血行播散，引发远隔部位皮肤广泛的表皮损伤。ET 是一种丝氨酸蛋白酶，可作用于棘细胞间的桥粒芯蛋白 1（desmoglein 1，Dsg1），引起颗粒层分解。Dsg1 在表皮浅层密度较大，在表皮深层及黏膜表达较低，故表皮深层和黏膜不易被破坏。本病多见于新生儿及儿童，可能与该群体尚未形成针对 ET 的抗体，以及肾脏排泄 ET 能力不足相关。

二、临床表现

夏秋季为高发期，好发于 5 岁前的婴幼儿，尤其以新生儿为主，偶发于免疫抑制或患有肾功能不全的成人。常突然起病，先在头颈部区域出现红斑，以口周和眼角周围为著，红斑在 24～48 小时内迅速扩展，变为薄壁、松弛性水疱、大疱，易破裂形成湿润红色烫伤样外观，尼氏征阳性，部分患者可见口周放射状皲裂。经 1～2 周，红斑、糜烂颜色逐渐变暗，并出现糠状脱屑至皮损痊愈。常见的前驱期和伴随症状包括皮肤疼痛、发热、易激惹、不适和食欲减退。由于皮肤屏障功能受损，病情严重者可继发感染、水电解质紊乱及低体温等一系列并发症，甚至导致患者死亡。

三、实验室检查

由于 SSSS 中的水疱是葡萄球菌外毒素血行播散（而非局部感染）所致，因此，疱液细菌培养多呈阴性，血细菌培养阳性率亦不高。若体格检查见皮肤或黏膜存在疑似原发感染灶（尤其在脓性渗出区），应取样培养；若无明显感染灶，应从金黄色葡萄球菌的常见定植部位取样，如皮肤、结膜、鼻孔、耳道、鼻咽等部位进行细菌培养。直接免疫荧光检查可在颗粒层检出 ET-A、ET-B 或 ET-D。

四、组织病理

表皮颗粒层、棘层松解，可见裂隙和水疱，疱内缺乏炎症细胞。真皮亦缺乏炎症细胞浸润，仅在血管周围有少量炎症细胞浸润。

五、诊断和鉴别诊断

根据发病年龄、临床表现和细菌培养可诊断，需与以下疾病相鉴别。

1．新生儿脓疱疮　以脓疱为主，无表皮松解，尼氏征阴性。

2．中毒性表皮坏死松解症　大多由药物引起，主要见于成人，可引起黏膜改变。皮损常具多形性，可出现多形红斑样皮损，病理为表皮全层坏死、表皮下疱形成，疱液中可见大量炎症细胞。

3．天疱疮　寻常型天疱疮和落叶型天疱疮为自身免疫性大疱病，可出现泛发性水疱和糜烂，尤其在成人发病的 SSSS 中需要加以鉴别。寻常型天疱疮水疱较深，且可有黏膜受累。落叶型天疱疮与 SSSS 的皮肤受累层次类似，但疱液中有较多的炎症细胞，直接免疫荧光可鉴别。

六、治疗

1．一般治疗　注意保暖、加强水化，监测体温、尿量、电解质。定期换药并清理黏膜分泌物，避免继发混合感染及粘连形成。

2．局部治疗　原则上应使用刺激性小并有收敛作用的药物，若病灶广泛、渗出，皮肤应视为烫伤处理，水溶性聚合物凝胶敷料可能有益。此外，局部外用新霉素乳膏、莫匹罗星软膏等可抑制细菌复制，并可一定程度上预防继发感染。

3．全身治疗　若及时充分治疗，预后良好。大多数患者可在 2 ~ 3 周内完全康复，不留有明显的瘢痕、外形毁损或其他长期后遗症。

一般优先使用耐青霉素酶的青霉素类，如苯唑西林或萘夫西林，也可选择一代或二代头孢，后续应根据药敏结果及治疗反应调整。对初始治疗无效的患者，应考虑使用万古霉素、利奈唑胺等耐甲氧西林金黄色葡萄球菌（methicillin-resistant Staphylococcus aureus，MRSA）药物。此外，应积极治疗可能合并的体液和电解质紊乱、败血症等相关并发症。

第三节　细菌性毛囊炎
Bacterial folliculitis

Abstract

Folliculitis is a superficial pyoderma that affects the hair follicle and is usually caused by a pathogenic strain of *S. aureus*. The characteristic appearance is a small pustule pierced by a hair.

引言

细菌性毛囊炎（bacterial folliculitis）为细菌感染毛囊附属器结构引起的化脓性炎症，常见致病菌为金黄色葡萄球菌，临床常表现为毛囊性丘疹、脓疱等。

一、病因和发病机制

病原菌主要是凝固酶阳性的金黄色葡萄球菌，有时也可以分离出表皮葡萄球菌、链球菌和假单孢菌属等。机体抵抗力低下、搔抓、摩擦和皮肤的浸渍等为本病的诱因。

二、临床表现

初发皮损为毛囊性丘疹，后迅速发展成丘疹性脓疱，中央有毛发贯穿，周围绕有红晕（图 3-3），若脓疱破裂，则表面结有少许黄痂，约 1 周后痂脱而愈，一般不留瘢痕。但若毛囊炎向深部发展，则可形成深在性毛囊炎、疖和痈等，愈后局部常留有瘢痕或永久性脱发。部分患者皮损反复发作，多年不愈。自觉症状有轻度瘙痒和疼痛。皮损好发于头面部、颈部、胸背部、臀部和外阴部。局部淋巴结可肿大。

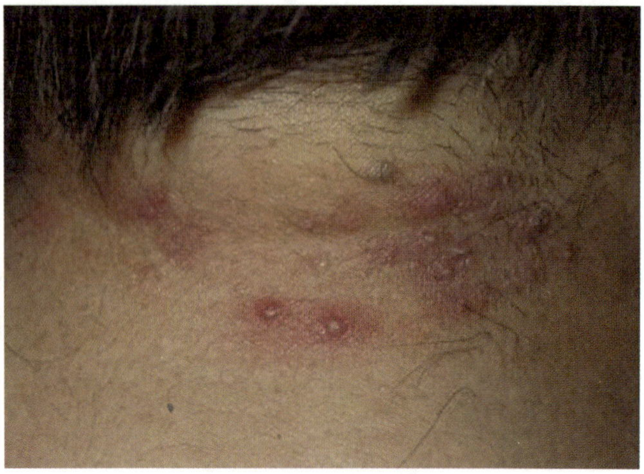

图 3-3　毛囊炎

注：额头毛囊性丘疹、脓疱，周围有红晕。

三、组织病理

主要表现为毛囊区的化脓性炎症，毛囊上皮出现海绵水肿，围绕毛囊可见中性粒细胞等炎症细胞聚集。脱发性毛囊炎时，毛囊被破坏，常伴有异物肉芽肿性反应，最后被纤维结缔组织取代，形成瘢痕。

四、诊断和鉴别诊断

根据皮疹表现为与毛囊一致的红色充实性丘疹或脓疱，四周有红晕，诊断不难，需与以下疾病鉴别。

1. 糠秕孢子菌性毛囊炎　本病临床亦表现为毛囊一致的红色丘疹，多伴有明显瘙痒，真菌镜检可见典型孢子。

2. 嗜酸性脓疱性毛囊炎　本病又称 Ofuji 病，临床表现为红斑、斑块基础上的毛囊性丘疹、脓疱，皮疹常成批、反复出现，明显瘙痒，组织病理显示毛囊上皮淋巴细胞和嗜酸性粒细胞浸润，可形成嗜酸性微脓肿，可伴有外周血嗜酸性粒细胞增多。

五、治疗

1. 注意个人和环境的清洁卫生，积极治疗糖尿病和瘙痒性皮肤病。

2. 局部治疗　以消炎、杀菌、干燥为原则，可酌情选用新霉素软膏、红霉素软膏、莫匹罗星软膏、夫西地酸乳膏等。

3. 全身治疗　可用常规剂量的抗生素，如青霉素、红霉素、四环素等，注意四环素类抗生素应避免用于 8 岁以下儿童。

4. 物理疗法　可选用半导体激光、紫外线、红外线或超短波、激光等疗法，以促进愈合，预防复发。

第四节　头部脓肿性穿掘性毛囊周围炎
Perifolliculitis Capitis Abscedens et Suffodiens

Abstract

Perifolliculitis capitis abscedens et suffodiens is a kind of perifollicular inflammation characterized by lymphocytic infiltration around hair follicles at early stage caused by hyperkeratosis of hair follicles. It can occur independently or in combination with hidradenitis suppurativa and acne conglobate, which is so called follicular occlusion triad. When pilonidal sinus is further included, it would add up to follicular occlusion tetrad.

引言

头部脓肿性穿掘性毛囊周围炎是由于毛囊角化过度而致的毛囊周围的炎症，早期以淋巴细胞为主，继发细菌感染可以中性粒细胞为主。可单独出现或与化脓性汗腺炎、聚合性痤疮合并出现称为毛囊闭锁三联征，如同时合并藏毛窦则称为毛囊闭锁四联征。

一、病因和发病机制

发病机制尚不明确。细菌感染，如金黄色葡萄球菌、链球菌、表皮葡萄球菌等在发病中扮演重要角色。此外，炎症、创伤、遗传因素等亦在其发病中起到一定作用。

二、临床表现

好发于成年男性，初始为多发、坚实的头皮结节，常位于头顶中后部及枕部。结节可软化形成脓疱，也可进一步相互交通形成瘘孔，排出脓性物质。病程慢性迁延、反复发作，可造成瘢痕性脱发。

三、组织病理

早期表现为毛囊周围中等密度的淋巴细胞浸润，退行期 / 休止期毛发比例增加；随后中性粒细胞浸润增多，特别是在长期的波动性皮损中。疾病进展时伴血管增生，真皮深层和皮下脂肪开始呈肉芽肿性炎症。最终炎症消退，真皮和浅层脂肪发生致密纤维化、毛囊消失。

四、诊断和鉴别诊断

根据好发人群、好发部位、典型皮损等较易诊断，需与以下疾病相鉴别。

1．头癣　黄癣和脓癣也可有红肿、脓疱、结痂等改变，如治疗不及时也可出现瘢痕性脱发。但头癣的皮疹通常相对集中，部分有特征性断发，真菌直接镜检及滤过紫外线检查可加以鉴别。

2．秃发性毛囊炎　原发皮疹为丘疹、脓疱，其本质为毛囊炎而非毛囊周围炎，早期皮损组织病理可见真皮上部毛囊漏斗部扩张、炎症细胞浸润，而真皮深部及皮下脂肪的炎症浸润较轻。晚期也可出现纤维化及瘢痕性脱发。

五、治疗

本病的治疗原则为减轻炎症，调节毛囊异常角化，治疗继发细菌感染，应根据病情轻重程度选择合适的治疗方案。目前的治疗主要基于病例对照研究及病例报道，可作为临床治疗参考。

1. 轻度至中度病例 可给予口服抗生素作为初始治疗，通常选用四环素衍生物，如多西环素、米诺环素。四环素类药物的常见不良反应包括胃肠道不适、光敏性等，因此，在用药期间要注意避光防晒。此外，米诺环素可能出现剂量依赖性头晕及良性颅高压，尤其应避免与维 A 酸类药物联合使用。

2. 重度病例 可以口服异维 A 酸作为初始治疗。0.25 ~ 1.00mg/（kg · d）的剂量通常可明显改善结节，早期启动治疗的病例在治疗后 3 个月左右可见新生毛发，但停药后常复发。此外，近年来也有肿瘤坏死因子抑制剂如益赛普、阿达木单抗等治疗重度病例或治疗抵抗病例的报道。临床上在尝试使用此类药物前应先完善感染及肿瘤筛查，避免长期用药可能给患者带来的潜在风险。

3. 局部治疗 当有脓肿或窦道形成时，可行切开引流。此外，病灶内注射皮质类固醇也可短期内快速缓解症状。

4. 合并脱发的治疗 早期毛囊周围炎症明显时即积极治疗可避免形成瘢痕性脱发，炎症消退后可有新生毛发长出。如治疗不及时，或病情反复、迁延，形成瘢痕性脱发后再通过药物治疗，则很难恢复毛发生长。如有治疗需求，可在炎症控制的情况下考虑手术切除后移植。

第五节 疖和痈
Furuncle and Carbuncle

Abstract

A furuncle may originate from a preceding folliculitis but more commonly appears de novo as a painful, indurated erythematous nodule often surmounted by a follicular pustule. When several furuncles appear in close proximity with multiple points of drainage, they are referred to as carbuncles.

引言

疖（furuncle）是一种毛囊和毛囊周围的急性化脓性炎症，多发及反复发作者称为疖病。多个疖肿相互融合形成痈（carbuncle），常有明显的炎症反应。

一、病因和发病机制

病原菌主要为金黄色葡萄球菌，其次为白色葡萄球菌。皮肤潮湿多汗、擦伤、糜烂等均有利于细菌侵入及繁殖，皮脂溢出也可成为其诱因。此外，贫血、慢性肾炎、营养不良、糖尿病、长期使用皮质类固醇和免疫抑制剂以及免疫缺陷者，皆易并发疖和痈。

二、临床表现

1. 疖 初起为毛囊性炎性丘疹或结节，基底有明显浸润，有跳痛及压痛（图 3-4）。数日后结节中央坏死变软，顶端出现黄白色脓栓，破溃后排出脓栓、坏死组织及脓液。排出脓液后，炎症逐渐消

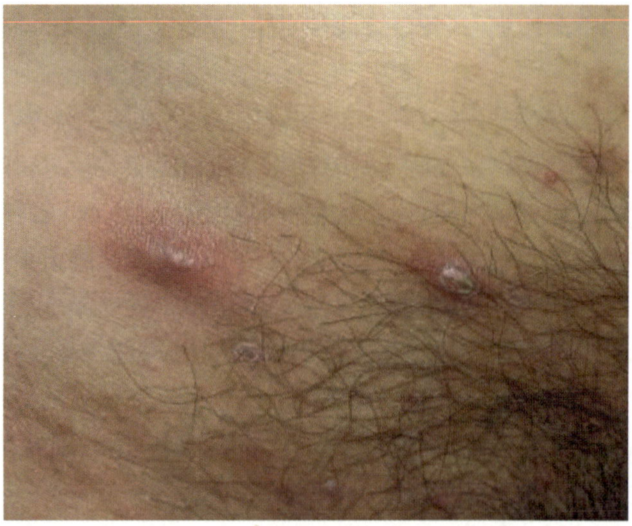

图 3-4 疖

注：可见阴阜多发毛囊性丘疹、脓疱，边缘红斑、浸润明显。

退，最后留下持久性瘢痕。患者常有畏寒、发热、头痛等全身症状，附近的淋巴结常肿大。营养不良者，可引起脓毒血症或败血症。好发于头面部、颈项部、臀部和生殖器部位等。发生于面部的疖，因其局部有丰富的淋巴管及血管网，并和颅内血管相通，故易引起海绵窦化脓性血栓性静脉炎、败血症，甚至脑脓肿等。一般为单发，但亦可为多发，若数目较多，此起彼伏，反复发生，经久不愈者，则称为慢性疖病。

2．痈 好发于颈、背、肩、臀及大腿等处。初起为红、肿、热、痛的弥漫性硬块，表面光滑，边缘局限。此后，皮损迅速向四周及深部组织发展，直径可达10cm或更大。5~7天后开始化脓，中央区皮肤坏死，其上出现多个脓头（图3-5）。如坏死组织及脓液由破溃处排出，则留下多个带有脓性基底的溃疡如蜂窝状。此后，炎症明显减轻，局部塌陷，形成“火山口样”外观，愈后局部留有瘢痕。部分患者全身症状较重，如伴有寒战、高热、全身不适、食欲不振等，严重者可继发败血症而导致死亡。

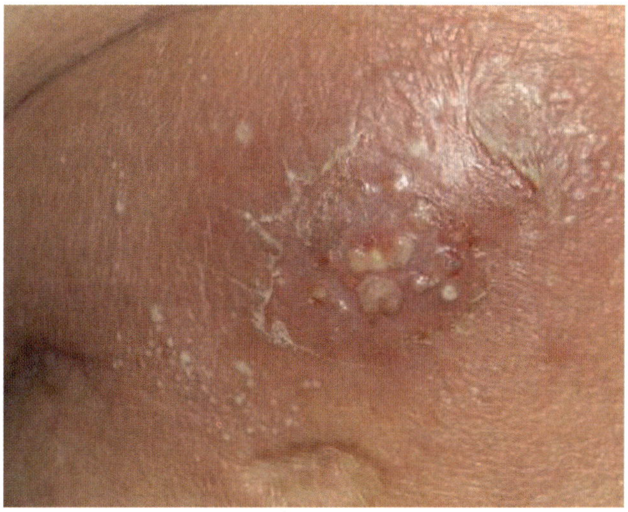

图3-5 痈

注：表现为浸润性红色结节，边界不清，其表面可见多个脓头。

三、组织病理

早期表现为多数相邻的毛囊炎和毛囊周围炎，毛囊周围有密集的中性粒细胞和少数淋巴细胞浸润，继而毛发、毛囊及皮脂腺均被破坏。愈合前可出现淋巴细胞、组织细胞浸润，可形成肉芽肿性炎症，最后可出现纤维化、瘢痕及毛发脱落。

四、实验室检查

严重及多发性疖病和痈的患者，外周血中白细胞总数常增多，中性粒细胞增多。慢性复发性疖病应完善尿糖及感染四项指标，以筛查诱因及易感因素。

五、诊断和鉴别诊断

根据炎性浸润较深的结节，伴红、肿、热、痛，中央有脓栓和全身症状等，易于诊断。应与下列疾病进行鉴别。

1．蜂窝织炎 局部呈弥漫性红肿，境界不清，表面无脓头。

2．化脓性汗腺炎 本病一般发生于腋窝、肛周及外阴等大汗腺分布区域，易形成窦道，皮损常多发。

3．假性疖病 本病是小汗腺炎，多见于婴幼儿的头皮、颈部、上胸部，产妇亦常发生，夏季多见，为多个黄豆至蚕豆大紫红结节，浸润比较局限，并且局部疼痛与周围炎症均不如疖明显。中央无毛发贯穿，无脓栓，愈后无瘢痕。

六、预防和治疗

1．加强锻炼，增强机体抵抗力。注意皮肤清洁卫生，勤洗澡，勤换衣服。防止外伤，治疗各种瘙痒性皮肤病和全身慢性消耗性疾病。

2．局部疗法 主要是抗菌消炎，当疖肿未化脓者，可外用10%鱼石脂软膏等。对已化脓者可切开引流排脓，切忌挤压。发生于上唇及鼻部者，更应注意避免挤压，以免细菌沿血行进入海绵窦，引起颅内感染。

3．全身疗法 可选用复方新诺明、多西环素、米诺环素等能够覆盖金黄色葡萄球菌及耐甲氧西林金黄色葡萄球菌的经验性抗生素治疗，或根据脓液细菌培养及药敏试验选用敏感的抗生素口服。病情较重、进展较快、或处于免疫抑制状态时可考虑静脉用抗生素，如万古霉素、达托霉素等。

4．物理疗法 早期可酌情选用紫外线、红外线、超短波和音频电疗等。

第六节 蜂窝织炎
Cellulitis

Abstract

Cellulitis is an acute, diffuse suppurative infection involving the skin and subcutaneous tissues, most commonly caused by *β-hemolytic Streptococcus*, *Streptococcus pyogenes*, and *Staphylococcus aureus*. The typical manifestation is ill-defined erythema with remarkable swelling, arising skin temperature, pain of dysfunction and systemic symptoms.

引言

蜂窝织炎（cellulitis）是累及皮肤及皮下组织的急性弥漫性化脓性感染，多由β-溶血性链球菌、化脓性链球菌和金黄色葡萄球菌引起。

一、病因和发病机制

蜂窝织炎多由β-溶血性链球菌、化脓性链球菌或金黄色葡萄球菌引起，少数情况也由流感嗜血杆菌或其他病原体引起。肥胖、创伤、昆虫叮咬、免疫抑制、皮肤感染及皮肤炎症等均是易感因素。在易感个体中，细菌通过皮肤进入皮下组织引起弥漫性炎症，进而发展为蜂窝织炎。由其他部位感染扩散至皮肤及皮下组织造成的蜂窝织炎称为继发性蜂窝织炎。

二、临床表现

典型皮损为红斑、水肿，皮温升高、疼痛明显，与周围皮肤分界不清，水肿严重时局部皮肤可呈橘皮样外观，严重者可伴有大疱形成。常见于小腿，也可见于眶周、腹壁、面颊、肛周等全身其他部位。常出现局部淋巴管炎及淋巴结炎，同时也可出现发热、头痛、寒战等全身其他症状。当感染控制时，炎性物质会逐渐被吸收并痊愈，但部分患者可能出现坏死组织液化、破溃。如感染不能控制，感染扩散至深部的筋膜、肌肉，甚至出现脓毒血症、败血症及远隔器官感染等严重并发症。

三、实验室检查

外周血白细胞、中性粒细胞、C反应蛋白、红细胞沉降率（血沉）等可升高，并发败血症、脓毒血症时还可有凝血异常。

四、组织病理

病变主要位于真皮。真皮水肿，真皮及皮下组织见急性化脓性炎症改变，可见大量中性粒细胞、淋巴细胞浸润，血管扩张，有时可见血栓、淋巴管扩张。疾病后期可见由成纤维细胞、多核巨细胞、组织细胞形成的肉芽肿。

五、诊断和鉴别诊断

根据典型的临床表现，结合实验室检查可做出诊断，需要与以下疾病相鉴别。

1. 丹毒 亦为皮肤细菌感染，病原谱与蜂窝织炎类似，但丹毒表现为境界清楚的水肿性红斑，累及深度不及蜂窝织炎，一般不会出现橘皮样外观。

2. 坏死性筋膜炎 深部肌筋膜的进行性破坏，触痛明显，进展迅速，皮肤颜色几日内从紫红色变为蓝紫色。淋巴管炎及淋巴结炎不常见。

3. 淤积性皮炎 由慢性静脉功能不全所致，通常双侧发生，表现为红斑、鳞屑、湿疹样改变，内踝通常受累最重。

六、治疗

1. 卧床休息、抬高患肢、加强回流，积极治疗糖尿病、营养不良等基础疾病。

2. 积极抗感染治疗，疗程 10 ~ 14 天，病情较重或迁延的患者可适当延长疗程。

（1）经典方案为青霉素每日 200 万 ~ 2000 万单位，分 2 ~ 4 次给药，静脉输液。此外，也可选用头孢唑林、头孢曲松，具体方案为头孢唑林钠 1g，每 8 小时 1 次，静脉输液；头孢曲松 2g，每天 1 次，静脉输液。青霉素过敏者可用克林霉素治疗。

（2）对于由耐甲氧西林金黄色葡萄球菌或其他耐药链球菌所致的蜂窝织炎，可使用万古霉素或利奈唑胺，必要时联合两种抗生素。具体方案为万古霉素 1g，每 12 小时 1 次，静脉输液，肾功能不全的患者及老年人需要根据肌酐清除率调整剂量；利奈唑胺 600mg，每 12 小时 1 次，静脉输液，利奈唑胺有骨髓抑制的风险，用药期间应定期监测血常规。

3. 局部使用紫外线或超短波物理疗法，对炎症控制也有一定作用。

第七节　猩红热
Scarlet Fever

Abstract

Scarlet fever is a toxin-mediated syndrome that is associated with infection of the oropharynx by group A *β-hemolytic Streptococcus* and is characterized by fever, cervical lymphadenopathy, strawberry-like tongue, a diffuse sandpaper-like erythematous eruption, linear petechiae in the intertriginous fold (Pastia's line), and eventual acral desquamation.

引言

猩红热（scarlet fever）由 A 组乙型溶血性链球菌产生的细菌毒素介导，以发热、颈部淋巴结肿大、“草莓舌”、弥漫红斑基础上的砂砾样斑丘疹、皱褶部位线状皮下出血（Pastia's line）以及肢端脱屑为特征。

一、病因和发病机制

猩红热为A组乙型溶血性链球菌所致的急性传染病。此种细菌可产生致热外毒素（pyrogenic exotoxin），引起皮疹及中毒症状。其传染源主要是病人和带菌者，多经飞沫传播，也可通过污染的食品、食具、玩具等传播，偶尔可由皮肤伤口或产道侵入，引起“外科猩红热”或“产科猩红热”。

二、临床表现

本病以冬春两季较多，主要累及儿童，常突然起病，有发热、咽痛、头痛等症状。扁桃体充血，其上有黄白色渗出物，易拭去。起病后一天发疹，皮疹于耳后、颈、胸、躯干、四肢依次出现，在24小时内即可遍及全身。典型皮损为皮肤弥漫充血的基础上，出现许多针尖大小的点状猩红色丘疹，排列密集，可融合成片，压之褪色。皮损在皮肤皱褶处（如肘窝、腋窝、腹股沟）常因压迫摩擦而引起皮下出血，形成紫红色线，称为Pastia线。面部充血潮红而口周无充血，形成“口周苍白圈”。舌表面有白苔，而红肿的舌乳头肥大突出于白苔外，形成“草莓舌”。到第4～5天舌表面的白苔脱落，舌面光滑，舌乳头仍凸起，呈鲜红色，称“杨梅舌”。此时，颈前和颌下淋巴结常肿大。于起病后第1周末或第2周开始脱屑，颈、胸部呈糠秕样，四肢呈片状，而手掌、足跖则呈大片状脱屑，有时像手套、袜套样。脱屑量与皮疹轻重成正比，皮疹严重者脱屑较早且较显著。

三、实验室检查

早期血白细胞总数增多及中性粒细胞比例升高，病程第2、3天起常有嗜酸性粒细胞增加，可达5%～10%。咽拭子及其他分泌物细菌培养，可分离出A组乙型溶血性链球菌。

四、组织病理

发疹期真皮水肿、毛细血管扩张充血及中性粒细胞浸润。脱屑期可见表皮角化不全、棘层松解。

五、并发症

1．化脓性并发症 有扁桃体周围脓肿、咽后脓肿、中耳炎和化脓性关节炎等。

2．中毒性并发症 有心肌炎、心内膜炎和间质性肾炎等。

3．变态反应性并发症 在病程2～3周时发生，如风湿热和急性肾小球肾炎等。

六、诊断和鉴别诊断

根据接触史，急性发病，有发热、咽峡炎、“杨梅舌”、典型的猩红热皮损等临床表现及咽拭子培养分离出A组乙型溶血性链球菌，即可诊断。需与下列发疹性疾病进行鉴别。

1．金黄色葡萄球菌感染引起的猩红热样皮疹 有些金黄色葡萄球菌也能产生红疹毒素，故亦可出现猩红热样皮疹，但其皮疹出现较晚（病后2～5天），中毒症状较重，取血及鼻咽部分泌物作细菌培养为金黄色葡萄球菌。

2．麻疹 发热后第4天左右出疹，疹间可有正常皮肤，伴有明显的上呼吸道卡他症状、眼结膜充血、畏光及口腔Koplik's斑。

3. 麻疹样或猩红热样药疹 起病前有用药史，一般无咽峡炎及“杨梅舌”等改变，中毒症状较轻，停药后症状减轻。

七、治疗

1. 确诊后隔离，直至咽拭子培养连续3次阴性。患者日常接触用具应及时消毒。

2. 抗感染治疗 青霉素为首选药物，疗程至少为10天。对青霉素G过敏者，可用克林霉素治疗。大环内酯类药物治疗易出现耐药，不推荐使用。

第八节 丹毒
Erysipelas

Abstract

Erysipelas is a superficial infection usually caused by group A, *β-hemolytic Streptococcus*. It is characterized by edematous erythema with a clear border, arising skin temperature and pain. It usually occurs on face and lower leg with an acute disease course.

引言

丹毒（erysipelas）为细菌感染所致的皮肤浅层淋巴管及周围软组织的急性炎症，最常见的致病菌为A组乙型溶血性链球菌。临床表现为局部红、肿、热、痛，常伴有发热、头痛等全身症状。

一、病因和发病机制

病原菌最常见为A组乙型溶血性链球菌，大多通过皮肤或黏膜的细微损伤侵入，少部分也可发生于血行感染。常见诱发因素包括创伤、炎症（如湿疹、鼻炎）、感染（如足癣）等。其他一些引起机体抵抗力低下的因素，如糖尿病、慢性肾炎、营养不良、酗酒、低丙种球蛋白血症等，均为本病的促发因素。

二、临床表现

本病可发生于全身任何部位，但以小腿和面部较常见。发病前可有畏寒、发热、头痛、恶心、呕吐等前驱症状，继而出现界限清楚的水肿性红斑，表面紧张、灼热，压痛明显，并迅速向四周扩大（图3-6）。局部淋巴结可肿大。多呈急性起病，皮损及全身症状多在4～5日达高峰，若不积极治疗，尤其婴儿及年老体弱的病人，可伴发蜂窝织炎、肾炎、败血症等。皮疹消退时，局部可留有轻度的色素沉着和脱屑。部分患者在红斑、肿胀处可发生水疱或大疱，则称为大疱性丹毒；有脓疱形成者，称为脓疱性丹毒；若症状严重，局部迅速发

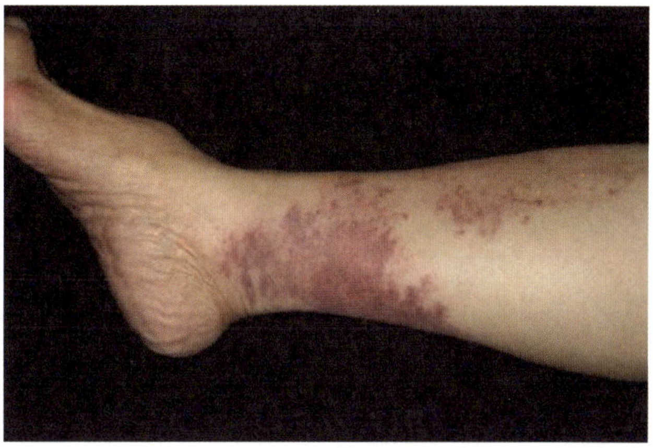

图3-6 丹毒

注：右下肢界限清楚的红斑、紫癜。

生坏疽者，则称为坏疽性丹毒；若皮损一面消退，一面发展扩大，呈岛屿状蔓延者，称为游走性丹毒。此外，本病常在同一部位复发，再发时症状较轻，往往只有局部轻度红肿，患者没有或仅有低热等全身症状，通常数天后即可自然痊愈。反复发作后，皮肤淋巴管受损阻塞，受累组织肥厚，时间长了可形成象皮肿，多见于小腿；若发生于颜面或外生殖器者则形成慢性淋巴水肿。此种反复发作者称为慢性复发性丹毒。

三、组织病理

真皮浅层高度水肿，有时有表皮下水疱形成。真皮浅层毛细血管和淋巴管扩张，并有以弥漫性中性粒细胞为主的炎性浸润，多围绕在血管与淋巴管周围。慢性复发性患者的真皮内淋巴管管壁增厚，管腔部分或完全闭塞，结缔组织增生。

四、实验室检查

血常规的白细胞总数及中性粒细胞增多，红细胞沉降率增快，偶有蛋白尿及管型尿。ASO 滴度试验有助于检测链球菌。只有约 5% 病例血培养的结果呈阳性。

五、诊断和鉴别诊断

根据发病急骤，局部有界限清楚的水肿性红斑，伴有灼痛及压痛，并有畏寒、高热等全身症状，诊断不难，有时需与下列疾病相鉴别。

1．接触性皮炎 起病前局部有接触外界刺激物的病史，皮损发生于接触部位，界限清楚，有不同程度的瘙痒，一般无全身症状。

2．蜂窝织炎 局部有红肿和触痛，中央部红肿显著，越向边缘则炎症逐渐减轻，界限不清，炎症浸润较深，可有深部化脓现象。

3．类丹毒 起病前有接触家畜、鱼类或屠宰工作中受伤史，损害多位于手部，为紫红色斑，逐渐向外扩展，一般无全身症状。

六、治疗

1．一般治疗 注意休息，祛除诱因，积极治疗足癣、避免或纠正挖鼻孔的习惯等。

2．全身治疗 应根据患者病情的严重程度、发展速度及合并症等情况选择合适的全身治疗方案。初始可选用能够覆盖革兰氏阳性球菌的经验性抗生素治疗，疗程一般为 1～2 周。同时应积极留取病原学，根据药敏结果调整后续抗生素治疗方案。

（1）若皮疹较局限，一般情况良好，无高热、乏力等全身中毒征象，可考虑口服抗生素治疗，如双氯西林、头孢氨苄等。对 β-内酰胺类药物过敏者，可使用复方磺胺甲噁唑、阿莫西林＋多西环素或口服利奈唑胺等。大环内酯类药物的耐药率可能较高，疗效欠佳。

（2）若伴有败血症，建议初始即选用静脉抗生素治疗，可选用青霉素 80 万 U 静脉滴注，每日 2～4 次；或头孢唑林，0.5g，静脉滴注，每 8 小时 1 次；或萘夫西林，0.5g，静脉滴注，每 4～6 小时 1 次；或苯唑西林，静脉滴注，每日 4～8g，分 2～4 次给药。

（3）重度脓毒症或免疫功能抑制的患者，可选用万古霉素＋头孢吡肟静脉输液，如合并有产超广谱 β-内酰胺酶（extended spectrum β lactamase，ESBL）微生物感染者，可升级为美罗培南＋万古霉素，静脉输液。对于病情较重或迁延的患者可适当延长疗程。

3．局部治疗 抬高患肢，用 0.1% 利凡诺或 0.2% 呋喃西林溶液冷湿敷。由于淋巴回流不畅，应适当局部加压，辅以红外线、紫外线或半导体激光治疗。

第九节 类丹毒
Erysipeloid

Abstract

Erysipeloid is a localized skin infection usually presenting with edematous erythema resembling erysipelas. It is caused by *Erysipelothrix indidiosa*, a gram-positive bacillus, which is acquired through the handling of infected seafood, poultry, or meat. As a result, fishermen, hunters and kitchen workers are most commonly affected.

引言

类丹毒（erysipeloid）是由猪丹毒杆菌引起的皮肤感染，病原体大多在处理感染的海鲜、猪肉时经由皮肤创口侵入，手部为好发部位。

一、病因和发病机制

类丹毒是由于猪丹毒杆菌侵入皮肤伤口后，引起丹毒样皮肤损害的急性感染性皮肤病。由于感染是通过直接接种引起，如洗鱼、切猪肉时被刺伤或刀切伤而引起感染，因此，手部为好发部位。

二、临床表现

本病临床上可分为 3 种类型：局限型、全身型和败血症型。

1．局限型 最常见，好发于手部和腕部等暴露部位，潜伏期一般 1～7 天。先在病原菌侵入部位出现绿豆大小的红色斑丘疹，继而局部皮肤肿胀，红斑逐渐向周围扩展，形成边缘轻度隆起的带（图 3-7），此带向周围扩展，而中央部分消退。局部症状有疼痛、灼热感或瘙痒。若手指被侵犯，则可有指关节疼痛，活动困难。一般无全身症状，如不治疗，通常在 2～4 周可自然痊愈。

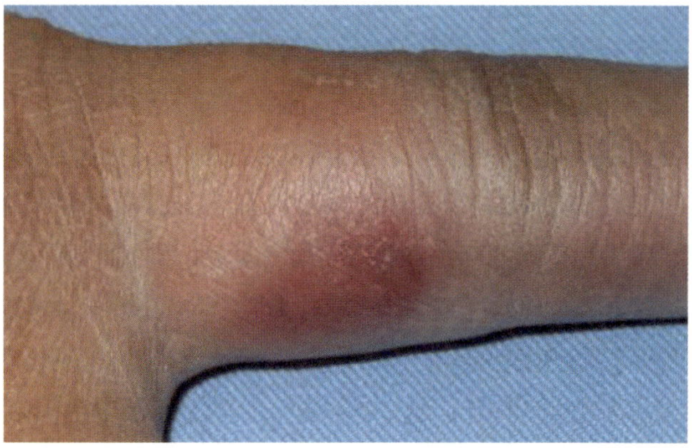

图 3-7 类丹毒

注：右手近端指节背侧局部水肿性红斑，边缘略隆起。

2．全身型 少见，皮损呈弥漫性或全身性分布，形态多样，可呈环状、卵圆形、地图状或奇异形状，且炎症明显。常伴有发热和关节症状，血培养呈阴性。

3．败血症型 罕见，患者常发生严重的紫癜样皮损，全身毒血症状严重，一般找不到感染的入口，但血培养呈阳性。

三、组织病理

表皮和真皮乳头明显水肿，真皮毛细血管扩张，内皮细胞肿胀，血管周围有淋巴细胞、中性粒细胞、嗜酸性粒细胞及浆细胞浸润。

四、诊断和鉴别诊断

根据职业、手部刺伤或刀切伤病史、皮损为境界相对清楚的紫红色斑，结合组织病理，其诊断并不困难。临床上，本病需与丹毒和蜂窝织炎鉴别，丹毒和蜂窝织炎皮损发展迅速，颜色鲜红，常伴有畏寒、发热等全身症状，血常规示中性粒细胞增多。

五、治疗

本病大部分患者经过约 3 周的病程后可自愈，但部分患者可在原发部位复发。本病的病原菌对青霉素非常敏感，故青霉素是本病的首选药物。对局限型患者，青霉素 40 万 ~ 80 万 U/d，连用 5 ~ 7 天即可；但对败血症型患者，应尽早使用大剂量青霉素。对青霉素过敏者，可用四环素、红霉素、磺胺等。

第十节　麻风
Leprosy

Abstract

Leprosy is a chronic infection caused by *Mycobacterium leprae*, which mainly involves cutaneous and peripheral nerves. It is usually transmitted through mucosa and insulted skin by close contact with infected individuals. Clinical presentations are varied as determined by the host's immunologic response.

引言

麻风（leprosy）是一种主要侵犯皮肤和周围神经的慢性传染病。病原体为麻风分枝杆菌，人是主要的传染源。麻风的临床表现根据宿主的免疫状态不同而变化很大，呈广泛的病谱性。

一、病因和发病机制

麻风是由麻风分枝杆菌引起的慢性感染性疾病。麻风分枝杆菌为短小棒状或稍弯曲的分枝杆菌，长为 2 ~ 6μm，宽为 0.2 ~ 0.6μm，呈集簇或团球状。抗酸染色和革兰氏染色均呈阳性。麻风杆菌离体培养迄今尚未成功。

麻风传播的 3 个条件是：具有传染性的患者、易感人群、亲密接触。麻风分枝杆菌的传播途径主要为飞沫传播，少数经破损的皮肤传播。麻风分枝杆菌寄生于细胞内，尤其是巨噬细胞和施万细胞。该菌需要 35℃左右的温度生长，因此，倾向于优先感染躯体温度较低的区域，如鼻、睾丸、耳垂，以及周围神经靠近皮肤的区域。

大多数暴露的个体并不发病，提示人群易感性差异较大。根据免疫水平和类型，可分为 2 型辅助性 T 细胞（T helper cell type 2，Th2）应答为主的瘤型和 1 型辅助性 T 细胞（T helper cell type 1，Th1）应答为主的结核样型两种主要类型。

二、临床表现

潜伏期不定，数月至 30 余年，平均 4 ~ 10 年。发病年龄集中在 10 ~ 15 岁和 30 ~ 60 岁两个高峰。由于机体的免疫力不同，可出现不同的临床表现。根据临床特点、细菌检查及组织病理表现等将麻风分为结核样型（tuberculoid，TT）、界线类偏结核样型（borderline tuberculoid，BT）、中间界线类（borderline-borderline，BB）、界线类偏瘤型（borderline lepromatous，BL）及瘤型（lepromatous，LL）五种类型。其临床表现及实验室检查的差异见表 3-1。

表 3-1 麻风的分型及其分型的差异

项目	TT	BT	BB	BL	LL
皮损类型	浸润性斑块，常伴色素减退	浸润性斑块	斑块和类圆形、侵蚀性损害	浸润性斑疹、丘疹、斑块	斑疹、丘疹、结节、弥漫浸润
数量	≤5 个	常有卫星病灶，或多于 5 个	较多	较多	大量
分布	局限且不对称	不对称	不对称	倾向对称	对称分布
边界	清楚	清楚	欠清	欠清	弥漫浸润，界限不清
感觉	消失	消失	减退	减退	基本正常
皮损内查菌	常查不到	常查不到或较少（1+）	多	多	多，可见菌球
麻风菌素试验	强阳性	弱阳性	阴性	阴性	阴性

1．结核样型麻风 本型患者对麻风杆菌的抵抗力较强，麻风杆菌局限于皮肤和周围神经。皮损少，不对称，好发于四肢、面部、肩部和臀部。只有 1～2 处浅色或淡红斑，边界清楚、高起，中央萎缩，表面干燥有鳞屑，损害处毳毛脱落（图 3-8）。有麻木、闭汗。常累及周围神经，如耳大神经、尺神经和腓总神经等，表现为局部神经粗大，呈条索状、质硬、有压痛。病程慢性，受损神经支配区可出现肌萎缩、爪形手、垂腕、指骨吸收及营养性溃疡等。黏膜、淋巴结、睾丸、眼及内脏无损害。麻风杆菌检查阴性，麻风菌素试验呈强阳性。

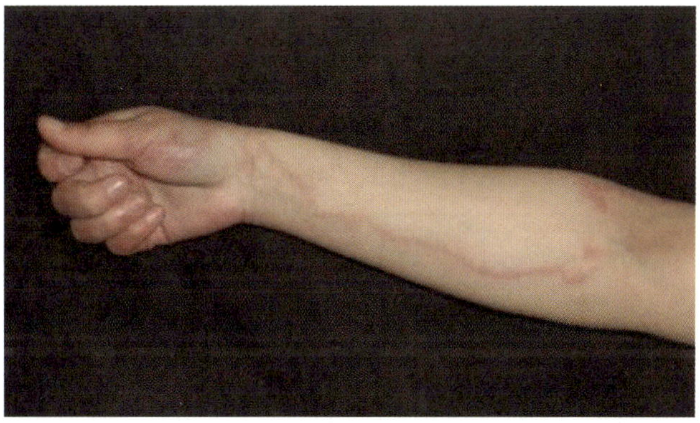

图 3-8 结核样型麻风

注：可见右前臂屈侧环状红斑，中央消退，轻微色素减退，边缘略隆起。

2．界线类偏结核样型麻风 好发于面部、躯干、四肢，分布较广、数量较多、不对称。皮损表现为浸润性斑块。皮损中央有“免疫区”，周围常有小的卫星灶，可呈环状。常伴有多发周围神经损害和感觉异常。查菌示（–）或（1+）。

3．中间界线类麻风 皮损多形、多色、多发，常不对称。多发周围神经粗大但不对称。可有毛发稀疏、系统受累。查菌示（2+）至（4+）。

4．界线类偏瘤型麻风 皮损呈浸润性斑疹、丘疹或斑块，更加泛发，倾向于对称分布。可有毛发、系统受累。查菌示（2+）至（4+）。

5．瘤型麻风 本型患者对麻风杆菌的抵抗力很低，麻风杆菌侵入体内后大量繁殖，并经淋巴管或血循环播散全身，故发展较快，且受累组织器官范围较广，皮损数目多而对称。皮疹呈黄红色或棕色，边缘模糊不清，倾向融合，表面油腻光滑，无免疫区。眉外 1/3 毛发稀疏对称性脱落，面部皮损可融合形成“狮面”样外观（图 3-9）。黏膜损害出现早而明显，晚期出现感觉障碍。神经对称性受累，粗大、质软。

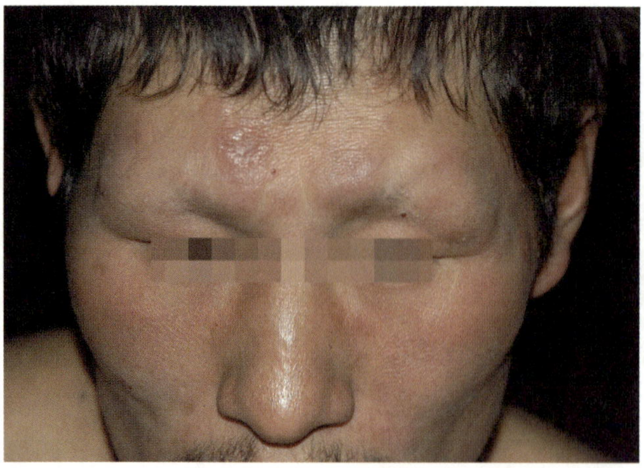

图 3-9　瘤型麻风

注："狮面"样外观，面部可见界限不清的浸润性红斑、斑块，眉外 1/3 毛发稀疏、脱落。

中晚期患者常有淋巴结、睾丸、眼及内脏损害。麻风杆菌检查强阳性，常可见菌球，麻风菌素试验呈阴性。

6. 未定类麻风　本型为上述各型麻风的早期表现，临床表现无两极麻风的特点，可自愈，或演变为其他类型的麻风。皮肤涂片查菌通常为阴性，偶尔可查到 1 ~ 2 条菌。

7. 麻风反应　在麻风发展过程中由于免疫状态改变而突然发生病情活跃或加剧，如原有皮损加重、出现新皮损，或有急性神经炎、虹膜睫状体炎、淋巴结炎、睾丸炎或发热等症状。麻风反应主要分为两型，Ⅰ型麻风反应是细胞介导的迟发型超敏反应，常见于免疫状态不稳定的界线类（BT、BB、BL）患者。若反应伴特异性细胞免疫力增强且病情向 TT 端演变，称为逆向或升级反应。若反应伴特异性细胞免疫力减弱且病情向 LL 端演变，称为降级反应。Ⅱ型麻风反应为血管炎型或免疫复合物型变态反应，最常见麻风结节性红斑，也可表现为多形红斑、坏死性红斑，并可伴有神经炎及全身症状。Ⅱ型麻风反应常见于 LL 及 BL 患者抗麻风治疗后。

三、实验室检查

（一）皮肤涂片查菌

麻风的皮损涂片对麻风的诊断、分型、治疗、预后等均有重要意义。凡是疑诊为麻风的患者均应做此检查。

1. 取材部位　皮肤切刮涂片取材通常取 5 ~ 6 处，常规为眶上、耳垂、下颌及皮损 2 ~ 3 处。如无明显皮损，可在膝关节上方、腕背或中指近端指间关节伸侧皮肤取材。

2. 取材方法　取材部位乙醇消毒后，捏紧皮肤，持消毒小尖刀切开一长约 5mm，深约 2 ~ 3mm 的切口，刮取切口底部和边缘的组织液，立即在玻片上均匀涂片，干燥固定后做抗酸染色镜检，切口用无菌棉球压迫止血。

3. 镜检及记录　检查报告包括细菌数量和形态两个方面，细菌密度判断标准如下。

（1）阴性：100 个以上油镜视野未检出麻风菌。

（2）1+：平均每 100 个油镜视野内有 1 ~ 10 条菌。

（3）2+：平均每 10 个油镜视野内有 1 ~ 10 条菌。

（4）3+：平均每个油镜视野内有 1 ~ 10 条菌。

（5）4+：平均每个油镜视野内有 11 ~ 100 条菌。

（6）5+：平均每个油镜视野内有 101 ~ 1000 条菌。

（7）6+：平均每个油镜视野内有超过 1001 条菌，并有大量菌球。

（二）麻风菌素试验

麻风菌素试验为一种迟发型超敏反应，对麻风分类、预后有重要参考价值。

1. 麻风菌素试验方法　一般取前臂屈侧，75% 乙醇消毒，以 0.1ml 麻风菌素皮内注射，形成一个直径为 6 ~ 8mm 的皮丘。

2．结果判断 麻风菌素试验结果判读分为早期反应（注射后 48 小时）及晚期反应（注射后 1 周），分别根据红斑、结节浸润的直径来判断（表 3-2）。

表 3-2 麻风菌素试验结果判读

早期反应（注射后 48 小时，阳性反应是在注射局部产生浸润性红斑，根据浸润大小判断）	
阴性（－）	无反应或红斑浸润直径≤5mm
可疑（±）	红斑浸润直径在 5～10mm 之间
弱阳性（+）	红斑浸润直径在 11～15mm 之间
中等阳性（++）	红斑浸润直径在 16～20mm 之间
强阳性（+++）	红斑浸润直径≥21mm
晚期反应（注射后 1 周，阳性反应是在注射局部产生一个浸润小结）	
阴性（－）	无反应
可疑（±）	浸润直径在 3mm 以下
弱阳性（+）	浸润直径在 3～5mm 之间
中等阳性（++）	浸润直径在 6～10mm 之间
强阳性（+++）	浸润直径≥11mm 或有破溃

四、组织病理

TT 表现为真皮内围绕神经有典型的上皮样肉芽肿，可见较多的朗格汉斯细胞，周围可见较多的淋巴细胞，肉芽肿内抗酸染色查菌阴性。LL 表现为表皮萎缩，表皮下明显“无浸润带”，真皮内见巨噬细胞和泡沫细胞肉芽肿，肉芽肿内抗酸染色可见大量麻风杆菌。界线类麻风的病理表现位于 TT 和 LL 之间（图 3-10～图 3-12）。

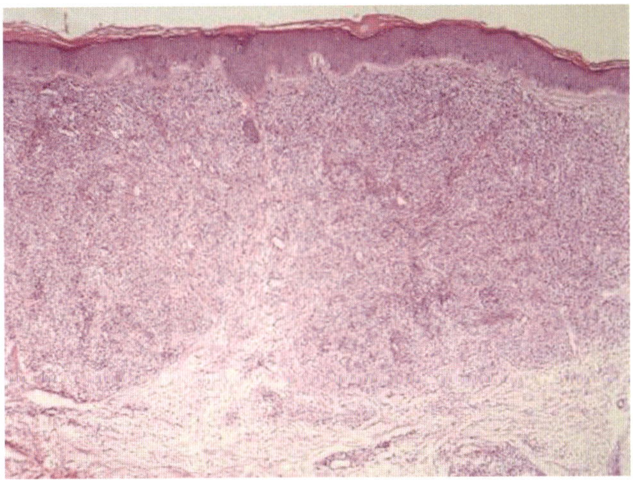

图 3-10 麻风的组织病理（HE 染色）

注：HE 染色为苏木精－伊红染色。中间界线型麻风，表皮下可见“无浸润带”，真皮内可见组织细胞、上皮样细胞肉芽肿，周围淋巴细胞少而分散。

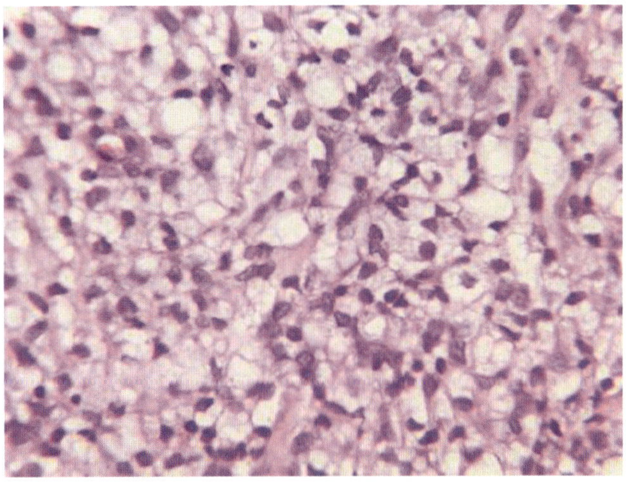

图 3-11 麻风的组织病理（HE 染色）

注：HE 染色为苏木精－伊红染色。高倍镜下的组织细胞和泡沫细胞。

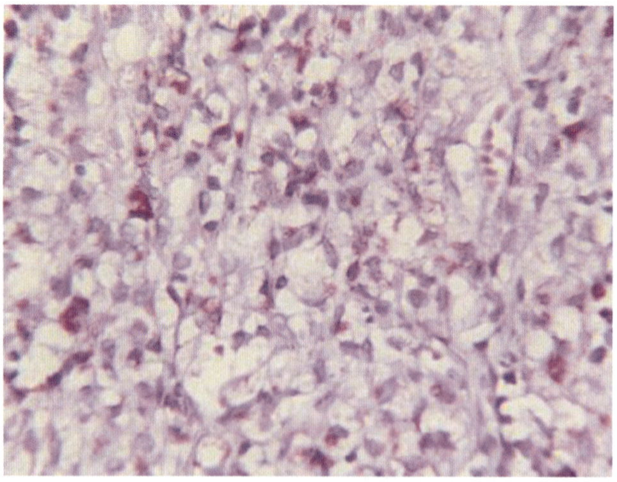

图 3-12 麻风的组织病理（抗酸染色）

注：显示抗酸染色阳性。

五、诊断和鉴别诊断

麻风的诊断需结合皮损、周围神经症状及体征、皮肤涂片查菌、麻风菌素试验及组织病理来共同诊断。麻风的临床呈两极病谱表现，皮损多样，与其相似的皮肤病甚多，但多数皮肤病无麻木、闭汗、神经粗大等症状，麻风杆菌检查呈阴性，组织病理通常无麻风特异性表现。

六、治疗

坚持“预防为主”的方针，贯彻“积极防治，控制传播”的原则。为了增强疗效，防止耐药，缩短疗程，现多主张采用数种有效的抗麻风药物联合治疗。

成人治疗方案如下：利福平 600mg，每月 1 次（监服）+ 氯法明 300mg，每月 1 次（监服）及 50mg/d（自服）+ 氨苯砜 100mg/d（自服）；多菌型麻（LL，BL/BB）疗程 12 个月，少菌型麻（TT，BT）疗程 6 个月。需注意患者在接受氨苯砜治疗前应筛查 G6PD 缺乏症，用药期间需密切监测药物不良反应。

第十一节 皮肤结核
Tuberculosis Cutis

Abstract

Tuberculosis cutis is a chronic skin infection caused by *Mycobacterium tuberculosis*, either through cutaneous inoculation or hematogenous dissemination. It has a wide clinical spectrum according to the virulence of the pathogen and the immunologic response of the host.

引言

皮肤结核（tuberculosis cutis）是由结核分枝杆菌侵犯皮肤所引起的一种慢性皮肤病，皮损表现多样。皮肤结核可由原发皮肤感染所致，亦可由全身其他部位结核播散至皮肤所致。

一、病因和发病机制

病原菌大多数（70%～80%）为人型结核分枝杆菌，少数（5%～25%）为牛型结核分枝杆菌。结核分枝杆菌可经受损伤的皮肤或黏膜直接感染，也可由血行或邻近组织病灶直接播散到皮肤。由于结核分枝杆菌的数量、毒力以及机体抵抗力的差异，其临床表现也各不相同。

二、临床表现

各种类型皮肤结核病的共同特点为：病情发展缓慢，病程较长，自觉症状轻，破坏性大。皮肤结核主要有下列五种类型。

1．寻常狼疮（lupus vulgaris） 最常见，占皮肤结核患者的 50%～75%，多见于儿童和青少年。好发于面部，尤其是鼻及颊部。典型皮损为界限清楚的浸润性斑块，其上有结节，质软，玻片压诊有“苹果酱结节（狼疮结节）”。皮损向边缘缓慢扩展（大约每年 1cm），愈后遗留萎缩性瘢痕，以后在瘢痕上又可发生新的结节（图 3-13）。病程慢性，皮损可一边消退，一边进展，呈慢性进行性破坏性病变。发生于面部者可致毁容。自觉症状轻微。个别患者在皮损的基础上可继发鳞状细胞癌。

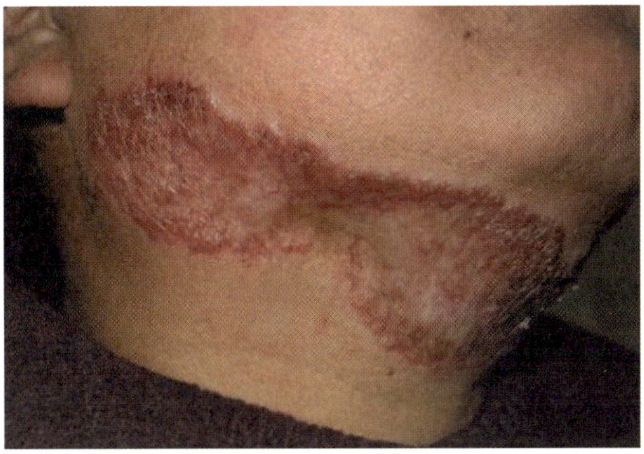

图 3-13　寻常狼疮

注：颈部界限清楚的红色斑块，中央消退萎缩，向边缘扩展，伴丘疹、结节。

2．疣状皮肤结核 少见，占皮肤结核患者的 4%～5%，多见于对结核杆菌抵抗力较强的成年男性，好发于手背等暴露部位及臀部。皮损为局部疣状斑块，表面有黏着性鳞屑或痂，压迫时可有脓液溢出。基底有浸润，很少发生溃疡。损害向周围发展，中央形成萎缩性瘢痕。病程为慢性，自觉症状不明显。

3．瘰疬性皮肤结核 占皮肤结核的 10%～15%，多发生于儿童。常由淋巴结核、骨结核或关节结核等病灶直接侵犯皮肤或经淋巴管蔓延至附近皮肤所致。好发于颈侧，其次为腋下、腹股沟及上胸部等处。初起为黄豆至白果大、稍硬、无痛、无移动的皮下结节，逐渐增大、增多，并与皮肤粘连，局部皮肤变红或暗红，中心发生干酪样坏死，进而软化破溃，形成溃疡及瘘管，排出带有干酪样物质的稀脓液。邻近可陆续发生新的皮下结节，并相互连接或贯通呈带状分布。病程迁延，经久不愈。愈后遗留条索状瘢痕。

4．硬红斑 本病可分两种类型，即 Bazin 型和 Whitfield 型，前者属血源性皮肤结核病，而后者是一种血管炎。皮损好发于青年女性的小腿屈侧，数目少，常对称分布。初发皮损为豌豆至蚕豆大的皮下结节，以后逐渐增大并与皮肤粘连，呈暗红或紫红色，结节经 3～4 个月后可逐渐软化破溃，形成深在性不规则形溃疡，可排出少许淡黄色的脓液，愈后遗留萎缩性瘢痕及色素沉着。病程慢性，易复发。

5．丘疹坏死性结核疹（papulonecrotic tuberculid） 少见，多见于青年女性。皮损好发于四肢伸侧，尤以肘膝关节附近为多见，其次为臀部及躯干，常对称分布，有群集倾向。初起为淡红至鲜红色粟米大丘疹，逐渐增至高粱米到豌豆大，颜色亦逐渐呈褐色或暗红，周围绕以狭窄红晕。部分丘疹可自行消退，多数丘疹中心坏死，继而干涸结痂，痂脱落后可见小溃疡，愈后留下萎缩性瘢痕。多无自觉症状，病程慢性，常成批发生，尤以春秋季为甚。

三、组织病理

表皮可出现萎缩或增厚，病变主要位于真皮。特征性的改变为典型的结核性肉芽肿，即由聚集成群的上皮样细胞和多少不等的朗格汉斯巨细胞组成，中央可有干酪样坏死，外周以密集的淋巴细胞浸润，组织中可查到结核杆菌。这种典型的结核性肉芽肿只有在少部分病例中才能见到，而早期的皮损常表现为非特异性慢性炎症反应。

四、实验室检查

1．PPD 试验 若呈阳性，说明患者曾患过结核；由于我国大多数人接种过卡介苗，因此，对该试验会呈阳性反应。只有当出现强阳性反应时，才说明体内可能存在活动性的结核病灶。

2．胸部 X 线检查 可有活动性或陈旧性肺结核表现。

3．细菌学检查 直接涂片进行抗酸染色或结核菌培养，发现结核杆菌可有助于诊断。必要时可行聚合酶链反应（PCR），检测结核杆菌。

五、诊断和鉴别诊断

根据各型皮肤结核的临床特点，结合组织病理检查，一般不难诊断。各型皮肤结核的鉴别诊断如下。

1．寻常狼疮需与盘状红斑狼疮鉴别 后者常表现为表面有黏着性鳞屑的暗红斑、斑块，可见毛囊口扩张，内含角栓，组织病理无结核结节或结核样结节。

2．疣状皮肤结核需与着色芽生菌病鉴别 着色芽生菌病好发于下肢及足部，有外伤史，炎症较明显，分泌物中可找到棕色成群的厚壁孢子。

3．瘰疬性皮肤结核需与放线菌病鉴别 放线菌病的炎性浸润较深，质硬，脓液中含有放线菌形成的硫磺样颗粒，真菌培养阳性。

4．硬红斑需与结节性红斑鉴别 后者发病较急，好发于小腿伸侧，色鲜红，局部疼痛及压痛明显，结节一般不破溃，常伴关节痛，病程较短，组织病理表现为小叶间隔性脂膜炎。

5．丘疹坏死性结核疹需与皮肤变应性血管炎鉴别 皮肤变应性血管炎的皮损呈多形性，包括丘疹、水疱、脓疱、瘀点、瘀斑等。

六、预防及治疗

1．预防 积极治疗肺结核、淋巴结核、骨结核等，普及新生儿卡介苗接种。

2．治疗 原则为早期、足量、规则及联合应用抗结核药，常采用 2～3 种药物联合应用，用药时间不少于 6 个月。标准抗结核治疗方案为 2HRZE/4HR，包括 2 个月的强化治疗阶段和至少 4 个月的巩固治疗阶段。其中成人常用剂量为：异烟肼（H）5mg/kg，每日顿服，最大剂量不超过 300mg/d；利福平（R）10mg/kg，每日顿服，最大剂量不超过 600mg/d；吡嗪酰胺（Z）20mg/kg，每日顿服；乙胺丁醇（E），15mg/kg，每日顿服。乙胺丁醇对视力损伤较难监测，在儿童患者中可不用乙胺丁醇。治疗期间应定期监测药物不良反应，同时注意合并用药的安全性及剂量调整。

第十二节　非结核分枝杆菌所致的皮肤病
Dermatosis caused by Non-tuberculous Mycobacteria

Abstract

Non-tuberculous mycobacteria (NTM) are widely found in natural environments such as water, soil and dust. Some of them are opportunistic pathogens. NTM may invade into lungs, lymph nodes, bones and joints, skin and soft tissues, and may also cause systemic dissemination, especially in immunocompromised hosts. The most common causes of atypical mycobacterial dermatoses are *Mycobacterium marinum*, *Mycobacterium ulcerans*, *Mycobacterium sporadicum*, *Mycobacterium abscessus*, and *Mycobacterium cheloniae*.

引言

非典型分枝杆菌性皮肤病是由除结核分枝杆菌以外的其他分枝杆菌引起的皮肤病。导致皮肤感染最常见的非结核分枝杆菌（non-tuberculous mycobacteria，NTM）为海分枝杆菌、溃疡分枝杆菌、偶发分枝杆菌、脓肿分枝杆菌、龟分枝杆菌等。

一、病因和发病机制

分枝杆菌可存在于水、潮湿的土壤、屋尘、乳制品、冷血动物、植被、人类粪便等环境中。非结核分枝杆菌可通过吸入、食入或经皮侵入传播，可导致肺、淋巴结或皮肤感染。疾病的类型取决于非结核分枝杆菌的种类、暴露程度及途径，以及宿主的免疫状态，伴有天然免疫缺陷及使用免疫抑制剂的患者，容易发生严重和播散性非结核分枝杆菌感染。

二、临床表现

1. 海分枝杆菌　该菌存在于水生环境中。皮损好发于易受外伤的部位，潜伏期 2～3 周。初始为接种部位的单一无痛性结节或脓疱，数月中逐渐扩大，可形成溃疡、脓肿或疣状结节。病灶可沿淋巴管排列，呈孢子丝菌样表现。

2. 溃疡分枝杆菌　可引起 Buruli 溃疡，好发于四肢特别是腿部。皮损初期为单一的皮下无痛性结节，随后逐渐出现波动，形成溃疡，有较深的坏死性基底，边缘不规则。

3. 偶发分枝杆菌、脓肿分枝杆菌、龟分枝杆菌　属于快速生长分枝杆菌，具有相似的临床特征。主要发生于创伤、手术或注射后的 3～4 周，常表现为丘疹、脓疱、窦道及蜂窝织炎，伴广泛皮下坏死，有血清样或脓性分泌物排出。

三、组织病理

不同 NTM 感染的病理表现可有各自特点，但基本病变为表皮增厚甚至假上皮瘤样增生，真皮可见中性粒细胞脓肿、结核样肉芽肿和非特异性炎症细胞浸润，无干酪样坏死，抗酸染色有时可发现菌体。慢性皮损常出现纤维化表现。除真表皮及皮下组织外，深层肌肉和局部引流区淋巴结亦可受累。

四、诊断和鉴别诊断

根据外伤史、皮损特点、组织病理、抗酸染色、细菌培养鉴定等可诊断。

海分枝杆菌感染需要与孢子丝菌病、疣状皮肤结核、上皮样肉瘤、皮肤利什曼病等相鉴别，溃疡分枝杆菌应与坏疽性脓皮病、真菌感染、淤积性皮炎、脂膜炎、淋巴结核等相鉴别，偶发分枝杆菌、脓肿分枝杆菌、龟分枝杆菌感染应与放线菌病、真菌感染、诺卡菌感染、皮肤血管炎相鉴别。

五、治疗

1．药物治疗 大多数 NTM 对常用抗结核药物耐药，应尽可能根据培养及药敏结果选择敏感抗生素，建议多种药物联合治疗。

常用治疗 NTM 的抗生素种类有：①传统抗结核药物，如利福平（以及利福霉素类的利福喷丁、利福布汀）、乙胺丁醇、链霉素。②大环内酯类，阿奇霉素、克拉霉素等。③氟喹诺酮类，左氧氟沙星、莫西沙星等。④头霉素类，如头孢西丁。⑤碳青霉素类，如亚胺培南、西司他丁。⑥磺胺类药物。⑦四环素类药物，如多西环素、米诺环素等。

2．外科治疗 包括清创、手术切除病灶，必要时行皮肤移植。

第十三节 炭疽
Anthrax

Abstract

Anthrax is an acute zoonotic infectious disease caused by *Bacillus anthracis*. Transmission routes include percutaneous, inhalation and gastrointestinal infections.

引言

炭疽（anthrax）是由炭疽杆菌感染所引起的人畜共患病，牧区多见，传播方式包括经皮、吸入及胃肠道感染。

一、病因和发病机制

炭疽由炭疽杆菌感染引起。炭疽杆菌为需氧革兰氏阳性杆菌，有荚膜，在人或动物体内可凭借其荚膜抵抗白细胞的吞噬。本病原为牛、马、羊等食草动物的传染病，人类炭疽常来源于感染动物。皮肤直接接触感染动物尸体或间接接触畜产品是主要的感染途径。特殊职业如屠宰工人、放牧人、皮革和羊毛制品工人等有暴露风险的人群容易被感染。此外，吸入或食入炭疽杆菌孢子也可导致肺型及胃肠型炭疽。

二、临床表现

潜伏期 12 小时至 12 天，平均 1～3 天。根据感染途径不同可分为 3 个亚型：皮肤型、吸入型及胃肠型炭疽，其中皮肤型为最常见的感染类型，占全球病例的 95%。

1．皮肤型炭疽 皮损好发于手、面、颈等暴露部位，初为无痛性炎性丘疹，可有瘙痒或灼热感，随后炎症迅速发展形成水疱、脓疱，偶有血性，继之坏死、溃疡，表面结成炭末样黑色焦痂，周围绕以卫星灶，称为“恶性脓疱”。经 1～2 周后焦痂脱落，再经 1～2 周后瘢痕性愈合。病程中皮损既无疼痛，也无触痛，有诊断意义。严重病例除有皮损外，还有发热、头痛、呕吐、关节痛等全身症状。

2．吸入型炭疽 表现为一种坏死性、出血性纵隔感染。炭疽杆菌孢子自肺泡侵犯肺门、气管、支气管、淋巴结。常起病急骤，伴寒战、高热、呼吸困难、咳嗽、胸痛、痰中带血。可继发呼吸衰竭、败血症及脑膜炎，病死率极高。

3．胃肠型炭疽 较少见，是由于炭疽孢子经胃肠道摄入并在肠黏膜下繁殖所致，可形成坏死性溃疡。患者可有突发高热、持续性呕吐、腹泻、便血等胃肠炎症状，可因败血症和脏器衰竭而死亡。

三、组织病理

可出现表皮高度水肿及表皮内水疱形成，溃疡处表皮缺失。真皮水肿并有大量的红细胞和中性粒细胞浸润，血管扩张明显，真皮深部及皮下脂肪内可见血管栓塞及管壁纤维素样坏死。在溃疡表面的坏死组织中及真皮浅层内可见到大量革兰氏染色阳性杆菌。

四、诊断

根据患者职业、接触史、好发部位和临床上特征性的无痛性中心黑色的干性坏疽性皮损，周围绕以“卫星灶”，有显著水肿可提示诊断。局部取材涂片和培养找到致病菌即可确诊。胸部X线片特征性地表现为纵隔对称性增宽和肺门淋巴结肿大。

五、预防和治疗

1．预防 ①炭疽患者应予隔离，其排泄物和贴身衣物、用过的敷料等均应焚毁。②隔离或杀死病畜，死畜应焚毁或深埋于地面2米以下。③在流行地区应为家畜实行预防注射。④对从事畜产品加工作业人员给予疫苗注射，并配以先进的通风系统和蒸汽消毒技术。⑤对于接触炭疽孢子的无症状带菌者可给予多西环素或环丙沙星预防发病，疗程60天。

2．治疗 青霉素治疗有效，早期应用可有效治疗皮肤型炭疽。对青霉素过敏者，可选用四环素和氯霉素治疗。皮肤型炭疽的皮损可外用磺胺类软膏或白降汞软膏，严禁切开引流或切除，亦不可挤压，防止病菌扩散而引起败血症。

第十四节　化脓性甲沟炎
Pyogenic Paronychia

Abstract

Pyogenic paronychia is a pyogenic infection of the nail fold. The clinical manifestations were erythema, swelling, pain, with or without purulent discharge and onycholysis. An acute paronychia is usually the result of a streptococcal infection after minor injury. A chronic paronychia is more like to be caused by *Candida albicans*.

引言

化脓性甲沟炎（pyogenic paronychia）是指甲周围皮肤皱襞的一种化脓性炎症。急性甲沟炎通常由葡萄球菌通过微小创伤引起；慢性甲沟炎更常见于白色念珠菌感染。

一、病因和发病机制

急性甲沟炎多由金黄色葡萄球菌感染所致，且常继发于局部外伤、撕裂、修甲过短、嵌甲等，但亦有无局部外伤史者。亚急性和慢性甲沟炎多见于糖尿病患者和常将手浸在水中的人，如厨师、家庭主妇、鱼商和洗衣工人等，致使甲皱襞浸软，易与甲板分离，而容易受化脓球菌或念珠菌等的感染。

二、临床表现

急性甲沟炎起初甲沟轻度红肿、疼痛及压痛，大多可自愈，但有的可演变为甲周围炎或甲下脓肿，局部有搏动性疼痛，甲下有黄色脓液积聚，甲与基底部分离。慢性甲沟炎多见于妇女，偶可见于吮吸指甲的儿童。病程慢性，甲沟有轻度红肿、疼痛、甲小皮剥脱，少量脓液由甲沟流出，病程迁延，甲板不平、轻度变薄、变软，甲上有纵嵴或横沟（图 3-14）。

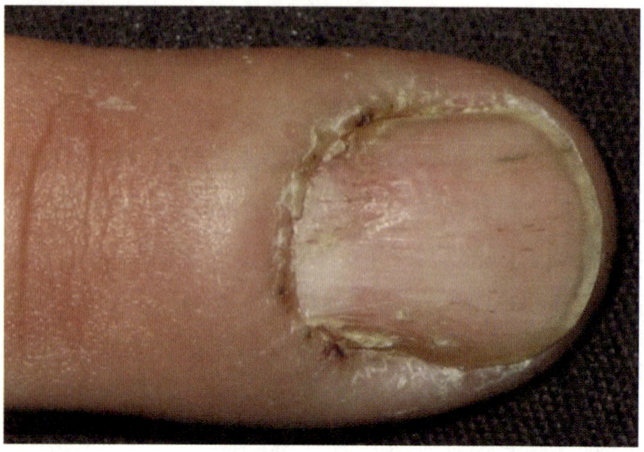

图 3-14 甲沟炎

注：甲周稍红肿、可见脱屑、浆痂、血痂，可见甲板凹陷和纵嵴。

三、实验室检查

常可分离出金黄色葡萄球菌或溶血性链球菌，或混合细菌感染。慢性甲沟炎真菌培养常有白色念珠菌。

四、鉴别诊断

本病需与以下疾病相鉴别。

1. 甲银屑病　甲沟红肿、疼痛不明显，甲板有顶针状凹陷，身体其他部位可有银屑病的皮损。

2. 湿疹　有时可累及甲板和甲皱襞，但一般先由手指开始，以后再累及甲皱襞和甲板。可同时伴有红斑、丘疹、水疱、渗出、皲裂等多形皮损。

五、治疗

1. 尽量避免甲外伤，保持手部干燥。

2. 急性甲沟炎早期尚无脓液形成时，可外用或内服抗生素。若有脓液积聚时，应手术切开排脓。若甲下已有脓肿形成时，则可将甲拔除，全身可使用广谱抗生素。慢性甲沟炎早期可按急性甲沟炎处理。当有过多的炎症肉芽组织时，可手术切除甲缘过多的肉芽组织，在手术过程中避免损伤甲床。若真菌培养有白色念珠菌生长时，可口服氟康唑治疗。

第十五节　绿甲综合征
Green Nail Syndrome

Abstract

Green nail syndrome is a subungual infection characterized by the color change of the nail. It is most commonly caused by *Pseudomonas aeruginosa*, resulting in green pigment into the nail plate.

引言

绿甲综合征（green nail syndrome）可导致甲颜色改变，多见于铜绿假单胞菌甲下感染。

一、病因和发病机制

铜绿假单胞菌是水媒细菌，可继发性感染受伤甲或剥离甲。该菌可产生蓝绿色素绿脓菌素沉积在甲板处，从而使甲板出现颜色改变。

二、临床表现

本病特征性地表现为远端甲分离，剥离部位呈绿色。本病多发生于手常浸泡在水中或合并甲沟炎的患者，也可继发于真菌感染。

三、实验室检查

甲游离缘下取材培养，在血琼脂培养皿中可见铜绿色菌落生长。由于病原菌并未进入甲角质，故甲培养无菌落生长。

四、诊断

结合浸泡史、局部外伤史、典型的甲板蓝绿色改变及相关实验室检查较易诊断。

五、治疗

用 1% 醋酸溶液或 0.1% 多黏菌素 B 溶液浸泡患指，每天两次，每次 1 小时有效。修剪已分离的甲板，然后局部外涂新霉素溶液或磺胺嘧啶银霜剂。如果患者因甲沟炎已导致甲局部发生波动，应予外科手术切开引流、拔甲。

第十六节　猫抓病
Cat-scratch Disease

Abstract

Cat-scratch disease, also known as benign lymphoreticulocytosis, is the most common cause of chronic lymphadenopathy in children and young adults. It is commonly caused by *Bartonella henselae* and occasionally by *Bartonella clarridgeiae* through cat scratch inoculation infection. Patients presenting of granulomatous nodules with unilateral lymphadenectasis after cat scratching should be suspected of this disease.

引言

猫抓病（cat-scratch disease）又称良性淋巴网状细胞增生症，是由猫抓接种感染引起的一种亚急性肉芽肿性淋巴结炎。大多由汉赛巴尔通体引起，少数由克氏巴尔通体引起。

一、病因和发病机制

绝大多数猫抓病由汉赛巴尔通体引起。汉赛巴尔通体为一种需氧的革兰氏阴性杆菌，通过蚤在猫之间传播，再由猫抓伤或咬伤人而接种于人。在猫蚤存在的地区，约 40% 的猫携带此种微生物。

二、临床表现

好发于秋冬季，60% ~ 90% 的患者是儿童和青年人，是导致儿童和青年慢性淋巴结肿大最常见的原因。超过半数的患者有原发损害，猫抓后 3 ~ 5 天开始出现症状，起初为红丘疹，似昆虫叮咬，但无明显瘙痒。皮损多在数周内愈合，不留瘢痕。于原发损害出现 1 ~ 2 周后开始出现单侧局限性淋巴结肿大，可有触痛。由于多数接种在上肢，故肱骨内上髁及腋窝下淋巴结肿大最常见，其次为颈部、腹股沟，可伴有系统性症状如发热、食欲减退、乏力等。不经治疗，肿大的淋巴结可在数周至数月消失，其中 10% ~ 50% 的病例可出现自发性化脓。

若原发损害在结膜，则会出现慢性肉芽肿性结膜炎及耳前淋巴结肿大，称为 Parinaud 眼淋巴结综合征。偶可有关节炎、骨髓炎、神经根炎、胸膜炎、急性脑病、溶骨损害、肝脾脓肿、高钙血症及肺部表现的报道。此外，猫抓病还可出现斑丘疹、风团、环状红斑、结节性红斑、多形红斑、紫癜等反应性皮肤病变。

三、组织病理

皮损的病理表现为真皮的渐进性坏死，坏死区周围见组织细胞呈栅栏状排列，偶见多核巨细胞，外围是淋巴细胞及密集的嗜酸性粒细胞浸润。Warthin-Starry 染色可在组织细胞内发现菌体。

淋巴结特征性组织病理变化为在皮质区和副皮质区形成中性粒细胞性微脓肿，其中心为中性粒细胞及组织坏死，外周为上皮样细胞及巨核细胞排列呈栅栏状。该菌可导致血管增生，在受累组织内，特别是小血管周围组织中，Warthin-Starry 染色可找到革兰氏阴性杆菌。

四、实验室检查

培养困难，如常规染色阴性，可应用电子显微镜和 PCR 技术进行检测。

五、诊断

猫抓后发生肉芽肿性结节和单侧淋巴结肿大应怀疑此病。根据其典型的病史、临床特征，结合组织病理可做出诊断。需排除局限性淋巴结肿大的其他病因，如化脓性淋巴结炎、兔热病、孢子丝菌病、性病性淋巴肉芽肿、非典型分枝杆菌感染、结节病及霍奇金病。

六、治疗

本病有自限性。有波动感的淋巴结可行抽吸术，不能切开引流。有严重内脏疾病及免疫受损患者可使用利福平、红霉素、克拉霉素、阿奇霉素、四环素、环丙沙星等治疗。

第十七节　红癣
Erythrasma

Abstract

Erythrasma is a superficial infection caused by *Corynebacterium minutissimum* commonly seen at skin folds and friction sites. It usually presents with well-defined erythema with fine scales.

引言

红癣（erythrasma）是由微细棒状杆菌引起的浅表皮肤感染，好发于皱褶、摩擦部位。

一、病因和发病机制

微细棒状杆菌为革兰氏染色阳性棒状杆菌，属类白喉杆菌的一种。该菌寄生在正常人的皮肤和黏膜表面，在适当条件下，如温暖、潮湿及有皮肤损害等，均可侵入角质层引起感染。

二、临床表现

皮损为界限清楚的红色斑片，边缘不规则，表面可有糠秕状鳞屑。好发于腹股沟、腋窝、臀沟、乳房下、趾间等皮肤皱褶、潮湿及易摩擦部位。通常无自觉症状，偶因局部摩擦等物理刺激引起瘙痒及苔藓样变。泛发型红癣皮损除在上述部位外，也可扩展至躯干、四肢，病程长，瘙痒明显。多发生于糖尿病或患有其他慢性消耗性疾病的患者。

三、实验室检查

皮损处刮取鳞屑行涂片检查，用革兰氏染色或加 10% 氢氧化钾溶液，高倍镜下可见细菌和菌丝。用含 20% 小牛血清和 2% 琼脂的组织培养基培养 18 ~ 36 小时后出现菌落，Wood 灯下呈现珊瑚红色荧光。

四、诊断和鉴别诊断

根据好发部位、皮损特点，结合实验室检查可做出诊断。本病需与以下疾病相鉴别。

1. 股癣　由致病性真菌侵犯股内侧、会阴部所致，皮损多呈环形或半环形，环的外侧缘有鳞屑，且有向外扩大趋势，中央皮损可消退并遗留色印。依据典型临床表现和真菌涂片可进行鉴别。

2. 脂溢性皮炎　皮损好发于脂溢区，如头面、胸背，红斑基础上有油腻性鳞屑，其发病可能与糠秕马拉色菌感染有关。

3. 反常型银屑病　是银屑病的一种特殊类型。皮损好发于会阴、腋窝、腹股沟、臀沟、乳房下、四肢屈侧等部位，表现为界限清楚的红色斑块，上覆银白色鳞屑，Auspitz 征阳性，可有同形反应，病原体检查常呈阴性。

五、治疗

局部应用唑类抗真菌药治疗有效，可外用克霉唑或咪康唑等，疗程 2 周，也可外用硫磺水杨酸软膏、夫西地酸乳膏。对于皮损面积较大者，可口服大环内酯类或四环素类抗生素，疗程 2 周。本病治愈后易复发，局部应保持干燥，可定期用抗菌皂沐浴，多汗者可局部外用扑粉，预防复发。

第十八节 腋毛癣
Trichomycosis Axillaris

Abstract

Trichomycosis axillaris is a superficial infection of armpit and pubic hair caused by *Corynebacterium tenuis*. The clinical manifestations are yellow, black, or red nodules on the axillary hair or pubic hair shaft, leading to tarnished, brittle hair. But the skin is usually spared.

引言

腋毛癣（trichomycosis axillaris）是纤细棒状杆菌引起的腋毛和阴毛的浅表感染。

一、病因和发病机制

纤细棒状杆菌为革兰氏染色阳性棒状杆菌，属类白喉杆菌的一种。这些细菌生长在毛小皮的细胞内和细胞间，可侵犯毛皮质，不侵犯毛根及皮肤。

二、临床表现

本病仅累及腋毛及阴毛，主要累及腋毛。临床表现为在腋毛或阴毛毛干上出现黄色、黑色或红色结节，其中黄色结节最常见，可呈鞘状包绕毛干，粘连较紧。毛干常失去光泽、变脆、易于折断。患处皮肤外观正常，但常多汗，汗液与结节颜色相近。本病常无自觉症状，患者常因汗液染色皮肤或衣被而发现。

三、实验室检查

将毛干上的结节压碎加 10% 氢氧化钾溶液高倍镜检查，可见较短而纤细的杆菌，菌丝包埋在黏性物质中，革兰氏染色阳性。

四、诊断和鉴别诊断

结合多汗、典型症状体征及病原体检查可确诊。本病需与以下疾病相鉴别。

1. 阴虱 通常累及会阴及肛周区域，但也可能累及腋窝或其他有明显终毛的身体部位。瘙痒明显，患处通常还有阴虱粪便形成的铁锈色斑点和结痂，内衣上可见小血渍。肉眼或镜下可见虱子成虫或虱卵。

2. 白毛结节病 此病为一种毛干的真菌感染，特征为白色或褐色附着结节。氢氧化钾镜检可见真菌菌丝。

五、治疗

注意卫生，保持局部清洁干燥。剔除受累的腋毛、阴毛。局部外用 5% 硫磺霜、5% 过氧苯甲酰凝胶、2% 红霉素软膏、1% 克林霉素凝胶等均有一定疗效。

第十九节　海鱼分枝杆菌感染的诊疗进展
Advances in Diagnosis and Treatment of Mycobacterium Marinum Infection

一、海鱼分枝杆菌的病原及感染途径

非结核分枝杆菌（non-tuberculous mycobacteria，NTM）的发病病例在全球范围内稳步增加，其中海鱼分枝杆菌（*Mycobacterium marinum*）是引起人类肺外分枝杆菌感染的原因之一。1951 年，Norden 和 Linell 在瑞典报道了第一例海鱼分枝杆菌感染的人类病例，此病例为一游泳者在受污染的泳池中经由皮肤损伤感染，故皮肤海鱼分枝杆菌感染又称为游泳池肉芽肿。其特征是接种部位的丘疹、结节、可伴有疣状增殖或溃疡、结痂。然而，其诊断和治疗仍具有挑战性。

海鱼分枝杆菌是一种缓慢生长的 NTM，在冷水、温水、淡水和海水中均可检测到。人感染海洋分枝杆菌需要两个关键的因素：连续的皮肤溶液浸润和直接接种受感染的鱼或接触受污染的水。高危人群包括从事水上运动的人、渔民、水产养殖者或湿田作业者及经常处理海产品的家庭主妇。虽然本病又称游泳池肉芽肿，但近些年随着城市化发展及游泳池的氯化消毒的广泛应用，游泳不再被认为是一项高风险的活动。在既往文献报道的病例中，大约一半的感染与水族馆有关，其次是鱼类或贝类活体动物损伤以及咸水或半咸水水源。清洁自家鱼缸的人也报告过此类感染。也有报道显示在使用所谓的“医生鱼”（Garra rufa）进行鱼类美容治疗（如美甲）后发生海鱼分枝杆菌皮肤感染。

二、海鱼分枝杆菌感染的临床表现

海鱼分枝杆菌感染的皮损常见于外露部位如手、足、臂，多在接种后 2 ~ 8 周发生。初始为单发或多发的丘疹，可呈淋巴管样分布，后皮损范围逐渐增大，可呈疣状或结节、溃疡状，易出血、结痂，可伴有区域淋巴结肿大。通常无明显的全身症状，但部分患者可有乏力、自觉低热等非特异的症状。在病例的 1/3 患者中可能会出现皮肤外感染，包括腱鞘炎、滑囊炎、关节炎和骨髓炎。严重免疫功能低下的人有发生深部感染的风险，包括破坏性的鼻腔感染、睾丸炎、附睾炎，或极少数的腺体疾病、肺炎等。海鱼分枝杆菌引起的菌血症已在严重免疫功能低下的受试者中报道过。

临床上，海鱼分枝杆菌感染需要与结核分枝杆菌感染、其他非结核分枝杆菌感染、组织胞浆菌病、隐球菌病、诺卡菌病、利什曼病、孢子丝菌病、上皮样肉瘤、结节病、异物肉芽肿等疾病相鉴别。在病史询问和体格检查时应关注患者的一般情况、胸部症状和体征及大小便情况、淋巴结查体等。同时应完善胸部 CT、淋巴结超声、磁共振等检查，以进一步筛查是否有皮肤外感染，如肺部感染及腱鞘炎、脓毒性关节炎、骨髓炎等深部病变。Bhatty 等人建议对与海洋分枝杆菌相关的疾病进行分类：Ⅰ型感染为自限性疣状病变，Ⅱ型感染为单个或多个肉芽肿，Ⅲ型感染为组织深度累及导致腱鞘炎、脓毒性关节炎或骨髓炎，Ⅳ型感染为肺部或全身累及的播散性感染。

三、海鱼分枝杆菌感染的组织病理

海鱼分枝杆菌感染皮损的组织病理学可能类似于其他感染性皮肤病及某些非传染性皮肤疾病，其敏感性及特异性均较差。不到一半的病原体培养阳性病例在组织病理上显示肉芽肿性炎症，且与其他病原体如其他 NTM、结核分枝杆菌、努卡氏菌和隐球菌引起的组织学征象难以鉴别。同时由于皮损中的分枝杆菌载量较低，一些特殊染色如 Ziehl-Neelsen 染色或金胺染色可能为假阴性。诊断仍然依赖于深层组织培养及菌种鉴定。

在 28～32℃推荐使用 Lowenstein-Jensen 培养至少 6 周。此外，分子鉴定可以实现更快速和准确的诊断。

四、海鱼分枝杆菌感染的治疗进展

在治疗方面，尚无基于随机对照试验的研究证据，但海鱼分枝杆菌似乎对阿奇霉素、异烟肼和吡嗪酰胺原发耐药，其对左氧氟沙星、环丙沙星和喹诺酮类药物具有较高的最低抑制浓度（minimum inhibitory concentration，MIC），而对利福平、莫西沙星、乙胺丁醇、克拉霉素、利奈唑胺和四环素保持较低的 MIC。经验性治疗可包括：利福平 600mg，口服，每 24 小时 1 次 + 乙胺丁醇 25mg/kg，口服，每 24 小时 1 次。对于无法使用利福平的患者，建议予基于乙胺丁醇的联合治疗方案，包括克拉霉素 500mg，口服，每 12 小时 1 次；或莫西沙星 400mg，口服，每 24 小时 1 次；或利奈唑胺 300mg，口服，每 12 小时 1 次。氯法齐明和贝达喹啉的疗效尚无数据。

若有深部组织受损伤，可考虑外科干预，如清创。在严重皮肤感染的情况下，特别是如果由耐多药菌株引起，并有疾病进展的潜在危险因素，可能需要考虑截肢。此外，冷冻疗法和电干燥可作为系统用药的辅助治疗方法。

预防方面，应尽量避免暴露在水中的开放性伤口，在接触水族馆水后清洗双手，消毒游泳池水（游离氯浓度在 0.4～1.0mg/L）和 SPA、水疗池和热浴缸水（游离氯浓度在 2～5mg/L 之间）。

五、小结

综上，海鱼分枝杆菌感染占手部 NTM 感染的 80%，临床常表现为手足、四肢远端等暴露部位的红色丘疹、结节，可有疣状增生及溃疡，皮损可与淋巴管走行一致。皮损处组织病理可基本明确感染性肉芽肿的诊断，但进一步确诊则需依赖病原学的检查，包括分枝杆菌培养、PCR 等分子检测。如果不能及时诊断和正确治疗，海鱼分枝杆菌感染可能会导致深层组织的溃疡性皮肤病变，而在免疫功能低下的宿主中，它可能危及生命。治疗通常需要联用两种抗生素，最好能根据抗菌药敏试验结果定制，以大环内酯类、乙胺丁醇和利福平为关键药物，必要时进行手术干预。

Case report

A 57-year-old woman presented with a 1-year history of red plaques and nodules on her left forearm. The lesions were initially presented as red papules, which gradually enlarged and coalesced into plaques and nodules, with exudation and ulceration. She experienced slight fatigue and shortness of breath in the past six months but denied night sweats and weight loss. She also denied of trauma before onset of the skin lesion. The patient was otherwise healthy. Physical. examination revealed an invasive plaque with marginal inflammatory erythema, central ulceration and crusts (Figure 3-15). Chest computerized tomography revealed thickened interstitial texture of both lungs and enlarged lymph nodes of the left axilla. Histopathological examination of the lesion revealed superficial crusts, hyper-

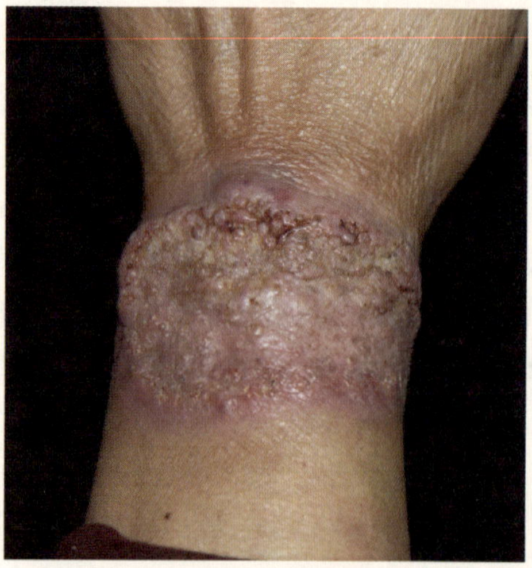

Figure 3-15 Clinical image of the invasive plaque with ulceration and crust on the left forearm

keratosis and parakeratosis, irregular thickening with intra- and intercellular edema of the spinous layer. Infiltration of neutrophils could be seen at epidermis. Changes in the dermis were characterized by prominent vascular hyperplasia with extensive infiltration of inflammatory cells, including neutrophils, lymphocytes, histiocytes, eosinophils, plasma cells, epithelioid cells, and multinucleated giant cells, which was consistent with infectious granuloma. Tissue culture from the skin lesion revealed Staphylococcus pseudintermedius and Dermabacter hominis. The patient was treated with clarithromycin 250mg twice a day together with rifampin 450mg once a day and the lesion was greatly improved.

杨璐　编写 | 李丽　校 | 晋红中　审

参考文献

[1] 晋红中，Christine G. Lian. 协和皮肤临床病理学［M］. 北京：人民卫生出版社，2020.
[2] 张学军，陆前进. 皮肤性病学［M］. 2版. 北京：人民卫生出版社，2021.
[3] 赵辨. 中国临床皮肤病学［M］. 2版. 南京：江苏凤凰科学技术出版社，2017.
[4] BOLOGNIA JEAN L, JORIZZO JOSEPH L, RAPINI RONALD P. Dermatology[M]. 4th ed. Elsevier, 2018.
[5] VAN ZYLL, J D PLESSIS, J VILJOEN, et al. Cutaneous tuberculosis overview and current treatment regimens[J]. Tuberculosis, 2014, 27: 1-10.
[6] ALEMU BELACHEW W, NAAFS B. Position statement: LEPROSY: Diagnosis, treatment and follow-up[J]. J Eur Acad Dermatol Venereol, 2019 33(7): 1205-1213.
[7] HOWARD N C, KHADER S A. Immunometabolism during Mycobacterium tuberculosis infection[J]. Trends Microbiol, 2020, 28(10): 832-850.
[8] GONZALEZ-SANTIAGO T M, DRAGE L A. Nontuberculous Mycobacteria: Skin and soft tissue infections[J]. Dermatol Clin, 2015, 33(3): 563-577.
[9] Guidelines for the Diagnosis, Treatment, and Prevention of Leprosy. World Health Organization, 2018. https://www.who.int/publications/i/item/9789290226383.
[10] NAHID P, DORMAN S E, ALIPANAH N, et al. Official American Thoracic Society/Centers for Disease Control and Prevention/Infectious Diseases Society of American clinical practice guidelines: Treatment of drug-susceptible tuberculosis. Clin Infect Dis, 2016, 63: e147.

第四章

真菌性皮肤病

本章介绍以真菌为病原体的一组感染性疾病。根据致病菌菌种及侵犯组织器官的不同，皮肤真菌感染可分为浅部真菌病及深部真菌病，后者也称为系统性真菌病。浅部真菌主要侵犯表皮、毛发、甲板，包括头癣、体癣、股癣、手癣、足癣、甲癣、花斑癣等。仅引起表皮、毛发和甲板感染的真菌称为皮肤癣菌，包括 3 个属，即小孢子菌属（*Microsporum*）、毛癣菌属（*Trichophyton*）和表皮癣菌属（*Epidermophyton*）。深部真菌主要侵犯内脏器官、骨骼、中枢神经系统，也可以侵犯皮肤、黏膜。皮肤的损害可由真菌直接侵犯皮肤引起（原发性），也可由血行播散而致（继发性）。我国常见的深部真菌病包括念珠菌病、隐球菌病、孢子丝菌病、着色真菌病等，少见的有球孢子菌病、足菌肿、毛霉病、暗色丝孢霉病等。放线菌、诺卡菌属于细菌，但因其所致的放线菌病、诺卡菌病的临床特征酷似真菌感染，所以传统上归入真菌性皮肤病中进行描述。本章第十六节会对近年来抗真菌药物的新进展进行综述。

第一节　头癣
Tinea Capitis

Abstract

Tinea capitis is a dermatophytosis of the scalp occurring chiefly in schoolchildren. The clinical types of infections can be conveniently divided into inflammatory and noninflammatory types. The noninflammatory type of tinea capitis is produced most commonly by *M. aucouinii*. The inflammatory type is commonly caused by *M. canis*.

引言

头癣（tinea capitis）主要通过直接或间接接触患者或患病动物而传染，如理发、共用枕巾、帽子、梳子等，有时可因接触患病的猫狗而感染。真菌侵入后是否致病与机体的抵抗能力有关，成人对真菌抵抗能力较强，而儿童较弱，因此，头癣多见于儿童。

一、病因和发病机制

除絮状表皮癣菌和叠瓦癣菌外，所有的致病性皮肤癣菌均可引起头癣。在我国，头癣常见的致病菌是许兰氏毛癣菌、铁锈色小孢子菌、犬小孢子菌、紫色毛癣菌和断发毛癣菌等。头癣的病原菌易侵犯生长期毛发，而休止期毛发较少受累。病原菌孢子到达易感头皮后，在表皮角质层内发芽、生长，在毛囊口聚集繁殖大量菌丝。菌丝伸入毛囊并穿入毛发，在毛发内继续向下生长直到角质形成区。随着感染头发的生长，真菌可被带出毛囊。在白癣和黑点癣中，真菌破坏毛发而使之干枯无光或折断。在黄癣中真菌可以引起毛发弯曲。小孢子菌感染发内，菌丝随后穿出毛干表面，继续分枝、分裂并在毛干外产生很多排列紧密的孢子，形成白色菌鞘，引起发外型感染。

二、临床表现

临床上根据致病菌及临床表现的不同，将头部的皮肤癣菌感染分为白癣、黑点癣及黄癣，脓癣通常继发于白癣或黑点癣（图 4-1，图 4-2）。

1. 白癣 在我国主要由铁锈色小孢子菌和犬小孢子菌引起，表现为边界清楚的灰白色鳞屑性斑片，圆形或椭圆形，可有卫星灶。病发灰暗，出头皮 5mm 左右易折断，病发根部有白色菌鞘。多为儿童期患病，青春期后可自愈，可能与成人头皮局部游离脂肪酸含量较高有关。局部偶有瘙痒，愈后不留瘢痕。

2. 黑点癣 主要由紫色毛癣菌和断发毛癣菌感染所致，表现为头皮点状鳞屑斑，病发无明显菌鞘，出头皮即折断，其残留端留在毛囊口，呈黑点状。皮损炎症轻微，略有瘙痒。黑点癣病程长，可迁延至成年不愈合，并可破坏毛囊，形成瘢痕。

3. 黄癣 由许兰氏毛癣菌（又称黄癣菌）感染所致。多在儿童期发病，典型表现是黄癣痂，中心凹陷有头发穿过，边缘稍高呈碟状。除去黄痂，可见潮红糜烂面或浅溃疡。病发长短不一，干枯弯曲，无光泽。黄癣痂易继发细菌感染，有明显的鼠臭味，瘙痒剧烈。治疗不及时可形成萎缩性瘢痕和永久性秃发。

4. 脓癣 多由白癣或黑点癣发展而来，典型损害是毛囊性脓疱损害。初起为群集性毛囊性小脓疱，继而损害隆起，形成暗红色浸润性斑块，表面毛囊孔呈蜂窝状。可有轻度疼痛和压痛，愈后常有瘢痕形成，引起永久性脱发。

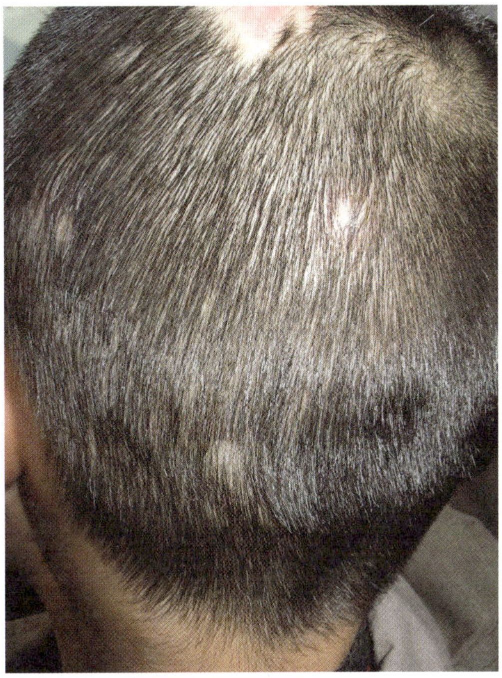

图 4-1　头癣（白癣）

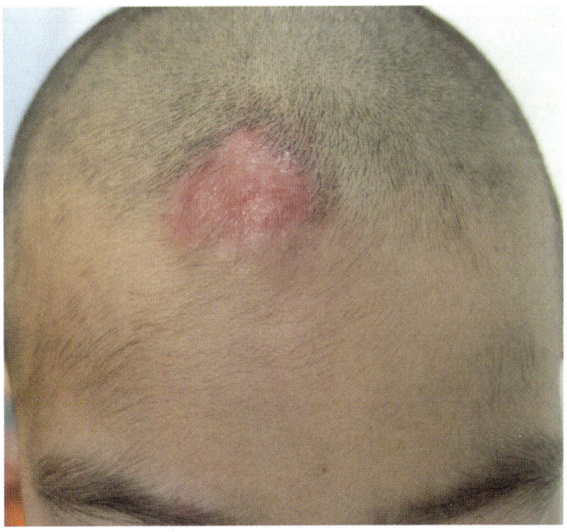

图 4-2　头癣（脓癣）

三、诊断

头癣的诊断主要根据临床表现、真菌镜检及伍德灯检查。

四、鉴别诊断

1. 脂溢性皮炎 典型皮损为油腻性鳞屑性黄红色斑片，可有渗出，部分皮损同时发生于鼻唇沟、眉部、耳后、胸骨前等皮脂腺丰富区。

2. 头皮银屑病 常表现为富有银白色云母状鳞屑的斑片，鳞屑与头皮紧密结合，强行剥离鳞屑可见点状出血。患处可见束状毛发。除头皮外，其他部位也可出现银屑病皮损。

3．石棉状糠疹 头发无受累，病发有光泽，不易折断。白色厚痂处的头皮无异常改变。真菌检查阴性。

4．斑秃 头发较难折断，患处残留发根较少，且无明显鳞屑。

5．假性斑秃 除头癣所致脱发外，其他导致假性斑秃的原因包括创伤、电击、烧伤、辐射等物理性损伤；酸碱腐蚀等化学性损伤；基底细胞癌、鳞状细胞癌、淋巴瘤等皮肤肿瘤；红斑狼疮、扁平苔藓、硬皮病等其他皮肤病等。

三种头癣的特点见表 4-1。

表 4-1 三种头癣的特点

项目	白癣	黑点癣	黄癣
好发人群	儿童	儿童及成人	儿童及成人
皮损特点	起初为散在小片，逐渐扩大，周围可有“卫星灶”	常散在小片，豌豆大小，很少融合成大片	起初为小片，逐渐形成大片，甚至波及整个头皮
病发特点	病发根部有白色菌鞘，出头皮 5mm 左右折断	病发出头皮即断，遗留黑点，一般无菌鞘	病发弯曲干枯无光泽，长短不一，不一定折断
瘙痒	常无	轻度瘙痒	剧痒
并发脓癣	常见	较少见	罕见
真菌镜检	发外成堆小孢子包绕发干	毛发内密集较大孢子	发内孢子菌丝
伍德灯检查	亮绿色荧光	无荧光	暗绿色荧光
病程	不留瘢痕，青春期自愈	较少留瘢痕	可形成瘢痕及永久性脱发

五、治疗

头癣的治疗应采用综合疗法，口服药物结合外用药物。

（一）系统性治疗

1．灰黄霉素（Griseofulvin） 为非多烯类抑菌性抗真菌药物，主要针对皮肤癣菌的感染。成人剂量 0.6～1.0g/d，分 2 次口服，儿童为 15～25mg/（kg·d），分 3 次口服。小孢子菌所致头癣需连续服药 6～8 周，毛癣菌需用药 12～18 周。不良反应包括头痛、消化道症状、光敏感、中性粒细胞减少等，治疗前及治疗后 2 周监测血常规及肝功能。

2．伊曲康唑（Itraconazole） 为广谱三唑类抗真菌药物，对于皮肤癣菌、酵母菌及霉菌样真菌均有抑制作用，主要用于甲真菌病及系统性真菌感染的治疗，也可用于头癣。成人剂量为 100～200mg/d，儿童为 3～5mg/（kg·d），每日 1 次或分 2 次服用，连服 4～8 周。短期应用，不良反应较少见，消化道症状、皮疹最多见。有文献报道伊曲康唑对于新生儿真菌感染安全而有效，治疗头癣剂量为 5mg/（kg·d），不良反应同儿童及成人。

3．特比萘芬（Terbinafine） 为丙烯胺类的抗真菌药物，对皮肤癣菌有杀菌作用。成人 250mg/d；2 岁以上儿童可服用，如儿童体重小于 20kg，服用 62.5mg/d，体重 20～40kg 者，剂量 125mg/d，体重大于 40kg 者，剂量为 250mg/d。共服药 4～8 周，若为小孢子菌所致头癣，疗程需适当延长至 6～8 周。短期服用，不良反应较少见，主要为胃肠道反应和皮疹。

4. 脓癣患者除口服抗真菌药物外，急性期可加用小剂量皮质类固醇激素，必要时加用抗生素，切忌切开引流。

5. 治疗期间需定期复查真菌镜检，停药后，连续 3 次真菌镜检阴性，并需监测肝功能、血脂。

（二）局部治疗

1. 患者使用的梳子、帽子、枕套、毛巾等应每天煮沸消毒。

2. 尽可能剪除病发，每 1～2 周剪发 1 次。

3. 每晚外用药前，应用硫磺皂或 2% 酮康唑制剂洗头，连续 1～2 个月。

4. 每日局部外用 5% 硫磺软膏、2% 碘酊或外用抗真菌药物，如克霉唑、特比萘芬、咪康唑、萘替酚等。

5. 对于面积不大于五分硬币、损害不超过 3 块的患者，可以用镊子将病损区及周围 3mm 范围的头发沿生长方向连根拔除。人工拔发后局部外用上述药物，并坚持洗头。

（三）随访

治疗 3 周后取患处头发进行真菌镜检，此后每 10～14 天复查 1 次，连续 3 次阴性可判断痊愈。服用足量的灰黄霉素、氟康唑或特比萘芬治疗，一般不复发。

第二节　体癣和股癣
Tinea Corporis and Cruris

Abstract

Tinea corporis refers to all dermatophytoses of glabrous skin except the palms, soles, and groin. Tinea cruris is a common dermatophytosis of the groin, genitalia, pubic area, perineal, and perianal skin. Topical antifungals are applied and oral antifungals are needed in severe cases.

引言

体癣（tinea corporis）指发生于除头皮、毛发、掌跖、甲板以外的光滑皮肤上的一种皮肤癣菌感染。股癣（tinea cruris）指发生于腹股沟、会阴和肛门周围的皮肤癣菌感染，是发生在特殊部位的体癣。

一、病因和发病机制

在我国，体癣主要致病菌包括红色毛癣菌、须癣毛癣菌、许兰氏毛癣菌、犬小孢子菌等。传染途径包括直接接触患者或患病动物，接触污染的澡盆浴巾，或由原有的手足癣、头癣、甲癣等蔓延而来。发病与机体抵抗力有关。

二、临床表现

致病菌感染表皮角质层后，引起局部炎症反应，表现为红斑、丘疹、水疱、脱屑等，并逐渐扩大。典型皮损为环形或不规则形的鳞屑性斑片，边缘隆起，其上可有丘疹水疱，中央平坦或消退，有自愈倾向。瘙痒明显，搔抓后出现湿疹样改变。部分患者误用糖皮质激素后，皮损形态不典型。愈后留下暂时性色素沉着，夏季多见。股癣好发于男性多汗者、司机和长期坐位者（图 4-3～图 4-6）。

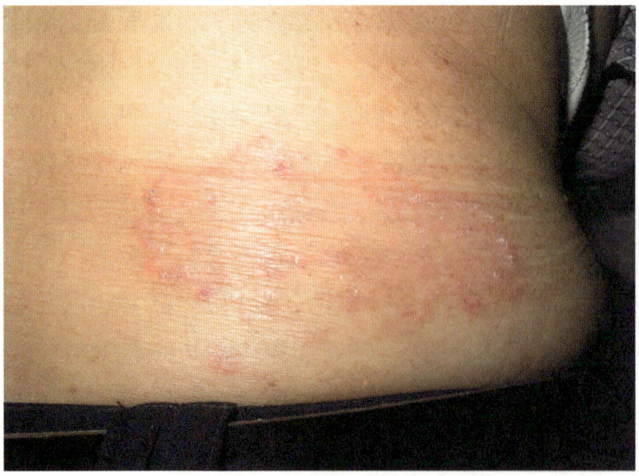

图 4-3　体癣（腰部）

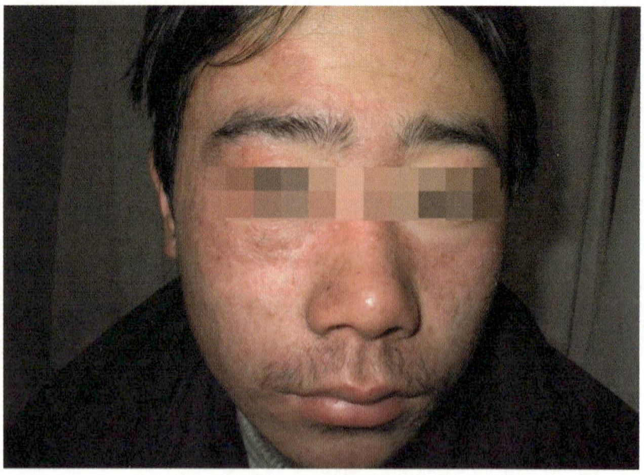

图 4-4　体癣（面部）

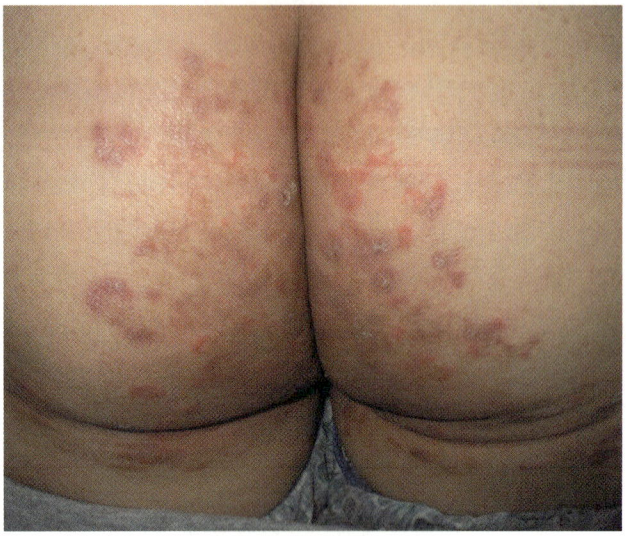

图 4-5　股癣（臀部）

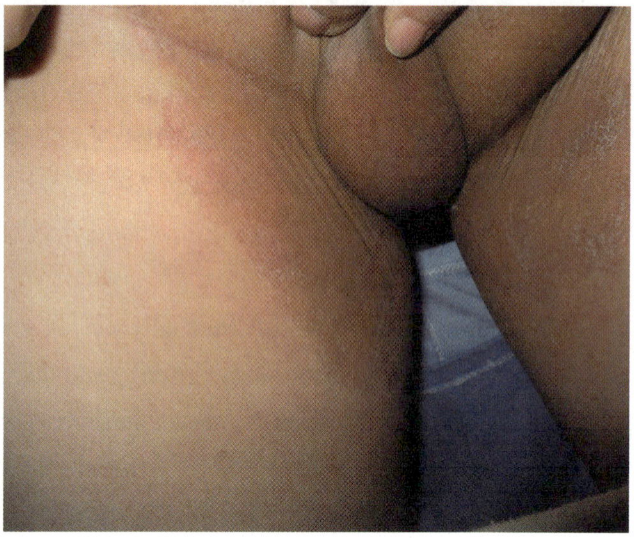

图 4-6　股癣（腹股沟）

三、实验室检查

1．真菌镜检　刮取皮损边缘鳞屑，滴加 10% ~ 20% 氢氧化钾溶液，酒精灯加热后进行真菌直接镜检。如发现孢子或折光性菌丝，则结果为阳性。

2．必要时真菌培养可确定菌种，常用沙氏（Sabouraud's）培养基。

3．组织病理　表皮角质层可见真菌，常有角化过度、角化不全，棘层增厚，真皮乳头水肿，血管周围炎症细胞浸润。PAS 染色可发现角质层内的真菌菌丝。

四、诊断

结合临床表现及真菌镜检培养，不难诊断。

五、鉴别诊断

1．湿疹　多为对称分布，皮损呈多形性，包括红斑、丘疹、丘疱疹、小水疱等，急性期渗出较明显。

瘙痒常较明显。病程不定，易复发，不同病期可相互转换，经久不愈。真菌检查阴性。体股癣在炎热潮湿的季节、环境下更易发生，一般单发或散在分布，分布无明显对称性，炎症反应一般较轻，皮损多呈环形，边缘隆起，中央可有自愈倾向。

2．玫瑰糠疹　起病前可有前驱症状，皮损初起为1个至数个母斑，随后出现多发子斑，长轴与皮纹平行。病程有自限性。体癣边缘除鳞屑外常同时有小丘疹、小丘疱疹围绕。

3．脂溢性皮炎　主要发生于皮脂溢出处，局部有黄色油腻性鳞屑，可有渗出。

4．反常型银屑病　界限清晰的炎性红斑，少或无鳞屑，局部可湿润、呈湿疹样改变。病程长，反复发作，冬季较易复发加重。

5．增殖型天疱疮　常累及脂溢区和黏膜部位，初期为松弛性水疱，易破裂形成糜烂面、蕈样和乳头样增生。

六、治疗

体股癣的治疗原则上以外用抗真菌药物为主，对于全身泛发性体癣或外用药无效、依从性差、合并手足癣或甲癣的病例，可联合口服抗真菌药物治疗。

1．外用药物　常用的外用药物包括咪唑类（如咪康唑、联苯苄唑等，较新的药物包括艾氟康唑、卢立康唑、舍他康唑等）、丙烯胺类（如特比萘芬、布替萘芬、阿莫罗芬等）抗真菌药物，以及水杨酸、雷锁辛等角质剥脱剂。每日1～2次，一般疗程2周以上。股癣要选择刺激性小的霜剂，避免使用刺激性强的酊剂、角质剥脱剂等。

2．口服药物　伊曲康唑：200～400mg/d，疗程1～2周；或特比萘芬250mg/d，连服1～2周；或氟康唑每周150mg，连服1～2周。氟康唑的不良反应发生率低，症状性肝酶升高罕见。氟康唑是细胞色素2C9酶的抑制剂，并有轻微抑制细胞色素3A4酶的作用。与一些药物存在配伍禁忌，存在合并用药时，需参考药物说明书。

七、预防

1．勤洗澡、换衣，保持皮肤干爽（如股癣宜穿宽松的内衣内裤，局部扑爽身粉或抗真菌的粉剂等），个人洗护用品要分开。

2．如患有其他真菌感染，如手、足癣等要及时治疗。

3．尽量避免和其他患者密切接触，包括患有癣病的动物，如猫、狗等。

4．避免滥用药物，如糖皮质激素、免疫抑制剂等。

5．对先天或获得性免疫缺陷患者，或原有的消耗性疾病如糖尿病等，应予以及时的治疗、控制。

第三节　手足癣
Tinea Manuum and Pedis

Abstract

Tinea pedis is a dermatophytosis of the feet, whereas tinea manus affects the palmar and interdigital areas of the hand. The feet are the most common area infected by dermatophytes. There are many different clinical presentations of tinea pedis as follow: Interdigital Type, Moccasin Type, Inflammatory/Bullous Type and

Ulcerative Type. Tinea of the palms is frequently seen in association with tinea pedis. Topical antifungals are applied and oral antifungals are needed in severe cases.

引言

掌（跖）及指（趾）间皮肤的皮肤癣菌感染称为手癣（tinea manuum）和足癣（tinea pedis），有时可蔓延到手背和足背，是世界上最常见的皮肤癣菌感染。

一、病因和发病机制

手足癣的病原菌主要包括红色毛癣菌、须癣毛癣菌和絮状表皮癣菌等，近年来，白色念珠菌和其他酵母样菌感染增多。传播方式主要通过密切接触传染源，如患者、患病动物、公用的浴具和拖鞋等。足癣是手癣的常见传染源。

二、临床表现

（一）手癣

1．水疱型 多为单侧起病。常初起于手掌心、示指或拇指的掌面、侧面，或戴戒指的环指根部。皮损初为针头大小厚壁发亮水疱，群集或散在分布，疱液清，局部瘙痒。水疱干涸后形成脱屑并向四周发展扩大，形成边缘清晰的环形、多环形损害。可逐渐累及全部手掌、手背、指甲、对侧手掌。水疱可继发感染形成脓疱。

2．角化型 损害初起时常有散在小水疱，而后以脱屑为主，久之形成角化增厚。多限于一侧。常初起于掌心、示指、中指或环指屈侧和虎口部位，逐渐累及整个手掌。冬季常有皲裂，可有疼痛，甚至导致出血，影响活动（图 4-7）。

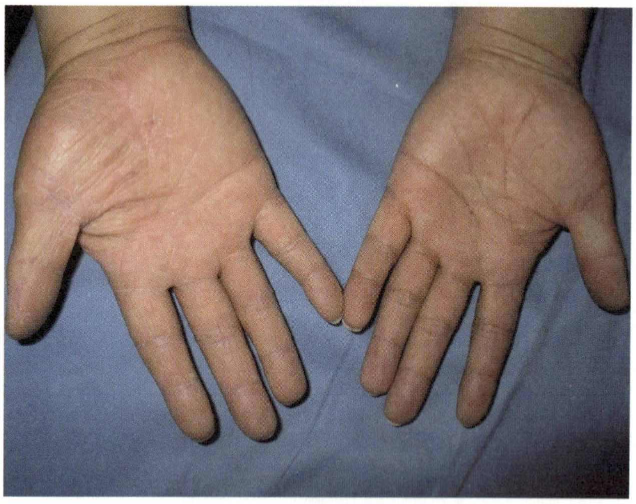
图 4-7　手癣（右手）

（二）足癣

1．水疱型 位于足底和趾间，表现为群集或散在的小水疱，疱壁厚，疱液清，瘙痒剧烈。周围无红晕，数天后干涸脱屑，周边陆续出现新发水疱，也可不断扩展并融合成大疱。如继发细菌感染，则疱液变浊呈脓性，局部可出现糜烂渗液或肿胀，伴有疼痛，易引发淋巴管炎等。

2．趾间型 好发于第 3 和第 4、第 4 和第 5 趾间，趾间浸渍发白，移除浸渍的上皮，可见基底部红斑糜烂，可有少许渗液。易继发细菌感染，可导致丹毒或蜂窝织炎，伴疼痛。此型瘙痒剧烈，常伴恶臭，夏季症状较重（图 4-8）。

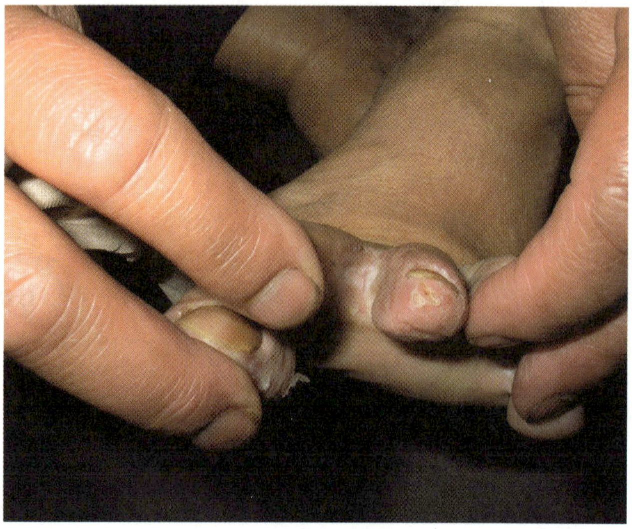
图 4-8　足癣

3．角化型 临床上最多见，约占足癣病例的一半以上。病程较长，皮损范围广泛，足跟甚至整个足底及侧缘角质增厚、脱屑、干燥。冬季足跟及足缘可发生皲裂。此型易并发甲癣。

三、诊断

根据典型临床表现，病变部位取材直接镜检或培养，如结果阳性即可确诊。

四、鉴别诊断

1．湿疹 常对称性分布，双侧同时或相隔不久发病，瘙痒可较明显，秋冬季、干燥时复发加重。

2．汗疱疹 常发生在指趾及掌跖侧缘，表现为深在性水疱，周围无红晕，疱壁厚，有不同程度的瘙痒或烧灼感。

3．接触性皮炎 起病前有较明确的致病物接触史，皮损一般局限于接触部位，边界清晰，可有红肿、水疱、渗液等。脱离接触后可有改善。

4．掌跖脓疱病 多为对称分布，掌跖（大小鱼际、掌中央、足弓等处）可见直径 2～5mm 的小脓疱，初为黄色，后逐渐变为黄褐色和黑褐色，反复发作。

五、治疗

手足癣首选外用药物治疗，如咪康唑、联苯苄唑、特比萘芬、阿莫罗芬的溶液、霜剂和软膏，疗程 2～4 周。对于特定类型的手足癣，应选用一定剂型的抗真菌药物。

1．角化过度型手足癣 可外用角质剥脱剂类的抗真菌软膏，如复方苯甲酸软膏、水杨酸软膏等。

2．浸渍糜烂型手足癣 如渗出明显，先用 3% 硼酸溶液或生理盐水湿敷，再用氧化锌类糊剂收敛，干燥后用抗真菌药物的霜剂。

3．水疱型手足癣 先用 3% 硼酸溶液或生理盐水浸泡，然后外用抗真菌粉剂，干燥后改用抗真菌的霜剂外用。

4．外用药物无效、病程久、病情严重合并癣菌疹时，可加用口服抗真菌药物：伊曲康唑，每次 100～200mg，每日 2 次，连续 1～2 周，泛发及难治者可服 2～4 周；或者特比萘芬 250mg/d，连服 1～2 周，对于泛发及难治患者，可服 2～6 周。还可采用氟康唑，50mg/d 或 150mg/w，顿服，连服 2 周。

5．手足癣湿疹化时，可同时外用含糖皮质激素的复方抗真菌药物。继发细菌感染时，同时应用抗菌素。急性期应避免使用刺激性药物。

6．本病易复发，足部多汗、透气不好是复发的主要原因，应嘱患者洗足后彻底干燥，避免再次感染。

7．应注意个人、家庭卫生，包括勤洗、勤换鞋袜，不混用鞋袜、毛巾；避免手部长期潮湿、浸泡，保持干燥。

8．治疗需及时、疗程应足够，避免皮损蔓延扩大，甚至引起并发症如甲癣、体癣、丹毒、淋巴管炎、癣菌疹等。

第四节 甲癣
Tinea Unguium

Abstract

Onychomycosis denotes any infection of the nail caused by dermatophyte fungi, nondermatophyte fungi, or yeasts. Tinea unguium, however, refers strictly to dermatophyte infection of the nail plate. Onychomycosis is the most prevalent nail disease and accounts for approximately 50 percent of all onychopathies. Orally Terbinafine is a good choice in the treatment of onychomycosis.

引言

甲真菌病（onychomycosis）是指由皮肤癣菌、酵母菌及非皮肤癣菌性真菌（霉菌）感染甲板或甲下引起的疾病，而传统的“甲癣（tinea unguium）”是指单由皮肤癣菌所引起的甲感染。

一、病因和发病机制

外伤或潮湿环境下的指（趾）甲易患甲真菌病，指（趾）甲真菌病多由手足癣直接传播。一般认为，甲真菌病由皮肤癣菌（包括表皮癣菌属、小孢子菌属、毛癣菌属）感染引起，最常见的病原体是红色毛癣菌、须癣毛癣菌和絮状表皮癣菌。红色毛癣菌引起的甲真菌病通常深在而隐匿，炎症反应轻，常从甲板远端侧位开始，逐渐扩散至整个甲板，甲板变黄变脆，并因甲下角蛋白的堆积而与甲床分离，手足皮肤可受累。须癣毛癣菌引起的甲真菌病通常较浅表，引起甲板白点，白点内有大量菌丝。白色念珠菌引起的甲真菌病常有甲沟炎，指甲多于趾甲，好发于家庭主妇等手部经常浸水的人。非皮肤癣菌性真菌（霉菌）常常侵犯趾甲，罕见侵犯指甲。

二、临床表现

甲真菌病多见于成年人，尤其是老年人。好发于趾甲，尤其是踇趾甲（图 4-9，图 4-10）。常伴发手足癣或体股癣。根据临床表现的不同可分为以下几种类型。

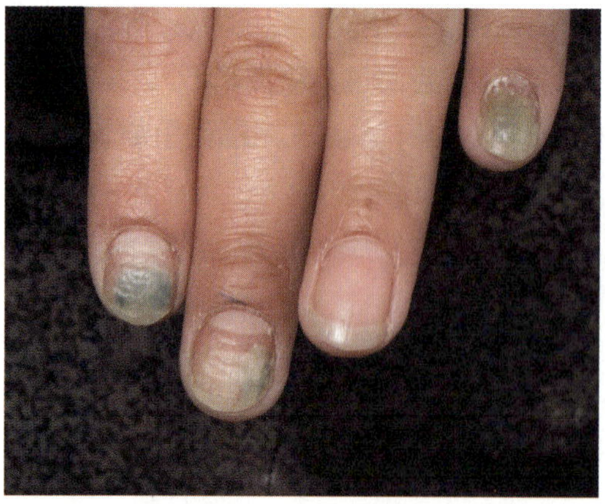

图 4-9 指甲真菌病

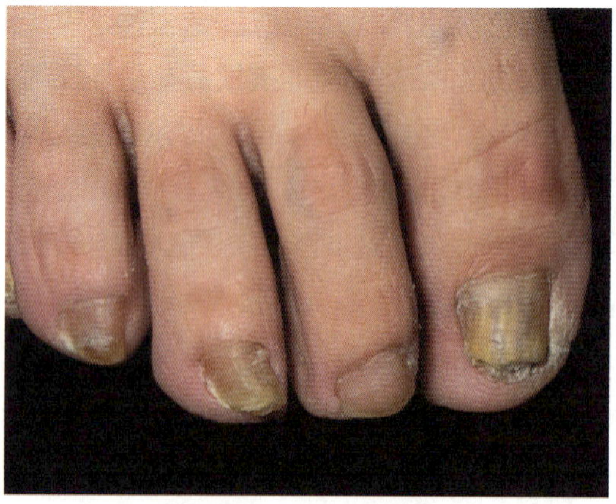

图 4-10 趾甲真菌病

1．浅表白斑型甲真菌病 真菌直接侵犯甲板表层，在甲板的浅层出现白色、边缘清楚的斑或横沟，质地较松脆易碎。

2．远端侧位甲下型甲真菌病 最为常见，致病菌多为红色毛癣菌。真菌先侵入远端甲下和甲床，甲床下角质增生、增厚，继而累及甲板下部，可出现甲分离。甲板可变为白色、棕色至灰褐色，表面凹凸不平，失去光泽，甲板缺失、松脆，可呈虫蛀状。甲板出现黄色纵行条纹或圆形白斑，提示形成皮肤癣菌瘤，是真菌成分聚集形成的坚实团块。

3．近端甲下型甲真菌病 真菌由近端甲边缘的甲小皮角质层入侵。甲板近端白斑起始于甲半月及周围，随甲板生长可逐渐向远端推移扩大，受累甲板多数无增厚。

4．甲板内型甲真菌病 损害仅局限在甲板，不侵犯甲下。甲板呈白色或灰白色，无明显增厚或萎缩，无明显炎症。此型临床少见。

5．全甲毁损型甲真菌病 是上述各类型发展的结果。累及全甲，整个甲板被真菌侵蚀、破坏，甲板脱落，甲床表面残留一些粗糙角化物，堆积增厚。

6．其他类型 ①念珠菌性甲真菌病：由白色念珠菌引起，致病菌导致近端和侧位甲皱襞慢性炎症，进而累及甲，引起甲改变。表现为甲增厚、变色、变形，常伴有甲沟炎及甲小皮缺失，甲表面凹凸不平。甲皱襞炎症明显，呈轻度暗红色慢性肿胀，一般无化脓。②继发性甲真菌病：在非真菌性甲病基础上继发真菌感染，常见于银屑病和外伤性甲疾病，一般可见到原发病的特征。确诊需要真菌学证据。

三、诊断

取病甲的碎屑做真菌镜检，结果阳性可确诊。真菌培养可确定致病菌菌种。

四、鉴别诊断

1．银屑病甲损害 甲板点状凹陷，甲板不平，可见横沟、纵嵴，常合并其他部位银屑病损害。

2．扁平苔藓 常合并皮肤与口腔损害，可见甲翼状胬肉。

五、治疗

甲癣为皮肤癣菌病中最顽固难治的一种，临床治愈后常可能复发，故应坚持治疗。治疗方法根据临床类型、受累指（趾）甲数目及严重程度等因素进行选择。一般受累指趾甲数目较少时，可以外用药物为主；受累指（趾）甲数目较多，或外用药物效果不明显时，或因个人原因不能坚持使用外用药物者，可以口服药物治疗为主，应定期检查肝功能。

1．浅表性白甲或甲损害面积少于 1/3 者，外用药物为主。

（1）30% 冰醋酸、3%～5% 的碘酊，每日 2 次。

（2）5% 阿莫罗芬涂剂、8% 环吡酮胺涂剂，每周外用 1 次。疗程：指甲，6 个月；趾甲，9～12 个月，或根据指（趾）甲生长情况及时复诊调整。

（3）如病甲极厚，可用 40% 尿素软膏封包数日后拔甲，再外用抗真菌软膏治疗 2～3 个月。

（4）较新的药物，如 10% 艾氟康唑溶液等，也被报道具有抗甲癣活性。

2．病甲数目多、甲损害面积超过 1/3 者，或外用药物依从性差，不能坚持者，需采取口服药治疗。口服药物结合外用药物可提高甲真菌病的疗效。

（1）伊曲康唑

1）冲击疗法：1 个疗程，200mg，1 日 2 次，连服 1 周，停药 3 周；若仅指甲感染，至少治疗 2 个疗程；

若有趾甲受累，则至少 3～4 个疗程。

2）连续治疗：用于有趾甲受累（伴或不伴指甲受累的病例），200mg/d，顿服，治疗 3 个月，需密切监测肝功能、血脂。

（2）特比萘芬：250mg/d，顿服，若仅指甲感染，治疗 6～8 周；若有趾甲受累，治疗 12～16 周。

（3）氟康唑：150mg 或 300mg，顿服，每周 1 次，疗程 12～48 周。

对于儿童甲真菌病，每日剂量需依据体重给药，疗程同成人。

（1）特比萘芬：体重＜20kg，剂量 62.5mg/d；20kg≤体重≤40kg，剂量 125mg/d；体重＞40kg，剂量 250mg/d。若仅指甲感染，疗程为 6 周；若有趾甲感染，疗程为 12 周。

（2）伊曲康唑：剂量 5mg/（kg·d）。若仅指甲感染，疗程为 6 周；若有趾甲感染，疗程为 12 周。

（3）氟康唑：3～6mg/kg，每周 1 次，若仅指甲感染，疗程为 12～16 周；若有趾甲感染，疗程为 18～26 周。

六、预防

1. 积极治疗已有的皮肤真菌感染，如手癣、足癣等。
2. 出现指（趾）甲外伤或有甲营养不良时，更应防止继发真菌感染。
3. 免疫功能受抑制，如严重糖尿病患者或需长期服用糖皮质激素、免疫抑制剂的患者，也需注意预防。

第五节　花斑癣
Tinea Versicolor

Abstract

Tinea versicolor is a common fungal infection of the skin. Certain predisposing endogenous factors or exogenous factors cause the yeast to convert from budding yeast form to its mycelial form, leading to the appearance of tinea versicolor. Topical treatment is indicated for limited disease. Recurrence rates are high. Oral treatment may be used in patients with extensive disease and those who do not respond to conventional treatment or have frequent recurrences.

引言

花斑癣（tinea versicolor）俗称汗斑，是由糠秕孢子菌感染表皮角质层引起的一种浅表真菌病。内源性或外源性易感因素使得酵母形态转换为菌丝形态，进而导致本病发生。对于局限性皮损，可应用局部治疗。本病复发率高。对于皮损弥漫、传统治疗效果不满意、频繁复发的病例，可给予口服药物治疗。

一、病因

花斑癣由糠秕马拉色菌（*Malassezia furfur*）引起，是正常人皮肤上常见的寄生菌，属于条件致病菌。机体应用糖皮质激素、营养不良、慢性感染、免疫力低下时，表皮细胞更替周期延长，利于该菌生长，诱发此病。

二、临床表现

皮损为绿豆至指甲大小斑疹，边缘清楚，可互相融合，淡红或淡褐色，表面有糠状鳞屑，时间较久的呈浅色斑（图 4-11）。皮损无炎性反应，常无自觉症状，偶有轻度痒感。好发于多汗部位，常夏重冬轻，可持续多年不愈。热带地区多见。

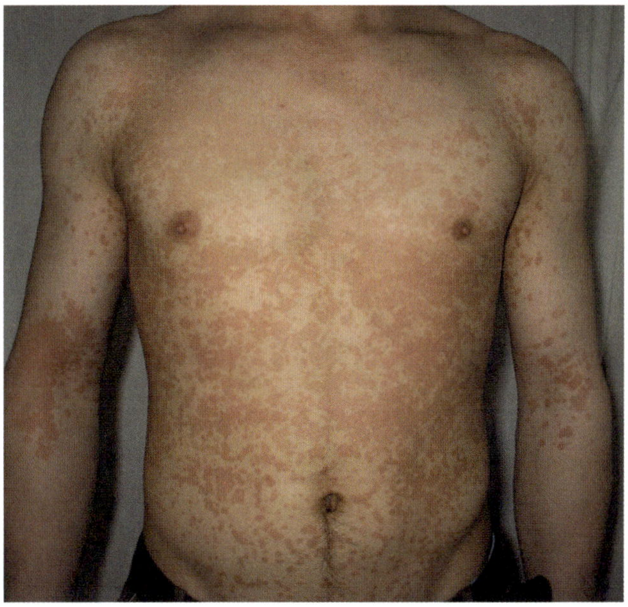

图 4-11　花斑癣

三、诊断

皮损鳞屑直接镜检可见短棒状较粗的菌丝或成堆的圆形、卵圆形孢子。根据皮损为无痛痒的浅褐色或淡色斑，覆少许鳞屑，好发于夏季、多汗的部位，可做出诊断。

四、鉴别诊断

1. 白癜风　无自觉症状，边缘较清晰，稳定期皮损周围有色素沉着。进展期可有同形反应。

2. 单纯糠疹　常见于面部，初期为红斑，边缘稍隆起，消退后遗留轻度色素减退的苍白斑。

五、治疗

花斑癣以局部外用疗法为主。

1. 抗真菌药物　包括咪唑类、硫化硒、环吡酮胺霜剂或香波。对皮损广泛、顽固的病例，可采用口服药物，如伊曲康唑 200mg/d，连服 5～7 日；或氟康唑 300～400mg/w，顿服，治疗 1～3 周。

2. 外用硫代硫酸钠联合盐酸　外用 20% 硫代硫酸钠后，再涂以 2% 稀盐酸液，可以产生新生态硫，达到杀真菌目的。

3. 外用洗剂　2% 二硫化硒洗剂或 2% 酮康唑洗剂，每周 2～3 次，连续 2～4 周。

4. 治疗期间需勤洗澡、勤换衣，内衣宜煮沸消毒。

5. 注意保持皮肤干燥、减少出汗，对于减少复发有一定帮助。

第六节　念珠菌病
Candidiasis

Abstract

Candidiasis refers to a diverse group of infections caused by *Candida albicans* or by other members of the genus *Candida*. These organisms typically infect the skin, nails, mucous membranes, and gastrointestinal tract, but they also may cause systemic disease. Clinically skin lesions of candidiasis are erythematous, macerated patches with satellite vesicopustules. Topical antifungals are applied in local infections and oral antifungals are needed in systemic cases.

引言

念珠菌病（candidiasis）是一类由白色念珠菌或其他念珠菌属成员引起的感染性疾病。这些病原菌一般可感染皮肤、甲、黏膜、胃肠道等，但有时也可以引起系统性疾病。典型的皮损包括红色、浸渍性斑片，伴有“卫星状”脓性水疱。局部感染可采用局部抗真菌药物，系统性病例需采用口服抗真菌药物。

一、病因和发病机制

由念珠菌属主要是白色念珠菌引起的感染，可引起皮肤黏膜及甲的损害，以及免疫功能低下的患者发生急性或慢性系统感染，传染源有内源性及外源性。好发因素有：①广谱抗生素的广泛应用使体内的正常菌群失调。②糖皮质激素及免疫抑制剂的应用使机体免疫功能下降。③体内插管的应用增加了念珠菌感染的机会。④严重烧伤可使机体的保护屏障功能丧失。⑤先天性或获得性免疫缺陷、晚期肿瘤患者等。

二、临床表现

（一）黏膜念珠菌病（mucosal candidiasis）

1．口腔念珠菌病 最常见的为“急性假膜型念珠菌病”，也称为“鹅口疮”。起初为咽部、颊部或腭部的白色斑点，扩大融合成白色斑片，境界清楚，周围黏膜充血或有出血斑，擦去白膜，可见充血或出血性的创面。自觉症状不明显或轻度咽部不适、干燥、烧灼及疼痛感。

2．女性念珠菌外阴阴道炎 白带如乳酪样或豆腐渣样，量多，略带臭味；阴道黏膜红肿，其上附有白色假膜或凝块，剥离后其下为红斑或糜烂的基底，阴道有灼热或瘙痒感；外阴皮肤瘙痒，小阴唇及前庭可肿胀及潮红，严重者可伴有尿道口灼痛、排尿困难或性交痛等症状（图 4-12）。

3．念珠菌龟头炎 多为性传播，可表现为龟头炎或包皮龟头炎，阴茎包皮及龟头弥漫性潮红、干燥光滑，包皮内侧及冠状沟可附有白色奶酪样斑片，阴囊受累可有鳞屑性红斑丘疹，伴瘙痒。

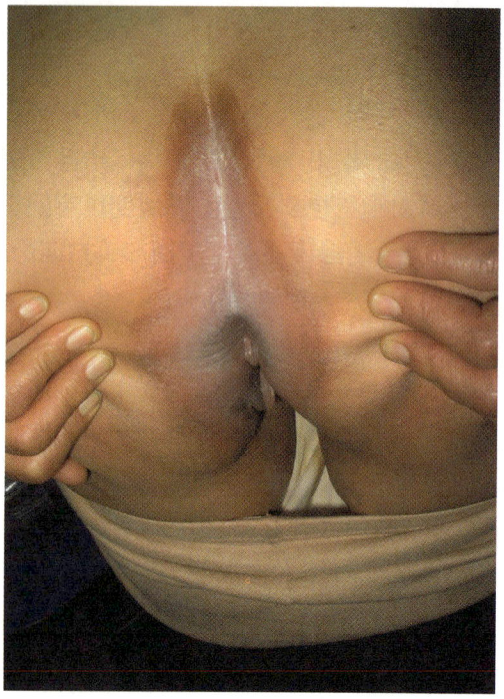

图 4-12　念珠菌病

（二）皮肤念珠菌病（cutaneous candidiasis）

1．浅表皮肤念珠菌病 也称念珠菌间擦疹，多发生在腹股沟、肛门、会阴、腋下及乳房下等褶皱部位，为境界清楚的红斑、糜烂、小丘疹、丘疱疹或脓疱。指趾间的损害常常发生于第三和第四指（趾）间，皮肤白色皲裂，周围红斑，瘙痒剧烈。本病好发人群包括糖尿病、肥胖、慢性酗酒者以及婴儿（尤其是早产儿）。婴儿患者表现为在出生不久后皮肤上出现孤立的水疱或脓疱，基底红，常见于面部及躯干部位，可迅速扩展至全身。先天性婴儿皮肤念珠菌病多源于宫内或分娩时的感染，脓疱持续时间不长，可自行脱屑痊愈；少数使用尿布的新生儿可出现臀部及肛周的红斑样皮损。

2．念珠菌性甲真菌病 占甲真菌病的 5%～10%，多伴发甲沟红肿，但不化脓，指（趾）甲变厚呈淡褐色，甲板增厚不明显。

3．慢性皮肤黏膜念珠菌病（chronic mucocutaneous candidiasis，CMCC） 见于胸腺缺损所致的免疫障碍或多种内分泌障碍。幼年发病，慢性经过、易复发。可侵犯口腔黏膜、皮肤、指甲及深部组织。皮疹为丘疹或结节上覆有厚而粘着的黄棕色痂，剥去厚痂露出凹凸不平的肉芽肿改变，同时伴有“鹅口疮”及甲的损害。

4．系统性念珠菌病（systemic candidiasis） 随着糖皮质激素、免疫抑制剂、广谱抗生素的广泛应用，系统性念珠菌病的发病率逐渐升高，包括支气管及肺部感染、消化道感染、尿路感染、心内膜炎、脑膜炎、败血症等，预后不佳。

三、诊断

在病变部位取材氢氧化钾涂片直接镜检，找到菌丝即可确诊。取材接种于沙氏培养基培养可鉴定菌种。

诊断证据包括：①病史：常常有免疫功能低下的基础病，或长期大剂量应用广谱抗生素或皮质激素等病史。②临床上表现为间擦部位皮肤的红斑，也常常有黏膜部位的带有伪膜的糜烂性斑片。③在病变部位取材并直接镜检可见菌丝、假菌丝。

四、鉴别诊断

1．间擦部位的湿疹、脂溢性皮炎、家族性良性慢性天疱疮 湿疹的皮损界限可不清晰；脂溢性皮炎除发生在间擦部位外，还可见于头皮、耳后等脂溢区，表面有油腻性鳞屑或厚痂；慢性良性家族性天疱疮的损害为松弛性大疱及糜烂，大部分患者有家族史。上述疾病真菌检查均呈阴性。

2．细菌性甲沟炎及皮肤癣菌性甲真菌病 细菌性甲沟炎有明显的红、肿、热、痛，且有较多的脓性分泌物；皮肤癣菌性甲真菌病以甲板远端先受侵，以甲增厚、甲板破坏为主，而甲沟炎少见。

3．滴虫性阴道炎、细菌性阴道病及女性非淋菌性尿道炎 滴虫性阴道炎表现为白带增多，呈白色或黄绿色，分泌物为泡沫状，有腥臭，外阴瘙痒明显，分泌物镜检可见活动性滴虫；细菌性阴道病表现为白带增多，呈灰白色糊糊状，有腥臭，分泌物盐水湿片镜检见线索细胞；女性非淋菌性尿道炎表现为分泌物不多，色黄而稀，略臭，衣原体呈阳性。

五、治疗

治疗原则是首先找到并尽量除去一切与本病发生有关的诱因，如广谱抗生素、糖皮质激素、免疫抑制剂的应用以及长期潮湿、浸渍等；其次积极治疗原发的潜在疾病，并给予支持治疗，加强营养，同时积极进行抗念珠菌的药物治疗。

1．口腔念珠菌病 轻型可仅局部用药，重型或合并有消化道或全身感染时，需用系统性抗真菌药物。

2．外生殖器念珠菌病 轻者可局部治疗，常外用1%克霉唑霜、2%咪康唑霜或制霉素霜等，7～14天为1个疗程。有阴道炎者使用抗真菌药物的栓剂。严重者需服用系统性抗真菌药物，如顿服氟康唑150mg。

3．浅表皮肤念珠菌病 以外用抗真菌药物治疗为主。红斑脱屑皮损可外用抗真菌药物霜剂。可先外用氧化锌糊剂，待皮损干燥后再外用抗真菌药膏，如克霉唑、咪康唑、制霉菌素等，一般10天为1个疗程，必要时可用2个疗程。局部糜烂皮损可用1%～2%甲紫溶液。

4．慢性皮肤黏膜念珠菌病 需静脉或口服系统性抗真菌药物。

5．念珠菌性甲真菌病 轻型的甲损害，若只侵犯到甲表面或甲板损害不超过甲长度的一半且损害未累及到甲根部时，可仅外用抗真菌甲涂剂，甲板损害严重者需口服系统性抗真菌药物。

6．系统性念珠菌病 可用两性霉素B或其脂质体、氟康唑、帕沙康唑、伏立康唑、卡泊芬净等静脉滴注，或口服氟康唑、伊曲康唑、氟胞嘧啶等。

第七节 隐球菌病
Cryptococcosis

Abstract

Cryptococcosis is a systemic fungal infection caused by members of genus *Cryptococcus*, which mainly affects cellular-immunity-deficient patients. The most common sites of cryptococcosis include the central nervous system (CNS), lung, skin and bones, among which CNS is the most frequent site. *Cryptococcus* can spread to the organs in the entire body via the bloodstream. Detection of *Cryptococcus* in specimens by microscopic examination or culture is necessary for the diagnosis. Treatment includes antifungal therapy, supportive treatment, and management of CNS disease, pulmonary disease, or immunodeficiency if necessary.

引言

隐球菌病（cryptococcosis）是一种深部真菌病，病原体为隐球菌属中的某些种或变种，好发于细胞免疫功能低下的患者。本病主要累及中枢神经系统、肺、皮肤、骨骼，其中中枢神经系统最为常见。隐球菌可通过血流播散至全身各器官。确诊本病须在各种标本的直接镜检、培养中发现隐球菌。治疗包括抗真菌药物、一般支持治疗等，若有必要，还需对中枢神经系统、肺部等其他受累器官与系统进行治疗，并对免疫缺陷进行处理。

一、病因和发病机制

人隐球菌病的常见病原菌包括新生隐球菌（*Cryptococcus neoformans*）及其变体，以及格特隐球菌（*Cryptococcus gattii*），其中新生隐球菌较为常见，且较常见于免疫缺陷的患者，并引起脑膜脑炎；格特隐球菌较常见于免疫功能正常的患者，主要引起肺部感染。隐球菌在自然界中分布广泛，可自土壤、树木、鸟类排泄物中分离。主要感染途径为吸入空气中的孢子，此外还可通过创伤性皮肤接触、食入带有病原体的食物等途径感染。

二、临床表现

1．皮肤、黏膜隐球菌病 见于 10%～15% 的病例，常通过血行播散至皮肤，也有少数原发于皮肤的病例，是因含有隐球菌的异物损伤皮肤进而直接接种所致。好发于面颈部、胸背部、四肢。皮损类型广泛，包括丘疹、水疱、脓疱、传染性软疣样丘疹、痤疮样脓疱、皮下组织肿块、浸润性结节、脓肿、结痂、蜂窝织炎、疣状增殖、溃疡等，较易溃烂。原发接种所致感染灶常为下疳样的局限皮损。

2．中枢神经系统隐球菌病 最为常见，约占隐球菌病病例的 80%，包括脑膜炎型、脑膜脑炎型、肉芽肿型、囊肿型等。临床表现可类似结核性脑膜炎、病毒性脑炎、脑瘤、脑脓肿等。全身症状主要表现为畏寒、低热、头痛、头晕、乏力等。头痛常为前额、双颞、眼球后疼痛，间歇性发作，频度进行性增加，程度进行性加重，可伴有恶心、呕吐、发热、大汗、精神症状（如抑郁、淡漠、易激动、昏迷）等。晚期可出现脑膜刺激征。

3．肺隐球菌病 可见于约 50% 的病例，其病变轻重不一，可为无症状的气道定植、肺部结节、快速进展的肺炎甚至急性呼吸窘迫综合征等。症状包括咳嗽、胸痛、乏力、低热、盗汗、体重减轻等，常有少量黏液痰或血痰。免疫功能缺陷的患者更易出现症状。肺部体征常有呼吸音减弱、胸部叩诊浊音、听诊闻及胸膜摩擦音、湿啰音等。影像学改变包括肺部结节、肿块样损害、空腔损害、间质浸润、肺叶实变、胸膜腔浸润等。

4．隐球菌败血症　较少见。常并发或伴发隐球菌性脑膜炎、肺隐球菌病或局部脓肿等，临床症状不典型，可出现寒战、发热、谵语、昏迷等败血症表现，同时病原体可随血行播散至全身各器官，病情凶险，短期内可致死。

三、实验室检查

1．直接镜检　取脑脊液或于皮损处取材，墨汁染色，镜下可见圆形或椭圆形的双层厚壁孢子，其外有一层宽阔透亮的荚膜，约 70% 的隐球菌性脑膜炎可通过此种方式确诊。

2．培养　采用沙氏培养基，在 28 ~ 37℃下孵育，1 周左右可长出白色奶油样菌落，镜检可见带有荚膜的厚壁孢子。

3．脑脊液检查　脑脊液压力增高，外观正常或微浑浊，白细胞计数增多，糖和氯化物早期及恢复期变化不明显，中后期明显减少。

四、诊断

诊断主要依据临床症状及体征、实验室检查等，确诊本病须在各种标本的直接镜检、培养中发现隐球菌。临床医师的高度警惕对早期诊断至关重要，若有可疑脑病，应进行脑脊液检查，同时行墨汁涂片、培养等。

五、鉴别诊断

1．皮肤方面需与传染性软疣、孢子丝菌病、着色真菌病等鉴别，病变部位取材墨汁染色无酵母细胞。

（1）传染性软疣：散在分布的小丘疹，表面有脐凹，皮损处可挤出软疣小体。

（2）孢子丝菌病：一般表现为沿淋巴管分布的结节、溃疡或局限性溃疡、斑块、结节等。

（3）着色真菌病：好发于小腿、足部、前臂等暴露部位，可见跨表皮排出现象。旧的损害可自愈，遗留瘢痕，通过淋巴管扩至四周形成新发皮损。

2．中枢神经系统方面需与结核性脑膜炎、颅内占位性病变、蛛网膜炎及其他可引起脑膜炎、脑膜脑炎的疾病鉴别，病变部位取材墨汁染色无酵母细胞是重要鉴别点之一，此外，还应结合相应临床表现与辅助检查特征进行鉴别。

六、治疗

制订治疗方案时应考虑的因素包括：病变所累及的器官 / 系统、病情严重程度、患者免疫功能等。对于中枢神经系统受累的患者，治疗目标是清除感染，妥善处理升高的颅内压，预防远期神经后遗症。对于肺部受累的患者，治疗目标是清除感染，防止播散至中枢神经系统及其他部位。因此，临床医师应全面评估患者一般状况，密切关注患者生命体征及病情变化情况，针对本病可能累及的器官、系统积极开展查体和辅助检查，必要时组织神经内科、感染内科等相关科室会诊。

1．抗真菌治疗　首选两性霉素 B，静脉和鞘内同时给药疗效较好，总剂量要达到 1.5 ~ 3.0g 或以上。对于中枢神经系统受累、病变广泛或肺部严重受累的病例，可采用两性霉素 B［0.5 ~ 0.7mg/（kg · d）］联合氟胞嘧啶［100mg/（kg · d）］进行为期 4 周的诱导治疗。此后若疗效满意，可继续进行 8 周的巩固治疗，方案为氟康唑 400～800mg/d。对于合并艾滋病的患者，需进行至少 1 年的维持治疗，方案为氟康唑 200mg/d。两性霉素 B 的不良反应相对较多，尤其是肾毒性，且其不良反应与累计剂量相关，故宜密切监测血常规、肾功能、电解质。联用氟胞嘧啶时，应警惕不良反应，尤其是肾毒性。

2．对症及支持治疗 降颅压、纠正水电解质紊乱，必要时给予营养支持，注意休息。

第八节 孢子丝菌病
Sporotrichosis

Abstract

Sporotrichosis is a subcutaneous or systemic fungal infection caused by the dimorphic fungus *Sporothrix schenckii*. The fungus occurs in the natural environment, presumably in mold form, but develops as a yeast in infections. There is also a systemic form of sporotrichosis whose clinical features range from pulmonary infection to arthritis or meningitis. One important characteristic of the diagnosis of cutaneous lesions is the scarcity of organisms in tissue, making confirmation of the diagnosis by microscopy potentially difficult. Sometimes in tissue, fungal cells are surrounded by an eosinophilic refractile fringe, the asteroid body, which is a characteristic of the organism. Potassium iodide is effective in the cutaneous types of sporotrichosis and should be continued for 3 to 4 weeks after clinical cure.

引言

在深部真菌病中，孢子丝菌病（sporotrichosis）是最常见而危害性最低的，是由申克孢子丝菌引起的皮肤及皮下组织的感染，偶可播散全身引起多系统的损害，如肺部感染、关节炎、脑膜炎等。本病的一个特点是皮损组织中缺乏病原菌，这为真菌学、组织病理诊断增加了潜在的难度。在组织中，有时真菌细胞周围绕有折光性边缘，形成本病特征性的星状体结构。对于皮肤型孢子丝菌病，碘化钾具有治疗效果，在临床治愈后应继续治疗 3～4 周。

一、病因和发病机制

申克孢子丝菌是一种双相性真菌，在 37℃下为酵母相，而在室温下为菌丝相。病原菌是一种土壤、植物的腐生菌，常经皮肤、毛囊的微小外伤伤口进入人体，引起局部炎症改变。如机体抵抗力强，即局限于该部位形成固定型孢子丝菌病；如果机体抵抗力弱，则沿淋巴管蔓延，形成皮肤淋巴管型孢子丝菌病；少数血行播散至全身，引起系统性孢子丝菌病。本病在人与人之间很少传播，被认为是园丁和养花者的职业病。

二、临床表现

1．皮肤淋巴型 皮损好发于前臂、手、小腿、踝部等暴露部位。为圆形、坚韧、无痛的皮下结节，不粘着于皮肤，后期结节中心可坏死、形成溃疡，溃疡表面有稀薄脓性分泌物，覆有厚痂。结节沿淋巴管向心性出现，排列成串。日久淋巴管变硬呈绳索状（图 4-13）。

2．固定型孢子丝菌病 多发生于面部，也可发生于皮肤角质层较薄处，如手腕、前臂及颈部等。此型儿童多见，可表现为结节型、肉芽肿型、斑块型、疣状增生型、溃疡型、囊肿型等（图 4-14）。

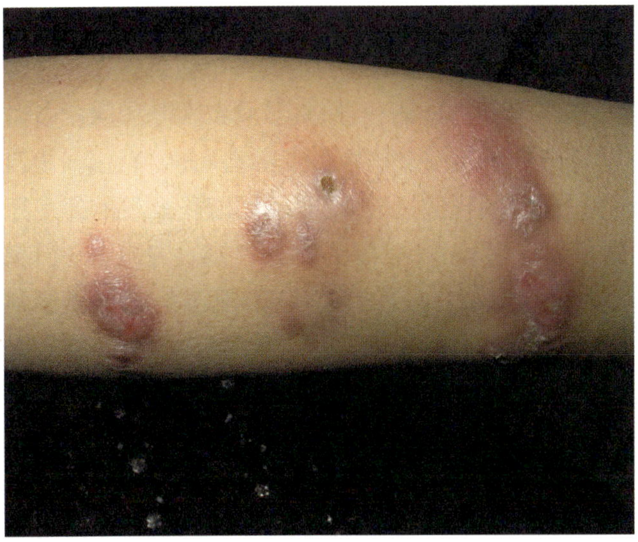

图 4-13　孢子丝菌病（手臂）

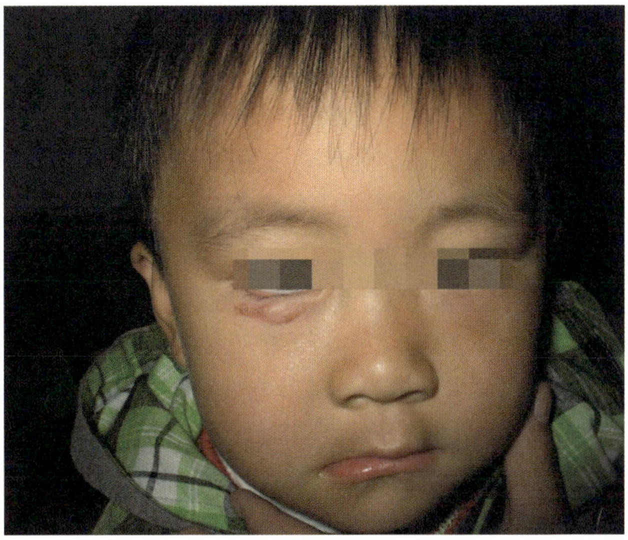

图 4-14　孢子丝菌病（右下眼睑）

3．皮肤外及播散型　较少见。可有骨、骨膜及滑膜孢子丝菌病、肺孢子丝菌病及系统性孢子丝菌病等。

三、实验室检查

1．真菌培养　取病变组织用沙氏培养基进行常规真菌培养，1 周左右可长出灰色或灰褐色的气生菌丝相的菌落，镜下为梅花样成束的小分生孢子。

2．组织病理　表皮棘层肥厚甚至假上皮瘤样增生，真皮呈感染性肉芽肿改变，损害中央为大量中性粒细胞组成的“化脓层”，其外为上皮样细胞和多核巨细胞组成的“结核样层”，外周为淋巴细胞和浆细胞组成的“梅毒样层”（图 4-15）。有时真皮内可见放射状嗜酸性物质，称为“星状体”，具有特征性。HE 染色和 PAS 染色均不易见到孢子（图 4-16）。

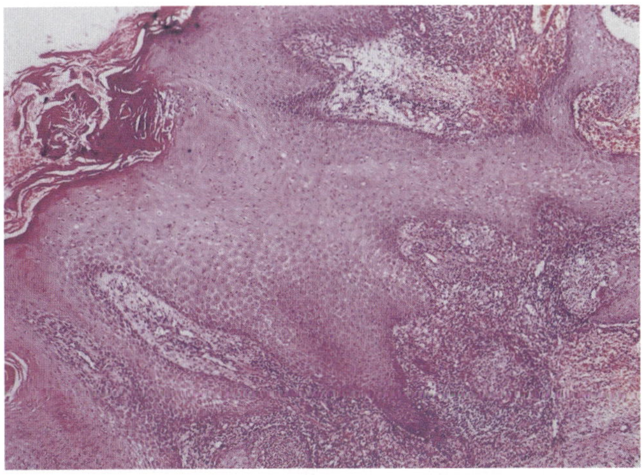

图 4-15　孢子丝菌病的组织病理

注：表皮棘层肥厚、假上皮瘤样增生，真皮呈感染性肉芽肿改变。

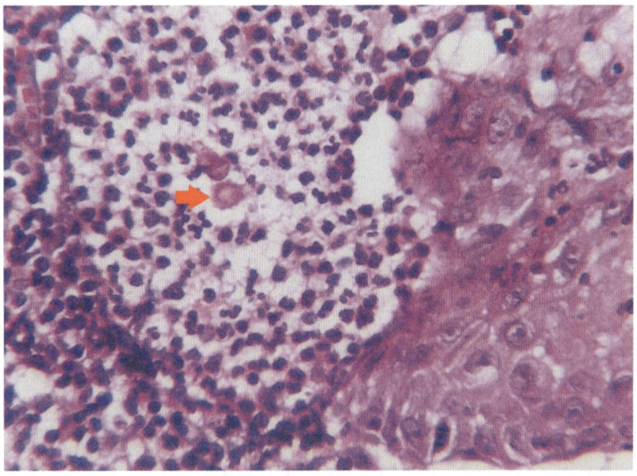

图 4-16　孢子丝菌病的组织病理

注：损害中央为中性粒细胞组成的“化脓层”，其外为上皮样细胞和多核巨细胞组成的“结核样层”，外周为淋巴细胞和浆细胞组成的“梅毒样层”。“星状体”（红色箭头）指放射状嗜酸性物质，是一种特征性改变。

四、诊断

诊断本病依据患者是否有外伤史、皮损的分布部位、形态特点，全身一般情况检查，尤其是浅表淋巴结的检查，必要时取活检组织做真菌培养及病理学检查做出诊断。

五、鉴别诊断

1．着色真菌病 组织病理常常可找到硬壳孢子，组织取材真菌培养，通过菌种鉴定可确定致病菌菌种。

2．面部皮肤结核、结节病、寻常疣等肉芽肿性疾病 病史和临床表现不同，通过组织病理、血清学检查和组织真菌培养可以明确诊断。

六、治疗

1．碘化钾 碘化钾口服结合外用药物为首选治疗方案。对于固定型和皮肤淋巴管型孢子丝菌病，成人可口服10%碘化钾溶液每次10ml，每日3次。疗程视病情而定，一般在4~6周方可治愈，应在明显恢复后继续服用1个月。不良反应包括恶心呕吐、腮腺肿大、痤疮样皮疹、甲状腺功能低下等，一般在停药或减量后可以消退。碘化钾可促进肺结核播散，因此，使用前需排除结核。

2．系统性抗真菌药物 对于播散型患者、碘化钾过敏或无效者，可给予系统性抗真菌治疗。

（1）伊曲康唑：口服，成人200~400mg/d，儿童5mg/（kg·d），可在不能耐受或禁用碘化钾时使用，疗程3~6个月或更长。

（2）特比萘芬：成人250~500mg/d，2岁以上儿童可酌情使用，剂量5~6.5mg/（kg·d），疗程3~6个月或更长。

（3）两性霉素B：依据不同部位的感染，决定给药方式及剂量；对皮肤淋巴管型、肺型及播散型孢子丝菌病的疗效较好。两性霉素B脂质体剂量3~5mg/（kg·d）。

（4）有时可联合序贯治疗，如先用碘化钾再加用上述抗真菌药物中的一种以提高疗效。

3．温热疗法 申克孢子丝菌不能耐受38.5℃以上的高温，可局部加温至45℃，每日3次，每次30~60分钟。

4．局部治疗 尚需对创面进行局部治疗，如温热疗法（45℃电热器局部加热），每日3次，每次30~60分钟，其他局部治疗包括冷冻、光动力、电凝等。另外，局部应用抗菌药物，防止继发感染。

第九节 着色真菌病
Chromoblastomycosis

Abstract

Chromoblastomycosis is a chronic fungal infection of the skin and subcutaneous tissues caused by pigmented or dematiaceous fungi that are implanted into the dermis from the environment. The infection can be caused by pigmented fungi. Verrucous plaques usually occur on the leg or foot. The main treatments for chromoblastomycosis are orally itraconazole.

引言

着色真菌病（chromoblastomycosis）是由一组不同种的着色真菌所引起的皮肤及皮下组织的慢性感染，皮损以疣状增生、结节、化脓、瘢痕为特征，常累及腿部或足部。主要治疗方式为口服伊曲康唑。

一、病因和发病机制

根据病原体的不同，分为着色芽生菌病和暗色丝孢霉病，统称为着色真菌病。其中五种主要的致病真菌包括卡氏枝孢霉菌（*Cladosporium carrionii*）、裴氏着色真菌（*Fonsecaea pedrosoi*）、疣状瓶霉（*Phialophora verrucosa*）、紧密着色真菌（*Fonsecaea compacta*）和播水喙枝孢霉（*Rhinocladiella aquaspersa*）。在我国，最常见的是卡氏枝孢霉菌，其次是裴氏着色真菌和紧密着色真菌等。发病与外伤密切相关，孢子由伤口进入皮肤或黏膜，局部组织通过免疫反应逐渐愈合，但病原菌可沿淋巴管扩散，不断累及四周的皮肤。

二、临床表现

好发于赤足农民，尤其是青壮年男性。起病前常有外伤史，潜伏期为1个月到一年以上。多发于四肢，以下肢更为多见。皮损开始为小丘疹、脓疱、红斑，有鳞屑，逐渐形成较大面积的斑块、结节，表面呈疣状增殖。晚期可因淋巴水肿而形成象皮肿样损害。在体弱或应用糖皮质激素的患者中，病原菌可经血源播散进入脑部，引起有包膜的脓肿，引起中枢神经系统损害的症状与体征。脑脊液中蛋白及细胞数升高，但常找不到病原菌。

三、组织病理

表皮角化过度、棘层增厚，真皮内结核样肉芽肿和脓肿形成，无干酪样坏死。在脓疡中的巨噬细胞内或外，HE染色可见到棕黄色、壁厚、圆形或卵圆形的中央有横膈的硬壳孢子，称为“硬壳细胞”或“硬壳小体”，具有诊断意义。

四、诊断

诊断依据是临床表现和病原菌检查。取肉芽肿处脓液或痂皮取材直接镜检可见单个或成堆的棕色圆形或卵圆形厚壁孢子；培养在1～4周可见棕色的气生菌丝相的菌落生长。通过组织病理和真菌检查结果可以确定诊断。

五、鉴别诊断

1．寻常疣 为暴露部位的角化性丘疹或结节，皮损数目较少，累及范围较小，且无分泌物，真菌学检查阴性。

2．疣状皮肤结核 皮损多见于面、颈部，具有病变范围缓慢扩大，在愈合面再次发生新发结节的临床特点，真菌学检查阴性，组织病理有结核结节形成。

3．皮肤肿瘤 真菌学检查阴性，组织病理可见肿瘤细胞。

4．足菌肿 以结节、肿块、瘘管为特征，脓液中可查出不同颜色的颗粒，组织病理及真菌学检查无硬壳细胞。

第四章

六、治疗

1. 皮损面积小者可局部冷冻、电烧及激光。早期可将皮肤损害彻底切除，但手术前后都要系统用抗真菌药物。

2. 对于广泛性或深在性损害，应使用系统性抗真菌药物治疗。

（1）伊曲康唑：口服，0.2～0.6g/d，疗程 12～36 个月。

（2）两性霉素 B：静脉给药，0.5～1.0mg/（kg·d），同时口服 5-氟胞嘧啶 100～200mg/（kg·d），4 次分服，或联合噻苯达嗪 25mg/（kg·d），至少 1 个月。

（3）特比萘芬：250～500mg/d，连续服用至少 7 个月。

（4）一线治疗失败时，可用伏立康唑，每 12 小时 200mg，共 4 周，可取得较好疗效。

3. 局部温热疗法 着色真菌在 38℃以上停止生长，因此，可使用蜡疗、热沙疗、热辐射等方法将皮损局部加热至 40～50℃，每日 1 次，每次半小时，可促进皮损消退。

4. 其他局部治疗 可局部注射两性霉素 B，或采用光动力、冷冻治疗，有一定效果。

5. 辅助治疗 可配合服用碘化钾、维生素 D_2 等。

第十节 放线菌病
Actinomycosis

Abstract

Actinomycosis is a chronic suppurative granulomatous disease caused by actinomycetes, an anaerobic bacterium with the characteristic filamentous branching structures. Because of its resemblance in clinical manifestation to fungal infection, actinomycosis is conventionally described in the chapters on cutaneous fungal diseases. The typical lesions are abscess formation and chronic progression of infection. Fistulous tracts and draining sinuses often occur, discharging pus containing granules or lumps composed of Gram + fine branching hyphae. Actinomycosis can affect any body sites, among which the face, neck, abdomen and chest are the most common. The treatment options include systemic antibiotics, supportive treatment, surgery and radiotherapy.

引言

放线菌病（actinomycosis）是一种慢性化脓性肉芽肿性疾病，其病原体是放线菌，是一种厌氧细菌，因其细丝状分枝结构而得名。由于本病临床表现类似真菌感染，所以传统上在真菌性皮肤病中进行介绍，称为类真菌病。本病的特征性皮损为慢性进展性脓肿，常形成瘘管状窦道和引流窦，排出的脓液中含有颗粒或革兰氏染色阳性的纤细分枝菌丝组成的团块。可发生于任何部位，多见于面颈部、腹部、胸部。治疗手段包括系统应用抗生素、支持治疗、外科治疗、放射治疗等。

一、病因和发病机制

在人类中最常见的放线菌病病原菌为伊氏放线菌（*Actinomyces israelii*）和戈氏放线菌（*Actinomyces gerencseriae*），此外，较为少见的病原菌包括内氏放线菌（*Actinomyces naeslundii*）、黏液放线菌（*Actinomyces viscosus*）、龋齿放线菌（*Actinomyces odontolyticus*）、麦尔放线菌（*Actinomyces meyeri*）、

丙酸丙酸杆菌（*Propionibacterium propionicum*）、齿双歧杆菌（*Ifidobacterium dentium*）等。上述菌种均为口腔正常菌群，在自然界的土壤、蔬菜、植物中未有发现。病原体可通过消化道的屏障缺损处形成接种，如口腔或胃肠道的破损部位等，常见诱因包括恒牙萌出、龋齿、拔牙、牙龈炎、牙龈损伤等。放线菌病为内源性感染，不在人－人之间、人－动物之间直接传染。

二、临床表现

本病可发生于任何年龄，而青壮年、农民及户外工作者多见，可发生于任何部位，多见于面颈部、腹部及胸部。

1．皮肤型放线菌病 可发生在面部、躯干、臀部、四肢，多形成皮下结节，继而软化、破溃、形成窦道，窦道中可排出黄色脓性液体，可见硫磺样颗粒。病程一般为慢性，可侵犯深部组织，形成肉芽肿及纤维组织，晚期形成板状硬度的瘢痕。

2．面颈部放线菌病 为最常见的一型，好发于下颌角、牙槽嵴。病原菌可经龋齿、牙周脓肿、扁桃体等侵入到黏膜下组织，局部轻度水肿和疼痛，或形成无痛性皮下肿块，渐变硬为木板样，与皮肤粘连，表面为暗红或紫红色。皮损可软化形成脓肿，破溃后形成多发性排脓的窦道，排出物中可见有臭味的脓液及浅黄的硫磺样颗粒，晚期可侵犯骨骼。

3．胸部放线菌病 可因颈部放线菌病的直接蔓延、口腔中放线菌的吸入而感染，感染部位为肺门及肺底，表现为不规则发热、咳嗽、咳痰、胸痛，累及胸膜可有胸痛及胸腔积液，累及胸壁可形成结节、脓肿、穿透胸壁，排泄物中可见硫磺样颗粒。

4．腹部放线菌病 最常见的是肠道放线菌病，病原菌由口腔吞入肠道，表现类似急性、亚急性或慢性阑尾炎，也可形成腹部不规则包块，穿破腹壁可形成多发性引流通道，排泄物中有典型的硫磺样颗粒。

三、实验室检查

1．直接镜检 对排出物中的硫磺色颗粒进行直接镜检可初步诊断本病，革兰氏染色在油镜下可见纤细、弯曲的革兰阳性菌丝及棒状、球杆状菌体。

2．培养 将硫磺样颗粒压碎后在37℃ CO_2 孵箱内于高营养培养基中进行培养，可鉴定菌种。

3．组织病理 真皮内可见慢性脓肿及周围纤维化、混合性炎症细胞浸润，脓肿中可见“硫磺样颗粒”，颗粒革兰氏染色可见纤细的分枝菌丝。

四、诊断

结合临床表现、真菌检查（尤其是找到硫磺样颗粒时），一般可明确诊断。对于有免疫功能低下、有外伤等诱因（多见于面颈部）的病例，或出现面颈部、胸腹部不明原因肿块、支气管炎、肺部感染常规治疗效果不佳、不明原因的肺脓肿及胸腔积液、腹部手术后伤口部位形成瘘管或肿块等情况时，应警惕本病，取病变组织行病原学及病理检查。

五、鉴别诊断

1．瘰疬性皮肤结核 多发生于颈部，脓液中有干酪样坏死，可查到结核分枝杆菌。

2．孢子丝菌病 多发于手及前臂，也可见于面颈部，结节沿淋巴管排列成串珠状，分泌物中无硫磺样颗粒。

3．诺卡菌病 革兰阳性纤细分枝菌丝，部分抗酸染色阳性。

4．结核、肺脓肿、肿瘤、阿米巴病、肝脓肿、慢性阑尾炎等 组织病理检查无法找到硫磺样颗粒。

六、治疗

1．药物治疗 青霉素为首选药物，疗程及用量根据病情轻重而定，一般成人可予青霉素G静脉滴注，15万～20万U/（kg·d），或1000万～2000万U/d（分次给药），疗程4～6周。此后改为口服青霉素（如青霉素V钾）2～4g/d，持续6～12个月。可与磺胺类药物及碘化钾合用。青霉素过敏者可选用红霉素或四环素、链霉素、异烟肼和利福平等，抗真菌药物对本病无效。

2．支持疗法 对严重的、泛发感染的患者，注意补充营养，可用免疫增强剂。

3．外科治疗 对所有病灶、窦道及脓肿切开引流或病灶切除，手术前后应用抗生素。

4．放射治疗 面颈部浅部病灶可用X线照射。

第十一节 诺卡菌病
Nocardiosis

Abstract

Nocardiosis is an acute or chronic suppurative or granulomatous infection caused by *Nocardia*, which affects the skin, subcutaneous tissue and other organs. In some cases, the disease can disseminate via bloodstream and become systemic infection. The lung and the central nervous system are the most common sites. The infection can be asymptomatic, or merely shows pulmonary symptoms. The patients usually have underlying predisposing factors, such as long-term, large-amount application of corticosteroids or immunosuppressor, hematological malignant tumor, history of trauma. The skin manifestations include pustules, pyoderma, verrucous nodules, lymphocutaneous syndrome and mycetoma-like changes. Diagnosis can be made by identification of the agent in the culture of a clinical sample, after ruling out the possibility of laboratory air contamination or airway parasitic bacteria. The first-line treatment is sulfonamide. Debride, excise or drain if necessary.

引言

诺卡菌病（nocardiosis）是由诺卡菌引起的一种急性或慢性化脓性或肉芽肿性感染，侵犯皮肤、皮下组织及内脏器官，有时也可经血源播散而成为系统性感染。肺部及中枢神经系统多见，可以无任何症状或仅有肺部症状。患者多有易感因素，如长期大量应用糖皮质激素、免疫抑制剂、血液系统恶性肿瘤、外伤史等。皮损可表现为脓疱、脓皮病、疣状皮肤结节、皮肤淋巴管综合征、足菌肿样改变等。诺卡菌培养呈阳性，且除外实验室空气污染或呼吸道寄生菌后可确诊。治疗首选磺胺类药物，必要时对皮肤病灶予以清创、切除、引流等治疗。

一、病因和发病机制

本病主要是由星形诺卡菌（*Nocardia asteroides*）所引起，少数病例由巴西诺卡菌（*Nocardia brasiliensis*）等引起。这些菌种均属于放线菌科，为革兰阳性需氧菌，菌体呈线状，分枝形成菌丝样。诺卡菌可自土壤、腐烂的植物及其他有机物、淡水及海水中分离得到。感染途径包括经皮肤（尤其是组织损伤）或经呼吸道感染。诺卡菌属于机会致病菌，约2/3的病例为免疫缺陷人群。

二、临床表现

本病在世界范围内均有分布，可累及所有年龄段，但多见于青壮年，儿童更容易发展为皮肤淋巴结病，农民及户外工作者多见，男性发病率约为女性的3倍。

1．皮肤诺卡菌病 多有外伤史或接触土壤史，皮损表现为脓疱、脓皮病、疣状皮肤结节或类似孢子丝菌病的皮肤淋巴管综合征，而炎症比孢子丝菌病剧烈，还可表现为皮下有压痛的硬结、溃疡等。

2．皮下组织型诺卡菌病 可引起足菌肿样改变。

3．肺诺卡菌病 可表现为慢性的小叶性或大叶性肺炎，也可为孤立的肺脓肿，还可表现为类似粟粒性肺结核的症状，可侵犯胸膜及胸壁。症状一般为非特异性，可有发热、消瘦、咳嗽、胸痛等，严重者可播散至中枢神经系统及全身其他器官。

三、实验室检查

1．真菌镜检 分泌物或组织块消化离心后行革兰氏染色，镜检为革兰阳性菌，菌丝纤细，直径为0.3～2μm，弯曲如树根状，并可断裂成长度不等的杆状或叉状体，部分抗酸染色阳性。

2．真菌培养 37℃培养可形成湿润而光滑的菌落，橘黄色至红色，进一步鉴定可确定菌种。需要注意的是，真菌学检查一次分离出本菌不能够完全证明有临床意义，要排除实验室空气污染菌或呼吸道寄生菌的可能。

3．组织病理 主要表现为化脓性肉芽肿样改变，见大量的多核白细胞浸润，还可见淋巴细胞、浆细胞聚集，结节性的病灶中央可有坏死区和空洞区，在组织切片中不易找到病原菌。

四、诊断

确诊本病的主要依据包括临床表现和真菌检查（尤其是镜检见颗粒）。若怀疑本病，应告知实验室保留标本，这是因为该菌生长缓慢，标本需保留长达2周。

五、鉴别诊断

1．皮肤结核、孢子丝菌病、放线菌足菌肿等 皮肤结核灶内可找到典型的抗酸杆菌；孢子丝菌病培养1周左右可长出灰色或灰褐色的气生菌丝相的菌落，镜下为梅花样成束的小分生孢子；足菌肿可从颗粒中找到病原体。

2．肺结核、肺部肿瘤、各种不同微生物所致的肺部感染 主要依靠真菌学检查进行鉴别。

六、治疗

早期诊断、及时用药、尽早积极治疗原发病、提高机体抵抗力等对本病的预后至关重要。

1．抗菌药物治疗 对已确诊的诺卡菌感染应首选磺胺类药物，如磺胺咪啶、磺胺甲基异噁唑等，加用甲氧咪啶。每日使用磺胺类药物4g以上。磺胺哒嗪对本病具有特效，每日剂量6～10g，使血药浓度≥20mg/100ml。疗程3～6个月，病情严重者，需用药1年以上。急性期尚可加用链霉素，每日1～2g。脑部感染者可加用环丝氨酸，每6小时250mg。磺胺类过敏者可选用米诺环素、强力霉素、四环素等，对同时伴发的基础病应同时治疗。此外，阿米卡星、亚胺培南、美罗培南、头孢曲松、头孢噻肟、莫西沙星、左氧氟沙星、利奈唑胺、替加环素、阿莫西林克拉维酸等也可抗诺卡菌活性。

2．外科处理 包括对皮肤病灶清创、切除，同时对脓胸、脑脓肿行切开引流或切除脓肿。

第十二节　球孢子菌病
Coccidioidomycosis

Abstract

Coccidioidomycosis is a circumscribed or disseminated infection caused by dimorphic fungi, *Coccidioides immitis* and *Coccidioides posadasii*. Coccidioidomycosis can lead to primary and secondary pulmonary lesions. It can also affect the brain, skin, or form miliary lesions in multiple organs. Diagnosis is made according to typical clinical manifestations, and the results of coccidioidin test, fungal tests, histopathological examinations and serology tests. Systemic antifungal drug is required, alone or in combination with adjuvant or supportive therapies.

引言

球孢子菌病（coccidioidomycosis）是由粗球孢子菌（*Coccidioides immitis*）和波萨达斯球孢子菌（*Coccidioides posadasii*）感染所引起的一种局限性或播散性疾病，这两种病原体属于双相真菌。本病可导致原发性和继发性的肺部病变，也可累及脑、皮肤，或于多个脏器内发生粟粒样病变。诊断主要依据典型临床表现、球孢子菌素试验、真菌检查、组织病理和血清学检查结果。治疗以系统应用抗真菌药物为主，结合其他辅助及支持疗法。

一、病因和发病机制

球孢子菌病的病原体，粗球孢子菌和波萨达斯球孢子菌，主要见于美国西北部的干旱沙漠土壤，也见于中南美洲，随着气候变化和人口流动逐渐传播至其他地区。1958 年，我国天津首先报道 1 例美国华裔患者耳部局限性球孢子菌病例。在动物中，如牛、羊、狗等也可被感染。病原菌呈双相性，在 37℃的组织内为酵母型，在 28℃的培养基上为菌丝型。孢子为球形，具备厚壁与颗粒状结节。它们的毒力很强，主要通过吸入含有致病菌的气溶胶而感染，气溶胶可能产生于自然现象，如地震、沙暴、火灾等；也可能由人类活动所致，如军事活动、娱乐活动、农业及其他建设活动等。少数病例也可以皮肤为首发感染部位。

二、临床表现

原发性球孢子菌病较为常见，一般无症状或仅有轻微症状，如乏力、关节疼痛、咳嗽等。少数病例感染后呈慢性进行性加重，或发生急性播散，进展急骤，危及生命。

1. 肺部感染　患者可无症状或仅有轻微的感冒样症状，仅在皮试阳性时被发现。症状明显者潜伏期 10～16 天，可有咳嗽、咳白痰或脓性、带血痰，部分病例有胸闷、胸痛、呼吸困难。肺下叶或上、中叶底部可形成结节，也可形成薄壁空洞、支气管扩张、肺纤维化等继发改变。

2. 皮肤病变　可分为如下类型：①丘疹、脓疱、斑块、脓肿、窦道等，常出现于面部。②溃疡。③反应性弥漫性红斑、斑疹。④变态反应性皮损，呈结节性红斑样、多形红斑样。原发性皮肤球孢子菌病少见，呈下疳样损害，伴有局部淋巴结炎，数周后愈合。继发性皮损初为结节、丘疹或水疱样，逐渐增大，形成典型的疣状肉芽肿。

3. 脑膜炎　见于约 1/4 的继发性球孢子菌病病例，可为急性、亚急性或慢性，若未得到治疗，可危及生命。

4. 全身性病变　累及多个器官，如脾、骨骼、肌肉、肾上腺、心包等，于受累器官形成粟粒性病变。

三、辅助检查

1. 皮肤球孢子菌菌素试验 感染后 2～6 周即可呈阳性，有皮损时尤其易出现阳性。

2. 真菌检查 痰及皮损分泌物镜检见球孢子菌可确诊。

3. 组织病理 表皮假上皮瘤样增生，真皮内可见特征性含有内生孢子的球形体（孢子囊），周围可见化脓性肉芽肿性反应。PAS 染色和六铵银染色有助于识别欠成熟的球形体。

4. 血清学检查 包括试管沉淀试验、补体结合试验等。

四、诊断

根据典型临床表现、球孢子菌素试验、真菌检查、组织病理活检和血清学检查结果可明确诊断。

五、鉴别诊断

1. 皮肤真菌感染、梅毒等 可依据病变部位涂片镜检、血清学检查结果加以鉴别。

2. 感冒、支气管肺炎、肺结核、肿瘤等 需结合病史、病原学检查、影像学检查、组织病理等相关检查结果进行鉴别。

六、治疗

1. 抗真菌治疗 两性霉素 B 在球孢子菌感染的治疗中应用广泛，对于严重感染病例，可予 0.5～1.0mg/（kg·d），静脉滴注。此外，软组织感染还可采用伊曲康唑，200mg，每日 2 次或氟康唑，400～1200mg/d 的治疗方案。两性霉素 B 和上述唑类药物治疗软组织感染的疗程均为 6～12 个月。脑膜炎可予氟康唑。

2. 抗变态反应治疗 若变态反应性病变严重，可考虑予糖皮质激素治疗，但应警惕加重感染。

3. 支持治疗 休息、加强营养等，有助于病情恢复。

第十三节 组织胞浆菌病
Histoplasmosis

Abstract

Histoplasmosis is a highly contagious deep fungal infection caused by *Histoplasma capsulatum*, a dimorphic fungus. The main route of infection is inhalation. In rare cases, direct inoculation onto the skin can also cause the disease. The most common site is lung, followed by spleen, lymph nodes, bone marrow, liver and skin. The skin lesions are nonspecific, presenting as plaques, nodules, erosions and ulcers. The primary infection cases are self-limited, while the disseminated cases require systemic antifungal therapy such as amphotericin B.

引言

组织胞浆菌病（histoplasmosis）是一种传染性很强的深部真菌病，其致病菌是荚膜组织胞浆菌，属于双相真菌。本病多因吸入组织胞浆菌而感染，极少数情况下因该菌直接接种于皮肤而致病。最常累及肺，其他受累器官包括脾、淋巴结、骨髓、肝、皮肤等。皮损无明显特异性，可表现为斑块、结节、糜烂、溃疡等。原发感染者可自愈，播散型主要通过系统性应用两性霉素 B 进行治疗。

一、病因和发病机制

组织胞浆菌病的致病菌是荚膜组织胞浆菌荚膜变种（Histoplasma cap-sulatum var. capsulatum），主要流行于美洲，世界各地区均有报道。流行区土壤中含有该菌，且猫、狗、牛、马等动物也可感染。本病致病菌为双相真菌，在组织内呈酵母型，于细胞内生长；在温度为 28℃培养时呈菌丝型。其传染形态为小分生孢子，具有很强的传染性。这种形态下其体积足够小，使孢子能够到达终末性细支气管和肺泡，进而进入巨噬细胞内，最终转换为酵母型。其他感染途径包括皮肤黏膜、胃肠道等。

二、临床表现

1. 肺组织胞浆菌病　约 95% 原发性病例无症状。轻症病例可仅有流感样症状。中度感染可有发热、盗汗、体重减轻、发绀、咯血等表现，肺部可形成散在多处浸润性、结节性病变。吸入大量病原菌的病例可形成急性粟粒性肺炎。部分病例形成肺部慢性空洞，症状类似慢性空洞性肺结核。

2. 皮肤组织胞浆菌病　本病皮损缺乏特异性。免疫功能正常病例的皮肤黏膜病损主要表现为口腔溃疡，偶见结节、增生性斑块。免疫功能受损病例的皮损可表现为多发红色丘疹、覆有鳞屑及结痂的结节、脓疱、紫癜样皮损、糜烂、溃疡等。

3. 其他器官的组织胞浆菌病　肝、脾等单核巨噬细胞系统器官可出现大量粟粒性小结节，后形成小钙化灶。

三、实验室检查

1. 细胞学检查　痰、外周血、骨髓以及淋巴结穿刺等其他标本中可找到细胞内酵母型组织胞浆菌。

2. 真菌培养　在沙氏葡萄糖琼脂上 25℃培养 2～4 周（至多 8 周），可形成白色或淡黄棕色绒面皮革至棉絮样菌落。

3. 组织病理　真皮内见慢性结核样肉芽肿性炎症反应。组织细胞中可见孢子，HE 染色下表现为圆形或卵圆形的小体，外围可见一像荚膜样的透亮晕，直径 2～4μm。

四、诊断

诊断的主要依据是从取自患者的体液或组织标本中找到细胞内酵母型组织胞浆菌，同时结合临床表现及真菌培养结果明确诊断。

五、鉴别诊断

1. 孢子丝菌病、球孢子菌病、梅毒、皮肤黏膜结核、口腔鳞状细胞癌等　需详细回顾病史，包括起病诱因、潜伏期、既往史、冶游史、流行病学史等，同时完善细菌真菌涂片、培养、组织病理及相关组化、特染、血清学等相关辅助检查，从而明确诊断。

2. 结核病、青霉病、利什曼病、弓形体病等其他系统性或播散性感染　结合病史、病原学及组织病理学检查结果进行鉴别。

六、治疗

1．抗真菌治疗 对于有症状或播散型病例，应早期应用足量足程抗真菌药物。目前推荐静脉滴注两性霉素 B 或脂质体，逐渐增加剂量至 1mg/（kg · d），1 ~ 2 周后改为伊曲康唑，200mg，每日 2 次，持续 1 年。症状较轻或免疫功能正常者可口服氟康唑、伊曲康唑等治疗。

2．外科治疗 对于皮肤或肺部的局限性原发感染，在确定无播散时，也可考虑手术切除。在手术前后应予以抗真菌药物治疗。

第十四节 足菌肿
Mycetoma

Abstract

Mycetoma, also known as Madura foot or maduromycosis, is a chronic granulomatous infection caused by fungi (mycetes or dermatophytes), actinomycetes or other bacteria. Characteristic clinical manifestations include chronic circumscribed destructive infection of skin, subcutaneous tissue and bones. The infection sites swell and form abscesses and fistulas draining pus containing granules.

第四章

引言

足菌肿（mycetoma）又称为马杜拉足或马杜拉菌病，是由真菌（可以是霉菌或皮肤癣菌）、放线菌及其他细菌等引起的慢性肉芽肿性感染，临床特征为皮肤、皮下组织、骨骼的慢性局限性破坏性感染，感染部位肿胀，形成脓肿、瘘管，排出含有颗粒的脓液。

一、病因和发病机制

病原菌从外伤处直接接种于皮肤，导致真皮和皮下组织感染，还可逐渐向骨骼和肌肉更深部位侵袭、破坏，从而形成局部组织慢性局限性化脓性感染，并产生颗粒。

二、临床表现

1．本病多见于 20 ~ 50 岁男性，多数患者为农民或从事农业劳动者，好发于四肢暴露部位，一般累及单侧，以足部多见，常有外伤史。

2．皮损初为暗红色丘疹、结节、脓疱，逐渐融合成肿块和多发性的脓肿，与皮肤粘连，表面呈暗红色。脓肿破溃后可形成瘘管，陈旧的皮损形成瘢痕。新的皮损不断产生，终年不愈，久之结节、肿块、瘘管及瘢痕可同时布满，皮肤高低不平，在流出物中混有颜色不同的颗粒。

三、实验室检查

1．直接镜检 取瘘管深层引流的脓液，或刮取病灶内组织及活检材料，进行镜检，可见颗粒为圆形或不规则的团块，颗粒大小为 0.5 ~ 3.0mm，可为圆形、不规则形或分叶形，呈白色、黄色、红色、棕色或黑色。颗粒压碎后行革兰氏染色，放线菌性颗粒内见革兰氏染色阳性、分枝纤细的菌丝，宽约 1μm，有时断裂成杆菌状和球菌状。真菌性颗粒菌丝直径为 2 ~ 7μm，肿胀、扭曲、异形，可见厚壁孢子。

2．病原菌培养 可确定致病菌菌种。

3．组织病理 主要表现为真皮内化脓性肉芽肿改变，足菌肿的致病菌均产生颗粒，颗粒位于脓肿的中央，颗粒内可见纤细的菌丝，周围可见大量炎性细胞、上皮细胞、巨噬细胞和多核巨细胞浸润，绕以致密的纤维组织及毛细血管。

四、诊断

根据外伤病史及典型临床表现，结合真菌镜检、特殊染色以及脓液或组织的细菌、真菌培养，可最终明确诊断。

五、鉴别诊断

1．皮肤结核、肿瘤 皮肤结核多发生于面颈部，病灶内可查到抗酸结核分枝杆菌；皮肤肿瘤病理可见恶性细胞。

2．孢子丝菌病 手背、上肢及面部多见，为沿淋巴管分布的皮下结节，组织真菌培养可见透亮纤细菌丝及梅花状的孢子。

3．着色真菌病 多见于下肢，为疣状增生结节、斑块，分泌物或组织病理可见棕色、有横膈的硬壳孢子。

六、治疗

明确的诊断是足菌肿治疗的基础，只有确定了病原菌的类型，才能有针对性地选用抗生素或抗真菌药物。

1．尽量避免外伤和接触腐物，有外伤时要及时对症治疗。

2．皮损小时，可手术切除并同时辅以药物治疗。

3．放线菌性足菌肿要用多种抗生素联合治疗，治愈率较高。目前主要治疗方案为氨苯砜，100～200mg，每日1次，联合甲氧苄啶－磺胺甲噁唑80/400～160/800mg，每日1次，持续2～3年。在治疗开始前、治疗中及治疗后均应检查并监测血常规、肝功能、肾功能。应用氨苯砜前应检测HLA-B*13：01等位基因，仅阴性者才能给予氨苯砜治疗，否则可发生氨苯砜综合征。用药前还应检测G6PD酶活性，G6PD缺乏症患者，应禁用氨苯砜，否则易发生药物性溶血。严重肝功能损害或精神障碍者，禁用氨苯砜。

4．真菌性足菌肿需尽早诊断，在深部骨骼受累之前切除病灶及病灶边缘正常组织，随后进行系统性抗真菌治疗，如酮康唑（300～400mg/d，连用8个月）、伊曲康唑（200～400mg/d，逐渐减量，连续用药1年以上）等。

第十五节　毛霉病
Mucormycosis

Abstract

Mucormycosis is caused by *Mucorales fungi*. The majority of cases have acute clinical courses rapid in progression, while a few cases are chronic infections. The most common sites are nose, lung, brain, gastrointestinal tract and skin. The typical skin lesions are enlarging erythema nodosum, accompanied by necrosis, eschar, erosion and ulcer. Because mucormycosis is aggressive and dangerous, early recognition and prompt initiation of treatment is essential.

引言

毛霉病（mucormycosis）由毛霉目真菌引起，多数为急性病程，发展快，少数为慢性感染。主要累及鼻、肺、脑、胃肠道、皮肤等器官。皮损主要表现为进行性增大的结节性红斑，可有坏死、焦痂、糜烂、溃疡。该病病情凶险，早期识别、及时治疗非常重要。

一、病因和发病机制

毛霉目真菌在自然界中广泛存在，可自土壤、腐烂植物、面包、水果、尘土中分离，在全世界均有分布。可引起人或动物感染的病原菌包括毛霉属（*Mucot*）、根霉属（*Rhizopus*）、横梗霉属（*Lichtheimi*）、根毛霉属（*Rhizomucor*）、瓶霉属（*Saksenaea*）等，这些病原菌的临床表现和组织病理特征相似，所以统称毛霉病。毛霉目致病菌为条件致病菌，免疫功能受抑制，如糖尿病控制不佳、营养不良、严重烧伤、血液系统恶性肿瘤、艾滋病等，是本病的主要易感因素。中性粒细胞减少或吞噬功能减弱时，病原菌更易存活、生长。致病菌侵入人体的途径包括呼吸道、胃肠道、皮肤黏膜伤口等。

二、临床表现

本病可累及鼻、脑、肺、胃肠道、皮肤等组织和器官，甚至可血行播散至全身。致病菌具有血管侵袭性，所以容易形成栓塞进而产生组织坏死。

1．鼻脑毛霉病　此类型多见于糖尿病控制不佳（如酸中毒）的患者。感染常始于上鼻甲或鼻窦，或上颚、咽部，可引起严重的蜂窝织炎。患者最初症状多为一侧头痛，伴鼻或鼻窦疼痛充血、流血清样或黑色鼻涕，常伴发热。鼻分泌物黏稠，呈黑色，带血。局部可见黑色坏死区域。可出现鼻窦炎，硬腭上可见坏死结痂。X 线检查鼻窦模糊，有液平，偶在鼻两侧可触及边缘清楚的质硬肿块。极少数患者表现为慢性鼻毛霉菌病，仅鼻部局部有含菌丝的肉芽肿，此类型患者一般体健。糖尿病患者鼻脑毛霉病的转归和预后往往与能否控制酸中毒有密切关系。患者若能控制糖尿病，感染症状会减轻甚至潜伏，直到下次酸中毒时再发作。

2．眼及中枢神经系统毛霉病　此类型可发病于副鼻窦，致眼眶蜂窝织炎。眼部症状有眼眶疼痛、眼睑下垂、局部麻痹、眼球突出、运动受限、瞳孔固定等。随着病情进展，病原菌可直接侵入脑及脑膜，并可侵犯较大的脑血管，引起栓塞和坏死。一般 7～10 天内死亡。

3．肺毛霉病　分原发性和继发性两种。原发性感染多见于淋巴瘤、白血病和糖尿病患者，因吸入毛霉孢子而引起。继发性感染多由于误吸入鼻脑毛霉病的分泌物所致。临床上主要表现为进行性非特征性支气管炎和肺炎，严重者病原菌可引起血管栓塞和组织坏死。患者多在 3～30 天死亡。患者持续高热、咳嗽、胸痛、咯血，抗细菌的抗生素治疗无效。少数病例表现为慢性局限性肺毛霉病，如能及时治疗，预后较好。

4．消化道毛霉病　多见于因伤寒、阿米巴痢疾或其他疾病而引起营养不良的儿童。可累及食管、胃、回肠、直肠等，并可扩展至肝、胆、脾和胰腺，甚至出现腹膜炎。症状视累及的部位和程度而异，常有非特异性的腹痛、胃痛、呕咖啡样血、腹泻、血便等。患者多在 70 天之内死于肠穿孔、脓毒血症或出血性休克。

5．皮肤毛霉病　原发性皮肤和皮下组织感染常由外伤、手术或使用的包扎物污染引起。损害形态包括丘疹、斑块、脓疱、溃疡、深部脓肿、坏死等。原发性皮肤毛霉病一般不出现血行播散，预后较好。病原菌多为足样根霉和总状毛霉。皮肤继发性感染多来自肺或其他部位毛霉病的播散，病例多为白血病患者。皮损初为痛性结节，逐渐扩大，直径可达数厘米，边缘苍白，被很窄的红色的环所包绕，后皮损中央可出现溃疡、焦痂、坏死、瘢痕等。

6．播散性毛霉病 上述几种类型都可引起播散性毛霉病，但多见于中性粒细胞减少的肺部毛霉病患者。播散部位以脑最常见，其他有心、脾、皮肤等其他器官，多在尸检时确诊。

三、实验室检查

1．直接镜检 可取痰、脓液、鼻腔分泌物、组织等标本，涂片加 10% 氢氧化钾进行直接镜检，可见宽大透明菌丝，多数无分隔。

2．真菌培养 多数毛霉目致病菌可在 37℃下于碳水化合物培养基上快速生长，在 24～48 小时内出现菌落，可通过菌落形态、微观形态特征和具体培养温度进一步鉴定菌种。需要注意的是，毛霉菌培养有一定概率出现假阴性，其成因包括组织标本处理过程对菌丝结构造成破坏、致病种属只能在特定培养条件下生长、近期应用抗真菌药物等。

3．组织病理 真皮内形成混合性肉芽肿及脓肿，组织中可见宽大无分隔菌丝，多中空透明，形如丝带，具有折光性，不分枝或不规则直角分枝。真菌常侵犯血管，形成栓塞、血管炎及梗死。某些接触空气部位如鼻窦组织中偶可见孢子囊、孢囊梗，孢囊梗直接由菌丝长出。以 HE 染色最好，PAS 染色可辅助诊断。

四、诊断

需要在留意易感因素的基础上，结合临床表现，早期应用真菌学检查、组织病理检查等辅助检查手段，可明确毛霉病诊断。

五、鉴别诊断

本病表现无明显特异性，与其他许多疾病相似，故鉴别主要依靠真菌学、组织病理检查，若有条件可采用 PCR 等分子生物学方法进行检测。

六、治疗

本病发展急进、侵袭性强，预后极差，所以早期诊断、及时治疗极为重要。

1．抗真菌治疗 首选药物为两性霉素 B，可给予 1～1.5mg/（kg·d）静脉滴注，或脂质体 5～10mg/（kg·d）静脉滴注，与氟胞嘧啶有协同作用。此外，对于难治病例或两性霉素 B 不耐受的病例，可选用三唑类药物，如艾沙康唑、泊沙康唑等。

2．其他治疗 如全身支持治疗、原发疾病的治疗、局部切除术或清创术等。

第十六节　抗真菌药物的新进展
Advances in Antifungal Drugs

Abstract

Existing antifungal drugs have numerous limitations, including toxicity, drug interactions, rising levels of drug resistance, and limited therapeutic efficacy. Therefore, study and application of new antifungal drugs are needed. In this chapter, promising new anti-fungal drugs are reviewed respectively according to their therapeutic targets: cell membrane, cell wall, and intracellular targets.

引言

抗真菌药物是治疗真菌的主要手段，其广泛应用对于患者的救治及真菌传播的控制发挥了重要作用。但另一方面，针对真菌的治疗同时也形成了一种选择压力，使得耐受传统治疗的少见或耐药真菌感染日益增多。另外，目前常用的抗真菌药物往往具有不同程度的不良反应（如肝毒性、血脂代谢异常等）及药物相互作用，且在治疗效果方面还有进一步提升空间。因此，研发新的抗真菌药物，提高抗真菌治疗的有效性与安全性，仍是关系到临床治疗的重点、热点课题。本节按照治疗靶点（真菌细胞膜、真菌细胞壁、真菌细胞内治疗靶点）（表 4-2）对目前抗真菌药物研究的新进展做一综述。

表 4-2　临床研究中的抗真菌新药

靶点	名称	类别	机制	优势	临床应用
真菌细胞膜	艾沙康唑	三唑类	抑制羊毛甾醇脱甲基酶	可口服或静脉给药，安全性高，药物相互作用少	侵袭性霉菌病
	VT-1161	三唑类	抑制羊毛甾醇脱甲基酶	真菌 CYP51* 选择性高，潜在药物相互作用少，半衰期长	念珠菌
	VT-1598	三唑类	抑制羊毛甾醇脱甲基酶	抗菌谱广，真菌 CYP51 选择性高，潜在药物相互作用少，半衰期长	念珠菌、隐球菌、曲霉菌、少根根霉、皮炎芽生菌、球孢子菌、荚膜组织胞浆菌
	VT-1129	三唑类	抑制羊毛甾醇脱甲基酶	真菌 CYP51 选择性高，潜在药物相互作用少，半衰期长，口服给药	隐球菌脑膜炎
	新型两性霉素 B	多烯类	抑制真菌麦角固醇合成	抗菌谱广，药物相互作用少，口服给药	念珠菌、曲霉菌等多种真菌
	金担子素 A	环酯肽类	抑制真菌鞘脂合成	抗菌谱广	多种真菌
真菌细胞壁	瑞扎芬净	棘白菌素类	抑制真菌 β-1, 3- 葡聚糖合成	稳定性高，半衰期长，安全性高，与 CYP450 酶的相互作用弱	多种真菌，包括耳道假丝酵母菌等
	SCY-078	三萜类	抑制真菌 β-1, 3- 葡聚糖合成	对耐药菌株具有治疗活性、口服或静脉给药	念珠菌、曲霉菌、多育赛多孢子菌、耳道假丝酵母菌

续表

靶点	名称	类别	机制	优势	临床应用
真菌细胞壁	APX001	糖基磷脂酰肌醇抑制剂	破坏真菌细胞壁，促进免疫细胞识别	抗菌谱广，真菌特异性靶点，口服或静脉给药，协同其他药物	念珠菌、曲霉菌
	尼可霉素 Z	核苷肽类	抑制真菌几丁质合成	协同真菌 β-1, 3- 葡聚糖合成抑制剂，口服及静脉给药	酵母菌、霉菌、球孢子菌
真菌细胞内	奥洛罗芬	orotomide 类	抑制真菌嘧啶合成	口服及静脉给药，不易交叉耐药	曲霉菌、丝孢菌（如多育结荚孢霉等）
	AR-12	吡唑类	抑制真菌乙酰辅酶 A 合成酶 1，下调宿主伴侣蛋白	治疗机制多样	新生隐球菌、白色念珠菌、毛霉菌、镰刀菌、丝孢菌
	MGCD290	组蛋白去乙酰化酶抑制剂	抑制真菌基因转录	抗菌谱广，协同其他抗真菌药物	与三唑类、棘白菌素类协同治疗念珠菌等
	T-2307	arylamidine 类	抑制线粒体膜电位	被真菌选择性吸收	念珠菌、隐球菌、曲霉菌

注：*CYP51，英文全称，cytochrome P450 superfamily 51；中文全称，细胞色素 P450 超家族 51。

一、以真菌细胞膜为靶点的抗真菌药物

（一）三唑类抗真菌药物

1. 艾沙康唑 艾沙康唑（Isavuconazole，BAL8857）是一种三唑类抗真菌药物，其前体药物为硫酸艾沙康唑，具有口服和静脉给药剂型。作用机制为抑制羊毛甾醇 14α-脱甲基酶。该药物主要优势在于治疗靶点选择性高，药物相互作用少，半衰期长，抗菌谱广泛。常见不良反应包括肝脏生化检查结果升高，恶心、呕吐等。因其可缩短 QT 间期，故禁用于家族性短 QT 综合征患者，慎用于联合使用其他缩短 QT 间期药物的患者。

常用用法为前 48 小时给予每次 200mg，每 8 小时 1 次的负荷剂量，口服或静脉给药，随后改为每次 200mg，每日 1 次。口服制剂饭前饭后均可服用，易于吸收，其吸收不受胃 pH 及同时服用质子泵抑制剂或组胺 H_2 受体拮抗剂的影响。

临床试验方面，一项采用艾沙康唑和伏立康唑治疗侵袭性霉菌病的非劣效双盲对照实验（SECURE 临床试验，NCT00412893）显示，艾沙康唑治疗组的药物相关不良事件及治疗停止发生率更低，且肝胆、眼部、皮肤、皮下组织异常更少。一项艾沙康唑治疗霉菌病的单臂、开放性、多中心临床研究（VITAL 临床试验，NCT00634049）显示，艾沙康唑在初始治疗组和挽救治疗组中均有较好疗效，治疗结束时部分缓解率分别为 32% 和 37%。一项研究艾沙康唑与卡泊芬净 / 伏立康唑治疗念珠菌血症或其他侵袭性念珠菌病的非劣效试验（ACTIVE 临床试验，NCT00413218）显示，艾沙康唑的总体缓解成功率、全因死亡率方面均与对照组无显著差异，且耐受良好。一项纳入 46 例免疫抑制的儿童患者的临床研究（NCT03241550）显示，患儿对口服或静脉应用 10mg/kg 艾沙康唑硫酸盐的耐受良好，且可达到与成人相似的血浆药物暴露。一项在急性淋巴细胞白血病和骨髓增生异常综合征的患者中预防性使用艾沙康唑的临床研究（NCT03019939）显示，艾沙康唑血浆谷浓度持续高于 1μg/ml，个体内差异小，且未发现化疗对其产生的显著影响。患者耐受良好，5% 的病例出现轻至中度肝功能指标异常。

2．VT-1161 VT-1161 是一种三唑类抗真菌药物，在体外对念珠菌具有较好疗效，且对 IL-17 缺乏小鼠的伏立康唑敏感及耐药口咽念珠菌治疗效果良好。目前 VT-1161 的临床试验以治疗阴道念珠菌病、甲真菌病为主。在一项治疗甲真菌病的临床研究中，两个治疗组用药方案分别为：每日 300mg，2 周后改为每周 1 次，每次 300mg，继续用药 10 周或 22 周；每日 600mg，2 周后改为每周 1 次，每次 600mg，继续用药 10 周或 22 周。治疗组的治愈率为 32%～42%，无明显不良反应，安慰剂对照组治愈率为 0。

3．VT-1598 VT-1598 属于三唑类抗真菌药物，其作用靶点及优势与前述艾沙康唑类似，对伏立康唑敏感、耐药的白色念珠菌、隐球菌属、曲霉菌属、少根根霉均有治疗活性，对中枢神经系统球孢子菌病、隐球菌脑膜炎、侵袭性曲霉病的鼠模型也具有良好疗效。

（二）多烯类抗真菌药

新型两性霉素 B（Coch-AmB，MAT2203）属于多烯类抗真菌药物，其作用机制为抑制真菌麦角固醇合成，从而破坏真菌细胞膜。该药物在小鼠体内广泛分布，肝、脾的暴露量最高。在治疗早期即可达到最高浓度。该药物达到有效的细胞内药物浓度所需的血浆浓度较低，理论上系统毒性较弱。其优势在于抗菌谱较广，药物相互作用较弱，且可口服给药。

一项使用新型两性霉素 B 治疗皮肤黏膜念珠菌病的临床研究（NCT02629419）显示，每次 400mg，每日 2 次或每日 200mg，每日 2 次，治疗 2 周后，全部 4 例患者均取得临床改善。全部患者均进入本研究的扩展阶段，其中 3 例患者的口咽念珠菌病及食管念珠菌病临床改善维持长达 60 个月。患者对该药物耐受良好，研究全程未观察到肾、肝及血液系统毒性。

（三）环酯肽类抗生素

金担子素 A（Aureobasidin A）属于环酯肽类抗生素，是一种天然的肌醇磷酰胺抑制剂，其作用机制主要为抑制真菌的鞘脂合成。此外还有研究显示，该药物可抑制白色念珠菌的菌丝化及菌膜形成，提示其可通过多种途径产生抗真菌作用。该药物在很低的浓度（纳摩尔级）即可发挥抗真菌活性，抗菌谱包括念珠菌、隐球菌、曲霉菌等，同时毒性较低。该药物对于多数致病真菌的体外疗效强于伏立康唑及两性霉素 B。另外，其衍生物鲜黄菌内酯 A 及 Khafrefungin 也具有较强的抗菌活性。金担子素 A 及其衍生物在临床中的应用价值有待进一步研究。

二、以真菌细胞壁为靶点的抗真菌药物

（一）棘白菌素类抗真菌药物

瑞扎芬净（Rezafungin，CD101）是一种新型的棘白菌素类药物，通过抑制真菌 β-1, 3-葡聚糖合成来发挥治疗作用。该药物具有皮下和静脉剂型。瑞扎芬净的优势在于稳定性高、半衰期长、安全性高、与 CYP450 酶的相互作用弱。一项多中心、双盲、双模拟、随机Ⅲ期临床试验中，念珠菌血症或侵袭性念珠菌病患者每周接受 1 次静脉瑞扎芬净治疗（首周 400mg，随后每周 200mg），共 2～4 次。结果显示，瑞扎芬净治疗组的有效性与安全性不劣于对照组（卡泊芬净静脉给药，第 1 天 70mg，负荷剂量，随后每天 50mg，不超过 4 周）。

（二）三萜类抗真菌药物

SCY-078（MK-3118）是英夫马芬净的衍生物，通过抑制真菌 β-1, 3-葡聚糖合成发挥治疗作用。其优势在于具有口服及静脉剂型、对耐药菌株具有治疗活性。临床研究显示（NCT02244606），SCY-078 首日负荷剂量为 1250mg，口服，随后改为 750mg，每日 1 次，治疗侵袭性念珠菌病有效率高于伏立康唑或米卡芬净治疗的对照组（86% vs. 71%）。

三、以真菌细胞内为靶点的抗真菌药物

（一）Orotomide 类药物

奥洛罗芬（Olorofim，F901318）属于 Orotomide 类抗真菌药物，具有创新性的治疗机制，即抑制真菌二氢乳清酸脱氢酶活性，从而干扰真菌的嘧啶合成，进而影响真菌 DNA、RNA 合成。该药物生物利用度高，因此可口服或静脉给药。除曲霉菌外，其抗菌谱还包括丝孢菌属、球孢子菌属等，对于目前尚无其他有效药物的多育结荚孢霉也有治疗效果。但另一方面，奥洛罗芬对念珠菌、假丝酵母菌、新型隐球菌缺乏抗菌活性。该药物独特的作用机制使其不易出现交叉耐药。但由于其通过多种 CYP450 酶进行清除，因而理论上易受药物相互作用的影响。Ⅰ期临床研究显示，人体对每日口服 360mg、用药 10 天的用药方案耐受良好，且血浆药物浓度可超过动物模型中对侵袭性曲霉菌的有效浓度。

（二）塞来昔布衍生物类药物

AR-12（OSU-03012）是一种以吡唑为基础的化合物，衍生自非甾体抗炎药塞来昔布，但并无塞来昔布的 COX-2 抑制作用。AR-12 可抑制人前列腺癌、神经胶质瘤、甲状腺癌等肿瘤细胞增殖或促进凋亡，还可通过多种方式对真菌感染产生治疗作用。一方面，AR-12 可抑制真菌乙酰辅酶 A 合成酶 1 的活性，从而发挥治疗效果；另一方面，AR-12 可下调宿主伴侣蛋白表达，进而提高免疫反应强度。该药物对新型隐球菌、白色念珠菌、毛霉菌、镰刀菌、丝孢菌等有治疗活性。

（三）其他

除上述药物外，目前在进行Ⅰ期及Ⅱ期临床研究的针对细胞内治疗靶点的抗真菌药物还包括 MGCD290（组蛋白去乙酰化酶抑制剂）、T-2307（线粒体膜电位抑制剂）等，其作用靶点和机制各异，为抗真菌药物选择提供了多种新思路。此外，用于抗真菌药物递送的纳米载体也是近年来新兴的临床前研究方向，有望增强药物分布选择性、提高治疗效果、降低副作用、克服耐药性。

Case report

A forty-year-old man presented with a 3-month history of pruritic scaling erythema on his right hand. The erythema appeared with no identified causes in the web space and fingers on his right hand companied by mild scaling. There were small blisters on some of the erythema. The lesions were pruritic, and gradually increased and expanded. However, the symptoms improved partially since the winter began. He experienced no fever, chill, joint or muscle pain in the whole course of illness. The patient had erythema and erosion in his feet for 2 years, with no relief after external use of erythromycin cream. History of other diseases, allergy to food or drugs was denied. Physical examination revealed dry erythema on finger webs and on lateral margin of the 3rd and 5th fingers on the right hand. The lesions were rough and scaling (Figure 4-17). There was erythema on the soles. Maceration and erosion were found on the toe webs. Complete blood count, total-IgE and specific IgE were not remarkable. Microscopic examination of fungal smears revealed hyphae and spores. The diagnoses were tinea manuum and tinea pedis. The patient was prescribed topical miconazole cream twice daily on the erythema. Maceration and erosion were treated with wet dressing of Boric Acid solution followed by topical use of Boric Acid and Zinc Oxide paste, and were given Miconazole cream after the lesions turned dry, twice daily. Skin-care measures, including keeping hands and feet dry and comfortable, preventing the hands and feet from being in damp or humid environment for a long time, were taken. The lesions and pruritus relieved after treatment for 1 month.

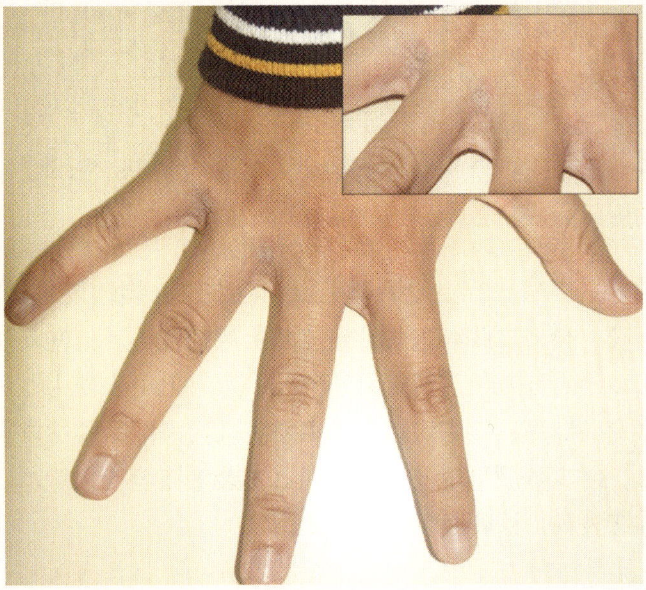

Figure 4-17 Rough and scaling erythema on finger webs and on lateral margin of the 3rd and 5th fingers on his right hand

张时宇 编写 | 李丽 校 | 晋红中 审

参考文献

[1] BREDA L C D, MENEZES I G, PAULO L N M, et al. Immune sensing and potential immunotherapeutic approaches to control chromoblastomycosis[J]. J Fungi (Basel), 2020, 7(1).

[2] GUSHIKEN A C, SAHARIA K K, BADDLEY J W. Cryptococcosis[J]. Infect Dis Clin North Am, 2021, 35(2): 493-514.

[3] HOENIGL M, SPRUTE R, EGGER M, et al. The antifungal pipeline: Fosmanogepix, ibrexafungerp, olorofim, opelconazole, and rezafungin[J]. Drugs, 2021, 81(15): 1703-1729.

[4] LIANG G, ZHENG X, SONG G, et al. Adult tinea capitis in China: A retrospective analysis from 2000 to 2019[J]. Mycoses, 2020, 63(8): 876-888.

[5] LIPNER S R, SCHER R K. Onychomycosis: Clinical overview and diagnosis[J]. J Am Acad Dermatol, 2019, 80(4): 835-851.

[6] SAUNTE D M L, GAITANIS G, HAY R J. Malassezia: Associated skin diseases, the use of diagnostics and treatment[J]. Front Cell Infect Microbiol, 2020, 10: 112.

[7] TAUDORF E H, JEMEC G B E, HAY R J, et al. Cutaneous candidiasis: an evidence-based review of topical and systemic treatments to inform clinical practice[J]. J Eur Acad Dermatol Venereol, 2019, 33(10): 1863-1873.

[8] VAN DAELE R, SPRIET I, WAUTERS J, et al. Antifungal drugs: What brings the future?[J]. Med Mycol, 2019, 57(Supplement 3): S328-343.

[9] WATERER G. Advances in anti-fungal therapies[J]. Mycopathologia, 2021, 186(5): 665-672.

[10] YAO L, SONG Y, CUI Y, et al. Pediatric sporotrichosis in Jilin province of China (2010—2016): A retrospective study of 704 cases[J]. J Pediatric Infect Dis Soc, 2020, 9(3): 342-348.

第五章

寄生虫、昆虫及动物来源性皮肤病

皮肤作为与外界直接接触的器官，容易受到寄生虫、昆虫及动物的侵袭。它们或通过直接感染皮肤、寄居并摄取营养，或通过叮咬、袭击皮肤等方式导致皮肤疾病的发生。这些疾病的共同特点是在接触致病生物后急性起病，皮损分布多不对称或位于特定易感部位，形态上可表现为红斑、风团、瘀斑、水疱等多种形式，症状上可有明显瘙痒或疼痛，组织病理上多主要表现为海绵水肿性皮炎。多数该类疾病在祛除致病生物并对症处理后可痊愈，但少数严重情况下可引起器官衰竭甚至死亡。本章对常见的寄生虫、昆虫及动物性疾病的发病机制、临床表现、诊断及治疗进行介绍。

第一节 疥疮

Scabies

Abstract

Human scabies is a highly contagious disease caused by *Sarcoptes scabiei*. The disease is transmitted by direct skin contact, with the highest prevalence in crowded living environments with poor sanitation conditions. The pathogenesis is produced by host and pathogen interactions. The folding areas of the body are the most likely to be affected, and the primary lesions of scabies are itching pinhead-sized papules and papulovesicles. The pruritus typically peaks during mid-night. Confirmation of the diagnosis can be achieved by microscopic identification of adult bodies, eggs, and/or fecal pellets in skin scrapings from the lesional sites. Topical scabicides are the preferred treatment. Close contacts should be treated simultaneously and contaminated fabric wearings should be disinfected thoroughly.

引言

疥疮（scabies）是由于人型疥螨寄生在人体皮肤表皮层内引起的接触性传染性皮肤病，突出表现为湿疹皮炎样皮损及剧烈的瘙痒。尽管随着卫生条件的提高，在一般城市生活中疥疮已并不常见，但在如养老院、监狱、集体宿舍等人群密集、卫生条件较差的场所仍时有聚集性发病。由于疥疮临床表现与皮炎湿疹类疾病非常相似，加之临床对其警惕性的下降，误诊误治仍时有发生，因此，掌握疥疮诊治的相关知识仍十分必要。

一、病因和发病机制

疥疮是由于人型疥螨通过直接接触而传染的。疥螨除在人身上活动外，在衣服、被褥、床单、毛巾等物品上也可存活数日至1周，因此，可以通过衣物间接传染。疥螨的生长发育过程分为卵、幼虫、若虫、成虫4个时期，整个生命周期30日，全部在表皮内完成。从卵到成虫大约2周，啮食角层物质生活。雌虫受精后于夜间在角质层内开掘隧道，尤其是皮肤较薄的部位，如指缝、肢体褶皱部位等。致病性主要来自开掘隧道时的机械刺激，以及人体对疥螨虫体和其排泄物等产生的超敏反应。疥螨白天潜伏，夜间活动，往往导致夜间瘙痒更为剧烈。

二、临床表现

皮疹主要分布在皮肤较薄的部位，如指缝及两侧、肢体褶皱区域、脐周、下腹部、外阴、臀部、乳房褶皱等处，通常不侵犯头面部（婴幼儿、老年人除外）。主要损害为针头大小的丘疹、丘疱疹或水疱，伴明显瘙痒，夜间尤为剧烈。在指缝、手腕屈侧、腋下、耳后常可见到很浅的沟槽样皮损，为疥螨开掘的隧道，称为“隧道征”（图5-1）。在阴茎、阴囊、龟头部可见到绿豆至黄豆大小的结节，称为疥疮结节（图5-2）。

因为继发感染可导致毛囊炎、脓疱疮、疖肿、淋巴管炎等，严重者可出现肾炎、剥脱性皮炎。营养状况差、免疫功能低下、智力不全者可出现“结痂型疥疮”，又称“挪威疥”，表现为大量斑块、结痂或鳞屑，可呈现红皮病样外观，传染性极强。

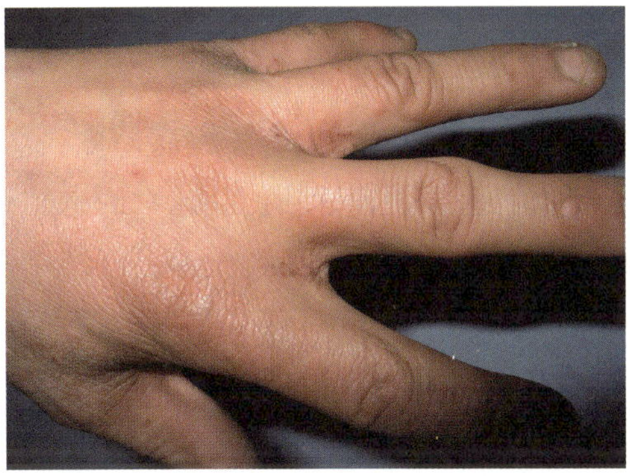

图5-1　疥疮（指缝处丘疹、隧道样皮损）

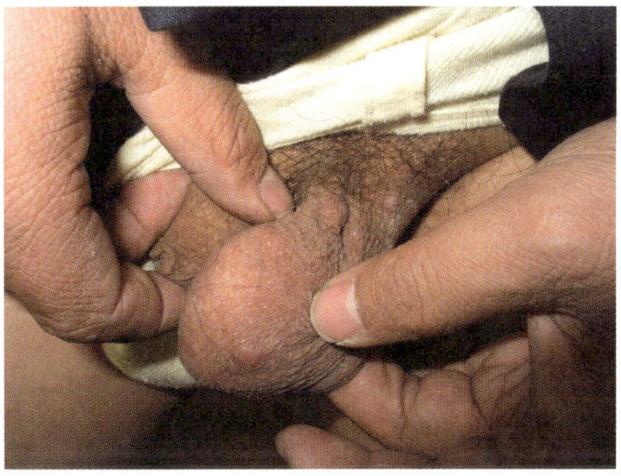

图5-2　疥疮（阴囊疥疮结节）

三、辅助检查

1. 实验室检查　血常规、尿便常规、血生化等非诊断必需，无须常规进行。血常规可有嗜酸性粒细胞比例及绝对值的升高，对寄生虫感染有提示意义。对于一般情况不佳、高龄患者等若需使用系统治疗前，应常规完善上述检查，评估一般情况。

2. 疥虫镜检　为确诊检查，在指（趾）缝等隧道样皮损末端取材可提高阳性率。显微镜下找到疥螨虫体、虫卵和/或排泄物即可确诊（图5-3）。

3. 组织病理　对于临床鉴别困难者有时可能会行组织病理检查，若在角质层发现虫体或虫卵可确诊，但若不能发现病原体，则与其他皮炎类疾病难以鉴别。镜下表现可包括：表皮棘层不规则增厚，海绵水肿及嗜酸性粒细胞浸润；真皮上层血管扩张，血管周围包括淋巴细胞、组织细胞、嗜酸性粒细胞的混合性炎症细胞浸润。疥疮结节可见真皮内致密混合炎症细胞浸润，包括淋巴细胞、嗜酸性粒细胞、组织细胞、浆细胞等。结痂型疥疮角化过度明显，可见表皮呈银屑病样增生，角质层中可见多个层状隧道，内可见大量虫体、虫卵及排泄物。

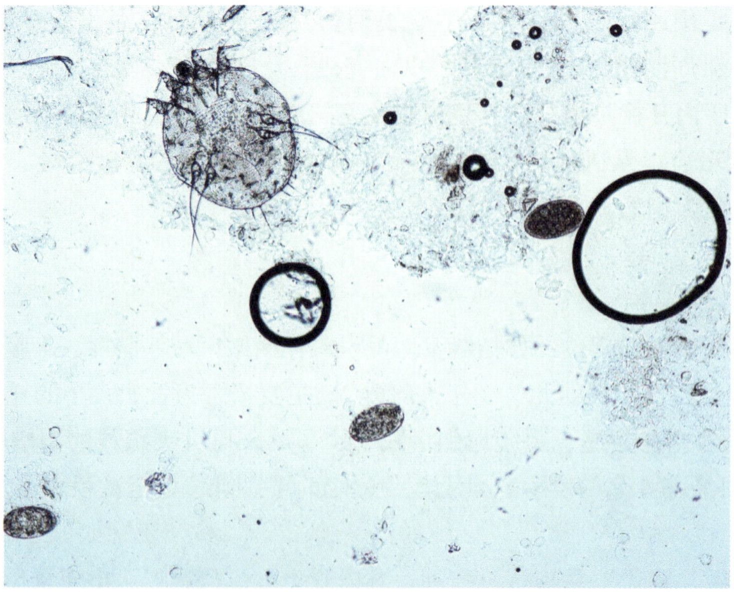

图 5-3 显微镜下的疥螨母虫及不同发育时期的虫卵

注：图片由北京协和医院检验科胡晓蒙提供。

四、诊断和鉴别诊断

1. 诊断依据 综合起病前有不洁环境或病患接触史，在共同生活者内聚集发病，皮肤褶皱部位受累明显，皮损表现丘疹、丘疱疹伴明显夜间瘙痒，疥疮镜检为阳性可明确诊断。临床常因忽略诊断可能性，或因糖皮质激素使用后导致临床表现不典型而造成误诊。

2. 鉴别诊断 主要需与嗜酸性粒细胞增多性皮病、特应性皮炎、痒疹等皮炎湿疹类疾病相鉴别，见表 5-1。结痂型疥疮（挪威疥）需与其他病因的红皮病进行鉴别（第十章第九节）。

表 5-1 疥疮的鉴别诊断

项目	疥疮	嗜酸性粒细胞增多性皮病	特应性皮炎	痒疹
好发年龄	各年龄段均可	中老年	儿童、青年	儿童、中老年
接触史 / 传染性	有	无关	无关	无关
病程	急性，误诊可导致病情迁延	慢性复发性	慢性复发性	慢性复发性
皮损形态	丘疹、丘疱疹、隧道、结节	多形性	多形性	丘疹、结节
皮损分布	褶皱处突出	对称泛发	对称泛发	四肢伸侧、上背、腰
瘙痒	剧烈，夜间尤甚	明显	明显	明显
过敏原检测	无关	无关	可阳性	无关
疥虫镜检	阳性	阴性	阴性	阴性

五、治疗

本病传染性强，注意对患者进行适当隔离。密切接触者如家庭成员，即便没有发病也可能为病原携带者，故应同时治疗，宠物无须治疗；对患病近期使用过的衣服、被褥、床单等可使用烫水消毒或丢弃。

1．局部治疗

（1）10% 硫磺软膏（儿童用 5%）外涂除头面部外所有部位，1～2 次 / 天，连用 3～5 天，尤其需要注意褶皱部位应充分涂药。对于儿童、老年人或免疫低下者治疗范围应包括头面部。治疗期间不能洗澡，治疗后更换衣物。主要需警惕局部刺激反应。

（2）也可外用 5% 的扑灭司林软膏（单次疗程，8～14 小时后去除）、10%～25% 的苯甲酸苄酯洗剂或乳膏（涂抹 24 小时后去除，连用 3～5 天）、丁香罗勒油乳膏（连用 2 天，停用 2 天，再次连用 2 天）、10% 克罗米通乳膏（连用 2 天，保留 2 天后去除）等。

（3）推荐首次治疗 1 周后重复治疗，以减少由于对环境或隐藏虫体 / 虫卵杀灭不彻底造成的复发。治疗后观察 2 周，如无新发皮疹出现即为治愈。需注意的是，尽管许多患者治疗成功后数日内临床症状可明显缓解，部分患者原有皮损及瘙痒仍可持续 2～4 周，这代表了机体对死去虫体的持续性免疫反应，会随着表皮更新脱落而逐渐消失。

2．系统治疗

（1）瘙痒严重者可口服抗组胺药物对症止痒，如西替利嗪 10mg，每晚 1 次。

（2）对于外用效果不好、病情严重患者可考虑口服伊维菌素（超适应证），推荐 200μg/kg 单次口服，2 周后重复 1 次。伊维菌素总体安全性好，但不推荐用于体重 15kg 以下儿童、怀孕及哺乳期妇女。

3．疥疮结节的治疗 局部或注射糖皮质激素制剂，或冷冻等治疗。

4．并发症治疗 继发细菌性感染者可针对性选用局部或系统抗生素治疗。

疥疮的诊治流程详见图 5-4。

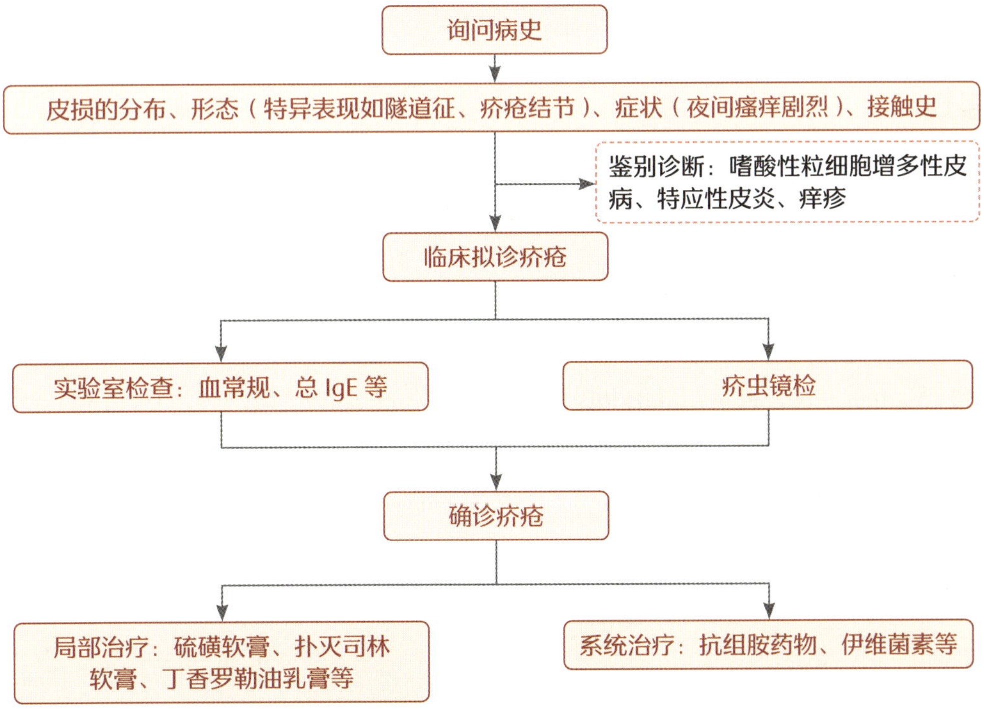

图 5-4 疥疮诊治流程

第五章

第二节 虱病
Pediculosis

Abstract

Infestation with lice is termed pediculosis. According to the parasitic site and morphology, the human lice can be classified as head lice, body lice and pubic lice. Pediculosis is transmitted by direct contact or indirect contact with clothing, and pubic lice are considered a sexually transmitted disease. The clinical features include focal pruritus and skin lesions, and the diagnosis is made by identifying the lice or their eggs. Differential diagnoses may include cutaneous pruritus, scabies, and prurigo. Treatment includes removal of infested hair and clothing, and use of lousicides.

引言

虱叮刺皮肤引起的皮肤病称为虱病（pediculosis）。虱属于体外寄生虫，种类很多，分别寄生在人和动物的体表。人虱按寄生部位及形态、习性的不同，分为头虱、体虱、阴虱 3 种，分别寄生在人的头发、衣物被褥、阴毛上，吸血为生，引起皮疹及瘙痒。虱病常见于个人卫生条件不佳者，通过直接接触和衣服、被褥等间接接触传染，阴虱主要为性接触传播。尽管发病率已明显下降，但虱病在临床中仍时有遇见，并且除直接致病外，体虱也是斑疹伤寒、回归热、战壕热等传染病的媒介，因此，掌握虱病诊治的相关知识十分重要。

一、病因和发病机制

虱是终生不能离开宿主的寄生虫，其发育过程分为卵、若虫、成虫 3 期，寿命 30 ~ 60 天。若虫和成虫都能吸吮血液，在吸血的同时释放唾液的毒素，并有边吸血边排便的习性，在此过程中可通过机械损伤及引起人体免疫反应导致皮疹和瘙痒。

二、临床表现

人虱叮咬皮肤时可引起丘疹及瘙痒，并因瘙痒导致搔抓出现抓痕、渗液、血痂或继发感染，出现毛囊炎、疖等表现。时间长久者可出现苔藓样变、色素沉着等。剧烈的瘙痒可影响患者休息。

1．头虱病（pediculosis capitis/head lice） 患者头皮、耳后及脖颈处可见红斑、丘疹、脱屑、抓痕、化脓等表现，伴瘙痒，病变严重者可有腥臭味道、毛发脱落或瘢痕形成，患者可因继发感染出现低热及颈部淋巴结肿大。头虱体长为 2.0 ~ 3.0mm，虱卵针尖大小，椭圆形，呈现白色至棕色，紧密附着于发干。

2．体虱病（pediculosis corporis/body lice） 颈肩部、背部、腰部可见红斑、丘疹、抓痕、结痂等，衣物、被褥可见血迹。体虱个头较头虱大，浅灰色，长度为 2.5 ~ 4.0mm，很少能在患者体表被发现，多见于衣物被褥的缝隙处。

3．阴虱病（pediculosis pubis/pubic lice） 可见毛囊周围红斑、丘疹、血痂，瘙痒剧烈，搔抓后可继发感染及湿疹样改变，内衣可出现铁锈色污迹，可在阴部或肛周的体毛根部发现虱或虱卵。性伴常同患（图 5-5）。

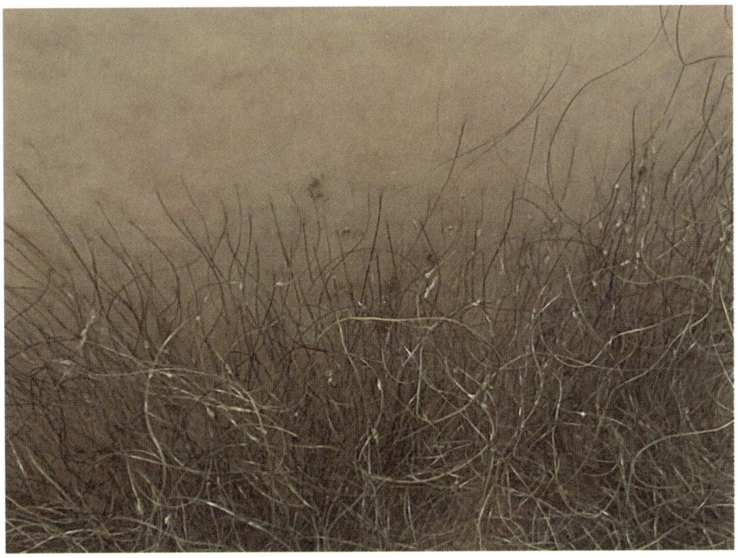

图 5-5　阴虱

注：可见阴毛根部的成虫以及附着于阴毛的虫卵，图片由北京协和医院检验科胡晓蒙提供。

三、辅助检查

1．虱虫镜检　为确诊检查，成虫肉眼可见，取虫体在显微镜下确定形态，或找到虫卵即可确诊（图 5-6～图 5-8）。

2．组织病理　组织病理对疾病无诊断意义。虱寄生于体表，因此病理上无法发现虫体，皮损镜下表现为表皮及真皮内的非特异性炎症。

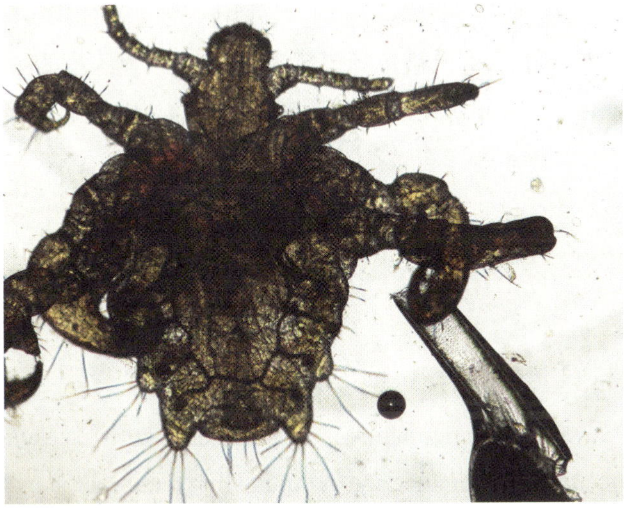

图 5-6　显微镜下的阴虱成虫

注：图片由北京协和医院检验科胡晓蒙提供。

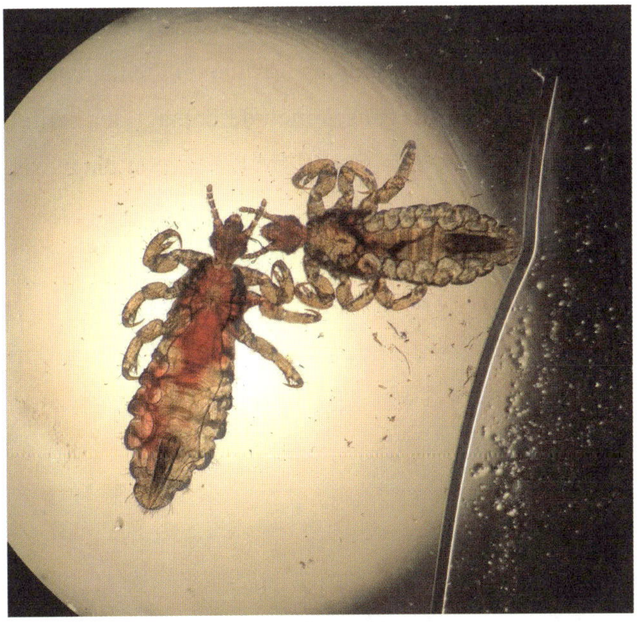

图 5-7　显微镜下的头虱成虫

注：图片由北京协和医院检验科胡晓蒙提供。

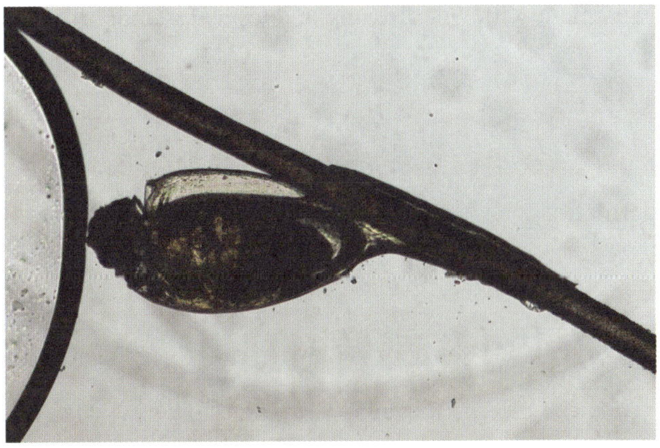

图 5-8　显微镜下的虱卵

注：图片由北京协和医院检验科胡晓蒙提供。

四、诊断和鉴别诊断

1. 诊断依据 有虱病患者接触史或聚集性发病，临床表现为局限性皮肤剧烈瘙痒，皮肤可见红斑、丘疹、抓痕、血痂，头发、衣物被褥、阴毛处发现成虱或虫卵附着，肉眼或显微镜检见到成虫或虫卵即可确诊。

2. 鉴别诊断 需要与瘙痒症、疥疮、痒疹等鉴别。瘙痒症通常没有原发皮疹，无传染性，后因搔抓出现继发性皮肤损害，可泛发全身或限于局部，可因系统性疾病、老年人或冬季发生；疥疮容易累及褶皱部位，夜间瘙痒剧烈，镜检可见疥虫及卵，有传染性；痒疹皮损主要位于四肢伸侧、躯干，表现为丘疹、结节，瘙痒明显，无传染性。

五、治疗

1. 头虱病 将头发完全剔除即可治愈；剃头不便者将 50% 百部酊或 25% 苯甲酸苄脂乳剂涂于头发、头皮上，每晚 1 次，连续 3 日，涂后用毛巾等包裹。第 4 日清洗后，用梳子将已杀死的虫卵及成虫篦去。1 周后重复治疗。

2. 体虱病 患者需要沐浴并更换清洁衣物，同时将换下的衣物、被褥等丢弃或彻底煮沸消毒。

3. 阴虱病 剃除阴毛后外用 50% 百部酊、25% 苯甲酸苄酯乳剂或 10% 硫磺软膏，连续 3 日，沐浴后换下的衣裤及被单等要煮沸消毒。性伴侣需同时治疗。

4. 瘙痒明显者可口服抗组胺药物，继发感染者可局部或系统抗感染治疗。

第三节 隐翅虫皮炎
Paederus Dermatitis

Abstract

Paederus dermatitis is an acute dermatitis caused by direct contact with the venom of Paederus. Most cases occur in the summer and autumn when the insect is most active. Clinical manifestations include erythema, edema, pustules, erosion and pain following exposure to the venom. Differential diagnoses include contact dermatitis, herpes zoster, and acute phase eczema, and a history of exposure to the insect is crucial for the correct diagnosis. Treatment with wet dressing and topical glucocorticoids is sufficient for full recovery.

引言

夏季人体皮肤暴露于环境中的机会增加，容易因昆虫侵袭而发生疾病，其中隐翅虫皮炎（paederus dermatitis）是较为常见的一种。夏季隐翅虫活动频繁，当皮肤接触到其毒液后会出现水肿性红斑、脓疱、糜烂及灼痛等急性皮炎的表现。

一、病因和发病机制

毒隐翅虫是甲虫的一种，属于昆虫纲、鞘翅目、隐翅虫科、毒隐翅虫属。白天栖居于阴暗潮湿处，夜间在有灯光处飞行。全世界已报道的能引起皮炎的毒隐翅虫有 20 种，中国发现有 3 种，即黄足毒隐翅虫、黑足毒隐翅虫和奇异毒隐翅虫。毒隐翅虫虫体各段均含有毒素，强酸性，当虫体被压碎时毒液释放，沾染皮肤后通过直接毒性刺激引起皮肤损害。

二、临床表现

好发于夏秋季，夜间及晨起后多见，皮损常位于面颈、四肢、胸背等暴露部位。皮损出现前可有异物感或爬行感，有用手拍打或搔抓皮肤不适处的行为，数小时后局部出现条状、斑片状水肿性红斑，上有密集的丘疹、水疱、脓疱，脓疱常融合，搔抓后产生糜烂，伴有瘙痒，逐渐产生灼痛感（图 5-9）。皮损的严重程度取决于毒虫的种类、数目和机体的反应性，重者甚至可出现皮肤坏死。可伴有发热、头痛、头晕、恶心和浅表淋巴结肿大等症状。可出现继发性感染。

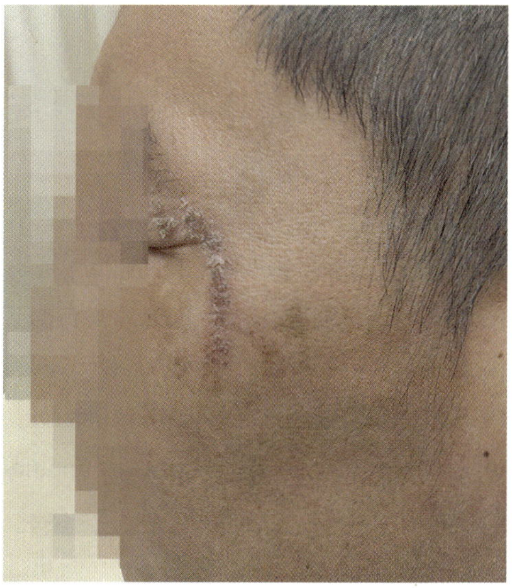

图 5-9　隐翅虫皮炎

注：接触破碎虫体汁液后出现的条状红斑。

三、辅助检查

诊断无须常规开展辅助检查。对于有全身症状者要完善血常规、血生化，以及根据具体的临床表现进行针对性的辅助检查；怀疑有感染时可做创面分泌物涂片和细菌培养 + 药敏等。

四、诊断和鉴别诊断

1. 诊断依据　发病前有毒虫接触拍打史，之后接触部位出现条索状水肿性红斑、脓疱、糜烂，伴有瘙痒和灼痛感等。如果在环境中发现典型的虫体结构及借助皮肤镜检查显示皮损部位脓疱结构将更有助于诊断。

2. 鉴别诊断　需与接触性皮炎、带状疱疹、急性湿疹等相鉴别，详见表 5-2。

表 5-2　隐翅虫皮炎的鉴别诊断

项目	隐翅虫皮炎	接触性皮炎	带状疱疹	急性湿疹
接触史	隐翅虫	刺激或致敏物	无关	无关
皮损分布	暴露部位	接触部位	沿神经节段，一般不过中线	对称
皮损形态	红斑、水疱、糜烂	红斑、水疱	红斑、水疱	多形性
症状	从瘙痒到灼痛	瘙痒	疼痛	瘙痒

五、治疗

1. 局部治疗　尽早用肥皂水清洗，然后外涂炉甘石洗剂或糖皮质激素霜剂；红肿明显或有糜烂渗出时，可用 1∶8000～1∶10 000 高锰酸钾溶液、3% 硼酸洗剂等进行冷湿敷。

2. 系统治疗　瘙痒明显者可给予抗组胺药，如西替利嗪 10mg，每晚 1 次；皮损严重者（如出现皮肤坏死），可短期给予口服中小剂量糖皮质激素。

3. 合并症治疗　若出现继发性感染，应针对性局部或系统抗感染治疗。

第四节　虫咬皮炎
Insect Bite Dermatitis

Abstract

Insect bite dermatitis, also known as papular urticaria, is the skin's inflammatory reaction to insect bites. It often appears during the spring, summer and autumn, when the insects are active and human outdoor activities increase. Immediate and delayed type hypersensitivity play pivotal role in pathogenesis. The basic clinical manifestation is pruritic scarlet urticaria-like papules, and should be differentiated from urticaria, varicella, and erythema multiforme. Treatments include preventive measures, topical glucocorticoids and symptom-relieving treatments.

引言

虫咬皮炎（insect bite dermatitis）又称丘疹性荨麻疹，由昆虫叮咬皮肤引起，常出现于春季、夏季或秋季等昆虫活跃季节，在外出或更换衣物被褥后发病。常见的致病昆虫包括蚊、蠓虫、臭虫、跳蚤、螨虫等，不同昆虫叮咬后可有各自特点，但基本的表现为鲜红色风团样丘疹，伴有瘙痒。蜂蜇伤将在本章第五节单独讨论。

一、病因和发病机制

蚊虫的唾液或毒液中含有复杂成分，可引起皮肤的速发型及迟发型超敏反应。其中组胺、5-羟色胺、蚁酸或激肽等可导致血管扩张、血管壁通透性增加等生理过程，引起急性的红肿、瘙痒症状。肥大细胞在速发型反应中起重要作用，因此，有肥大细胞增生症的患者可能会产生更严重的速发型反应。迟发型反应则是机体对蛋白质类变应原产生的超敏反应，在特应性体质的人群中可能更为常见，表现为持续不消退的结节。多次叮咬后可由于耐受产生脱敏现象，故本病随年龄增长逐渐减轻。部分昆虫还可传播多种疾病，如蚊子叮咬可传播登革热、乙型脑炎、疟疾、丝虫病等；跳蚤叮咬可传播鼠疫、流行性斑疹伤寒等。

二、临床表现

皮损常出现在头面、四肢远端等暴露部位，并可由于多次连续叮咬形成群集分布或线状排列。皮损表现为纺锤形鲜红色风团样损害，皮损中央可有叮咬形成的小瘀点，反应严重者可出现水疱、大片水肿性红斑，常伴有明显瘙痒或刺痛感（图 5-10）。

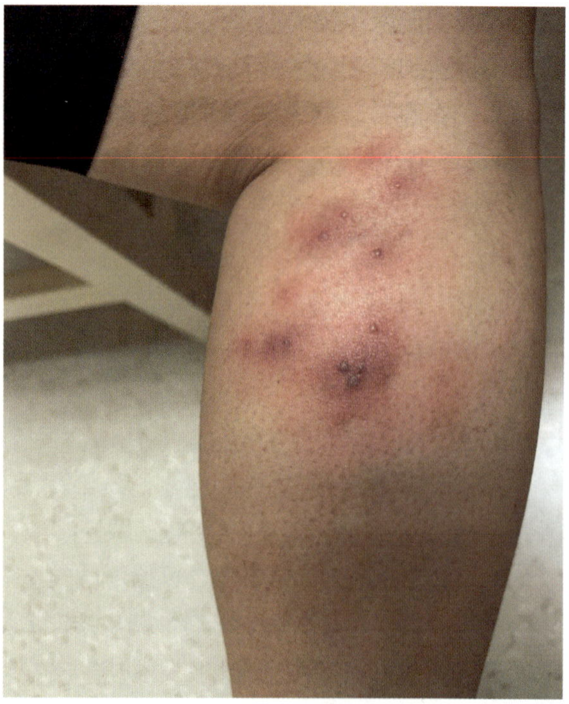

图 5-10　虫咬皮炎

三、辅助检查

1．实验室及影像学检查　本病诊断主要依据病史及典型临床表现，通常无须特殊辅助检查。但对于过敏反应严重伴有系统症状的患者，可适当完善血常规、血生化等检查来了解一般状况，以及根据具体症状进行针对性检查。

2．组织病理 无须常规进行，但对于鉴别诊断困难病例有一定意义。病理上可有表皮海绵水肿，严重时有水疱形成，也可见局部表皮坏死。真皮浅层或深层血管周围炎，可见淋巴细胞、嗜酸性粒细胞或中性粒细胞呈楔形围绕血管浸润，可有血管内皮肿胀。若刺器长期留在皮内，则可出现以组织细胞为主的异物肉芽肿性改变。

四、诊断和鉴别诊断

1．诊断依据 根据起病前有可能接触到蚊虫的暴露史或更换衣物被褥史，急性出现的风团样丘疹，伴或不伴有水疱、瘀点，伴有瘙痒，皮损呈现非对称性的散在、群集或线状分布，诊断较为容易。

2．鉴别诊断 需要与急性荨麻疹、水痘及多形红斑等多种类型的疾病相鉴别，见表 5-3。

表 5-3 虫咬皮炎的鉴别诊断

项目	虫咬皮炎	急性荨麻疹	水痘	多形红斑
接触史	蚊虫环境	花粉、动物性蛋白等易致敏物质	水痘或带状疱疹患者	不明确
前驱症状	无	可有（感染性荨麻疹）	有	可有
皮损分布	暴露部位常见，可呈群集或线状排列的非对称分布	散在分布	向心性分布	四肢远端对称性分布
皮损形态	鲜红风团样丘疹，中央可有水疱、瘀点	风团	斑疹→丘疹→水疱伴周围红晕→结痂，可见“四世同堂”现象	靶形损害
瘙痒	明显	明显	轻度	轻度
皮损持续时间	数日至数周	数小时至 1 日，此起彼伏	分批出现，10 日左右痊愈	2～3 周，可反复发作
组织病理	表皮内海绵水肿甚至水疱形成，真皮炎症细胞浸润，可见嗜酸性粒细胞	真皮水肿，血管扩张，炎症细胞浸润	角质形成细胞呈气球样变性，表皮内水疱形成，真皮炎症细胞浸润	角质形成细胞凋亡，基底层细胞液化变性，表皮下水疱，真皮炎症细胞浸润

五、预防及治疗

1．预防 外出时注意保护暴露皮肤，使用驱虫产品，清洁居住环境，勤晾晒衣被。

2．局部治疗 局部外用糖皮质激素促进皮损消退，水疱处可外用炉甘石洗剂促进水疱干涸，对于慢性持续不消退皮损可局部注射糖皮质激素封闭治疗。

3．系统治疗 瘙痒明显者可口服抗组胺药物，如西替利嗪 10mg，每晚 1 次。

4．并发症治疗 如局部继发性感染，需局部或系统抗感染治疗。

第五节　蜂蜇伤
Bee Sting

Abstract

Bee stings are commonly caused by wasps, honeybees, and velvet ants. The injected venom can cause localized or generalized reactions. Reactions are classified as toxic or allergic. With a clear history, it can be easily differentiated from urticaria or angioneurotic edema. Treatment of a bee sting is governed by the severity of the reaction. Embedded stingers should be removed and the wound be cleaned. Cold compress and focal treatments may be sufficient for the majority of cases, whereas anaphylactic shock should be treated vigorously.

引言

蜂蜇伤（bee sting）在生活中十分常见，患者往往于急诊就诊。常见的蜇人蜂有黄蜂、蜜蜂、蚁蜂等，在受到惊扰后可蜇伤外露的皮肤并注射毒液。多数蜂仅叮蜇 1 次，但一些特殊的蜂类如“杀人蜂”可出现蜂群的集体攻击，引起数十至数百次蜇伤。蜂蜇伤除了引起局部症状外，在严重病例中可发生过敏性休克以及脏器衰竭。了解蜂蜇伤的基本知识十分必要。

一、病因和发病机制

蜂属于节肢动物门，昆虫纲，膜翅目，种类很多，蜂尾均有刺器和毒腺相通，蜇人时随毒刺刺入皮肤并将毒液注入皮肤内。其毒液分为酸性毒液和神经毒的碱性毒液，均含有介质和抗原性物质，可引起局部刺激，以及局部乃至全身严重超敏反应。

二、临床表现

蜂蜇伤后皮肤立即会有刺痛或灼痒感，随后出现局部的红肿、风团或水疱，可见到蜇伤处的瘀点，若蜂刺留在皮肤内，则可见红肿中心一小黑点。症状可持续数小时至数日。多处蜇伤者可出现大面积的水肿并伴有剧烈疼痛。严重的可有全身症状，如畏寒、发热、头痛、头晕、恶心、呕吐、烦躁，甚至抽搐、昏迷或休克、死亡。受到黄蜂或杀人蜂攻击可出现肌红蛋白尿、血红蛋白尿及急性肾小管坏死。部分患者在蜇伤后 1～2 周可发生血清病样迟发型过敏反应，表现为发热、荨麻疹及关节痛。

三、辅助检查

诊断主要依据病史及典型临床表现，一般无须实验室检查或组织病理辅助诊断。对于有全身症状（如发热、关节痛）或休克患者，需选择性完善血常规、尿便常规、血生化、凝血、肌酶谱、感染指标、血气、胸腹盆腔 CT、头颅 CT 等，评估一般状况及辅助鉴别诊断。

四、诊断和鉴别诊断

根据有蜂蜇史，此后出现局部的红肿、疼痛或严重的全身症状可诊断。需要与其他虫咬皮炎以及血管神经性水肿、急性荨麻疹相鉴别，蜂蜇伤可出现与上述疾病类似的临床表现，主要依靠明确的蜂接触史进行鉴别。

五、治疗

1．一般治疗 首先要检查有无毒刺遗留，若有，需立即用镊子拔除，通常蜜蜂的毒刺容易折断而遗留，其他蜂不留毒刺；拔除毒刺后需挤压出毒液，局部用水冲洗，冰块冷湿敷；局部外用 10% 的氨水或 5% ~ 10% 的碳酸氢钠溶液可减轻疼痛。

2．轻症患者的系统治疗 轻症患者可居家或门诊治疗。具有风团表现者，可口服抗组胺类药物；疼痛明显者，可口服镇痛药。

3．重症患者的系统治疗 重症患者需留观或住院治疗。

（1）皮疹严重或全身症状明显者，可系统应用中小剂量糖皮质激素（泼尼松当量 0.3 ~ 0.5mg/kg）。

（2）出现过敏性休克者需立即抢救：皮下或肌内注射 0.1% 肾上腺素 0.5ml，必要时重复，随即给予中大剂量糖皮质激素（泼尼松当量 0.5 ~ 1.0mg/kg），待症状缓解后逐渐减量。

（3）器官衰竭者，给予脏器支持治疗。

第六节　蜱叮咬

Tick Bite

Abstract

The arthropod tick can be classified as the hard tick, which carries a scutum, and the soft tick, which does not. Hard ticks mostly live in open forest areas, while soft ticks mostly live in enclosed spaces. Tick bites can cause local hypersensitive reactions, manifested as erythema, nodules, and blisters. System symptoms, such as chills and fever, may also occur. Ticks may transmit a variety of diseases, for example, forest encephalitis, Lyme disease, and rickettsial disease. Treatment requires skillful removal of biting ticks and symptom-relieving measures. It is also necessary to monitor for the occurrence of tick-borne diseases after a tick bite.

引言

蜱属于节肢动物门、蛛形纲、蜱螨目，可分为背部有盾板的硬蜱及无盾板的软蜱两大类。硬蜱多栖息于开阔的林木地带，软蜱则多分布于畜圈、洞穴等隐蔽场所。蜱叮咬（tick bite）在门诊偶可见到，往往发生于林区工作者或有林区旅行史的人群，一般仅引起局部症状，通过有技巧地完整去除虫体后即可恢复。但需注意蜱虫为多种疾病的媒介，例如，森林脑炎、莱姆病及立克次体病等，临床需引起重视。

一、病因和发病机制

蜱的发育要经过卵、幼虫、若虫、成虫 4 个时期，除卵外其他 3 期均需吸血维持生命活动，吸血后体积可明显增大。硬蜱叮咬临床多见，因为硬蜱每次吸血时间长，可在体表停留数日至 2 周，而软蜱停留时间可短至数分钟。蜱叮咬主要通过以下机制致病：①机体对蜱唾液中成分产生超敏反应。②部分种类的蜱（如革蜱、全环硬蜱等）唾液中的神经毒素可引起神经麻痹。③通过叮咬传播蜱媒疾病。

二、临床表现

多数患者可在叮咬处发现附着的蜱虫（图 5-11）。蜱叮咬发生后 1 ~ 2 天局部可出现不同程度的炎症反应，可表现为瘙痒性的红斑、丘疹、丘疱疹、结节等，伴或不伴有瘀斑，部分结节可持续数月甚至1～2年不消退。“蜱咬热”多发生于蜱吸血1～2日后，患者出现畏寒、发热、头痛、腹痛、恶心和呕吐等症状，蜱离体后12～36小时症状减轻。“蜱麻痹”主要出现于北美及澳洲，儿童多见，主要发生于蜱吸血的第3～7天后，表现为急性共济失调并进展为上行性麻痹，极少数严重者可因呼吸中枢麻痹而死亡。森林脑炎、莱姆病、立克次体病等蜱媒性疾病，可在蜱叮咬并经过一定潜伏期后出现各自的临床表现。

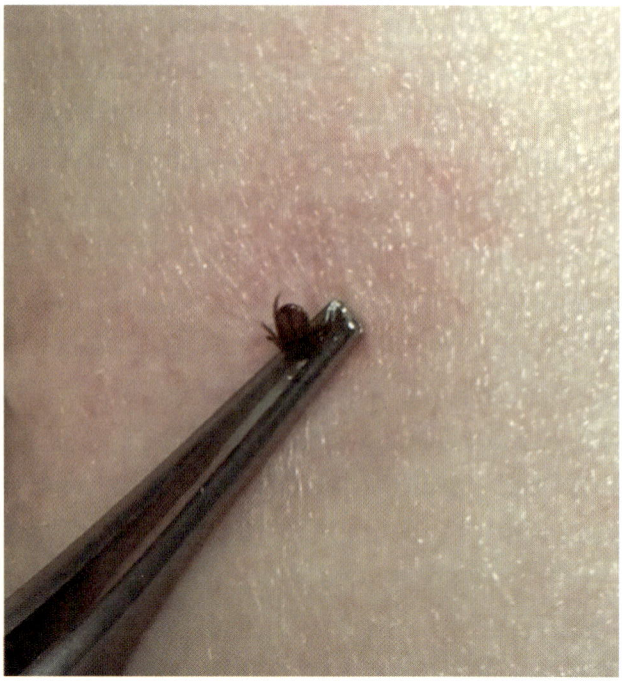

图5-11　蜱叮咬

三、辅助检查

诊断一般无须特殊辅助检查。若有全身症状者需完善血常规、血生化等常规检查来了解一般情况；如疑为某种蜱媒疾病，可行特异性血清抗体检测进一步明确诊断。

四、诊断和鉴别诊断

1．诊断依据　根据有郊外林地接触史，发现皮肤附着灰黑色球形虫体，虫体牢固不易脱落、具有蜱虫形态特点，局部有红肿瘙痒，可诊断为蜱叮咬。一般通过发现虫体可明确诊断。

2．鉴别诊断　若未见虫体需与荨麻疹、接触性皮炎、局部皮肤化脓性感染或其他虫咬皮炎进行鉴别诊断，但可能较为困难，蜱虫的发现为明确诊断的关键。

五、治疗

1．尽早摘除蜱虫

（1）摘除需有一定技巧：用镊子尽可能贴近皮肤表面夹住蜱，保持稳定的力道缓慢向上提拉，避免猛拉、扭转或挤压蜱虫腹部，以免造成口器残留或污染体液反流（图5-12）。

（2）摘除困难者或对于残留的口器可通过环钻或手术方式彻底切除。移除蜱后需彻底消毒皮肤。

2．无并发症的治疗　对于局部皮损可外用强效糖皮质激素，对于顽固皮损可用糖皮质激素局部封闭治疗；若出现高热、泛发皮疹等全身反应，可根据病情给予抗组胺药物、中小剂量糖皮质激素口服；如果创面有继发感染者，需给予口服及外用抗生素抗感染治疗。

3．蜱麻痹的治疗　如出现蜱麻痹，要及时住院进行支持治疗，直至恢复。

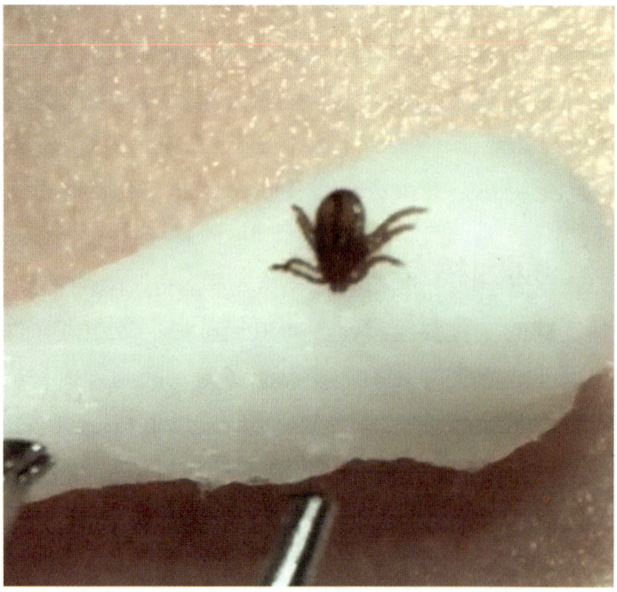

图5-12　完整摘除的蜱虫

4．蜱媒疾病的治疗

（1）多数蜱媒疾病对四环素类药物治疗反应良好，对于临床高度怀疑者，在得到确证实验结果前可考虑经验性治疗，以免延误病情，需感染内科会诊制订相应方案。

（2）蜱叮咬后是否预防性使用抗生素存在争议，但是有研究认为在莱姆病疫区（蜱感染伯氏疏螺旋体的比例＞20%）发生的蜱叮咬，若确认附着的蜱是肩突硬蜱（鹿蜱）成虫或若虫，估计蜱已附着≥36小时（根据蜱吸血后鼓胀程度或暴露时间），并且无多西环素禁忌证（患者≥8岁，未妊娠且未处于哺乳期），可在蜱移除后72小时内预防性使用多西环素降低莱姆病发生可能性。推荐剂量：成人200mg，≥8岁儿童4mg/kg（最大剂量200mg），单次给药。目前对于其他蜱媒性疾病尚无证据表明预防性使用抗生素有益。

第七节　蝎蜇伤
Scorpion Sting

Abstract

There are over 1000 scorpion species worldwide, and in China, they are more commonly seen in the northern parts. They sting and inject venom with their tails when disturbed. The venom contains complex toxins, which can cause local erythema, edema and pain, and even multi-organ failures. Differentiation should be made from other insect or animal bites. Measures should be taken to minimize toxin diffusion after stung by a scorpion. For most cases, local treatments may be sufficient, but for severe cases, intensive supportive care is crucial for reducing morbidity and mortality.

第五章

引言

蝎属于蛛形纲，蝎目，全世界有超过1000种，我国以北方多见。蝎白天多隐藏在阴暗潮湿之处，夜间觅食，受到惊扰后通过蝎尾的刺器攻击引起蝎蜇伤（scorpion sting）。刺蜇器与毒腺相通，刺破皮肤后注射毒液引起局部及全身临床表现。在农村地区及户外运动者中蝎蜇伤仍时有出现，需要引起重视。

一、病因和发病机制

蝎的毒液呈强酸性，含神经毒素、溶血性毒素、抗凝毒素等，人被刺伤后，毒液注入人体，出现局部皮炎和全身中毒症状。

二、临床表现

遭受蝎蜇伤后，由于溶血性毒素的作用，首先表现为剧烈的疼痛，或灼热样刺痛，随后出现伤口的红肿、水疱及瘀斑，严重者可出现皮肤坏死或淋巴管炎。更为严重者是由于神经毒素的作用，导致中枢神经系统及心血管系统受累而表现出全身反应，如发热、头晕、头痛、恶心、呕吐、吞咽困难、心悸、出汗、呼吸困难、喉头水肿、血压下降、反射性痉挛等，少数可出现心脏骤停、精神错乱、肺水肿、呼吸麻痹、无尿、胰腺炎等，最终导致死亡。

三、辅助检查

对于轻症患者，一般无需常规行辅助检查，对于重症患者，需酌情完善血常规、血生化、凝血、动脉血气分析、胸部CT、头颅CT等检查，评估一般状况及脏器功能。

四、诊断和鉴别诊断

根据在阴暗潮湿之处或夜间出现皮肤突然被蜇伤而剧烈疼痛、皮肤红肿或全身中毒症状时要考虑蝎蜇伤的可能，目击蝎可以确诊。

需与蛇咬伤、蜂蜇伤、虫咬皮炎等疾病相鉴别，主要依据病史。

五、治疗

1．减少毒素扩散　立即用止血带扎紧蜇伤处的近心端以减少毒素的吸收及扩散，用负压吸引装置尽量将毒素吸出，必要时将伤口扩大。

2．局部治疗　用肥皂水或5%的碳酸氢钠溶液充分冲洗伤口，以中和酸性毒液，局部冰敷减少毒素吸收及局部肿胀。

3．系统治疗　疼痛明显者可口服镇痛药物；出现器官衰竭时给予相应脏器支持治疗；国外高流行地区有抗蝎毒血清供临床使用，用于严重病例救治，但目前国内难以获取。

第八节　刺胞皮炎
Nematocyst Dermatitis

Abstract

Cnidarians are marine organisms characterized by specialized stinging organelles called nematocysts. When disturbed, these animals sting and inject venom from nematocysts, which cause focal dermatitis, and in severe cases, even deaths. Nematocyst dermatitis should be differentiated from sunburn, urticaria, and mechanical injuries, but the correct diagnosis is usually not difficult given a clear history and characteristic clinical manifestations. Treatments include immediate removal of the attached stinging structures with seawater or sand, and applying topical anti-inflammatory medications.

引言

刺胞动物门又称为腔肠动物门，大多生活在海洋中，包括钵水母纲、水螅纲和珊瑚纲，有特殊的称为刺胞的细胞器。部分刺胞动物在受到刺激、惊扰后可蜇人，刺胞内的毒液可引起局部刺胞皮炎（nematocyst dermatitis），重者可导致死亡。越来越多的人有机会进行海洋运动，因此，对于刺胞皮炎的发生应给予足够的重视。

一、病因和发病机制

刺胞是腔肠动物刺细胞中特有的细胞器，刺细胞受到理化及生物刺激后可弹射出刺丝刺穿皮肤，将刺胞中的毒液注入，通过直接的毒性作用或超敏反应机制引起局部皮肤局部炎症、全身症状，甚至多系统损害。若刺器长期停留在皮肤组织中，可由于异物刺激导致肉芽肿形成；部分腔肠动物有坚硬骨骼，可导致机械性损伤；海洋环境中存在猪红斑丹毒丝菌（引起类丹毒，见第三章第九节）、海洋分枝杆菌（引起非结核分枝杆菌感染，见第三章第十二节）等病原体，可通过伤口侵入感染皮肤，导致继发性感染。

二、临床表现

夏秋季节好发，多见于游泳者及渔民。被蜇伤后出现触电样刺痛，症状逐渐加重，并在皮肤上出现水肿性红斑、风团、瘀斑、水疱等，严重者可出现皮肤坏死。水母类的触手常引起特殊外观的线状、鞭痕状、缠绕状、地图状等损害（图 5-13）。皮损一般 2 周内逐渐消退。被毒性强的刺胞动物蜇伤后可出现如畏寒、恶心、呕吐、血压下降等系统症状，更严重者可出现心律失常、肺水肿、急性肾衰等器官衰竭表现，甚至导致死亡。

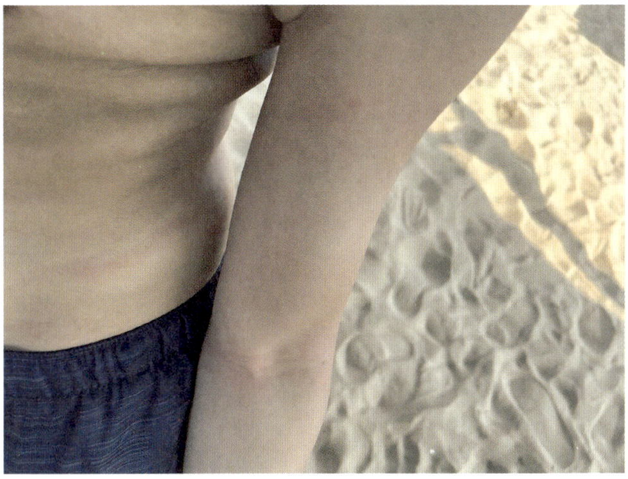

图 5-13　刺胞皮炎

注：接触触手后躯干、上肢出现的鞭打样红斑。

三、辅助检查

轻症者无需特殊辅助检查；有系统症状者需酌情针对性完善血常规、血生化、凝血、肌酶谱、感染指标、血气、胸腹盆腔 CT、头颅 CT 等检查。

四、诊断和鉴别诊断

1．诊断依据　根据下海及刺胞动物接触史，突然出现局部皮肤疼痛，结合皮损的特殊形态较容易诊断。用透明胶带粘取或拨片刮取皮损表面，在显微镜下观察到刺胞结构可确诊。

2．鉴别诊断　个别情况下需要与日晒伤、急性荨麻疹、机械擦伤等相鉴别。日晒伤有日晒史，皮损弥漫分布于光暴露部位；急性荨麻疹皮损表现为风团，广泛分布，此起彼伏；机械擦伤表现为红斑、糜烂、瘀斑甚至切口，病史为关键鉴别点。

五、治疗

1．一般治疗　立即用海水冲洗，或干沙擦掉附着的触手、刺胞或毒液。不要使用淡水，或酸性、碱性溶液，因为上述物质可能导致刺胞进一步释放毒素。

2．局部治疗　局部可使用糖皮质激素或钙调磷酸酶抑制剂来减轻炎症反应。

3．系统治疗　对于皮损面积大、全身症状明显者，可给予抗组胺药物及系统性糖皮质激素，如泼尼松当量 0.5mg/kg；若出现器官衰竭表现应立即抢救，采取器官支持措施。

第九节　匐行疹
Creeping Eruption

Abstract

Creeping eruption is also known as cutaneous larva migrans, and is caused by the migration of nematode larvae in the epidermis. Mechanical damage and hypersensitivity to the larva cause serpiginous lesions that are pruritic. In addition to the skin, some larvae may migrate to the lungs, causing respiratory symptoms. Differential diagnosis should be made with diseases that are presented with annular lesions, such as tinea corporis and erythema annulare centrifugum. Antiparasitic drugs are used for treatment.

引言

匐行疹（creeping eruption）又称为皮肤幼虫移行症，主要是由线虫的幼虫在表皮中迁移引起，气候温暖地区和热带地区常见，多由于直接接触动物粪便污染的泥土或沙子后感染所致。匐行疹临床上相对不常见，且与其他表现为环状皮损的疾病可发生混淆，因此，需了解其特点并提高警惕性，以减少误诊、漏诊的发生。

一、病因和发病机制

最常见的病原体为巴西钩虫（宿主为猫、狗）和犬钩虫（宿主为狗）。当直接接触上述动物的被虫体污染的排泄物后可造成皮肤感染。幼虫感染皮肤后可在表皮内移行，在移行经过部位通过机械损害及超敏反应机制导致线状红斑的产生。由于幼虫不能在人体内发育，因此，随着 2～8 周内幼虫死亡，临床症状可自然缓解。少数情况下，寄生虫通过直接浸润或激发系统免疫反应，可导致肺部嗜酸性粒细胞的浸润及外周血嗜酸性粒细胞的升高，称为 Loeffler 综合征。

二、临床表现

皮损常位于手、足及臀部，常单侧分布，极少数情况下皮损可双侧分布，皮损数量多为单一，但在严重感染的患者中可达到数百。表现为瘙痒性、匐行性隧道，高出皮面，以 1～2cm/d 的速度移行，同时陈旧皮损逐渐消退（图 5-14）。此外，也可出现毛囊炎、丘疹性荨麻疹样皮损等表现。本病为自限性，常在 2～8 周内自愈。Loeffler 综合征患者可出现咳嗽、咳痰，伴有外周血嗜酸性粒细胞计数增多，以及肺部暂时性、游走性炎症浸润。

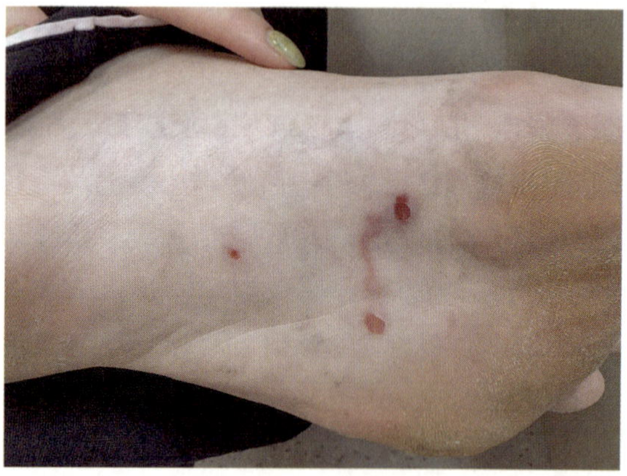

图 5-14　匐行疹

注：足底隧道样线状红斑，红斑两端糜烂面为患者自行抠抓虫体导致。

三、辅助检查

1．实验室检查　血常规、尿便常规、血生化等为非诊断必需，无需常规进行。血常规可有嗜酸性粒细胞比例及绝对值的升高，对寄生虫感染有提示意义。总 IgE 可有升高，提示 I 型超敏反应的存在。

2．影像学及内镜检查　皮肤镜有可能发现与幼虫相对应的半透明、褐色区域；对于有呼吸道症状者可完善胸部平片或胸部 CT，可见暂时性移行性的浸润；支气管肺泡灌洗液可发现嗜酸性粒细胞甚至幼虫，但无需常规开展。

3．组织病理　无须常规进行，但对于鉴别诊断具有一定意义。在隧道的红斑边界外 1～2cm 处取材，可见表皮海绵水肿甚至水疱，少数情况下可见到位于表皮深层的幼虫。真皮包括嗜酸性粒细胞在内的混合性炎症细胞浸润，毛囊中可有嗜酸性粒细胞浸润。

四、诊断和鉴别诊断

1．诊断依据 热带或亚热带的旅居史，起病前有可能接触到受动物粪便污染的沙土，皮损表现为局限性、匐行性高出皮面的隧道状红斑，伴有瘙痒，需考虑匐行疹诊断，若在皮损中挑出虫体或组织病理中捕捉到虫体可确诊。

2．鉴别诊断 需与其他可表现为线状或环形红斑的疾病鉴别，如体癣、离心性环状红斑等。体癣在夏季容易出现，皮损表现为境界清楚的环形红斑，红斑边缘可有脱屑及丘疹，皮损可呈离心性扩大但较为缓慢，真菌镜检可见菌丝，组织病理角质层内可见 PAS 染色阳性的菌丝结构。离心性环形红斑临床表现为界限清楚、形态规则的环形红斑，内侧缘可有脱屑，离心性扩大，组织病理可见相对具有特异性的真皮浅层血管周围呈"袖口样"浸润的淋巴细胞、组织细胞。

五、预防及治疗

本病为自限性，但对于瘙痒剧烈、数目多、范围大、迁延不愈的皮疹需要治疗。

1．预防 避免生食食物或接触猫、犬排泄物。

2．局部治疗 外用 10%～15% 噻苯达唑，3 次 / 天，持续 5 天（该药物较难以获得）。也可行皮疹末端液氮冷冻治疗，杀死幼虫。对于局部炎症反应明显的患者可短期外用糖皮质激素。

3．系统治疗 阿苯达唑 400mg/d，口服，连续 3～5 天，脂肪餐可提高该药物吸收率；或伊维菌素 200μg/kg，单次口服。瘙痒明显者可口服抗组胺药物治疗。

第五章

第十节 疥疮在预防、诊断及治疗领域的新进展

New advances in the Prevention, Diagnosis, and Treatment of Scabies

疥疮是由疥螨侵袭皮肤导致的感染性疾病，临床以剧烈瘙痒为突出表现，估计全世界每年新发病例 1.5 亿～2 亿，尤其在亚洲、大洋洲及拉丁美洲仍是重要的公共卫生问题。长期以来，疥疮所受到的重视程度不够。尽管随着卫生条件的提高，疥疮似乎与日常生活越来越远，但是在发达国家已经出现了在养老院等人群聚集场所疥疮暴发的案例，这对老龄化日益加深、经济发展水平日益提高的我国具有重要的警示意义，提示对于疥疮这种古老的传染性疾病仍需给予足够的重视。本节对近年在疥疮的预防、诊断及治疗领域的研究新进展进行简要综述。

一、疥疮预防领域的新进展

疫苗是预防传染病流行的重要手段，近年来疥疮的疫苗研究取得了一定的进展。壳聚酶样蛋白（chitinase-like proteins，CLPs）是一个与感染、T 细胞介导的炎症、伤口愈合、过敏和哮喘等具有密切关系的蛋白质家族。近年，有学者发现两种重组疥螨（recombinant Sarcoptes scabiei，rSs）来源的 CLPs，即 rSsCLP5 和 rSsCLP12，具有良好的免疫原性，注射以两者为成分的混合疫苗可以保护家兔模型中 85% 的个体免于患病。该团队后续进一步发现将重组疥螨丝氨酸蛋白酶抑制蛋白（rSs-serpin）和上述两种蛋白结合后的鸡尾酒疫苗方案可以保护家兔模型中 83.33%～91.67% 的个体免于患病。目前尚无成功研制的疥疮疫苗，以上研究有望为疥疮疫苗的成功开发提供思路。群体药物配给（mass drug administration，MDA）指的是对于某种传染病的高流行地区，同时对地区内的所有人进行药物治疗，无论其是否患病。世界卫生

组织专家意见指出对疥疮患病率高于 10% 的人群应给予 MDA。近期有系统回顾指出采用外用扑灭司林或口服伊维菌素作为治疗方案的 MDA 对于控制疥疮流行十分安全有效，可用于养老院、监狱、医院等场所聚集性发病时迅速阻断流行，保护易感人群。

二、疥疮诊断领域的新进展

尽管根据聚集发病，严重的夜间瘙痒及典型隧道征、阴囊结节等表现容易联想到疥疮的可能，再结合辅助检查发现疥螨存在的证据可明确诊断，但是疥疮的早期准确诊断仍存在一定困难，尤其在辅助检查显示假阴性结果时。传统的疥疮确诊技术为使用取材刀搔刮或使用胶带粘贴典型皮损，然后显微镜下寻找疥螨虫体、卵或排泄物。皮肤镜是皮肤科重要的诊断工具，目前也已成为疥疮诊断的重要方式。皮肤镜下可发现成年雌虫的头部形成的棕色的三角形（“三角翼”征），而其移动所形成的隧道则在其后方形成匐行状白色条纹，好似飞机尾部的凝结尾流（“飞机尾流”征）。根据近期的一项 Meta 分析，显微镜检查诊断疥疮的敏感性和特异性分别为 56.3% ~ 68.4% 和 100%，而皮肤镜检查的敏感性和特异性分别为 75.1% 和 72.7%。尽管皮肤镜检查的效能低于传统显微镜检查，但是便携式皮肤镜具有使用灵活方便的优势。无论是传统的显微镜检查或皮肤镜检查，成功诊断都依赖于对典型皮损的选取。由于并非所有患者均存在典型皮损，且疥螨本身具有移动的特性，因此，开发敏感性更高的诊断方式尤为重要。近年有研究对于 PCR 技术诊断疥疮进行了研究，该项技术无需依赖于对典型皮损的判断，仅需对手腕、指缝及其他疑似皮损处使用干燥拭子擦拭后进行 PCR 检测。根据上述 Meta 分析的结果，PCR 技术的平均敏感性及特异性可分别达到 81.1% 和 91.6%。PCR 技术除了敏感性相较于显微镜镜检查和皮肤镜检查有所提高外，当出现聚集感染时，可用作快速方便的大规模检测手段。目前对于疥螨的血清抗体检查用于疥疮诊断少有报道，可能是未来潜在的研究方向。

三、疥疮治疗领域的新进展

疥疮的经典治疗方式为外用药治疗，包括 10% ~ 20% 硫磺软膏、10% ~ 25% 苯甲酸苄酯搽剂、5% 扑灭司林软膏等，而口服 200μg/kg 伊维菌素是难治性病例、结痂型疥疮的重要口服药物选择。有系统回顾显示 5% 扑灭司林和口服伊维菌素为疥疮治疗最有效的方式且二者疗效大致相同。但是治疗方案的选择往往受到药物可及性的影响，例如 5% 扑灭司林乳膏并未在国内上市。目前临床上使用的药物大多无法对虫卵进行有效杀灭，同时半衰期短，无法覆盖疥虫生命全周期，因此，往往需要进行重复治疗。为了解决以上缺点，目前正在对一些新型的口服药物进行研究，莫西菌素（Moxidectin）及阿福拉纳（Afoxolaner）是其中的代表。这两种药物尽管无法杀灭虫卵，但在血清及皮肤组织内相较伊维菌素具有更长的半衰期，可待虫卵孵化后继续对幼虫及成虫进行杀灭。在前期动物模型研究中，单剂莫西菌素的疥螨清除率及症状缓解率均为 100%，而两剂伊维菌素分别为 62% 和 75%；另一项前期动物模型研究则显示单剂阿福拉纳的疥螨清除率可达 100%，而两剂伊维菌素为 97%。外用药物方面，0.9% 多杀菌素（Spinosad）悬浊液起初被用于头虱的治疗，在 2021 年被美国食品药品管理局批准用于疥疮治疗，由于该药物对虫卵亦有杀灭作用，因此，只需单次使用即可起到满意疗效。此外，越来越多的研究表明丁香油、茶树油、过江藤油、印度楝树油、姜黄、樟脑油等植物类物质具有良好的抗疥螨活性。未来以上药物有望进入临床成为更加方便、患者依从性更好的药物选择。

四、结语

疥疮仍是对皮肤健康有重要影响的传染性疾病，目前在其预防、诊断及治疗方面仍有不足之处。未来，开发可提供高保护力的疫苗、灵敏度及特异度高的诊断方法，以及更安全有效、使用方便的新型药物是重要的研究方向。

Case report

A gentleman in his 70s presented with itchy skin lesions on his trunk and limbs for 3 months. Three months ago, the patient had scattered red papules with severe pruritus during the night on his buttocks and scrotum, and there were no blisters or exudation noticed. The lesions gradually spread to his limbs and trunk. One month ago, he was examined by a local hospital, and was found to have elevated serum IgE at 1991IU/ml, and eosinophil infiltration in the dermis by skin biopsy. He was diagnosed with hypereosinophilic dermatitis, and treated with high-dose systemic glucocorticoids, cyclosporine, Tripterygium wilfordii, thalidomide and antihistamines. The pruritus improved, but new skin lesions continued to appear in his armpits, groins and back. To be noticed, his wife began to have similar manifestations. The patient had a history of hypertension, diabetes, and coronary heart disease, all of which were well controlled. He had no history of infectious diseases or allergies. On physical examination, numerous red papules and maculopapules could be seen on the trunk and limbs, with scattered crusting (Figure 5-15). Tunnel-like lesions could be seen in the interdigital spaces of both hands (Figure 5-16), and multiple red papules and nodules could be seen in the scrotum (Figure 5-17). The patient was otherwise normal on physical examination. The blood routine and basic biochemical tests were normal. The total serum IgE was elevated at 4654.0kU/L. Sarcoptic mites and their eggs were found under the microscope from the patient's tunnel-like lesions.

The patient was diagnosed with human scabies.

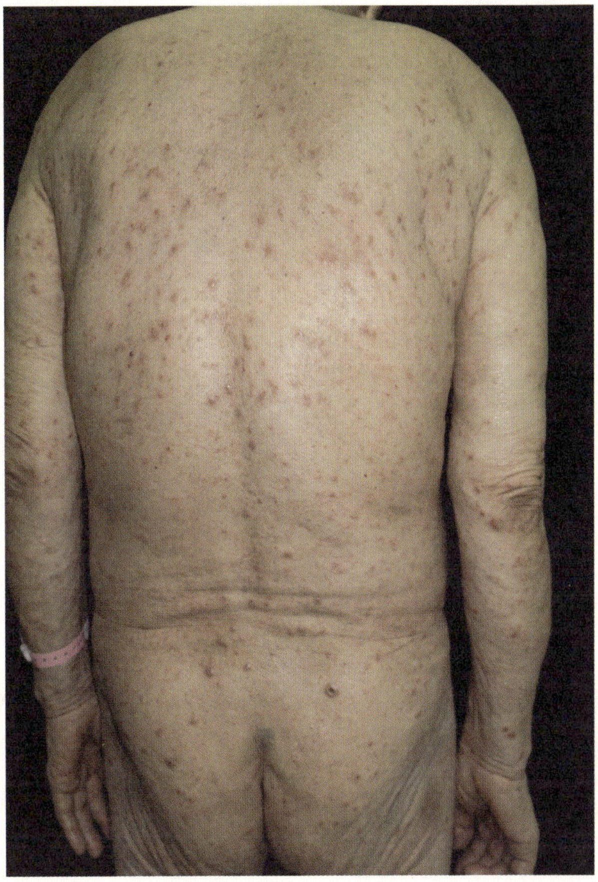

Figure 5-15　Papules and maculopapules on the trunk and limbs of the patient

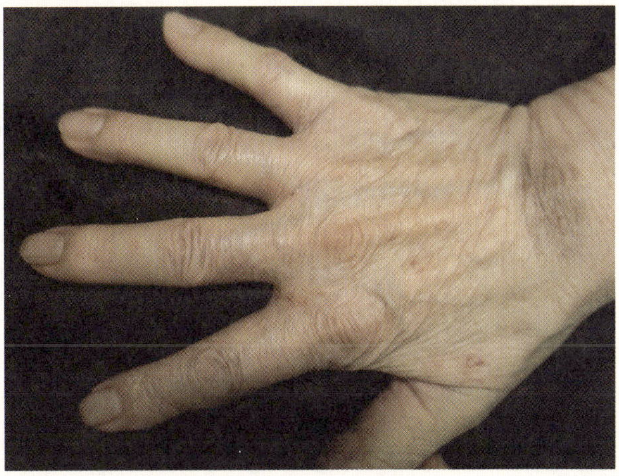

Figure 5-16　Tunnel-like lesions in the interdigital spaces

第五章

In terms of treatment, the patient was instructed to apply 10% sulfur ointment to the whole body with except for the head for 4 days, and not to change clothes or take a bath during this period. After the treatment, a good shower was taken and the clothes used during the treatment were washed with hot water and ironed. At the same time, ketotifen 1mg taken at night and levocetirizine 10mg taken during the day were used to relieve the pruritus. His wife was treated simultaneously. After the above treatment, the patient and his wife fully recovered.

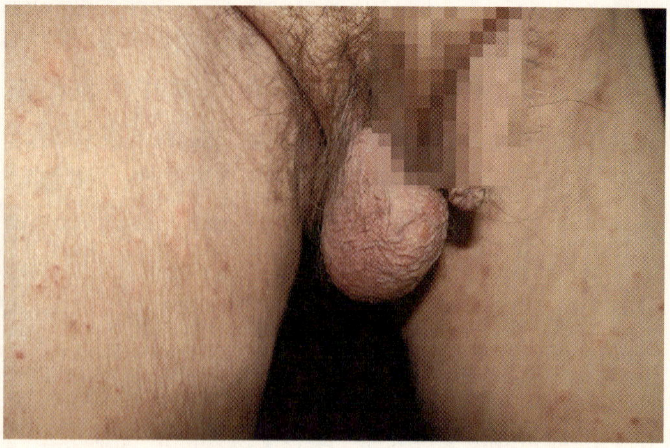

Figure 5-17 Nodular lesions on the scrotum

冯昊 编写 | 李丽 校 | 晋红中 审

参考文献

[1] 晋红中，CHRISTINE G. LIAN. 协和皮肤临床病理学［M］. 北京：人民卫生出版社，2020.

[2] 张学军，陆前进. 皮肤性病学［M］. 2版. 北京：人民卫生出版社，2021.

[3] 张建中，高兴华. 皮肤性病学［M］. 北京：人民卫生出版社，2015.

[4] BOLOGNIA J L, SCHAFFER J V, CERRONI L, et al. Dermatology[M]. 4th ed. Elsevier, 2017.

[5] THADANIPON K, ANOTHAISINTAWEE T, RATTANASIRI S, et al. Efficacy and safety of antiscabietic agents: A systematic review and network meta-analysis of randomized controlled trials[J]. J Am Acad Dermatol, 2019, 80(5): 1435-1444.

[6] GUPTA P N, KUMAR B K, VELAPPAN P, et al. Possible complication of bee stings and a review of the cardiac effects of bee stings[J]. Case Reports, 2016, 2016: bcr2015213974.

[7] LANTOS P M, RUMBAUGH J, BOCKENSTEDT L K, et al. Clinical practice guidelines by the Infectious Diseases Society of America, American Academy of Neurology, and American College of Rheumatology: 2020 guidelines for the prevention, diagnosis, and treatment of Lyme disease[J]. Neurology, 2021, 96(6): 262-273.

[8] BAWASKAR H S, BAWASKAR P H. Efficacy and safety of scorpion antivenom plus prazosin compared with prazosin alone for venomous scorpion (Mesobuthus tamulus) sting: randomised open label clinical trial[J]. BMJ, 2011: 342.

[9] ALBANESE G, VENTURI C, GALBIATI G. Treatment of larva migrans cutanea (creeping eruption): a comparison between albendazole and traditional therapy[J]. Int J Dermatol, 2001, 40(1): 67-71.

[10] BERNIGAUD C, FISCHER K, CHOSIDOW O. The management of scabies in the 21st century: past, advances and potentials[J]. Acta Dermato-Venereologica, 2020, 100(9): adv00112.

[11] CASSELL J A, MIDDLETON J, NALABANDA A, et al. Scabies outbreaks in ten care homes for elderly people: a prospective study of clinical features, epidemiology, and treatment outcomes[J]. The Lancet Infectious Diseases, 2018, 18(8): 894-902.

[12] SHEN N, WEI W, CHEN Y, et al. An antibody persistent and protective two RSsCLP-based subunit cocktail vaccine against sarcoptes scabiei in a rabbit model[J]. Vaccines, 2020, 8(1): 129.

[13] SHEN N, WEI W, CHEN Y, et al. Vaccination with a cocktail vaccine elicits significant protection against sarcoptes scabiei in rabbits, whereas the multi-epitope vaccine offers limited protection[J]. Experimental Parasitology, 2023, 245: 108442.

[14] LAKE S J, KALDOR J M, HARDY M, et al. Mass drug administration for the control of scabies: a systematic review and meta-analysis[J]. Clinical Infectious Diseases: An Official Publication of the Infectious Diseases Society of America, 2022, 75(6): 959-967.

[15] BAKOS R M, REINEHR C, ESCOBAR G F, et al. Dermoscopy of skin infestations and infections (entomodermoscopy) - part Ⅰ: dermatozoonoses and bacterial infections[J]. Anais Brasileiros De Dermatologia, 2021, 96(6): 735-745.

[16] SHOUKAT Q, RIZVI A, WAHOOD W, et al. Sight the mite: A meta-analysis on the diagnosis of scabies[J]. Cureus, [no date], 15(1): e34390.

[17] DELAUNAY P, HÉRISSÉ A L, HASSEINE L, et al. Scabies polymerase chain reaction with standardized dry swab sampling: an easy tool for cluster diagnosis of human scabies[J]. The British Journal of Dermatology, 2020, 182(1): 197-201.
[18] STRONG M, JOHNSTONE P. interventions for treating scabies[J]. The Cochrane Database of Systematic Reviews, 2007, 2007(3): CD000320.
[19] ROSUMECK S, NAST A, DRESSLER C. Ivermectin and permethrin for treating scabies[J]. The Cochrane Database of Systematic Reviews, 2018, 4(4): CD012994.
[20] BERNIGAUD C, FANG F, FISCHER K, et al. preclinical study of single-dose moxidectin, a new oral treatment for scabies: efficacy, safety, and pharmacokinetics compared to two-dose ivermectin in a porcine model[J]. PLoS Neglected Tropical Diseases, 2016, 10(10): e0005030.
[21] BERNIGAUD C, FANG F, FISCHER K, et al. Efficacy and pharmacokinetics evaluation of a single oral dose of afoxolaner against sarcoptes scabiei in the porcine scabies model for human infestation[J]. Antimicrobial Agents and Chemotherapy, 2018, 62(9): e02334-17.
[22] FERNANDO D D, FISCHER K. Spinosad topical suspension (0.9%): a new topical treatment for scabies[J]. Expert Review of Anti-Infective Therapy, 2022, 20(9): 1149-1154.
[23] GOPINATH H, AISHWARYA M, KARTHIKEYAN K. Tackling scabies: novel agents for a neglected disease[J]. International Journal of Dermatology, 2018, 57(11): 1293-1298.

第六章

性传播疾病

传统意义的性病（venereal disease）包括梅毒、淋病、软下疳、性病性淋巴肉芽肿和腹股沟肉芽肿 5 种，曾被称为“花柳病”。20 世纪 70 年代以后，世界卫生组织将可以通过性接触而传播的疾病统称为性传播疾病（sexually transmitted diseases，STD）或性传播感染（sexually transmitted infections，STI）。我国 2013 年新修订的《性病防治管理办法》规定的性传播疾病主要包括梅毒、淋病、生殖道沙眼衣原体感染、尖锐湿疣、生殖器疱疹和艾滋病 6 种。广义的性传播疾病还包括生殖系统念珠菌病、阴道毛滴虫病、细菌性阴道病、疥疮、阴虱病、乙型肝炎和股癣等。性病的传播由病原体、人类宿主、社会环境及性行为等方面决定。传播的主要途径是通过性接触传播，也可通过间接接触传播、血液和血液制品传播、母婴垂直传播等感染。

第一节　淋病
Gonorrhea

Abstract

Gonorrhea, or infection with *Neisseria gonorrhoeae*, is a major cause of morbidity among sexually-active individuals worldwide. Gonorrhea is a major cause of urethritis in males and cervicitis in females; the latter can result in pelvic inflammatory disease, infertility, ectopic pregnancy, and chronic pelvic pain. Extragenital infections of the pharynx and rectum are prevalent in certain groups, such as men who have sex with men. Ceftriaxone is commonly used in the treatment of gonorrhea.

引言

淋病（gonorrhea）是由淋病奈瑟球菌（*Neisseria gonorrhoeae*）引起的性传播疾病。该病主要累及尿道、直肠或咽喉部。在女性中，淋病也可以感染宫颈。头孢曲松最常用于淋病的治疗。

一、病因和发病机制

淋病的病原体是淋病奈瑟球菌，简称淋球菌。淋球菌是革兰氏阴性双球菌，卵圆形或肾形，直径为 0.6 ~ 0.8μm，适于在温暖潮湿、中性偏碱的条件下生长，对外界理化因素抵抗力差。淋球菌在完全干燥的环境下只能存活 1 ~ 2 小时，温度超过 38℃或低于 30℃则不能生长，100℃时立即死亡。一般消毒剂容易杀灭该菌，在 75% 乙醇中 30 秒内可死亡，在 1 : 4000 硝酸银溶液中 2 分钟内可死亡。

淋球菌主要侵犯黏膜，尤其是黏膜的柱状上皮细胞。淋球菌易入侵前尿道或宫颈黏膜，在上皮细胞内大量繁殖，导致细胞损伤崩解，产生炎症，出现尿道或宫颈口脓性分泌物。若不及时治疗，淋球菌可进入后尿道或经宫颈向上蔓延，引起前列腺炎、精囊炎、附睾炎或子宫内膜炎、输卵管炎，严重者可经血行播散，引起淋球菌性败血症。

人体是淋病奈瑟球菌唯一的自然宿主，淋病主要通过性交传染，淋病患者是主要传染源。新生儿可经淋病母亲的产道传染，引起淋球菌性结膜炎。

二、临床表现

根据临床表现，淋病可分为无并发症淋病、有并发症淋病、其他部位淋病、播散性淋病。男性最常见的表现是尿道炎，而女性则为宫颈炎。男性局部并发症主要为附睾炎，女性主要为盆腔炎。

（一）无并发症淋病

1．男性无并发症淋病 淋球菌性尿道炎为最常见的表现，约 10% 的男性在感染了淋球菌后可不出现任何临床症状。淋病潜伏期常为 3～5 天。初期症状为尿道口红肿、发痒、有少量黏液性分泌物流出。数日后症状加剧，出现尿痛、烧灼感，排出黄白色脓性分泌物（图 6-1），可有尿频、尿急、尿痛。偶伴发热、倦怠无力、食欲不振等全身症状。查体可见尿道口周围红肿充血，可有浅表性脓肿、糜烂或小溃疡，严重时尿道黏膜外翻。两侧腹股沟淋巴结亦可受累，出现红肿疼痛。

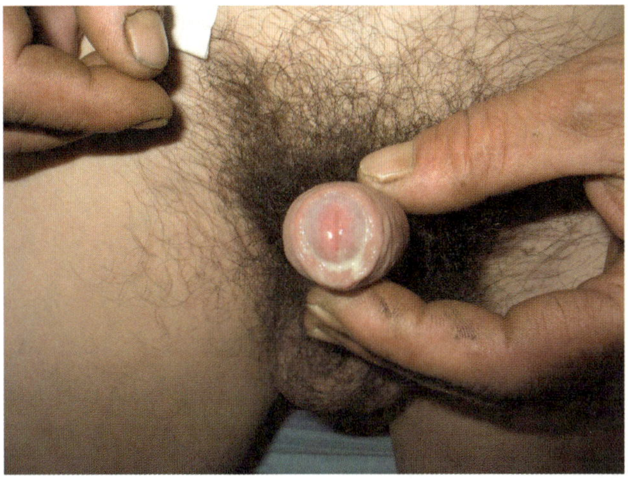
图 6-1 淋病

2．女性无并发症淋病 约 50% 的女性在感染了淋球菌后可不出现任何临床症状，常因病情隐匿而难以确定潜伏期。可表现为如下症状。

（1）宫颈炎：自觉症状为尿痛、外阴瘙痒、阴道内轻微疼痛和烧灼感，少数伴全身症状。阴道口充血水肿，宫颈充血糜烂，子宫颈口有脓性分泌物、阴道分泌物增多。

（2）尿道炎：由于女性尿道短而直，尿道炎后易引起膀胱炎，患者有尿频、尿急、尿痛、血尿及烧灼感。尿道口充血发红，有脓性分泌物，症状比男性淋球菌性尿道炎轻。

（3）前庭大腺炎：出现前庭大腺红肿、疼痛，腺体开口处有脓性分泌物，大阴唇下 1/2 肿胀明显，还可伴有全身症状和腹股沟淋巴结肿大。

3．儿童淋病

（1）男童多发生尿道炎和包皮龟头炎，有尿痛和尿道分泌物，检查可见包皮红肿，龟头和尿道口潮红，尿道有脓性分泌物。

（2）幼女常表现为外阴阴道炎，有尿频、尿急、尿痛、阴道脓性分泌物等症状，检查可见外阴、阴道、尿道口红肿，阴道及尿道口有脓性分泌物。

（二）有并发症淋病

1．男性有并发症淋病

（1）附睾炎、睾丸炎：阴囊或睾丸牵引痛，进行性加重，伴高热。附睾、睾丸肿大、压痛，严重时可触及肿大的精索及腹股沟淋巴结。病变晚期附睾结缔组织增生，输精管闭锁，丧失生育能力。

（2）前列腺炎：临床表现为发热、尿路刺激征、会阴胀痛，前列腺肛检明显压痛和肿大。前列腺分泌物中有大量脓细胞、卵磷脂减少，镜检和培养可查到淋病奈瑟球菌。

（3）其他：还可并发尿道旁腺炎、尿道周围脓肿、海绵体炎、淋球菌性龟头炎或龟头包皮炎、尿道狭窄等。

2．女性有并发症淋病 主要表现为盆腔炎，10%～40% 的女性患者发生此并发症，好发于育龄妇女，多由于淋病奈瑟球菌性宫颈炎未及时控制、炎症上行感染引起，包括子宫内膜炎、输卵管炎、输卵管卵巢脓肿、盆腔腹膜炎以及盆腔脓肿等。主要症状包括发热、下腹痛、腰背痛、恶心呕吐、阴道出血、性交困难等。体格检查下腹压痛，宫颈运动触痛，尿道口、宫颈等处有脓性分泌物。如治疗不及时，会造成输卵管粘连阻塞、异位妊娠或继发不育。

（三）其他部位淋病

1．眼结膜炎 常为急性化脓性结膜炎。新生儿淋球菌性眼结膜炎常通过淋病母体产道时接触含淋球菌的分泌物所致，又称“新生儿眼炎”。多为双侧性，生后 2～21 天出现症状。成人多为自我接种感染或密切接触被分泌物污染的物品所致，为单侧或双侧。临床表现为睑结膜充血水肿、有较大量黄白色脓性分泌物，治疗不及时角膜可失去光泽，继而溃疡，甚至穿孔及发生全眼球炎，最后可导致失明。

2．咽炎 主要由于口交所致，表现为咽部疼痛、灼热、吞咽困难。查体可见咽黏膜充血，扁桃体红肿，有脓性分泌物附于咽后壁。

3．直肠炎 多见于男男性行为者。肛门性交后，大量淋球菌侵犯该部黏膜。临床表现为肛门瘙痒、疼痛或坠胀感，排便时加重，有脓性分泌物排出。查体可见直肠黏膜肿胀、糜烂、渗血等。

（四）播散性淋病

0.5%～3.0% 患者发生播散性淋球菌感染，最常见于月经期妇女。淋球菌通过血行播散至全身，发生菌血症。典型临床表现为皮炎、游走性多关节炎和腱鞘炎三联征，通常伴高热。关节肿痛好发于膝、肘、腕等关节，上肢关节尤多。40%～70% 播散性淋病患者出现皮疹，包括小红斑或红斑基础上的出血性脓疱，抽取脓液可查到淋球菌。该病可引起淋球菌性脑膜炎、心内膜炎、心包炎、心肌炎等致命性并发症。

三、实验室检查

1．淋病奈瑟球菌涂片检查 涂片检查法经济便捷，是诊断淋病的主要手段。男性取尿道分泌物，女性取宫颈口脓液，用棉拭子涂于载玻片上，进行革兰氏染色。镜下可见白细胞内成对排列的革兰氏阴性淋病奈瑟球菌。涂片检查对有大量脓性分泌物的患者，敏感性和特异性达到 90% 以上，适用于男性无合并症淋病的诊断，但不推荐用于其他类型的淋球菌感染（如咽部、直肠和女性宫颈感染）的诊断。

2．淋病奈瑟球菌培养和药敏试验 淋病奈瑟球菌的培养是诊断淋病的“金标准”，对于轻症或无症状的男女患者都敏感。需用选择性培养基，如 Thayer-Martin 培养基。将标本接种到培养基后，置于富二氧化碳环境中 35℃孵育 24～48 小时。典型菌落为圆形、中央隆起、浅白或淡灰色半透明、表面光滑。培养后需根据菌落形态、革兰氏染色、氧化酶试验和糖发酵试验做出鉴定。对培养阳性者也可进一步用纸片扩散法做药敏试验，或用琼脂平皿稀释法测定药物最小抑菌浓度（MIC），以及用纸片酸度定量法检测 β-内酰胺酶，以确定淋病奈瑟球菌对抗生素的敏感性，合理选择用药。

3．核酸检测 适用于各种类型临床标本的检测，用 PCR 等核酸检测技术在标本中检测到淋球菌核酸（DNA 或 RNA）为阳性。

四、诊断和鉴别诊断

（一）诊断依据

应根据流行病学史、临床表现和实验室检查结果进行综合分析，慎重做出诊断。

1. 疑似病例 符合流行病学史，以及临床表现中任何一项者。

2. 确诊病例 同时符合疑似病例的要求，以及实验室检查中任何一项者。

（二）鉴别诊断

1. 生殖道衣原体感染 潜伏期长（1～3 周），症状轻微，尿道分泌物量少，分泌物呈浆液性或黏液性脓性。多数可检出沙眼衣原体，淋病奈瑟球菌检查阴性。

2. 非特异性尿道炎 指与性病无关的细菌性尿道炎，如继发于包茎的尿路感染，或继发于尿道导管插入术和其他尿道器械操作引起的损伤后感染。致病菌常为革兰氏阳性球菌。

3. 念珠菌性阴道炎 外阴、阴道剧烈瘙痒，白带增多，呈白色凝乳样或豆腐渣样，略有臭味。阴道有乳白色薄膜黏附，除去薄膜后可见轻度糜烂。白膜镜检可见成群卵形孢子及假菌丝。

4. 滴虫性阴道炎 外阴瘙痒，有大量黄白色或黄绿色分泌物，呈泡沫状，有腥臭味。阴道黏膜及宫颈明显充血并有点状出血，宫颈可呈特征性草莓状外观。分泌物镜检可见阴道毛滴虫。

5. 细菌性阴道病 白带增多，呈灰白色，如面糊状黏膜附于阴道壁，有鱼腥样恶臭。pH 增高，胺试验阳性。涂片可见大量革兰氏阴性球样短杆状加特纳菌。生理盐水湿片中可查见线索细胞。

五、治疗与随访

（一）治疗原则

1. 应遵循及时、足量、规则用药的原则，根据不同的病情采用相应的治疗方案，治疗后应进行随访，性伴侣应同时进行检查和治疗。有效的控制淋病依赖于及时的诊断和有效的抗菌药物治疗。

2. 告知患者在其本人和性伴侣完成治疗前禁止性行为。

3. 注意多重病原体感染，一般应同时用抗沙眼衣原体的药物或常规检测有无沙眼衣原体感染，也应做梅毒血清学检测以及 HIV 咨询与检测。

（二）治疗方案

1. 无并发症淋病

（1）淋球菌性尿道炎、宫颈炎、直肠炎：头孢曲松 1g，肌内注射或静脉给药，单次给药；或大观霉素 2g（宫颈炎 4g），肌内注射，单次给药。如果衣原体感染不能排除，加上抗沙眼衣原体感染药物。

（2）儿童淋病：体重大于 45kg 按成人方案治疗，体重小于 45kg 儿童按如下方案治疗，头孢曲松 25～50mg/kg，肌内注射，单次给药。如果衣原体感染不能排除，加用抗沙眼衣原体感染药物。

2. 有并发症淋病

（1）淋球菌性附睾炎、前列腺炎、精囊炎：头孢曲松 1g，肌内注射或静脉给药，每天 1 次，共 10 天。如果衣原体感染不能排除，加用多西环素 100mg，口服，每天 2 次，共 10～14 天。

（2）淋球菌性盆腔炎：头孢曲松 1g，肌内注射或静脉给药，每天 1 次，共 10 天；加用多西环素 100mg，口服，每天 2 次，共 14 天；加用甲硝唑 400mg，口服，每天 2 次，共 14 天。

（3）淋球菌性眼炎：新生儿，头孢曲松 25～50mg/kg（总量不超过 125mg），静脉或肌内注射，每天 1 次，连续 3 天；儿童，体重≥45kg 者按成人方案治疗，体重<45kg 者给予头孢曲松 50mg/kg（最大剂量 1g），肌内或静脉注射，每天 1 次，共 3 天。成人，头孢曲松 1g，静脉或肌内注射，每天 1 次，连续 3 天；或大观霉素 2g，肌内注射，每天 1 次，连续 3 天。同时应用生理盐水冲洗眼部，每小时 1 次。

（4）淋球菌性咽炎：头孢曲松 1g，肌内或静脉注射，单次给药；大观霉素对淋球菌性咽炎的疗效欠佳，不推荐使用。

3. 播散性淋病 推荐住院治疗，需检查有无心内膜炎或脑膜炎。头孢曲松 1g，肌内或静脉注射，每天1次，连续10天或以上。淋球菌性脑膜炎疗程为2周，心内膜炎疗程为4周以上。淋球菌性关节炎者，除髋关节外，不宜施行开放性引流，但可以反复抽吸渗液，禁止关节腔内注射抗生素。如果衣原体感染不能排除，加用抗沙眼衣原体感染药物。

4．妊娠期淋病 按照其不同感染类型采用相应的非妊娠期患者的治疗方案，但对于推断或确诊合并有沙眼衣原体感染的孕妇，推荐加用红霉素或阿莫西林治疗。妊娠期禁用氟喹诺酮类和四环素类药物。

（三）随访

淋病治疗后症状持续者应进行淋球菌培养，如分离到淋球菌，应做药物敏感性试验，以选择有效药物治疗。持续性尿道炎、宫颈炎也可由沙眼衣原体及其他微生物引起，应进行针对性检查并加以相应治疗。

治疗结束后2周内，在无性接触情况下符合以下标准即认为治愈：①相应症状和体征全部消失。②治疗结束后，4～7天内从患者患部取材做涂片和培养，均呈阴性。

第二节 生殖道衣原体感染
Genital Chlamydia Infection

Abstract

Genital chlamydia trachomatis infection is a common sexually transmitted disease. The diagnosis is made by confirming the presence of urethritis, demonstrating the presence of *Chlamydia trachomatis*, and excluding gonococcal infection. Doxycycline or azithromycin can be used in the treatment of genital chlamydia trachomatis infection.

引言

生殖道衣原体感染（genital chlamydia infection）是一种由沙眼衣原体引起的性传播疾病。大多数感染者没有临床症状。男性感染后可表现为尿道口分泌物增多、排尿灼痛，或单侧或双侧睾丸疼痛、肿胀等。女性感染后可表现为阴道分泌物或排尿灼痛等。实验室检查包括核酸扩增试验、细胞培养等。阿奇霉素或多西环素常用于治疗生殖道衣原体感染。

一、病因和发病机制

衣原体属可分为沙眼衣原体（*Chlamydia trachomatis*）、肺炎衣原体、鹦鹉热衣原体和家禽衣原体4种，与生殖道衣原体感染有关的是沙眼衣原体血清型D-K，主要通过性接触传播。沙眼衣原体为专性细胞内寄生，绝大多数能在鸡胚或鸭胚卵黄囊中生长繁殖，也能在某些原代或传代细胞株中生长，现在多用的是McCoy细胞培养。衣原体对热敏感，在56～60℃仅能存活5～10分钟，0.1%甲醛、0.5%碳酸可迅速杀死衣原体，75%乙醇半分钟即有效；衣原体对红霉素类、四环素类及利福平敏感。

沙眼衣原体主要寄生于人类，无动物宿主，其致病机制尚未完全阐明。机体被衣原体感染后，能诱导产生体液免疫和细胞免疫，但这种获得性免疫所激发的血清IgG对机体无保护作用，因此，衣原体的感染常表现为持续感染、反复感染或隐性感染。

二、临床表现

好发于性活跃人群，性接触是其主要感染途径，男性多于女性。潜伏期一般为1～3周，但约一半以上无症状。有症状者可出现如下表现。

1．男性感染 主要表现为尿道炎。尿道有刺痒感，可伴有轻重不等的尿急、尿痛和排尿困难，尿道口可见少量黏液样分泌物，长时间不排尿或晨起首次排尿前有时可见到尿道口的分泌物，称为糊口现象。检查时尿道口轻度红肿，少量分泌物。未经治疗的尿道炎，可引起附睾炎、前列腺炎等，还可引起赖特综合征，即尿道炎、结膜炎和关节炎三联征。

2．女性感染 主要表现为轻度尿道炎和宫颈炎。症状轻，无特异表现，约有 50% 的病人可有尿频、尿急、排尿困难，但无尿痛症状或仅有轻微尿痛。检查尿道口有潮红和肿胀，压迫尿道可有少量淡黄色分泌物。生殖系统感染以宫颈的炎症和糜烂为主，缺乏特异性临床表现。如未治疗或治疗不当，可上行感染发生盆腔炎。急性输卵管炎是生殖道衣原体感染常见的合并症。衣原体感染还能引起子宫内膜炎、不孕症、异位妊娠等。

3．男性和女性共有感染

（1）直肠炎：多见于男男性行为者，轻者无症状，重者有直肠疼痛、便血、腹泻及黏液性分泌物。

（2）眼结膜炎：出现眼睑肿胀，睑结膜充血及滤泡，可有黏液脓性分泌物。

（3）咽炎：通常无症状，少数出现轻度咽痛。

4．新生儿感染

（1）新生儿眼炎：35% ~ 50% 的新生儿在通过产道时可发生眼部感染，常于出生后 1 ~ 2 周出现，主要表现为眼部黏液脓性分泌物。如不及时治疗可变成慢性，反复发作导致瘢痕形成，甚至丧失视力。眼结膜刮屑可找到细胞浆内包涵体，如能分离出沙眼衣原体即可确诊。

（2）新生儿肺炎：常于出生后 3 ~ 16 周出现，表现为鼻塞、流涕，呼吸急促，特征性（间隔时间短、断续性）咳嗽，常不发热，体检发现呼吸急促，可闻及湿啰音。

三、实验室检查

1．核酸检测 PCR、RNA 实时荧光核酸恒温扩增法、转录介导核酸恒温扩增法等检测男性尿道拭子、女性宫颈管拭子或男女性尿液标本沙眼衣原体核酸阳性。

2．衣原体培养 衣原体只能在组织培养中生长。取材时将拭子在男性尿道或女性宫颈内用力旋转 1 ~ 2 圈，以获得被感染的上皮细胞。37℃培养 3 ~ 4 天，经吉姆萨染色或直接荧光染色后镜检。病原体培养阳性对诊断有特异性。

3．抗原检测 酶联免疫吸附试验、直接免疫荧光法或快速免疫层析试验检测男性尿道拭子、女性宫颈管拭子标本的沙眼衣原体抗原阳性。

四、诊断

应结合流行病学史、临床表现和实验室检查结果，综合判断而做出诊断。由于生殖道沙眼衣原体感染大多无症状，流行病学史有时也较难确定。因此，建议采用敏感性和特异性高的实验室检查（如核酸检测法）以明确诊断。

1．确诊病例 同时符合流行病学史、临床表现以及实验室检查中任意一项者。

2．无症状感染 符合实验室检查中的任意一项（主要为培养法、抗原检测和核酸检测）且无症状者。

五、鉴别诊断

1．淋病 潜伏期短，3 ~ 5 天，尿道炎症状重，尿道分泌物量多，呈脓性。可检查出淋病奈瑟球菌。

2．念珠菌性阴道炎 外阴、阴道剧烈瘙痒，白带增多，呈白色凝乳样或豆腐渣样物，略有臭味。阴道黏膜充血水肿，有乳白色薄膜黏附，除去薄膜后可见轻度糜烂。白膜镜检可见成群卵形孢子及假菌丝。

3．滴虫性阴道炎 外阴瘙痒，有大量黄白色或黄绿色分泌物，呈泡沫状，有腥臭味。阴道黏膜及宫颈明显充血并有斑点状出血，宫颈可呈特征性草莓状外观。分泌物镜检可见毛滴虫。

4．细菌性阴道病 白带增多，呈灰白色或灰绿色，如面糊状附于阴道壁，有鱼腥样恶臭，胺试验阳性。涂片可见乳酸杆菌减少，革兰氏阴性菌增多，有大量球样短杆状加特纳菌。可见线索细胞。

六、治疗和随访

（一）治疗原则

早期诊断，早期治疗。及时、足量、规则地用药。根据不同的病情采用相应的治疗方案。所有患者都应该做 HIV 和梅毒咨询与检测。性伴侣应该同时接受治疗。治疗后规律随访。

（二）治疗方案

1．成人沙眼衣原体感染 阿奇霉素第 1 日 1g，以后 2 日每天 0.5g，共 3 天；或多西环素 100mg，每天 2 次，共 10～14 天；其他药物用法参考表 6-1。

表 6-1 成人沙眼衣原体感染治疗方法

治疗药物	药物用法	治疗药物	药物用法
红霉素	500mg，每天 4 次，共 10～14 天	克拉霉素	250mg，每天 2 次，共 10～14 天
四环素	500mg，每天 4 次，共 2～3 周	氧氟沙星	300mg，每天 2 次，共 10 天
米诺环素	100mg，每天 2 次，共 10～14 天	左氧氟沙星	500mg，每天 1 次，共 10 天
罗红霉素	150mg，每天 2 次，共 10～14 天	莫西沙星	400mg，每天 1 次，共 7 天

2．婴儿和儿童沙眼衣原体感染

（1）婴儿沙眼衣原体眼炎和肺炎：红霉素干糖浆粉剂 30～50mg/（kg·d），分 4 次口服，共 14 天。如有效，再延长 1～2 周。

（2）儿童衣原体感染：体重＜45kg 者，红霉素干糖浆粉剂 50mg/（kg·d），分 4 次口服，共 14 天。体重≥45kg 者，同成人的阿奇霉素治疗方案。

红霉素治疗婴儿或儿童沙眼衣原体感染的疗效约 80%，可能需要第 2 个疗程。

3．妊娠期沙眼衣原体感染 孕妇禁用四环素类和喹诺酮类药物。推荐方案：阿奇霉素第 1 天 1g，第 2 天 0.5g，第 3 天 0.5g，共 3 天；或阿莫西林 0.5g，每天 3 次，共 7 天。

（三）随访

患者以规定方案治疗后，有下列情况时考虑做微生物学随访：症状持续存在，怀疑再感染，怀疑未依从治疗，无症状感染，红霉素治疗后。

判愈试验时间安排：抗原检测试验为疗程结束后 2 周，核酸扩增试验为疗程结束后 4 周。对于女性患者，建议在治疗后 3～4 个月再次进行沙眼衣原体检测，以发现可能的再感染，防止盆腔炎或其他并发症发生。

第三节 梅毒
Syphilis

Abstract

Syphilis is a sexually transmitted disease caused by *Treponema pallidum*. The infection is usually acquired through sexual contact with infected lesions or body fluids; less commonly, from mother to unborn child; and, rarely, through blood transfusion, accidental inoculation, or puncture with contaminated instruments. Mucocutaneous lesions are the most common sign. The recommended treatment for uncomplicated cases is intramuscular Benzathine penicillin, with the dose determined by the disease stage.

引言

梅毒（syphilis）是由梅毒螺旋体（*Treponema pallidum*，TP）引起的一种性传播疾病。梅毒可分为先天性梅毒和后天性梅毒。后天性梅毒可分为一期梅毒、二期梅毒、三期梅毒、神经梅毒、潜伏梅毒和妊娠期梅毒。暗视野显微镜可用于早期诊断。血清学检查对于梅毒的诊断至关重要，包括非梅毒螺旋体血清学试验和梅毒螺旋体血清学试验。对于无并发症的病例，推荐的治疗方法是苄星青霉素肌内注射，其剂量取决于疾病的不同分期。

一、病因、发病机制和传播途径

梅毒螺旋体（*Treponema pallidum*，TP），又称苍白密螺旋体，是一种纤细的螺旋状微生物，长为6～20μm，直径约0.2μm。人是梅毒螺旋体的唯一自然宿主。梅毒螺旋体尚不能在体外培养繁殖，最适生存温度是37℃，离开人体后很快死亡，煮沸、干燥或肥皂液及一般消毒剂如石炭酸、乙醇等很容易将其杀灭。

梅毒螺旋体含有很多抗原物质，多数为非特异性。梅毒螺旋体的某些蛋白抗原可诱导产生抗体和T细胞介导的免疫反应。梅毒的发病主要和T细胞介导的免疫反应有关，临床病程和损害类型主要取决于$CD4^+$T细胞介导的迟发型超敏反应的强度。

梅毒传染途径主要是通过性接触传染，其次是胎传。患梅毒的孕妇在妊娠4个月后，梅毒螺旋体可通过胎盘传给胎儿产生胎传梅毒。少数病人也可以由其他方式传染，如接吻、授乳、手术、输血等。

二、临床表现

根据传染途径不同将梅毒分为后天性梅毒（获得性梅毒）和先天性梅毒（胎传梅毒）。

（一）后天性梅毒

后天性梅毒又称获得性梅毒，根据病程的长短，后天性梅毒可分为早期梅毒和晚期梅毒。感染在2年以内的称早期梅毒。早期梅毒又分为一期梅毒和二期梅毒，其梅毒螺旋体多，传染性很强。病期在2年以上者称晚期梅毒（三期梅毒），螺旋体很少，传染性不强，但对患者本人破坏很大，不仅侵犯皮肤和黏膜，还可以侵犯到神经系统、眼睛、心血管、骨和关节而造成严重的损害。有些梅毒螺旋体血清学试验阳性，而无临床症状和体征，脑脊液检查正常，称潜伏梅毒或隐性梅毒。在感染梅毒2年以内的称早期潜伏梅毒，2年以上的称晚期潜伏梅毒。

1. 一期梅毒 主要症状为硬下疳和近卫淋巴结肿大。从梅毒螺旋体进入人体之后，经过2～4周的潜伏期，在入侵局部首先发生硬下疳（chancre），为直径1～2cm、圆形或椭圆形、边缘稍隆起、呈肉红色的轻度糜烂或浅在溃疡，分泌物中含大量螺旋体，传染性很强（图 6-2，图 6-3）。硬下疳具有以下特点：①似软骨样硬度；②不痛不痒；③通常单发；④疮面清洁，分泌物少；⑤不经治疗，在 3 ~ 8 周内可自然消失，不留瘢痕，或仅遗留轻度萎缩及色素沉着。硬下疳常发生在外生殖器部，男性多发生在冠状沟、包皮系带的一侧或包皮内侧等，女性多发生在大小阴唇、阴唇系带。在硬下疳出现后 1 周左右，可出现同侧近卫淋巴结（常为腹股沟淋巴结）肿大，一般多发、质硬、不粘连、不破溃、无疼痛，称梅毒性横痃，穿刺液含有大量梅毒螺旋体。在硬下疳初期，大部分患者的梅毒血清反应呈阴性，到 7 ~ 8 周开始逐渐转变为阳性。

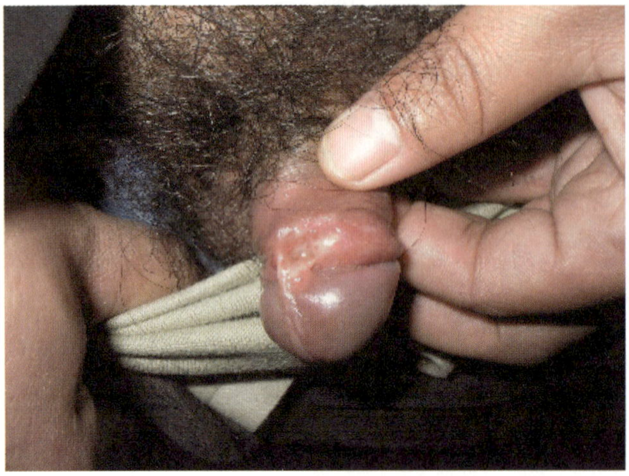

图 6-2　一期梅毒（一）

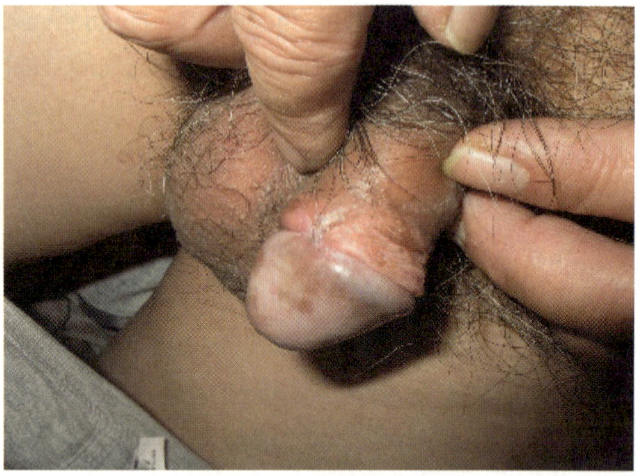

图 6-3　一期梅毒（二）

2．二期梅毒　感染 2 年以内发病者，主要是由于梅毒螺旋体经过血液循环大量播散后而出现的全身表现。常见皮肤、黏膜损害，亦可侵犯骨骼、关节、眼睛、神经系统等。一般发生在感染后 9 ~ 12 周或硬下疳出现后 6 ~ 9 周。在发疹之前，常有头痛、低热、关节酸痛、食欲不振等全身症状，可伴有全身淋巴结肿大。

（1）梅毒疹：梅毒疹具多形性，称为“万能模仿者”，包括斑疹、斑丘疹、丘疹、鳞屑性皮疹、脓疱疹等，常泛发对称，掌跖易见暗红色或淡褐色环状脱屑性斑疹，不痛不痒，具有特征性，有诊断意义（图 6-4，图 6-5，图 6-6）。

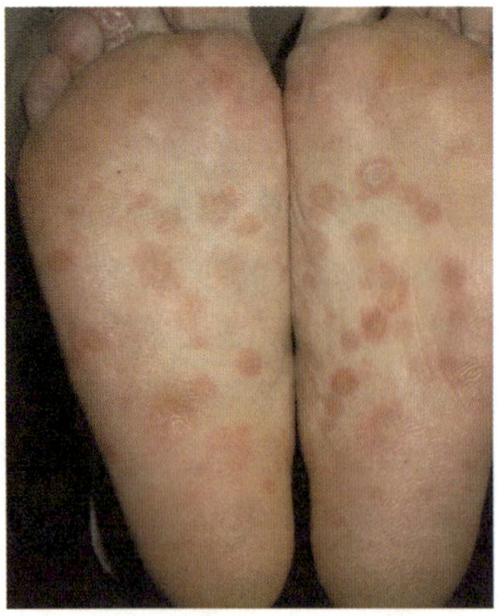

图 6-4　梅毒疹（双侧足底）

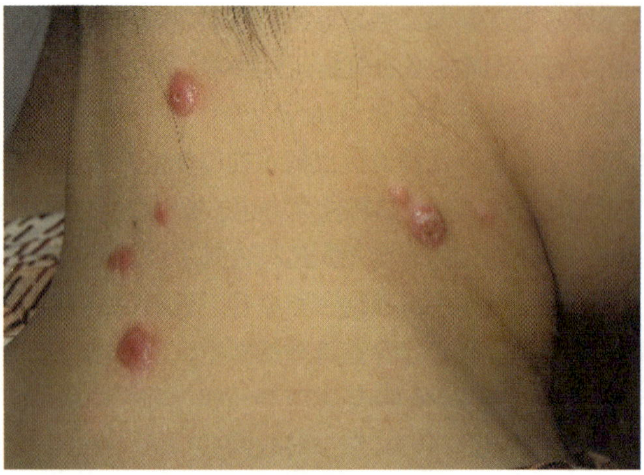

图 6-5　梅毒疹（颈部）

（2）扁平湿疣：外生殖器及肛周皮疹多为丘疹及扁平湿疣等，扁平湿疣为扁平丘疹聚合形成，呈增殖状扁平斑块样损害，境界清楚，隆起皮面，损害面糜烂湿润，有菲薄假膜，分泌物中含有大量梅毒螺旋体，传染性很强（图 6-7）。

（3）梅毒性白斑：有的斑疹在消失后，遗留色素沉着，其间又有色素脱失，形成表浅的色素脱失斑，呈网状，称为梅毒性白斑。

（4）梅毒性脱发：头部出现虫蚀状脱发，主要发生在颞枕部，境界不甚清楚，呈虫蚀状。

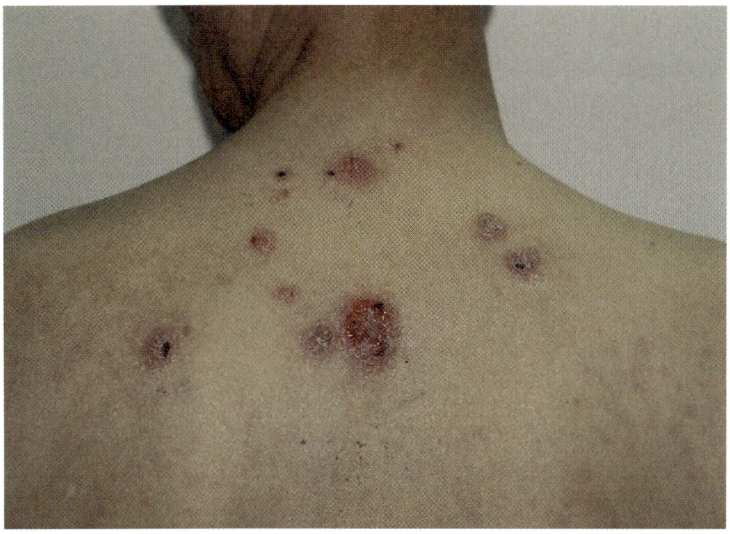

图 6-6　梅毒疹（项部）

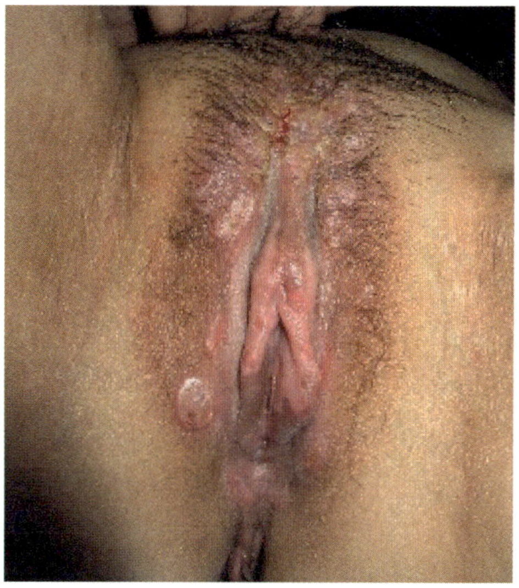

图 6-7　扁平湿疣

由于未经治疗、治疗不彻底或病人免疫力降低等原因，在二期梅毒的损害消失后，1～2 年内临床症状又重新出现，称二期复发梅毒。临床症状与二期梅毒疹相似，但是皮损较大，数目较少，分布较局限，有群集倾向。

3．三期梅毒　在感染 2 年之后，由于未经治疗或治疗不彻底，有 40% 的患者出现晚期梅毒。特点是病程缓慢，除皮肤黏膜损害外，心血管及神经系统等均可受累。

（1）三期皮肤黏膜梅毒：三期梅毒皮肤损害一般数目较少，分布不对称，损害中极难查到梅毒螺旋体。一般无传染性，但破坏组织力强，可造成严重的组织缺损或器官损害。主要的皮损包括：①结节性梅毒疹：为多数皮下小结节，排列呈环状、多环状或马蹄形。常见于面部、四肢等处。可自然消失，遗留萎缩斑，或发生浅溃疡，愈后留有浅瘢痕，边缘部出现新损害。②树胶肿：为皮下小硬结，逐渐增大，与皮肤粘连，形成浸润性斑块，中心逐渐软化发生溃疡，呈穿凿性。多见于四肢伸侧、前额、头部、胸骨部、小腿及臀部等处。上腭及鼻中隔黏膜树胶肿可侵犯骨质，引起鼻中隔穿孔及马鞍鼻。

（2）心血管梅毒：晚期梅毒的心血管损害常见，主要累及升主动脉，发生于感染后 10～30 年，破坏性大，死亡率较高，治疗后难以完全恢复。临床上有单纯性梅毒性主动脉炎、梅毒性主动脉瓣关闭不全、梅毒性冠状动脉狭窄或阻塞、梅毒性主动脉瘤以及心肌梅毒性树胶肿 5 种类型。

（3）神经梅毒：神经梅毒在梅毒的早期和晚期均可发生。早期梅毒未经正规治疗，是导致神经梅毒的重要因素。可分为无症状神经梅毒、脑脊膜神经梅毒、脑膜血管梅毒、脑实质梅毒（麻痹性痴呆、脊髓痨、树胶肿性神经梅毒），也可表现为眼梅毒或耳梅毒。

4．潜伏梅毒　梅毒血清学试验阳性、脑脊液检查正常，目前无梅毒的任何临床症状和体征者，称潜伏梅毒，又叫隐性梅毒。感染 2 年以内的称早期潜伏梅毒，有传染性。病期在 2 年以上者称晚期潜伏梅毒，一般不传染，如不加治疗，也可发生晚期梅毒。一般将病期不明的潜伏梅毒归入晚期潜伏梅毒。

5．妊娠期梅毒 指妊娠期发生或发现的活动性梅毒或潜伏梅毒。孕妇早期梅毒的传染性强，可导致流产、死胎、早产和先天性梅毒儿；孕妇晚期梅毒的传染性较弱。

（二）先天性梅毒

先天性梅毒是梅毒螺旋体经过母体胎盘，进入胎儿血循环而引起的梅毒。孕妇感染梅毒后，可导致流产、早产和死胎或存活的梅毒儿。晚期梅毒孕妇传染胎儿的机会不大。

1．早期先天性梅毒 年龄在2岁以下者称早期先天性梅毒，一般于生后3周至3个月之间发生。常见的表现为患儿营养发育差、消瘦、皮肤萎缩，似老人貌。皮疹主要发生于口腔外围及臀部，常累及掌跖，重者可遍及全身。损害为深红或红铜色浸润斑块，外围有丘疹。掌跖损害多表现为大疱或大片脱屑，口周损害愈合后遗留放射性瘢痕。黏膜损害为梅毒性鼻炎、咽炎、喉炎。还可发生骨、软骨炎，以及肝、脾及全身淋巴结肿大等。

2．晚期先天性梅毒 年龄大于2岁者称晚期先天性梅毒，特征性临床表现为：间质性角膜炎，常在8～15岁时发生，双侧角膜有浸润，视力可受严重影响；神经性耳聋，呈双侧性，发病较急，多在10岁左右发病；Hutchinson齿，为半月形门齿，上宽下窄，齿厚而间距稀疏。间质性角膜炎、神经性耳聋和Hutchinson齿称为Hutchinson三联征，为晚期先天性梅毒的标志性损害。

3．先天潜伏梅毒 胎儿的母亲有梅毒，胎儿本身梅毒血清试验阳性，而无临床症状和体征，称先天潜伏梅毒。年龄小于2岁者为早期，大于2岁者为晚期。

三、实验室检查

（一）暗视野显微镜检查

检查皮损内的梅毒螺旋体，尤其是硬下疳和扁平湿疣，适用于早期梅毒病人的诊断，特别是血清尚未阳转时。

（二）梅毒血清学试验

1．非梅毒螺旋体抗原血清学试验 一般应用于常规筛查，可做定量试验，用于观察疗效、复发及再感染。主要包括：

（1）性病研究实验室试验（venereal disease research laboratory test，VDRL）：用心磷脂、卵磷脂及胆固醇为抗原，可做定量和定性试验，可以用于血清和脑脊液的检测。需用低倍显微镜观察结果。缺点是VDRL抗原必须每天重新配制。

（2）血清不加热的反应素试验（unheated serum reagin test，USR）：使用改良的VDRL抗原，含氯化胆碱和乙二胺四乙酸（EDTA）。敏感性和特异性与VDRL相似。优点是抗原不需每天重新配制，血液不需加热灭活。

（3）快速血浆反应素环状卡片试验（rapid plasma reagin circle card test，RPR）：目前最为常用。使用改良的VDRL抗原，除氯化胆碱和EDTA外，还含胶体炭。敏感性和特异性与VDRL相似。优点为可用肉眼观察结果。

非梅毒螺旋体血清学试验的抗原是非特异性的，易出现技术性或生物学假阳性反应。技术性假阳性反应的原因包括标本污染、溶血、操作技术不当等。生物学假阳性可分为急性生物学假阳性和慢性生物学假阳性，前者见于多种感染性疾病（如疟疾、病毒性肝炎、上呼吸道感染、肺炎、结核、亚急性细菌性心内膜炎等），非梅毒螺旋体抗原血清试验常为低滴度，多在6个月内转阴，后者见于自身免疫性疾病（如系统性红斑狼疮、风湿性关节炎）、静脉注射海洛因者、少数孕妇及老年人等，非梅毒螺旋体抗原血清试验也常为低滴度，但可持续 6 个月以上或数年。

部分梅毒患者在正规驱梅治疗后，非梅毒螺旋体抗原血清学试验下降至一定程度即不再下降，且长期维持在某一滴度范围（甚至终生），称为血清固定现象。

2．梅毒螺旋体抗原血清学试验 用灭活的或死的梅毒螺旋体或其成分来检测抗螺旋体 IgG 抗体，即使患者经足够的抗梅毒治疗，血清反应仍保持阳性，因此，不用于观察疗效、复发及再感染，一般用于确证试验。假阳性比率明显低于非特异性梅毒血清试验，极少数生物学假阳性反应主要出现在自身免疫性疾病和恶性肿瘤中。

（1）荧光螺旋体抗体吸收试验（FTA-ABS）：此试验的敏感性和特异性均高，但操作较为烦琐。

（2）梅毒螺旋体颗粒凝集试验（TPPA）或梅毒螺旋体血凝试验（TPHA），敏感性及特异性均高，操作比 FTA-ABS 试验简单。TPPA 目前最为常用。

（3）19S-IgM-FTA-ABS 是检测沉降系数为 19S 的梅毒螺旋体单一成分的特异性 IgM 抗体。IgM 抗体不能通过胎盘，一旦在胎盘血中检测到高滴度的抗梅毒螺旋体特异性抗体 19S-IgM，说明已感染梅毒。也可用于一期梅毒非特异性血清反应阴性的早期诊断及梅毒的再次感染和疗效观察。

（三）组织病理

硬下疳病理表现为表皮增生，真皮内大量淋巴组织细胞及中性粒细胞浸润，可有少量浆细胞出现，血管内皮可有明显肿胀。组织中可有大量黏液样物质，对应临床上所见质硬皮损。Warthin-Starry 染色可在组织中发现病原体。

二期梅毒疹不同的临床表现对应不同的病理改变。在斑疹时病理上呈现非特异性表现；丘疹型皮损可出现表皮增厚，真皮浅深层血管周围致密炎症细胞浸润，可见大量浆细胞，伴有血管壁增厚、内皮细胞肿胀。晚期的二期梅毒疹可出现组织细胞肉芽肿（图 6-8）。

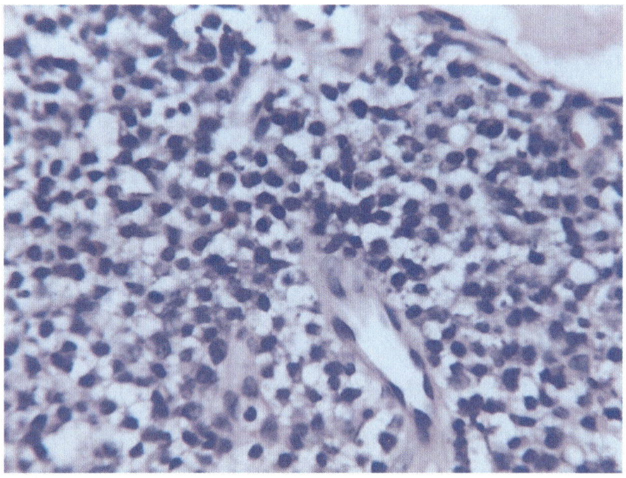
图 6-8 二期梅毒的组织病理

梅毒树胶肿中央为坏死的细胞和纤维轮廓，坏死区周围为淋巴细胞、浆细胞浸润伴有纤维化，常见动脉内膜炎，难以见到梅毒螺旋体。

（四）脑脊液检查

脑脊液检查用于神经梅毒的诊断。神经梅毒患者脑脊液白细胞计数升高、蛋白质定量升高。脑脊液 VDRL/RPR 试验呈阳性是诊断神经梅毒的可靠依据，但阴性结果不能除外神经梅毒。脑脊液 FTA-ABS/TPPA 敏感性高，阴性结果一般可以除外神经梅毒。

四、诊断和鉴别诊断

1．一期梅毒 诊断可依据不洁性交史，潜伏期 2～3 周，外生殖器出现硬下疳，其分泌物置于暗视野显微镜下可观察到梅毒螺旋体，硬下疳晚期梅毒血清试验阳性。本病应与软下疳、生殖器疱疹、急性女阴溃疡、白塞综合征等相鉴别。

2．二期梅毒 诊断可根据临床表现、病史、梅毒血清学试验阳性及暗视野梅毒螺旋体检测阳性等。需要鉴别的疾病包括玫瑰糠疹、多形红斑、银屑病、扁平苔藓、尖锐湿疣等。

3．晚期梅毒 根据临床特点、病史、梅毒血清试验阳性及相应的系统表现可诊断。

4. 潜伏梅毒 根据其病史、无临床症状和体征、非梅毒螺旋体抗原试验2次以上阳性和梅毒螺旋体抗原试验阳性等诊断。

5. 先天性梅毒 诊断可依据家族史，母亲为梅毒患者，有早期或晚期皮肤黏膜梅毒损害，梅毒血清试验阳性，或皮肤黏膜损害可找到梅毒螺旋体。

五、治疗与随访

（一）治疗原则

1. 及早发现，及时正规治疗，越早治疗效果越好。
2. 剂量足够，疗程规则。
3. 治疗后要经过足够时间的随访观察。
4. 所有梅毒患者均应做人类免疫缺陷病毒（human immunodeficiency virus，HIV）咨询和检测。
5. 患者所有性伴侣应同时进行检查和相应治疗。

（二）治疗方案

1. 早期梅毒 包括一期、二期及早期潜伏梅毒。

（1）推荐方案：苄星青霉素G 240万U，分两侧臀部肌注，1次/周，共2～3次；或普鲁卡因青霉素G 80万U，1次/天，肌内注射，连续10～15天。

（2）替代方案：头孢曲松0.5～1g，每天1次，肌内注射或静脉注射，连续10天。

（3）青霉素过敏者：多西环素100mg，2次/天，口服，连续15天。由于梅毒螺旋体的耐药性，不用红霉素等大环内酯类药物。

2. 晚期梅毒 包括三期皮肤、黏膜、骨骼梅毒，晚期潜伏梅毒或不能确定病期的潜伏梅毒及二期复发梅毒。

（1）苄星青霉素G，240万U，分两侧臀部肌内注射，1次/周，连续3周；或普鲁卡因青霉素G，80万U，1次/天，肌内注射，连续20天为一疗程；也可根据病情，2周后进行第2疗程，疗程间停药2周。

（2）青霉素过敏者：多西环素100mg，2次/天，口服，连续30天。

3. 心血管梅毒 建议住院治疗，如有心力衰竭，首先治疗心力衰竭，待心功能可代偿时，可注射青霉素。应从小剂量开始以避免发生吉海反应（Jarisch-Herxheimer reaction），造成病情加剧或死亡。为避免吉海反应的发生，青霉素注射前一天口服泼尼松，每次10mg，2次/天，连续3天。

（1）水剂青霉素G，第1天10万U，单次肌内注射；第2天20万U，分2次肌内注射；第3天40万U，分2次肌内注射；自第4天起按下列方案治疗：普鲁卡因青霉素G，80万U/天，肌内注射，连续20天为一个疗程，共2个疗程，疗程间停药2周，必要时可增加疗程；或苄星青霉素240万U分两侧臀部肌内注射，每周1次，共3次。所有心血管梅毒均需排除神经梅毒，合并神经梅毒的心血管梅毒需要按神经梅毒治疗。心血管梅毒也可以采用神经梅毒治疗方案。

（2）青霉素过敏者：多西环素100mg，2次/天，口服，连续30天。

4. 神经梅毒 建议住院治疗，为避免吉海反应，可在青霉素注射前一天口服泼尼松（用法同上）。

（1）推荐方案：水剂青霉素G，每天1800万～2400万U静脉滴注（300万～400万U，每4h 1次），连续10～14天。继以苄星青霉素G，每周240万U，肌内注射，共3次；或普鲁卡因青霉素G，每天240万U，单次肌内注射，同时口服丙磺舒，每次0.5g，每天4次，共10～14天。必要时，继以苄星青霉素G，每周240万U，肌内注射，共3次。

（2）替代方案：头孢曲松2g，每天1次，静脉给药，连续10～14天。

（3）青霉素过敏者：多西环素 100mg，2 次 / 天，口服，连续 30 天。

神经梅毒为系统性损害，累及重要脏器，应联合皮肤科、神经科、精神科、感染科、重症医学科等开展多学科协作诊疗。

5．妊娠期梅毒

（1）对妊娠期新诊断梅毒及有既往梅毒感染证据的孕妇，应予苄星青霉素 G 240 万 U，分两次臀部肌肉注射，每周 1 次，共 3 次。妊娠期梅毒患者只需 1 个疗程的驱梅治疗。任何时刻只要发现未经正规治疗的妊娠期梅毒，均需及时治疗。为避免吉海反应，首次注射苄星青霉素 G 120 万 U，观察患者一般情况，第二日再注射苄星青霉素 G 120 万 U。

（2）青霉素过敏者：有条件者，妊娠期梅毒青霉素过敏应脱敏后治疗。在确保无耐药的情况下，可选用红霉素治疗，每次 500mg，4 次 / 日，早期梅毒连服 15 天，二期复发及晚期梅毒连服 30 天。红霉素不能通过胎盘，对胎儿无治疗作用，在停止哺乳后，所生婴儿需重新正规治疗。

6．先天性梅毒

（1）早期先天性梅毒（2 岁以内）

1）脑脊液异常者：水剂青霉素 G，10 万 ~ 15 万 U/（kg · d），出生 7 天内的新生儿，以每次 5 万 U/kg，静脉注射每 12 小时 1 次；出生 7 天后的新生儿每 8 小时 1 次，直至总疗程 10 ~ 14 天；或普鲁卡因青霉素 G，5 万 U/（kg · d），肌内注射，1 次 / 天，连续 10 ~ 14 天。

2）脑脊液正常者：苄星青霉素 G，5 万 U/（kg · d），1 次分两臀肌注；如无条件检查脑脊液，可按脑脊液异常者处理。

3）对青霉素过敏者，可用头孢曲松，剂量为 125mg（脑脊液正常者）~ 250mg（脑脊液异常者），每天 1 次，肌内注射，连续 10 ~ 14 天。

（2）晚期先天性梅毒（2 岁以上）

1）水剂青霉素 G，20 万 ~ 30 万 U/（kg · d），每 4 ~ 6 小时 1 次，静脉注射或肌内注射，连续 10 ~ 14 天；或普鲁卡因青霉素 G，5 万 U/（kg · d），肌内注射，连续 10 ~ 14 天为 1 个疗程。可考虑给第 2 个疗程。对较大儿童青霉素用量，不应超过成人同期患者的治疗用量。

2）对青霉素过敏者，可用头孢曲松，剂量为 250mg，每天 1 次，肌内注射，连续 10 ~ 14 天。

（三）吉海反应

吉海反应常发生于首剂驱梅治疗后数小时，并在 24 小时内消退。全身反应似流感样，包括发热、畏寒、全身不适、头痛、肌肉骨骼痛、恶心、心悸等症状。此反应常见于早期梅毒，在晚期梅毒中发生率较低，但反应严重，特别是在心血管梅毒和神经梅毒患者中可危及生命。为减轻反应，可于治疗前 1 天开始口服泼尼松，每次 10mg，2 次 / 天，连续 3 天。

（四）随访

梅毒经充分治疗，应定期随访，根据临床表现和梅毒血清学试验结果评价疗效，判断病情是否治愈，或复发、再感染。应随访至少 3 年，第 1 年每 3 个月复查 1 次，以后每半年复查 1 次。神经梅毒应同时每 6 个月进行 1 次脑脊液检查，直至脑脊液完全恢复正常。

第四节 尖锐湿疣
Condyloma Acuminatum

Abstract

Condyloma acuminatum is a contagious sexually transmitted infection caused by some sub-types of human papilloma virus. It is spread through direct skin-to-skin contact during oral, genital, or anal sex with an infected partner. Types 6 and 11 are responsible for 90% of genital warts cases. Treatments include cryotherapy, laser treatment, surgical removal, and topical medications.

引言

尖锐湿疣（condyloma acuminatum），也称生殖器疣，是由某些类型的人乳头瘤病毒（human papilloma virus，HPV）感染引起的性传播疾病。尖锐湿疣常为淡红色，凸起于皮肤表面，自觉症状轻微。治疗主要包括物理治疗和外用药物治疗。

一、病因和发病机制

HPV 是一类无包膜的双链 DNA 裸病毒，属于乳头瘤病毒科。人体是 HPV 唯一的自然宿主，HPV 只能在人体存活，在组织细胞内以复制的方式进行繁殖，无法在体外的组织培养和细胞培养中生长，也不能在实验动物中接种生长。

HPV 通过皮肤黏膜的微小糜烂面进入人体，感染人体后，可潜伏在上皮基底细胞间，在表皮细胞内复制，然后，HPV 侵入细胞核，引起细胞迅速分裂，同时伴有病毒颗粒的繁殖和传播，形成具有特征性的乳头瘤样改变。性接触为主要传播途径，少数人可通过日常生活用品如内裤、浴盆、浴巾及公共浴池等非性传播途径而感染。

二、临床表现

本病潜伏期长短不等，一般为 1 ~ 8 个月，平均为 3 个月。好发于皮肤和黏膜交界处，男性多见于包皮系带、龟头冠状沟、阴茎体、阴囊、尿道口、肛周及直肠等处。女性多发于大小阴唇、会阴、阴蒂、阴道口、阴道、宫颈、肛周等处（图 6-9，图 6-10）。

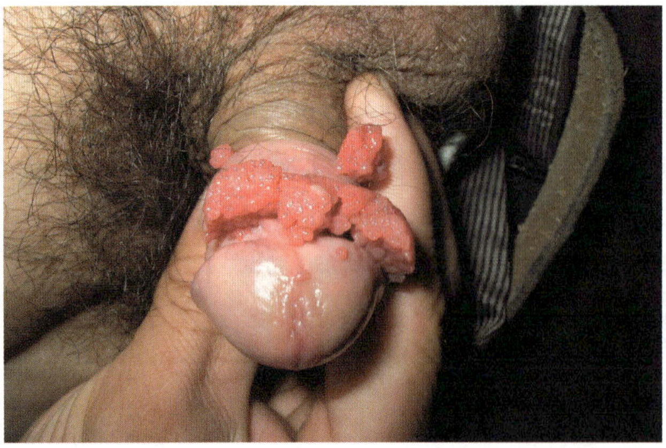

图 6-9　尖锐湿疣（男性生殖器）

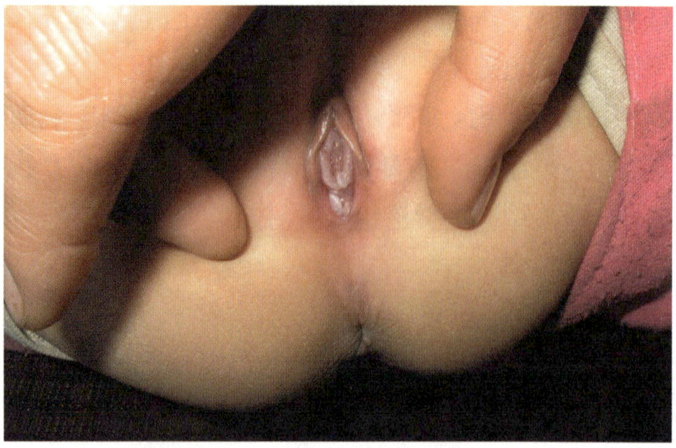

图 6-10　尖锐湿疣（女童阴部）

初起为少数淡红色柔软细小丘疹，以后逐渐增大、增多，表面凹凸不平呈疣状。形成乳头状、菜花状、鸡冠样或扁平疣样损害，表面呈污灰色或暗红色，表面湿润，常有渗液、糜烂、继发细菌感染时伴恶臭。少数表现为巨大的尖锐湿疣。妊娠时疣体生长迅速，可能与雌激素增多有关。HPV16、HPV18 型与某些恶性肿瘤之间有密切关联，发展为原位癌、疣状癌等。

一般无自觉症状，少数可有痒感、灼痛或压迫感。肛门、直肠尖锐湿疣可有疼痛和里急后重感。阴道、宫颈尖锐湿疣可有性交痛和白带增多。人体暴露于 HPV 后，亚临床感染或潜伏感染较常见。亚临床感染是指肉眼观察皮肤黏膜表面正常，但辅助检查（如醋酸白试验、皮肤镜、阴道镜、电子肛肠镜、病理检查等）有可能发现异常病变。原发损害周围亚临床感染蔓延是尖锐湿疣复发的重要原因。潜伏感染是指皮肤黏膜表面外观正常，其他辅助检查均为阴性，仅 HPV 核酸检测为阳性。

三、辅助检查

1. 醋酸白试验 用 3%～5% 醋酸溶液外搽患处，3～5 分钟后，病灶局部变白且境界清楚者为阳性。该试验临床应用已经多年，但并非 HPV 感染的特异性试验，其敏感性和特异性尚不清楚。机制可能是 HPV 感染的上皮细胞角蛋白表达增加，易被醋酸凝固而发白。

2. 皮肤镜 可以无创、快捷、清晰地识别皮损形态、增生的血管和裸眼无法识别的结构。尖锐湿疣常见镜下模式有指状模式、镶嵌模式、瘤状模式及非特异性模式。镜下血管表现有小球状血管、发夹状血管及点状血管等，也有部分皮损无血管表现。

3. 阴道窥器、阴道镜、肛门镜、直肠镜和尿道镜 是常用辅助检查手段，可以更好地暴露腔道部位的疣体，有助于诊断微小皮损。

4. 核酸扩增试验 利用扩增 HPV 特异性基因（L1、E6、E7 区基因）来检测皮损中的 HPV。目前有多种核酸检测方法，包括 PCR、荧光实时 PCR、核酸探针原位杂交试验等。

5. 细胞学检查 取阴道宫颈等组织涂片，做巴氏染色，可见空泡化细胞及角化不良细胞。

6. 组织病理 镜下主要可见有疣状或假上皮瘤样增生，颗粒层和棘细胞上部有明显空泡变性；有真皮水肿，毛细血管扩张，周围中度慢性炎性细胞浸润（图 6-11，图 6-12）。

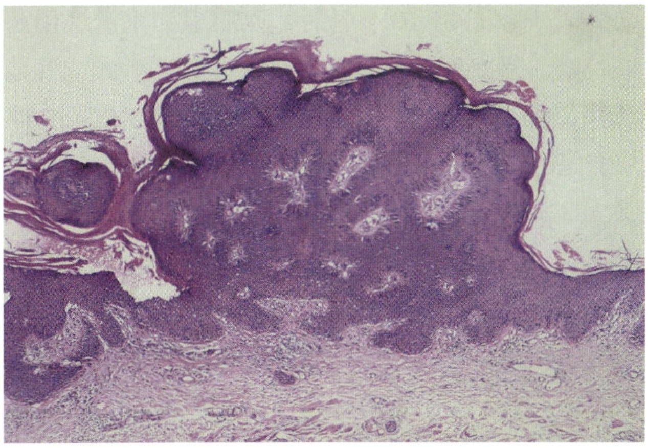

图 6-11 尖锐湿疣的组织病理一

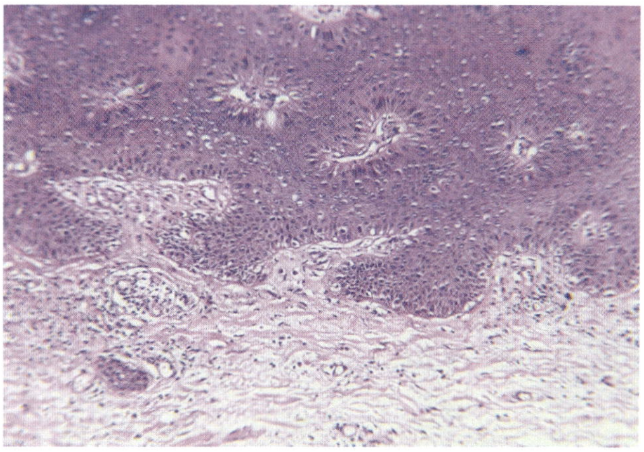

图 6-12 尖锐湿疣的组织病理二

四、诊断和鉴别诊断

根据皮疹特点、发病部位，结合病史，诊断不难。必要时可做相关辅助检查，以协助诊断。本病应与下列疾病相鉴别。

1．扁平湿疣 为二期梅毒的一种表现，皮损为浸润、光滑的扁平状隆起丘疹，基底无蒂，损害内可查到梅毒螺旋体，梅毒血清学反应阳性。

2．假性湿疣 又称绒毛状小阴唇，青年女性小阴唇内侧出现群集不融合的鱼卵样小丘疹，部分呈绒毛状，黏膜色或淡红色，表面光滑，触之有颗粒感或柔软感。多有白带增多等症状，与长期阴道分泌物刺激有关。组织病理变化为慢性炎症表现，表皮无特异性空泡细胞等改变。

3．生殖器癌 多见于中年后，呈外生性生长并向深部浸润明显，可形成溃疡并发感染，性质坚硬，易出血，有恶臭，组织病理可见细胞异型性。

4．鲍恩样丘疹病 本病为原位癌，主要与 HPV-16、HPV-18 或其他高危型感染有关。表现为多发性淡褐色、淡红色或棕红色小丘疹，排列成线状或环状，组织学上类似鲍恩病样改变。

5．阴茎珍珠状丘疹病 青壮年多见，表现为沿冠状沟排列的珍珠状、淡红色的圆锥状、球形或不规则的丘疹，互不融合，无自觉症状。

6．皮脂腺异位症 位于黏膜内的针头大小、孤立、无重叠生长的黄白色小丘疹，表面光滑。

五、治疗

（一）治疗原则

1．以尽早去除疣体为目的，尽可能消除疣体周围亚临床感染，以减少或预防复发。

2．目前没有特效的针对 HPV 的抗病毒药，尚不能靠系统应用抗病毒药来根除 HPV 感染。

3．手术切除及物理疗法可以去除肉眼可见的疣体，所有疗法均有可能复发，3 个月内复发率最高，随着时间延长复发率逐渐下降。

4．治疗后需要规律随访。

（二）治疗方案

治疗尖锐湿疣的方法很多，大多有很好的近期治疗效果，但临床复发率高，一般来说病程短、皮损小者复发率低，而病程长、皮损大者复发率高。

1．局部药物治疗

（1）5% 咪喹莫特乳膏：隔日 1 次，睡前外用，1 周 3 次，用药 6～10 小时后，以肥皂和水清洗用药部位，最长可用至 16 周。对柔软、非角质化的皮损效果较好，复发率较低。多与冷冻、CO_2 激光或其他疗法联合使用，对疣体祛除后预防复发有一定价值。副作用以局部刺激为主，可有瘙痒、灼痛、红斑、糜烂、溃疡等症状。妊娠期咪喹莫特的安全性尚未确立，孕妇忌用。

（2）皮损内干扰素注射治疗：病灶内注射，隔日 1 次，3 周为 1 个疗程。副作用主要为低热和流感样症状，常为一过性。妊娠期慎用。

（3）0.5% 鬼臼毒素酊，外用，2 次 / 天，连用 3 天，间隔 4 天，为 1 个疗程。可用 1～3 个疗程。适用于治疗直径≤10mm 的疣体，对柔软、非角质化的较小疣体效果较好。要注意保护皮损周围的正常皮肤、黏膜。有破损的皮肤不适合使用。用药后应待局部药物自然干燥。副作用以局部刺激为主，可有瘙痒、灼痛、红肿、糜烂、溃疡等症状。此药有致畸作用，孕妇忌用。育龄期妇女治疗期间需注意避孕。

2．物理疗法

（1）液氮冷冻：方法简便易行，价格便宜，且可用于妊娠妇女，但局部疼痛较明显，皮下组织疏松部位治疗后可明显水肿。适用于大多数体表部位，1 次 / 周，直至疣体清除。

（2）CO_2 激光：优点是疗效较好，但对医师的技术要求较高。多达 28% 的患者在激光术后会形成不同程度的瘢痕。激光治疗的其他并发症包括疼痛、色素改变等。

（3）光动力治疗：外用盐酸氨酮戊酸加半导体或氦氖激光治疗，适用于去除较小疣体及物理疗法去除较大疣体后的局部治疗。可用于腔道内如肛管内、尿道口、尿道内、宫颈管内的治疗。

3．手术切除

当皮损数量较少，为有蒂或大体积疣时，可以在局部麻醉下使用剪切术、切除术，辅以电灼等治疗破坏残余的疣体并控制出血，可无需缝合。巨大疣、广泛疣、肛周疣、肛内疣和儿童特殊群体，可能需要全身麻醉，并请外科医生共同诊疗。

第五节　生殖器疱疹
Genital Herpes

Abstract

Genital herpes simplex virus (HSV) infection is primarily a disease of young adults. There are two serotypes: HSV-1 and HSV-2. Most genital cases are caused by HSV-2. These infections are associated with extensive genital lesions in different stages of evolution, including vesicles, pustules, and erythematous ulcers that may require 2 to 3 weeks to resolve. Antiviral oral medication is the mainstay of management.

引言

生殖器疱疹（genital herpes）是一种性传播疾病，通常有水疱、糜烂、渗出，疼痛明显。两种类型的单纯疱疹病毒（herpes simplex virus，HSV）都可以导致生殖器疱疹，分别是HSV-1和HSV-2。抗病毒药物有助于减轻症状、促进好转。

一、病因和发病机制

人类单纯疱疹病毒是有包膜的DNA病毒，病毒体直径为120～150nm，病毒DNA为双链、线性，以环状形式存在，整个基因组约150kb，HSV-1和HSV-2的基因组核苷酸序列有50%的同源性。病毒颗粒中含有10余种包膜蛋白，分别为gB、gC、gD、gE、gG、gH、gI、gJ、gL和gM。其中gG具有特异性抗原决定簇，诱导产生的抗体可将单纯疱疹病毒区分为1型和2型。HSV-1主要引起口唇、咽、鼻、眼等部位皮肤黏膜感染；生殖器疱疹90%的病原体为HSV-2，人类为其天然宿主，主要传染源是生殖器疱疹患者和无症状病毒携带者。

病毒经破损的黏膜或皮肤侵入上皮细胞内进行复制，并播散到周围的细胞，使感染的表皮细胞遭到破坏，引起炎症反应。患者感染后，体内产生抗体，有些病毒被宿主的免疫反应过程所清除，但有些残存的病毒经周围神经轴索传入骶神经节而长期潜伏。在饮酒、辛辣食物、疲劳、紧张、性交、月经、外伤和感染等因素激惹下，病毒复发，并沿受累神经根下行返回至受累部位的皮肤和黏膜，临床表现为复发。

二、临床表现

（一）原发性生殖器疱疹

潜伏期3～14天。男性好发于龟头、冠状沟，也见于阴茎、阴囊、尿道口、肛周（图6-13，图6-14）；女性多发生于阴唇，还可发生于宫颈、阴道、外阴。原发损害为簇集性丘疹、丘疱疹、水疱等，一般3～4

天后，水疱破裂形成糜烂、溃疡、结痂，疼痛明显。发病前可伴发热、倦怠、全身不适。病情较重者，常伴腹股沟淋巴结肿大、压痛。发生于直肠者可有便秘、直肠分泌物增多、里急后重等症状。病程一般为2～3周。

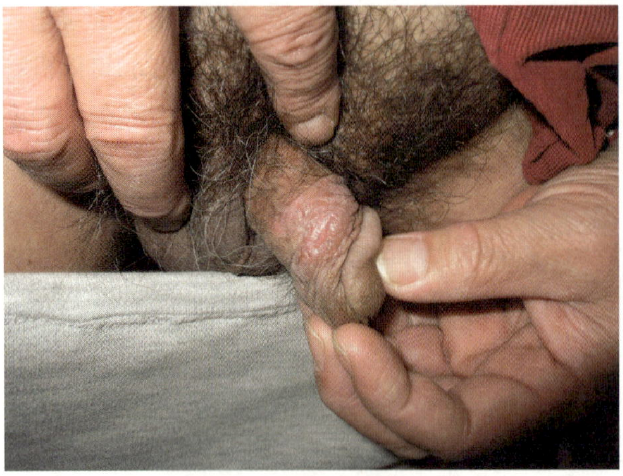

图6-13 生殖器疱疹（一）

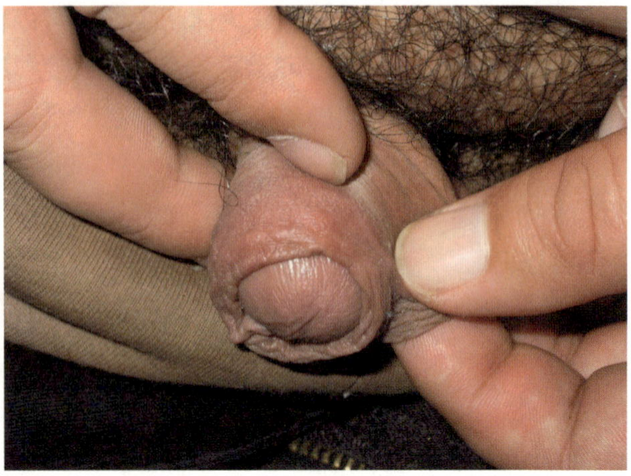

图6-14 生殖器疱疹（二）

（二）复发性生殖器疱疹

多见于生殖器HSV-2感染者，常发生于原发性感染后1～4个月。多数患者复发前数小时至5天会出现前驱症状，表现为生殖器局部瘙痒、烧灼感、刺痛、麻木和会阴坠胀感等。病程较原发性生殖器疱疹短，症状体征较轻，皮损数目较少，自觉症状轻微，全身症状少见。复发性生殖器疱疹的发作持续时间通常为7～10天，多数患者的皮损在4～5天内结痂，自觉症状在1周内消退。在原发性感染后的第1年内发作较频繁，一般随时间的推移，复发次数会逐渐减少。

（三）特殊类型的生殖器疱疹

1．疱疹性宫颈炎 表现为黏液脓性宫颈炎，宫颈出现充血、水疱、糜烂，甚至坏死。

2．疱疹性直肠炎 多见于男男性行为者，表现为肛周水疱或溃疡，肛门部疼痛、里急后重、便秘和直肠黏液血性分泌物，常伴发热、全身不适、肌痛等。

3．播散性HSV感染 包括播散性皮肤感染、疱疹性脑膜炎、肝炎、肺炎等。

4．新生儿单纯疱疹 出生后3～30天出现，侵犯皮肤黏膜、内脏和中枢神经系统。表现为昏睡、发热、惊厥或皮疹，可出现结膜炎、角膜炎，可伴黄疸、发绀、呼吸循环衰竭，甚至死亡。

孕妇的原发性生殖器疱疹与自然流产、宫内发育迟缓、早产、出生低体重和婴儿先天性HSV感染有关，甚至引起胎儿死亡。孕妇的复发性生殖器疱疹引起新生儿HSV感染的危险性较小，并且与早产、低出生体重无关。母婴传播多数出现在胎儿通过产道时，通过胎盘感染的胎儿较少见。

需要注意的是，约50%的HSV-1感染者和约70%的HSV-2感染者缺乏典型临床表现，是生殖器疱疹的主要传染源。其不典型的皮损可表现为生殖器部位的微小皲裂、糜烂等，易被忽略。

三、实验室检查

1．血清学检查 血清学诊断方法检测HSV的单克隆抗体，与组织培养病毒分离的方法有较高的符合率。中和试验和间接免疫荧光试验使用较多，对恢复期或复发性生殖器疱疹的诊断意义不大，主要用于回顾性诊断原发性感染，适用于血清流行病学调查。

2. 组织病理 表皮细胞发生气球样变性、网状变性和凝固性坏死，有棘细胞松解，形成水疱，常为单房。表皮细胞内可见嗜碱性包涵体。真皮乳头轻度水肿，真皮上部炎性细胞浸润。

3. 病毒的分离和鉴定 病毒分离培养是 HSV 诊断生殖器疱疹的“金标准”，实验室条件要求较高，通常需 2～4 天。从生殖器病变部位取样，经适当处理后接种于细胞、鸡胚绒毛尿囊膜进行培养。一般在培养 24～48 小时后发现病变：细胞肿大，变圆，有巨细胞或融合细胞出现，鸡胚绒毛尿囊膜上可见隆起的小白斑；也可接种于乳鼠或小白鼠脑内进行分离，如为阳性标本，动物一般于 4～6 天后因脑炎而死亡。但病毒培养敏感性低，尤其对复发性生殖器疱疹皮损处的敏感性更低。

4. 细胞学检查 临床标本用 Tzanck 涂片检查，以玻片在疱底作印片，Wright 染色或 Giemsa 染色，显微镜下可以见到具特征性的多核巨细胞或核内病毒包涵体。

5. 抗原检测 以抗 HSV 单克隆抗体为基础，包括直接免疫荧光试验、免疫酶染色和酶联免疫吸附试验（enzyme linked immunosorbent assay，ELISA）等免疫学方法，检测单纯疱疹病毒抗原。

6. 分子生物学方法 首先从病变皮损组织及细胞中提取病毒 DNA，再通过 PCR 进行检测，敏感性和特异性都很高。推荐在出现生殖器糜烂、溃疡或其他皮肤黏膜病变时采用该方法进行检测。

四、诊断和鉴别诊断

根据患者的不洁性接触史或其他密切接触史，潜伏期 3～14 天，以及典型症状和体征，一般可以做出诊断。有条件者可做相关的实验室检查。

在临床上，生殖器疱疹需与导致生殖器部位溃疡的其他疾病相鉴别，如硬下疳、软下疳、接触性皮炎、带状疱疹、白塞综合征等相鉴别。

五、治疗

（一）治疗原则

及时足量使用抗病毒药物，以减轻症状、缩短病程和控制疾病的传染与复发。

（二）治疗方案

1. 系统性抗病毒药物治疗 药物主要为开链鸟苷衍生物，包括阿昔洛韦、伐昔洛韦、泛昔洛韦等。这些抗病毒药物治疗能减轻症状、缩短病程、减少排毒、抑制复发。但这些药物无法根除潜伏的病毒且不能减少停药后复发的风险、频率或减轻复发时症状的严重程度。

（1）原发性生殖器疱疹：阿昔洛韦 200～400mg，每天 5 次；或伐昔洛韦 300～500mg，每天 2 次；或泛昔洛韦 250mg，每天 3 次。以上药物均可口服，疗程 7～10 天。

对于有疱疹性直肠炎、宫颈炎及口炎、咽炎表现的患者，可适当增大剂量或延长疗程至 10～14 天。对于有播散性 HSV 感染或有肺炎、肝炎和脑膜炎等严重并发症的生殖器疱疹患者，可给予阿昔洛韦 5～10mg/kg，静脉滴注，每 8 小时 1 次，疗程为 5～7 天或直至临床表现消失。

（2）复发性生殖器疱疹：最好在出现前驱症状或皮损出现 24 小时内开始治疗。可给予阿昔洛韦 200～400mg，每天 5 次；或伐昔洛韦 300～500mg，每天 2 次；或泛昔洛韦 125～250mg，每天 3 次。以上药物均为口服，疗程为 5 天。

（3）复发频繁（每年复发≥6 次）或心理负担较重的复发性生殖器疱疹：可采用抗病毒长期抑制疗法，阿昔洛韦 400mg，每天 2 次；或伐昔洛韦 300～500mg，每天 1 次；或泛昔洛韦 125～250mg，每天 2 次。需长期持续给药，疗程一般为 4～12 个月。

（4）免疫缺陷者或 HIV/AIDS 感染者的生殖器疱疹：可适当增加药物的剂量，持续给药直至临床缓

第六章

解。如使用阿昔洛韦治疗后，皮损或症状持续存在，应怀疑 HSV 对阿昔洛韦的耐药。所有对阿昔洛韦耐药的 HSV 毒株均对伐昔洛韦耐药，大多数也对泛昔洛韦耐药。可改用膦甲酸钠静脉滴注治疗，剂量为 40～80mg/kg，每 8 小时 1 次，直至临床症状缓解。

（5）妊娠期生殖器疱疹：阿昔洛韦等药物在孕妇中的使用尚有争议。目前主张，孕妇初发生殖器疱疹患者可口服阿昔洛韦治疗；有严重并发症可能危及生命患者，应静脉滴注阿昔洛韦治疗。对于频繁复发或新近感染的孕妇生殖器疱疹患者，胎儿近足月时可通过阿昔洛韦治疗以减少活动性损害的出现。对于既往有复发性生殖器疱疹病史，但胎儿近足月时无复发迹象的孕妇，可不进行阿昔洛韦治疗。

（6）新生儿单纯疱疹：对已患或可能患新生儿单纯疱疹的婴儿可选用阿昔洛韦 20mg/kg，静脉注射，每 8 小时 1 次。若感染类型为播散性或累及中枢神经系统，疗程为 21 天，若局限于皮肤黏膜，则疗程为 14 天。

2．局部处理 皮损局部可采用生理盐水或 3% 硼酸溶液清洗，要保持患处清洁、干燥。可外用 3% 阿昔洛韦霜、1% 喷昔洛韦乳膏等。

第六节 阴道毛滴虫病
Trichomoniasis

Abstract

Trichomoniasis is a common sexually transmitted infection caused by *Trichomonas vaginalis*. Patients may notice itching, burning, redness or soreness of the genitals; discomfort when peeing; and a clear, white, yellowish, or greenish vaginal discharge with an unpleasant smell. Metronidazole is commonly used for the treatment of trichomoniasis.

引言

阴道毛滴虫病（trichomoniasis）是由阴道毛滴虫感染引起的性传播疾病。大多数感染者没有任何症状或体征。患有阴道毛滴虫病的女性可能会感到外阴部发痒、灼热、发红或酸痛，小便时不适，以及带有异味的透明、白色、黄色或绿色的阴道分泌物。甲硝唑常用于阴道毛滴虫病的治疗。

一、病因和传播途径

阴道毛滴虫病是由阴道毛滴虫感染所致，传统上被诊断为“滴虫阴道炎”，由于阴道毛滴虫可同时感染生殖道和泌尿道，可引起尿道炎或膀胱炎，且大部分患者无症状，因此，更多被称为“阴道毛滴虫病”。

高危性行为、HIV 感染、多个性伴侣、低社会经济地位及阴道灌洗是阴道毛滴虫病的高发因素。其主要的感染途径是性接触或垂直传播，潜伏期为 4～28 天。

二、临床表现

85% 的感染者无症状；有症状的感染者，常表现为阴道分泌物增多伴异味，分泌物黄绿色，伴有外阴瘙痒、灼热感等刺激症状，并可出现性交困难、排尿困难、尿频、下腹痛等；查体可见外阴阴道红斑、水肿、有泡沫的黄绿色的阴道分泌物等。

阴道毛滴虫也可以感染男性，多无明显症状，或仅仅表现为尿道分泌物异常与排尿困难。

三、实验室检查

1．显微镜检查阴道分泌物悬液 可见活动的阴道毛滴虫，特异性高，但敏感性低。

2．核酸扩增试验 敏感性和特异性均超过 95%。

3．阴道毛滴虫培养 敏感性为 75% ~ 96%，特异性为 100%，但临床应用较少。

4．阴道毛滴虫抗原检测 敏感性为 82% ~ 95%，特异性为 97% ~ 100%。

四、诊断和鉴别诊断

阴道毛滴虫病根据临床特征和实验室检查可诊断，需要与细菌性阴道病、外阴阴道念珠菌病、老年性阴道炎等相鉴别，也需要与淋病、生殖道衣原体感染等相鉴别。

五、治疗和随访

1．治疗方案 甲硝唑 2g，单次顿服；或替硝唑 2g，单次顿服。服用甲硝唑 48h 内或替硝唑 72 小时内应禁酒。

2．性伴侣的治疗 对阴道毛滴虫患者的性伴侣常规进行治疗，并告知患者及其性伴侣在治愈前避免无保护性性接触。性伴侣的治疗选择替硝唑或甲硝唑单剂量 2g 顿服。

3．随访 需要在治疗后 2 ~ 4 周重复检测，评价疗效，需要注意区别阴道毛滴虫病再次感染和治疗失败。

第七节 软下疳
Chancroid

Abstract

Chancroid is a sexually transmitted disease characterized by a painful ulcer at the site of inoculation, usually on the external genitalia, and the development of suppurative regional lymphadenopathy. It is caused by *Haemophilus ducreyi*, a Gram-negative, facultative anaerobic coccobacillus. Azithromycin or ceftriaxone is recommended as the first-line treatment.

引言

软下疳（chancroid）是一种由杜克雷嗜血杆菌（*Haemophilus ducreyi*）感染引起的性传播疾病，在中国比较少见。软下疳通常表现为多发性红斑、丘疹或脓疱，进展为极度疼痛的穿透性溃疡，并伴随单侧化脓性腹股沟淋巴结疼痛、肿大。阿奇霉素或头孢曲松是软下疳的一线治疗药物。

一、病因和发病机制

软下疳的病原体为杜克雷嗜血杆菌，为革兰氏阴性短杆菌，菌体呈短棒状，两端钝圆。长为 1.6 ~ 2.0μm，宽为 0.5 ~ 0.6μm，大多数寄生于细胞内，成对或链状排列，也可成簇排列，如鱼群游泳状。该菌为兼性厌氧菌，菌体无鞭毛，无芽胞和荚膜，不能运动。人工培养必须加入新鲜血液才能生长，故名为嗜血杆菌。

本病发病机制尚未完全明确，在性接触过程中杜克雷嗜血杆菌可以从微小的表皮破损处进入，导致局

第六章

部皮肤和组织感染，与此同时经淋巴管引流到腹股沟淋巴结。人类可以重复感染杜克雷嗜血杆菌，不存在完全保护性免疫。已知由杜克雷嗜血杆菌所致的生殖器溃疡是HIV感染传播的重要因素，由于表皮屏障的破坏，病毒易通过溃疡而促使HIV传播；另外，因在入侵处对HIV易感细胞数的增多，导致对HIV易感性增高。及早诊治软下疳是控制HIV感染的重要措施之一。本病经性接触传播，但也能自身接种。

二、临床表现

1．潜伏期 本病潜伏期较短，一般在性交后2～5天，大多数患者无前驱症状。

2．典型软下疳的临床表现 初始在外生殖器入侵部位出现炎性小丘疹，周围有鲜红斑。1～2天后变成脓疱，破溃后形成疼痛性溃疡。软下疳的溃疡呈圆形或卵圆形，直径0.2～2.0cm，边缘不整齐，潜行穿凿，疼痛感觉明显。常为多个，呈卫星状分布，可能与自体接种有关。溃疡的基底较软，去除表面分泌物，有颗粒状肉芽组织，并伴触痛。男性好发于包皮、包皮系带、冠状沟和龟头；女性好发于外阴、阴道口、前庭和阴蒂。

3．腹股沟淋巴结炎 又称软下疳横痃，一般有50%～60%的患者在原发损害出现后数天到3周发生。临床表现为淋巴结肿大，有压痛，表面皮肤发红，有波动感，常为单侧。红肿的淋巴结最后破溃，流出脓液，形成溃疡和窦道。

4．并发症 包括包皮炎和嵌顿包茎、尿道瘘和尿道狭窄、阴茎干淋巴管炎、阴囊或阴唇象皮病等。另外，软下疳的溃疡性损害致使表皮屏障破坏，易合并其他感染，如梅毒、生殖器疱疹、性病性淋巴肉芽肿或HIV感染，导致临床表现复杂化和诊疗困难。

三、实验室检查

1．直接涂片 从溃疡底部或边缘取材，也可从未破的横痃中抽取脓液涂片。可检出革兰阴性短杆菌，菌体长为1.6～2.0μm，宽为0.5μm，两端钝圆，排列成鱼群状或轨道状。一般认为涂片的敏感性为40%～60%。

2．分离培养 敏感性约为80%，培养基推荐血琼脂和巧克力琼脂平皿。标本最好取自未破的横痃，培养24～48小时。在血琼脂上生长的菌落直径1～2mm，半透明，呈灰黄或灰白色，表面光滑。取菌落涂片可见到革兰阴性短杆菌，排列成鱼群状。

3．其他 用荧光素标记的单克隆抗体检测杜克雷嗜血杆菌，敏感性较高。DNA探针、聚合酶链反应的敏感性和特异性均高。

4．组织病理 表皮溃疡，溃疡底部表浅部分，由中性粒细胞、纤维蛋白、红细胞、坏死组织及革兰氏阴性球杆菌所组成；结缔组织水肿并有很多新生血管，内皮细胞增生显著；真皮深部可见致密的浆细胞及较少的淋巴细胞。

四、诊断和鉴别诊断

可根据当地流行病学背景，患者发病前2～5天有性接触史。临床上，在生殖器部位发生一个或多个痛性溃疡，基底软，有触痛，腹股沟淋巴结疼痛、肿大，甚至破溃形成溃疡，暗视野检查及梅毒血清试验阴性，可初步考虑为软下疳，如涂片查到革兰氏阴性杆菌，可以基本做出临床诊断，但确诊尚需进行培养和鉴定。本病应与一些生殖器溃疡性疾病鉴别。

1．硬下疳 溃疡不痛，基底软骨样硬，梅毒淋巴结炎坚硬肿大，无波动，不破溃，通过溃疡取材暗视野检查和血清学试验可以证实。

2．生殖器疱疹 主要表现为群集性疱疹，破溃后形成浅溃疡，局部瘙痒或微痛。首次发作的生殖器疱疹常伴有腹股沟淋巴结肿大，通常为双侧，伴轻微疼痛，但很少有波动感。1周左右痊愈，容易复发，可以分离出疱疹病毒。

3．性病性淋巴肉芽肿 原发溃疡无明显自觉症状，数日自愈不留瘢痕。

4．急性女阴溃疡 可见于年轻未婚妇女，无性病接触史，容易反复发作，溃疡分泌物涂片检查能发现革兰氏阳性粗大杆菌。

5．白塞综合征 本病不仅阴部有溃疡，常伴有口腔及眼损害，以及结节性红斑等表现。

五、治疗

（一）治疗原则

1．应遵循及时、足量、规范用药的原则。

2．治疗期间应避免性生活，如性伴侣有感染的可能，特别是在患者发病前10天内的性接触者，无论其有无症状，均应同时接受治疗。

3．治疗后应进行随访判愈。

（二）治疗方案

阿奇霉素1g，1次/天，顿服；或头孢曲松250mg，1次/天，肌内注射；或红霉素500mg，口服，3次/天，共7天；或环丙沙星500mg，2次/天，口服，共3天。

如已发生横痃，不宜切开引流，局部皮损未破溃时外用鱼石脂、红霉素软膏；溃疡可用高锰酸钾溶液或双氧水冲洗，然后外用红霉素软膏。对淋巴结脓肿、穿刺应从远位正常皮肤刺入脓腔，抽取脓液。可反复远位刺入抽取脓汁，注入抗生素治疗。

（三）判愈与预后

临床上溃疡处疼痛和脓液消失，上皮愈合，肿大淋巴结消退，溃疡愈合及病原菌培养检查，每周1次，3次培养阴性即可判愈。早期及有效的治疗可完全恢复，严重的损害治愈后也可有瘢痕形成。

第八节　性病性淋巴肉芽肿
Lymphogranuloma Venereum

Abstract

Lymphogranuloma venereum (LGV) is a disease of lymphatic tissue that spreads to tissue surrounding lymphatics. LGV is caused by the obligate intracellular bacteria *Chlamydia trachomatis* (serotypes L1, L2, and L3). The diagnosis is usually made serologically and by exclusion of other causes of inguinal lymphadenopathy or genital ulcers. Doxycycline is recommended in the treatment of LGV.

引言

性病性淋巴肉芽肿（lymphogranuloma venereum，LGV）是一种由沙眼衣原体L1～L3血清型引起的性传播疾病，在中国少见。病原体从受损的皮肤或黏膜进入后，侵入肛门生殖器区域的淋巴系统并在单核细胞和巨噬细胞内复制。LGV的典型病程可分为3个阶段。多西环素常用于治疗LGV。

一、病因和发病机制

性病性淋巴肉芽肿的病原体是沙眼衣原体的 L1、L2、L3 三种血清型，其中以 L2 血清型最为常见，是具有 RNA、DNA 和核糖体的专性细胞内寄生物。LGV 主要通过性接触传染，少数由接触病人分泌物传染。人是 L 型沙眼衣原体的唯一自然宿主。病原体感染人体后，主要侵犯皮肤和淋巴组织，引起血栓性淋巴管炎和淋巴管周围炎。原发部位的近卫淋巴结肿大，并出现星状坏死灶，后者发展为脓肿，融合、破溃，最终形成瘘管及窦道。炎症持续几周或数月后，开始消退并出现组织纤维化，导致淋巴回流不畅，并影响局部血液供应，最终引起病变组织的水肿、硬化及形成溃疡。人体感染 LGV 后，机体的细胞免疫和体液免疫可以限制但不能完全消除局部和全身感染的扩散，晚期仍可以从感染组织中分离出病原体。本病在热带和亚热带地区多见，我国较少见。

二、临床表现

潜伏期为 3 ~ 30 天。该疾病可分为早、中、晚 3 期。常见的临床表现为单侧或双侧的腹股沟淋巴结肿大，无明显的或仅为一过性的生殖器溃疡。

（一）早期：原发性损害或初疮

最常见的初疮损害是在感染部位出现 5 ~ 6mm 的小水疱或丘疹，多为单发，可形成溃疡，无自觉症状，数日后可自行痊愈而不留瘢痕。男性好发于冠状沟、包皮、龟头和阴茎，女性好发于阴道后壁、前庭、阴唇和阴道等。由于初疮症状轻微，往往不被注意。

（二）中期：淋巴结病

常见于初疮出现 10 ~ 30 天后，此期最常见的症状是腹股沟横痃或腹股沟综合征（inguinal syndrome）。但原发感染的部位不同，累及的淋巴结也不同：阴茎、前尿道感染累及浅部和深部腹股沟淋巴结；肛门、外阴感染累及腹股沟淋巴结；后尿道、直肠感染累及髂深、直肠周围淋巴结；阴道、子宫颈感染累及髂深、直肠周围、髂腰部淋巴结。

1．腹股沟综合征 男性最常见的表现是痛性腹股沟淋巴结炎，多数单侧受累。起初受累的腹股沟淋巴结孤立并轻微压痛，随后增大融合并与周围组织粘连，局部皮肤红肿，疼痛及压痛明显，称为“腹股沟横痃”。肿大的淋巴结被腹股沟韧带上下分开，形成中间凹陷，称为“沟槽征”。数周后，肿大的淋巴结柔软波动，破溃后形成多发性窦道，排出黄色浆液或血性脓液，似“喷水壶状”，症状缓解。病程缓慢，愈合后留下不规则瘢痕。

2．肛门直肠生殖器综合征 常发生于女性患者和男男性行为者。女性阴道上 2/3 段及宫颈淋巴液回流至直肠淋巴结，因此，女性病变常累及盆腔深处的淋巴结，引起直肠炎或直肠周围炎，即肛门直肠生殖器综合征，表现为盆腔包块、腹痛腹泻、里急后重或脓血便等。

3．全身症状 可有高热、畏寒、头痛，肌痛、关节痛、恶心、呕吐等症状，亦有假性脑膜炎、肝炎、肺炎、胸膜炎、眼结膜炎、无菌性关节炎和皮肤多形红斑等。

（三）晚期：生殖器象皮肿和直肠狭窄

经过数年或 10 余年的慢性病程，淋巴结和淋巴管慢性炎症导致淋巴回流障碍，男性的阴茎、阴囊及女性的阴唇、阴蒂发生坚实的肿胀肥厚皮损，表面可出现疣状增生或息肉，引起生殖器部位象皮肿。长期慢性直肠炎或直肠周围炎，反复发生的直肠肛周脓肿、破溃及瘢痕形成，最终导致直肠狭窄，表现为排便困难，粪便呈细条状。生殖器象皮肿及肛门直肠综合征可继发癌变。

三、实验室检查

1．核酸扩增试验 可以通过核酸扩增试验检测生殖器或口腔病变、直肠或淋巴结标本中的沙眼衣原体。

2．血清抗体检测 微量免疫荧光试验可区别沙眼衣原体和鹦鹉热衣原体，滴度需大于 1∶512 才有意义。补体结合试验在感染 4 周后呈阳性，滴度 1∶64 以上对 LGV 的诊断有参考意义。

3．衣原体培养 特异性高，但敏感性不高。

4．组织病理学检查

（1）初疮：为非特异性炎症。

（2）中期：LGV 的病理改变为血栓性淋巴管炎和淋巴管周围炎。早期淋巴结有上皮样细胞聚集成岛状，周围逐渐出现伴有星状脓肿形成的肉芽肿，中央为凝固性坏死组织，由中性粒细胞、巨噬细胞、淋巴细胞、浆细胞和内皮细胞构成，即淋巴结星状脓肿。

（3）晚期：为广泛纤维化及大面积凝固性坏死。

四、诊断和鉴别诊断

出现典型的临床表现，结合流行病学特征、相关实验室检查，并除外引起结直肠炎、腹股沟淋巴结炎以及生殖器、口腔或直肠溃疡等的其他病因，可以诊断 LGV。临床上常需与下列疾病相鉴别。

1．软下疳 ①病程短。②有外生殖器疼痛性溃疡。③横痃疼痛明显，化脓时常为单腔，且穿孔时亦只有单个瘘管。④杜克雷嗜血杆菌检测阳性。

2．梅毒性腹股沟淋巴结肿大 ①肿大的淋巴结常为单个，无疼痛和压痛，不融合，很少化脓破溃。②有外生殖器硬下疳，具有无痛、常单发、基底质硬等特点。③淋巴结或硬下疳取材可发现梅毒螺旋体。④梅毒血清学检查阳性。

3．生殖器疱疹 ①为浅表性小水疱，可破溃形成浅溃疡。②溃疡多发，浅表。③疼痛或灼热感较重。④复发性疱疹多次发作。⑤疱疹病毒培养阳性或血清抗病毒抗体阳性。

五、治疗

1．药物治疗 多西环素 100mg，口服，每天 2 次，疗程 21 天；或红霉素 500mg，口服，每天 4 次，疗程 21 天。可根据病情适当延长用药时间。

2．手术治疗 对急性腹股沟综合征，波动的淋巴结可用针筒抽去脓液，或切开引流，以防形成腹股沟溃疡。LGV 纤维化直肠狭窄初起时可做扩张术，严重的直肠狭窄可采用手术治疗。手术前后必须完成数月或足够疗程的抗生素治疗。

第九节 艾滋病
Acquired Immunodeficiency Syndrome

Abstract

Acquired immunodeficiency syndrome (AIDS) is a disease of the human immune system caused by the human immunodeficiency virus (HIV). The infection causes a profound defect in cell-mediated immunity, which causes opportunistic infections and neoplastic processes. HIV is transmitted through direct contact of a mucous membrane or the bloodstream with a body fluid containing HIV, such as blood, semen, vaginal fluid, and breast milk. Internal infections are the major cause of death. Although treatments for AIDS can slow the course of the disease, there is currently no cure for the disease.

引言

艾滋病是获得性免疫缺陷综合征（acquired immunodeficiency syndrome，AIDS）的简称，本病是由人类免疫缺陷病毒（HIV）感染引起的性传播及可通过血液传染的传染病。其特点是辅助性 T 细胞免疫功能被 HIV 严重破坏，使患者不断发生多种机会性感染，也可发生恶性肿瘤，引起死亡。

人类免疫缺陷病毒感染主要通过性接触传播。HIV 感染是一个连续统一体，通过一系列机会性感染和恶性肿瘤的发生，从原发性感染进展到死亡，这也标志着免疫系统的逐渐被破坏。AIDS 中广泛而多样的皮肤病变主要包括非特异性、传染性和肿瘤性疾病。抗逆转录病毒疗法（antiretroviral therapy，ART）显著提高了全世界 HIV 感染者的预期寿命和生活质量。

一、流行状况、传染源和传播途径

（一）流行状况

从 1981 年美国首次正式报道起，艾滋病在世界各地迅速蔓延。联合国艾滋病规划署估计，截至 2020 年底，全球现存活 HIV/AIDS 患者 3770 万例，当年新发 HIV 感染者 150 万例，有 2750 万例正在接受抗逆转录病毒治疗。

（二）传染源

HIV 携带者和艾滋病患者。

（三）传播途径

本病主要有 3 种传播途径。

1．性接触传播 为目前全球传播艾滋病的主要途径，约占成人患者的 3/4。

2．血液传播

（1）通过治疗性输入污染 HIV 的血液、血液成分或血液制品而传播。

（2）通过共用注射器或针头，主要是静脉吸毒者通过共用被 HIV 污染的未经消毒的针头与注射器而传播。

（3）通过接受患者的器官、组织或精液作为供体而传播。

（4）医源性感染：医疗单位在检查、治疗、护理、供膳及处理艾滋病患者的废物过程中，不慎发生针刺、手术器械损伤等事故而引起感染。

3．围产期传播（母婴传播）

（1）感染了 HIV 的母亲在产前可通过胎盘将病毒垂直传染给胎儿。

（2）分娩过程中婴儿因接触母亲阴道分泌物和血液而感染 HIV。

（3）分娩后 HIV 可通过母乳传染给婴儿。

二、病因和发病机制

人类免疫缺陷病毒属于逆转录病毒科慢病毒属中的人类慢病毒组，为直径约 100～120nm 球形颗粒，由核心和包膜两部分组成。核心包括两条单股 RNA 链、核心结构蛋白和病毒复制所必须的逆转录酶、整合酶和蛋白酶。核心外面为病毒衣壳蛋白。病毒的最外层为包膜，其中嵌有 gp120（外膜糖蛋白）和 gp41（跨膜糖蛋白）两种糖蛋白。根据 HIV 基因差异，分为 HIV-1 型和 HIV-2 型，两型的氨基酸序列同源性为 40%～60%。目前全球流行的主要是 HIV-1，HIV-2 传染性较低，引起的艾滋病临床进展较慢，症状较轻。我国以 HIV-1 为主要流行株。HIV 在外界环境中的生存能力较弱，对物理因素和化学因素的抵抗力较低。因此，对 HBV 有效的消毒和灭活方法均适用于 HIV。除此之外，75% 的乙醇可灭活 HIV，100℃下，持续 20 分钟也可将 HIV 完全灭活，但紫外线或 γ 射线不能灭活 HIV。

HIV 侵入人体后首先与 $CD4^+T$ 细胞结合，在第二受体的辅助作用下进入细胞进行复制，部分整合于细胞 DNA 中成为潜伏型；机体细胞免疫和体液免疫对 HIV 的抵抗作用使感染初期的 HIV 处于低水平复制状态；随着感染时间的推移，机体免疫与病毒复制平衡被打破，潜伏的 HIV 大量复制，使 $CD4^+T$ 细胞、单核－吞噬细胞、B 淋巴细胞、$CD8^+T$ 细胞和 NK 细胞等发生损伤，导致整个免疫功能缺陷，最终导致一系列顽固性机会感染和肿瘤的发生。

三、临床表现

（一）潜伏期

指从感染 HIV 到临床艾滋病期之间的时段，一般为 2～15 年，平均为 8～10 年。输血感染者潜伏期较短，一般为 0.5～5 年；性接触感染者潜伏期较长，一般为 6～8 年。

（二）急性期

通常发生在初次感染 HIV 后 2～4 周。大多数病人临床症状轻微，持续 1～3 周后缓解。临床表现以发热最为常见，可伴有咽痛、盗汗、恶心、呕吐、腹泻、皮疹、关节痛、淋巴结肿大及神经系统症状。此期在血液中可检出 HIV-RNA 和 P24 抗原，而 HIV 抗体则在感染后数周才出现。抗 HIV 抗体可以持续阴性达 2～3 个月，这一时期又称为“窗口期”。

（三）无症状感染期

一般无特殊症状，有些患者有持续性全身淋巴结肿大，常为对称性，以颈、枕和腋部多见，直径＞1cm，不痛也无压痛，淋巴结穿刺或活检可见滤泡增生，无其他特殊病变。此期持续时间一般为 6～8 年，由于 HIV 在感染者体内不断复制，免疫系统受损，$CD4^+T$ 淋巴细胞计数逐渐下降，同时具有传染性。

第
六
章

（四）艾滋病期

为感染 HIV 后的最终阶段。病人 $CD4^+T$ 淋巴细胞计数明显减少，多数患者＜$200/mm^3$，HIV 血浆病毒载量明显升高。此期主要临床表现为 HIV 相关症状，各种机会性感染、肿瘤以及全身各系统损害。

1．HIV 相关症状 主要表现为持续一个月以上的发热、盗汗、腹泻；体重减轻 10% 以上。部分病人表现为神经精神症状，如记忆力减退、神情淡漠、性格改变、头痛、癫痫及痴呆等。另外，还可出现持续性全身性淋巴结肿大，其特点为：①除腹股沟以外，有两个或两个以上部位的淋巴结肿大；②淋巴结直径≥1cm，无压痛，无粘连；③持续时间 3 个月以上。

2．各系统常见的机会性感染及肿瘤 包括卡氏肺孢子虫肺炎、弓形体病、隐孢子虫肠炎、细菌性感染（如结核杆菌和鸟型分枝杆菌）、真菌感染（如隐球菌脑膜炎和组织胞浆菌感染）、病毒性感染（如巨细胞病毒和 EB 病毒等感染）、卡波西肉瘤和淋巴瘤等。

3．艾滋病的皮肤表现

（1）非特异性皮肤表现

1）脂溢性皮炎：约 80% AIDS 患者有脂溢性皮炎，皮脂溢出常很严重，伴有很厚的云母状鳞屑，有明显的角化过度和炎症。

2）瘙痒性丘疹性皮损：可为 HIV 感染早期即潜伏期及急性期常见的皮肤表现，常见部位为头面部、胸、颈、上臂、腋窝和大腿。

3）皮肤干燥：严重难治的皮肤干燥症在患者 CD4 计数降至 500/mm^3 时常见。好发于腹部及小腿，可有糠麸样白色鳞屑。

4）变态反应性或原因不明：药物反应发生率远远高于正常人，且表现较为严重，常伴有发热、中性粒细胞减少、血小板减少及转氨酶升高等；嗜酸性毛囊炎、光感性皮炎、白细胞碎裂性血管炎、血小板减少性紫癜、毛细血管扩张、疼痛性过敏性血栓静脉炎、玫瑰糠疹样皮损、银屑病及严重的获得性鱼鳞病等疾病也可在艾滋病患者中见到。

（2）感染性皮肤损害

1）病毒感染：单纯疱疹、带状疱疹、传染性软疣、口腔黏膜白斑和尖锐湿疣等顽固泛发。

2）真菌感染：艾滋病患者最常见的皮肤感染，常为患者出现其他机会感染的预兆。CD4$^+$T 细胞降至（0.2～0.3）×10^9/L 以下，口腔念珠菌感染的发生率增加且十分顽固难治；花斑癣常见于 CD4$^+$T 细胞在 0.3×10^9/L 以上的早期感染患者；20%HIV 感染者并发各种皮肤癣菌病。

3）细菌感染：艾滋病患者中很常见，特别是静脉吸毒者，在注射部位常发生皮下金黄色葡萄球菌感染，并可形成铜绿假单胞菌感染性溃疡，也可发生肛周脓肿；分枝杆菌感染的皮损表现为臁疮样，组织中可见抗酸染色阳性菌，但皮损内无肉芽肿形成。

4）节肢动物感染：艾滋病患者的疥疮表现为全身性鳞屑性丘疹样损害，皮疹广泛且严重，传染性强。

（3）皮肤肿瘤

1）卡波西肉瘤：进展快，病死率高，是艾滋病的早期表现，其发生率高达 30%，表现为红色、蓝色或棕色斑丘疹、斑块或肿块，以颈、躯干、上肢为多见，下肢较少累及。

2）淋巴瘤：霍奇金淋巴瘤、伯基特淋巴瘤等是正常人群发生率的数十倍。

3）恶性黑色素瘤：偶见恶性黑色素瘤发生，预后不明，但转移的危险性大大增加。

4）其他恶性皮肤肿瘤：HIV 感染者或 AIDS 患者非黑色素瘤的皮肤恶性肿瘤较为常见，如基底细胞癌、鳞状细胞癌等。

四、实验室检查

1．HIV 抗体检测　包括筛查试验（含初筛和复测）和确认试验。

初筛试验包括明胶颗粒凝集试验、酶联免疫吸附试验、间接免疫荧光法、间接血凝法等，确证试验包括免疫印迹试验、免疫沉淀试验等。

2．抗原检测　包括：①病毒分离。②P24 抗原的检测。③HIV RNA 的检测。④病毒载量测定。

五、诊断

国家卫生健康委推荐的诊断标准：诊断应首先结合流行病学史（包括不安全性生活史、静脉注射毒品史、输入未经抗 HIV 抗体检测的血液或血液制品、HIV 抗体阳性者所生子女或职业暴露史等）、临床表现和实验室检查，慎重诊断。确诊依靠 HIV 抗体阳性的确认试验。结合我国国情将其临床过程简化为 3 个阶段。

1．急性期　患者有近期流行病学史及急性感染症状。实验室检查 HIV 抗体由阴转阳即可诊断。

2．无症状期　有流行病学史，几乎没有临床症状，实验室检查 HIV 抗体阳性或仅有 HIV 抗体阳性即可诊断。

3．艾滋病期　有流行病学史，实验室检查 HIV 抗体阳性，具有下列任何 1 项临床表现者，可诊断为艾滋病：原因不明的持续发热（38℃以上）超过 1 个月；持续 1 个月的慢性腹泻次数多于 3 次 / 天，6 个月内体重下降 10% 以上；反复发作的口腔白色假丝酵母菌感染；反复发作的单纯疱疹病毒或带状疱疹病毒感染；卡氏肺孢子虫肺炎；反复发生的细菌性肺炎；活动性结核或其他分枝杆菌感染；深部真菌感染；中枢神经系统占位性病变；中青年人的痴呆症；活动性巨细胞病毒感染；脑弓形虫病；青霉菌感染；反复发生的败血症；皮肤黏膜或内脏的卡波西肉瘤及淋巴瘤。此外，如 HIV 抗体阳性，并 $CD4^{+}T$ 细胞计数小于 $0.2 \times 10^9/L$，亦应诊断为艾滋病。

六、治疗

到目前为止，艾滋病尚无特效的治疗。应根据其所处 HIV 感染不同病期的抗 HIV 治疗，针对病原体和各种合并症的治疗，包括支持、免疫调节和心理治疗等。

1．抗病毒治疗 治疗的目的是最大限度地抑制病毒的复制，保存和恢复免疫功能，降低病死率和 HIV 相关性疾病的发病率，提高患者的生活质量，减少艾滋病的传播。目前用于抗 HIV 的药物主要有以下 3 类。

（1）核苷类反转录酶抑制剂（nucleotide reverse transcriptase inhibitor，NRTI）：此类药物化学结构与 HIV 合成 DNA 所必需的脱氧核苷相似，从而可竞争性抑制 HIV 的逆转录酶，并抑制 DNA 合成及病毒复制，主要有齐多夫定、双脱氧胞苷、双脱氧肌苷、司他夫定和拉米夫定。

（2）非核苷类反转录酶抑制剂（non-nucleoside reverse transcriptase inhibitor，NNRTI）：是一类强力抗 HIV 药物，能选择性作用于 HIV 逆转录酶的某个位点，使其失去活性或活性下降，从而抑制 HIV 复制。但此类药物易产生耐药株，主要包括奈韦拉平、罗韦拉得、地拉韦啶和依非韦仑。

（3）蛋白酶抑制剂（protease inhibitor，PI）：该类药能通过阻断 HIV-1 在生长期复制过程中所必需的蛋白质合成，从而阻止病毒在细胞内复制，并阻止再感染新的细胞。该类药物主要包括沙奎那韦、茚地那韦、里托那韦和奈费那韦。

上述药物多有不良反应，单用很难有效抑制病毒的复制，且易产生耐药性。因此，强调联合用药。1998 年国际第 12 届艾滋病大会提出了“高效抗逆转录病毒治疗”（highly active anti-retroviral therapy，HAART），即“鸡尾酒疗法”。

2．免疫调节治疗 主要是应用免疫增强剂，希望能部分恢复患者的免疫功能。常用的有胸腺素、白细胞介素 2 等。

3．支持疗法 包括输血及营养支持疗法、维持水及电解质平衡等。

Case report

A 30-year-old heterosexual man presented with a painless erosion lesion on the coronal sulcus for 3 weeks. It was oval, indurated, slightly elevated kissing erosion with clean, smooth bases (Figure 6-15). The lesion in the prepuce, being too hard to bend, would flip over all at once when the prepuce was drawn back (dory flop phenomenon). He was otherwise asymptomatic, and the inguinal lymph nodes on both sides were not enlarged. The patient's history revealed unprotected sexual intercourse with a female partner 5 weeks before the onset of the lesion. Direct immunofluorescence from the lesion confirmed the presence of *Treponema pallidum* (Figure 6-16). A rapid plasma reagin (RPR) test was positive, with a titer of 1 : 4. In addition, a *T. pallidum* particle agglutination assay was reactive, and a fluorescent treponemal antibody absorption test was reactive for both IgG and IgM antibodies. Serologic analysis for human immunodeficiency virus was negative. Primary syphilis was diagnosed and the patient received benzathine penicillin G and the lesion resolved within 5 weeks.

The kissing chancre refers to an ulcer occurring in a fold of the skin or mucous membrane which forms symmetrical lesions on each side. Locations for such ulcers can be on the lips, labia minora and coronal sulcus. The mechanism of kissing chancre is not clear, however, it is assumed that the ulcer is formed when one side of the skin or mucous membrane becomes infected and then autoinfects the other side from prolonged close contact.

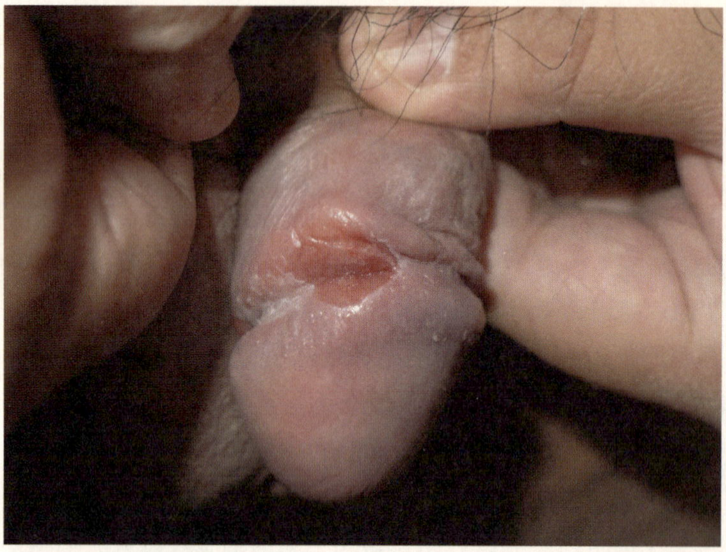

Figure 6-15 Indurated, slightly elevated kissing erosion with clean, smooth bases on the coronal sulcus

Figure 6-16 Direct immunofluoresent staining showing *T. pallidum*

The differential diagnosis of kissing chancre should include genital herpes, chancroid, lymphogranuloma venereum, drug eruption, superficial fungal infection, traumatic injury and lichen planus. Herpetic ulcer should be multiple, painful and superficial, blisters occur at early stage, but atypical lesions may be difficult to distinguish from chancre. Genital herpes is far more common than syphilis, which has become the most common cause of North America “atypical chancre”, however, unlike syphilitic ulcers, Culture of scrapings from the base of the lesion should be positive in herpes. Chancroid ulcers are painful and multiple, exudative without indurated. Lymphogranuloma venereum can have small papular lesions associated with local lymphadenopathy.

A dark-field examination is recommended by many studies for the diagnosis of primary syphilis by visualizing *T. pallidum* in lesional exudate. It is an inexpensive and rapid diagnostic method but requires a specialized microscope and expertise. Direct immunofluorescent staining for *T. pallidum* using fluid or tissue is strongly suggested due to high sensitivity. However, serologic testing remains the mainstay for diagnosis of syphilis.

As expected benzathine penicillin therapy induced a rapid regression of the genital lesions. We believe when a positive serologic syphilis test is associated with ulcerative lesions, additional laboratory tests are not necessary. Therefore, syphilis should be considered whenever symmetric genital lesions are found. Sexual history is also important.

李军　编写 | 李丽　校 | 晋红中　审

参考文献

[1] 中国疾病预防控制中心性病控制中心，中华医学会皮肤性病学分会性病学组，中国医师协会皮肤科医师分会性病亚专业委员会．梅毒、淋病和生殖道沙眼衣原体感染诊疗指南（2020 年）[J]．中华皮肤科杂志，2020，53（3）：168-179.

[2] 中华医学会皮肤性病学分会，中国医师协会皮肤科医师分会，中国康复医学会皮肤性病委员会．中国尖锐湿疣临床诊疗指南（2021 完整版）[J]．中国皮肤性病学杂志，2021，35（4）：359-374.

[3] 冷欣颖，邹华春，付雷雯，等．2021 年美国 CDC 生殖器疱疹治疗指南解读 [J]．中国皮肤性病学杂志，2022，36（5）：496-503.

[4] 中华医学会妇产科学分会感染性疾病协作组．阴道毛滴虫病诊治指南（2021 修订版）[J]．中华妇产科杂志，2021，56（1）：7-10.

[5] 中华医学会感染病学分会艾滋病丙型肝炎学组，中国疾病预防控制中心．中国艾滋病诊疗指南（2021 年版）[J]．中华传染病杂志，2021，39（12）：715-735.

[6] WORKOWSKI K A, BACHMANN L H, CHAN P A, et al. Sexually transmitted infections treatment guidelines, 2021[J]. MMWR Recomm Rep, 2021, 70(4): 1-187.

第七章

变态反应性皮肤病

变态反应性疾病也称为过敏性疾病，包括湿疹、特应性皮炎、荨麻疹、过敏性鼻炎、哮喘、食物过敏、药物过敏等。变态反应性皮肤病是皮肤科最常见的一大类疾病，其中以湿疹、特应性皮炎和荨麻疹最为多见，还包括药疹、接触性皮炎等其他常见疾病。

第一节　湿疹
Eczema

Abstract

Eczema is the most prevalent inflammatory skin disease, affecting approximately one-third of all adult community cases. The etiology of eczema remains unknown; however, a combination of genetic predisposition and both allergic and non-allergic factors, along with immunological and environmental elements, are believed to play a significant role in disease manifestation. Eczema can be classified into acute, subacute, and chronic forms based on the progression of the disease, as well as the diverse skin lesions and histological characteristics observed. Moderate-to-severe eczema can have a profound effect on intractable itching, skin damage, soreness, sleep loss and the quality of life for both patients and their families. Treatment approaches are determined based on the stage of the disease and include general treatments, topical therapies, systemic interventions, physical therapy, among others.

引言

湿疹（eczema）是一种由多种内外因素（遗传因素、免疫因素、环境因素等）引起、累及表皮和真皮浅层的皮肤炎症状态，临床特征是剧烈瘙痒、多形性皮损，易反复发作。根据病程和临床特点可分为急性、亚急性和慢性：急性期表现为红斑、丘疹、水疱及渗出倾向；组织学特征为海绵水肿伴不同程度的棘层增厚和浅层血管周围炎症细胞浸润；慢性期表现为皮损肥厚、苔藓样变、干燥、皲裂和鳞屑；组织学特征为棘层明显肥厚，真皮浅层血管壁增厚，胶原纤维增粗，血管周围炎症细胞浸润。治疗方法因病期不同而定，包括一般治疗、局部治疗、系统治疗及物理治疗等。重症患者需系统应用糖皮质激素或免疫抑制剂等。

一、病因和发病机制

本病病因尚不清楚，可能与各种内外因素相互作用有关。

1. 内部因素 包括慢性感染病灶（如慢性胆囊炎、扁桃体炎、肠寄生虫感染等）、内分泌及代谢改变（如月经紊乱、妊娠等）、血液循环障碍（如小腿静脉曲张等）、神经精神因素、遗传因素等，其中遗传因素与个体易感性及耐受性有关，常伴发其他特应性疾病，如哮喘、过敏性鼻炎和食物过敏等。

2. 外部因素 本病的发生可由食物（如鱼、虾、羊肉等）、吸入物（如花粉、屋尘螨等）、生活环境（如日光、炎热、干燥等）、动物毛皮、各种化学物质（如化妆品、肥皂、合成纤维等）所诱发或加重。

本病的发病机制尚不明确。目前认为在机体内部因素如 T 细胞驱动的免疫功能异常、迟发型超敏反应和多种外部因素作用的基础上，皮肤屏障功能受损，导致经皮水分流失增加，最终导致湿疹的发生发展。免疫性机制如变态反应和非免疫性机制如皮肤刺激均参与了本病的发生发展。微生物可以通过直接刺激、超抗原作用、诱导免疫反应等方面引发或加重湿疹。

二、临床表现

根据湿疹的发病经过，可以将其分为急性期、亚急性期和慢性期 3 期，但各期之间并无明显界限。

1. 急性期 在皮肤上先出现较多密集的红斑、红色丘疹，丘疹很快变成丘疱疹或小水疱，由于搔抓皮损继发破溃、糜烂、渗出与结痂。病变中央部位皮损聚集、融合，表面渗出、结痂，周边出现较多新发红丘疹、丘疱疹和水疱，逐渐蔓延扩大。皮损相互融合，可形成大片状（图 7-1）。如皮损发生在面部、外阴等疏松部位则水肿明显。本病任何部位均可发生，但好发于头面、四肢远端和手足等暴露部位。也可位于腋下、外阴、肛门等部位，常对称分布。自觉烧灼感及不同程度瘙痒感。

2. 亚急性期 急性期处理不当或诱发因素未祛除则进入亚急性期。此期皮损水肿、渗出反应减轻，但仍有新发红斑、丘疹、丘疱疹、水疱等，出现较多糜烂面，并有结痂和脱屑（图 7-2）。瘙痒仍明显。

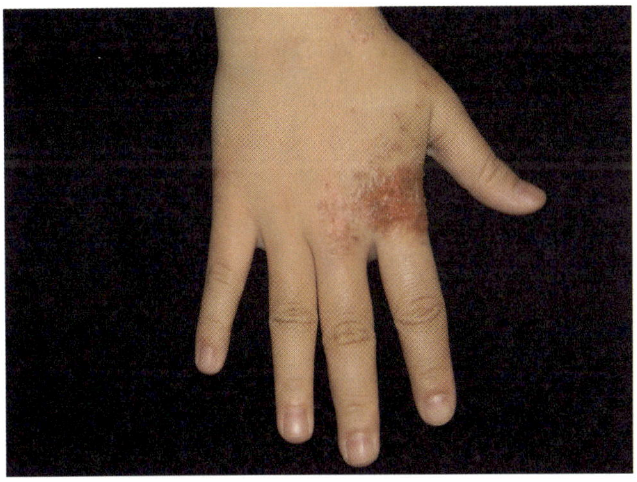

图 7-1 手部急性湿疹

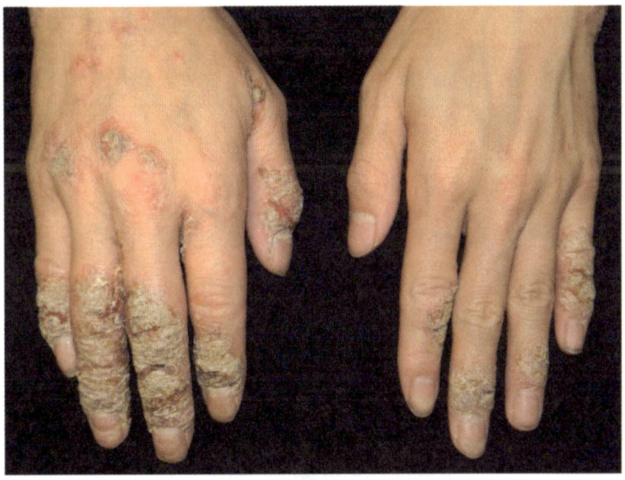

图 7-2 手部亚急性湿疹

3. 慢性期 由亚急性期转变而来或直接表现为慢性皮损，伴程度不等的瘙痒。其损害为肥厚性红斑，由于瘙痒诱发搔抓，可继发苔藓化、皮肤干燥、色素沉着或减退（图 7-3）。某些因素刺激下可急性加重，出现复发。

由于慢性湿疹的发生部位不同，表现亦有所不同，根据其发生部位及外观形态等，将慢性湿疹分为头部湿疹、面部湿疹、耳部湿疹、乳房湿疹（图 7-4）、脐部湿疹、手部湿疹、小腿湿疹、阴囊湿疹、外阴湿疹和肛周湿疹等，但各种湿疹相互之间无明确界限，大部分情况下，几个部位的湿疹可并存。

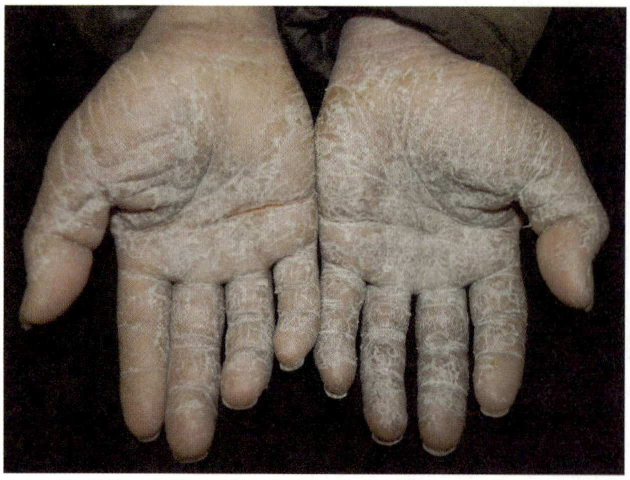

图 7-3　手部慢性湿疹

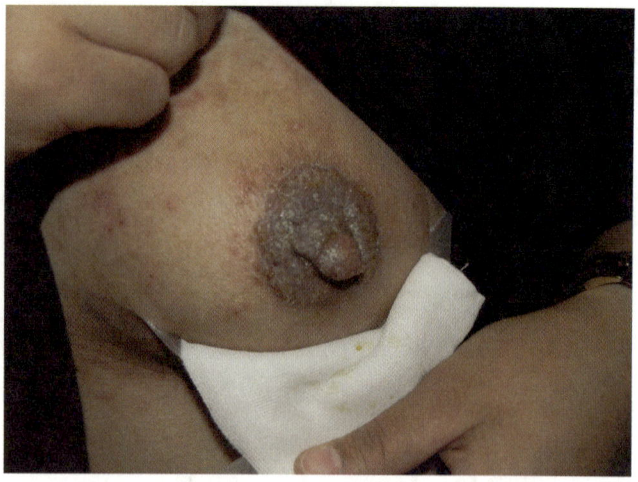

图 7-4　乳房湿疹

三、辅助检查

1．组织病理检查（表 7-1）

表 7-1　急性、亚急性、慢性湿疹的组织病理学特征

类型	组织病理
急性湿疹	表皮棘层海绵水肿，有时可见海绵水肿性水疱形成，真皮浅层毛细血管扩张，血管周围以淋巴细胞、组织细胞为主的轻度炎症细胞浸润，可见少量嗜酸性粒细胞
亚急性湿疹	表皮角化不全、角化过度，棘层增厚，轻度海绵水肿，真皮浅层毛细血管扩张，血管周围以淋巴细胞、组织细胞为主的轻度炎症细胞浸润，可见少量嗜酸性粒细胞
慢性湿疹	表皮角化过度伴角化不全，棘层明显肥厚，表皮突延长，真皮浅层毛细血管壁增厚，数量增多，内皮细胞肿胀和增生，胶原纤维增粗，浅层血管周围以淋巴细胞、组织细胞为主的轻度炎症细胞浸润，可见少量嗜酸性粒细胞

2．实验室检查　主要用于鉴别诊断和筛查可能病因。

（1）血液检查：可有嗜酸性粒细胞增多，血清嗜酸性阳离子蛋白升高，部分患者有血清 IgE 增高。

（2）变应原检查：有助于寻找可能的变应原。

（3）斑贴试验：有助于鉴别接触性皮炎。

（4）真菌镜检：可鉴别浅部真菌病。

（5）疥虫检查：可协助排除疥疮。

（6）血清免疫球蛋白检查：可帮助鉴别具有湿疹皮炎皮损的先天性疾病。

（7）皮损细菌培养：可帮助诊断继发细菌感染等。

四、诊断和鉴别诊断

（一）诊断依据

诊断主要依靠临床表现，结合必要的实验室检查和组织病理学检查。特殊类型的湿疹根据临床特点进行诊断，如乏脂性湿疹、自身敏感性皮炎、钱币状湿疹等；非特异者可根据临床部位进行诊断，如手部湿疹、小腿湿疹、肛周湿疹、乳房湿疹、阴囊湿疹、耳部湿疹、眼睑湿疹等；泛发性湿疹指多个部位同时发生的湿疹。湿疹的严重程度可根据其面积和皮疹的特点进行评分。

需要特别指出的是，湿疹病因复杂，皮疹多形性，和其他性质的变态反应性或刺激性皮肤炎症反应之间无明确界限，随着疾病的演变发展和诊断技术的不断提高，有些原因不明的湿疹被划入到接触性皮炎、特应性皮炎、药物性皮炎中。临床医疗工作中，应尽可能查找此类疾病的具体致病原因，将病因明确者诊断为具体的疾病，而将病因不明确、表现为多形态的皮肤损害与瘙痒症状的变态反应性炎症性皮肤疾病笼统称为湿疹。目前认为，湿疹属于一种临床形态学描述性名称，而非病因学诊断。

（二）鉴别诊断

1．与其他各类病因或临床表现相对特异的皮炎类疾病相鉴别 如特应性皮炎、接触性皮炎、脂溢性皮炎、淤积性皮炎、慢性单纯性苔藓等。

（1）急性湿疹与急性接触性皮炎相鉴别，后者多有明确接触史，接触部位起疹，边界鲜明，皮损形态单一，斑贴试验可有阳性发现，祛除病因很快痊愈（表 7-2）。

表 7-2　急性湿疹与急性接触性皮炎的鉴别诊断

项目	急性湿疹	急性接触性皮炎
病因	复杂，多属内因，不易查清	多属外因，有接触史
好发部位	任何部位	主要在接触部位
皮损特点	多形性，无大疱及坏死	单一形态，可有大疱及坏死
皮损分布	对称分布	与接触部位一致
皮损境界	境界不清	境界清楚
自觉表现	瘙痒，一般不痛	瘙痒、灼热或疼痛
炎症程度	较轻	较重
病程	较长，易复发	较短，祛除病因后迅速自愈，不接触不复发
斑贴试验	常阴性	多阳性

（2）慢性湿疹与慢性单纯性苔藓相鉴别，后者皮损瘙痒剧烈，发病部位主要在颈、肘、踝部，常不对称，基本损害是苔藓样变，非多形性，无渗出（表 7-3）。

表 7-3　慢性湿疹与慢性单纯性苔藓的鉴别诊断

项目	慢性湿疹	慢性单纯性苔藓
病史	由急性湿疹发展而来，有反复发作的亚急性病史，急性期先有皮损后有痒感	多先有痒感，长期搔抓后出现皮损
病因	各种内外因素	以神经精神因素为主
好发部位	任何部位	颈项、肘膝关节伸侧和腰骶部
皮损特点	灰褐色小丘疹，融合成片，浸润肥厚，有色素沉着，时轻时重，急性发作时有渗出倾向	初期为多角形扁平丘疹，密集成片，可呈苔藓样斑块，边缘见扁平丘疹，无渗出
皮损分布	多对称分布	不对称

续表

项目	慢性湿疹	慢性单纯性苔藓
自觉症状	明显瘙痒，呈阵发性	瘙痒剧烈
演变	可急性发作，有渗出倾向	慢性，干燥

2．与类似湿疹表现的其他疾病鉴别 如疥疮、浅部真菌病、多形性日光疹、皮肤淋巴瘤、嗜酸性粒细胞增多性皮肤病、培拉格病（烟酸缺乏症）等。

手足湿疹需与手足癣相鉴别，后者皮损境界清楚，叶状鳞屑附着，夏季加重，指（趾）间有浸渍，真菌镜检阳性（表 7-4）。

表 7-4 手足湿疹与手足癣的鉴别诊断

项目	手足湿疹	手足癣
好发部位	手背、足背	掌跖或指（趾）间
病因	各种内外因素	浅部真菌感染
皮损性质	多形性，易渗出	深在性水疱，指（趾）间浸渍，领圈状脱屑
皮损分布	对称分布	常单侧发生
皮损境界	境界不清	境界清楚
甲损害	甲病变少见	常伴甲增厚、甲下碎屑堆积
真菌检查	阴性	阳性

3．与具有湿疹样皮损的先天性疾病鉴别 如 Wiskott-Aldrich 综合征、选择性 IgA 缺乏症、高 IgE 综合征和 Netherton 综合征等。

五、治疗

治疗原则为消除诱发因素、清洁止痒、减轻炎症、缓解临床症状、预防复发。治疗应从整体考虑，兼顾近期疗效和远期疗效。治疗方法包括一般治疗、系统治疗、局部治疗、物理治疗和中医中药疗法等。

（一）一般治疗

1．患者教育 需要向患者说明疾病的性质、可能转归、疾病对机体健康的影响、有无传染性、各种治疗方法的临床疗效及可能的不良反应等，指导患者寻找和避免环境中常见的变应原及刺激原，避免搔抓及过度清洗，对环境、饮食、使用防护用品、皮肤清洁方法等也应提出相应建议。

2．避免诱发或加重因素 通过详细采集病史、细致体检、合理使用诊断试验，仔细查找各种可疑病因及诱发或加重因素，以达到祛除病因之目的，如乏脂性湿疹应祛除导致皮肤干燥的因素，感染性湿疹应治疗原发感染等。

3．保护皮肤屏障功能 湿疹患者的皮肤屏障功能被破坏，易继发刺激性皮炎、感染及过敏而加重皮损，因此，修复屏障功能非常重要。应选用对患者皮肤尽量无刺激的外用润肤剂治疗，预防并适时处理继发感染。

（二）局部治疗

湿疹治疗的主要手段，应根据皮损分期选择合适的药物剂型。

1．急性期 无水疱、糜烂、渗出时，使用炉甘石洗剂、糖皮质激素乳膏或凝胶；大量渗出时应选择冷湿敷，如 3% 硼酸溶液、0.1% 依沙吖啶溶液等；有糜烂但渗出不多时可用氧化锌油剂。

2．亚急性期 可外用氧化锌糊剂、糖皮质激素乳膏、钙调磷酸酶抑制剂（他克莫司和吡美莫司）或磷酸二酯酶-4（phosphodiesterase-4，PDE-4）抑制剂（克立硼罗）。

3．慢性期 可外用糖皮质激素软膏、硬膏、乳剂或酊剂等以及钙调磷酸酶抑制剂（他克莫司和吡美莫司）或 PDE-4 抑制剂（克立硼罗），可合用保湿剂及角质松解剂，如 20%～40% 尿素软膏和 5%～10% 水杨酸软膏等。

4．抗菌药物 细菌定植和感染可诱发或加重湿疹，可选用各种抗菌药物的外用制剂，或选用糖皮质激素和抗菌药物的复方制剂。

（三）系统治疗

1．抗组胺药 根据患者情况选择适当抗组胺药对症止痒，急性发作或瘙痒明显者可选择一种一代抗组胺药（酮替芬等）和一种二代抗组胺药（西替利嗪、咪唑斯汀、氯雷他定和依巴斯汀等）联合应用。

2．糖皮质激素 一般不主张常规使用，但可用于病因明确、短期可以祛除病因的患者以及对于严重水肿、泛发性皮损、红皮病等，为迅速控制症状可以短期应用，但必须慎重，以免发生全身不良反应及病情反跳。

3．免疫抑制剂 应当慎用，严格掌握适应证：其他疗法无效、有糖皮质激素应用禁忌证的重症患者，或短期系统应用糖皮质激素病情得到明显缓解后、需减用或停用糖皮质激素时使用，主要包括环孢素、甲氨蝶呤等。

4．生物制剂 有文献报道度普利尤单抗（在我国已经获批治疗特应性皮炎）在顽固性手部湿疹和钱币状湿疹中具有较好作用，对于一些顽固性湿疹患者可考虑使用。

（四）物理治疗

对于病变广泛、病情严重的慢性顽固性湿疹，可采用紫外线疗法，如 UVA1（340～400nm）照射、UVA/UVB 照射及窄谱 UVB（310～315nm）照射等，具有较好疗效。治疗初始选择较低剂量，避免引起皮肤刺激，诱发病情加重，之后可逐渐加大剂量达到病情控制。淀粉浴、米糠浴和温泉浴对缓解瘙痒症状有一定帮助，可作为辅助治疗。

（五）中医中药疗法

应根据病情辨证施治，包括内治和外治。急性湿疹以清热利湿为主，方宜龙胆泻肝汤加减；亚急性湿疹以健脾利湿为主，佐以清热，方宜胃苓汤加减；慢性湿疹以养血祛风为主，佐以清热利湿，方宜养血定风汤加减。中药提取物如复方甘草酸苷、雷公藤多苷等对某些患者有效，同时应注意中药也可导致严重不良反应，如过敏反应和肝肾损害等，应注意监测。此外，中医针灸能够缓解皮肤瘙痒和嗜碱性粒细胞激活，具有一定治疗作用。

第二节　特应性皮炎
Atopic Dermatitis

Abstract

Atopic dermatitis (AD) is a chronic, relapsing inflammatory skin disease characterized by recurrent eczemalike rashes, noticeable skin dryness, and itching. AD arises from a complex interplay of immune dysregulation, epidermal gene mutations, and environmental factors, which disrupt the epidermis and result in intensely pruritic skin lesions. There are multiple diagnosis criteria of AD in clinical practice. Basic therapy includes the generous application of emollients and daily bathing with soap-free cleansers. Topical corticosteroids, in conjunction with topical calcineurin inhibitors, are the first-line treatments for AD flare-ups. In cases where first-line treatments are ineffective, systemic immunosuppressants and ultraviolet phototherapy have proven to be effective for moderate to severe AD. Antibiotics are employed to treat secondary skin infections. Emerging medications, such as dupilumab and crisaborole, have shown efficacy in treating AD.

引言

特应性皮炎（atopic dermatitis，AD）是一种以反复发作的湿疹样皮疹为主要表现的慢性炎症性皮肤病，伴有显著的皮肤干燥和瘙痒。本病是在遗传和环境等因素的参与下，患者出现皮肤屏障功能受损和对变应原的异常敏感。根据不同年龄段的表现，分为婴儿期、儿童期、青少年与成人期和老年期 4 个阶段。特应性皮炎主要通过临床表现结合实验室检查进行诊断，诊断标准包括 Hanifin-Rajka 标准和 Williams 标准等。特应性皮炎的治疗目的是消除诱发和 / 或加重因素，缓解或消除临床症状，减少和预防复发。特应性皮炎的治疗需要一系列系统而全面的方法，包括患者教育、基础治疗、外用药物治疗、系统治疗、紫外线治疗、中医中药治疗等。

一、病因和发病机制

（一）AD 的发病与遗传和环境等因素关系密切

1. 遗传因素 多数患者个体或直系亲属有哮喘、过敏性鼻炎等病史，家族遗传因素起重要作用。遗传因素主要影响皮肤屏障功能与免疫平衡。本病患者往往存在多种免疫学异常，其中以 Th2 型免疫反应的活化为重要特征。

2. 环境因素 包括气候变化、生活方式的改变、不恰当的洗浴、微生物和变应原刺激等。现代生活方式（过于洁净卫生、西式饮食等）及环境暴露（环境污染、被动吸烟等）等可能通过表观遗传修饰引起免疫系统与皮肤屏障功能异常，参与 AD 的发病。

3. 心理因素 精神紧张、焦虑、抑郁等也在 AD 的发病中发挥一定作用。

（二）AD 的确切发病机制尚不清楚

目前研究认为免疫异常、皮肤屏障功能障碍、皮肤菌群紊乱等因素是本病发病的重要环节。

1. 免疫异常 Th2 型炎症是 AD 的基本特征，由 Th2 细胞和 2 型固有淋巴样细胞（ILC2）等产生的 IL-4 和 IL-13 是介导 AD 发病的重要细胞因子。在 AD 的急性期和慢性期，皮损中还可见 Th1 型、Th17 型和 Th22 型的混合炎症浸润。

2. 皮肤屏障功能障碍 丝聚蛋白（filaggrin）等基因突变导致的皮肤屏障功能障碍使外界环境物质（如微生物和变应原）易于侵入表皮而启动 Th2 型炎症，释放的多种炎症因子可以抑制角质形成细胞屏障相关蛋白的表达，进一步破坏皮肤屏障功能。

3. 皮肤菌群紊乱 AD 皮损常有皮肤菌群紊乱，主要表现为金黄色葡萄球菌定植增加和菌群多样性下降，从而导致表皮代谢紊乱，促进皮肤炎症的进展。

二、临床表现

不同年龄段的患者皮损具有阶段性特点，根据不同年龄段的表现，分为婴儿期（出生至 2 岁）、儿童期（>2～12 岁）、青少年与成人期（>12～60 岁）和老年期（>60 岁）4 个阶段。

1. 婴儿期 皮损多分布于两颊、额部和头皮，皮疹以急性湿疹样皮损表现为主，后逐渐蔓延至四肢伸侧（图 7-5）。

2. 儿童期 多由婴儿期演变而来，也可不经婴儿期而发生，多发生于面颈、肘窝、腘窝和小腿伸侧，以亚急性和慢性皮损为主要表现，皮疹往往干燥肥厚，有明显苔藓样变（图 7-6）。

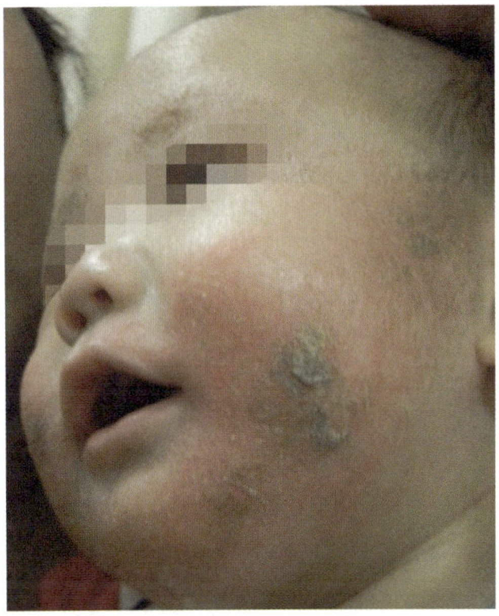

图 7-5 特应性皮炎（婴儿期）

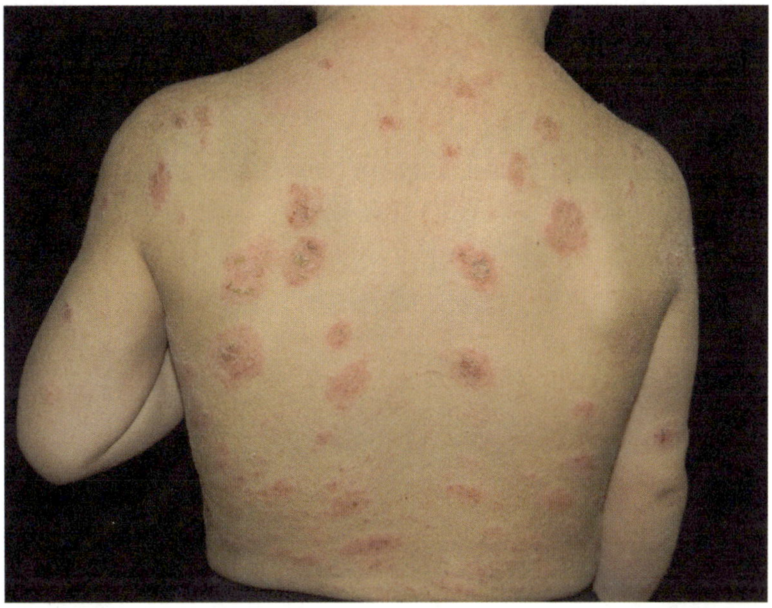

图 7-6 特应性皮炎（儿童期）

3. 青少年与成人期 皮损与儿童期类似，也以亚急性和慢性皮炎为主，主要发生在肘窝、腘窝、颈前等部位，也可发生于躯干、四肢、面部、手部，大部分呈干燥、肥厚性皮炎损害，部分患者也可表现为痒疹样（图 7-7，图 7-8）。

4. 老年期 近几年来逐渐被重视的一个特殊类型，男性多于女性，皮疹通常严重而泛发，甚至出现红皮病表现。

AD 患者有一些有助于疾病诊断的特征性表现，包括皮肤干燥、鱼鳞病、毛周角化、掌纹征、颈部皱褶、手足部皮炎 / 湿疹、眼睑湿疹、乳头湿疹、唇炎、复发性结膜炎、眶下褶痕、鼻下和耳根皱褶处湿疹、眶周黑晕、白色糠疹、出汗时瘙痒、对羊毛敏感、过度虫咬反应、白色划痕征等（图 7-9，图 7-10，图 7-11）。部分患者可同时合并其他过敏性疾病，如过敏性哮喘、过敏性鼻炎、结膜炎等。此外，由于长期慢性炎症反应，AD 患者合并发生神经精神类疾病、炎症性肠病、类风湿关节炎、心血管疾病和淋巴瘤的风险明显增高。

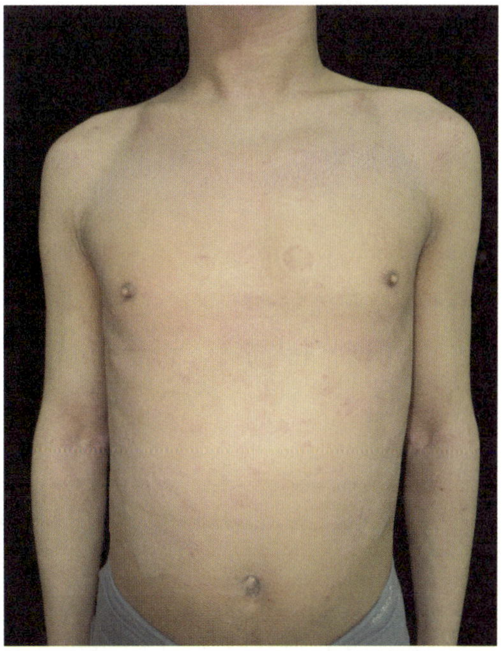

图 7-7 特应性皮炎（青少年期）

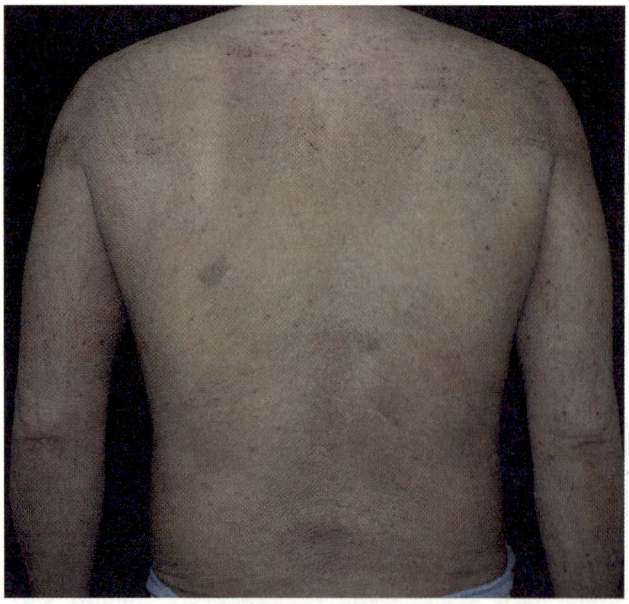

图 7-8　特应性皮炎（成人期）

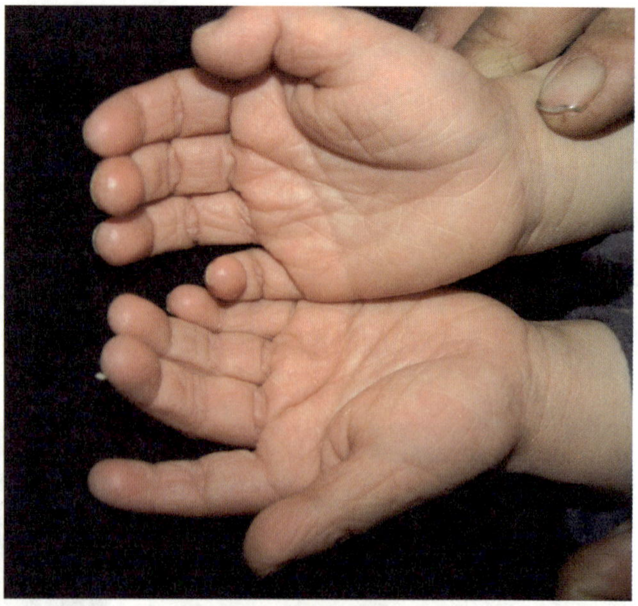

图 7-9　掌纹征

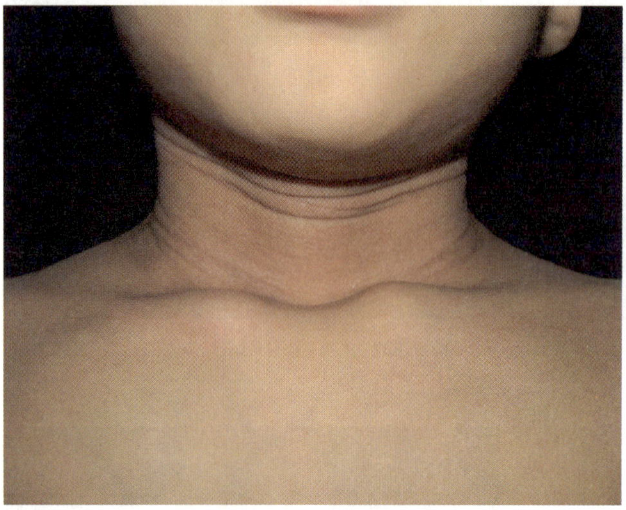

图 7-10　颈部皱褶

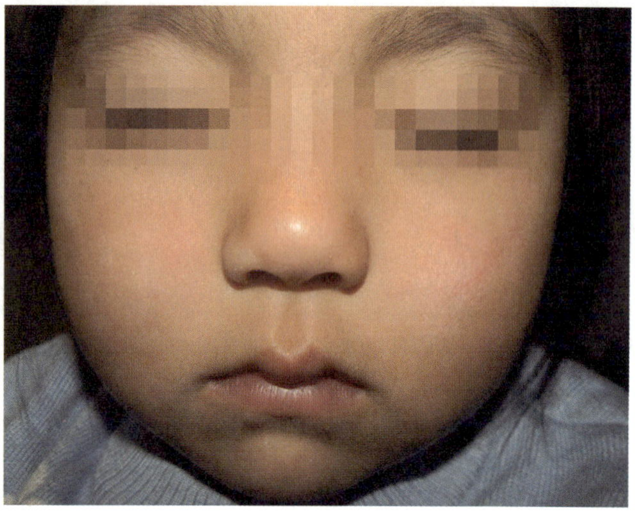

图 7-11　白色糠疹

三、分型

根据实验室检查特征和皮肤炎症模式，可将 AD 分为若干类型。

1．根据总 IgE 水平是否升高或是否有特异性 IgE　AD 可分为内源型 AD 和外源型 AD（表 7-5）。

表 7-5　内源型 AD 和外源型 AD 鉴别

类型	表现
内源型 AD	血清总 IgE 水平正常
	无特应性疾病史
	缺乏变应原特异性 IgE

续表

类型	表现
外源型 AD	血清总 IgE 升高 有个人或家族的特应性疾病史 食物和 / 或吸入性变应原特异性 IgE 水平增高

2．根据皮肤炎症模式 AD 可分为以 Th2 型、Th22 型、Th17 型和 Th1 型为主，或者几种混合的炎症模式，如儿童期 AD 以 Th2 型炎症为主，而成人期 AD 则以 Th2/Th22 型混合炎症为主。

四、诊断和鉴别诊断

（一）诊断依据

如果患者表现为湿疹样皮损，应当怀疑有 AD 的可能，需详细询问现病史、家族史，结合临床表现和全面体检进行诊断。必要时进行外周血嗜酸性粒细胞计数、血清总 IgE、变应原特异性 IgE、嗜酸性粒细胞阳离子蛋白及斑贴试验等检测。目前国内外常用的诊断标准包括 Hanifin-Rajka 标准和 Williams 标准等，其中 Williams 标准较为简单易记，方便临床使用（表 7-6）。

表 7-6　Williams 标准

诊断标准	内容
主要标准	皮肤瘙痒
次要标准	1．有屈侧受累史，包括肘窝、腘窝、踝前、颈部（10 岁以下儿童包括颊部皮疹） 2．有哮喘或过敏性鼻炎史（或在 4 岁以下儿童的一级亲属中有特应性疾病史） 3．近年来有全身皮肤干燥史 4．有屈侧湿疹（4 岁以下儿童面颊部 / 前额和四肢伸侧湿疹）（图 7-12） 5．2 岁前发病（适用于 4 岁以上患者）
确定诊断	主要标准 +3 条或 3 条以上次要标准

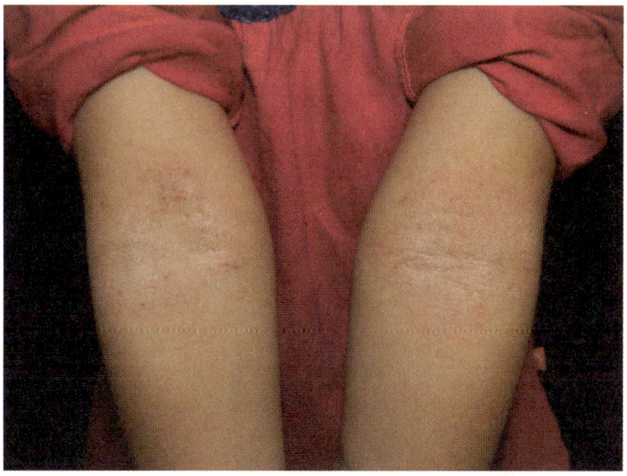

图 7-12　屈侧皮炎

我国学者张建中教授等提出的中国AD诊断标准，在诊断青少年与成人AD方面敏感性较高（表7-7）。

表7-7 中国AD张氏诊断标准

诊断内容
1. 病程超过6个月的对称性湿疹 2. 特应性个人史和/或家族史（包括湿疹、过敏性鼻炎、哮喘、过敏性结膜炎等） 3. 血清总IgE升高和/或外周血嗜酸性粒细胞升高和/或变应原特异性IgE阳性（变应原特异性IgE检测2级或2级以上阳性）
诊断标准：符合以上第1条，另外加第2条或第3条中的任何1条即可诊断AD

（二）鉴别诊断

AD的鉴别诊断包括脂溢性皮炎、接触性皮炎、慢性单纯性苔藓、银屑病、鱼鳞病、疥疮、副银屑病、嗜酸性粒细胞增多性皮炎、皮肤T细胞淋巴瘤、Netherton综合征、高IgE综合征、朗格汉斯细胞组织细胞增生症、Wiskott-Aldrich综合征、AD样移植物抗宿主病等。

（三）病情评估指标

AD严重程度的评价方法较多，常用的有AD评分（SCORAD）、湿疹面积和严重程度指数评分（EASI）、研究者整体评分法（IGA）、峰值瘙痒数字评价量表（PP-NRS）、瘙痒程度视觉模拟尺评分（VAS）、患者湿疹自我检查评分量表（POEM）等。

1. SCORAD 根据SCORAD评分，将病情分为轻度（SCORAD：0～24分）、中度（SCORAD：25～50分）、重度（SCORAD：>50分），最高分为103分。疾病严重度评估可作为制定治疗方案的依据。

2. EASI EASI评分将躯体分为头颈、躯干、上肢和下肢4个部分，每个部分受累面积百分比以0～6分打分；临床特征包括红斑、渗出/丘疹、表皮剥脱和苔藓样变，根据严重程度以0～3分打分，最终得分范围0～72分。

五、辅助检查

1. 血液检查 多数患者外周血嗜酸性粒细胞增多、血清总IgE水平升高、多种特异性IgE呈阳性。

2. 特应性斑贴试验 可能会有阳性发现。

六、治疗

AD的治疗旨在改善患者的临床症状，减少和预防复发，减少或减轻合并症，提高患者的生活质量，以达到疾病的长期控制。治疗方案应以患者为中心，主要包括避免疾病的相关诱发因素，使用保湿润肤剂修复和维持皮肤屏障，根据疾病的严重程度选择局部或系统药物。轻度AD通常可以通过局部药物治疗控制，而中重度AD可能需要光疗、免疫抑制剂、生物制剂以及小分子药物等治疗。AD的阶梯疗法及诊疗流程见表7-8，图7-13。

（一）疾病管理与患者教育

由于本病是慢性复发性疾病，需要长期治疗，应建立起良好的医患关系，通过对疾病全程管理获得最佳疗效。

1. 患者教育 医生应向患者和家属说明本病的性质、临床特点和注意事项。同时，应与患者及家属详细分析、寻找其发病原因和诱发加重因素（包括非特异性诱发因素，以及特异性变应原诱发因素等），告知其回避策略。医生还应向患者解释药物使用的方法、可期望疗效和可能的不良反应等。

2．全程管理 应对患者的病史、病程、皮损面积和严重程度等进行综合评估，确定治疗方案，力争在短期内控制疾病。在随访过程中，医生应当仔细观察患者的病情变化，及时调整治疗方案，并通过维持治疗，尽可能长期控制症状，减少复发。

（二）基础治疗

1．洗浴 合理的洗浴不仅可以去除皮肤表面污秽痂皮，还可以降低皮肤表面金黄色葡萄球菌定植数量。建议洗浴温度在 32～37℃，洗浴时间 5～10 分钟。如皮损有感染倾向，可在盆浴时加入次氯酸钠（0.005% 漂白粉浴）以抑制细菌活性，有助于病情缓解。洗浴频度以每日或隔日 1 次为宜。

2．恢复和保持皮肤屏障功能 皮肤屏障功能缺陷是 AD 的主要特征，大多数患者表现为皮肤干燥，保湿润肤剂可以改善皮肤屏障功能。一项 Cochrane 系统综述指出，规律使用保湿润肤剂可增加皮肤的水合程度，减轻皮肤的干燥和瘙痒，同时减少抗炎药物的使用。在选择保湿润肤剂时，应考虑患者的皮肤类型、患病部位、皮肤的干燥和炎症程度，以及患者的个人喜好。保湿润肤剂应当足量多次使用，建议每天 2～3 次，沐浴后应立即使用。建议儿童每周用量至少 100g，成人每周用量 250g。

3．改善环境 许多因素可引起 AD 患者的病情恶化。应减少各种机械、化学物质刺激，如搔抓、摩擦、毛织物、酸性物质和漂白剂等刺激；此外，应及时清除汗液，避免对皮肤的刺激；避免饮酒和辛辣食物；避免过度干燥和高温等刺激；避免环境中致敏物，如尘螨、动物皮屑和花粉等。

4．食物干预 常见食物变应原为坚果、贝壳类和鱼；若食物和皮疹间的因果关系明确，建议避食 4～6 周，观察皮疹改善情况，如患者既往无严重过敏反应史，必要时进行食物激发试验。不推荐盲目避食。

（三）外用药物治疗

1．外用糖皮质激素（topical corticosteroids，TCS） TCS 是 AD 的一线疗法，适当的间歇性使用风险很小。但是，不恰当的使用会引发局部副作用，包括皮肤萎缩、紫癜、毛细血管扩张、色素沉着和面部痤疮样改变。根据患者的年龄、皮损性质、部位及病情程度选择不同剂型和强度的糖皮质激素制剂，以快速有效控制炎症，减轻症状。初治时应选用足够强度的制剂，以求在数天内迅速控制炎症，疾病症状得到控制后，可以逐渐减少 TCS 的使用次数或者过渡到使用局部钙调神经磷酸酶抑制剂（TCI）或局部磷酸二酯酶-4（PDE-4）抑制剂的治疗。面颈部及皱褶部位推荐短期使用中弱效 TCS。肥厚性皮损可选用封包疗法。中重度 AD 或易复发 AD 患者，当皮损被控制后，应过渡到长期"主动维持治疗"，即在易复发的原有皮损区每周 2 次外用 TCS 或 TCI 能有效减少复发。

2．外用钙调神经磷酸酶抑制剂（topical calcineurin inhibitors，TCI） 包括他克莫司和吡美莫司，此类药物是 AD 治疗的重要抗炎药物，推荐用于面颈部、褶皱部位以及乳房、肛门、外生殖器等部位控制炎症与瘙痒症状或用于主动维持治疗，以减少复发。1% 吡美莫司乳膏多用于轻中度 AD 患者，0.03%（儿童用）与 0.1%（成人用）他克莫司软膏用于中重度 AD 患者。

3．局部磷酸二酯酶-4（phosphodiesterase-4，PDE-4）抑制剂 局部外用的 PDE-4 抑制剂克立硼罗软膏已经在我国上市，用于治疗 2 岁及以上的轻中度 AD 患者。在Ⅲ期临床随机试验中，接受克立硼罗治疗的 32% 患者达到了主要终点，即皮损完全清除或几乎完全清除（IGA 评分为 0 或 1），IGA 评分至少提高 2 分，并且没有严重的不良反应。

（四）传统系统治疗

如果适当的局部治疗和紫外线治疗失败或不可行，则需要进行系统治疗。系统应用糖皮质激素只能用于短期治疗。传统上，AD 最常用的免疫抑制剂包括环孢素、甲氨蝶呤、硫唑嘌呤和霉酚酸酯。然而，关于这些药物在 AD 中长期应用的数据较少。

1．系统应用糖皮质激素 原则上尽量不用或少用此类药物。对病情严重、其他药物难以控制的急性发作期患者可短期应用，推荐剂量 0.5mg/（kg·d）（以泼尼松计），病情好转后及时减量停药，对于较顽固的病例，可先用糖皮质激素治疗，之后逐渐过渡到免疫抑制剂或紫外线疗法。应避免长期应用，以防止或减少不良反应的发生。

2．免疫抑制剂 根据随机对照试验的结果，在这些传统免疫抑制剂中，环孢素具有最可靠的疗效和安全性数据。治疗 6～8 周后，患者 EASI 比基线期平均改善 55%。环孢素起始剂量为 3～5mg/（kg·d），分 2 次口服，控制病情后逐渐减量至最小剂量维持［0.5～1mg/（kg·d）］。环孢素起效迅速，但肾脏毒性和恶性肿瘤的累积风险限制了其长期使用。因此，大多数指南建议连续使用不超过 1～2 年。

尽管缺乏可靠的长期数据，但小样本的临床研究表明硫唑嘌呤和甲氨蝶呤治疗重度 AD 有效且相对安全，需注意的是二者治疗 AD 均为超适应证用药。这两种药物起效都较慢，硫唑嘌呤和甲氨蝶呤分别在 4～8 周和 8～12 周后产生最好疗效。目前没有可靠的试验证据支持霉酚酸酯治疗 AD，但它似乎具有良好的安全性和一些疗效证据。因此，可以用于个案病例的替代治疗选择。

（五）生物制剂

生物制剂可用于中重度 AD 患者的治疗。目前国际上已上市或完成Ⅲ期临床试验的生物制剂包括抗 IL-4Rα 的度普利尤单抗（Dupilumab）、抗 IL-13 的曲罗芦单抗（Tralokinumab）和抗 IL-31Rα 的奈莫利珠单抗（Nemolizumab）。目前我国仅有度普利尤单抗已经上市使用。度普利尤单抗是一种针对 IL-4Rα 的全人源单克隆抗体，可抑制 IL-4 和 IL-13 介导的炎症反应，是首个被批准治疗中重度 AD 的生物制剂。本药对 6 个月及以上的婴儿、儿童、青少年与成人中重度 AD 具有良好疗效。成人患者用法为首次 600mg，皮下注射，之后每 2 周 300mg，皮下注射，4～6 周起效，配合外用药物及保湿剂可用于长期维持治疗。在两项针对成年人的Ⅲ期单药治疗随机试验中，接受规定剂量度普利尤单抗（每隔一周 300mg）治疗的患者，51.3% 和 44.2% 在第 16 周达到 EASI75，而安慰剂组分别为 14.7% 和 25.0%。与 TCI 联合使用时，达到 EASI75 的患者比例增加到约 65%，而仅应用 TCI 者为 22%；治疗有效率持续到第 52 周。在中国Ⅲ期临床试验中，第 16 周达 EASI50、EASI75 的患者比例分别为 71% 和 57%。度普利尤单抗对 6～17 岁儿童和青少年的疗效和安全性与成年人相似。

度普利尤单抗的安全性良好，眼部症状（尤其是结膜炎）是最常见不良反应，在临床试验中，28% 的度普利尤单抗使用者出现该不良反应，在真实世界研究中则高达 38.2%。大多数结膜炎的病例是暂时的，可在不停用度普利尤单抗的情况下，通过局部（眼部）抗炎药物治疗成功。

（六）口服 JAK 抑制剂

由于 IL-4 和 IL-13 以外的免疫途径以及多种细胞因子也参与了 AD 的炎症过程，口服 JAK 抑制剂的应用前景良好，因为它可以阻断多种细胞因子、生长因子和激素受体信号通路。

1．巴瑞替尼（Baricitinib） 巴瑞替尼是 JAK1 和 JAK2 的抑制剂，在为期 16 周的两个Ⅲ期成人单药治疗随机试验中，巴瑞替尼在多项临床重要指标上优于安慰剂，总体短期安全性良好。最常见的不良反应是鼻咽炎、头痛、血清肌酸磷酸激酶浓度升高和上呼吸道感染。需注意，目前该药在我国尚未获批治疗 AD。

2．阿布昔替尼（Abrocitinib） 阿布昔替尼是高选择性 JAK1 抑制剂，已经在我国获批治疗成人 AD。在 JADE MONO-1 研究中，387 名 12 岁及以上的中重度 AD 患者被随机分为每日 1 次口服阿布昔替尼 200mg、100mg 或安慰剂。在第 12 周，23.7% 给予阿布昔替尼 100mg 的患者和 43.8% 给予阿布昔替尼 200mg 的患者的 IGA 为 0 或 1 分。39.7%（100mg 组）和 62.7%（200mg 组）达到 EASI75，而安慰剂组分别为 17.9% 和 11.8%。纳入 391 名患者的 JADE MONO-2 的结果类似。在这两项Ⅲ期临床研究中，在患者报告的多个指标方面也表现突出。特别是在用药后首个 48 小时内的瘙痒峰值改善方面与安慰剂有显著差异。在短程观察期内，阿布昔替尼耐受性良好，恶心、头痛和鼻咽炎是最常见的不良事件。

3．乌帕替尼（Upadacitinib） 乌帕替尼也是一种高选择性 JAK1 抑制剂，已经在我国获批治疗 12 岁以上青少年及成人 AD。在一项双盲、安慰剂对照、平行组对照、剂量范围研究的单药治疗试验中，乌帕替尼在 16 周时减轻了 AD 所有的临床疾病指标，且具有明确的量 – 效关系。在最高剂量（30mg/d）下，69% 的患者达到 EASI75 改善，而安慰剂组为 10%。在 16 周内，乌帕替尼的耐受性普遍良好。痤疮、血清肌酸磷酸激酶升高和鼻窦炎是最常见的不良反应。

（七）紫外线疗法

如果局部用药无法控制疾病，则可以考虑光疗（通常为 4 ~ 8 周）。优先选择安全有效的窄谱中波紫外线（NB-UVB）和中大剂量 UVA1 治疗，配合 TCI 及保湿剂。对于紫外线光疗，应权衡治疗收益和长期累积的不良反应，包括光损伤、皮肤癌和黑色素瘤等，尤其是 UVA1。NB-UVB 不推荐用于急性发作期治疗，而 UVA1 可用于急性期控制症状。光疗后应注意使用保湿润肤剂。

（八）中医中药

应根据临床症状和体征进行辨证施治，同时注意药物的不良反应。

表 7-8　推荐使用 AD 的阶梯疗法

类型	疗法		
重度患者	系统应用免疫抑制剂，短期系统使用糖皮质激素	生物制剂 /JAK 抑制剂	紫外线治疗（UVA1 或 NB-UVB）
中度患者	根据皮损及部位选择 TCS/TCI 对症治疗	必要时湿包治疗控制急性症状；TCS/TCI 主动维持治疗	
轻度患者		必要时口服抗组胺药治疗合并过敏症（荨麻疹、过敏性鼻炎）或止痒	对症抗感染治疗
基础治疗	健康教育	使用保湿润肤剂	寻找并避免诱发因素

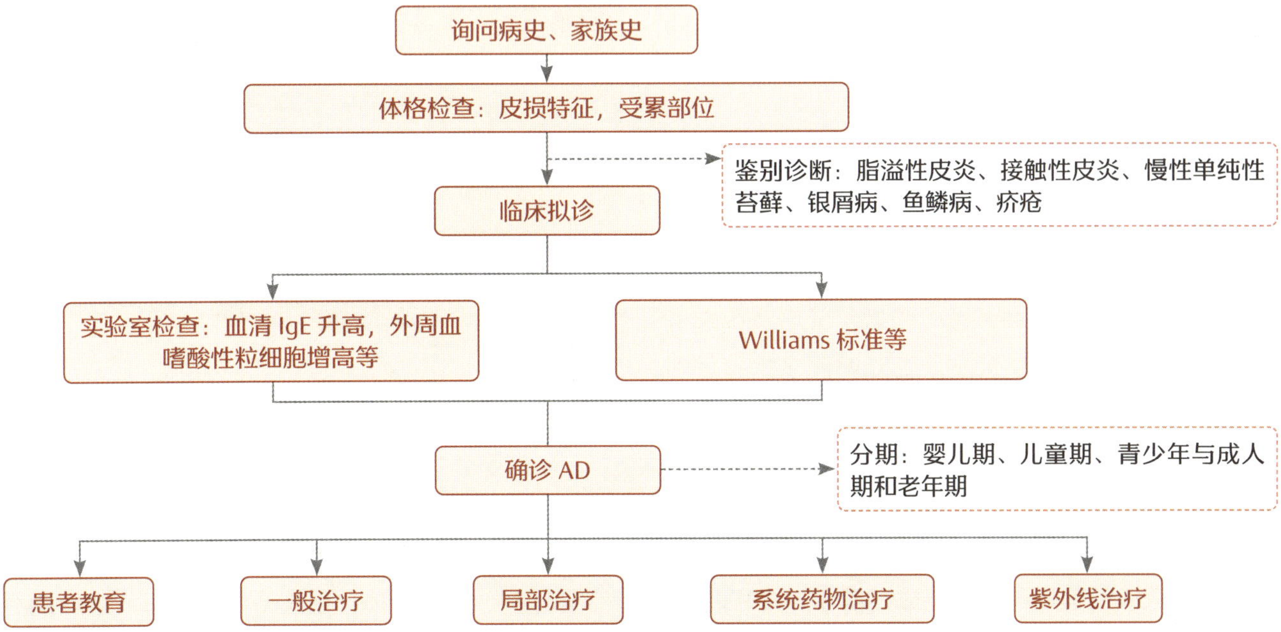

图 7-13　AD 患者的诊疗流程

第三节　接触性皮炎
Contact Dermatitis

Abstract

Contact dermatitis is an inflammatory reaction that occurs when the skin or mucous membrane comes into contact with exogenous allergens (allergic contact dermatitis) or irritants (irritant contact dermatitis). It is characterized by erythematous, pruritic, and scaling skin lesions with visible borders. Acute cases can present with a dramatic flare, including erythema, vesicles, and bullae. Chronic cases may exhibit lichenification with cracks and fissures. Contact history, clinical manifestations and patch test are the primary methods used to diagnose allergic contact dermatitis. To confirm the diagnosis, the first step involves identifying the cause, promptly discontinuing contact, and actively providing symptomatic treatment. Localized acute allergic contact dermatitis lesions are effectively managed with mid- or high-potency topical steroids. Systemic corticosteroid therapy may be necessary for extensive allergic contact dermatitis, providing relief within 12 to 24 hours. Avoiding future contact with allergens is crucial to prevent recurrence after successful treatment.

引言

接触性皮炎（contact dermatitis）是皮肤或黏膜单次或多次接触外源性变应原（变态反应性接触性皮炎）或刺激物（刺激性接触性皮炎）后，在接触部位甚至以外的部位发生的皮肤炎症反应，表现为红斑、水肿、丘疹、水疱，甚至大疱。根据病程分为急性、亚急性和慢性接触性皮炎。接触史、临床表现、斑贴试验是诊断过敏性接触性皮炎的主要方法。治疗上首先应积极寻找病因，迅速脱离接触物并积极对症处理，治愈后避免再次接触变应原，以免复发。

一、病因和发病机制

根据接触性皮炎发生的原因，分为以下两种类型。

（一）刺激性接触性皮炎

此类接触物对皮肤具有刺激性，任何人接触后均可发生皮炎。其机制为接触物质直接破坏组织细胞引起，非免疫性（图 7-14）。根据刺激的强弱，原发性刺激又分为两种：一种是刺激性较强，接触后在短时间内发病，如强酸、强碱接触后所引起的皮炎；另一种是刺激性较弱，需长时间多次接触后发病，如洗涤剂、有机溶剂等所引起的皮炎。

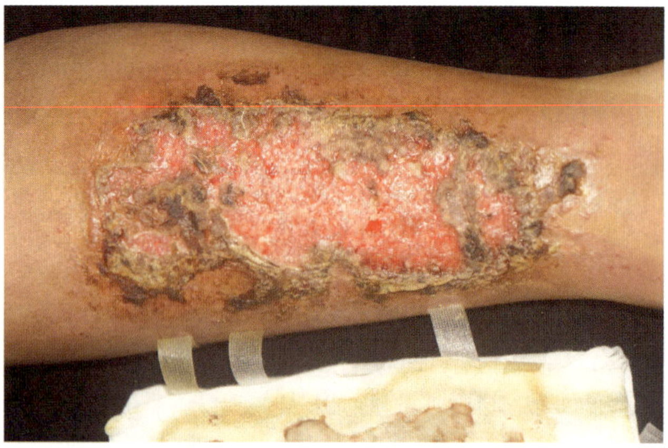

图 7-14　刺激性接触性皮炎

（二）变态反应性接触性皮炎

接触物为致敏因子，本身并无刺激性或毒性，多数人接触后不发病，仅由敏感的个体接触该物质致敏后，经过一定时间的潜伏期，再次接触该物质时，在接触部位的皮肤黏膜引起的Ⅳ型超敏反应（图 7-15）。引起接触致敏的物质称变应原或过敏原。常见变应原如染发剂中的对苯二胺、化妆品中的香料、金属制品中的镍等（表 7-9）（图 7-16）。

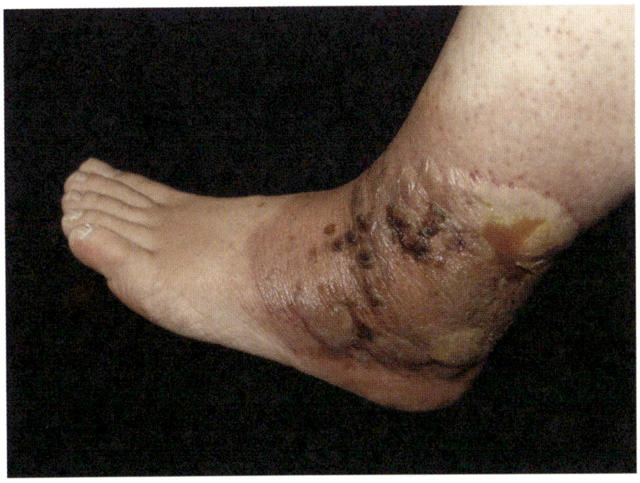

图 7-15　变态反应性接触性皮炎

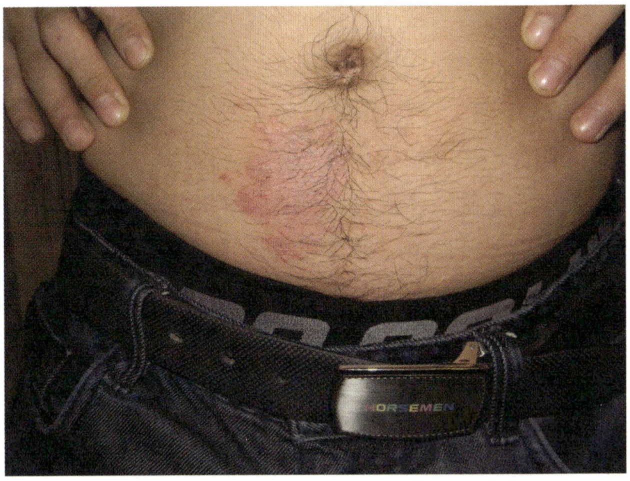

图 7-16　变态反应性接触性皮炎（镍过敏）

表 7-9　人体各部位接触性皮炎常见致敏物

部位	常见致敏物
头面	染发剂、眼镜架、化妆品、植物花粉等
颈	衣领或围巾中染料、项链等
腋	除臭剂、除汗剂、消毒剂等
躯干	衣料、洗涤剂、肥皂、金属扣等
臀、阴部	漆便桶、染色裤、避孕用具等
手、腕部	橡胶手套、肥皂、洗涤剂、手表带等
足	染色袜、塑料鞋等
关节部位	镇痛膏药、药水等

变态反应性接触性皮炎的发病机制为迟发型过敏反应，分为两个阶段：初次反应阶段（诱导期）和二次反应阶段（激发期）。

1．初次反应阶段（诱导期） 大约需 4 天时间。大多数变应原是低分子量的化学物质，一些蛋白质也可以作为变应原。这些化学物质（半抗原）必须与宿主蛋白（载体）结合，才能成为完整的抗原。朗格汉斯细胞携带此完全抗原向表皮和真皮交界处移动，变应原被真皮树突状细胞识别和处理，并被呈递给淋巴细胞。后者移向局部淋巴结副皮质区转化为淋巴母细胞，进一步增殖和分化为记忆 T 淋巴细胞和效应 T 淋巴细胞，再经血流播散全身。

2．二次反应阶段（激发期） 当致敏后的个体再次接触致敏因子，此时致敏因子仍需先形成完全抗原，再与已经特异致敏的 T 淋巴细胞作用，一般在 24～48 小时内在接触部位产生明显的炎症反应。

二、临床表现

（一）根据病因不同

本病分为刺激性接触性皮炎和变态反应性接触性皮炎。

1．刺激性接触性皮炎的共同特点

（1）任何人接触后均可发病。

（2）无潜伏期。

（3）皮损多限于直接接触部位，边界清楚。

（4）停止接触后皮损可消退。

2．变态反应性接触性皮炎的共同特点

（1）有一定潜伏期，首次接触后不发生反应，经过 1 ~ 2 周后如再次接触同样致敏物才发病。

（2）皮损往往呈广泛性、对称性分布。

（3）易反复发作。

（4）皮肤斑贴试验阳性。

由于接触物的性质、浓度、接触方式及个体反应性不同，接触性皮炎的形态、范围及严重程度也不相同。皮损多边界清楚，与接触部位一致。若接触物为气源性，如有害气体、粉尘等，则多在身体暴露部位。由于搔抓，也可将接触物带至其他远隔部位发生皮疹。机体高度敏感时，皮损亦可蔓延，范围广泛。轻症时表现为红斑，稍有水肿，颜色鲜红，或有针尖大小丘疹。重症时红斑、肿胀明显，在此基础上，有密集丘疹、水疱甚至大疱，水疱破裂后形成糜烂、渗出、结痂，甚至发生皮肤坏死、溃疡。祛除病因，轻症可自行消退，再次接触变应原，皮损可再发。反复发作、处理不当时，皮损可由急性转变为亚急性、慢性皮炎损害，呈红褐色苔藓样变或湿疹样变。

（二）根据临床表现不同

本病分为急性、亚急性和慢性接触性皮炎，此外，还存在一些病因、临床表现等方面具有一定特点的特殊临床类型。

1．急性接触性皮炎　起病较急。皮损多局限于接触部位，少数可蔓延或累及周边部位。典型皮损为境界清楚的红斑，皮损形态与接触物有关，其上有丘疹和丘疱疹，严重者红肿明显并出现水疱和大疱，疱液清亮，破溃后呈糜烂面。自觉瘙痒或灼痛，搔抓后可将致病物质带到远隔部位并产生类似皮损。少数病情严重的患者可有全身症状：发热、畏寒、头痛、恶心等。

2．亚急性和慢性接触性皮炎　如接触物的刺激性较弱或浓度较低，皮损开始可呈亚急性，表现为轻度红斑、丘疹，境界不清楚。长期反复接触可导致局部皮损慢性化，表现为皮损轻度增生及苔藓样变。

（三）特殊类型接触性皮炎

1．化妆品皮炎　由接触化妆品或染发剂后所致的急性、亚急性或慢性皮炎。病情轻重程度不等；轻者为接触部位出现红肿、丘疹、丘疱疹，重者可在红斑基础上出现水疱，甚至泛发全身。

2．尿布皮炎　尿布更换不勤，产氨细菌分解尿液后产生氨刺激皮肤导致，部分和尿布材质有关。多累及婴儿的会阴部，可蔓延至腹股沟及下腹部。皮损呈大片潮红，亦可发生斑丘疹和丘疹，边缘清楚，皮损形态与尿布覆盖范围一致。

3．油漆皮炎　油漆或其挥发性气体引起的皮肤致敏，多累及暴露部位。表现为潮红、水肿、丘疹、丘疱疹、水疱等，重者可融合成大疱。自觉瘙痒或灼热。

4．空气源性接触性皮炎　空气中的化学悬浮物可能导致暴露部位，特别是上眼睑、面部的急性和慢性皮炎。喷雾剂、香水、化学粉尘、植物花粉（如豚草花粉）为可能来源，空气源性致敏物产生的炎症范围更广。

5．系统性接触性皮炎　当某一变应原致患者过敏后，又发生全身性再暴露（通过肌内注射、静脉注射、口服、直肠内或阴道内给药等），导致这些化学物质被机体吸收，可出现“系统性接触性皮炎”，这种情况虽然并不常见，但应引起重视。

（四）其他常见的临床表现

1．既往接触部位的皮炎复发　即曾患有皮炎的部位，在摄入接触变应原后，此部位的皮炎复发；或摄入变应原后，既往斑贴试验阳性部位又出现皮疹。

2．水疱性掌跖湿疹（汗疱疹或出汗不良性湿疹） 表现为复发性掌、跖和手指侧面深在性水疱、瘙痒，偶有红斑。

3．泛发性非特异性皮炎 斑丘疹、水疱对称性分布于肘窝、腋窝、眼睑、颈侧和外阴部。

4．狒狒综合征 发生在股内侧、阴囊、腹股沟。皮疹为紫红色至淡红色斑，边界清楚。

5．血管炎样损害 皮疹表现为非特异性斑丘疹，可为紫癜性丘疹。

6．全身症状 可有头痛、关节痛、腹泻和呕吐等。

三、诊断和鉴别诊断

（一）诊断依据

根据发病前接触史及典型临床表现，可确诊接触性皮炎。祛除病因，经适当处理后皮损很快消退也提示本病。斑贴试验是诊断变态反应性接触性皮炎最简单、可靠的方法。

（二）斑贴试验

斑贴试验是检测Ⅳ型变态反应性接触性皮炎的主要方法。由斑试器、变应原、胶带 3 部分组成。根据受试物的性质配制适当浓度的浸液、溶液、软膏或原物，放入斑试器中，胶带固定，以适当的方法将其贴于皮肤，一定时间后观察是否对其产生变态反应（图 7-17，图 7-18）。

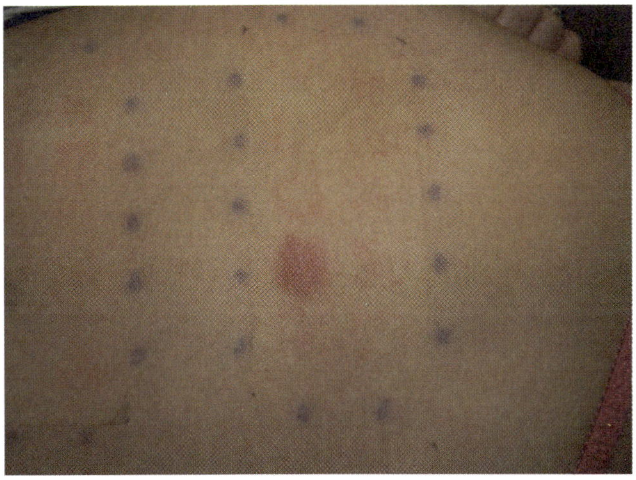

图 7-17　斑贴试验：一种变应原阳性

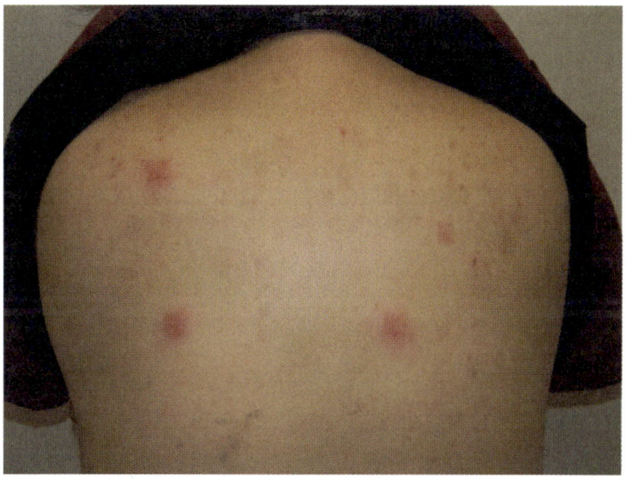

图 7-18　斑贴试验：多种变应原阳性

1．方法 将受试物置于铝制小室斑试器，贴于背部脊柱两侧或前臂屈侧的健康皮肤。每次试验时应设对照组。48 小时去除斑贴物，间隔 30 分钟观察受试部位的皮肤反应。结果要判读两次，推荐在第 2 天、第 3 天或第 4 天和第 7 天时判读结果。

2．结果及意义 斑贴试验结果记录：根据 ICDRG（international contact dermatitis research group）推荐的判读标准（表 7-10）。

（1）阳性反应与阴性反应：阳性反应说明患者对受试物过敏，阴性反应则表示患者对试验物无敏感性。

（2）假阳性反应：原发性刺激或其他因素可致假阳性反应。原发刺激性反应将受试物除去后，皮肤反应会减弱，而超敏反应除去受试物后，皮肤反应还有可能继续增强。

表 7-10　斑贴试验结果判读标准

标记	皮肤局部形态	评估结果
-	无反应	阴性反应
? +	仅有轻度红斑	可疑反应
+	红斑、浸润，可有少量丘疹	弱阳性反应
++	红斑、浸润、丘疹、水疱	强阳反应
+++	明显红斑、浸润、融合性水疱	极强反应
IR（Irritant）	各种不同的皮损、大疱、坏死	刺激反应

（3）假阴性反应：①试剂浓度低。②皮质类固醇激素、抗组胺药或免疫抑制剂内服或在斑贴部位外用。③斑试物质与皮肤接触时间太短等。

（4）避免假阴性：①受试前至少 1 周及受试期间避免系统使用糖皮质激素或免疫抑制剂。②受试前 3 天和受试期间避免使用抗组胺类药物，有抗炎作用的长效抗组胺药要停用 1 周。③UVB 可使表皮朗格汉斯细胞数目减少，抑制迟发性超敏反应。④4 周内不在日光照射的暴露部位做斑贴。

3．注意事项

（1）不宜在皮肤病急性发作期间进行试验，不宜用高浓度的原发性刺激物进行测试。

（2）避免假阴性反应。

（3）受试期间避免沐浴淋湿斑贴，避免过度牵拉斑贴部位或过度体力活动。

（4）可疑反应可重复试验。

（5）在受试期间发生全身过敏反应如荨麻疹、哮喘等或局部炎症反应过重，应及时到医院就诊，必要时终止试验。

（三）鉴别诊断（表 7-11）

表 7-11　刺激性接触性皮炎和变态反应性接触性皮炎的鉴别诊断

项目	刺激性接触性皮炎	变态反应性接触性皮炎
易患人群	任何人	遗传易感性
应答机制	非免疫性；表皮理化性质改变	迟发型超敏反应
接触物特点	无机或有机类刺激物	低分子量半抗原（如金属、甲醛、环氧树脂等）
接触物浓度	通常较高	可以较低
起病方式	随着表皮屏障的丧失而逐渐加重	接触后 12～48 小时，一旦致敏通常迅速发作
分布	身体任何部位	准确地与接触物（如表带、弹力腰带等）对映
诊断方法	试验性脱离刺激物	试验性脱离变应原和 / 或斑贴试验

接触性皮炎还应与特应性皮炎、淤积性皮炎、脂溢性皮炎和玫瑰痤疮相鉴别。手部及足部的接触性皮炎还需与手足癣、银屑病、掌跖脓疱病等疾病相鉴别。

四、治疗

1. 治疗原则 寻找病因，迅速脱离接触物并积极对症处理，治愈后避免再次接触变应原，以免复发。

2. 寻找变应原 通过详细询问病史及体检来推测一些常见的刺激原或变应原，治疗后非急性期可行斑贴试验进一步明确。

3. 一般治疗 病程中避免搔抓、热水烫洗或洗涤剂清洗，也不使用可疑刺激的药物。

4. 系统药物治疗 视病情轻重可考虑内服抗组胺药、糖皮质激素、免疫抑制剂（环孢素、雷公藤多苷等）。目前新型生物制剂（度普利尤单抗）和小分子药物（JAK 抑制剂等）也有治疗本病的报道。

5. 外用药物治疗 急性期红肿明显时外用炉甘石洗剂，渗出多时用 3% 硼酸溶液湿敷。可以根据皮损的严重程度选用不同的外用抗炎药物，包括不同强度的糖皮质激素软膏、钙调磷酸酶抑制剂（他克莫司和吡美莫司）和磷酸二酯酶-4 抑制剂（克立硼罗）等。

第四节　荨麻疹
Urticaria

Abstract

Urticaria is an allergic disease of skin and mucous membrane driven by mast cells. It commonly presents with intensely pruritic wheals, and sometimes with edema of the subcutaneous or interstitial tissue. Severe cases of urticaria may be accompanied by fever, nausea, vomiting, abdominal pain, diarrhea, and other systemic symptoms. However, the exact pathogenesis remains unclear. Based on its etiology and the course of disease, it can be classified into spontaneous urticaria and induced urticaria, as well as acute urticaria, and chronic urticaria. The mainstay of treatment involves avoiding triggers when identified. Second-generation H1 antihistamines are the first-line treatment. Adjunctive treatments may include first-generation H1 antihistamines, H2 antihistamines, and leukotriene receptor antagonists. Notably, the approval of omalizumab, an anti-IgE antibody, has shown promising results, with more than half of patients with refractory chronic urticaria experiencing symptom resolution or improvement of symptoms within one year.

引言

荨麻疹（urticaria）是一种常见的皮肤黏膜过敏性疾病。各种原因所导致的肥大细胞等多种炎症细胞活化和脱颗粒，导致血管通透性增加，引起暂时性、局限性的皮肤与黏膜水肿。主要临床表现为风团，并伴有程度不等的瘙痒症状，严重者伴有发热、恶心、呕吐、腹痛、腹泻等全身症状。根据病因、病程等特征，可将本病分为自发性荨麻疹和诱导性荨麻疹，急性荨麻疹和慢性荨麻疹等。治疗原则为祛除病因，抗过敏和对症治疗，具体包括系统药物治疗，外用药物治疗等。

一、病因和发病机制

（一）发病原因

本病的发病原因非常复杂，多数患者找不到确切病因，尤其是慢性荨麻疹。常见的发病原因可以归纳为以下几种。

1．食物因素 动物性食物蛋白（如鱼虾、蟹贝、肉类、牛奶和蛋类等）和植物（如蘑菇、草莓、可可、番茄和葱蒜等）。某些食物添加剂如水杨酸盐、柠檬黄、苯甲酸盐、亚硫酸盐等。

2．感染因素 各种病毒感染（如病毒性上呼吸道感染、肝炎、传染性单核细胞增多症和柯萨奇病毒感染等）、细菌感染（如金黄色葡萄球菌及链球菌引起的败血症、扁桃体炎、慢性中耳炎、鼻窦炎、幽门螺杆菌感染等）、真菌感染（包括浅部真菌感染和深部真菌感染）和寄生虫感染（如蛔虫、钩虫、疟原虫、血吸虫、丝虫和溶组织阿米巴等）。

3．药物因素 常见的如青霉素、血清制剂、各种疫苗、呋喃唑酮和磺胺类药物等。有些药物为组胺释放剂（如阿司匹林、吗啡、可待因、奎宁、肼苯哒嗪、阿托品、毛果芸香碱、罂粟碱和多黏菌素 B 等），还有的变应原是药物添加剂中的赋形剂、防腐剂及抗氧化剂（如山梨醇、苯丙烯酸等）。

4．呼吸道吸入物及皮肤接触物 常见吸入物有花粉、动物皮屑、粉尘、真菌孢子、尘螨及一些挥发性化学品等；皮肤接触物有昆虫叮咬、毒毛虫刺激、某些植物和动物毛发（如羊毛）等。皮肤接触引起的荨麻疹常常发生很迅速，但一般持续时间较短，数天之后即可减退或消失。

5．物理因素 如冷、热、日光、摩擦及压力等。

6．精神及内分泌因素 如情绪波动、精神紧张、抑郁等。

7．系统性疾病 如系统性红斑狼疮、皮肌炎、淋巴网状系统恶性肿瘤、代谢障碍、内分泌紊乱、自身免疫性甲状腺炎、慢性病灶（胃炎、胆囊炎、肝炎、肾炎）等。

8．昆虫叮咬 昆虫的唾液或毒毛刺入皮肤可以引起风团，严重者产生全身性变态反应，甚至因呼吸道水肿、窒息致死。

9．遗传因素 如遗传性家族性荨麻疹综合征、家族性冷荨麻疹等疾病。

10．其他因素 近来有研究表明，部分慢性荨麻疹患者可能存在凝血功能和免疫功能异常。

各种原因所导致的肥大细胞等多种炎症细胞活化和脱颗粒，释放具有炎症活性的化学介质，包括组胺、5-羟色胺、细胞因子、趋化因子、花生四烯酸代谢产物（如前列腺素和白三烯），引起血管扩张和血管通透性增加、平滑肌收缩及腺体分泌增加是荨麻疹发病的核心环节。嗜碱性粒细胞、嗜酸性粒细胞、B 细胞和 T 细胞的参与使荨麻疹的炎症反应更加复杂。

（二）发病机制

本病的发病机制包括两个方面，即变态反应性荨麻疹与非变态反应性荨麻疹。

1．变态反应性荨麻疹 一般认为多数为Ⅰ型变态反应导致，少数为Ⅱ型和Ⅲ型。Ⅰ型变态反应又称速发型或过敏型，主要由 IgE 抗体（反应素）介导。Ⅰ型变态反应的反应过程可以分为致敏期（抗体与细胞结合）、发敏期（抗原与抗体在靶细胞表面相互作用导致生物介质释放）及效应期（生物介质作用于效应组织）等 3 个阶段，发敏期和效应期之间并无明显的界线，通常间隔数秒至数十分钟，一般不超过 24 小时。

2．非变态反应性荨麻疹 一些物质本身具有特殊的生物学活性，可以引起肥大细胞释放组胺等活性介质而引起荨麻疹。饮酒、发热、寒冷、受热及情绪激动等可以加速风团的发生或者通过直接作用于小血管与促使肥大细胞释放颗粒而引起风团。

此外，凝血系统的异常激活和维生素 D_3 的缺乏在慢性荨麻疹的发病中起重要作用，少数荨麻疹患者发病可能不依赖肥大细胞。

二、临床表现

荨麻疹临床表现为风团和/或血管性水肿，发作形式多样，风团的大小和形态不一（图 7-19），多伴有瘙痒。病情严重的急性荨麻疹还可伴有发热、恶心、呕吐、腹痛、腹泻、胸闷及喉梗阻等全身症状。根据病程、病因等特征，可将本病分为自发性荨麻疹和诱导性荨麻疹两大类。

（一）急性自发性荨麻疹

多急性起病，常突然自觉皮肤瘙痒，很快于瘙痒部位出现大小不等的红色风团，圆形、椭圆形或不规则形，可孤立分布或扩大融合成片，皮肤表面凹凸不平，呈橘皮样外观，有时风团可呈苍白色（图 7-20）。数分钟至数小时内水肿减轻，风团变为红斑并逐渐消失，不留痕迹，皮损持续时间一般不超过 24 小时，但新风团可此起彼伏，不断发生。病情严重者可伴有心慌、烦躁甚至血压降低等过敏性休克症状，胃肠道黏膜受累时可出现恶心、呕吐、腹痛和腹泻等，累及喉头、支气管时可出现呼吸困难甚至窒息，感染引起者可出现寒战、高热、脉速等全身中毒症状。

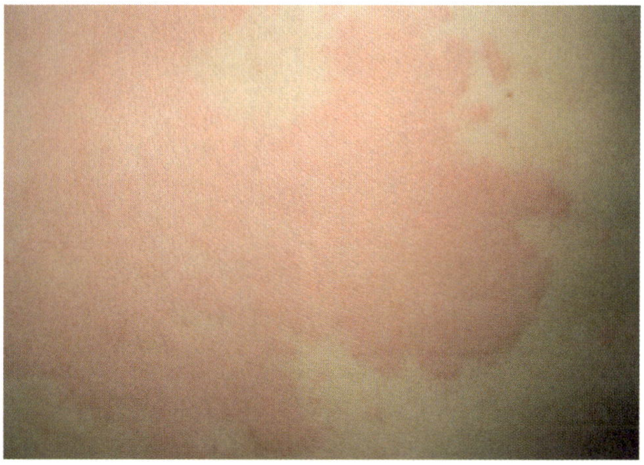

图 7-19　荨麻疹

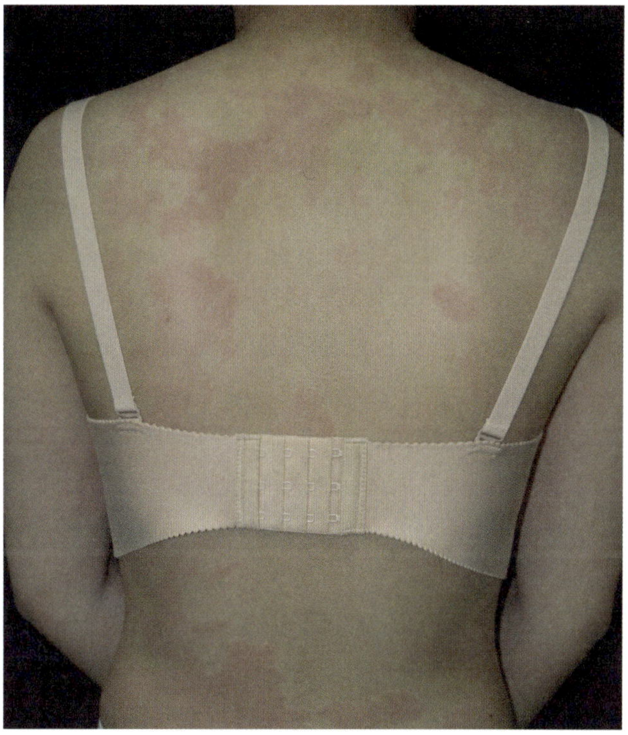

图 7-20　急性荨麻疹

（二）慢性自发性荨麻疹

自发性风团和/或血管性水肿反复发作超过 6 周，且每周发作至少两次者称为慢性自发性荨麻疹。患者全身症状一般较轻，风团时多时少，反复发生，常达数个月或数年之久。常与感染及系统性疾病有关。此外，阿司匹林、非甾体抗炎药、青霉素、血管紧张素转换酶抑制剂、麻醉剂、乙醇等都会加剧病情。

（三）诱导性荨麻疹

1．皮肤划痕症　亦称人工荨麻疹。表现为用手搔抓或用钝器划过皮肤数分钟后沿划痕出现条状隆起，伴或不伴瘙痒，约半小时后可自行消退。迟发型皮肤划痕症表现为划痕后数小时在皮肤上出现线条状风团和水肿性红斑，在 6 ~ 8 小时达到高峰，持续时间一般不超过 48 小时。皮肤划痕症可持续数周、数个月至数年，平均持续 2 ~ 3 年可自愈（图 7-21）。

2．冷接触性荨麻疹　可分为两种类型：一种为家族性，为常染色体显性遗传，较罕见，从婴幼儿开始发病，可持续终生；另一种为获得性，较常见，从儿童期开始发病，可发生在任何年龄。通常在接触冷水或冷空气之后数分钟内发生瘙痒、痒痛感觉，继而在接触皮肤暴露部位（如面部、手臂等）形成风团，严重者风团迅速累及全身皮肤。这些患者在进入冷水中游泳时可以突然发生严重的全身性风团或水肿，同时出现类似休克的全身症状，如头晕、血压下降，甚至晕厥，引起溺水，危及生命。大部分患者可以在长期、反复接触寒冷之后逐渐对寒冷耐受，不再因寒冷发生风团。

此外，部分获得性冷接触性荨麻疹的发病与其他系统疾病相关联，如合并发生冷球蛋白血症、冷纤维蛋白血症、结缔组织病、骨髓恶性肿瘤等。冷接触性荨麻疹患者通常做冰块试验呈阳性。

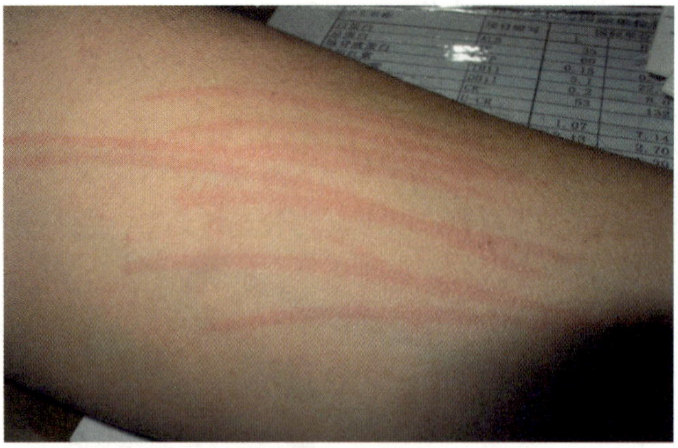

图 7-21　皮肤划痕症

3．日光性荨麻疹　日光照射后数分钟在暴露部位出现红斑和风团，1～2 小时内可自行消退，严重患者在身体非暴露部位亦可出现风团，自觉瘙痒和刺痛。可由中波、长波紫外线或可见光及人造光引起，以波长 300nm 左右的紫外线最敏感。少数敏感性较高的患者接受透过玻璃的日光的照射亦可诱发。病情严重的患者可出现全身症状。

4．延迟压力性荨麻疹　压力刺激后 0.5～24 小时产生瘙痒性、烧灼样或疼痛性水肿性斑块。可持续数日，部分患者伴有畏寒等全身症状。站立、步行、穿紧身衣及长期坐在硬物体上可诱发本病，常见于承重和持久压迫部位，如掌、跖、臀部及系腰带处。

5．热接触性荨麻疹　分先天性热荨麻疹和获得性热荨麻疹两种。先天性热荨麻疹又称延迟性家族性热性荨麻疹，常染色体显性遗传，幼年发病。43℃温水接触刺激后 1～2 小时在接触部位出现风团，4～6 小时达到高峰，一般持续 12～14 小时。获得性热荨麻疹又称局限性热性荨麻疹，将装有 43℃温水的试管放在患者皮肤上，数分钟后即可在接触部位出现风团和红斑，伴刺痛感，持续 1 小时左右而自行消退。

6．振动性荨麻疹（血管性水肿）　比较少见，皮肤在被振动刺激后几分钟内就会出现局部的水肿和红斑，持续 30 分钟左右。这些刺激包括慢跑、毛巾摩擦，甚至是使用振动性机器。可分为获得性或原发性两种类型。

7．胆碱能性荨麻疹　多见于年轻患者，主要由于运动、受热、情绪紧张、进食热饮或酒精饮料后，躯体深部温度上升，促使胆碱能神经发生冲动而释放乙酰胆碱，作用于肥大细胞而发病。表现为受刺激后数分钟出现直径 1～3mm 的圆形丘疹性风团，周围有程度不一的红晕，常散发于躯干上部和肢体近心端，互不融合。自觉剧痒、麻刺感或烧灼感，有时仅有剧痒而无皮损，可于 30～60 分钟内消退。偶伴发乙酰胆碱引起的全身症状（如流涎、头痛、脉缓、瞳孔缩小及痉挛性腹痛、腹泻）等，头晕严重者可致晕厥。以 1∶5000 乙酰胆碱作皮试或划痕试验，可在注射处出现风团，周围可出现卫星状小风团。

8．接触性荨麻疹　皮肤直接接触变应原后出现风团和红斑，可由食物防腐剂和添加剂等化学物质引起。

9．水源性荨麻疹　在皮肤接触水的部位，即刻或数分钟后出现风团，与水温无关。皮损好发于躯干上半部分，伴瘙痒，持续时间在 1 个小时之内。

10．运动诱导性荨麻疹　运动后数分钟进食或 4 小时内暴食，发生风团和 / 或血管性水肿。可伴有其他过敏症状，甚至休克，与某些特异食物（如小麦等）有关。

三、临床分类（表 7-12）

表 7-12　荨麻疹的临床分类

类型	定义
自发性	
急性自发性荨麻疹	自发性风团和/或血管性水肿发作≤6 周
慢性自发性荨麻疹	自发性风团和/或血管性水肿发作>6 周
诱导性	
物理性	
人工荨麻疹（皮肤划痕症）	机械性切力后 1～5 分钟内局部形成条状风团
冷接触性荨麻疹	遇到冷的物体（包括风、液体、空气等），在接触部位形成风团
延迟压力性荨麻疹	垂直受压后 30 分钟至 24 小时局部形成红斑样深在性水肿，持续数天
热接触性荨麻疹	皮肤局部受热后形成风团
日光性荨麻疹	暴露于紫外线或可见光后发生风团
振动性血管性水肿	皮肤被振动刺激后数分钟内出现局部红斑和水肿
胆碱能性荨麻疹	皮肤受产热刺激如运动、摄入辛辣食物或情绪激动时发生直径 2～3mm 的风团，周边有红晕
非物理性	
水源性荨麻疹	接触水后发生风团
接触性荨麻疹	皮肤接触一定物质后发生瘙痒、红斑或风团

四、诊断和鉴别诊断

（一）诊断依据

根据发生及消退迅速的风团、消退后不留痕迹等临床特点，本病不难诊断。但确定病因较为困难，应详细询问病史、生活史及生活环境的变化等。各种物理性荨麻疹和非物理性荨麻疹的诊断还需依赖各项特异性诊断试验（如冰块试验等）。

（二）实验室检查

通常不需要做过多的检查。一般情况下急性患者可通过血常规初步了解发病是否与感染相关。慢性患者如病情严重、病程较长或对常规剂量的抗组胺药治疗反应差时，可考虑行相关的检查，如血常规、粪虫卵、肝肾功能、免疫球蛋白、红细胞沉降率、C 反应蛋白、补体、冷球蛋白测定、相关自身抗体和 D-二聚体等，以排除感染及风湿免疫性疾病等。必要时可进行变应原筛查、自体血清皮肤试验、幽门螺杆菌感染检测、甲状腺自身抗体测定和维生素 D 测定等，以尽可能找出可能的发病因素。诱导性荨麻疹还可根据诱因不同，做划痕试验、光敏试验、冷热临界阈值等检测，以对病情严重程度进行评估。

（三）鉴别诊断

主要与荨麻疹性血管炎鉴别，后者通常风团持续 24 小时以上，可有疼痛感，皮损恢复后留有色素沉着，病理提示有血管炎性改变。另外还需要与表现为风团或血管性水肿形成的其他疾病如荨麻疹型药疹、血清病样反应、丘疹性荨麻疹、败血症、成人斯蒂尔（Still）病、遗传性血管性水肿、大疱性类天疱疮、肥大细胞增生症、全身炎症反应综合征、严重过敏反应等相鉴别。可依据其他临床表现、实验室检查或组织病理学检查等方式明确诊断。

（四）病情评估

1．疾病活动度 7 日荨麻疹活动度评分（urticaria activity score 7，UAS7）。UAS7 主要对 1 周内每天发作的风团数目和瘙痒程度进行统计：风团数目分为无（0 个 /24 小时）、轻（<20 个 /24 小时）、中（20～50 个 /24 小时）、重（>50 个 /24 小时）4 个等级，分别记为 0，1，2，3 分；瘙痒程度分为无（无瘙痒）、轻（有瘙痒，不明显）、中（明显瘙痒，但尚不影响日常生活或睡眠）、重（严重瘙痒，不能忍受，严重困扰日常生活或睡眠）4 个等级，分别记为 0，1，2，3 分。每日评分记风团与瘙痒总分，范围为 0～6 分，1 周连续最高评分为 42 分；若周评分小于 7 分，提示疾病控制；若周评分大于 28 分，则提示病情严重。

2．疾病控制程度 常用荨麻疹控制程度测试（urticaria control test，UCT）来衡量。

3．疾病影响程度 常用慢性荨麻疹患者生活质量评估问卷（chronic urticaria quality of life questionnaire，CU-Q20L）来评估。

五、治疗

（一）患者教育

应告知荨麻疹患者尤其是慢性荨麻疹患者，本病病因不明，病情反复发作，病程迁延，除极少数并发呼吸道或其他系统症状外，绝大多数呈良性经过；该病具有自限性，治疗目的是控制症状，提高患者生活质量。

（二）祛除病因

避免进食明确会诱发疾病的动物类蛋白、饮品、酒类及半成品食物，尽量避免接触花粉、灰尘、动物皮毛、香水及洗涤、洗浴化学品，清淡饮食，避免接触易致敏药物。

（三）控制症状

药物选择应遵循安全、有效和规律使用的原则，旨在完全控制荨麻疹症状，提高患者的生活质量。推荐根据患者的病情和对治疗的反应制定并调整治疗方案。

1．系统药物治疗

（1）急性荨麻疹的治疗：祛除病因，治疗上首选第二代非镇静抗组胺药。在明确并祛除病因及口服抗组胺药不能有效控制症状时，可选择糖皮质激素：泼尼松 30～40mg/d，口服 4～5 天后停药，或相当剂量的地塞米松静脉或肌内注射，特别适用于重症或伴有喉头水肿的荨麻疹患者；1∶1000 肾上腺素注射液 0.2～0.4ml 皮下或肌内注射，可用于急性荨麻疹伴休克或严重的荨麻疹伴血管性水肿患者。儿童患者应用糖皮质激素时可根据体重酌情减量。

（2）慢性荨麻疹的治疗

1）一线治疗：首选第二代非镇静抗组胺药，治疗有效后逐渐减少剂量，以达到有效控制风团发作为标准，以最小剂量维持治疗。慢性荨麻疹疗程一般不少于 1 个月，必要时可延长至 3～6 个月，或更长时间。

2）二线治疗：第二代抗组胺药常规剂量使用 1～2 周后不能有效控制症状时，考虑到不同个体或荨麻疹类型对治疗反应的差异，可更换抗组胺药品种，或联合其他第二代抗组胺药以提高抗炎作用，或联合第一代抗组胺药睡前服用以延长患者睡眠时间，或在获得患者知情同意情况下将原抗组胺药增加 2～4 倍剂量。

3）三线治疗：上述治疗无效的患者，可考虑选择以下治疗。雷公藤多苷片，每天 1～1.5mg/kg，分 3 次口服，使用时需注意对造血系统的抑制、肝脏的损伤及生殖毒性等不良反应。环孢素，每天 3～5mg/kg，分 2～3 次口服，因其不良反应发生率高，只用于严重的、对任何剂量抗组胺药均无效的患者。生物制剂，如奥马珠单抗（Omalizumab，抗 IgE 单抗），对多数难治性慢性荨麻疹有较好疗效，推荐按 150～300mg 剂量皮下注射，每 4 周注射 1 次，但需注意其罕见的过敏反应。糖皮质激素，适用于上述治疗效果不佳的患者，一般建议予泼尼松当量 0.3～0.5mg/（kg·d），好转后逐渐减量，通常疗程不超过 2 周，不主张常规使用。

（3）诱导性荨麻疹的治疗：基本治疗原则同自发性荨麻疹，首选第二代非镇静抗组胺药，效果不佳时酌情加倍剂量。但部分诱导性荨麻疹对常规抗组胺药反应较差，治疗无效的情况下，要选择一些特殊治疗方法。奥马珠单抗已经成功用于治疗寒冷性荨麻疹、延迟压力性荨麻疹等诱导性荨麻疹。

（4）其他治疗：如伴发感染因素需采用有效抗生素控制感染，并处理感染病灶。

2．外用药物治疗 以炉甘石洗剂等止痒洗剂外用为主。夏季可选止痒液、炉甘石洗剂等，冬季则选有止痒作用的乳剂（如苯海拉明霜）；对日光性荨麻疹还可局部使用遮光剂。

第五节 血管性水肿
Angioedema

Abstract

Angioedema is a localized edema that occurs in subcutaneous loose tissue or mucous membrane. It can be classified into acquired and hereditary types. Hereditary angioedema is a rare genetic disorder mediated by bradykinin, and arises from the deficiency of C1 esterase inhibitor (C1INH). Acquired angioedema often affects allergic individuals who have been exposed to allergens. Angioedema is characterized by recurrent and severe swelling that can affect various parts of the body such as the limbs, face, intestinal tract, and airway. It is crucial to accurately diagnose and manage acute attacks as laryngeal edema and asphyxiation can be life-threatening. The available acute treatment options include C1INH concentrate, icatibant, and ecallantide. For short- and long-term prophylaxis, the anti-kallikrein monoclonal antibody lanadelumab can be used.

引言

血管性水肿（angioedema）又称“巨大型荨麻疹”，是一种发生于皮下疏松组织或黏膜的局限性水肿，分为获得性和遗传性血管性水肿，后者罕见。由于缺乏 C1 酯酶抑制剂（C1 esterase inhibitor，C1INH），导致激肽释放过多，引起遗传性血管性水肿。有过敏素质的个体暴露于变应原引起获得性血管性水肿。临床表现为反复发作的局限性肿胀，影响面部、四肢等皮下组织，腹腔脏器以及严重时导致上呼吸道水肿或窒息。获得性血管性水肿的治疗原则与荨麻疹相同。急性严重发作的遗传性血管性水肿患者，可使用 C1INH 浓缩制剂、激肽释放酶抑制剂、缓激肽 β_2 受体拮抗剂等。C1INH 酶替代物和抗激肽释放酶单克隆抗体可用于长期预防。

一、病因和发病机制

（一）获得性血管性水肿

常发生在有过敏素质的个体，药物（如卡托普利等血管紧张素转换酶抑制剂类药物）、食物、粉尘、吸入物及日光、冷热等物理因素为最常见的诱因。

（二）遗传性血管性水肿

常染色体显性遗传，由于 C1INH 的减低、缺乏或无活性，导致 C1 异常活化并从 C2 分解出激肽，后者可使血管通透性升高，引起组织水肿。这个过程常伴有补体系统的活化，导致补体 C2、补体 C4 的消耗，其血中浓度下降。

二、临床表现

（一）获得性血管性水肿

常见于皮肤比较松弛的部位如眼睑、口唇及外阴，亦可见于非松弛部位的皮肤如手足肢端。皮损为局限性肿胀，边界不清，呈肤色或淡红色，表面光亮，触之有弹性感，多为单发，偶见多发。痒感不明显，偶有肿胀不适。一般持续数小时至数天，消退后不留痕迹，但也可在同一部位反复发作。常并发荨麻疹，如伴发喉头水肿可造成呼吸困难，甚至窒息死亡；消化道受累时可有腹痛、腹泻等表现。

（二）遗传性血管性水肿

多数患者在儿童或少年期开始发作，往往反复发作至中年甚至终生，但中年后发作的频率与严重程度会减轻，外伤或感染可诱发本病。主要发生在以下 3 个部位。

1. 皮下组织 常累及面部、手部、上肢、下肢、生殖器，皮损为局限性、非凹陷性皮下水肿，常为单发，自觉不痒，需 1～5 天消退。

2. 腹盆腔脏器 如胃、肠道、膀胱，发病时表现类似急腹症，一般 12～24 小时消失。

3. 上呼吸道 发病可致喉头水肿。遗传性血管性水肿可分为 3 型，Ⅰ型为遗传性 C1INH 缺乏相关血管性水肿，最常见（85%），其特征是 C1INH 的形成不足；Ⅱ型存在于 15% 的病例中，C1INH 可正常或升高，但功能失调；Ⅲ型为原因不明的遗传性血管性水肿。

三、诊断和鉴别诊断

（一）诊断依据

本病根据典型临床表现一般诊断不难；若患者发病年龄较早且家族中有近半数成员发病，则应考虑为遗传性血管性水肿，发病期间 C2 和 C4 水平显著降低、血清 C1INH 水平降低有助于诊断。

（二）鉴别诊断

需与接触性皮炎、肿胀型红斑狼疮、蜂窝织炎等容易出现皮肤肿胀的疾病相鉴别。

四、治疗

获得性血管性水肿的治疗原则与荨麻疹相同。遗传性血管性水肿的治疗比较困难，通常对糖皮质激素治疗无效。部分患者对桂利嗪治疗有效，肾上腺素是唯一在发作期暂时有效的药物。长期使用氨基己酸等抗纤溶酶药物及雄性激素类药物可使症状缓解和预防发病。急性严重发作患者，可使用 C1INH 浓缩制剂、皮下注射激肽释放酶抑制剂（ecallantide）、缓激肽 β_2 受体拮抗剂（icatibant）。静脉内或皮下注射 C1INH 酶替代物和抗激肽释放酶单克隆抗体（lanadelumab）可用于长期预防。新鲜冷冻血浆主要用于患者择期外科手术（尤其头颈部）前的术前准备，以预防急性水肿的发生。

第六节　药疹
Drug Eruption

Abstract

Inflammatory cutaneous adverse drug reactions, commonly referred to as drug eruptions or dermatitis medicamentosa, occur when drugs enter the bodies of susceptible individuals through various routes. These reactions manifest as lesions on the skin and mucous membranes. The pathogenesis of severe drug eruptions involves genetic linkage with HLA- and non-HLA-genes, drug-specific T cell-mediated cytotoxicity, T cell receptor restriction, and cytotoxicity mechanisms. There are many forms of drug eruptions, including fixed type, urticarial type, morbilliform type, erythema multiforme type, etc. In some cases, these eruptions can lead to systemic symptoms and cause severe cutaneous adverse drug reactions (SCARs), including Stevens-Johnson syndrome (SJS), toxic epidermal necrolysis (TEN), drug-induced exfoliative dermatitis, and drug hypersensitivity syndrome (DHS). It is crucial to promptly identify and discontinue the potentially causative drugs and provide specific supportive treatment for acute management. The most commonly employed treatments for SCARs include topical and/or systemic corticosteroids and immunosuppressants, such as cyclosporine A and immunoglobulins. Furthermore, new biological agents such as tumor necrosis factor antagonists, Mepolizumab, and Omalizumab, as well as plasma exchange are reasonable strategies to reduce mortality.

引言

药疹（drug eruption）亦称药物性皮炎，是药物通过口服、注射、吸入等各种途径进入易感人群后引起的皮肤、黏膜炎症性皮损，严重者可累及机体的其他系统。药疹形态多种多样，包括固定型、麻疹型、荨麻疹型、多形红斑型、中毒性表皮坏死松解症、剥脱性皮炎型等。已知的引起皮肤反应的药物包括抗生素、解热镇痛药、镇静催眠药和抗癫痫药等。针对药疹的治疗包括支持性治疗、局部和/或全身性糖皮质激素，以及免疫抑制剂，但首要处理仍是识别和停用致敏药物。

一、病因和发病机制

（一）病因

1．个体因素　不同个体对不同药物反应的敏感性差异较大，同一个体在不同时期对药物的敏感性也不尽相同，其原因包括遗传因素（过敏体质）、某些酶的缺陷、机体病理或生理状态的影响等。

2．药物因素　理论上任何药物都有可能导致药疹，但不同种类药物致病的危险性不同。临床上易引起药疹的药物主要有以下几类。

（1）抗生素：青霉素和氨苄西林等。

（2）解热镇痛药：安乃近、阿司匹林等。

（3）镇静催眠药及抗癫痫药：氯丙嗪、苯巴比妥、卡马西平等。

（4）中草药。

（5）其他：抗痛风药（别嘌呤醇）、抗甲状腺功能药、吩噻嗪类药、异种血清制剂、疫苗和生物制剂等新型药物。

（二）发病机制

药疹的发病机制复杂，其发病机制分为免疫性或非免疫性两种，免疫性反应包括全部Ⅰ型、Ⅱ型、Ⅲ型、Ⅳ型变态反应。

1．变态反应 多数药疹属于此类反应。药物激发变态反应的能力取决于多种因素，包括药物的分子特性、药物代谢的个体差异、遗传背景及接受药物时个体的状况等。

引起变态反应性药疹的药物：属于半抗原的小分子量化学品、蛋白制品或者低分子量化学品、血清、疫苗及生物制品等。

各型变态反应均可参与药疹的发生，表现为不同的临床特征。如Ⅰ型变态反应：荨麻疹型药疹、血管神经性水肿及过敏性休克等；Ⅱ型变态反应：血小板减少性紫癜型药疹、药物性溶血性贫血及粒细胞减少等；Ⅲ型变态反应：血管炎型药疹、血清病样综合征等；Ⅳ型变态反应：剥脱性皮炎型药疹、麻疹型及湿疹型药疹等。

药疹的变态反应机制非常复杂，特定药物所致的药疹既可以是以某一型变态反应为主，也可同时有两种或两种以上的变态反应参与，其具体机制尚未完全阐明。

以下是变态反应性药疹的特点。

（1）只发生于少数过敏体质者。

（2）有潜伏期，首次用药一般需 4～20 天出现临床表现，再次用药，数分钟至 24 小时内即可发病。

（3）病情的轻重与药物的药理及毒理作用、剂量无相关性。

（4）机体高敏状态下可发生药物的交叉过敏或多价过敏现象。

（5）临床表现复杂，皮损形态各异，同种药物致敏同一患者在不同时期可发生不同类型药疹。

（6）病程有一定的自限性，停止使用致敏药物后病情较轻者可好转。

（7）抗过敏药和糖皮质激素治疗有效。

2．非变态反应 此类药疹较少见。其可能的发病机制有药理作用（如烟酸可引起血管扩张、面部潮红，抗凝药可引起紫癜，阿司匹林可诱导肥大细胞脱颗粒释放组胺引起荨麻疹，非甾体抗炎药可通过抑制环氧化酶使白三烯水平升高而引起药疹等）、过量反应（如甲氨蝶呤治疗剂量与中毒剂量非常接近，常可引起口腔溃疡、出血性皮损及白细胞减少等）、蓄积作用（如碘化物、溴化物长期使用可引起痤疮样皮损，砷剂可引起色素沉着等）、某些个体代谢酶缺陷或抑制等。

二、临床表现

药疹的临床表现复杂，不同药物可引起同种类型药疹，而同一种药物对不同患者或同一患者在不同时期也可引起不同的临床类型。根据皮肤损害和全身反应严重程度不同，药疹常见以下类型。

1．麻疹型或猩红热型药疹（morbilliform drug eruption or scarlatiniform drug eruption） 又称为发疹型药疹，是药疹中最常见的类型，约占所有药疹的 90%。常见于应用青霉素（尤其是半合成青霉素）、磺胺类、解热镇痛类、巴比妥类的患者。皮损多在首次用药 1 周内出现，发病突然，可伴发热等，但与麻疹及猩红热相比症状轻微。麻疹型药疹表现类似麻疹，皮损为针尖至粟粒大小的红色斑丘疹，密集对称分布，可泛发全身，以躯干为多，严重者可伴发瘀点，瘙痒明显。猩红热型药疹皮损呈弥漫性鲜红斑，或呈米粒至豆大红色斑疹或斑丘疹，密集对称分布，常从面颈部向躯干四肢分布，1～4 天内遍布全身，尤以皱褶部位或四肢屈侧更为明显，皮损可密集、融合，形态酷似猩红热皮损，但瘙痒明显（图 7-22）。两种类型的皮损可先后或同时发生。患者一般情况良好，半数以上患者病程 1～2 周，皮损消退后可伴糠状脱屑，需及时治疗，避免向重型药疹发展。

2．固定型药疹（fixed drug eruption） 常由磺胺类、解热镇痛类或巴比妥类药物引起，首次用药，在用药 1～2 周后常出现皮损，再次用相同药物时，24 小时内皮损常在同一部位复发。因每次皮损常在同一部位出现，故命名为固定型药疹。皮损可发生于全身任何部位，为一片至数片圆形或椭圆形水肿性紫红斑，边界清楚，重时中央可起水疱，愈后留有明显色素沉着斑（图 7-23）。以口腔和生殖器皮肤黏膜交界处好发，约占 80%，亦可累及躯干四肢。典型皮损为局限性圆形或类圆形边界清楚的水肿性暗紫红色或鲜红色斑疹、斑片，直径 0.2 厘米到数厘米不等，常为 1 个，也可数个，亦有广布全身者，重者红斑上可出现水疱或大疱，黏膜皱褶处易糜烂渗出。皮损痒或痛，一般无全身症状。皮损消退时间常为 1～10 天，局部可遗留色素沉着，但会阴部发生糜烂、溃疡者常使病程延长。

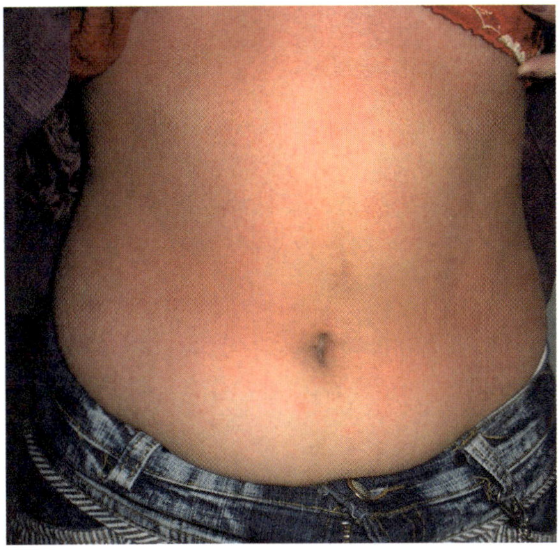

图 7-22　猩红热型药疹

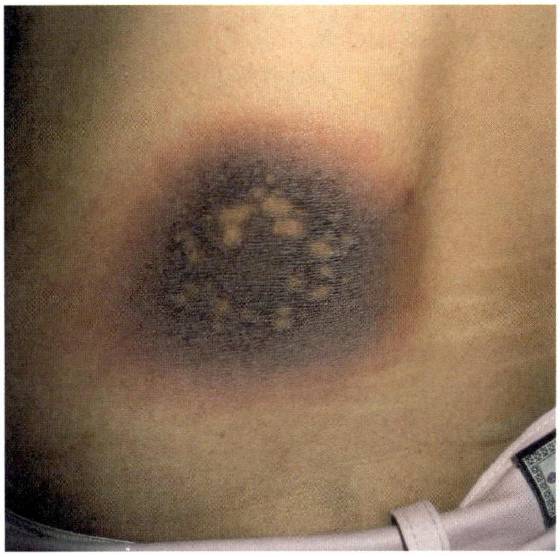

图 7-23　固定型药疹

3．荨麻疹型药疹（urticarial drug eruption） 较常见，约占所有药疹的 5%。可由变态反应机制及非变态反应机制引起，其中以血清制品、呋喃唑酮、青霉素等 β- 内酰胺类抗生素和阿司匹林等非甾体抗炎药引起最为常见。临床表现与急性荨麻疹相似，风团可泛发全身，潮红水肿，消退缓慢，瘙痒或轻痛，也可出现血清病样症状如发热、关节疼痛、淋巴结肿大甚至蛋白尿等，有时出现血管性水肿，甚至喉头水肿，呼吸困难，严重者可出现过敏性休克。若长期接触微量变应原（如医务人员对青霉素过敏，制药厂工人对某些药物过敏），可表现为慢性荨麻疹。

4．急性泛发性发疹性脓疱病（acute generalized exanthematous pustulosis，AGEP） 目前认为 90% 的 AGEP 是由药物引起，是一种急性发热性药疹，特点是泛发性无菌性小脓疱、水肿性红斑。皮损从面部、皱褶部开始，几小时内很快波及周身（图 7-24）。需与脓疱型银屑病鉴别。AGEP 有时会出现瘀点、瘀斑、非典型靶形红斑和水疱。

5．湿疹型药疹（eczematous drug eruption） 皮损为局限性或泛发全身的红斑、丘疹、丘疱疹、水疱等，有时继发为糜烂、渗出，迁延成慢性湿疹。

6．紫癜型药疹（purpuric drug eruption） 常见药物有抗生素、巴比妥类、利尿药等，本型药疹可通过Ⅱ型或Ⅲ型变态反应介导。双下肢好发，两侧对称（图 7-25），严重者可累及躯干和四肢。轻者表现为针尖至豆大的可触性瘀点、瘀斑，散在或密集分布，也可伴风团或血疱，病情严重者可伴关节肿痛、腹痛、血尿、便血等表现。

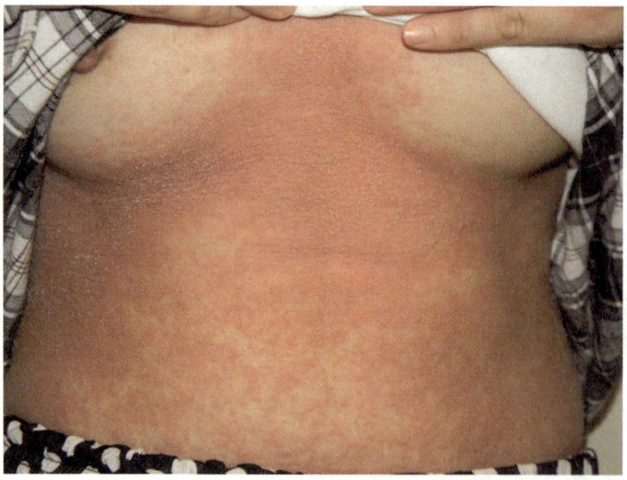

图 7-24　急性泛发性发疹性脓疱病（AGEP）

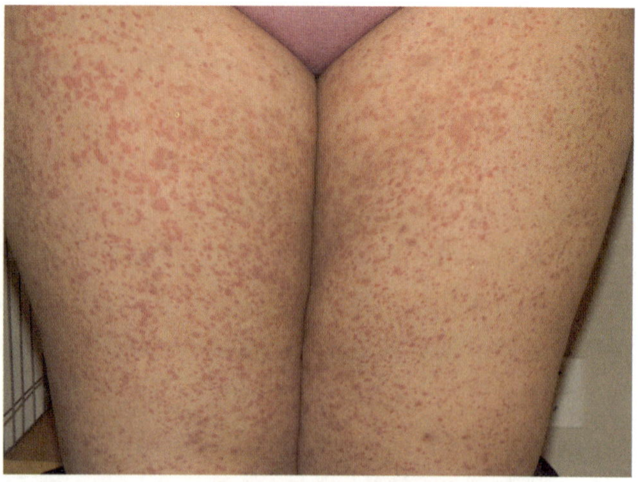

图 7-25　紫癜型药疹

7．痤疮型药疹（acneiform drug eruption）　多由长期应用某些药物，如糖皮质激素、避孕药、碘剂、溴剂等引起。表现为毛囊性丘疹、丘脓疱疹等痤疮样皮损，多见于面部及胸背部，病程进展缓慢，停药后可迁延数个月始愈，一般无全身症状。

8．光感性药疹（photosensitive drug eruption）　多因使用光感性药物后经日光或紫外线照射而发病。如氯丙嗪（冬眠灵）、磺胺类、四环素类、灰黄霉素、补骨脂、喹诺酮类、吩噻嗪类及避孕药等。光感性药疹可分为两类。

（1）光毒反应性药疹：多发生于曝光后 7 ~ 8 个小时，仅在曝光部位出现与晒斑相似的皮损。

（2）光变态反应性药疹：表现为曝光部位出现湿疹样皮损，非曝光部位也受累。

9．多形红斑型药疹（erythema multiforme drug eruption）　多由磺胺类、解热镇痛类及巴比妥类等引起。根据病情分为轻型和重型，临床表现与多形红斑基本相同（图 7-26）。重症多形红斑型药疹称为史 - 约（Stevens-Johnson）综合征（图 7-27），发病急骤，周身症状严重，泛发的水肿性红斑、瘀斑迅速扩大并融合，出现水疱、大疱甚至血疱，尼氏征阳性。口腔、眼、外阴和肛周黏膜红肿糜烂破溃。如救治不及时，Stevens-Johnson 综合征可进展为中毒性表皮坏死松解症。

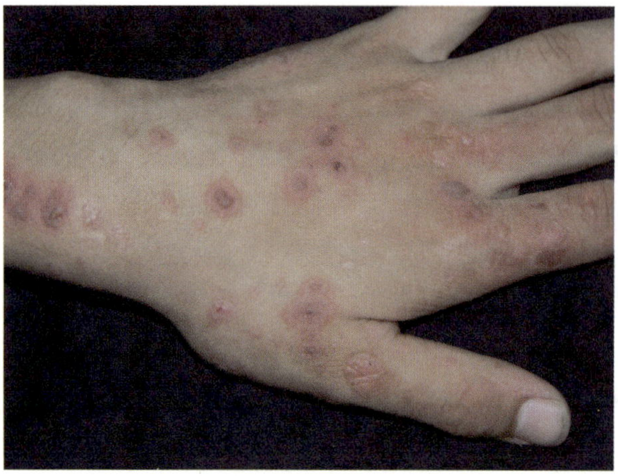

图 7-26　多形红斑型药疹

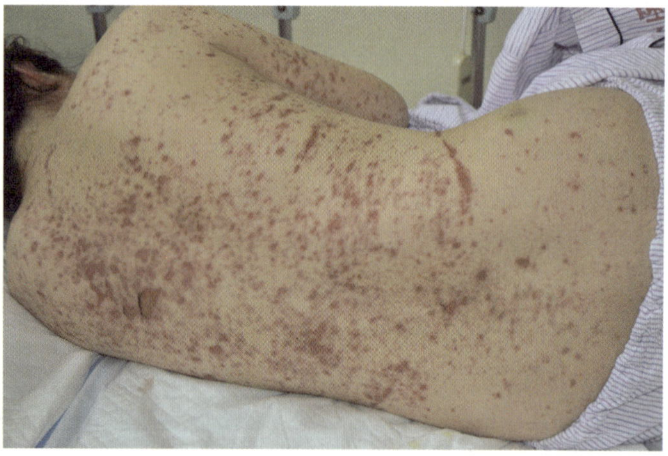

图 7-27　Stevens-Johnson 综合征

10．中毒性表皮坏死松解症（toxic epidermal necrolysis，TEN） 也称为大疱性表皮松解型药疹（drug-induced bullosa epidermolysis），是药疹中最严重的类型之一，常由磺胺类、解热镇痛类（保泰松等）、抗生素（四环素等）、巴比妥类、卡马西平、别嘌醇、抗结核药等引起。特点是起病急骤，皮损始于面、颈、胸部，部分患者发病初可似多形红斑型、麻疹型或猩红热型药疹，但皮损迅速发展为弥漫性紫红或暗红及灰黑色斑片，并迅速波及全身，在红斑处出现大小不等的松弛性水疱和表皮松解，尼氏征阳性，大片糜烂，大量渗出，如烫伤样外观（图 7-28）。皮损触痛明显。口腔、眼、呼吸道、胃肠道黏膜均可累及，可伴有严重内脏损害，出现高热、恶心、腹泻、谵妄、昏迷等全身症状，如抢救不及时常因继发感染、肝肾衰竭、肺炎、电解质紊乱、毒血症、内脏出血等而死亡。

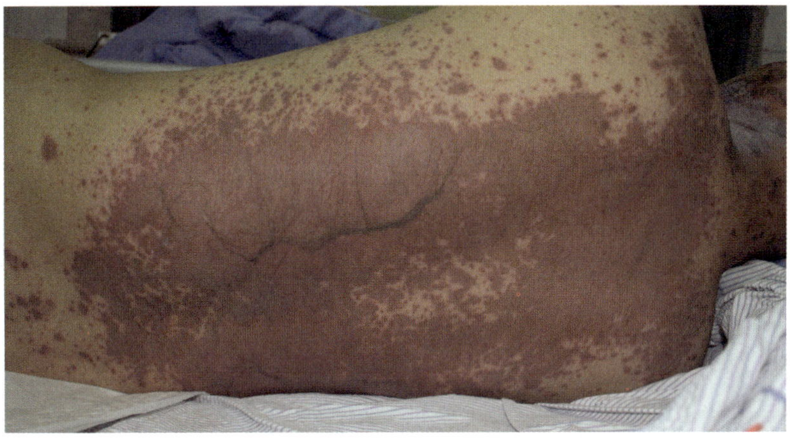

图 7-28　中毒性表皮坏死松解症（TEN）

11．剥脱性皮炎型或红皮病型药疹（drug-induced exfoliative dermatitis） 常由磺胺类、巴比妥类、抗癫痫药、解热镇痛类、抗生素等引起，多为长期用药后发生。本型药疹如系初次用药，潜伏期多在 20 天以上，发病前先有全身不适、发热等前驱症状。常在其他药疹的基础上继续用药或治疗不当所致，皮损逐渐加重并融合成周身弥漫潮红、肿胀，以面部及手足为重（图 7-29），可伴有水疱、糜烂和渗出、结痂、异味等，经 2～3 周后皮肤红肿逐渐消退，皮损处大量鳞片状或落叶状脱屑，掌跖部呈手套或袜套状剥脱，发、甲脱落（病愈后可再生）。口腔黏膜充血、水肿、进食困难、眼结膜充血、畏光等。病程可长达月余，属重型药疹。常有寒战、发热、恶心、呕吐、浅表淋巴结肿大、蛋白尿、肝大、黄疸等，严重时可伴有支气管肺炎、肾衰竭、粒细胞缺乏等。本型药疹病程较长，如不及时治疗，严重者常因全身衰竭或继发感染而导致死亡。

12．药物超敏反应综合征（drug hypersensitivity syndrome，DHS） 亦称伴嗜酸性粒细胞增多和系统症状的药疹（drug eruption with eosinophilia and systemic symptoms，DRESS）。常于首次用药后 2～6 周内发生，再次用药可在 1 天内发病，多见于环氧化物水解酶缺陷的个体。部分患者与病毒感染有关，如人疱疹病毒 6 型（HHV-6）再激活。诱发药物主要是抗癫痫药和磺胺类药物，也可由别嘌醇、硫唑嘌呤、甲硝唑、特比萘芬、米诺环素、钙通道抑制剂及雷尼替丁等引起。初发表现为高热，皮损为很快波及周身的红斑、丘疹或麻疹样皮损，可发展为剥脱性皮炎样皮损或红皮病，可有多形红斑样靶形损害、肿胀性红斑、水疱，也可出现无菌性脓疱及紫癜，面部水肿具有特征性（图 7-30）。肝功能异常：可发生急性重型肝炎及肝衰竭而致死。血液系统异常：嗜酸性粒细胞增多、异型淋巴细胞增多，也可见白细胞减少、中性粒细胞减少、Coombs 试验阴性、溶血性贫血及再生障碍性贫血、低丙种球蛋白血症、不同程度淋巴瘤样变化（良性淋巴组织增生），各脏器均可受累。

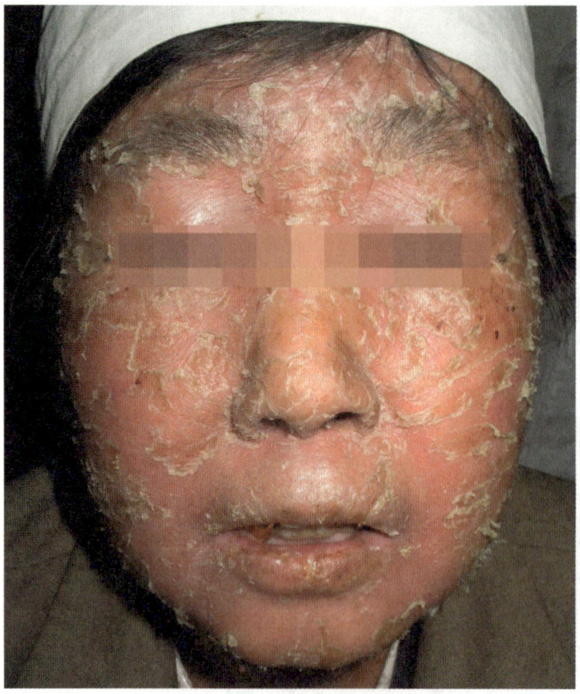

图 7-29　剥脱性皮炎型药疹

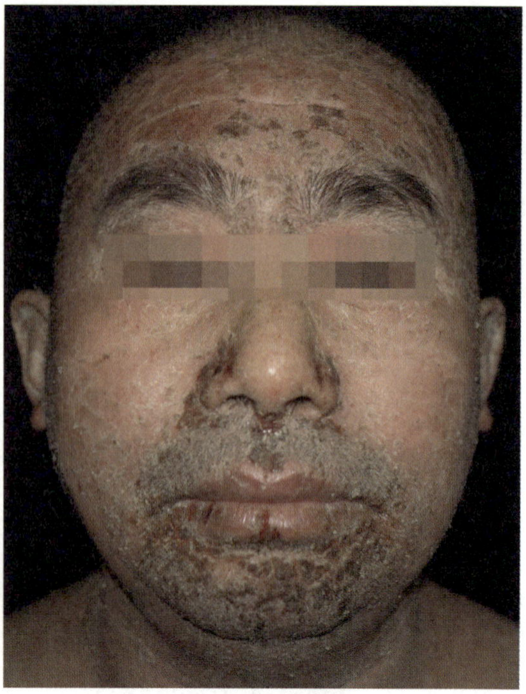

图 7-30　药物超敏反应综合征

临床上将病情较为严重、死亡率较高的 Stevens-Johnson 综合征、TEN、剥脱性皮炎型药疹及药物超敏反应综合征归为重型药疹。

三、辅助检查

致敏药物的检测可分体内和体外试验两类。

（一）体内试验

1．皮肤试验　常用的特异性检查包括皮内试验、划痕试验、点刺试验和斑贴试验等。以皮内试验较常用，准确度较高，适用于预测皮肤速发型超敏反应，如临床上预测青霉素和普鲁卡因等过敏反应，但阴性不能绝对排除发生反应的可能，有高度药物过敏史者禁用。为预防皮肤试验诱发严重全身反应（过敏性休克），应在测试前准备好肾上腺素、氧气等抢救措施。对药物引起的接触性皮炎和湿疹型药疹，斑贴试验较有意义，且较为安全。

2．药物激发试验　药疹消退一段时间后，内服试验剂量（一般为治疗量的 1/8 ~ 1/4 或更小量），以探查可疑致敏药物。此试验有一定危险性，仅适用于口服药物所致的较轻型药疹，同时疾病本身又要求必须使用该药治疗时（如抗结核药、抗癫痫药等），禁止应用于速发型超敏反应型药疹和重型药疹患者。

（二）体外试验

安全性高，可选择嗜碱性粒细胞脱颗粒试验、放射变应原吸附试验、组胺游离试验、淋巴细胞转化试验、巨噬细胞游走抑制试验、药物诱导淋巴细胞刺激试验、琼脂弥散试验等。但这些试验结果尚不稳定，结果常常与临床用药不完全一致，临床上未广泛使用。

（三）组织病理学检查

各型药疹的组织病理学检查根据皮损不同而表现各异，可模拟不同疾病的表现，但许多情况下表皮内可见坏死的角质形成细胞，真皮内可见嗜酸性粒细胞，可作为诊断的线索。

四、诊断和鉴别诊断

（一）诊断依据

本病根据明确的服药史、潜伏期及各型药疹的典型临床皮损、自觉症状进行诊断，同时需排除具有类似皮损的其他皮肤病及发疹性传染性疾病。一般来说，药疹皮损较类似的皮肤病的颜色更为鲜艳，瘙痒更为明显，且停用致敏药物后逐渐好转。如患者服用两种以上的药物，准确判断致敏药物将更为困难，应根据患者过去的服药史、药疹史及此次用药与发病的关系等信息加以综合分析。

（二）鉴别诊断

药疹临床表现较复杂，鉴别诊断困难。

1．发疹性传染病（如猩红热、麻疹）与发疹型药疹 前者发病前无服药史而有传染病接触史，皮疹颜色较暗，无明显瘙痒感，全身症状较重，有传染病特有的病程和症状体征，如麻疹的 Koplik 斑与卡他症状、猩红热的草莓舌和口周苍白圈等。

2．药疹与常见皮肤病 如荨麻疹、多形红斑、玫瑰糠疹、过敏性紫癜等。后者发病前无服药史，有原发皮肤病特有的病程，不像药疹停药后较快好转或消退。皮疹的分布不如药疹广泛、对称，颜色不如药疹鲜艳。

3．生殖器疱疹、硬下疳与固定型药疹 发病前无服药史，有不洁性交史，有本病特有的潜伏期，实验室检查有一定的帮助。

4．中毒性表皮坏死松解型药疹与自身免疫性大疱病 后者起病较慢，逐渐加重。组织病理、直接与间接免疫荧光检查有助于鉴别诊断。

五、治疗

药疹的处理首先应停用致敏药物，包括可疑致敏药物，慎用结构相近似的药物，避免交叉过敏或多价过敏。多饮水或静脉输液加速药物的排出，尽快消除药物反应，防止和及时治疗并发症。具体治疗方法如下。

（一）轻型药疹

停用致敏药物后，可给予抗组胺药物、维生素 C 及钙剂等，必要时给予中小剂量泼尼松 20 ~ 40mg/d，皮损好转后可逐渐减量。局部若以红斑、丘疹为主者，可外用炉甘石洗剂或糖皮质激素霜剂，以糜烂渗出为主者可间歇湿敷，外用氧化锌油。

（二）重型药疹

1．及早、足量使用糖皮质激素 根据病情选择剂量，可选用地塞米松、甲泼尼龙等静脉注射，糖皮质激素若足量，病情应在 3 ~ 5 天内控制，如控制不满意，应酌情加大剂量，以及时控制病情，待病情好转、无新发皮损、体温下降后逐渐减量。用药过程中严密注意可能出现的激素副作用。

2．防治继发感染 是关键措施之一。医护人员在治疗和护理过程中要保护好创面，无菌操作以减少感染机会。如有感染存在，选用抗生素时避免使用易过敏药物。在细菌学检查结果报告之前，宜选用广谱、不易致敏的抗生素；在细菌学检查结果报告后，结合菌种及药敏试验结果选用抗生素。如抗生素治疗效果不佳时，应注意耐药菌及是否并发其他感染（如真菌感染），并按具体情况及时调整治疗方案。

3．加强支持疗法 由于高热、进食困难、创面大量渗出或皮肤大片剥脱等常导致低蛋白血症、水电解质紊乱，应及时加以纠正，同时注意维持血容量，必要时可输入新鲜血液、血浆或蛋白以维持胶体渗透压，也可有效减少渗出；对内脏受累者也应做相应处理（如伴有肝损害时，应加强保肝治疗）。应酌情给予能量合剂。

4．加强护理及外用药物治疗 应给予高蛋白、高碳水化合物饮食，保温，通风、隔离、定期消毒。对皮损面积广、糜烂渗出重者局部可适当湿敷、暴露干燥创面、表皮生长因子、抗生素软膏等交替治疗；累及眼结膜者需定期冲洗以减少感染及防止球睑结膜粘连，并使用抗生素眼药膏保护；口腔黏膜损害要注意口腔清洁、镇痛、防止念珠菌感染；外阴及肛周红肿糜烂处保持清洁干燥；身体受压部位防止压疮发生。

5．静脉注射人血丙种免疫球蛋白 可以中和致敏抗体，连用 3～5 天。

6．血浆置换 可清除致敏药物及其代谢毒性产物及炎症介质。

7．免疫抑制剂治疗 最近研究表明，环孢素可以作为药疹的一种有效治疗方法。使用环孢素治疗（5～14 天，每天 3～5mg/kg），可以改善红斑和水疱症状，降低死亡率。然而，环孢素的治疗效果可能需要一个多月的时间。重症药疹进展快，需及时发现和早期治疗。环孢素可能加重患者肝肾损害，急性期避免单独使用环孢素。

8．生物制剂 依那西普、英夫利西单抗、美泊利珠单抗、奥马珠单抗等新型生物制剂已经有成功用于重症药疹的报道，但其剂量和适应证有待进一步研究。

第七节 嗜酸性粒细胞增多性皮炎
Hypereosinophilic Dermatitis

Abstract

Hypereosinophilic dermatitis (HED) represents the milder or benign end of the hypereosinophilic syndrome (HES) spectrum, which is a relatively rare condition in clinical practice and is more likely to occur in the elderly population. HED is characterized by recurrent pleomorphic rashes that spread throughout the body and cause significant itching. The diagnosis of HED is established based on the presence of specific skin lesions, laboratory examinations, and histopathological examination. Treatment for HED typically involves the use of topical medications, systemic glucocorticoids, and immunosuppressive agents, although a complete cure remains challenging. In certain subtypes of HED, potential efficacy has been observed with the use of Imatinib and biological agents.

引言

嗜酸性粒细胞增多性皮炎（hypereosinophilic dermatitis，HED）是嗜酸性粒细胞增生综合征（hypereosinophilic syndrome，HES）的轻型或此疾病谱的良性端。本病是一种特发性嗜酸性粒细胞增多引起的皮肤病，临床上较为少见。本病好发于中老年人，临床表现为多形性皮疹，如红斑、丘疹、结节、斑块、风团等，常泛发全身，瘙痒明显，反复发作。根据皮损特点、实验室检查及皮肤组织病理检查可诊断 HED。本病治疗较为困难，治疗方案主要包括局部外用药、系统应用糖皮质激素和免疫抑制剂治疗，对于疾病的特殊亚型可考虑使用伊马替尼及生物制剂治疗。

一、病因和发病机制

HED 的病因目前尚不清楚。其发病机制主要为骨髓中嗜酸性粒细胞增多并释放入血，移行进入皮肤组织，释放多种毒性介质，发挥促炎症作用，从而导致皮肤炎症，表现为 HED 各种皮损改变。

部分患者可以检测到 *FIP1L1-PDGFRα* 融合基因阳性，其最终合成的蛋白质产物为一种活化的酪氨酸激酶，能在体内外促使造血干细胞转化为嗜酸性粒细胞，并能活化嗜酸性粒细胞、延长成熟嗜酸性粒细胞生存期，最终导致嗜酸性粒细胞增多性综合征。另一部分患者具有异常的克隆性淋巴细胞增殖，通常具有独特的表型，如 $CD3^+CD4^-CD8^-$ 或 $CD3^-CD4^+$，这些 T 细胞活化后分泌 Th2 细胞因子（IL-5、IL-4 和 IL-13），其中 IL-5 是最具嗜酸性粒细胞特异性的细胞因子，可促进嗜酸性粒细胞的增殖、趋化和活化作用并最终导致皮损发生。

二、临床表现

该病好发于中老年男性，皮疹呈现多形性，原发皮损可为红斑、丘疹、斑块、结节、丘疱疹、水疱、风团及血管性水肿，也可出现糜烂、渗出甚至溃疡；继发性皮损可表现为苔藓化、鳞屑、抓痕及结痂（图 7-31）。部分患者呈红皮病样改变。皮疹常泛发全身，簇集成片，伴明显瘙痒。常呈慢性反复发作，病程长，多在 6 个月以上，甚至达数十年。进食辛辣食物、日晒和遇热可加重。HED 仅累及皮肤，无器官或系统受累，预后较好。

实验室检查可见外周血嗜酸性粒细胞增多，治疗前通常外周血嗜酸性粒细胞绝对数 $>1.5\times10^9/L$。骨髓穿刺细胞学检查显示骨髓有核细胞增生活跃，以成熟嗜酸性粒细胞为主（10%～45%），无异形细胞。皮肤组织病理检查呈非特异性，主要组织学改变为真皮浅中层血管周围明显的嗜酸性粒细胞和淋巴细胞浸润。

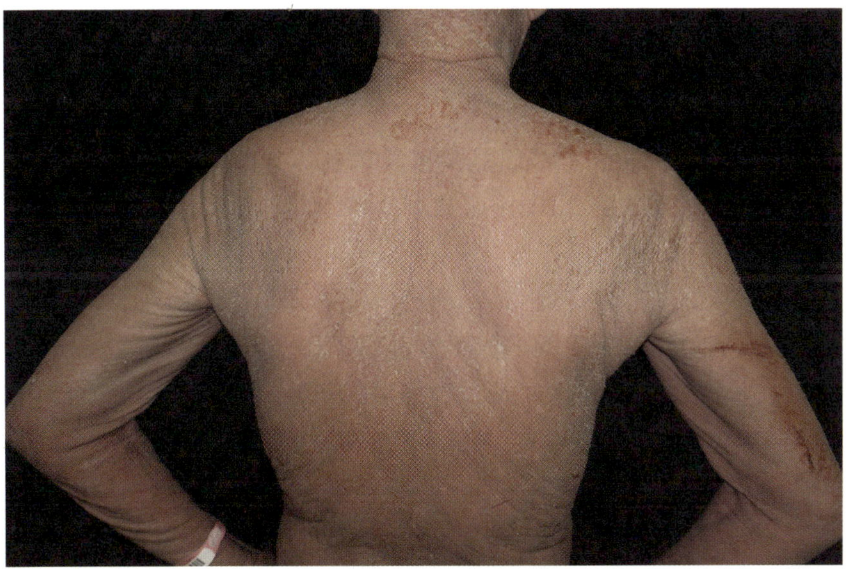

图 7-31　嗜酸性粒细胞增多性皮炎

三、诊断

目前 HED 的诊断缺乏统一的标准。

（一）1975 年，Chusid 等首先提出了 HES 的诊断标准。

1. 外周血嗜酸性粒细胞增多，绝对计数 $>1.5\times10^9/L$，持续 6 个月以上。
2. 骨髓中嗜酸性粒细胞增多。
3. 除了皮肤损害外，同时有心、肺、神经系统、肝、肾等脏器受累的证据。

4．排除嗜酸性粒细胞增多的其他疾病，如寄生虫病、过敏性疾病、肿瘤等。

（二）1981 年，Nir 等首先提出了 HED 的诊断。

认为 HED 是 HES 的特殊类型，临床以多形性、瘙痒性、泛发性皮疹，外周血嗜酸性粒细胞增多及真皮血管周围嗜酸性粒细胞浸润为特征，而不伴发其他内脏损害。

（三）1994 年，我国屠文震等通过分析 45 例患者临床资料，认为 HED 皮损具有特征性，是诊断的主要依据，并提出如下诊断要点。

1．典型的鲜红至橙红色、圆顶、有光泽的丘疹，成批发生，集簇成群，经 2 周左右自行消退。

2．外周血嗜酸性粒细胞增多，绝对计数$>0.5\times10^9/L$，且随皮损的发作、消退而升降。

3．组织病理示真皮浅中层血管周围慢性炎症细胞浸润，以淋巴细胞、嗜酸性粒细胞为主。

三条中以典型皮损最重要。

目前国内外应用最多的 HED 诊断标准仍然以 Chusid 的 HES 标准为主，但只有皮肤损害而没有明显的内脏损害。对于外周血嗜酸性粒细胞升高而$<1.5\times10^9/L$或者$>1.5\times10^9/L$而持续不足 6 个月，但是符合 HED 其他诊断标准的患者，应考虑给予“可疑 HED”的诊断。经过一般治疗、全面检查和密切随访排除其他引起嗜酸性粒细胞增多的原因后，可诊断为 HED。

本病应注意与其他引起嗜酸性粒细胞增多的疾病相鉴别。嗜酸性粒细胞增多的其他原因包括蚊虫叮咬、寄生虫感染、荨麻疹、药物反应、湿疹及类天疱疮等。

四、治疗

HED 治疗的总体原则为降低外周血嗜酸性粒细胞数量，消除患者皮损和瘙痒症状。血液中嗜酸性粒细胞计数下降可作为治疗有效的观察指标之一。常规局部外用药及口服抗组胺药一般难以控制病情，目前的治疗方法主要包括糖皮质激素、细胞毒药物、干扰素及甲磺酸伊马替尼、生物制剂、自体 / 同种异体造血干细胞移植、骨髓移植等。

1．糖皮质激素 系统应用糖皮质激素是 HES 患者的一线治疗。起始剂量一般为 0.5 ~ 1mg/（kg·d），常可在 3 日内迅速降低外周血嗜酸粒细胞计数，皮损在 1 ~ 2 周内明显缓解，3 ~ 4 周多可完全消退。病情稳定后应逐渐减量，一般 2 ~ 3 周后药量减少原来用量的 20% ~ 30%，许多患者需要小剂量（10 ~ 15mg/d）糖皮质激素维持用药。当患者对糖皮质激素疗效不佳或减量困难时，应考虑其他治疗。

2．细胞毒药物 糖皮质激素疗效不佳、减量困难，或难以耐受其不良反应时，可改用或增加细胞毒药物。常应用的细胞毒药物包括羟基脲、环磷酰胺、甲氨蝶呤及环孢素等。最常见的不良反应是骨髓抑制（如白血病、贫血和血小板减少），治疗时应密切监测。

3．α-干扰素（IFN-α） 国内外有研究表明 IFN-α 肌内注射（100 ~ 200）万 U，2 次 / 周，有较好的疗效，多需 5 周以上治疗，停药后复发情况报道不一。IFN-α 在体外可以增加 $CD3^-CD4^+T$ 等异常细胞的存活时间并且可以抑制其凋亡，因此，不能使用 IFN-α 单一治疗，应联合糖皮质激素或细胞毒药物使用。

4．甲磺酸伊马替尼 甲磺酸伊马替尼对 *FIP1L1-PDGFRα* 融合基因阳性患者有效率可达 100%，对阴性患者也部分有效。初始剂量为 400mg/d，随着临床或分子生物学的缓解，逐渐减少剂量。通常在 1 周后嗜酸性粒细胞计数即可降至正常。伊马替尼的常见不良反应包括胃肠道反应、肝功能异常、骨髓抑制、水肿和皮疹等，偶见心功能不全。甲磺酸伊马替尼为靶向治疗药物，价格较昂贵，因此，临床应用需严格掌握适应证，不推荐作为常规或首选用药。

5．生物制剂 部分 HED 患者具有异常的克隆性淋巴细胞增殖，通常具有独特的表型，如 $CD3^+CD4^-CD8^-$ 或 $CD3^-CD4^+$，这些 T 细胞活化后分泌 Th2 细胞因子（IL-5、IL-4 和 IL-13），尤其是 IL-5 对嗜酸性粒细胞的增殖、活化和趋化起重要作用。因此，针对这些靶点的生物制剂可以有效治疗 HED。近年来主要使用的药物为 IL-5 单克隆抗体，如美泊利珠单抗（Mepolizumab）、瑞利珠珠单抗（Reslizumab）和贝那利珠单抗（Benralizumab），可以有效降低外周血嗜酸性粒细胞数量，减少嗜酸性粒细胞在组织和器官的浸润，从而迅速缓解患者的临床症状。具有作用迅速、不良反应少等优点，但目前价格昂贵，在长期疗效及安全性方面的评估还需长期观测。

第八节　抗组胺药物的新进展
Recent Progress of Antihistamine Drugs

Abstract

Antihistamine drugs can be traditionally classified into two groups, those target the H_1 receptor, and those target the H_2 receptor. The first group is further divided into two generations. The first generation comprises medications such as phenergan, cyproheptadine, and chlorphenamine maleate. The second generation includes loratadine, cetirizine, and others. Generally, the first generation medications are associated with more side effects compared to the second generation medications. These side effects may include headache, lethargy, and ataxia. Recent clinical trials have shown promising results for H_4 receptor antagonists in the treatment of atopic dermatitis (AD), demonstrating significant antipruritic and anti-inflammatory effects. However, further research with a larger sample size is necessary to fully explore the potential of these medications in the treatment of allergic diseases.

一、抗组胺药

抗组胺药物（antihistamine drugs）分为 H_1 受体拮抗剂和 H_2 受体拮抗剂两大类。

（一）H_1 受体拮抗剂

H_1 受体拮抗剂有与组胺相同的乙基胺结构，即：$-CH_2-CH_2-N$，能与组胺竞争受体，消除组胺引起的毛细血管扩张、血管通透性增高、平滑肌收缩、呼吸道分泌增加、血压下降等作用。此外，有不同程度的抗胆碱及抗 5-羟色胺的作用。根据化学结构、起效速度、药代动力学特性、药物镇静或致嗜睡作用的不同，将 H_1 受体拮抗剂分为第一代和第二代。

1．第一代 H_1 受体拮抗剂　如氯苯那敏（扑尔敏）、赛庚啶、苯海拉明、酮替芬、多塞平、羟嗪、异丙嗪等，由于这些药物的受体选择性差，除抗组胺作用外，还有镇静、抗胆碱能活性、局部麻醉、止吐等作用，口服后经胃肠道吸收，持续作用 4～6 小时。临床用于变态反应性和瘙痒性疾病中。

副作用及应用注意事项：第一代 H_1 受体拮抗剂大部分均易透过血脑屏障，影响中枢神经系统，导致乏力、嗜睡、头晕、注意力不集中等；又因抗胆碱作用，表现黏膜干燥、排尿困难、瞳孔散大等副作用。因此，高空作业、精细工作者和驾驶员需禁用或慎用。青光眼和前列腺肥大者慎用。

2．第二代 H_1 受体拮抗剂　与第一代抗组胺药相比，第二代抗组胺药口服吸收迅速，持续作用时间长达 12～24 小时。H_1 受体选择性高，不易透过血脑屏障，无镇静作用，不产生或仅有轻微嗜睡作用，作用时间较长，抗胆碱作用与抗组胺作用相分离。二代抗组胺药物间化学结构不完全相同，因此，药代动力学和临床效果不完全相似。目前常用的有氯雷他定、地氯雷他定、西替利嗪、依巴斯汀、奥洛他定、非索非那定、咪唑斯汀等。

临床上应用较广，尤其对一些驾驶员等特殊人员及慢性病例更为适用。由于阿司咪唑、特非那定可诱发心律失常，包括 Q-T 间期延长、T 波改变、房室传导阻滞等，目前已很少应用这两种药物。

（二）H_2 受体拮抗剂

这类药物具有与 H_2 受体有较强的亲和力，阻止组胺与该受体结合，对抗组胺的血管扩张、血压下降和胃液分泌增多等作用，此类药物兼有轻度抗雄激素作用。H_2 受体拮抗剂口服后大部分被小肠吸收，1 ~ 1.5 小时血中浓度达峰值，半衰期约 2 小时，2/3 以原形从尿中排泄。目前常用的有甲氰咪胍（即西咪替丁）、雷尼替丁和法莫替丁。

临床应用：H_2 受体拮抗剂与 H_1 受体拮抗剂联合治疗慢性荨麻疹、皮肤划痕症等。西咪替丁还能增强细胞免疫功能和抗雄激素样作用，能减少皮脂分泌，可用于治疗痤疮、妇女多毛症等。

副作用：头痛、眩晕，长期应用可引起血清转氨酶升高、阳痿和精子减少等，孕妇及哺乳期妇女慎用。

二、最新进展

目前已知组胺的不同生物效应是由 4 种不同的组胺受体所介导的，除 H_1、H_2 受体外，还有 H_3 和 H_4 受体。H_3 受体是一种神经抑制自身的突触前和突触后受体，可调节组胺和其他几种神经递质（包括血清素，GABA 和谷氨酸）的释放。对 H_4 受体的研究发现，H_4 受体可能具有调节免疫细胞的功能。瘙痒症的动物模型揭示了组胺受体在瘙痒症中的作用，近期的研究发现 H_4 受体可能是另外一种介导瘙痒的组胺受体。特异的 H_4 受体激动剂可以导致瘙痒，而组胺或 H_4 受体激动剂所导致的瘙痒可通过 H_4 受体拮抗剂预处理而阻断。在 H_4 受体缺陷动物身上组胺和 H_4 受体激动剂介导的瘙痒作用明显减弱。H_4 受体拮抗剂能有效减少 60% 的瘙痒或 IgE 介导的肥大细胞激活，同样，这些反应在 H_4 受体缺陷小鼠上减弱。同时抑制 H_1 受体和 H_4 受体具有叠加作用，可以完全消除组胺所引起的瘙痒。H_4 受体介导的反应并不依赖于肥大细胞，表明 H_4 受体通过在其他皮肤细胞上和传入神经的表达发挥其外周作用。研究表明，H_4 受体拮抗剂在小鼠模型和临床研究中都显示出直接减少瘙痒和抑制炎症反应的作用，因此，阻断 H_4 受体可能有希望成为治疗特应性皮炎（atopic dermatitis，AD）的新治疗靶点。此外，还发现 H_4 受体与 H_1 受体功能的互补和交叉现象，提示两种受体可能有协同作用，H_1 和 H_4 受体拮抗剂联合应用的效应也许能超出单独应用的效果。

组胺 H_4 受体拮抗剂，已被批准或正在开发，并在 AD 等的临床前和临床试验中进行了测试，这些药物有望对难治性 AD 患者有效。化合物 JNJ39758979 是一种 H_4 受体拮抗剂，已被证明可有效减少组胺诱导的健康受试者的瘙痒。在一项Ⅱa 期临床试验中，该化合物在 88 名患有中度 AD 的日本成年人中进行了为期 6 周的测试，接受 JNJ-39758979 治疗的患者的瘙痒显著减少，湿疹也有所改善。在另一项随机、安慰剂对照的Ⅱa 期研究中，选择性 H_4 受体拮抗剂 ZPL-3893787 在患有中重度 AD 的成年参与者中进行了测试。结果显示用 ZPL-3893787 治疗后，患者的湿疹面积和严重程度指数评分降低了 50%（安慰剂组为 27%），AD 评分（SCORAD）降低了 41%（与安慰剂组相比，降低了 26%），且耐受性良好。上述研究表明，H_4 受体拮抗剂在 AD 患者的临床试验中显示出显著的止痒和抗炎作用。下一步需要更大样本量的临床研究，以及有关 H_1 和 H_4 受体新功能的研究，以明确风险 / 获益比，这将有助于变态反应性疾病的治疗发生突破性的进展（表 7-13）。

表 7-13　抗组胺药物的不同类型

组胺受体拮抗剂		药物名称	作用	临床应用	不良反应
H_1 受体拮抗剂	第一代 H_1 受体拮抗剂	氯苯那敏（扑尔敏） 赛庚啶 苯海拉明 酮替芬	抗组胺 镇静 抗胆碱 局部麻醉 止吐	变态反应性疾病 瘙痒性疾病	中枢神经系统作用（乏力、嗜睡、头晕），抗胆碱作用（黏膜干燥、排尿困难、瞳孔散大）
	第二代 H_1 受体拮抗剂	氯雷他定 西替利嗪 依巴斯汀 奥洛他定 非索非那定 咪唑斯汀	抗胆碱作用与抗组胺作用相分离 无镇静作用 无或仅有轻微嗜睡作用		无镇静作用 不产生或仅有轻微嗜睡作用
H_2 受体拮抗剂		西咪替丁 雷尼替丁 法莫替丁	对抗血管扩张、血压下降和胃液分泌增多 兼有轻度抗雄激素作用	慢性荨麻疹 皮肤划痕症 西咪替丁还可用于治疗痤疮、妇女多毛症	头痛、眩晕 长期应用可引起血清转氨酶升高、阳痿、精子减少等
H_4 受体拮抗剂		JNJ39758979 ZPL-3893787	直接减少瘙痒 抑制炎症反应	AD 银屑病	耐受性良好

Case report

A 22-year-old male presented with a history of more than 20 years of erythema and papules accompanied by itching throughout his body. The symptoms began shortly after birth, initially manifesting as facial erythema, papules and exudation. The condition progressively worsened over time. By the age of 2, the skin lesions had spread to other parts of his body, particularly the limbs in the lateral flexion, accompanied by severe itching. Approximately 5 years ago, he sought medical attention at a dermatology clinic and was diagnosed as atopic dermatitis. Laboratory examination revealed elevated levels of peripheral blood eosinophils (EOS), total serum immunoglobulin E (T-IgE), and the allergen-specific IgE. He was prescribed oral antihistamines, pimecrolimus, and halomethasone ointment, boron-zinc paste, and thin-phenol glycerol. However, these treatments provided no noticeable relief. Over time, his condition gradually worsened, resulting in the development of fissures and exudation on the limbs in the lateral flexion (Figure 7-32). In 2019, he received 5 weeks of treatment with cyclosporine, which provided temporary relief for his skin lesions. In October 2019, he commenced treatment with oral tofacitinib citrate tablets at a dose of 5mg twice daily, which was later adjusted to 5mg once or twice daily for more than 3 months. Most of the skin lesions showed improvement. On September 23rd, 2020, he was treated with subcutaneous injection of dupilumab 600mg. The skin lesions were not significantly relieved 1 week after injection, so he was hospitalized in a dermatology ward on September 29th, 2020. During the hospitalization, he was prescribed oral tofacitinib citrate tablets at a dose of 5mg once daily, as well as halomethasone, mometasone furoate and tacrolimus ointment for topical use. On October 9th, 2020, a second injection of dupilumab 300mg was administered, resulting in significant improvement of skin lesions. The Eczema Area and Severity Index (EASI) score decreased from 36.6 to 8.6, and he was subsequently discharged from the hospital. From October 9th, 2020 to December 2nd, 2020, he received subcutaneous injections of dupilumab 300mg every 2 weeks. During this period, oral tofacitinib citrate tablets were gradually tapered while continuing the use of mometasone furoate and tacrolimus ointment for topical application. The control of skin lesions was considered satisfactory, and the severity of itching was rated as 3 points. However, after discontinuing dupilumab for one month, and the skin lesions worsened, and he developed a large area of erythema on his back. On December 30th, 2020, he resumed treatment with subcutaneous injections of dupilumab 300mg, leading to the relief of the skin lesions. From February to October 2021, he received regular treatment with dupilumab (Figure7-33, Figure7-34). The control of the skin lesions remained stable, prompting the decision to discontinue dupilumab on February 9th, 2022. His past medical history included 21-year history of allergic rhinitis, 10 years of vitiligo, and more than 1 year of tinnitus. He exhibited allergies to erythromycin and penicillin as confirmed by positive skin test, as well as allergies to seafood, eggs, lamb, milk. His mother has allergic rhinitis.

Laboratory examinations:

Date	2020-9-23	10-9	10-29	11-19	12-2	12-30
EOS（$\times 10^9$）	0.92	0.23	0.58	0.55	0.28	0.6
EOS%	13.9	3.7	9.2	9.5	3.7	8.8
IgE（kU/L）	>5000	>5000	>5000	>5000	>5000	>5000
Date	**2021-3-10**	**4-21**	**6-2**	**10-27**	**2022-1-5**	
EOS（$\times 10^9$）	0.4	0.28	0.48	0.3	0.53	
EOS%	7.2	6.3	10.1	6.1	11.3	
IgE（kU/L）	>5000	>5000	>5000	3656	3246	

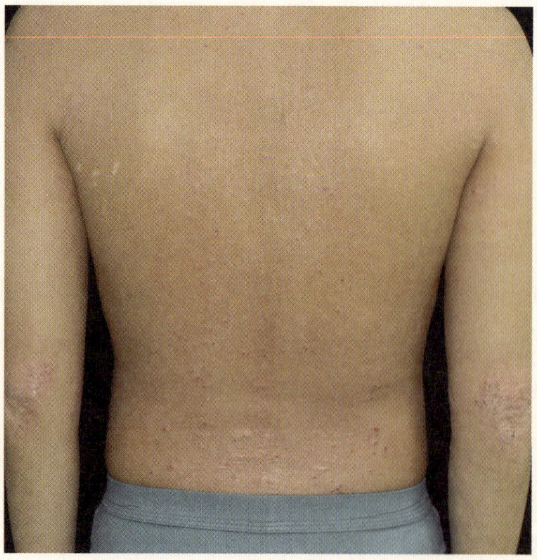

Figure 7-32　Clinical manifestations on back before dupilumab treatment

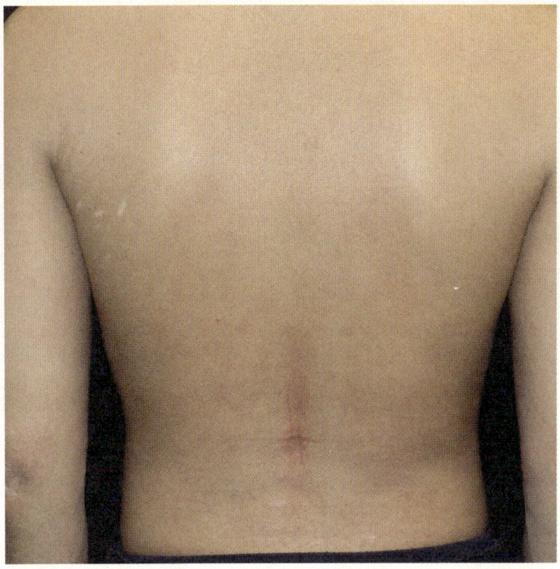

Figure 7-33　Clinical manifestations on back after 18 weeks of dupilumab treatment

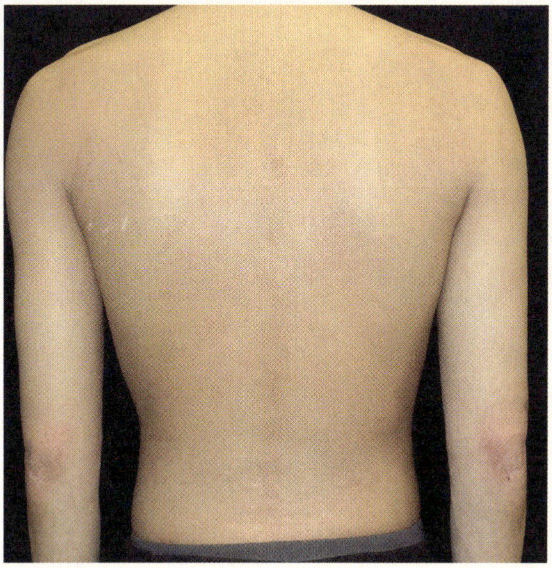

Figure 7-34　Clinical manifestations on back after 35 weeks of dupilumab treatment

曾跃平　孙晨　苏铮　编写 | 李丽　校 | 晋红中　审

参考文献

[1] 晋红中，CHRISTINE G. LIAN. 协和皮肤临床病理学［M］. 北京：人民卫生出版社，2020.

[2] 张学军，陆前进. 皮肤性病学［M］. 2 版. 北京：人民卫生出版社，2021.

[3] 张学军，郑捷. 皮肤性病学［M］. 9 版. 北京：人民卫生出版社，2018.

[4] 中国特应性皮炎诊疗指南（2020 版）［J］. 中华皮肤科杂志，2020（2）：81-88.

[5] 中华医学会皮肤性病学分会特应性皮炎研究中心，中华医学会皮肤性病学分会儿童学组. 度普利尤单抗治疗特应性皮炎专家共识［J］. 中华皮肤科杂志，2022，55（6）：465-470.

[6] 中华医学会皮肤性病学分会荨麻疹研究中心. 中国荨麻疹诊疗指南（2018 版）［J］. 中华皮肤科杂志，2019，52（1）：1-5.

[7] ZHANG J, LEI Z, XU C, et al. Current perspectives on severe drug eruption[J]. Clin Rev Allergy Immunol, 2021, 61(3): 282-298.

[8] HARISH A, SCHWARTZ S A. Targeted anti-IL-5 therapies and future therapeutics for hypereosinophilic syndrome and rare eosinophilic conditions[J]. Clin Rev Allergy Immunol, 2020, 59(2): 231-247.

第八章

物理性皮肤病

物理性皮肤病是由各种物理因素如温度、光线、放射线或机械刺激等引起的皮肤病，多数病因明确，主要由环境因素引起。

第一节 痱
Miliaria

Abstract

Miliaria, also called heat rash, usually occurs due to excessive sweating in hot or humid environments, or tropical climates. Mechanism includes blockage or disruption of eccrine sweat ducts, leakage and retention of sweat from the sweat glands, or inflammation of surrounding tissues. Miliaria is subdivided into four groups, including miliaria crystallina, miliaria rubra, miliaria pustulosa, and miliaria profunda. It resolves spontaneously in a cooler environment.

引言

痱（miliaria），又称痱子、热疹，是由于环境温度、湿度高，出汗多不易蒸发，导致表皮角质层浸渍、小汗腺导管口堵塞，引起汗液潴留、汗管破裂、汗液外溢，从而刺激周围组织出现的水疱、丘疹。痱包括红色粟粒疹、晶形粟粒疹、脓疱性粟粒疹、深部粟粒疹等临床亚型。在凉爽的环境中可以自然缓解症状。

一、病因和发病机制

痱子的发病机制主要与湿度和温度有关，可能与湿热环境、剧烈活动、发热性疾病、不透气的衣物、绷带包扎、透皮药物贴片、小汗腺导管发育不全、葡萄球菌感染或高钠血症等有关。在炎热、潮湿的环境中，小汗腺分泌旺盛，汗液不易蒸发，导致汗腺导管角质浸渍，引起汗管堵塞、汗液潴留、汗管破裂、汗液溢出，刺激周围组织而出现水疱、丘疹。浅层汗腺导管阻塞引起晶形粟粒疹，真皮中层汗管阻塞引起红色粟粒疹，真皮深层汗管阻塞引起深部粟粒疹。

二、临床表现

根据汗管破裂位置不同，临床上可分为以下几种类型。

1．白痱（miliaria crystallina） 由在角质层内或角质层下汗管阻塞引起，新生儿常见，好发于新生儿的头部、颈部和躯干上部以及成人的躯干，分布常不对称，常成批出现，皮损为直径1mm左右的针尖大小表浅水疱，透明、易破，干涸后形成糠状鳞屑，多无自觉症状。

2．红痱（miliaria rubra） 由表皮棘层或真皮浅层汗管阻塞、汗液渗漏引起汗管周围组织炎症引起，好发于颈部、胸腹、肘窝、腘窝等皱褶部位，常对称分布，伴轻度瘙痒或烧灼感。皮损为直径 1～3mm 针头大小的红丘疹或丘疱疹，周围有红晕。脱离湿热环境后，皮损可于数日内自行缓解。

3．脓痱（miliaria pustulosa） 常继发于红痱。好发于四肢屈侧、乳房下、阴囊等皱褶部位，以及小儿头颈部。多表现为针尖大小的表浅脓疱，与毛囊无关。脓液培养常为阴性或非致病菌。

4．深在痱（miliaria profunda） 由汗管在真皮乳头层或真表皮交界处破裂而引起，常见于反复发作的红痱患者。皮疹密集分布于躯干和四肢近端，表现为直径 1～3mm 深在性肤色非毛囊性坚硬丘疹，无明显瘙痒。汗液淤积于皮肤深部，受累区域极少或不出汗，甚至可能出现体温调节障碍，也可伴发头痛、食欲不振等表现。

三、组织病理

1．白痱 表皮角质层内或角质层下小汗腺导管周围有水疱形成，无明显炎症细胞浸润。

2．红痱 表皮棘层水肿，可见汗液潴留性水疱。小汗腺导管和真皮血管周围组织淋巴细胞浸润，伴明显的血管扩张。小汗腺导管内存在 PAS 染色阳性、耐淀粉酶的嗜酸性管型。可见革兰氏阳性菌。

3．脓痱 类似于红色粟粒疹，汗液潴留性水疱中可见较多中性粒细胞浸润。

4．深在痱 类似于红色粟粒疹，伴有真表皮连接处导管破裂和明显的淋巴细胞浸润，以及表皮内导管海绵形成。阻塞部位以下可见汗液潴留性水疱。

四、诊断和鉴别诊断

（一）诊断依据

细针穿刺水疱后，可见透明汗液、水疱消失。根据环境气候、皮疹特点、好发部位和自觉症状，一般可明确诊断。诊断困难时可结合组织病理检查。

（二）鉴别诊断

1．夏季皮炎 本病通常有明显的季节性，皮疹为大片红斑基础上的丘疹，伴剧烈瘙痒。需要与红痱鉴别，后者通常为皱褶部位密集分布的针头大小丘疹、丘疱疹，常见于儿童，瘙痒症状不明显。

2．新生儿红斑 患儿出生 2～3 天后出现，主要表现为红斑、丘疹、脓疱，无全身症状，外周血嗜酸性粒细胞升高，皮疹 1～3 天自行消退，病程不超过 10 天。需要与新生儿红痱相鉴别。

3．毛囊炎 好发于头面部或胸背部等油脂溢出部位，典型皮疹为与毛囊一致的红色丘疹，可伴脓疱或疼痛，通常与季节环境无关。需要与成人红痱相鉴别。

五、治疗

本病以预防为主，加强室内通风散热，降低环境温度湿度，穿宽松衣裤，以减少出汗，并利于汗液蒸发，皮疹在数小时至数日内可自行消退。

局部治疗为主，原则以清洁、干燥、收敛为主，可外用痱子粉、炉甘石洗剂。脓疱性粟粒疹患者可外用或口服抗生素。

本病在中医辨证中多属暑热夹湿，故应清热解毒化湿。可用清暑汤。小儿可用绿豆汤。

第二节　火激红斑
Erythema Ab Igne

Abstract

Repeated exposure to low levels of heat below the threshold of thermal burn, can lead to the characteristic persistent erythema, reticular pigmentation, and telangiectasia, with subsequent risk of atypical degeneration in epithelium and squamous cell carcinoma. The main treatment approach is to remove the heat source.

引言

火激红斑（erythema ab igne）是指皮肤反复暴露于低于热烧伤阈值的热环境中，导致局部皮肤产生持久的红斑和网状色素沉着、毛细血管扩张的一种疾病。常见于躯干和下肢，组织学上可见鳞状上皮的非典型改变，患者患鳞状细胞癌的风险增高。

一、病因和发病机制

本病确切的病理生理学机制尚不明，可能与局部皮肤反复暴露在低于45℃的热环境中，影响弹性纤维，使其增多增粗，形成致密的粘连有关。致热源包括烘焙用具、热水瓶、电热器、电热毯、开放性火源、锅炉、车用暖风设备、红外灯、手提电脑等。采集病史时，应询问患者的职业与爱好。女性患病率高，体重超重者常见。有报道，1例胰头癌和1例慢性胰腺炎患者背部第12胸椎至第2腰椎之间出现火激红斑，本征可能有利于早期发现胰腺疾病。

二、临床表现

多无自觉症状，偶有轻度烧灼感。好发于胫前、股内侧、上胸部和腰骶部暴露部位，多为不对称分布，最初表现为一过性网状红斑，久之呈边界不清的淡红斑，随着热暴露时间的延长，逐渐变为暗红或紫红色，甚至黑褐色，伴毛细血管扩张和网状色素沉着。早期皮损通常在去除热源后数周至数月内可自行恢复。慢性皮损可能造成永久性色素沉着，还可出现皮肤萎缩、角化过度和水疱，极少数患者可发生皮肤鳞状细胞癌。

三、组织病理

角质层增厚，颗粒层明显，棘层轻度萎缩。真皮乳头层血管扩张，血管周围混合性炎症细胞浸润，下肢皮损常见含铁血黄素。真皮结缔组织显著嗜碱性变，弹性纤维增加、增粗。晚期皮损还可出现表皮角化不良、角质形成细胞非典型改变。

四、诊断和鉴别诊断

根据反复暴露于热环境的皮肤出现网状红斑等典型皮损，可以诊断。须与以下疾病相鉴别。

1．网状青斑　对温度变化敏感，表现为网状红斑，伴毛细血管扩张，通常无色素改变。

2．进行性色素性紫癜性皮病　常表现为下肢密集针尖大小、胡椒粉样瘀点，可形成环状损害。

五、治疗

首先应祛除热源。部分患者在祛除病因后，皮损可缓慢自行消退；部分患者可留下永久性色素沉着。皮损局部可外用温和润肤剂，色素沉着处外用 2% 氢醌乳膏、0.05% 维 A 酸乳膏，角化性损害可外用氟尿嘧啶软膏。

第三节　冻疮
Chilblains

Abstract

Chilblains is caused by exposure to cold, wet, non-freezing conditions. It presents as erythematous to blue-violet macules, papules, nodules, and even blisters or ulcers on face and extremities, with itching or burning sensations. Lesions often resolve in 1 to 3 weeks in warm weather, and are prone to recurrence.

引言

冻疮（chilblains）是一种由气候寒冷引发的皮肤病。在寒冷、潮湿、非冷冻的环境中，皮肤反复出现红斑、肿胀，甚至水疱、溃疡，伴瘙痒或烧灼感，最常见于耳部、鼻部、面颊、手指和足趾等部位。天气转暖后自愈，易复发。

一、病因和发病机制

寒冷是冻疮发病的主要原因，潮湿和冷风的刺激可使病情加重。皮肤在遇到寒冷潮湿或寒暖急变时小动脉收缩，长期寒冷作用导致小动脉持续痉挛，继而动脉血管麻痹性扩张，造成静脉淤血、毛细血管扩张、渗透性增加、血浆渗入组织间隙而发病。患者末梢微血管畸形、自主神经功能紊乱、营养不良、缺乏运动、手足多汗、鞋袜过紧及长期在户外工作等因素均可促进冻疮发病。

二、临床表现

冻疮好发于初冬、早春季节，以儿童、妇女和末梢血液循环不良者多见，皮损好发于面部、耳郭、手足等肢端暴露部位，常反复发作。皮损通常持续 3 周左右，但严重者可持续整个冬季。典型皮损为局限性紫红色水肿性斑块，边界不清、边缘鲜红、表面紧张，皮温降低、感觉麻木，压之褪色、触之坚硬或蜡样质地。可出现水疱、破溃、糜烂、溃疡，愈后遗留色素沉着、色素脱失和萎缩性瘢痕。自觉瘙痒，受热后加重，可伴烧灼感。有一种特殊类型的冻疮多见于女性的股部，多见于肥胖、穿紧身衣裤、骑车、骑马者，表现为双股外侧对称分布的蓝紫色或紫红色浸润性斑块。

三、病理变化

主要表现为表皮、真皮乳头水肿，表皮内可见角化不良细胞和坏死的角质形成细胞，真皮血管收缩，血管和小汗腺周围淋巴细胞浸润，脉管壁呈“蓬松状”水肿。

四、诊断和鉴别诊断

（一）诊断依据

冬季好发，常见于儿童、妇女及末梢血循环不良者。皮损常见于肢端，表现为水肿性紫红色斑块，压之褪色，自觉瘙痒或烧灼感，气候变暖后可自愈。

（二）鉴别诊断

1. 多形红斑 好发于春秋季节，皮损呈多形性，有典型虹膜样损害，常伴黏膜损害，除手足部外，还可发生于面部。

2. 冷球蛋白血症 可继发于恶性肿瘤，可累及关节、肾、神经等系统，皮疹表现为紫癜、水疱或溃疡，股、臀部皮疹少见，血液中可发现冷球蛋白。

五、治疗

血管扩张剂有助于扩张血管、改善微循环。可予烟酰胺（150～300mg/d，分3次），硝苯地平（30～60mg/d，分3次），复方丹参注射液（20ml/d）加入低分子右旋糖酐500ml，静脉滴注。口服维生素E（600mg/d，分3次），维生素C（600mg/d，分3次）和己酮可可碱（300mg/d，分3次）也有一定的疗效。

皮损局部尚可外用10%樟脑软膏或0.25%辣椒碱软膏，局部破溃者可外用2%莫匹罗星等抗生素软膏，可配合氦－氖激光照射。严重冻疮可致组织坏死，有时需要手术切除，部分严重的冻疮患者需截肢。

六、预防

避免在户外寒冷环境停留过久，待在户外寒冷环境中时需充分进食；避免饮酒、吸烟，以及触碰水或金属；注意防冻保暖，防止潮湿，不穿着过紧鞋袜；受冻后不宜立即用热水浸泡或烘烤，可用接近健康皮肤温度的温水浸泡；冻疮部位不宜受压或摩擦；伴有营养不良、贫血等其他系统性疾病时应积极治疗；皮肤直接接触冰袋等冰冷物体时，时间应控制在15分/小时以内，建议在冰与皮肤间垫上布或毛巾。

第四节　日晒伤
Sunburn

Abstract

Sunburn is a phototoxic reaction after intense sunlight irradiation (mainly ultraviolet B) of the skin, acute or chronic clearly-marked erythema, edema, even blister on the sun-exposed skin. Sunburn cells can be seen in the epidermis. For mild cases, symptomatic treatment is recommended, while for severe cases, nonsteroidal anti-inflammatory drugs (NSAIDs) or glucocorticoids can be used.

引言

日晒伤（sunburn）又称日光性皮炎、皮肤日光灼伤、紫外线红斑，是由于强烈日光照射皮肤后在局部出现急性或迟发性红斑、水肿，甚至水疱的光毒性反应。

一、病因和发病机制

过量的紫外线照射是本病的主要诱因。本病的作用光谱主要是中波紫外线（ultraviolet B，UVB，280～320nm）引起的红斑呈鲜红色。长波紫外线（ultraviolet A，UVA，320～400nm）引起深红色红斑。短波紫外线（ultraviolet C，UVC）引起的皮肤红斑呈粉红色。在温带，夏季月份的上午 10 点～下午 3 点之间，尤其正午时，更容易发生日晒伤。纬度接近赤道的地区，日晒伤的风险增大。皮肤潮湿、过量饮酒、高海拔和富含雪、沙、冰和水反射的环境，是日晒伤发生的高危因素。

日晒伤的个体易感性差异很大。高危人群特征包括浅色皮肤、蓝色眼睛、红色或金色毛发。最小红斑量（minimum erythema dose，MED）指单次暴露后 24 小时，能使照射部位皮肤产生边缘清晰红斑的最低紫外线辐射剂量，用于评估个体对日晒伤的易感性。无条件测试 MED 时，可根据患者日光暴露后易晒伤或晒黑的倾向，确定其皮肤 Fitzpatrick 分型（表 8-1）。中国人群通常为Ⅲ型或Ⅳ型皮肤。其中Ⅳ型皮肤的 MED 值约为Ⅰ型皮肤 MED 值的 2 倍。

表 8-1　皮肤 Fitzpatrick 分型

皮肤分型	皮肤基础颜色	日晒伤与晒黑史
Ⅰ	白	总是晒伤，从不晒黑
Ⅱ	白	总是晒伤，轻微晒黑
Ⅲ	白	中度晒伤，逐渐晒黑
Ⅳ	橄榄色	总是晒伤，可晒黑
Ⅴ	棕色	罕见晒伤，晒黑显著
Ⅵ	深棕色	从不晒伤，晒黑极深

紫外线照射皮肤后造成的 DNA 光损伤可能是日晒伤中炎症级联反应的触发因素。日光照射后数小时内表皮角质形成细胞发生 P53 依赖性凋亡，真皮内炎症细胞释放前列腺素、一氧化氮、组胺、5-羟色胺、溶酶体、激肽、肿瘤坏死因子-α 等炎症介质，诱发真皮小血管扩张和内皮细胞激活，转录因子、内皮细胞黏附分子表达增加，中性粒细胞向皮肤聚集，血管壁通透性增高，血浆通过扩大的内皮细胞间隙渗透到组织间，引起即时性红斑（第一相）。日晒后 3～6 小时，在体液因素和神经血管调节因素共同作用下，皮损进一步加重形成延迟性红斑（第二相）。在 UVA 和可见光引起皮肤黑色素前驱物质出现一时性可逆性氧化反应，通常日晒后 15～30 分钟即可出现即刻晒黑，数小时后消退。而 UVB 诱导的 DNA 损伤和环丁烷嘧啶二聚体（cyclobutane pyrimidine dimer，CPD），刺激黑色素细胞，介导迟发性晒黑，在日晒后 10 小时出现，4～10 天达到高峰，可持续数月。

二、临床表现

好发于春夏季节。任何人均可发病。浅肤色人群（皮肤型Ⅰ～Ⅲ）易发病、反应重。多于日光照射后 3～5 小时观察到皮损，12～24 小时后达到高峰。轻者表现为轻微红斑，皮肤对热和机械性压力的敏感性增加。典型皮损为日晒部位边界清楚的红斑、水肿，甚至出现浆液性水疱、大疱。个别患者可伴发眼结膜充血、眼睑水肿。患者自觉瘙痒、灼痛，严重者可出现发热、头痛、乏力、恶心等全身症状。一般躯干部皮肤最敏感，其次为上肢、下肢、面、颈和手足背。多数情况下，红斑在 3～7 天内消退，水疱在 7～10 天内愈合，遗留弥漫性糠秕样脱屑及色素沉着，通常无瘢痕形成。

三、组织病理

表皮水肿，有海绵形成，角质形成细胞空泡化。特征性的表现为生发层出现晒伤细胞（surburn cell, SBC），即角化不良细胞，胞质嗜伊红色、均质性、核固缩或不易看清。表皮内或表皮下见水疱，基底细胞层色素颗粒增加，真皮乳头层和血管周围间隙水肿、红细胞外溢、淋巴细胞和中性粒细胞浸润。真皮内可见结缔组织嗜碱性变。

四、诊断和鉴别诊断

根据日光暴晒史和 24 小时内在日晒部位出现暴露区域边界清楚的疼痛性红斑、水肿、水疱等可以诊断。如无日光暴晒史，还需询问患者是否有光敏药物暴露史、局部光敏剂接触史、室内晒黑设备使用史、UVB 光疗或 UVA 光化学疗法暴露史等。需与以下疾病鉴别诊断。

1. 刺激性接触性皮炎 有接触刺激物病史，与日晒无关，皮疹发生于接触部位，表现为急性发作的红斑水肿，可伴糜烂渗出，常有明显的瘙痒或疼痛。

2. 烟酸缺乏症 皮疹不仅局限于曝光部位，还可累及非曝光部位。除皮疹外，还常伴有消化系统和神经精神系统症状。

3. 红细胞生成性原卟啉病 是一种常染色体遗传性卟啉病，特征为急性、疼痛性、非水疱性光敏性红斑丘疹，通常在儿童早期首次出现。确诊时需要检测红细胞原卟啉含量。

五、治疗和预防

预防措施主要包括避光、穿着防护服及应用广谱防晒霜等。

日晒伤是一种自限性疾病，应尽快解除日晒因素。

轻症患者治疗主要进行对症治疗、缓解症状，局部治疗原则为收敛、散热、促进炎症消退、缩短病程。有轻度红肿、丘疹、水疱而无渗液时，外用炉甘石洗剂；有明显渗出时，可用 3% 硼酸液、生理盐水或 2% ~ 5% 马齿苋煎液等温和溶液冷湿敷；有继发感染时，可用 1∶8000 高锰酸钾溶液等冷湿敷；局部无糜烂、渗出时，可外涂炉甘石洗剂、糖皮质激素乳膏；干燥脱屑时可涂抹温和的润肤剂。

重症患者通常需要系统治疗。可口服抗组胺药，或小剂量糖皮质激素（泼尼松当量 30mg/d，分 3 次口服），尽快控制病情。也可使用阿司匹林等非甾体抗炎药，缓解瘙痒疼痛症状。

第五节 植物日光性皮炎
Phytophotodermatitis

Abstract

Phytophotodermatitis is an acute phototoxic reaction caused by intense sun exposure to photosensitive plants. It is often related to personal susceptibility, photosensitive plants and prolonged sun exposure.

引言

植物日光性皮炎（phytophotodermatitis）是患者接触光感性植物后，经强烈日晒引起的急性光毒性反应。常与个人体质、光敏性植物和长久日晒有关。

一、病因和发病机制

本病是一种急性光毒性炎症反应，其发生常与体质、食用光敏性植物和长时间日晒三种因素同时作用有关。患肝肾疾病、内分泌障碍、代谢异常、贫血或营养不良等患者易发病。植物的烹调方式、调味品或寄生真菌也可能参与发病。

光感性的植物包括伞形科（香菜、芹菜、茴香），芸香科（柑橘、柠檬），菊科（野菊），桑科（无花果），豆科（紫云英），十字花科（芥菜）等。真菌类（木耳、香菇）、胡萝卜、小白菜、萝卜叶、苋菜、菠菜等也有报道。植物中的呋喃香豆素是最常见和最重要的光敏性物质，在 UVA 的照射下，呋喃双香豆素与细胞核中的 DNA 共价结合，导致表皮细胞基因突变、损伤或死亡。

二、临床表现

本病夏季多见，女性发病率高于男性。常在暴晒后 1 ~ 4 天发生。好发于颜面突出部位，如眉弓、颧部、鼻背，以及前臂、手足背、颈等曝光部位。典型皮损是曝光部位显著的非凹陷性水肿性红斑，表面紧张发亮，质地坚实。红斑呈弥漫性轻度潮红或紫红色，可伴瘀斑、丘疹、水疱、溃疡或坏死。常见双侧眼睑肿胀、不能睁开，口唇外翻、张口受限。偶可并发远端指节坏疽（图 8-1）。患者自觉患处胀痛、瘙痒、麻木，少数严重患者出现发热、头痛、恶心、呕吐、腹泻甚至昏迷等系统性表现。

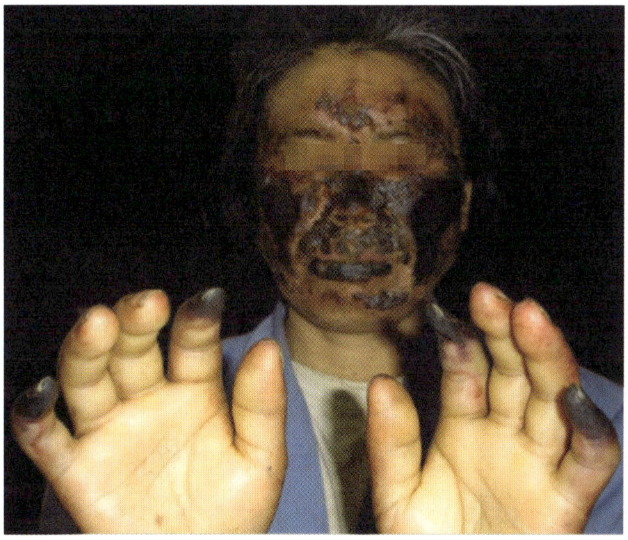

图 8-1　植物日光性皮炎伴手指坏疽

三、辅助检查

白细胞总数、嗜酸性粒细胞增多，血清铁增高，红细胞沉降率加快，部分患者的尿卟啉、尿蛋白呈阳性。

四、组织病理

表皮轻度水肿，可形成表皮内或表皮下水疱；真皮水肿明显，可见毛细血管扩张，红细胞溢出，血管周围炎细胞浸润，甚至出现坏死或溃疡。

五、诊断和鉴别诊断

根据发病前有日光暴晒和过多食用或接触光敏性植物的病史，曝光部位有坚实性红斑、肿胀、瘀斑等，可伴系统症状，夏季多见，女性好发等特点，可以做出诊断。须与以下疾病相鉴别。

1．日晒伤　有暴晒史，并在 24 小时内于日晒部位出现边界清楚的疼痛性红斑、水肿、水疱，无食用或接触光敏性植物的病史。

2．接触性皮炎　有接触刺激物或致敏原病史，与日晒无关，皮疹发生于接触部。

3．烟酸缺乏症　皮疹不仅局限于曝光部位，还可累及非曝光部位。除皮疹外，还常伴有消化系统和神经精神系统症状。

六、预防和治疗

避免接触光敏性植物，尽快解除日晒因素。

轻症患者无渗出时，可以外用炉甘石洗剂、糖皮质激素乳膏；伴发渗出时，可首先外用 3% 硼酸液、生理盐水或 1∶5000 高锰酸钾溶液冷湿敷，渗出消退后外用糖皮质激素乳膏。重症患者通常口服抗组胺药、非甾体抗炎药或泼尼松（30mg/d），可以控制病情，缓解瘙痒和疼痛症状。

第六节　多形性日光疹
Polymorphous Light Eruption

Abstract

Polymorphous light eruption is a common, idiopathic and acquired photosensitive skin disease. It usually presents as an acute, intermittent, recurring pleomorphic pruritic rash that occurs hours to days after sun exposure, most commonly UVA, or UVA and UVB. Local treatment options include the use of topical corticosteroid ointments, zinc oxide ointments, or sunscreens. Systemic treatments include antihistamines, hydroxychloroquine etc., and for severe cases, oral administration of prednisone with gradual tapering until discontinuation.

引言

多形性日光疹（polymorphous light eruption，PLE）是一种常见的、特发性、获得性光敏性皮肤病。通常表现为日光暴露部位在数小时至数日后出现急性、间歇、反复发作的多形性瘙痒性皮疹。

一、病因和发病机制

本病好发于春季或夏初，多见于温带地区，通常在 30 岁前发病，女性多见，所有族群和皮肤类型的个体都可发病。与紫外线照射、遗传、环境、内分泌代谢、免疫、生活方式、皮肤微生态等因素有关。发病机制尚不完全清楚，1942 年，Epstein 提出，PLE 的发病机制可能是针对光诱导抗原的Ⅳ型迟发型超敏反应。本病的组织学表现类似皮肤迟发型超敏反应，在本病中，日光能导致 T 细胞的活化和 T 细胞亚群的改变，均支持 Epstein 假说。光敏试验提示大多数患者的致病光谱为 UVA，少数为 UVB 或 UVB 与 UVA 共同作用而致病，UVC、可见光、红外光等也可引发本病。另外，本病在单卵双胎中同病率增高，提示存在遗传易感性；PLE 遗传模型显示出了低外显率的显性遗传模式。年轻女性的患病率更高、病情更重，部分患者发病与口服避孕药或妊娠有关，提示发病与激素有关。部分患者血锌下降、血锰增高、色氨酸代谢异常。

二、临床表现

本病在温带地区多见，通常发生于春季或初夏，冬季日光浴之后也可发病。中青年女性好发。皮损通常在日晒后数小时至数日后，于胸前、前臂、手背、面部、肩胛、下肢等部位出现的多形性皮疹，可分为丘疱疹型、丘疹型、痒疹型、红斑水肿型、混合型，最常见的是丘疹型和丘疱疹型。患者瘙痒明显，可伴轻度烧灼感。皮疹部位如果避光，可持续数日至数周后自行消退，如持续曝光或未及时治疗，皮损范围则进一步扩展；也可发展为其他自身免疫病，如甲状腺功能减退、红斑狼疮等。PLE 的典型特征是，春季和初夏最严重，随夏季推移逐渐减轻，秋季或冬季消退，次年春季再复发。

三、辅助检查

1．紫外线红斑反应试验异常 PLE患者红斑反应高峰出现时间较正常人晚，红斑反应强度高于正常人，红斑持续时间较正常人持久，红斑反应消退后无明显的色素沉着。

2．光激发试验 有重要诊断价值。PLE的致病光谱多为UVA，或UVB与UVA共同致病，少数为UVC、可见光、红外光等。

3．光斑贴试验 有化学性光致敏原的患者阳性。

4．血、尿、粪卟啉均呈阴性。

四、组织病理

角化不全、表皮水肿、海绵形成、棘层肥厚、部分基底细胞液化变性，真皮浅中层血管周围有密集的淋巴细胞浸润，以T淋巴细胞为主，可伴中性粒细胞和嗜酸性粒细胞。

五、诊断和鉴别诊断

（一）诊断依据

根据好发人群、日光照射史、好发部位及皮疹特点，可以诊断。以下是PLE的诊断标准。

1．主要发生于中青年女性，春夏季加重，秋冬季缓解，反复发作，持续多年。

2．暴露部位的多形性皮损，非暴露部位无皮损。皮损发生于日光照射后。

3．最小红斑量（minimal erythema dose，MED）测定，光激发实验阳性。

（二）鉴别诊断

1．湿疹 慢性病程，可波及非暴露部位或全身，与日光、季节无明显关系。

2．盘状红斑狼疮 面、耳郭、唇等曝光部位的暗红斑，表面附黏着性鳞屑，可见毛囊角栓、毛细血管扩张及萎缩，愈后遗留色素沉着或色素减退。组织病理有特征性改变。

3．慢性光化性皮炎 好发于中老年男性，部分患者伴有光接触性皮炎或湿疹史，病情持久，无明显季节性。皮损发生于曝光部和非曝光部位，可形成浸润性红斑块，光斑贴试验常阳性，组织病理有假性淋巴瘤表现。

4．光线性痒疹 儿童期可发病，皮损表现为瘙痒性丘疹、斑块、表皮剥脱、瘢痕形成，多发于日光暴露部位。慢性病程，成年后可趋于自发缓解。

5．卟啉病 是在血色素合成过程中，卟啉代谢障碍所致的一组疾病。大多为遗传性，部分为获得性。典型皮损为急性期光敏性、水肿性红斑、水疱、大疱、糜烂、结痂、溃疡，慢性期出现瘢痕、色素沉着和色素减退。组织病理示真皮乳头层血管壁PAS阳性。常有血、尿、粪卟啉异常。

六、预防和治疗

（一）预防

1．首先应对患者进行教育，提高对紫外线防护的认识。

2．避免强烈日光照射，建议患者戴宽沿帽，穿长袖衣服。外出前应规律大量涂抹可阻挡UVA和UVB且防晒系数（sun protection factor，SPF）≥30的广谱防晒霜。SPF是指皮肤在使用防晒产品后的MED与不使用防晒产品时MED之比，反映了防晒产品对于UVB的防护能力，SPF越高防护能力越强。

3. 避免外用焦油类药膏，避免内服氯苯那敏、四环素、喹诺酮类、磺胺类、灰黄霉素、异丙嗪等光敏药物，避免食用灰菜、无花果、芥菜、泥螺、香菇、木耳等光敏性食物。

4. 在避免强烈日晒的前提下，经常参加户外活动可逐步提高机体对紫外线的耐受能力。

（二）治疗

1. 局部治疗 外用糖皮质激素软膏、氧化锌软膏或遮光剂。

2. 全身治疗 抗组胺药：可有效缓解患者瘙痒，避免使用曲普利啶、异丙嗪、氯苯那敏等光敏药物；羟氯喹 200～400mg/d，分 2 次口服，需定期监测眼底；其他有效药物包括烟酰胺片（900mg/d，分 3 次口服）、沙利度胺（150～300mg/d，分 3 次口服，孕妇禁用）、雷公藤多苷片（60mg/d，分三次口服）；重症患者可口服泼尼松 30～40mg/d，稳定后逐渐减药至停药。

第七节 慢性光化性皮炎
Chronic Actinic Dermatitis

Abstract

Chronic actinic dermatitis (CAD) are a group of skin diseases caused by chronic light sensitivity. They feature chronic eczematous eruption (acute, subacute or chronic lichenified) or pseudolymphomatous lesions in sun-exposed areas. They are most common in men over 50 years old, with a history of severe sun exposure or atopy. Phototests are positive to UVB, UVA, UVB and UVA, or visible light. Strict light avoidance is recommended. Local treatment involves effective use of topical corticosteroids and tacrolimus ointment. Oral treatment includes hydroxychloroquine, high-dose niacinamide, and antihistamines, with the addition of low-dose corticosteroids or Tripterygium wilfordii preparations during acute exacerbations. Severe cases may use cyclosporine A, sulfasalazine, or thalidomide as treatment options.

引言

慢性光化性皮炎（chronic actinic dermatitis，CAD）是一组以慢性光敏感为特征的病谱性疾病，包括持久性光反应（persistent light reactivity，PLR）、光敏性湿疹（photosensitive eczema，PE）、光敏性皮炎（photosensitive dermatitis，PD）、光线性类网织细胞增生症（actinic reticuloid，AR），病谱的两端分别是 PD 和 AR。1979 年，Hawk 等提出，PD、PE、AR 及 PLR 是 PD/AR 综合征的不同表现，1990 年，Norris 等将其命名为慢性光化性皮炎。CAD 最常见于有严重日光暴露史的老年男性，浅肤色和深肤色者都可发病。在 Fitzpatrick 皮肤Ⅴ型和Ⅵ型的个体中，CAD 发病更早且更常见于女性。CAD 还发生于特应性皮炎和 HIV 感染者。

一、病因和发病机制

CAD 病因可能与光敏物质的持续存在、免疫功能紊乱、色氨酸代谢障碍、过敏体质、细胞敏感性增高、皮肤组织中过多自由基有关。紫外线和致敏物是主要致病因素：致病光谱包括 UVA、UVB 和可见光。欧美报告最常见的光变应原为防晒剂中的阿伏苯宗和羟苯甲酮，植物性光变应原主要为菊蒿（Tanacetum vulgare）和西洋蒲公英（Taraxacum officinale）。在国内研究中，CAD 变应原的阳性率依次是芳香混合物、秘鲁香脂、对苯二胺、氯化钴和硫酸镍。

发病机制复杂，可能是机体针对光诱导性内源性抗原或长期存留在皮肤中的外源性光敏剂产生的迟发型超敏反应。假说包括：①紫外线辐射导致皮肤细胞的 DNA 结构改变，从而具有抗原性；②由于体内代谢异常等原因，色氨酸代谢产物犬尿喹啉酸的生成增多，成为内源性光变应原；③皮肤内持续存在的外源性变应原或光变应原与人体白蛋白结合促使组氨酸氧化，使其具有弱抗原性。

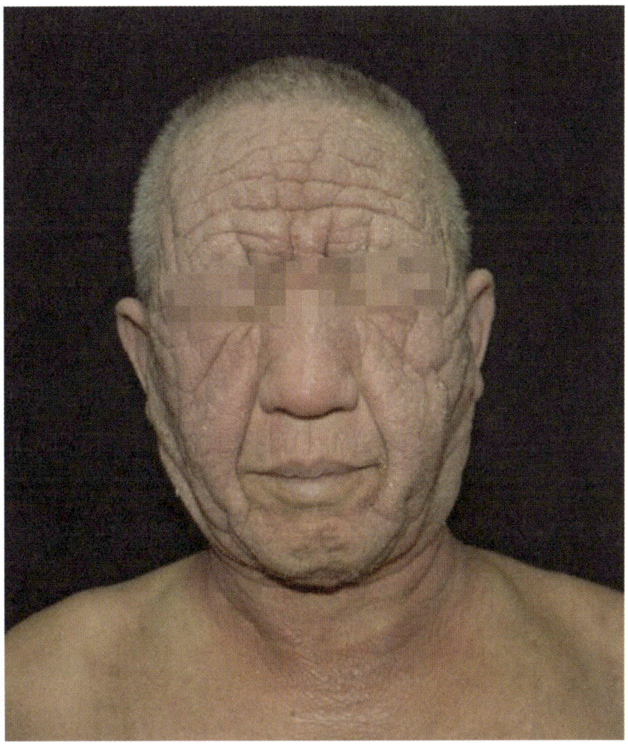

图 8-2　慢性光化性皮炎的临床表现

二、临床表现

本病好发于老年户外工作者或户外活动爱好者，男性多见，一般无明显季节性。多数患者伴有接触性皮炎或湿疹史。皮损好发于面、颈、手背、前臂伸侧、男性头皮等暴露部位（图 8-2），严重者可累及其他非暴露部位。通常皮沟深部、上眼睑、指间、耳后不受累。急性期表现为暴露部位弥漫性、水肿性红斑、丘疹、丘疱疹（PD 相）。慢性期为暗红色、苔藓样、扁平肥厚的丘疹，常聚集形成暗红色斑块，可伴苔藓化。部分患者呈狮面状外观。严重者可呈淋巴瘤样皮损（AR 相）。部分患者出现毛发脱落、色素沉着或色素减退，极少数病例可发展为红皮病。病程在 10 年以上的患者约 22% 的病情可自然缓解，15 年后 45% 的患者皮损自愈。极少数患者可转变为皮肤 T 细胞淋巴瘤。

三、辅助检查

1. 光激发试验　患者对 UVB、UVA 或可见光敏感。

2. 光贴斑试验　患者对可疑接触性光敏物质和药物呈阳性反应。

3. 斑贴试验　常呈阳性。

四、组织病理

表皮海绵水肿、棘层增厚、皮突延长，可见淋巴细胞亲表皮现象。真表皮交界处纤维素沉积，真皮乳头处胶原呈垂直条纹状，真皮浅中层血管周围有致密的淋巴组织细胞浸润，可见浆细胞、嗜酸性粒细胞，偶见不典型淋巴细胞。

五、诊断和鉴别诊断

（一）诊断标准

1. 中老年患者日光暴露皮肤引起的持久性皮炎或湿疹样皮损。

2. 避光部位皮肤 MED 测试，患者对 UVB、UVB+UVA、可见光的敏感性增加（MED 减少）；光激发试验和光斑贴试验可呈阳性。

3. 组织病理呈慢性湿疹或假性淋巴瘤样改变。

（二）鉴别诊断

1．皮炎湿疹类疾病 皮损对称分布，可以泛发或以接触部位为主；无明确光敏史；光生物学检测无异常。

2．多形性日光疹 急性间歇性发作，有较明确的光敏史和季节性，中青年女性多见，皮疹呈多形性。

3．皮肤 T 细胞淋巴瘤 光生物学检测在正常范围，浸润的淋巴细胞以 $CD4^+$ 为主，CAD 以 $CD8^+$ 为主。

六、预防和治疗

严格避光：严重者需将荧光灯管改为白炽灯照明，电脑和电视荧光屏通常安全。尽可能避免接触包含致敏原的用品和药物。外出时使用宽谱遮光剂、戴宽沿帽、穿长袖衣物等。

1．局部治疗 外用糖皮质激素制剂、他克莫司软膏有效。

2．口服羟氯喹（400mg/d，分 2 次口服，连服 6 ~ 8 周，控制后用量减为 200mg/d，维持 6 ~ 8 周）、大剂量烟酰胺（1.2 ~ 1.5g/d）、辅以抗组胺药。急性加剧期，可加用小剂量糖皮质激素（泼尼松 20 ~ 30mg/d）或雷公藤制剂（60mg/d）控制病情。对反复发作患者也可联合使用羟氯喹与糖皮质激素。

3．严重病例可选用环孢素［（3 ~ 5mg/（kg · d）］、沙利度胺（150 ~ 300mg/d），或酌情考虑使用硫唑嘌呤（100 ~ 150mg/d）。

第八节　种痘样水疱病
Hydroa Vacciniforme

Abstract

Hydroa vacciniforme is a rare, early-onset photodermatosis, featuring umbilicated papules, plaques, and vesicles, accompanied by hemorrhagic crusting and pitted scarring. Epstein-Barr viral infection and T cell lymphoma might be related. Protection against UVA and UVB is encouraged. Treatment is challenging, and strict photoprotective measures are necessary, including avoiding sunlight and using sunscreens and protective clothing. Effective oral medications include niacinamide, thalidomide, hydroxychloroquine, and prednisone. Additional options such as oral β-carotene, fish oil, and NB-UVB desensitization may provide relief.

引言

种痘样水疱病（hydroa vacciniforme）又称 Bazin's Hydroa Vacciniforme，是一种儿童期发病的慢性、特发性光线性皮肤病，由 Bazin 在 1862 年首先报道。主要特征是日晒后暴露部位出现红斑、丘疹、水疱、结痂等，继发点状凹陷性瘢痕，约 2/3 的患者在青春期后逐渐痊愈。

一、病因和发病机制

病因尚未完全清晰，可能与先天性机体代谢异常，对日光敏感性增高有关，有少量家族性病例报告。致病光谱或为 UVA，或 UVA、UVB 共同作用。部分患者发病可能与 EB 病毒感染及 T 细胞淋巴瘤相关。

二、临床表现

本病自幼年开始发病，多见于2～3岁的男孩，浅肤色者易感。常在夏季日晒后数小时内，在面部、手背等曝光部位出现对称、簇集的压痛性红斑丘疹，水疱或大疱，伴瘙痒或刺痛。可累及口唇、结膜、角膜，影响视力。迅速进展为触痛性水疱中央可见脐窝，可形成血疱、坏死、结痂。数周后结痂脱落，遗留种痘样瘢痕、伴毛细血管扩张。重型种痘样水疱病反复发作后，可导致手指关节畸形、指骨残毁、耳郭缺损、鼻梁塌陷、下唇瘢痕、门齿外露等。少数患者伴头痛、发热等系统症状。本病常在青春期后逐渐痊愈，不再复发。

三、组织病理

表皮海绵水肿、表皮内水疱形成，疱液中含嗜中性粒细胞，伴融合性表皮坏死。真皮浅中层血管周围有数量不等的淋巴细胞、嗜中性粒细胞浸润。

四、诊断和鉴别诊断

（一）诊断依据

1. 幼年发病。
2. 日晒部位出现痛性红斑、水疱、结痂，愈后遗留种痘样瘢痕。
3. 夏季加重，冬季缓解。
4. 青春期后常可自愈。
5. 光激发试验：UVA可诱发皮损，光斑贴试验呈阴性。

（二）鉴别诊断

1. 红细胞生成性原卟啉病 儿童期发病，日晒后皮肤出现痛性红斑、水疱、血疱、结痂，愈合留有点状凹陷性瘢痕；反复发作后面部出现多毛、口周放射状萎缩纹。少数患者伴肝损伤。实验室检查：总红细胞原卟啉水平升高、不含金属红细胞原卟啉百分比增加。

2. 先天性红细胞生成性卟啉病 婴儿早期发病的光敏性红斑水疱和皮肤脆性增加；可累及血液系统和眼部，牙釉质呈褐色，在Wood灯检查下呈橘红色荧光。实验室检查：红细胞总卟啉升高，血浆和尿液中的尿卟啉Ⅰ和粪卟啉Ⅰ升高，粪便中的粪卟啉Ⅰ水平升高。

3. 种痘样水疱病样淋巴组织增生性疾病 是皮肤T细胞淋巴瘤的一个少见亚型，患者多为儿童，主要累及面部，也可累及四肢，表现为水肿、水疱、溃疡、结痂和瘢痕等症状。皮损更广泛和深在，光激发试验阴性，皮疹无明显季节性，无逐渐减轻的趋势。可伴肝脾大和内脏病变。组织病理学见真皮和皮下脂肪层小至中等大小淋巴样细胞浸润，浸润细胞多位于附属器和血管周围，可破坏血管壁。免疫组化$CD8^{+}$T细胞表型，EBER原位杂交阳性，多数患者具有TCR基因克隆性重排。

五、治疗

治疗困难。患者需采取严格的光防护措施，即避免日光暴露并使用广谱遮光剂和日光防护服。口服烟酰胺（0.9～1.2g/d）、沙利度胺（150mg/d）、羟氯喹（200mg/d）、泼尼松（10～30mg/d）等有效，严重者可以联合应用。据报告，口服β胡萝卜素（180mg/d）、食用鱼油、NB-UVB脱敏可减轻皮疹。应加强对症处理，防止继发感染，减缓瘢痕形成。

第九节 光线性肉芽肿
Actinic Granuloma

Abstract

Actinic granuloma is a chronic asymptomatic granulomatous disease caused by prolonged sun exposure, featuring annular plaques with elevated erythematous border, and slightly atrophic center. Pathologically, non-palisading granulomas with histiocytes, lymphocytes, multinucleated giant cells, and elastophagocytosis are present. Elastic fibers are absent in the center. Avoidance of sunlight, topical application of corticosteroids or tacrolimus, and oral administration of hydroxychloroquine, niacinamide, and other medications can improve skin lesions

引言

O'Brien 于 1975 年首先报告光线性肉芽肿（actinic granuloma），是由于长期日光暴晒所引起的一种慢性肉芽肿性疾病。

一、病因和发病机制

长期接触日光照射和热等因素，引起弹性纤维变性，发生细胞免疫应答。免疫组化研究发现，在炎症浸润区 $CD4^+$ 细胞占优势。

二、临床表现

好发于夏季，中老年室外工作者多见，无性别差异。好发于额、颈、胸、上肢等暴露部位，典型皮损为环状皮损，中央皮肤正常或轻度萎缩，边缘环堤状隆起，珍珠样色泽，轻度浸润，表面光滑。皮损大小和数量不等，可相互融合。病程为慢性，可自然缓解。无明显自觉症状。可伴色素沉着、雀斑等。光生物学试验均呈阴性。

三、组织病理

特征性表现为弹性纤维溶解性肉芽肿，在病变浸润区内弹性纤维消失，并被巨噬细胞吞噬。可见异物巨细胞吞噬变性的弹性纤维，尚散在淋巴细胞、组织细胞、浆细胞浸润。皮疹中部有少数孤立的变性弹性纤维。皮下组织无明显异常。

四、诊断和鉴别诊断

（一）诊断依据

长期日光暴露史，夏季多见，好发于面颈等暴露部位，正常皮色或暗红色环堤状隆起，无自觉症状。组织病理具有特征性表现。

（二）鉴别诊断

1．环状肉芽肿 典型组织病理以胶原纤维变性为中心的栅栏状肉芽肿，一般无多核巨细胞吞噬弹性纤维现象。

2．结节病 皮损可表现为红斑、结节、丘疹等，常伴发肺、眼等其他系统改变。组织病理呈特征性

"裸结节"改变。

五、预防和治疗

尽量避光、使用遮光剂、穿长袖衣服，戴宽边帽。本病可自行缓解，也可局部外用糖皮质激素制剂或他克莫司，口服羟氯喹、烟酰胺等，改善皮损。

第十节 胶样粟丘疹
Colloid Pseudomilium

Abstract

Colloid pseudomilium features yellow, transparent papules or plaques at the sun-exposed sites, and the sticky jelly contents can be extruded after being picked out with a needle, usually caused by degeneration of epidermal keratinocytes and dermal elastic fibers. Oral administration of hydroxychloroquine and vitamin C, as well as physical treatments all have certain therapeutic effects.

引言

胶样粟丘疹（colloid pseudomilium）由 Reuter 和 Way 在 1942 年报道，由表皮角质形成细胞及真皮的弹性纤维退行性变引起，表现为曝光部位淡黄色透明的丘疹或斑块，用针挑破后可挤出有黏性的胶样内容物。

一、病因和发病机制

儿童型可能呈常染色体显性遗传。成人型多见于室外工作者或石油工作者。Hashimoto 等认为，本病是日光诱导弹性纤维变性引起。儿童型的胶样物质可能是光损伤的角质形成细胞变性的淀粉样角蛋白。

二、临床表现

1. 儿童型罕见，青春期前发病，好发于前额、颊部或鼻等暴露部位，表现为密集分布的半透明或淡黄色、针头至黄豆大小、不规则扁平或隆起性丘疹，质地较硬，无自觉症状。成年期可自行消失。

2. 成人型常见，多见于浅肤色中年男性，好发于面颈、前臂和手背等暴露部位。可见半透明或淡黄色丘疹、结节、斑块，丘疹顶端可凹陷或结痂，斑块表面可见毛细血管扩张。

3. 结节样胶样变性，好发于成人暴露部位，也可仅累及躯干。皮损表现为单个或多个淡黄色结节、斑块。

4. 色素性胶样粟丘疹，常表现为色素增加的灰色或黑色斑片，可伴萎缩。

三、组织病理

1. 儿童型示表皮角化过度、可见胶样体，真皮浅层有均质、嗜酸性块状胶样物质，周围绕以成纤维细胞、肥大细胞、嗜色素细胞。

2. 成人型示表皮萎缩，真皮浅层可见团块状嗜酸性无定形物质，其间有裂隙，与表皮间存在边界带。

3. 结节性胶样变性示表皮萎缩，真皮内有大的团块状粉色均质胶样物质，可占据整个真皮，胶样物质中有裂隙，散在成纤维细胞，伴毛细血管扩张。

四、诊断和鉴别诊断

（一）诊断依据

曝光部位出现黄色半透明丘疹、结节和斑块，可挤出胶样物质，必要时结合组织病理进行诊断。

（二）鉴别诊断

1. 汗管瘤 好发于青年女性的眼周、前额，偶可泛发；常为正常肤色的扁平或半球状丘疹，针头或粟粒大小，成群或散在分布。

2. 毛发上皮瘤 有遗传倾向，好发于面中部，簇集或散在分布，淡黄、淡红色的针头至黄豆大小、圆形坚实丘疹。

3. 皮脂腺增生 好发于中老年男性，面部散在分布的脐窝性黄色丘疹，常伴皮脂溢出。

五、预防和治疗

避免长期暴晒或接触石油制品。口服羟氯喹和维生素 C，冷冻、电灼、手术、化学剥脱术或长脉冲 Er：YAG 激光等治疗均有一定疗效。

第十一节　星状自发性假瘢
Stellate Spontaneous Pseudoscars

Abstract

Stellate spontaneous pseudoscars are multiple, whitish, slightly depressed, irregularly shaped, frequently linear or star-shaped lesions confined to sun-exposed areas of senile skin. Currently, there is no specific treatment available. Avoiding photoaging can play a preventive role.

引言

星状自发性假瘢是长期光暴露引起的皮肤损伤。好发于老年人，通常无症状。

一、病因和发病机制

星状自发性假瘢（stellate spontaneous pseudoscars）可能与长期日光暴晒、皮肤脆性增加有关，长期使用糖皮质激素者患病率高。

二、临床表现

本病好发于 70 岁以上老年人，皮损多位于前臂伸侧和手背，呈白色、星状、瘢痕样。根据皮损形态的不同，可以将其分为三角星形、多角星型、线状型、中间型（介于线状和星形之间）和斑片型。

三、组织病理

表皮角化过度，真皮上层胶原纤维增生、变性，毛细血管扩张，弹性纤维减少或消失。

四、诊断和鉴别诊断

根据好发于老年人群、曝光部位及典型皮疹特点不难诊断。

应与老年性白斑进行鉴别。两者均好发于老年人群，后者不局限于曝光部位，常见于躯干和四肢，主要表现为边界清楚的圆形或椭圆形白色斑点，白斑处较周围皮肤稍凹陷。

五、预防和治疗

目前尚无特殊治疗方法。避免光老化可以起到预防作用。

第十二节　放射性皮炎
Radiodermatitis

Abstract

Radiodermatitis is associated with prolonged or strong exposure to radiation on skin and mucous membrane, mainly in patients undergoing radiation therapy or radiation workers. For the treatment of acute radiodermatitis, the principles include soothing, protecting, constricting, and anti-inflammatory measures. Chronic radiodermatitis should be managed with anti-inflammatory, moisturizing, hydrating, and infection control approaches. Surgical intervention should be considered for persistent ulcers.

引言

放射性皮炎（radiodermatitis）是各型的电离辐射照射所导致的皮肤、黏膜损害，主要见于接受放射治疗的患者或放射性工作从业人员。

一、病因和发病机制

电离辐射（如 α、β、γ、X 射线，电子，质子等）照射皮肤，可影响基因突变、蛋白合成、染色体有丝分裂，影响细胞分化，造成炎症反应，甚至发生肿瘤。

二、临床表现

急性放射性皮炎往往由于短期接受大剂量辐射引起，潜伏期 1～3 周，分为三度。Ⅰ度为局限性鲜红斑或暗红斑，轻度水肿。Ⅱ度为明显的水肿性红斑，伴水疱、糜烂。Ⅲ度为在红肿水疱基础上，出现组织坏死、顽固性溃疡，愈后遗留瘢痕。皮损自觉瘙痒、烧灼感，严重者（Ⅱ、Ⅲ度）可伴头晕、头痛、食欲不振、恶心、呕吐、白细胞减少及出血等系统症状。

慢性放射性皮炎为长期反复小剂量辐射引起，潜伏期可长达数十年。主要表现为皮肤干燥、皲裂、萎缩、毛发脱落、甲色晦暗、甲板增厚、色素增加或减退、皮下组织溃疡或纤维化，甚至引起肿瘤。最常见的肿瘤是基底细胞癌，其次是鳞状细胞癌，肉瘤、骨肉瘤、黑色素瘤等也有报道。

三、组织病理

急性期表皮空泡变性、角质形成细胞退行性变，真皮乳头水肿，毛细血管扩张，内皮细胞肿胀，可见纤维素和血小板组成的血栓。慢性期表现为表皮萎缩，皮突消退，真皮胶原纤维肿胀，玻璃样变性。

四、诊断和鉴别诊断

（一）诊断依据

根据放射线接触史及放射线接触区出现红斑、水肿、萎缩、溃疡、瘢痕等皮肤损害可以做出诊断，病史采集时应注意治疗持续时间和累积辐射剂量。

（二）鉴别诊断

1．接触性皮炎 没有放射线接触史，是皮肤接触刺激性理化物质或致敏原后出现的刺激性或变应性皮炎，表现为边界较为清楚的红斑、水肿，可伴水疱渗出，有剧烈瘙痒或疼痛。可急性或慢性发病，外用糖皮质激素治疗有效。

2．间擦皮炎 无放射线接触史，是一种常见的皱褶部位皮肤疾病，以潮红斑、渗液、瘙痒、疼痛为主，可伴异味，常与念珠菌或细菌的继发性感染相关。

五、预防和治疗

本病应以预防为主。对于放射线工作从业人员，应严格遵守操作程序，加强防护措施，定期体检。对于接受放射线治疗的患者，应严格掌握放射治疗指征，避免放射剂量过大，注意观察皮肤改变，尽早发现问题并进行治疗。

治疗上以对症治疗为主。急性放射性皮炎的治疗，以安抚、保护、收敛、抗炎为原则；可采用 3% 硼酸溶液冷湿敷，外用炉甘石洗剂、糖皮质激素乳膏，口服泼尼松 20～30mg/d。慢性放射性皮炎则以抗炎、滋润、保湿、控制感染为原则，可配合氦－氖激光等物理治疗。3 个月以上溃疡应手术切除，癌前期病变应密切随访，对已癌变者尽早手术切除。

第十三节 鸡眼和胼胝
Clavus and Callus

Abstract

Clavus is localized painful hyperkeratotic papules or plaques in response to excess pressure on the bony prominences of the feet and toes. Calluses are areas of thickened hyperkeratotic skin caused by repeated friction and pressure. Removing the triggering factors is crucial, and the use of topical keratolytic agents or treatments such as cryotherapy and laser therapy can be effective.

引言

鸡眼（clavus）是足部皮肤长期受挤压和摩擦所致局限性圆锥形角质增生。胼胝（callus）是由于手足长期受挤压和摩擦所致局限性扁平形角质增生。

一、病因和发病机制

长期受压和摩擦使角质层发生反应性增生，导致角质层增厚。与穿高跟鞋、穿鞋过紧、骨骼畸形、步态异常或职业有关。

二、临床表现

鸡眼好发于足跖前中部及足趾侧缘，趾背、足跟也常见。表现为局限性类圆形淡黄色或深黄色的半透明角质增生，表面光滑，形似倒置的圆锥，垂直压迫皮损可引起顶撞样疼痛。

胼胝好发于掌跖部，尤其是受压或摩擦的骨性突出处。皮损为边界不清的、斑片状或条索状淡黄色或蜡黄色的角质增生斑块，一般无自觉症状，严重者可有压痛。

三、组织病理

鸡眼主要表现为角质层致密增厚，角栓尖端楔形嵌入真皮乳头层，其下方的真皮层乳头变平，有一层灰白色薄膜，即鸡眼滑囊。

胼胝主要表现为弥漫性角质增厚，颗粒层以下无明显变化，角质层与棘层厚度相当。

四、诊断和鉴别诊断

根据发病部位及典型临床表现，可以进行诊断。需与以下疾病进行鉴别诊断。

1．跖疣　由 HPV 病毒感染导致，不限于摩擦和受压部位，剥除角质后可见散在分布的小黑点或出血点，无垂直压痛，可伴水平挤痛，可与鸡眼鉴别。

2．先天性掌跖角化病　多为对称性弥漫性角化增厚，儿童期发病，有家族史，不限于压力部位。可与胼胝鉴别。

五、预防和治疗

鸡眼和胼胝不易自愈，除去病因后皮损可消失，易复发。尽量避免局部受压和摩擦，宜穿大小适合、松软的鞋子，尽早矫正骨骼畸形。

鸡眼可外用鸡眼膏、40% 尿素软膏、鸦胆子仁捣烂外敷等，对疼痛较敏感者可采用二氧化碳激光或手术治疗。胼胝可外用 0.3% 维 A 酸软膏、40% 水杨酸硬膏、25% 水杨酸火棉胶等。

第十四节　压疮
Decubitus Ulcer

Abstract

Decubitus ulcers, also known as pressure ulcers or bedsores, are wounds caused by unrelieved pressure, shearing, and frictional forces exerted on skin and subcutaneous tissue in the areas of bony prominence, causing localized areas of necrosis of the skin and deeper soft tissues. For patients who are bedridden or in a coma for a prolonged period, it is important to prioritize pressure relief and regular repositioning. Air cushions can be used to assist in this. Skin protectants and moist dressings can have therapeutic effects.

引言

压疮（decubitus ulcer）又称压力溃疡（pressure ulcer），由于患者身体局部长期受压，影响血液循环，导致皮肤和皮下组织因营养缺乏而引起的组织坏死。

一、病因和发病机制

因昏迷、瘫痪而长期卧床，使用石膏、夹板或绷带时过紧，使身体部位长期受压。导致骨骼隆突与皮肤软组织之间存在较大的压力、剪切力、摩擦力和湿度，造成皮肤组织缺血缺氧，形成溃疡。正常毛细血管压力在 12～32mmHg 之间，>32mmHg，即可造成组织间隙压力升高，影响局部氧饱和度和微循环，≥70mmHg 时可迅速导致皮肤溃疡。剪切力通常集中于骶髂部位，与压力共同作用，加速血管闭塞。患者皮肤和床单之间存在摩擦力，出汗和大小便失禁导致潮湿环境，均可破坏皮肤屏障，继发皮肤感染，加重溃疡。

二、临床表现

压疮好发于无肌肉覆盖或肌肉菲薄的骨突部位，如骶尾骨、坐骨结节、股骨粗隆、足外踝及足跟等，上述部位受压后，局部皮肤出现边界较清的暗红或紫红斑，伴麻木或触痛感，去除压力后可自行好转。长期受压，局部皮肤可出现溃疡，累及皮下组织、肌肉或骨关节，可伴坏疽、感染，甚至败血症。

目前最常用的压疮临床分期系统是 NPIAP（National Pressure Injury Advisory Panel）系统，将压疮分为 4 期。Ⅰ期：皮肤完整，局部存在按压不褪色的红斑；Ⅱ期：浅表性溃疡，可见红色湿润的溃疡面，不伴坏死，未累及皮下脂肪组织；Ⅲ期：溃疡深及皮下脂肪，溃疡边缘可见肉芽组织、坏死或焦痂；Ⅳ期：溃疡深及筋膜、肌肉、肌腱、韧带、软骨或骨骼。

三、诊断和鉴别诊断

根据长期局部受压部位出现的慢性溃疡，可做出诊断。需与糖尿病足、动脉供血不足、静脉功能不全、皮肤鳞状细胞癌等进行鉴别。

1．糖尿病足溃疡　有糖尿病史，常伴足部畸形或对称性远端神经病变，溃疡边缘为潜行性。

2．缺血性溃疡　由动脉供血不足引起，常伴肢体静息痛，在抬高肢体及活动时尤重。溃疡边缘平坦清晰。

3．静脉供血不足　由深静脉血栓和静脉瓣功能不全均可导致，常伴淤积性皮炎，表现为红斑及剧烈瘙痒。

4．皮肤肿瘤　常见的是基底细胞癌和皮肤鳞状细胞癌，皮肤活检可资鉴别。

四、预防和治疗

压疮应以预防为主。对长期卧床、体质衰弱、昏迷的患者，应重视基础护理，尽早发现，及时处理。在日常护理中，注意避免受压，定时翻身，坐位时每 1 小时变换体位 1 次，卧位时每 2 小时变换体位 1 次；保持受压部位皮肤清洁干燥；已受压部位使用气垫、气圈、气垫褥、泡沫枕等，减少局部压力；经常按摩受压部位，改善局部的血液循环。

压疮初期，局部可热敷或外用 50% 乙醇、2% 碘酊，乙醇挥发后，再涂以甘油或石蜡油。对于小溃疡面，可外用 0.5% 的硝酸银溶液湿敷，大溃疡面需要手术清疮，可外用薄膜和水胶体等湿性敷料，确保溃疡组织潮湿而周围皮肤干燥。合并继发感染时，根据细菌培养的结果选择敏感抗生素进行治疗。

第十五节 摩擦性苔藓样疹
Frictional Lichenoid Eruption

Abstract

Frictional lichenoid eruption, also known as juvenile papular dermatosis, frictional lichenoid eruption in children, Sutton's summer prurigo of the elbows, recurrent papular eruption of childhood. It features skin-colored or hypopigmented discrete lichenoid small, flat papules, often seen in summer and autumn, preschool children on the dorsal side of the hands, forearms, elbows, knees. Topical calamine lotion and corticosteroid cream can be applied externally. If itching is significant, oral antihistamines can be taken.

引言

摩擦性苔藓样疹（frictional lichenoid eruption）又称儿童丘疹性皮炎、肘膝复发性夏季糠疹、沙土皮炎，是好发于夏秋季节，多见于学龄前儿童手背、前臂、肘、膝部的丘疹性皮炎。

一、病因和发病机制

1956 年由 Sutton 首次描述该病。病因和发病机制尚不明确，可能与接触沙土、玩具等物品或在毛毯上爬行等机械摩擦有关，由儿童外露皮肤与沙土、玩具等摩擦而频繁接触导致，也有人认为与日晒、病毒感染有关。

二、临床表现

本病好发于夏秋季节，常见于2～9岁儿童，男童多见，患儿有沙土或粗糙物品接触史。皮损常对称分布，多发于手背、前臂，或肘膝关节伸侧。典型皮损为正常皮色、灰白色或淡红色粟粒大小扁平或半球形丘疹，常密集分布，呈轻度苔藓样变。皮损表面干燥，可覆糠秕状鳞屑。无自觉症状或伴轻度瘙痒。具有自限性。

三、组织病理

非特异性炎症表现。表皮角化过度，棘层肥厚，真皮浅层及小血管周围有轻度淋巴细胞浸润。

四、诊断和鉴别诊断

根据本病好发人群、季节和部位，以及轻度瘙痒的散在性小丘疹伴轻度苔藓样改变的典型皮疹可以诊断。需与以下疾病进行鉴别诊断。

1．湿疹 各年龄段均可发病，皮损范围可局限或泛发，呈多形性，可伴渗出，瘙痒明显。可伴过敏性疾病个人史或家族史。

2．儿童丘疹性肢端皮炎 皮损泛发，绿豆大小、暗红色扁平丘疹，始发于下肢，逐渐累及上肢或面部，伴颈部淋巴结肿大，与乙肝病毒感染有关，可伴无黄疸性肝炎，血 HBsAg 阳性。

五、预防和治疗

避免沙土等摩擦刺激。一般仅需对症处理。可外用炉甘石洗剂、糖皮质激素软膏，如瘙痒明显可口服抗组胺药。

第十六节 皮肤光生物学

Skin Photobiology

皮肤光生物学是研究光线对皮肤作用的一门学科。光线作用于人体皮肤，当刺激达到一定强度或皮肤对光的敏感性增加时，对皮肤及皮下组织可造成损害，进而影响皮肤免疫反应，引起皮肤光老化，诱导皮肤肿瘤，也可用于治疗某些皮肤疾病。

一、皮肤与光谱

光是一种连续的电磁波，按波长依次可分为γ射线、X线、紫外线、可见光、红外线、微波及无线电波等。其中，对人体影响最大的是紫外线（200～400nm）、可见光（400～700nm）和红外线（>760nm）。

紫外线可分为短波紫外线（UVC，200～280nm），中波紫外线（UVB，280～320nm）和长波紫外线（UVA，320～400nm）。UVC是诱发红斑和杀灭细菌最有效的紫外线，但多被大气层中的臭氧层吸收和散射，不能到达地球表面。到达地球表面的紫外线光谱主要是UVA和某些UVB，波长大都在290nm以上。UVB可以到达基底层，引起表皮细胞变性坏死，使皮肤发生急性红斑反应，产生过多的黑色素，又称晒斑光谱。UVA可深达真皮，引起胶原纤维嗜碱性变，造成光老化，又称老化光谱。可见光和红外线均可到达真皮。

日光中的紫外线波段对皮肤的累积影响最大，其直接的急性效应包括日晒红斑、晒黑反应和生成维生素D，慢性效应包括光老化和光致癌。可见光可诱导皮肤形成氧化自由基和色素沉着。红外线主要形成热效应。

正常皮肤对光有防御作用，光线在皮肤表面被反射，在表皮和真皮中被折射、散射、吸收。表皮中的角蛋白、黑色素、角质形成细胞碎屑、胡萝卜素、芳香族氨基酸、核酸、脂质，真皮中的血红蛋白、胆红素、胶原纤维均可吸收或散射光线。

二、光毒性反应和光变态反应

紫外线和可见光不仅对皮肤产生直接效应，还可形成光敏反应。光敏反应是由光敏剂引发的光化学反应，光敏剂可为药物、植物、化妆品等外源性物质，也可为嘌呤、卟啉、7-脱氢胆固醇等内源性物质。光敏反应是多种光线性皮肤病的重要发病机制。根据是否有免疫机制介导，光敏反应可分为光毒性反应（phototoxicity）和光变态反应（photoallergy）（表8-2）。

表8-2 光毒性反应和光变态反应的比较

项目	光毒性反应	光变态反应
病因	主要为UVB	UVA、UVB，光敏感物质
发病人群	任何个体均可发生	少数过敏体质个体
潜伏期	无，首次接触即可发生	有，需再次接触才发生
皮损形态	急性如日晒伤 慢性如项部菱形皮肤	多形态，临床表现复杂
病程	短	长，可长期光敏
复发	不接触则不复发	有复发倾向

续表

项目	光毒性反应	光变态反应
光生物学试验	阴性	阳性
色素沉着	显著	轻或无

光毒性反应可以发生在任何个体，只要皮肤内存在某种光敏剂或色基，再经过日光暴露后都可发生，不需要免疫机制介导，无致敏期。反应中产生的单线态氧、超氧阴离子自由基、补体、组胺、蛋白酶等可损伤角质形成细胞和血管内皮细胞。

急性光毒性反应主要作用于表皮。皮损特点为边界清楚的红斑、水肿，甚至水疱、破溃、结痂，愈后遗留色素沉着和脱屑。自觉触痛和烧灼感。病理表现为表皮细胞水肿、空泡形成、核固缩等，可见表皮内或表皮下水疱。常见于日晒伤、光毒性接触性皮炎。

慢性光毒性反应是皮肤在长期反复 UVB 作用下，出现褶皱、松弛、萎缩、粗糙、干燥、色素异常。严重者继发皮肤癌前病变或皮肤肿瘤。病理表现为表皮变薄、皮突消失，角质形成细胞形态异常、排列紊乱，黑色素细胞大小、分布异常。真皮浅中层血管扩张、内皮细胞肿胀、血管周围炎症细胞浸润，胶原纤维断裂、变性，皮肤附属器萎缩。常见于项部菱形皮肤、卟啉病、光化性弹性纤维病等。

光变态反应通常为Ⅳ型迟发性超敏反应，如多形性日光疹、光敏性接触性皮炎等；偶为 IgE 介导的 Ⅰ 型速发性超敏反应，如日光性荨麻疹。致病光谱主要是 UVA，可见光和 UVB 亦可引起。机制可能是光敏物质吸收光能后，半抗原或载体蛋白的结构改变，新的半抗原与皮肤蛋白结合形成全抗原，刺激机体免疫反应。

首次光变态反应的致敏期较长，临床表现为皮肤红肿、风团、丘疹、水疱、糜烂等，皮损局限于光暴露部位，病程持续数月或更久。再次暴露于日光后，暴露部位迅速产生丘疹、水疱、风团等湿疹样反应。组织病理可见表皮水肿、海绵形成，真皮浅层血管扩张，管周淋巴细胞和组织细胞浸润，可见嗜酸性和嗜中性粒细胞。慢性期可见表皮增厚，真皮水肿、毛细血管扩张充血，血管周围有致密的以淋巴细胞和组织细胞为主的炎细胞浸润。

光变态反应可分为内源性及外源性光变态反应。常见的内源性光敏因素包括卟啉、7-脱氢胆固醇以及烟酰胺缺乏。常见的外源性光敏物包括磺胺、吩噻嗪类、四环素类、萘啶酸、雷尼替丁、雌激素等光敏性药物，灰菜、紫云英、无花果、泥螺等光敏性食物，部分食品添加剂、煤焦油、香料、染料及化妆品、清洁剂、遮光剂、衣服染料等日常用品。

三、光敏性皮肤病的分类

在皮肤被紫外线照射后，暴露部位出现新发的红斑、丘疹、风团或水疱、大疱，伴灼热、痒痛感，或日晒后原皮损加重，统称为具有光敏感性。光敏性皮肤病可分为：①特发性光敏性皮肤病。②外源性物质诱导的光敏性皮肤病。③内源性物质诱导的光敏性皮肤病。④遗传性 DNA 修复缺陷或染色体不稳定性疾病。⑤光加重性皮肤病（表 8-3，表 8-4）。

表 8-3　光敏性皮肤病的分类

类型	代表性疾病
特发性光敏性皮肤病	多形性日光疹、光线性痒疹、种痘样水疱病、慢性光化性皮炎、日光性荨麻疹
外源性光敏性皮肤病	光敏性接触性皮炎、光敏性药疹、植物日光性皮炎

续表

类型	代表性疾病
内源性光敏性皮肤病	皮肤卟啉病、烟酸缺乏症
遗传性光敏性疾病	着色性干皮病、Bloom 综合征（图 8-3）、Rothmund-Thomson 综合征、Cockayne 综合征、毛发低硫营养不良、紫外线敏感综合征、毛囊角化病
光加重性皮肤病	寻常痤疮、酒渣鼻、特应性皮炎、毛囊角化病、扁平苔藓、单纯疱疹、皮肌炎、红斑狼疮、落叶性天疱疮、光化性扁平苔藓、暂时性棘层松解性皮炎

表 8-4　光敏性皮肤病的致病光谱

类型	疾病名称	致病光谱		
		UVA	UVB	可见光
特发性光敏性皮肤病	日晒伤	++	+++	
	多形性日光疹	++	+	
	慢性光化性皮炎	++	+++	+
	种痘样水疱病	++	+	
	光线性痒疹	++	++	
外源性光敏性皮肤病	光变态反应性接触性皮炎	+++		
	光刺激性接触性皮炎	+++		
	光线性药物反应	+++	+	+
内源性光敏性皮肤病	卟啉病			+++
光加重性皮肤病	皮肤型红斑狼疮	++	+++	

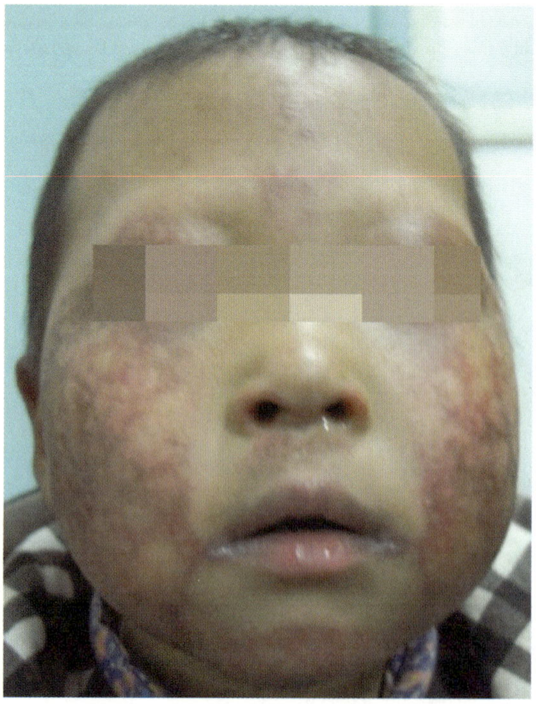

图 8-3　Bloom 综合征的临床表现

四、光生物学试验

（一）最小红斑量测定

最小红斑量（MED）是指以一定剂量的紫外线照射非曝光区的正常皮肤，一段时间后，照射野皮肤呈现出边界清晰、均匀的红斑。为照射后 24 小时出现可察觉红斑的最小 UV 剂量。UVC 的 MED 在 $0.01J/cm^2$ 以下，UVB 对Ⅱ型和Ⅲ型皮肤的 MED 在 $0.2 \sim 0.8J/cm^2$，UVA 的 MED 在 $1J/cm^2$ 以上。

（二）光斑贴试验

将光变应原贴敷于皮肤一段时间后，在一定波长的光线照射后，形成半抗原，与皮肤蛋白结合形成全抗原，刺激机体产生体液或细胞免疫反应。当致敏的个体再次接触相同变应原时，机体产生变态反应，出现红斑、丘疹、水疱等表现。适用于检测可能存在接触性光变应原的光敏性皮肤病。

目前国际上尚无光斑贴试验（photopatch test）的标准方案，常用的光斑贴变应原包括防晒剂、药物、抗菌剂和香料等，常用光源为 UVA（$<5J/cm^2$），也可加用 UVB 或全光谱照射。参考方案：①患者测试前用同一仪器在腹部进行紫外线 MED 测试。②将 2 份标准光斑贴变应原分别贴于下背部两侧。对照侧始终避光，照射侧在 24 小时后去除斑试物，接受 1/2MED 紫外线照射，照射结束后仍以斑试器覆盖。③照射后 24、48、72 小时观察结果。

结果判读：①0 为无反应；+ 为轻度阳性反应（红斑、少许丘疹）；++ 为强阳性反应（红斑、丘疹、水疱）；+++ 为极强阳性反应（严重红斑、水疱、大疱）。②若对照侧反应为阴性，照射侧为阳性，提示为光变态反应；若双侧均为阳性反应且程度相同，提示为接触性变态反应；若双侧均为阳性反应且照射侧反应程度高于对照侧，提示同时存在光变态反应和接触性变态反应。

（三）光激发试验

在光敏性皮肤病患者的无皮损部位，以一定波长和较大剂量的紫外线或可见光照射皮肤，复制出原皮损即为阳性反应。可以确定光敏性疾病的作用光谱，适用于多形日光疹、光线性痒疹、日光性荨麻疹。光激发试验（photoprovocation test）存在加重疾病的风险，临床应用较少，一般在 MED 测试及光斑贴试验阴性的情况下考虑应用。

目前尚无统一标准的光激发试验方案（光源、部位、照射野大小以及照射剂量）。参考试验方案：在前臂屈侧皮肤，以递增剂量（1 ~ 10MED）照射数个测试孔。在一侧前臂照射 UVA，在另一侧前臂照射 UVB，连续 3 天，每天 1 次。

结果判读：在测试区复制出原发皮损即判定对该波段紫外线或可见光敏感。

五、日光防护

预防措施主要包括避光、穿着防护服及应用广谱防晒霜。

经常户外活动可提高皮肤对日光的耐受性，对日光耐受性低的人应避免日光暴晒，最好避免日光辐射最强的时间段。UVB 最强的时段是上午 10 时到下午 3 时，此时日光照射角度低于 45°，或人影的长度短于身高。在温带地区，室外活动避开上述时段，通常可以有效避免日光性皮炎的发生。

外出需采取各种遮阳措施。寻找庇荫处，树木和人工遮阳对 UVB 均有防护作用，树叶的 SPF 值相当于 4 ~ 50。小于 6 月龄的婴儿应避免阳光直接照射。外出应撑伞、穿戴防护衣物，如长袖衣衫、阔边帽，编织紧密、陈旧、宽大或深色纺织品对防护 UVB 更为有效。弄湿的衣服会减少其紫外线保护系数（ultraviolet protection factor，UPF）。

遮光剂包括吸收紫外线的化学性遮光剂（如对氨基苯甲酸、肉桂酸盐、水杨酸盐等）和散射或阻挡紫外线的物理性遮光剂（如二氧化钛霜、氧化锌）。遮光剂遮挡 UVB 的效率以防晒系数（sun protection factor，SPF）表达，指的是透过遮光剂（2mg/cm^2）诱导红斑产生所需 MED 值与未受保护皮肤所需 MED 值的比值。大多数人涂抹遮光剂太薄，所以“实际 SPF”约为标签值的一半。在日照水平较高的地区，建议常规涂抹 SPF 30 或更高的广谱防晒霜。应在阳光照射前 20 ~ 30 分钟涂抹防晒霜，以使皮肤上形成一层保护膜。在日晒开始后 30 分钟内再次涂抹，比单次涂抹的防晒效果增强 2 ~ 3 倍。户外活动时，建议每 2 个小时涂 1 次。游泳或出汗较多时使用“防水”或“超强防水”等防晒霜。

Case report

A 51-year-old female patient presented with erythema and swelling on face and upper limbs, accompanied by sharp pain on distal fingers of both hands for 2 weeks. Two weeks ago, after eating wild vegetables and working under the hot sun for about 2 hours, the patient first developed stinging and itching on the skin of the face and back of the hands, and then non-edematous erythema. With application of steroid cream, the lesions aggravated. Her eyelids were highly swollen, eyes were difficult to open, mouth was restricted, accompanied by chest tightness and nausea. Local hospital treated her with dexamethasone 5mg/d for 3 days. Pruritus and skin lesions slightly improved. Ecchymosis and necrosis gradually appeared on the erythema surface, accompanied by severe swelling and pain of both hands, and the distal fingers turned black. The patient was allergic to “peach” in the past and denied the history of drug allergy. Dermatological examinations: large dark brown scabs were observed on the face. Purous exudate was observed around the scabs, and light red granulation tissue was observed under the scabs. The distal knuckles of the index and little fingers of both hands became black, atrophic and stiff. Laboratory and auxiliary tests: white blood cell count 10.77×10^9/L, hemoglobin 79g/L, platelets 752×10^9/L, serum iron 19μg/ml, total iron binding capacity 409ug/dl, ferritin 12.3ng/ml, fasting blood glucose 7.7mmol/L. Diagnosis: phytophotodermatitis. She was given Prednisone 30mg/d, Niacinamide 150mg/d. After 5 days, the lesions subsided significantly.

李峰　编写 | 刘洁　校 | 晋红中　审

参考文献

[1] 晋红中，CHRISTINE G. LIAN. 协和皮肤临床病理学［M］. 北京：人民卫生出版社，2020.
[2] 赵辨. 临床皮肤病学［M］. 4 版. 南京：江苏凤凰科学技术出版社，2010.
[3] 顾恒，李邻峰. 光斑贴试验临床应用专家共识［J］. 中华皮肤科杂志，2015.
[4] WILLIAM JAMES, DIRK ELSTON, JAMES TREAT, et al. Anderws' Diseases of the Skin-Clinical Dermatology[M]. 13th ed. Amsterdam: Elsevier, 2019.
[5] JEAN BOLOGNIA, JULIE SCHAFFER, LORENZO CERRONI. Dermatology[M]. 4th ed. Amsterdam: Elsevier, 2017.
[6] HOLMAN D M, DING H, BERKOWITZ Z, et al. Sunburn prevalence among US adults, National Health Interview Survey 2005, 2010, and 2015[J]. J Am Acad Dermatol, 2019, 80: 817.
[7] TAN K W, HAYLETT A K, LING T C, et al. Comparison of demographic and photobiological features of chronic actinic dermatitis in patients with lighter vs. darker skin types[J]. JAMA Dermatol, 2017, 153: 427.
[8] GUPTA G, MAN I, KEMMETT D. Hydroa vacciniforme: A clinical and follow-up study of 17 cases[J]. J Am Acad Dermatol, 2000, 42: 208.
[9] SINGH M, ALAVI A, WONG R, et al. Radiodermatitis: A review of our current understanding[J]. Am J Clin Dermatol, 2016, 17: 277.
[10] KOTTNER J, CUDDIGAN J, CARVILLE K, et al. Pressure ulcer/injury classification today: An international perspective[J]. J Tissue Viability, 2020, 29: 197.

第九章

结缔组织病

结缔组织病是一组在临床表现、组织病理学及免疫学方面有共同或相似特征的疾病，常表现为多系统受累（如呼吸系统、消化系统、造血系统、中枢神经系统、皮肤、关节、肌肉等），病程长，病情重。不同类型的疾病其皮肤基本病理改变为结缔组织黏液性水肿、纤维蛋白样变性和血管炎；在免疫学检查方面有某些共同的体液免疫及细胞免疫功能的改变。患者常伴有发热、关节痛、红细胞沉降率增快、γ球蛋白增高、抗核抗体阳性等。常见的结缔组织病包括红斑狼疮、皮肌炎、硬皮病、干燥综合征、原发性雷诺现象、重叠综合征、混合性结缔组织病等。

第一节　红斑狼疮
Lupus Erythematosus

Abstract

The name "lupus erythematosus" is precise because its skin lesions are similar to the facial skin bitten by a wolf. It is a kind of chronic and recurrent autoimmune disease, and its most characteristic skin lesion is butterfly erythema on the cheeks. Lupus erythematosus includes systemic lupus erythematosus and cutaneous lupus erythematosus. Cutaneous type has only skin involvement and no systemic symptoms, while systemic lupus erythematosus is the prototypic autoimmune condition, often affecting multiple organ systems, including the skin. Lupus erythematosus cannot be cured at present, but early diagnosis and early standardized treatment can control the condition of the vast majority of patients, without affecting their normal life, work, and fertility.

引言

红斑狼疮（lupus erythematosus，LE）因其皮损类似面部皮肤被狼咬伤所致，故名红斑狼疮，是一类慢性、复发性自身免疫性疾病，其最具特征性皮损为面颊部蝶形红斑。LE包括两种类型：系统性红斑狼疮（systemic lupus erythematosus，SLE）和皮肤型红斑狼疮（cutaneous lupus erythematosus，CLE）。皮肤型仅有皮肤受累，无系统症状，而SLE除皮肤损害以外，可出现多系统受累。该类疾病多见于年轻女性，尚不能根治，但早期诊断及早期规范化治疗，绝大多数患者病情可控制，不影响正常生活、工作、生育等。

一、病因和发病机制

病因尚未完全明了，遗传和表观遗传背景与环境因素之间的相互作用，导致免疫系统对自身抗原失去耐受性并形成自身抗体。

（一）遗传易感性

遗传在 LE 的发病机制中发挥着关键作用。LE 有明显家族聚集性，患者亲属较一般人患病率明显升高。同卵双生儿均发病者可达 65%；直系亲属中的发病率可达 5% ~ 12%。*HLA DQA1*0102*，*HLA A*01*，*B*08*，*DRB1*0301*，非 HLA 基因位点，如 *TREX 1*，都与 LE 发病相关。

（二）雌激素

LE 在育龄期妇女多见，且妊娠、服用含雌激素药物可诱发疾病加重。动物实验也证明，雌激素可使患 LE 的动物病情加重，而雄激素可使病情缓解。

（三）环境因素

紫外线、感染、药物等因素均可诱发 LE。紫外线可使皮肤部分细胞凋亡。有些药物，如普鲁卡因胺、青霉胺、抗癫痫药、特比萘芬、质子泵抑制剂、米诺环素、地尔硫䓬、异烟肼、奎尼丁、抗 TNF-α 抑制剂等可诱发 LE。其中特比萘芬、肿瘤坏死因子-α 抑制剂、抗癫痫药物和质子泵抑制剂是最常见的引起亚急性皮肤型红斑狼疮（subacute cutaneous lupus erythematosus，SCLE）的罪魁祸首。某些病原微生物（如巨细胞病毒、丙型肝炎病毒、EB 病毒等），也可诱发 LE 发作。

本病是一种自身免疫性疾病，其免疫失常主要表现在淋巴细胞减少，特别是抑制性 T 淋巴细胞功能的异常出现较早，白介素 2 的产生也随之增加，使 B 细胞多克隆活化，产生大量自身抗体，自身抗原与自身抗体形成的免疫反应是导致 LE 各脏器病变形成的基础。

LE 多见于女性患者，其原因也有了新发现。*XIST* 是一种长的非编码 RNA，对发育早期女性细胞中的 X 染色体失活至关重要。在成人 B 细胞中，*XIST* 在调节 X 连锁基因（如 *TLR7*）中发挥重要作用。通过分析 SLE 或 2019 新型冠状病毒感染的女性患者的单细胞转录组数据，发现 *XIST* 和 *XIST* 依赖基因（包括 *TLR7*）出现功能失调。TLR7 信号转导升高的重要结果是 $CD11c^{+}$ 非典型记忆 B 细胞（ABC）的形成和激活。这种独特的 B 细胞群在老龄化、传染病和女性易感性中发挥了重要作用。

二、临床表现

LE 包括 CLE 和 SLE。约 20% 的 CLE 患者在 3 ~ 5 年内会转变为 SLE。在所有 SLE 患者中，3/4 的患者在疾病过程中出现皮损，1/4 的患者以皮肤表现为首发症状。

（一）皮肤型红斑狼疮

CLE 包括 4 种亚型：急性皮肤型红斑狼疮（acute cutaneous lupus erythematosus，ACLE）、亚急性皮肤型红斑狼疮（subacute cutaneous lupus erythematosus，SCLE）、慢性皮肤型红斑狼疮（chronic cutaneous lupus erythematosus，CCLE）和最近定义的间歇性皮肤型红斑狼疮（intermittent cutaneous lupus erythematosus，ICLE），即肿胀性红斑狼疮（lupus erythematosus tumidus，LET）。

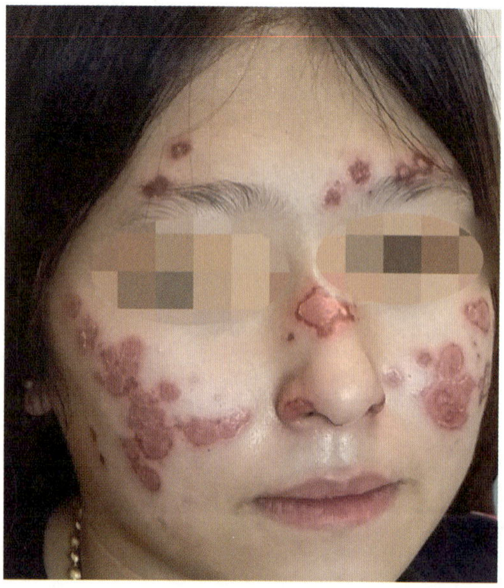

图 9-1　ACLE 发生于面部的红斑结痂

1. 急性皮肤型红斑狼疮（ACLE） 30 岁左右多见，常常与活动性 SLE 相关。ACLE 有局限型和泛发型两型。局限型常表现为颧部蝶形红斑。多由日光引起，通常为暂时性发作，愈后无瘢痕，可出现色素沉着。很多患者早期易被误诊为日晒伤、脂溢性皮炎和玫瑰痤疮（图 9-1）。泛发型罕见，被称为“狼疮性斑丘疹”或“光敏性狼疮皮炎”，表现为广泛、对称性红斑和丘疹，常伴瘙痒，具有光敏性，可类似药疹。患者可出现黏膜溃疡，以及弥漫性脱发。该型可累及手背，与皮肌炎相似。

2．亚急性皮肤型红斑狼疮（SCLE） 主要发生于青中年女性。具有高度光敏性，有两种皮损类型：环状红斑型和丘疹鳞屑型。约 42% 的患者表现为环状红斑型，39% 的患者表现为丘疹鳞屑型，而 16% 的患者兼有两者特征。环状红斑型以环状红斑、斑块为特征，常合并为多环状损害（图 9-2）。丘疹鳞屑型类似湿疹或银屑病。SCLE 多发生在日光照射部位，包括颈部 V 形区、上背部以及上臂和前臂的伸侧，面部和头皮通常不受累。部分患者皮损消退后可遗留色素沉着，但不会留下瘢痕。

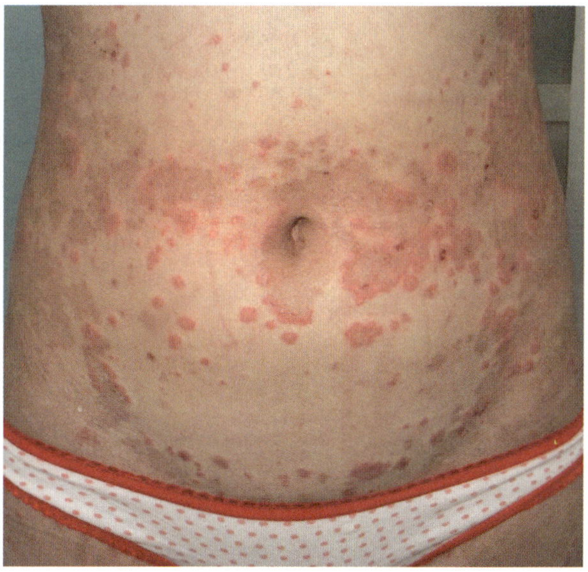

图 9-2 SCLE 环形红斑型皮损，上覆少许鳞屑，可见遗留色素沉着

注：ACLE 或 SCLE 患者中出现类似多形红斑的病变称为 Rowell（罗威尔）综合征。

大约 50% 的 SCLE 患者符合 SLE 诊断标准。SCLE 患者通常只有轻微的系统症状，最常见的是关节炎和肌痛，而严重的系统症状，如狼疮性血管炎、中枢神经系统狼疮和肾炎，发生率不到 10%。

3．慢性皮肤型红斑狼疮（CCLE） 包括盘状红斑狼疮（discoid lupus erythematosus，DLE）、深在性红斑狼疮（lupus erythematosus profundus，LEP）和冻疮性红斑狼疮（chilblain lupus erythematosus，CHLE）。

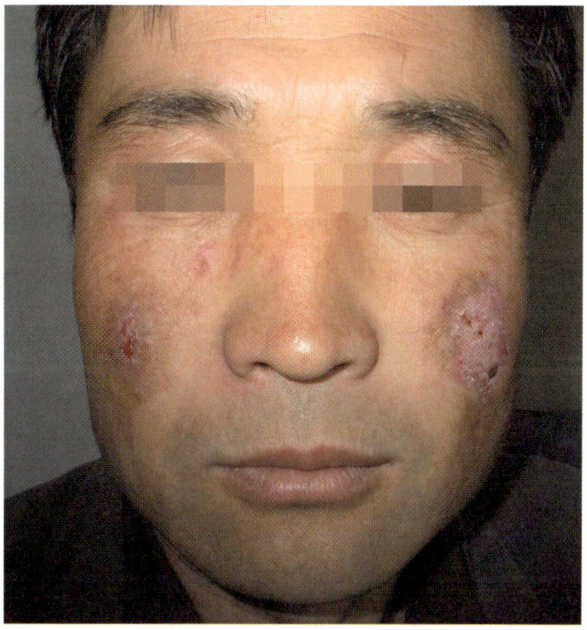

图 9-3 DLE 过度角化的红色斑块，覆有黏着性鳞屑，伴萎缩性瘢痕

（1）DLE 是 CCLE 中最常见的类型，常见于 40～50 岁女性。与其他 CLE 亚型相比，DLE 患者的病情通常更为良性，在整个病程中只有 5%～10% 的患者发生 SLE。局限性 DLE 最多见，约占 80%，通常累及面部、头部和颈部，尤其是头皮和耳轮。表现为界限清楚的片状红斑或丘疹，逐渐发展为盘状（硬币状）斑块，伴黏着性鳞屑，清除鳞屑时有疼痛。颧部和鼻梁部皮损可连接成蝶形（图 9-3）。少数病例（20%）皮损泛发四肢、躯干时，称为播散性（泛发性）DLE，更容易发展为 SLE。DLE 可发生于黏膜，包括口唇、口腔、鼻腔和生殖器，以下唇最常见。为灰白色糜烂或浅溃疡，周围可有紫晕。DLE 常累及毛囊，导致瘢痕性脱发（图 9-4）。后期病变会萎缩，周围出现色素沉着，中央色素脱失。日光照射或创伤会加重病情。部分 DLE 皮损会演变为鳞状细胞癌。肥大性或疣状 DLE 是 DLE 的一种罕见亚型，多发生在上肢、手和面部，表现为极度增厚的疣状斑块。

（2）LEP 也称狼疮性脂膜炎，常见于中年女性，其特征是疼痛、坚硬的皮下结节，常见于面部、上肢和腰腹部，不对称。在脂肪层较厚的区域，表面可出现 DLE 皮损，如上臂、腿部、臀部、面部和胸部。LEP 倾向于慢性过程，缓解和复发交替出现，最终遗留萎缩性瘢痕，一般不出现溃疡（图 9-5～图 9-7）。

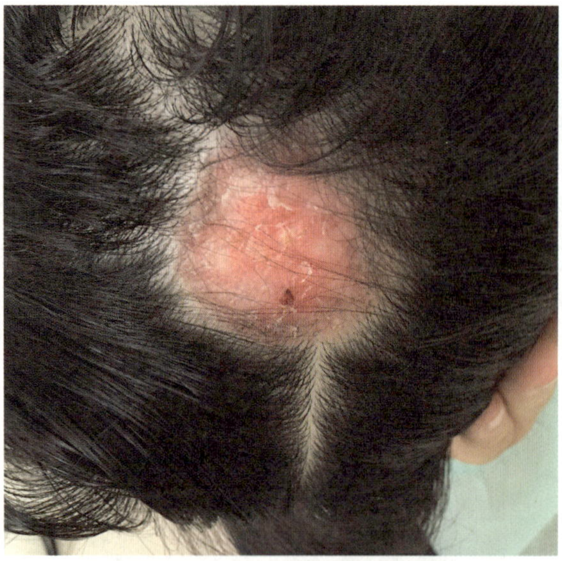

图 9-4　DLE 导致的瘢痕性脱发

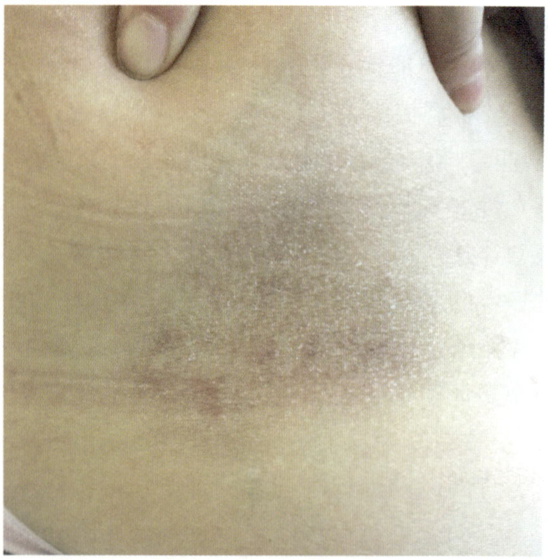

图 9-5　LEP 发生于左侧臀部的硬化性斑块

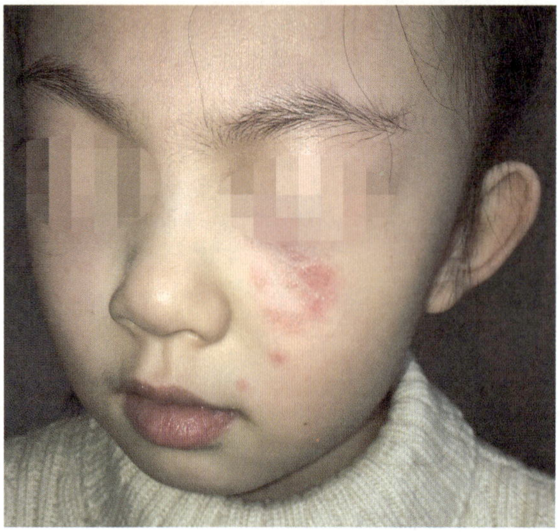

图 9-6　LEP 发生于左颊部的硬化性斑块

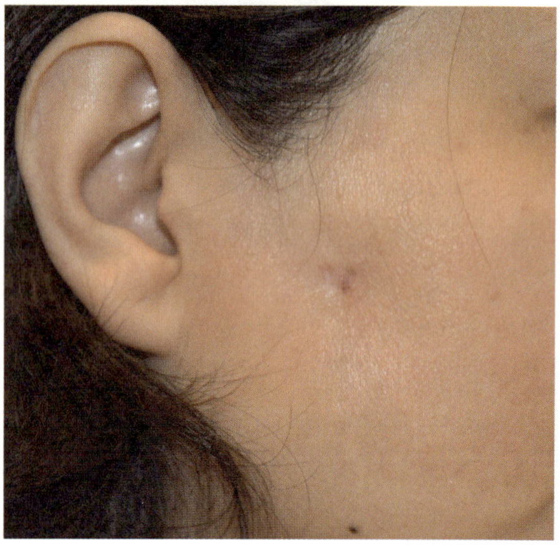

图 9-7　LEP 晚期遗留的萎缩性瘢痕

（3）CHLE 是一种罕见的类似冻伤的 CCLE。多发生于易发生冻伤的暴露区域，表现为痛性紫罗兰色斑块和结节。在手指、足趾、足跟、鼻翼和耳郭等部位，可出现溃疡。冻疮性狼疮发生在气温下降时，很难与冻疮区分开来。20% 的 CHLE 患者在病程的某个阶段出现 SLE 特征。

4．肿胀性红斑狼疮（LET） 是 CLE 的一种新亚型，为 ICLE，其特征是极度光敏性，良性病程，男性多见。病变多发生于在面部，表现为环形或半环形红斑、水肿性荨麻疹样斑块，边缘隆起，表面光滑。无糜烂、溃疡、瘢痕形成，不出现色素沉着或色素减退。

并非所有 CLE 患者都会发展为 SLE，但基于人群的研究表明，发生率介于 0 ~ 28%，而儿童发展为 SLE 较高，约为 30%。CLE 发展为 SLE 的时间间隔为数月到 30 余年。

（二）系统性红斑狼疮

SLE 多见于中青年女性，男：女为 1：（9 ~ 15），可侵犯皮肤和全身多个内脏器官，为 LE 中最严重的类型，10 年生存率为 80% ~ 90%。

早期表现多种多样。初发时可仅单个器官受累，如皮肤、关节、肾脏等，也可多系统同时受累。全身症状如发热、乏力、疲倦等，关节及皮肤表现为本病最常见的早期症状，其次是发热、光敏感、雷诺现象、肾炎及浆膜炎等。SLE 最具特征性的皮损表现为面部蝶形红斑，日晒后加重（图 9-8）；也可出现盘状浸润性红斑或斑块、手足指（趾）部紫癜及血管炎损害、甲周红斑等（图 9-9）；也可见到光敏性皮炎、多形红斑、结节性红斑、荨麻疹性血管炎、毛细血管扩张、脱发等；黏膜症状常见为口腔溃疡。

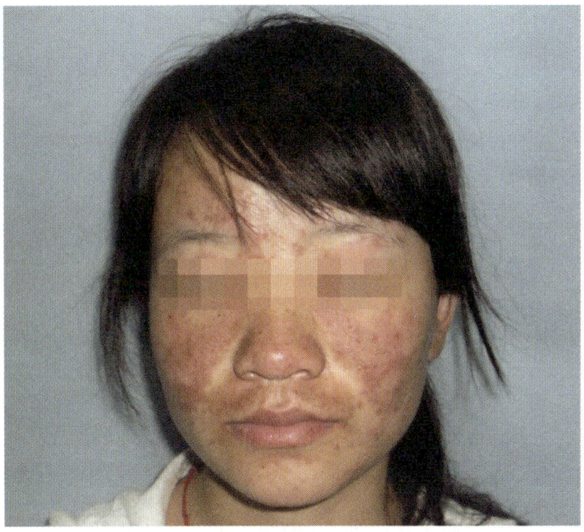

图 9-8　SLE 患者的面部表现

注：面部蝶形红斑由边界清晰的鲜红色斑组成。

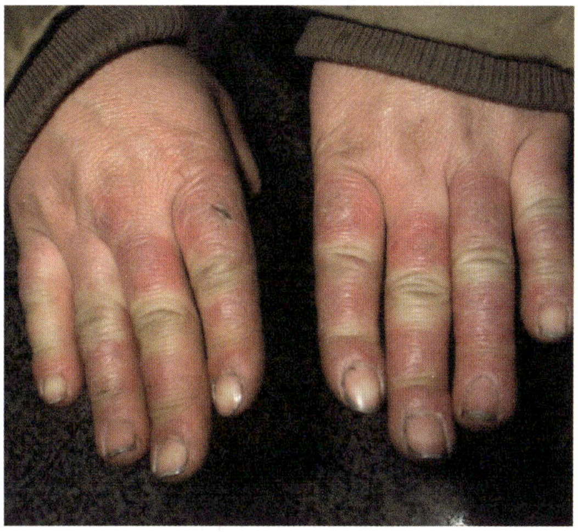

图 9-9　SLE 患者的手部皮损

1．关节和肌肉　关节受累是 SLE 中最常见的症状，95% 的患者有不同程度的关节炎和关节痛，肌炎和肌痛也较常见。

2．浆膜炎　心包炎和胸膜炎较常见，可为干性或有积液，腹膜炎较少见。

3．内脏受累　累及心脏可见心包炎、心肌炎和心内膜炎；肺部病变为胸膜炎和肺间质病变；肾脏受累可导致肾病综合征和肾衰竭；中枢神经系统受累可表现为头痛、癫痫发作等，也可引起意识障碍、定向障碍等。多数 SLE 患者在疾病活动期伴有血液系统异常，可表现为贫血、白细胞减少和血小板减少。

三、辅助检查

1．组织病理　DLE、SCLE 组织病理见图 9-10 和图 9-11。各类型 LE 的组织病理特点见表 9-1。

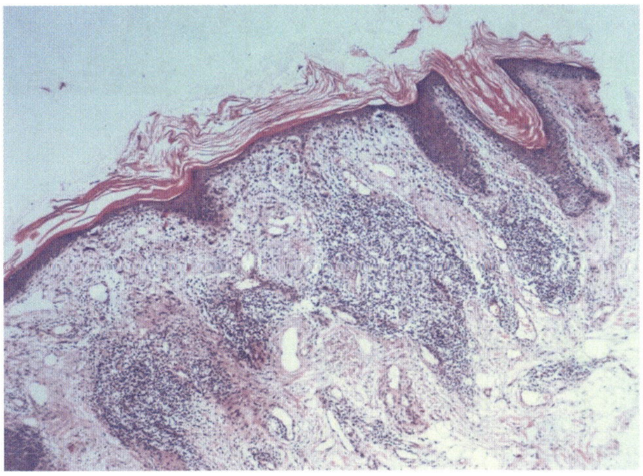

图 9-10　DLE 的组织病理（HE 染色）

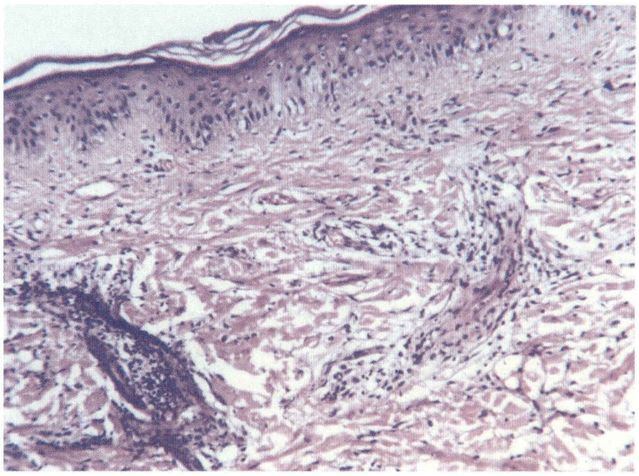

图 9-11　SCLE 的组织病理（HE 染色）

表 9-1　各类型 LE 的组织病理特点

类型	组织病理特点
ACLE	基底细胞液化变性，真皮上部水肿，界面、血管周围和附属器周围散在淋巴细胞浸润，这些特点与其他 CLE 亚型相比通常不太明显
SCLE	角化过度、毛囊角栓、表皮水肿、基底细胞液化变性，真皮和附属器周围有淋巴和单核细胞浸润，但炎症浸润较轻
DLE	角化过度，毛囊角栓，基底层液化变性，基底膜增厚，真皮血管及附属器周围淋巴细胞呈块状浸润。真皮浅层水肿，血管扩张，少量红细胞外溢
LEP	皮损上部表皮及真皮可见 DLE 表现，亦可正常。脂肪小叶间隔增厚伴密集淋巴细胞浸润，可见浆细胞，可有小叶间隔纤维化及淋巴细胞性血管炎，脂肪细胞可有毛玻璃样坏死及透明变性。小叶性脂膜炎伴密集淋巴细胞浸润，需要与皮肤淋巴瘤鉴别
CHLE	表皮萎缩、界面空泡化和血管周围单一核细胞浸润，可有血管管壁纤维素样变性
LET	表皮改变不明显，无毛囊角栓或界面改变，血管周围和附属器周围的密集淋巴细胞浸润，真皮内大量黏蛋白沉积

2．直接免疫荧光（direct immunofluorescence，DIF）检查　建议在非曝光部位取材。DIF 显示表皮与真皮交界处 C3、IgG 或 IgA 线状沉积（狼疮带试验）（图 9-12）。ACLE 病变 DIF 显示真皮 – 表皮交界处和真皮上部血管周围有颗粒状 IgM 沉积。SCLE 以“尘埃样颗粒”为特征的 IgG 沉积，具有高度特异性，但敏感性低。90% 的 DLE 病变狼疮带试验呈阳性，C3 和 IgM 是最常见的免疫沉淀物。LET 狼疮带试验呈阴性。SLE 皮损区表皮与真皮交界处有 IgG、IgM、IgA 和 C3 沉积形成颗粒状荧光带。60% ~ 70% 的 LEP 患者在狼疮带试验中呈阳性。

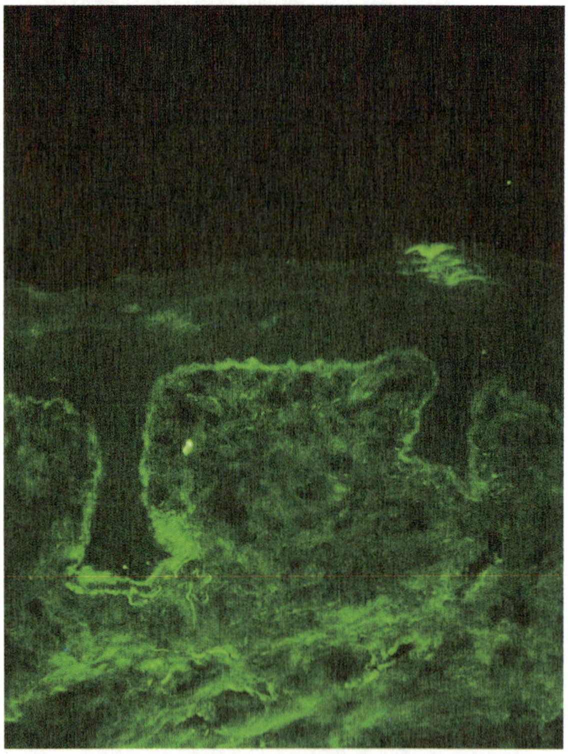

图 9-12　狼疮带试验

注：表皮与真皮交界处线状 IgG 沉积。

3．血清学检查　95% 的 ACLE 患者中发现抗核抗体（ANA）阳性，抗双链 DNA（double-stranded DNA，dsDNA）和抗 Sm 抗体的发生率较高。70% 的 SCLE 患者抗 Ro（SS-A）阳性、ANA 阳性，只有 5% 的患者具有抗 dsDNA。

（1）CHLE 患者中 ANA、抗 Ro/SSA 抗体阳性，类风湿因子（RF）阳性率不定；通常没有抗 dsDNA 抗体；约 20% 与 SLE 相关。

（2）DLE 患者中约 5% 为 ANA 阳性，通常没有抗 dsDNA 抗体，很少有抗 Ro/SSA 抗体或抗 U1 - 核糖核蛋白（抗 U1-RNP）抗体。

（3）LEP 患者 ANA 阳性率高达 75%；通常没有抗 dsDNA 抗体，出现该抗体可能意味着转变为 SLE。

（4）LET 患者 ANA 阳性率为 10% ~ 30%，抗 Ro/SSA 和抗 La/SSB 抗体阳性率约 5%。

（5）SLE 患者体内存在多种自身抗体，是疾病诊断的主要依据。95% 的患者 ANA 呈阳性，为 SLE 的筛查试验，抗 dsDNA 抗体对 SLE 特异性强，提示肾脏受累，可作为 SLE 诊断和疗效观察的一项指标。在 SLE 缓解期抗 dsDNA 抗体可转阴或滴度下降。抗 Sm 抗体是 SLE 的标志性抗体，其阳性和 SLE 的病情轻重、脏器受累并不相关，病情好转后也不转阴。SLE 常有贫血、白细胞减少和血小板减少，红细胞沉降率增快；常见蛋白尿；血清蛋白异常如球蛋白升高；补体常降低；RF 阳性。

四、诊断和鉴别诊断

（一）诊断标准

1982 年美国风湿病协会（American Rheumatism Association，ARA）提出的 SLE 诊断标准，在下列 11 项中符合 4 项即可诊断：①蝶形红斑；②盘状红斑；③光敏感；④口腔或鼻咽部溃疡；⑤非侵蚀性关节炎；⑥浆膜炎（胸膜炎或心包炎）；⑦肾损害：a. 持续性蛋白尿，每日尿蛋白>0.5g 或尿蛋白“+++”以上或 b. 细胞管型；⑧神经系统病变：抽搐或精神症状；⑨血液学异常：a. 溶血性贫血或 b. 白细胞<4×10^9/L，两次或 c. 淋巴细胞<1.5×10^9/L，两次或 d. 血小板<100×10^9/L；⑩免疫学异常：抗 dsDNA 抗体滴度异常或有抗 Sm 抗体或抗磷脂抗体阳性；⑪免疫荧光检查 ANA 阳性。

（二）分类标准

2019 年，欧洲抗风湿病联盟（European League Against Rheumatism，EULAR）和美国风湿病学会（American College of Rheumatology，ACR）共同制定的 ACR/EULAR SLE 分类标准（表 9-2）将 SLE 分类诊断的敏感性和特异性分别提升到 96% 和 93%。首次 ANA 滴度≥1∶80（Hep-2 细胞法）作为入围标准。大约 50% 的 SLE 患者、10% 的 DLE 患者以及几乎所有的 ACLE 患者都符合该分类标准，这一新标准可以更好地区分 CLE 和 SLE。

表 9-2　ACR/EULAR SLE 分类标准

入围标准		ANA 阳性（Hep2 免疫荧光法≥1∶80）	
临床表现及标准		定义	权重/分
全身状况：发热		无其他原因可解释的发热>38.3℃	2
皮肤病变	口腔溃疡	医生检查发现或观察照片	2
	非瘢痕性脱发	医生检查发现或观察照片	2
	SCLE/DLE	环状红斑或丘疹鳞屑性皮损（非曝光部位）	4
	ACLE	颊部红斑或斑丘疹，有或无光敏感。如果行皮肤活检，必须有典型表现	6
肌肉骨骼症状	关节病变	①以肿胀或渗出为特征的涉及两个或多个关节的滑膜炎或②两个或多个关节的压痛，晨僵至少 30 分钟	6
神经精神症状	谵妄	①意识改变或唤醒水平下降；②症状发展时间在数小时至 2 天内；③一天内症状起伏波动；④急性或亚急性认知力改变（记忆障碍或定向障碍）；⑤行为、情绪或情感变化（不安、睡眠觉醒周期逆转）	2
	精神症状	①无洞察力的妄想或幻觉；②无谵妄	3
	癫痫	大发作或部分/局灶性发作	5
浆膜炎	胸腔积液或心包积液	需影像学证据支持，如超声、X 线、CT、MRI	5
	急性心包炎（出现至少两项）	①心包性胸痛（锐痛、吸气时加重，前倾位减轻）；②心包摩擦音；③心电图出现广泛 ST 段抬高或 PR 段偏移；④影像学新发或恶化的心包积液（超声波、X 线、CT 扫描、MRI）	6
血液系统损害	白细胞减少	<4×10^9/L	3
	血小板减少	<100×10^9/L	4
	免疫性溶血	①存在溶血证据，网织红细胞增多，血红蛋白减少，间接胆红素减少，乳酸脱氢酶升高，以及②Coomb 试验阳性	4

续表

入围标准		ANA 阳性（Hep2 免疫荧光法≥ 1∶80）	
临床表现及标准		定义	权重 / 分
肾脏病变	蛋白尿＞0.5/24h	24 小时尿蛋白定量＞0.5g 或尿蛋白肌酐比值预测的 24 小时尿液蛋白定量＞0.5g	4
	肾穿刺病理符合狼疮肾炎	Ⅱ或Ⅴ型狼疮肾炎	8
		Ⅲ或Ⅳ型狼疮肾炎	10
抗磷脂抗体		抗心磷脂抗体 IgG＞40APL、GPL 或 MPL 单位或抗 $β_2$GP1 阳性或狼疮抗凝物阳性	2
补体		低 C3 或低 C4	3
		低 C3 和低 C4	4
高度特异性抗体		抗 dsDNA 阳性	6
		抗 Sm 抗体阳性	6

注：1 个入围标准，10 个方面和 18 个标准。每个标准都需要排除感染、恶性肿瘤、药物和其他原因。总得分中包括各个方面的最高权重得分，并且总得分≥ 10 分可诊断为 SLE。

CLE 的诊断主要依靠临床表现和组织病理学特征。没有全身受累的 CLE 患者通常无自身抗体，但如果存在自身抗体，则有助于诊断并更好地评估预后。CLE 几种亚型的鉴别要点见表 9-3。

表 9-3　CLE 各亚型的鉴别要点

鉴别要点	ACLE	SCLE	CCLE			LET
			DLE	LEP	CHLE	
发病年龄	30 岁	青中年	40～50 岁	中年	不确定	不确定
性别	女性	女性	女性	女性	女性	男性
皮损	蝶形红斑，多形红斑样皮损，曝光区域斑丘疹	环状红斑，丘疹鳞屑	环状斑块	痛性皮下结节，萎缩性瘢痕	暴露部位痛性紫罗兰样斑块结节，中央糜烂溃疡	肿胀性斑块
萎缩性瘢痕	–	–	+	+	+	–
黏膜受累	+	–	+	–	–	–
光敏性	++	++	+	?	–	+++
组织病理	基底细胞液化变性，真皮上部水肿，界面、血管周围和附属器周围散在淋巴细胞浸润	基底细胞液化变性，表皮水肿、毛囊角栓、真皮和附属器周围有淋巴和单核细胞浸润，但炎症浸润较轻	角化过度，毛囊角栓，基底细胞液化变性，真皮血管及附属器周围淋巴细胞呈块状浸润，真皮浅层水肿，血管扩张，少量红细胞外溢	小叶性脂膜炎伴密集淋巴细胞浸润	表皮萎缩，界面空泡化和血管周围单一核细胞浸润	无毛囊角栓，血管周围和附属器周围的密集淋巴细胞浸润，界面改变不明显
免疫指标	ANA+，抗 dsDNA+，抗 Sm+	ANA+，抗 Ro/SSA+	ANA/ds-DNA 多数 –	ANA 50% 阳性	–	ANA、抗 ds-DNA、抗 Sm、SSA 阴性

ACLE可累及手背，需要与皮肌炎鉴别。皮肌炎会影响指间关节和掌指关节，而在ACLE少见。极少数情况下，严重的ACLE类似于中毒性表皮坏死松解症。其他鉴别包括光敏性药疹、红斑型天疱疮、特应性皮炎、接触性皮炎和光接触性皮炎。

SCLE鉴别诊断包括皮肌炎、皮肤T细胞淋巴瘤、体癣、离心性环状红斑、匍形性回状红斑、苔藓样药疹、环状肉芽肿和落叶型天疱疮。需要依赖组织病理学检查进行鉴别。

DLE的早期硬化性红斑、斑块可能类似于银屑病、皮肤T细胞淋巴瘤、面部肉芽肿、多形性日光疹和结节病。口腔黏膜DLE可类似扁平苔藓，但前者具有源自红斑中心区域的放射状外观。肥大性或疣状DLE需要与角化棘皮瘤和肥厚性扁平苔藓相鉴别。

（三）疾病活动评估工具

对初诊和随访的SLE患者，建议优先选择SLE疾病活动指数（SLEDAI-2000）评分标准，并结合临床医师的综合判断进行疾病活动度评估。基于SLEDAI-2000评分标准，可分为轻度活动（SLEDAI-2000≤6）、中度活动（SLEDAI-2000 7～12）和重度活动（SLEDAI-2000>12）。在SLEDAI-2000的基础上，建议优先选择EULAR提出的标准对疾病活动度进行分级。除了SLEDAI-2000，目前国内临床实践中也常采用英岛狼疮评定组指数（BILAG-2004）来进行疾病活动度评估。BILAG-2004分为A、B、C、D、E五个类别。但由于仅基于SLEDAI-2000和BILAG-2004进行疾病活动度的评估均存在一定的局限性，因此，还需结合临床医师的整体判断，参照SLE患者的临床表现和其他表现，来提高评估的准确性。

一般对处于疾病稳定期或低疾病活动的SLE患者，可每6～12个月评估1次疾病活动度。此外，可采用SLE国际合作组损伤指数（SDI）来评估SLE器官损害。SDI是唯一国际公认且已得到验证的SLE器官损害评估标准，该标准对12个器官系统独立进行评分，是临床中有效评价器官损害的工具，为更好地判断SLE患者的预后提供了依据。

五、预防和治疗

（一）预防

患者教育：避免日光照射和药物滥用。UVA和UVB照射会诱发CLE，严格防晒是治疗的关键。可适当使用遮盖剂，以掩盖病变。长期避光的患者存在维生素D缺乏的风险，应监测25-羟基维生素D水平，建议补充至少400IU的维生素D_3。室内荧光灯泡也存在加剧光敏性疾病的紫外线暴露风险，应使用最低的紫外线辐照强度来最小化累积剂量。

（二）局部治疗

钙调神经磷酸酶抑制剂已成为各种CLE亚型的主要局部治疗药物。随机双盲临床试验证实0.1%他克莫司软膏和0.05%丙酸氯倍他索软膏的疗效相同，但氯倍他索治疗的患者中61%在第3周就出现了毛细血管扩张，表明他克莫司软膏更安全。

沙丁胺醇是一种β_2肾上腺素受体激动剂，常用于治疗哮喘。一项多中心随机对照试验评估了R-沙丁胺醇在DLE治疗中的价值，在疼痛、瘙痒、脱屑、溃疡和整体评估方面与安慰剂相比有显著改善。

CLE的物理治疗包括激光疗法、冷冻疗法和磨皮术。脉冲染料激光和氩激光具有明显的疗效，其不良反应包括紫癜、疼痛和炎症后色素沉着。

（三）系统治疗

对于泛发性皮损、可能有瘢痕、或局部治疗无效的情况下，需要进行系统治疗。系统治疗时，可同时辅助外用药物。除沙利度胺外，用于治疗各种CLE亚型的药物通常也可用于治疗SLE。SLE的治疗原则是早期个体化治疗、最大程度延缓疾病进展、减少器官损害和改善预后。治疗的短期目标是控制疾病活动、改善临床症状并实现临床缓解或尽可能降低疾病活动。长期目标为减少复发和药物不良反应、降低器官损害和死亡率及改善生活质量。

1．抗疟药物 口服抗疟药是所有 CLE 亚型的一线系统治疗，也是 SLE 的基础用药。羟氯喹、氯喹和奎纳克林是目前使用的三种抗疟药。有效率可达 80%，口服抗疟药可能需要 2～3 个月才能达到最大疗效，因此，患者通常联合使用局部用药和病灶内注射药物。

硫酸羟氯喹是 CLE 首选药物，常用剂量为 0.2～0.4g/d。在 6.5mg/（kg・d）的剂量下，视网膜病变的发病率较低，比氯喹更安全。儿童患者剂量偏小，最大剂量不超过 400mg/d，6 岁以下儿童禁用，妊娠期可持续使用羟氯喹。所有 SLE 患者在没有禁忌证的情况下，推荐长期使用羟氯喹。高风险患者（长期大剂量服用羟氯喹、伴有肝肾疾病、同时使用他莫昔芬、有视网膜或黄斑疾病史、高龄等）容易诱发视网膜病变，建议服药前、服药后每年进行 1 次眼科检查，低风险患者自服药第 5 年起，每年进行 1 次眼科检查。氯喹的剂量为 125～250mg/d，不超过 3.5～4.0mg/（kg・d），以减少不可逆的视网膜毒性。抗疟药物的副作用包括干燥症、黄褐斑或苔藓样药疹、荨麻疹、蓝灰色皮肤色素沉着、眼部毒性、胃肠道不适、肌病、心肌病和罕见的中枢神经系统副作用（头晕、头痛、失眠和精神病等），羟氯喹可降低癫痫发作阈值。6-磷酸葡萄糖脱氢酶缺陷的患者容易出现溶血性贫血。在服用抗疟药物前和治疗期间应定期进行视网膜病变筛查。对已有视网膜病变、血液疾病和其他疾病的患者禁用抗疟药治疗。如果单独使用羟氯喹或氯喹无法控制病情，建议使用奎纳克林联合治疗，剂量为 50～100mg/d。奎纳克林是新一代的抗疟药，不会引起视网膜毒性，因此，可作为与羟基氯喹或氯喹的联合治疗，或者在羟氯喹或氯喹被禁用的情况下作为单一治疗。奎纳克林的不良反应包括皮肤和巩膜的可逆性黄色变，以及罕见的再生障碍性贫血。

2．糖皮质激素 系统应用糖皮质激素治疗 CLE 对皮损泛发、病情较重或局部治疗和抗疟药物无效者，可选择系统应用，一般使用剂量为 0.5mg/（kg・d），病情控制后缓慢减量，并在 4～8 周内停用。活动性 SLE 患者可使用激素［0.5mg/（kg・d）泼尼松或其他等效剂量的激素］联合免疫抑制剂治疗；重度 SLE 患者可使用激素［≥1mg/（kg・d）泼尼松或其他等效剂量的激素］联合免疫抑制剂治疗，病情稳定后可适当调整激素剂量；对于患有狼疮危象的 SLE 患者，可以使用激素冲击联合免疫抑制剂治疗。

3．免疫抑制剂 甲氨蝶呤（MTX）和吗替麦考酚酯（MMF）对治疗活动性 CLE 或 SLE 有效。MTX 用于难治性 SCLE 和 DLE 的二线治疗，剂量为 10～20mg/w。在难治性 CLE 中，MMF 联合羟氯喹和 / 或系统性糖皮质激素有效。MMF 可作为对传统治疗耐药的 SCLE 患者的单一治疗，剂量为 35mg/（kg・d）。MTX 的不良反应包括胃肠道不耐受、骨髓抑制、肺纤维化和肝炎，而 MMF 可引起严重的胃肠道不适和骨髓抑制，并可能增加某些癌症的风险。在难治性 CLE 患者中，MTX 作为二线治疗每周最高 20mg。在没有系统受累的 CLE 患者，不推荐使用硫唑嘌呤、环磷酰胺和环孢素。对激素联合羟氯喹治疗效果不佳的 SLE 患者，或无法将激素的剂量调整至相对安全剂量以下的患者，建议使用免疫抑制剂。伴有脏器受累的 SLE 患者，应依据患者的临床表现、生育要求、药物安全性和成本等因素进行综合考虑，选择恰当的免疫抑制剂。常用的免疫抑制剂包括吗替麦考酚酯、环磷酰胺、硫唑嘌呤、他克莫司、甲氨蝶呤、环孢素、来氟米特等。

4．沙利度胺和来那度胺 沙利度胺和来那度胺可抑制炎性细胞因子的产生，并且能够防止 UVB 诱导的角质形成细胞凋亡，目前尚无随机对照试验证实该药治疗 CLE 的疗效。然而，一些非对照试验均报告了不同亚型 CLE 患者对沙利度胺的持续高反应率（98%～100%），完全清除率从 54.5% 到 85% 不等。成人初始剂量一般为 100mg/d，分 2 次服用。2 周后剂量减为 25～50mg/d 维持治疗，疗程一般为数周至数月。然而，由于沙利度胺停止治疗后复发率高，以及 50%～70% 的患者出现感觉神经病变，且有明显致畸性，其临床应用受到限制。此外，由于存在镇静的不良反应，在驾驶或执行需要警觉的任务时小心使用。来那度胺由于神经病变发生率较低，且对 DLE 和 SCLE 更有效，逐渐成为治疗的主要药物。

5．生物制剂 根据指南建议，对激素和免疫抑制剂治疗效果不佳、不耐受或复发的 SLE 患者，可考虑生物制剂治疗。主要生物制剂包括贝利尤（贝利木）单抗、泰它西普和利妥昔单抗。贝利尤单抗通过干扰可溶性人 B 淋巴细胞刺激因子（BLyS）与 B 细胞受体的结合来降低 B 淋巴细胞存活率。推荐方案为每次 10mg/kg，前三次每 2 周给药 1 次，此后每 4 周给药 1 次。泰它西普是我国自主研发的创新药，已获得国家药品监督管理局的批准，可用于治疗 SLE。该药是将 BLyS 受体跨膜蛋白活化物（TACI）的胞外特定的可溶性部分与人免疫球蛋白 G1 Fc 片段构建的融合蛋白，其作用靶点包括 BLyS 和 APRIL（细胞因子 A 增殖诱导配体）。推荐剂量为每次 160mg，每周 1 次。利妥昔单抗是一种针对 CD20 的嵌合型单克隆抗体，每次 1000mg，间隔 2 周，共治疗 2 次。DLE、SCLE 患者对利妥昔单抗无反应，ACLE 和 SLE 对利妥昔单抗敏感。

一项随机对照试验证实乌司奴单抗（IL12/23 抑制剂）在治疗 SLE 的皮肤表现方面具有优势，乌司奴单抗组的缓解率（定义为 CLASI 评分下降 50% 或以上）显著高于对照组，而两组之间的不良反应无显著差异。阿尼鲁单抗可阻断Ⅰ型干扰素的活性，对重度 SLE 患者疗效显著。

此外，BIIB059，一种靶向树突状细胞抗原 2 的单克隆抗体；AMG811，一种抗干扰素-γ（IFN-γ）抗体和西鲁库单抗（Sirukumab），一种抗 IL6 抗体，正处于临床试验阶段，有望用于 SLE 或 CLE 的治疗。

6．间充质干细胞（mesenchymal stem cells，MSCs）治疗 MSCs 具有强大的免疫调节特性，能够剂量依赖性地抑制狼疮 T 细胞的 G1/S 期转化和增殖，促进调节性 T 细胞（Treg）、抑制辅助性 T 细胞 17（Th17）的生成来间接调控 T 细胞功能；MSCs 促进狼疮患者外周血耐受性 CD1c+ 树突状细胞增殖并抑制其凋亡；MSCs 可抑制 B 细胞活化。研究表明，异体 MSCs 治疗 1 年后 60.5% 的患者获得完全缓解，尿蛋白（24h）、狼疮评分（BILAG）明显下降；治疗 4 年后 50% 的患者仍获得临床缓解，4 年生存率为 94%，总复发率仅为 23%。此外，对于重症难治性 SLE，有效率达 60%，使其 5 年病死率从原来的 35%～45% 下降至 16%。安全性方面，患者对 MSCs 移植治疗的耐受性良好，少数患者会出现发热、出汗、心悸、面部潮红等一过性输液反应，未见严重不良反应，无移植相关死亡事件发生。

7．其他治疗 氨苯砜、雷公藤多苷、昆明山海棠、白芍总苷等也可用于常规治疗效果不理想的 DLE 和 SCLE。对重度或难治性 SLE 患者，可考虑使用血浆置换或免疫吸附。难治性或合并感染的 SLE 患者，可考虑在原治疗基础上加用静脉注射免疫球蛋白。

8．妊娠期患者的管理 对 SLE 育龄期女性，若病情稳定至少 6 个月，无重要脏器损害，停用可能致畸的药物至足够安全的时间，可考虑妊娠。如果计划妊娠，备孕前应向风湿科、妇产科医生进行生育咨询，并进行相关评估。对妊娠的 SLE 患者，应密切监测 SLE 病情活动度及胎儿生长发育情况，若无禁忌，推荐妊娠期全程服用羟氯喹，如果出现疾病活动，可考虑使用激素及硫唑嘌呤等控制病情。

第二节 皮肌炎
Dermatomyositis

Abstract

Dermatomyositis (DM) is a rare acquired immune-mediated muscle disease characterized by muscle weakness and skin rash. It is classified as one of the idiopathic inflammatory myopathies (IIM). IIM, known as myositis, are heterogeneous disorders characterized by muscle weakness and muscle inflammation. The much more common subgroups in adults are dermatomyositis (DM), polymyositis (PM), and inclusion body myositis

第九章

(IBM), and in children, juvenile DM (JDM). Although all idiopathic inflammatory myopathies share a common presentation of muscle weakness, they differ clinically in terms of muscle groups involved and histopathological findings. DM presents with characteristic skin findings and symmetric proximal skeletal muscle weakness. Also, it can affect other organ systems such as the pulmonary, cardiovascular, and gastrointestinal systems. A significant proportion of patients with DM have an underlying malignancy, which can alter the prognosis of the condition. Although a majority of cases have muscular and cutaneous manifestations, other variants of the condition exist. Clinically amyopathic dermatomyositis (CADM) is a condition in which patients have the characteristic cutaneous findings of DM, but do not have muscle weakness. CADM is further classified as hypomyopathic or amyopathic dermatomyositis. Patients with hypomyopathic dermatomyositis lack muscle weakness clinically. However, there is evidence of myositis based on laboratory investigations, electromyography, or muscle biopsy. In contrast, patients with amyopathic dermatomyositis lack both clinical and laboratory evidence of muscle involvement. Recently, anti CTLA-4 monoclonal antibody, TNF-α Inhibitors, IL-6 monoclonal antibodies, and JAK inhibitors such as Baricitinib and Tofatinib, have been reported in individuals and have shown some efficacy, but there is currently a lack of confirmation from large sample randomized controlled clinical trials.

引言

皮肌炎（dermatomyositis，DM）是一种罕见的获得性免疫介导的结缔组织疾病，以肌无力和皮疹为特征，属于特发性炎性肌病（idiopathic inflammatory myopathies，IIM）之一。IIM 统称为肌炎，是一种以肌无力和肌肉炎症为特征的异质性疾病。成年人中较常见的亚组是 DM、多发性肌炎（polymyositis，PM）和包涵体肌炎（inclusion body myositis，IBM），儿童中最常见的是青少年皮肌炎（juvenile DM，JDM）。虽然所有 IIM 都有肌无力的共同表现，但在涉及的肌群和组织病理学表现方面有所不同。DM 表现为特征性皮肤表现和对称性近端骨骼肌无力。此外，它还会影响其他器官系统，如肺、心血管和胃肠系统。DM 患者中很大一部分有潜在的恶性肿瘤，会改变预后。虽然大多数病例有肌肉和皮肤表现，但也存在其他异型。临床无肌病性 DM（clinically amyopathic DM，CADM）是指患者具有 DM 的特征性皮肤表现，但没有肌无力。CADM 可进一步分为微肌病性和无肌病性 DM。微肌病性 DM 患者临床上缺乏肌无力，然而，实验室检查、肌电图或肌肉活检有肌炎的证据。而无肌病性 DM 患者缺乏肌肉受累的临床和实验室证据。

一、病因和发病机制

病因尚未完全阐明，与遗传因素和环境因素有关。

1. 遗传 目前研究证实，*HLA-A*68* 与北美白种人发病相关，*HLA-DQA1*0104* 和 *HLA-DRB1*07* 与中国汉族人群发病相关。*DRB1*03/DQA1*05/DQB1*02* 与 DM 合并间质性肺炎（interstitial lung disease，ILD）相关。

2. 感染 柯萨奇病毒 B、肠道病毒和细小病毒等可能是 DM 的诱因。病毒感染诱发自身免疫的机制包括细胞蛋白质的改变、自我耐受的破坏、先前隐藏表位的暴露、自身抗体诱导的 B 细胞激活等。

3. 药物 常见的可能诱发 DM 的药物包括抗肿瘤药物（羟基脲、环磷酰胺）、抗感染药物（青霉素、磺胺类、异烟肼）、非甾体抗炎药（双氯芬酸、苯丁氮酮）、D-青霉胺、他汀类药物和某些疫苗。

此外，大剂量的紫外线照射也与 DM 发病相关。

二、临床表现

（一）成人皮肌炎

DM 多见于 40 ~ 50 岁，平均诊断年龄为 44.0 ± 18.3 岁。女性比男性更常见，男女发病率分别为 3.98/100 万和 4.68/100 万。

1．皮肤损害 皮肤变化可先于肌肉症状或与肌肉症状同时出现。患者可出现多种类型的皮疹、光敏性、色素沉着和瘙痒，也可引起指甲变化和脱发。

（1）Heliotrope 征（向阳性皮疹，眶周紫红斑）：这是 DM 的特征性皮肤表现之一，表现为双上眼睑出现紫罗兰色或暗紫红色斑片，伴或不伴有眶周水肿（图 9-13）。

（2）Göttron 丘疹：掌指关节和指间关节背侧可见散在扁平的紫红色鳞屑性丘疹，伴或不伴有鳞屑或溃疡（图 9-14）。这也是 DM 的特征性皮肤表现。

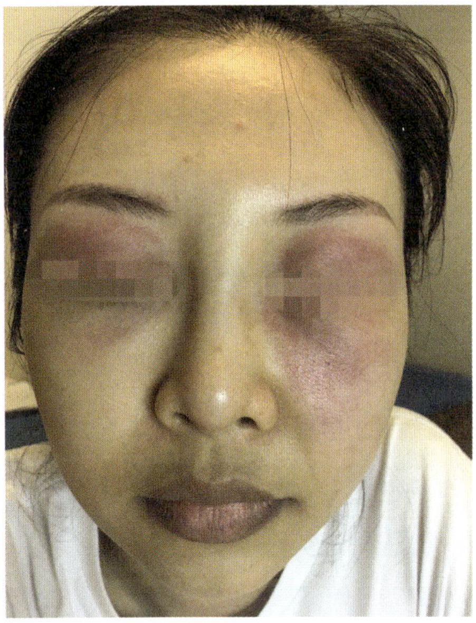

图 9-13　双眼睑紫红斑（Heliotrope 征）

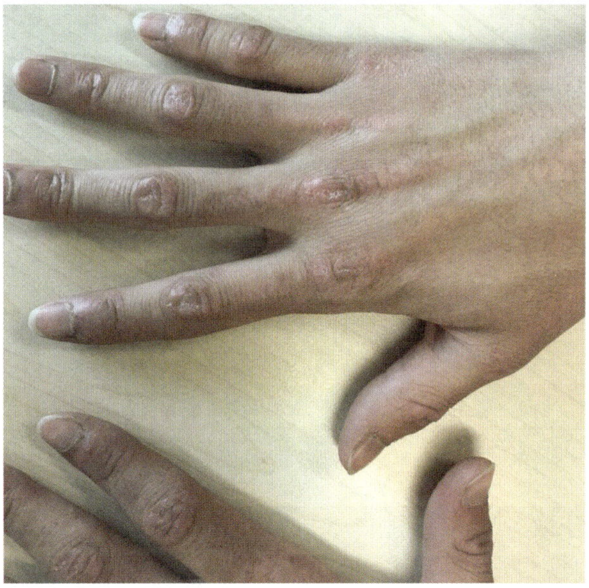

图 9-14　Göttron 丘疹

（3）其他类型皮损

1）Göttron 征：肘部、膝、踝部出现红斑或斑块（图 9-15）。

2）面部红斑：脸颊和鼻梁上的红斑，累及鼻唇沟。皮疹可延伸至前额，并从侧面延伸至耳郭及耳后（图 9-16）。

3）披肩征：颈项部、背部上部和肩部出现红斑，并延伸至上臂（图 9-17）。

4）V 征：界限不清的红色斑点或斑片，累及颈前部和上胸部（图 9-18）。

5）皮肤异色：皮肤萎缩，在光暴露或非暴露区域出现色素沉着变化和毛细血管扩张（图 9-19）。

6）Holster 征：累及大腿外侧的红斑（图 9-20）。

7）指甲周围受累：表现为甲周毛细血管扩张和表皮过度生长（图 9-21）。

8）技工手：手指的掌侧和侧面出现角化过度、皲裂和皮肤粗糙脱屑。

9）头皮受累：弥漫性皮疹，伴有鳞屑和瘙痒。

10）皮肤钙质沉着症：皮肤中有钙质沉积。

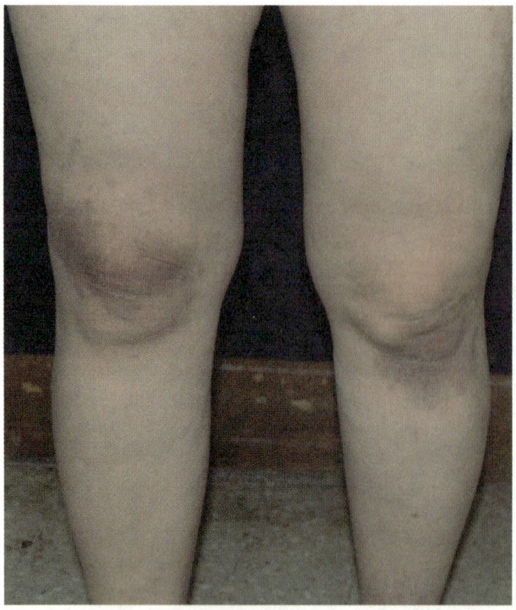

图 9-15　皮肌炎：Göttron 征

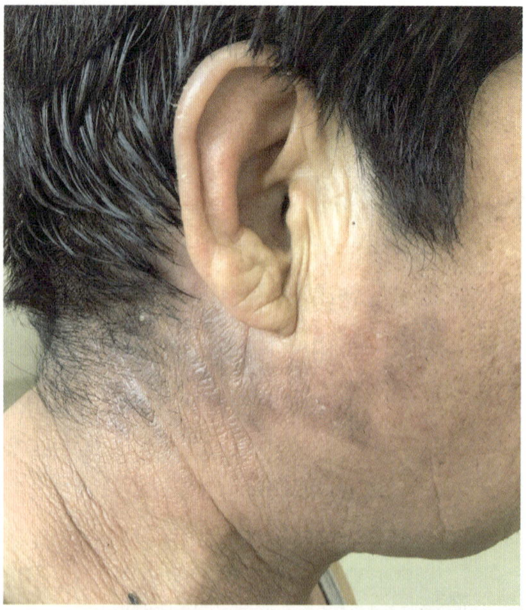

图 9-16　皮肌炎：面部红斑，可延伸至耳后

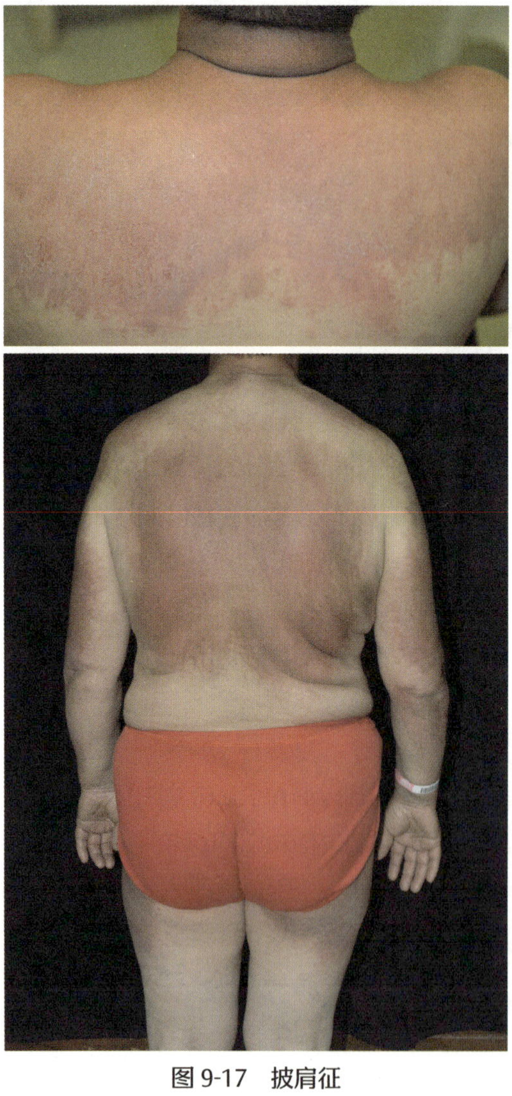

图 9-17　披肩征

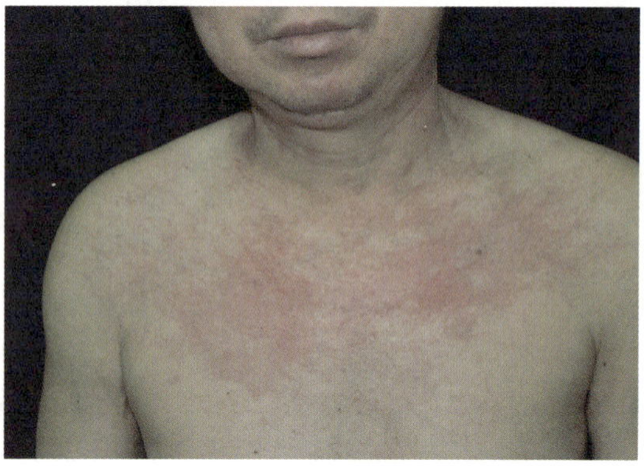

图 9-18　V 征

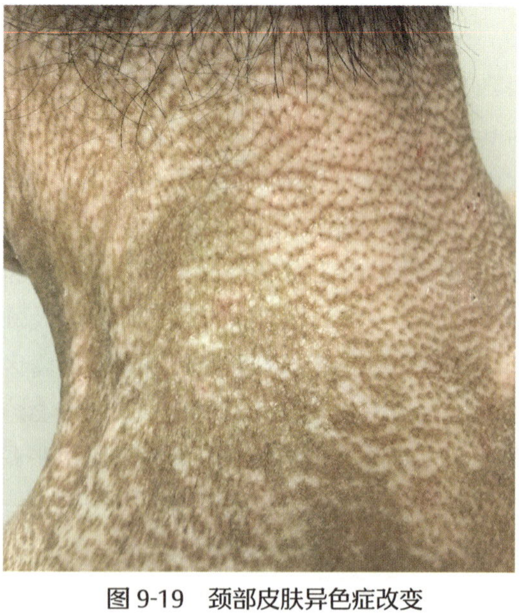

图 9-19　颈部皮肤异色症改变

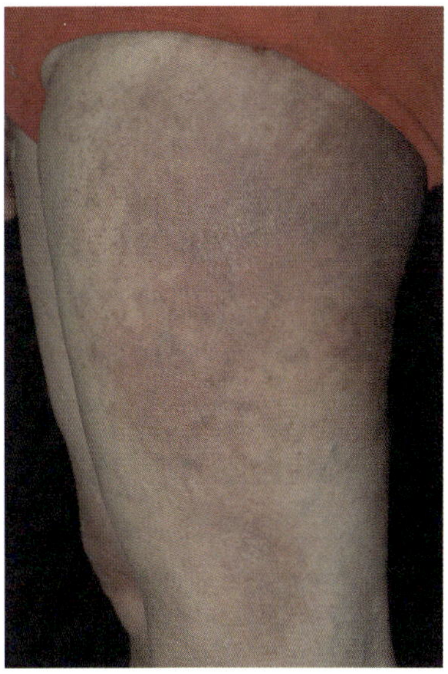

图 9-20　Holster 征

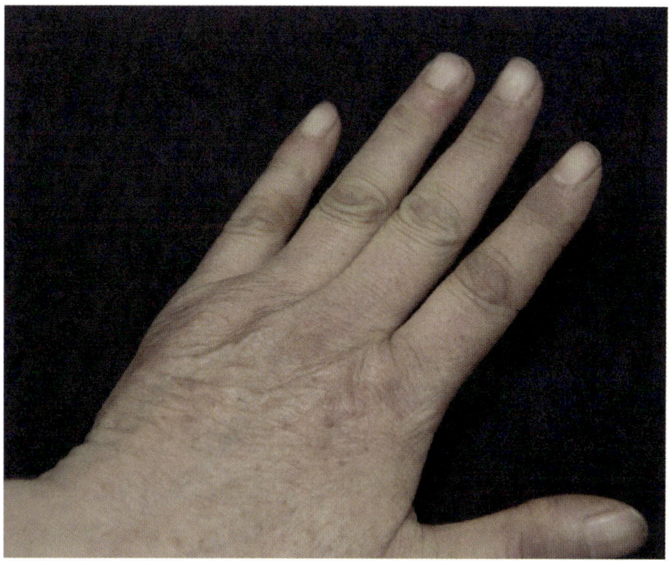

图 9-21　甲周毛细血管扩张

2．肌肉　肌无力是 DM 最常见的症状，通常亚急性发作，逐渐出现进行性对称性近端肌无力。运动或活动时明显，出现爬楼梯、站立、举起物体、梳头等活动困难。远端肌无力、肌肉疼痛和僵硬在 DM 中不常见。严重时，会出现吞咽困难或发音困难。体格检查显示近端肌肉的肌力降低，如三角肌、髋屈肌和颈屈肌等。通常，肌肉压痛较轻，远端肌力保持不变。约 25% 患者会出现疼痛或压痛，多数在疾病早期出现。

肌力评估标准如下。

0 级：完全瘫痪。

1 级：肌肉能轻微收缩不能产生运作。

2 级：肢体能做平面移动，但不能抬起。

3 级：肌体能抬离床面（抗地心引力）。

4 级：能抗阻力。

5 级：正常肌力。

3．关节　DM 可引起多关节炎或手部小关节的关节痛。患者可出现关节疼痛或肿胀。由于手的肌肉萎缩可引起手指屈曲畸形，但 X 线显示无骨质破坏。

4．呼吸道　30% 患者可能因潜在的 ILD，出现劳累性呼吸困难、不能运动和干咳。胸部 X 线检查在急性期可见毛玻璃样、颗粒状、结节状及网状阴影。在晚期肺纤维化 X 线可见蜂窝状或轮状阴影。肺功能测定为限制性通气功能障碍及弥散功能障碍。

5．食道　由于口咽和食道上部肌肉无力而出现吞咽困难，也可能出现胃食管反流的症状。X 线钡餐造影可见食道梨状窝钡剂潴留。

6．其他症状　雷诺现象、胃肠道溃疡和心脏症状。可能出现全身症状，如发热、不适和体重减轻等，提示可能存在隐匿性恶性肿瘤。

7．恶性肿瘤　皮肌炎易伴发肿瘤，15%～30% 的患者伴发潜在的恶性肿瘤。DM 并发肿瘤的总体相对危险度是 4.66，DM 诊断后 1 年内发生肿瘤的相对危险度为 17.29，1～5 年内为 2.7，5 年后为 1.37，即绝大多数患者在 DM 诊断 1 年内发生恶性肿瘤。发生的肿瘤类型在不同国家和地区存在异质性，肺癌、卵巢癌、胰腺癌、胃癌、结肠癌、非霍奇金淋巴瘤等在欧美国家多见，而中国以鼻咽癌多见。以下因素可能预测恶性肿瘤：男性、高龄、有吞咽困难、无 ILD。肿瘤可发生于 DM 发病之前和之后，也可与 DM

同时发生，部分患者在恶性肿瘤治愈后 DM 得到缓解。

（二）儿童皮肌炎

儿童皮肌炎（juvenile dermatomyositis，JDM）是一种免疫介导的，以皮肤、横纹肌、肺和胃肠道等部位的急慢性小血管炎症为特征的多系统受累的疾病，是儿童时期最常见的特发性炎症性肌病，主要临床表现为特征性皮疹（双眼睑紫红色皮疹、Göttron 征）、四肢对称性近端肌无力和肌酶升高，也可累及肺部、消化道等重要脏器。肌炎特异性抗体已成为 JDM 的特异性生物标志物，不同的临床亚型具有不同的临床表现、疾病进程、治疗反应及远期预后。急性期如病情控制不佳易导致肌肉萎缩、肌腱挛缩和钙质沉着等远期后遗症。大部分病例呈慢性经过，预后较好。少部分病例全身症状重，病情进展迅速，合并呼吸衰竭和心功能不全而死亡。

钙质沉着是 JDM 严重的并发症之一，也是其特殊表现。钙质沉着最早可发生于病程 6 个月内，也可发生于起病后 10～20 年。表现为皮下小硬块或结节、关节附近团块状沉着、肌肉筋膜片状钙化等。这些变化可引起肢体酸痛、关节挛缩和功能障碍。钙化区常形成溃疡，并渗出白色石灰样物质。钙质沉着部位也可继发感染。广泛钙化最常发生于未治疗或未充分治疗且病程迁延和进展的患儿，但部分患儿虽已接受积极治疗，在疾病后期仍有可能发生钙质沉着。与钙质沉着相关的危险因素包括诊断延误、治疗延迟、疾病活动度高、发病年龄较小和心脏受累等。

7%～19% 的 JDM 患儿可出现 ILD 或快速进展性 ILD（rapid progressiue ILD，RP-ILD）而危及生命，尤其常发生在 CADM、血清抗黑色素瘤分化相关基因 5（melanoma differentiation associated gene 5，MDA5）抗体阳性和抗合成酶抗体阳性的患儿中。其中 37% 的患儿肺高分辨率 CT 发现异常，但大多无临床症状。其他影像学异常包括肺部结节、不规则磨玻璃影、纤维化和支气管壁增厚等。

（三）临床无肌病性皮肌炎

具有 DM 的典型皮损，无近端肌无力的临床表现，也无实验室证据，病程超过 6 个月，称为无肌病性皮肌炎（amyopathic dermatomyositis，ADM）。临床无肌病性皮肌炎（clinically amyopathic dermatomyositis，CADM）是一个更具包容性的术语，包括 ADM 和微肌病性皮肌炎（hypomyopathic dermatomyositis，HDM）。HDM 定义是具有 DM 的皮损，缺乏明显的肌无力表现，但实验室、电生理学和放射学检查中有肌炎的证据。

在 2017 年，欧洲抗风湿病联盟（EULAR）和美国风湿病学会（ACR）制定并部分验证了成人和青少年 IIM 的新分类标准。包括三个皮肤相关项目：①向阳性皮疹或眶周紫红斑（heliotrope rash）；②Göttron 丘疹；③Göttron 征。三个皮肤表现中至少有两个且没有肌肉受累的情况下，患者可被归类为患有 ADM。

CADM 相关的肌炎特异性抗体包括抗泛素样修饰激活酶抗体（SAE）和抗 MDA5 抗体。CADM 和 ILD 密切相关，60%～80% CADM 患者会发展为 ILD，且 CADM 合并的 ILD 通常情况下对免疫抑制治疗有抵抗，且容易发展为 RP-ILD，通常危及生命。RP-ILD 与血清铁蛋白的进行性升高有关。CADM 合并恶性肿瘤的发生率与经典 DM 相似。

三、辅助检查

（一）肌酶测定

血清肌酶，包括肌酸激酶（CK）、乳酸脱氢酶（LDH）、谷丙转氨酶（ALT）和门冬氨酸氨基转移酶（AST）等，以 CK 为主，且最敏感。肌酶测定不仅可用于疾病诊断，而且可用于疗效和预后评估。多数情况下，肌酶升高早于肌无力症状数周。在病情恢复期，肌酶水平降至正常。

CK 有三种同工酶：CK-MM（大部分来源于骨骼肌，小部分来源于心肌）；CK-MB（主要来源于心肌，极少来源于骨骼肌）；CK-BB（主要来源于脑和平滑肌）。其中 CK-MM 活性占 CK 总活性的 95%～98%，

PM 主要以 CK-MM 升高为主。

（二）肌红蛋白

肌红蛋白仅存在于心肌和骨骼肌，当肌肉出现损伤、炎症或剧烈运动时肌红蛋白可升高，在多数 DM 患者血清中增高，且与病情相平行。有时可先于 CK。

（三）自身抗体

抗核抗体（ANA）在大多数 DM 患者中可呈阳性，但特异性不强，无助于诊断。而肌炎特异性自身抗体（MSA），在约 30% 的 DM 和 PM 患者中存在。MSA 检测可判断预后，且有助于预测器官受累的类型。抗氨基酰 tRNA 合成酶（也称为抗合成酶抗体，ARS 抗体）是最常见的肌炎特异性自身抗体。抗 Jo-1 是 DM 中最常见的抗合成酶抗体。以下自身抗体与特定并发症有关。

抗 Jo-1 是 PM 的标记性抗体。抗 Jo-1 阳性的 PM 患者，临床上常表现为抗合成酶抗体综合征：肌无力、发热、ILD、技工手、雷诺现象和关节炎。

1．抗 Mi2（针对螺旋酶） 急性起病、V 颈征和披肩征。

2．抗 SRP（针对信号识别颗粒） 见于严重肌炎，对治疗有抵抗力。

3．抗 MDA5（黑色素瘤分化相关基因 5） 严重皮肤受累、ADM 和 RP-ILD。

4．抗 TIF-1γ（转录中间因子）/ 抗 p155/140 恶性肿瘤、掌跖角化性丘疹。

5．抗 SAE 吞咽困难、ADM。

6．抗 NXP2（核基质蛋白 2） 皮肤钙质沉着症、恶性肿瘤。

（四）肌电图

肌电图有助于确定哪组肌肉受累最大，并为确定肌肉活检部位提供指导。它也有助于区分肌源性损害和神经源性损害。然而，肌电图检查结果并不特异，11% 的患者缺乏肌电图特征性改变。DM 的肌电图表现包括：插入电位增加、自发纤颤波、正锐波、复杂重复放电、收缩时呈短时限、低振幅、多相性电位等。

（五）肌肉活检

肌肉活检是确诊 DM 和排除其他原因引起肌无力和皮疹的最准确的检测方法。然而，选择正确的肌肉活检部位至关重要。肌肉活检应选择肌无力最明显的部位进行，通常取股四头肌和三角肌等，应避开肌电图电极插入处。对于疑似 DM 但缺乏特征性皮肤表现的患者，应进行肌肉活检。同样，具有 DM 特征性皮肤表现但缺乏肌无力的患者也应进行活检。特征性组织学表现包括肌纤维变性和再生、肌纤维间质和血管周围不同程度的炎性细胞浸润、内皮肿胀和坏死（图 9-22）。

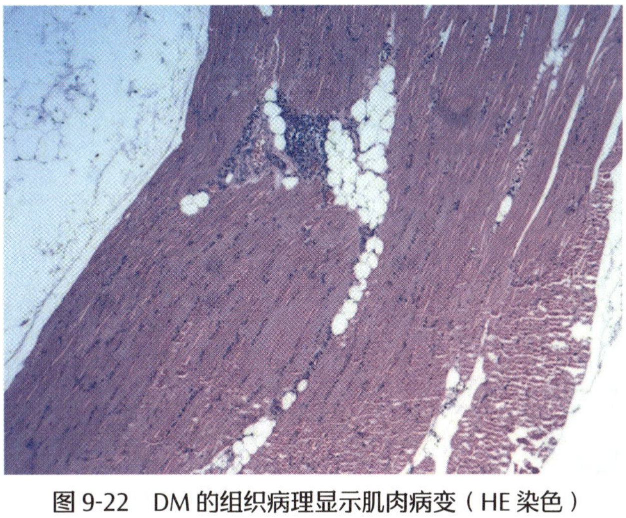

图 9-22　DM 的组织病理显示肌肉病变（HE 染色）

（六）皮肤组织病理

皮肌炎的皮肤病理改变不具有特异性，临床表现不同、病理表现多样，需要与临床与病理联系。比较一致、突出的病理表现为基底细胞液化变性、真皮黏蛋白沉积及单个核细胞浸润。

（七）影像学检查

DM 患者应完善胸片检查，以筛查 ILD。如果患者有呼吸道症状或胸部 X 线检查结果异常，则应进行胸部高分辨计算机断层扫描（high resolution computed tomography，HRCT）检查。HRCT 发现结节、纤维化、线性阴影、蜂窝状或实变，往往提示合并了ILD。此外，还应进行肺功能测试。肺HRCT联合肺功能检查可发现早期肺损害，主要表现为肺间质性改变，以小叶内间质增生和磨玻璃影最常见。X线片还可用于评估软组织和关节周围钙化的范围和程度。

磁共振成像（MRI）：骨骼肌的MRI是一种评估肌炎的非侵入性和敏感性高的方法。典型表现包括肌肉水肿、炎症区域；在T_2加权图像上表现为肌肉炎症高信号和脂肪抑制序列。MRI有时可代替肌肉活检进行疾病诊断。

（八）肿瘤筛查

DM患者在确诊后的前五年内发生潜在恶性肿瘤的风险最高。因此，所有患者，无论是否有相应症状，在确诊时都应进行与年龄和性别相适应的癌症筛查。对于抗TIF-1γ或抗NXP2阳性的患者更应仔细筛查。恶性肿瘤的初步筛查包括结肠镜检查（或粪便潜血试验）、尿液分析、乳房钼靶和巴氏涂片检查。卵巢癌高危妇女应连续监测CA125和经阴道超声进行筛查。癌症筛查的频率和范围尚未达成共识，一般要求在诊断DM后的5年内每年应进行1次筛查。对无症状患者进行胸部、腹部和骨盆腔CT检查，对发现隐匿性恶性肿瘤有价值。

四、诊断和鉴别诊断

（一）诊断标准

1975年Bohan和Peter制定的DM分类方案和诊断标准，目前仍在沿用。①对称性近端肌无力，伴或不伴吞咽困难和呼吸肌无力。②实验室检查：血清肌酶升高，尤其是CK。③肌电图异常。④肌肉活检异常：肌纤维变性、坏死，细胞吞噬、核仁变大，核膜明显，间质中单一核细胞浸润。⑤典型的皮肤改变，包括眶周紫红斑伴眼眶周围水肿（向阳征）及Göttron征和Göttron丘疹。

具备第⑤项及①～④项中的3项，可确诊为DM。

具备第⑤项及①～④项中的2项，可能为DM。

具备第⑤项及①～④项中的1项，可疑为DM。

若缺乏第⑤项，具备①～④项中的3项，诊断为PM。该诊断标准简单实用，但无法满足对疾病进行临床分型的需求。

（二）分类诊断

EULAR/ACR于2017年制定了成人和儿童IIM的分类标准。新标准以肌肉活检病理为加权项，将所有临床症状体征变量（包括独立的病理等级）均分别加权积分（表9-4）。截取55%概率作为下限的最低分类标准，这种加权诊断评分可为不同类型的临床研究提供不同类型的纳入标准，灵活性高，如需要高特异性的临床试验，可选择有较高IIM可能性的纳入标准。当需要高敏感度的流行病学研究时，可选择较低IIM可能性的纳入标准。

具体分类诊断标准为：①确诊IIM（可能性≥90%）：无肌肉活检时评分≥7.5分，有肌肉活检时评分≥8.7分。②很可能为IIM（可能性为55%～90%），无肌肉活检时评分5.5分，有肌肉活检时6.7分。③排除IIM（可能性＜50%），无肌肉活检时的评分＜5.3分，有肌肉活检时＜6.5分。

在各亚组诊断时，需要依据各亚组分类树进行诊断（图9-23）。

（三）鉴别诊断

1．皮肤型红斑狼疮（CLE） DM与CLE鉴别要点见表9-5。

2．药物诱发肌病 最常见的诱发药物是糖皮质激素、他汀类药物、乙醇、青霉胺、秋水仙碱、齐多夫定和抗疟药。药物引起的肌病可引起轻度肌痛，严重者可引起横纹肌溶解症。药物诱发肌病无皮肤表

表 9-4　2017 年 EULAR/ACR 制定的成人和儿童 IIM 的分类标准

项目	细则	分值 / 分	
		无肌肉活检	有肌肉活检
年龄	发病时年龄≥18 岁，＜40 岁	1.3	1.5
	发病时年龄≥40 岁	2.1	2.2
肌无力	上肢近端肌对称性肌无力逐渐加重	0.7	0.7
	下肢近端肌对称性肌无力逐渐加重	0.8	0.5
	颈屈肌比颈伸肌更无力	1.9	1.6
	小腿近端肌比远端肌更无力	0.9	1.2
皮肤表现	眶周紫红斑	3.1	3.2
	Göttron 丘疹	2.1	2.7
	Göttron 征	3.3	3.7
其他临床表现	吞咽困难或食管功能障碍	0.7	0.6
实验室检查	抗 Jo-1 阳性	3.9	3.8
	CK 或 LDH、AST、ALT 升高	1.3	1.4
肌肉活检	肌纤维间质单核细胞浸润		1.7
	肌束膜和 / 或血管周围单核细胞浸润		1.2
	束周萎缩		1.9
	镶边空泡		3.1

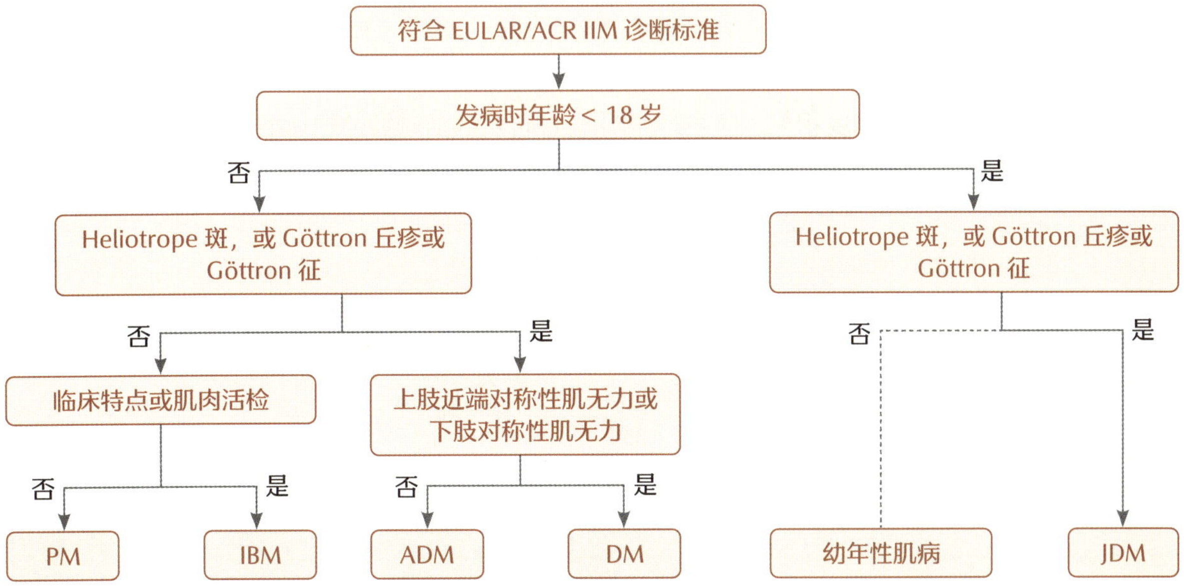

图 9-23　IIM 各亚组分类树

注：IIM，特发性炎性肌病；PM，多发性肌炎；IBM，包涵体肌炎；ADM，无肌病性皮肌炎；DM，皮肌炎；JDM，青少年皮肌炎。

表 9-5　DM 与 CLE 鉴别要点

临床特征	DM	CLE	临床特征	DM	CLE
皮损分布			**其他皮肤受累**		
颧部	+	++	斑秃	+	++
眼睑、眶周	++	+	Göttron 丘疹	++	+
头皮	++	++	瘙痒	++	+
口腔黏膜	+	++	合并肿瘤	++	–
手指背侧	+	++	**实验室检查**		
甲周毛细血管扩张	++	+	表皮与真皮交界处	+	++
皮损颜色			ANA	++	++
紫红色	++	+	抗 Ro/SSA	+	++
红色、粉红色	+	++	抗 dsDNA	–	++
			抗 Sm	–	++
			红细胞沉降率快	+	++

现，肌肉活检可以与 DM 区分开来。长期大剂量口服糖皮质激素在治疗 DM 过程中也可导致类固醇性肌病，这种情况给临床疗效判断提出挑战。其表现为肌痛从下肢开始，肌酶正常。

3．包涵体肌病　多见于 50 岁以上男性，起病隐匿，病变除累及四肢近端肌群外，尚可累及远端肌群。肌无力对称性不明显，足下垂常见，肌痛及肌肉压痛罕见，肌酶正常。对激素治疗反应差，病理特点为肌细胞的胞浆和胞核内查到嗜酸性包涵体，电子显微镜显示胞浆和胞核内有管状和丝状包涵体。

（四）严重程度评分

DM 严重度评估方法很多，目前国际上认可的是皮肤型皮肌炎活动度和严重程度指数（cutaneous dermatomyositis activity and severity index，CDASI）。CDASI 包括两部分：活动性和损害性评分，能反映皮损的活动性和损害程度，且计算方便。活动性损害包括红斑、鳞屑、糜烂和溃疡。损害评分多为病情控制后形成的皮肤改变，包括皮肤异色症和皮肤钙化（表 9-6）。两部分评分均与医生的全面评估（physician global assessment，PGA）评分高度相关，而 PGA 常用作评价疾病活动性的金标准。该评估以解剖位置为顺序，避免重复观察。但 CDASI 不能评估皮损面积，评价成人 DM 和 CADM 有效，而不能用于 PM 的评估。

表 9-6　CDASI 评分方法

部位	红斑	鳞屑	糜烂 / 溃疡	皮肤异色症	皮肤钙化
	0 分：无 1 分：淡红斑 2 分：红斑 3 分：深紫红斑	0 分：无 1 分：轻度 2 分：结痂 3 分：苔藓样变	0 分：无 1 分：有	0 分：无 1 分：有	0 分：无 1 分：有
头皮					
颧部					
眶周					

续表

面部其他部位			
颈前 V 形区			
颈后			
上背部、肩部			
腹部			
大腿侧面			
双腿其他部位、足			
手臂			
技工手			
手背（关节处除外）			
非手背 Göttron 丘疹 / 征			
掌指关节、指间关节 Göttron 丘疹 / 征			
	红斑 0 分：无 1 分：淡红斑 2 分：红斑 3 分：深紫红斑	溃疡 0 分：无 1 分：有	损害 0 分：无 1 分：色素沉着 3 分：瘢痕
甲周			
	0 分：无		
	1 分：甲周红斑 / 显微镜下血管扩张		
	2 分：肉眼可见血管扩张		
脱发（过去 30 天内）			
	0 分：无		
	1 分：有		
总分	活动度评分： 上述所有指标（白色框内）相加		损害评分 上述指标（灰色框内）相加

注：CDASI 分值以 x ± s 表示，分值越大表明皮损的活动性和损害程度越大。活动性评分为 11.4 ± 7.0、25.6 ± 8.9、>39.4 分别代表疾病活动性的轻度、中度、重度。损害性评分为 4.2 ± 2.9、8.5 ± 2.9、10.6 ± 3.4 分别代表疾病损害程度的轻度、中度、重度。

五、治疗

（一）糖皮质激素

DM 的一线治疗是系统应用糖皮质激素。在最初的几个月内给予高剂量的泼尼松，治疗的初始剂量一般为泼尼松 1mg/（kg · d），治疗 4 ~ 6 周后疗效不满意者（肌力无恢复、肌酶无下降），可增加用药剂量至 1.5mg/（kg·d），直到肌酶水平下降，肌力改善。肌酶一般需要 6～12 周才能恢复正常，而肌力的改善可能需要长达 3 个月的时间。一旦病情控制，糖皮质激素可逐渐减少。假设患者开始用 60mg/d 的泼尼松治疗并维持 6 周，则每周减少 10mg/d，直至剂量减至 40mg/d；泼尼松 40mg/d 治疗维持 1 周后，每周减量 5mg/d，直至剂量减至 20mg/d；泼尼松 20mg/d 维持治疗 1 周后，每周减量 2.5mg/d，直至剂量减至 10mg/d；泼尼松 10mg/d 维持治疗 1 周后，每 2 周减量 1mg/d，直至剂量减至 5mg/d。该减量方案约需要 26 周（包括初始 6 周的治疗），部分患者需要 1～2 年，甚至更长的时间。部分患者需长期用小剂量糖皮质激素维持治疗，应每 4～8 周评估 1 次治疗效果，患者症状恶化时应增加评估次数。对病情发展迅速或有呼吸困难、吞咽困难者，可用甲泼尼龙 0.5～1g/d 静脉冲击治疗，连用 3 天，改为 60mg/d 口服。值得注意的是，服用大剂量糖皮质激素超过 6 周可能会导致类固醇性肌病。

（二）免疫抑制剂

首次系统使用糖皮质激素治疗无效时，应排除肌病的其他原因，包括甲状腺功能减退、包涵体肌炎、类固醇性肌病或潜在的恶性肿瘤。一旦排除了其他诊断，可以加用免疫抑制剂。仅用免疫抑制剂对患者的肌力恢复无明显疗效，患者无系统受累时可不加用免疫抑制剂，但对于糖皮质激素用量较大者［超过 1.0mg/（kg·d）］或存在激素相关禁忌证（如糖尿病、骨质疏松、高血压等）通常加用一种免疫抑制剂，以协助糖皮质激素减量。常用的一线免疫抑制剂包括硫唑嘌呤（AZA）和甲氨蝶呤（MTX），也可使用吗替麦考酚酯（MMF）、环孢素和环磷酰胺（CTX）。

MTX 对控制肌肉的炎症和改善皮肤症状均有帮助，是免疫抑制剂中的首选药物。多采用口服给药，剂量 10～15mg/w，每周应用 1 次。主要不良反应为肝功能受损、骨髓抑制、口腔炎等。用药期间可同步服用叶酸以避免口腔炎的发生，应定期监测肝肾功能和血常规。由于甲氨蝶呤存在潜在的肺部损害风险，一般不用于伴发 ILD 的患者。

AZA 常用剂量为 2～3mg/（kg·d），分 2～3 次口服，主要不良反应为骨髓抑制、血细胞减少、转氨酶升高等。用药前应查硫嘌呤甲基转移酶（TPMT），若酶活性缺如或下降，禁止服用。即便酶活性正常，也要从小剂量开始，50mg/d，每周增加 50mg，直至正常剂量。使用期间应定期复查血常规和肝肾功能等。

CTX 主要用于合并 ILD 患者，用法为 0.2g，静脉滴注隔日 1 次，或 0.4g，静脉滴注每周 1 次。主要不良反应为骨髓抑制、出血性膀胱炎、生殖影响、血细胞减少等。用药期间应注意给予充分的水化和碱化，需监测血常规和肝肾功能。因 RP-ILD 而即将发生呼吸衰竭的患者应静脉使用大剂量糖皮质激素进行冲击治疗，随后恢复至冲击治疗前的用药水平。通常需再加用一种免疫抑制剂（常为 CTX），并且于治疗 6 个月后更换为 MMF，或者先使用 MMF，病情不改善者更换为 CTX。

（三）顽固性病例

对激素、AZA 或 MTX 治疗不满意的患者属于顽固性病例。此类患者的治疗方案包括利妥昔单抗、MMF、钙调神经磷酸酶抑制剂、静脉注射免疫球蛋白（intravenous immunoglobulin，IVIg）。利妥昔单抗是一种抗 CD20 药物，是推荐的一线药物。如果治疗失败，IVIg 或 AZA 和 MTX 的组合可作为二线治疗药物。MMF 和他克莫司对难治性病例有效。IVIg 使用剂量为 400mg/（kg·d），可连用 3～5 天，必要时每月应用 1 次。

（四）皮损的治疗

治疗 DM 皮损最常用的系统药物是羟氯喹和 MTX。虽然系统糖皮质激素可以控制肌肉症状，但在治疗皮肤病方面无效。

（五）其他药物

近年来，抗 CTLA-4 单克隆抗体、TNF-α 抑制剂、IL-6 单克隆抗体、JAK 抑制剂如巴瑞替尼、托法替尼有个案报道，有一定疗效，但目前尚缺乏大样本随机对照临床试验的证实。

阿巴西普（Abatacept）是一种由 IgG1 融合到细胞毒性 T 淋巴细胞相关蛋白 -4 胞外区的融合蛋白（抗 CTLA-4 单克隆抗体），被批准用于类风湿关节炎，对青少年和成人 DM 患者均显示出轻微疗效。

JAK 抑制剂可用于 DM 合并 ILD，也可用于皮损的治疗，同时对 DM 出现的钙沉着亦有效，其中，以托法替布最常见。研究显示 5mg，每天 2 次的疗效不如大剂量 11mg 控释片每天 2 次。巴瑞替尼对成人和儿童 DM 的皮肤和肌肉症状均有效。

Lenabasum 一种新型口服非精神活性大麻素，已在一项双盲、随机、安慰剂对照的单中心试验中显示可显著降低以难治性皮肤表现的 DM 患者的 CDASI 活性评分，并改善多项生活质量指标。

阿普斯特（Apremilast）是一种口服磷酸二酯酶（PDE）-4 抑制剂，可导致促炎因子水平降低。有个案报告显示该药可作为 DM 的辅助治疗。在病灶内皮下注射硫代硫酸钠，联合阿普斯特可改善顽固性皮肤钙沉着。

（六）ADM 的治疗

目前尚无评估 ADM 治疗效果的随机双盲对照临床试验。

1．无并发症的 ADM 一线治疗方案为抗疟药，无效者可全身应用糖皮质激素，一般采用中等剂量，病情控制后逐渐减量，不推荐早期应用糖皮质激素。该类患者治疗方案包括 3 个方面：避光、外用治疗和系统治疗。在没有全身症状、血管病变或钙质沉着性皮肤病变的情况下，系统治疗的一线免疫抑制剂是 MMF 和 MTX。这两种药物通常需要高剂量，许多患者需要 3g/d MMF 或 25mg/w MTX。其次为 IVIg，IVIg 可以诱导严重或难治性皮肤病患者的缓解或部分改善。最近的一项试验表明，利妥昔单抗可能对 DM 的皮肤外表现非常有益，但关于皮肤有效性的结果尚不清楚。利妥昔单抗可用于患有血管病变或钙质沉着性病变的成年人，并可作为抗 MDA5 阳性的 CADM 患者的一线治疗。

2．有并发症的 ADM 最常见的并发症为 ILD，AMD 患者中出现抗 MDA-5 抗体则往往预示出现 RP-ILD，且多在皮肤和肌肉症状出现前出现肺部症状，RP-ILD 死亡率高达 40%～50%，与 DM 相关的 RP-ILD 经常对糖皮质激素单药治疗产生耐药性。因此，建议联合使用免疫抑制剂，并且通常用于治疗抗 MDA-5 CADM/DM 相关的 RP-ILD。治疗抗 MDA-5 相关 ILD 最常用的方案是大剂量糖皮质激素联合钙调神经磷酸酶抑制剂（CNI）和 / 或静脉注射环磷酰胺。高铁蛋白、CRP、涎液化糖链抗原（KL-6）水平、初始 PaO_2 低和高龄等因素与不良预后相关。

（七）伴发肿瘤的皮肌炎

发现肿瘤的 DM 患者应及时针对肿瘤进行治疗，未发现者应定期随访。针对肿瘤的治疗并不能缓解皮损和肌肉症状，仍需联合其他治疗方案，其他治疗手段与不伴肿瘤的患者相似。肿瘤的复发往往伴随皮损和肌肉症状的加重。

六、预后

DM 的死亡率约为 10%，在发病后的第一年死亡率最高。最常见的死因是恶性肿瘤、肺部并发症和缺血性心脏病。以下因素往往提示死亡率高，预后差：高龄、在症状出现后 6 个月以上开始治疗、出现严重肌无力、吞咽困难、以呼吸肌无力或 ILD 的形式累及肺部、心脏受累和潜在恶性肿瘤。

第三节 硬皮病
Sclerosing Skin Disease

Abstract

Sclerosing skin disease, a group of diseases characterized by skin fibrosis, mostly manifests in different clinical subtypes according to cutaneous and extracutaneous involvement and can sometimes be difficult to distinguish from each other. Localized scleroderma (morphea), and systemic sclerosis are the most common types of sclerosing skin diseases. Localized scleroderma comprises a spectrum of sclerotic diseases that primarily affect the skin. Depending on the respective subtype, localized scleroderma can also involve adjacent tissues such as the fat, fascia, muscle and bone, but not the internal organs. In addition to traditional corticosteroids and immunosuppressive therapy, novel targeted drugs have played an important role in the treatment of scleroderma.

引言

皮肤硬化性疾病是一组以皮肤纤维化为特征的疾病。根据皮肤和皮肤外受累情况，可分为不同的临床亚型。局限性硬皮病（localized scleroderma，LS）和系统性硬化症（systemic sclerosis，SSc）是最常见的皮肤硬化性疾病。LS（亦称硬斑病）包括一类主要影响皮肤的硬化性疾病。不同亚型累及的深度不同，可累及皮肤邻近组织，如脂肪、筋膜、肌肉和骨骼，但不累及内脏器官。SSc 是一种慢性自身免疫性疾病，可导致皮肤和多种内脏器官纤维化。

一、病因和发病机制

硬皮病病因不明。LS 可能与药物（博来霉素、维生素 K_1、L-5-羟基色氨酸、卡比多）、辐射、外伤及感染（尤其是螺旋体）有关。这些诱发因素可引发微血管损伤、诱导 T 细胞激活，并释放多种黏附分子，如血管细胞黏附分子-1（vascular cell adhesion molecule-1，VCAM-1）和细胞间黏附分子-1（intercellular adhesion molecule-1，ICAM-1）。这些分子会进一步诱导 T 细胞激活，从而释放转化生长因子-β（transforming growth factor-β，TGF-β）、血小板衍生生长因子（platelet-derived growth factor，PDGF）、结缔组织生长因子（connctive tissue growth factor，CTGF）、白细胞介素（IL）-4、IL-6 和 IL-8 以及某些趋化因子，促进纤维化发生，导致胶原产生过多和可使胶原降解的基质金属蛋白酶（MMP）的减少。另外 LS 可有家族性聚集现象，且易与自身免疫性疾病（如桥本氏甲状腺炎、斑秃、白癜风等）并存，提示该病存在遗传易感性。

SSc 与 LS 虽然发病机制存在雷同之处，但两者之间很少相互转化。

二、临床表现

（一）局限性硬皮病

局限性硬皮病（LS）是一类主要导致皮肤硬化的自身免疫性疾病，部分患者可累及脂肪、筋膜、肌肉和骨骼，但不会侵犯内脏器官。LS 的发病率是（0.4～2.7）/10 万人，女性发病率是男性的 2.6～6 倍。根据 2017 年欧洲皮肤科论坛制定的 S1 专家共识，把 LS 分为六个主要类型及相应亚型，局限型、泛发型、线状型、深部型、混合型和嗜酸性筋膜炎（表 9-7）。其中斑块状硬斑病（plaque-like morphea）是最常见的亚型，常见于 40～50 岁的成年人，而线状硬皮病则主要发生在 2～14 岁的儿童，其他较罕见亚型以 30～40 岁发病率最高（图 9-24～图 9-29）。

表 9-7　LS 分型及相应亚型的临床表现

分型	临床表现
局限型（limited type）	
斑块状硬斑病（经典硬斑病）	椭圆形皮损，周围绕有红晕。后期中央变白，可出现萎缩和色素脱失，可出现毛发脱落和附属器消失，多位于躯干
点滴状硬斑病	多位于躯干，早期为点滴状红斑，后期为点滴状硬化性斑点
Pierini-Pasini 特发性皮肤萎缩（浅表型）	多位于躯干或四肢，为对称性、单发或多发、边界清晰、色素性无浸润性斑片
泛发型（generalized type）	
泛发型硬斑病	直径>3cm 的硬化性斑块至少 4 个，且累及 2 个及以上体表部位
残毁性全硬化性硬斑病	广泛累及皮肤、皮下脂肪、筋膜、骨骼和肌肉，纤维化导致挛缩、大面积溃疡和坏死
线状型（linear type）	
四肢线状硬斑病	发生于四肢的线状病变沿 Blaschko 线分布，可致病变部位生长迟缓、肌肉萎缩、屈曲挛缩、关节炎和心理疾病
前额刀劈状硬斑病	发生于额顶部，从眉毛中间向头皮延伸，可伴有瘢痕性脱发、癫痫、偏头痛、头痛和眼部受累
进行性面部偏侧萎缩	位于半侧面，累及皮下组织、肌肉和骨骼，但不累及皮肤。可导致面部不对称，40% 患者与前额刀劈状硬斑病并存
深部型（deep type）	
深部硬斑病	多对称分布于四肢，影响皮下脂肪、筋膜和肌肉
混合型（mixed type）	线型和斑块型并存，线型和泛发型并存，多见于儿童
嗜酸性筋膜炎（eosinophilic fasciitis）	四肢多见，早期对称性肿胀，后期呈橘皮样外观，皮损部位静脉比周围静脉扁塌（阴性静脉征）

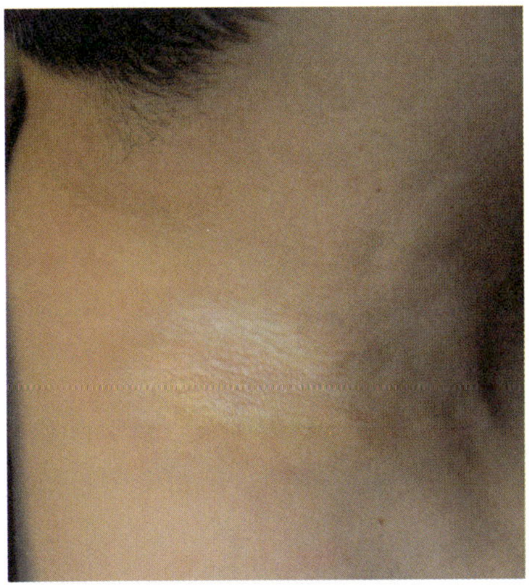

图 9-24　LS 发生于右颈部的局限性硬化性斑块

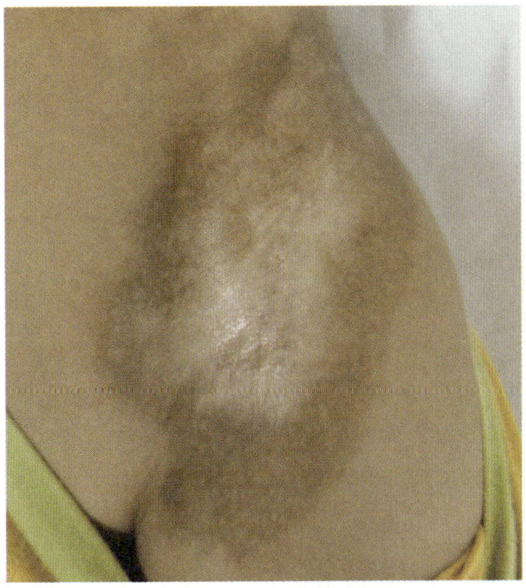

图 9-25　LS 发生于腹股沟的硬化性斑块

第九章

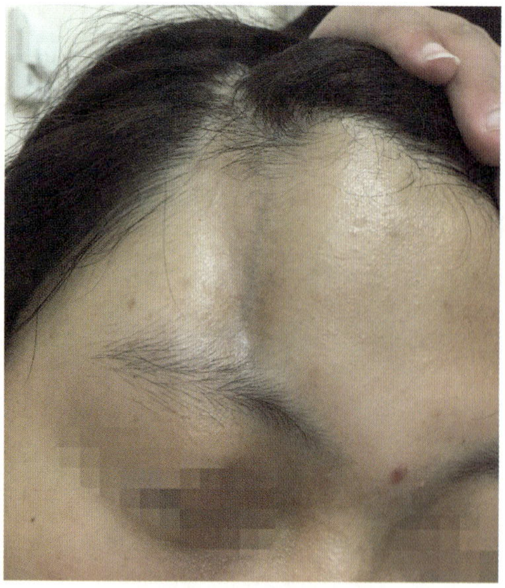

图 9-26　前额刀劈状硬皮病

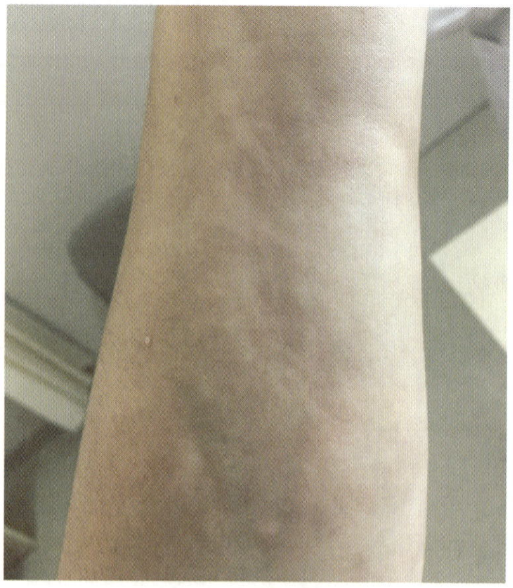

图 9-27　嗜酸性筋膜炎

注：橘皮样外观，皮损部位静脉比周围静脉扁塌。

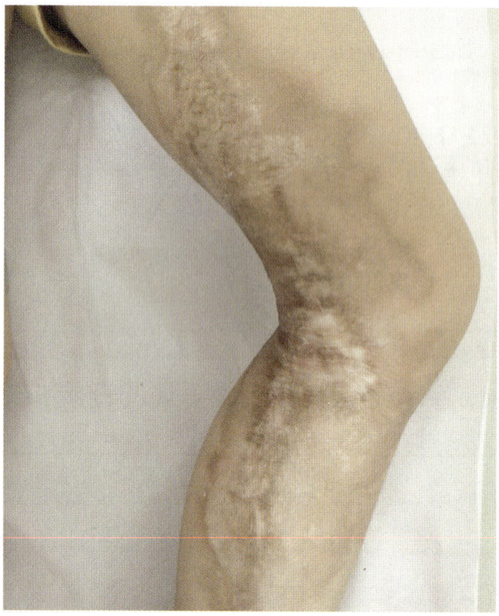

图 9-28　发生于单侧下肢的线状硬皮病

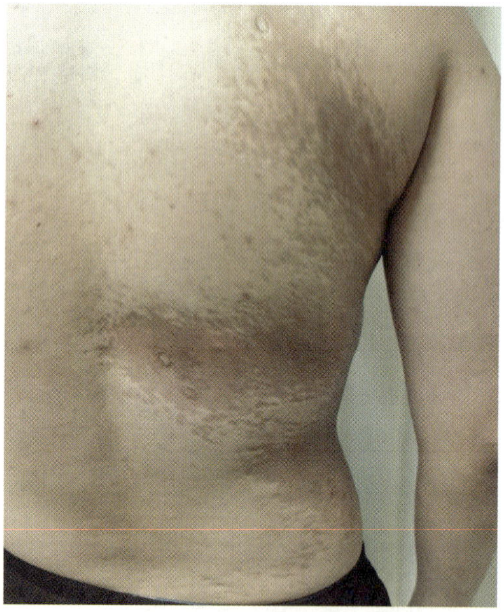

图 9-29　泛发型 LS

注：多处皮肤受累。

（二）系统性硬化症

系统性硬化症（SSc）发病率为每年（0.3～2.8）/10 万，女性占多数（3：1）。与没有遗传倾向的人群相比，有阳性家族史者相对风险增加 12 倍。

SSc 多以雷诺现象起病，最常见的初期表现是雷诺现象和肢端、面部肿胀。雷诺现象可先于硬皮病的其他症状（手指肿胀、关节炎、内脏受累）1～2 年或与其他症状同时发生。胃食管反流或胃肠道功能紊乱（胃烧灼感和吞咽困难）可是本病的首发症状。

皮损表现从手部皮肤硬化开始。手指、手背可出现肿胀、紧绷发亮，手指褶皱消失，继而面部和颈部受累。仰头时，患者会感到颈部皮肤紧绷。后期面部皮肤呈现典型的硬皮病面容：面具脸、口周出现放射性条纹、口唇变薄、鼻端变尖、张口受限等。皮肤可出现色素沉着或色素脱失。皮肤病变可局限在手指（足趾）和面部（局限型），或向心性扩展，累及上臂、肩、前胸、背、腹和下肢。有的可在几个月内累及全身皮肤（泛发型）。临床上皮肤病变可分为水肿期、硬化期和萎缩期，水肿期皮肤呈非可凹性肿胀，触之有坚韧感；硬化期皮肤呈蜡样光泽，紧贴于皮下组织，不易捏起；萎缩期浅表真皮变薄、变脆，表皮松弛（图 9-30 ~ 图 9-33）。

SSc 临床上可分为 5 种类型（表 9-8）。

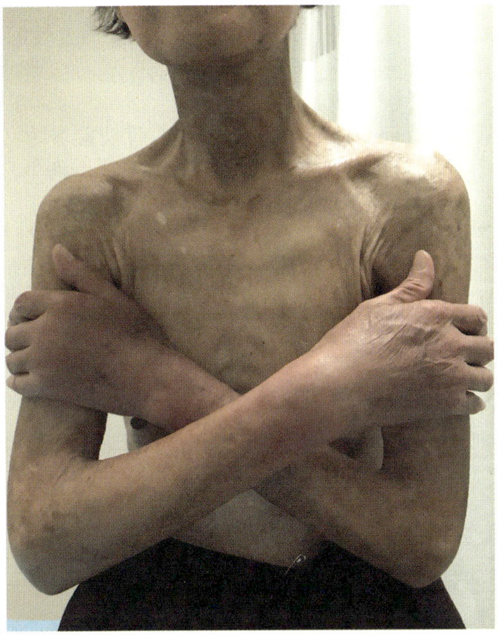

图 9-30　局限型 SSc 患者表现

注：主要累及双前臂。

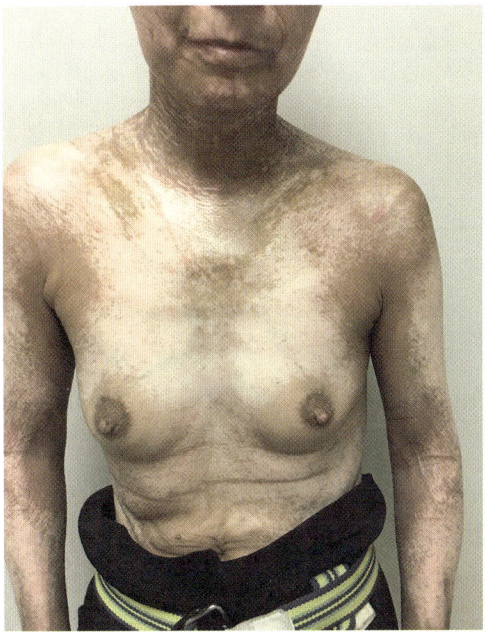

图 9-31　SSc 患者表现

注：皮肤出现色素沉着或色素脱失。

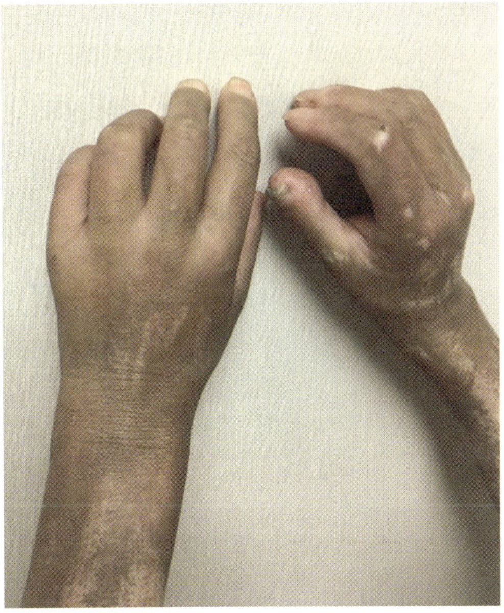

图 9-32　SSc 硬化期表现

注：皮肤呈蜡样光泽，紧贴于皮下组织，手指不能弯曲。

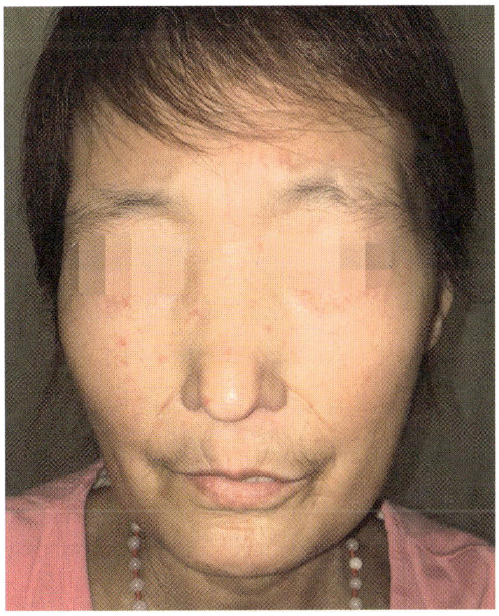

图 9-33　SSc 患者（面部表现）

注：患者晚期出现面具脸，口周出现放射性条纹，口唇变薄，鼻端变尖，面部毛细血管扩张。

表 9-8　SSc 的临床分型

分型	临床表现
弥漫型	病变累及面部、肢体和躯干。多累及全身，发展快，预后差
局限型	病变限于肘（膝）的远端，但可累及面部和颈部。该型发展慢，预后较好
无皮肤硬化的硬皮病	临床无皮肤增厚、硬化表现，但有特征性的内脏表现和血管及血清学异常
重叠综合征	上述 3 种类型中任一种与诊断明确的类风湿关节炎、系统性红斑狼疮、多发性肌炎和 / 或皮肌炎同时出现
CREST 综合征	是皮肤钙化（calcinosis）、雷诺现象（Raynaud's phenomenon）、食管功能异常（esophageal dysfunction）、肢端硬化（sclerodactyly）和毛细血管扩张（telangiectasia）的缩写。预后较好，血清学特点为抗着丝点抗体阳性

SSc 可出现多个内脏器官受累，其中呼吸道受累最常见，主要引起 ILD 和肺动脉高压。少数患者会出现肾危象，表现为急性肾功能不全，合并高血压。心脏常表现为心包积液、心脏传导异常。神经系统多为外周神经系统受累。由于皮肤增厚且与其下关节紧贴，致使关节挛缩和功能受限。由于腱鞘纤维化，当受累关节主动或被动运动时，特别在腕、踝和膝处，可觉察到皮革样摩擦感。部分患者可以出现关节炎，其中一些病例可有侵袭性关节病变。由于长期慢性指（趾）缺血，可发生指（趾）端骨溶解。X 线片表现关节间隙狭窄和关节面骨硬化。

三、辅助检查

1. 组织病理　活检取材应注意切取足够深的组织，因为某些 LS 亚型可累及皮下组织、筋膜和肌肉。发病早期，表皮正常或变薄，真皮网状层可见平行于皮肤表面的胶原增厚、增粗，血管、汗腺周围均存在大量炎性浸润；炎性浸润主要以淋巴细胞为主，也可见浆细胞、组织细胞和嗜酸性粒细胞。后期，浸润的炎症细胞稀少，毛囊、汗腺萎缩或缺失；胶原纤维更致密，且高度嗜酸性；皮下脂肪被纤维组织替代（图 9-34）。需要注意的是，组织病理学无法区分 LS 和 SSc，也难以分辨不同的 LS 亚型。

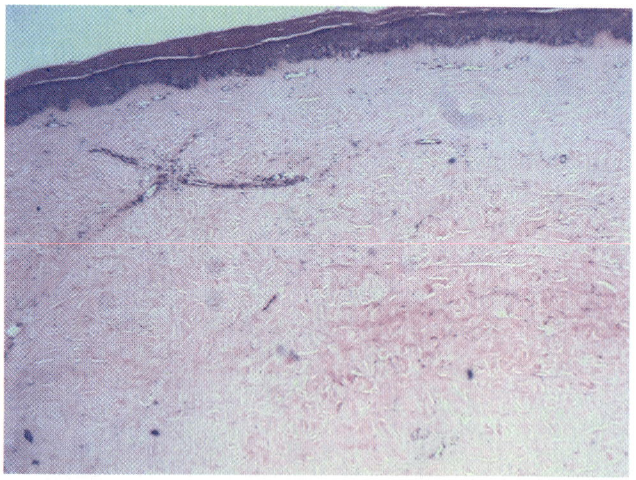

图 9-34　局限性硬皮病皮肤的组织病理表现（HE 染色）
注：真皮胶原增粗致密，附属器减少。

2. 实验室检查　成人 LS 患者，血液检查一般无明显异常。硬化性筋膜炎的患者早期有嗜酸性粒细胞增高，随着病情好转而下降。青少年 LS 的血液异常表现较多见。在伴有关节受累的、发生于四肢的线状型 LS 患者中，类风湿因子水平可升高，且与关节炎的临床活动程度有关。

抗 Scl-70 抗体特异性高，是 SSc 的标志性抗体；抗着丝点抗体为 CREST 综合征的标志性抗体。SSc 患者 ANA 阳性率约为 95%，ANA 阳性患者中 86.6% 具有特异性抗体，96.4% 检测到 5 种抗体，即着丝点、拓扑异构酶-1、RNA 聚合酶Ⅲ、外泌体核蛋白（PM/Scl）和抗 U1-snRNP 抗体。此外，可有红细胞沉降率增快、球蛋白升高、冷球蛋白阳性和补体下降等。

3．磁共振检查 临床表现为刀劈状硬斑病和进行性面部偏侧萎缩的患者通常会出现神经症状，如偏头痛、头痛和癫痫。不论患者是否出现神经症状，发生于头面部的硬皮病，均应进行头颅磁共振成像，以检测潜在的大脑皮质钙化或脑萎缩。

四、诊断和鉴别诊断

（一）诊断标准

1．LS 诊断标准 ①临床表现为边界清楚的硬皮病性皮肤改变；②组织病理学检查显示真皮中胶原纤维增厚和增加；③排除以下疾病（不包括同时存在以下疾病）：SSc、嗜酸性筋膜炎、硬化性萎缩性苔藓、瘢痕疙瘩、瘢痕（肥大性）和硬化性脂膜炎。

2．SSc 诊断标准 根据 2013 年美国风湿病学会 / 欧洲风湿病联盟制定的 SSc 诊断标准（表 9-9）。

表 9-9 2013 年美国风湿病学会 / 欧洲风湿病联盟制定的 SSc 诊断标准

项目	子项目	分值 / 分
双手手指皮肤增厚延伸至掌指关节近端（充分的标准）		9
手指皮肤增厚	手指肿胀	2
	指端硬化（远于掌指关节，但近于近端指间关节）	4
指尖皮损（记录最高分）	指尖溃疡	2
	指尖凹陷性瘢痕	3
毛细血管扩张		2
甲襞毛细血管异常		2
肺部疾病（最高 2 分）	肺动脉高压	2
	间质性肺病	2
雷诺现象		3
SSc 相关自身抗体	抗着丝点抗体 抗拓扑异构酶Ⅰ（Scl-70 抗体） 抗 RNA 聚合酶Ⅲ抗体	3

注：每一项中最高得分相加得出总分。总分≥ 9 分的患者可诊断为 SSc。

（二）鉴别诊断

1．LS 需与下列疾病相鉴别

（1）特发性斑状萎缩：呈不规则形，境界清楚，1～10cm 直径的灰色斑，皮肤略凹陷。与硬皮病相反，本病先发生轻度萎缩，后出现皮肤硬化，周围无淡紫色晕。多见躯干，尤其是背部。病程多年后始终为浅表性萎缩。组织学上无真皮基质硬化。

（2）硬化性萎缩性苔藓：其轻度硬化的斑块由白色光泽的多角形扁平丘疹组成，斑上有毛囊性黑色角栓，有时发生水疱，最后发生萎缩。常聚集分布，但不互相融合，组织学上可与硬皮病鉴别。

（3）类脂质渐进性坏死：是由红色丘疹扩展成的硬皮病样斑块，中央萎缩呈褐色且有光泽，有毛细血管扩张。病理上可与 LS 鉴别。

（4）深在性红斑狼疮：又称狼疮性脂膜炎，表现为痛性皮下硬结；是一种局限于脂肪组织的炎症性疾病，病变不延伸到肌肉或骨骼；分布不沿着 Blaschko 线；组织病理学特征为小叶性脂膜炎，伴有中性粒细胞浸润、核碎裂、脂肪组织变性和透明化；60%～70% 的患者狼疮带试验阳性。

2．SSc 需与以下疾病鉴别

（1）雷诺病：SSc 早期时的雷诺现象应与雷诺病鉴别，雷诺病少有皮肤硬化或骨变化，且发病年龄早，甲襞毛细血管和红细胞沉降率正常，抗核抗体、抗 Scl-70 抗体、抗着丝点抗体阴性。但部分雷诺病可能代表硬皮病的最轻型，需随访观察。

（2）成人硬肿病：以皮肤深层、筋膜和肌肉的木质样变为特点。自颈部开始发病，手足很少受累，无雷诺现象及系统病变。有自愈倾向。

（3）皮肌炎：以双上睑紫红色水肿性红斑、关节伸侧角化性丘疹、皮肤异色症为特点。四肢近端肌无力，吞咽困难，血清肌酶升高，肌电图呈肌源性损害。常合并恶性肿瘤。

（4）系统性红斑狼疮：为一种多系统、多器官受累的结缔组织病，以面部蝶形红斑、关节痛、肾炎等最常见。抗双链 DNA 抗体和抗 Sm 抗体为其特异性抗体。狼疮带试验阳性。

（三）疾病严重程度评估

1．局限性硬皮病严重程度评估 2018 年，日本制定了 LS 诊治的专家共识，对其严重程度可通过以下方法进行评估。

（1）肌肉损伤（基于影像诊断或血清肌酶谱）：2 分。

（2）关节挛缩导致的功能紊乱：2 分。

（3）患肢生长障碍：2 分。

（4）中枢神经系统疾病：2 分。

（5）脑血管疾病：2 分。

（6）多发皮损 *：1 分。

（7）面部或头部线性病变：1 分。

（8）新发或扩大的皮肤病变：1 分。

* 多发皮损定义如下：3 厘米或以上皮损部位≥4 处；皮疹分布在如下两个或多个部位：头部和颈部、左上肢和右上肢、躯干前部和后部以及左下肢和右下肢。

上述总分≥2 分的，评估为严重。

2．LS 皮肤严重度评估工具（LoSCAT） LoSCAT 是结合 LS 皮肤严重性指数（LoSSI）、LS 皮肤损伤指数（LoSDI）和医生的整体评估来测量 LS 的活动性和损伤。

3．LS 活动度评估 2012 年，儿童关节炎和风湿病研究联盟（CARRA）青少年 LS 工作组发布了疾病活动评估标准。该标准是为青少年 LS 患者制定的，但也适用于成人，在临床实践中评估疾病活动性时可参考这些标准。

（1）由临床医生判断 3 个月内有新病变。

（2）由临床医生判断 3 个月内现有病变有扩展。

（3）皮损中存在中度或明显的红斑，或病变边缘有红斑。

（4）皮损或边缘呈紫色。

（5）可通过临床检查、照片、磁共振成像或超声检查来判断疾病活动。

符合上述 1 项可判断为活动。

4．改良的 Rodnan 皮肤评分（mRSS） mRSS 是 SSc 最有效的评估工具。通过对 17 个不同解剖部位的触诊来评估 mRSS。未受累皮肤、轻度增厚、中度增厚（皮肤不能捏起）、重度增厚（皮肤不能移动）的评分分别为 0、1、2、3 分。最后将所有解剖区域的总和作为皮肤总评分。

五、治疗

（一）LS 的治疗

可分为两类：抑制疾病活动和治疗因疾病引起的功能紊乱和美容问题。因此，在对患者进行准确评估后，选择合适的治疗方法非常重要。

1．糖皮质激素 对深部、线状或泛发性硬皮病和嗜酸性筋膜炎有效，特别是对累及皮下脂肪、肌肉或骨骼的类型，推荐使用。可采用 0.5～1.0mg/（kg·d）。一般治疗 3 个月才会看到疗效。病情控制后逐渐减量。糖皮质激素不能改善已经形成的硬化。

2．外用糖皮质激素或钙调神经磷酸酶抑制剂 局部治疗作用于皮肤的最外层，对病变范围较深者（如深部硬皮病）无效。其他类型，局部治疗具有一定疗效。

3．免疫抑制剂 在治疗活动性 LS 时，可采用激素联合 MTX 或环孢素或吗替麦考酚酯。MTX 使用时间应超过 12 个月，然后再进行减量。

4．光疗 大量研究证实光疗对局限性硬皮病有一定疗效，UVA1、宽谱 UVA、PUVA 和窄谱中波紫外线（NB-UVB）都能有效控制 LS。UVA1 疗效最高，且呈剂量依赖性。然而，由于 UVA1 普及率低，且照射时间较长，需要 30～60 分钟。因此，阻碍了在临床中的广泛应用。而 NB-UVB 设备非常普遍，治疗时间更短，在临床实践中，应用更多。

5．手术 手术可以改善外观，尤其是对刀劈状硬皮病。活动期病人禁用。

（二）SSc 的治疗

1．糖皮质激素 虽然对大多数自身免疫性疾病疗效显著，但对皮肤硬化症无效。而且超过 15mg/d 的剂量有可能引起肾危象。激素仅适用于早期肿胀的病例，初始剂量强的松不超过 15mg/d。

2．免疫抑制剂 甲氨蝶呤和吗替麦考酚酯是 SSc 患者的一线选择。MTX 10～15mg/w，治疗 6～12 个月。部分患者可使用更高剂量。吗替麦考酚酯 1～2g/d，至少治疗 12 个月。如果患者对上述两种药物不耐受，可采用环磷酰胺。

3．手术 目前尚无证据证实某类药物可治疗皮肤钙沉着。最好的手段是手术切除。

4．其他治疗 目前的研究显示，靶向 B 细胞的生物制剂利妥昔单抗和贝利木单抗在改善硬皮病的皮肤增厚方面有效果。

小样本资料证实，抗 T 细胞生物制剂阿巴西普、JAK 抑制剂托法替尼、IL-1 拮抗剂利纳西普对硬皮病没有明显改善。

西洛他唑是一种磷酸二酯酶-3（PDE-3）抑制剂，具有显著的抗血小板、抗血栓形成和血管扩张特性，对硬皮病患者出现的雷诺现象有治疗作用。可显著改善临床症状，缩短病程。一项涉及 21 例中度或重度雷诺现象患者的研究表明，西洛他唑治疗 12 个月后，发作时间缩短了 46%，发作次数减少 36%。

波生坦是一种内皮素受体拮抗剂，在 SSc 患者中显示出预防肢端溃疡和减少皮肤纤维化的疗效。静脉注射伊洛前列素（一种前列环素的合成类似物），是目前治疗硬皮病肢端血管病变的一线选择。

治疗 SSc 的常用药物及证据级别见表 9-10。

表 9-10 治疗 SSc 的常用药物及证据级别

治疗药物	证据级别	治疗药物	证据级别
皮肤纤维化		**肢端溃疡**	
造血干细胞移植	Ⅱa	钙离子通道阻滞剂	Ⅰ
MTX	Ⅱb	磷酸二酯酶 -5 抑制剂	Ⅰ
润肤霜	Ⅲ	静脉注射伊洛前列素	Ⅰa
系统应用糖皮质激素	Ⅲ	波生坦	Ⅰa
环磷酰胺	Ⅲ	他汀类	Ⅱ
利妥昔单抗	Ⅲ	肉毒素	Ⅲ
雷诺现象		阿司匹林	Ⅳ
钙离子通道阻滞剂	Ⅰa	**钙沉着**	
静脉注射伊洛前列素	Ⅰa	华法林	Ⅰb（不推荐）
血管紧张素Ⅱ型受体抑制剂	Ⅰb	醋酸离子导入 + 超声	Ⅱb
磷酸二酯酶 -5 抑制剂	Ⅱa	米诺环素	Ⅳ
选择性羟色胺再摄取抑制剂	Ⅲ	地尔硫䓬	Ⅳ
α 受体阻滞剂	Ⅲ	外用或皮损内注射硫代硫酸钠	Ⅳ
他汀类	Ⅲ	秋水仙碱	Ⅳ
肉毒素	Ⅲ	外科切除 / 物理治疗	Ⅳ
血管紧张素转换酶抑制剂	Ⅳ	CO_2 激光	Ⅳ
低频超声	Ⅳ	激光	Ⅲ
IVIg	Ⅳ	遮盖	Ⅲ
双磷酸盐	Ⅳ	**瘙痒**	
TNF-a 抗体（英夫利昔单抗）	Ⅳ	大麻素受体调节剂	Ⅰb
抗 CTLA4（阿巴西普）	Ⅳ	润肤剂	Ⅲ
环磷酰胺	Ⅳ	抗组胺药	Ⅲ
毛细血管扩张		PUVA	Ⅳ
强脉冲光	Ⅲ	低剂量纳曲酮	Ⅳ

注：Ⅰa：来源于多个同质的随机对照实验的系统评价；Ⅰb：来源于单个随机对照实验，可信区间窄；Ⅱa：同质的队列研究的系统评价；Ⅱb：队列研究或较差的随机对照研究；Ⅲ：同质的病例对照研究的系统评价或单个病例对照研究；Ⅳ：单个病例系列研究。

第四节 干燥综合征

Sjögren's Syndrome

Abstract

Sjögren's syndrome (SS) is a chronic inflammatory autoimmune disease mainly involving the exocrine glands, also known as autoimmune exocrine gland epithelial cell inflammation or autoimmune exocrine disease. Clinically, it is mainly manifested as the impairment of salivary and lacrimal glands, leading to dry mouth and eyes, and the symptoms of multiple system damage due to the involvement of other exocrine glands and other organs. The disease is divided into primary and secondary Sjögren's syndrome (pSS and sSS). Secondary type is often associated with other immune diseases, such as rheumatoid arthritis and systemic lupus erythematosus. This chapter only focuses on pSS. pSS mostly occult onset, and the clinical manifestations are different. Some patients only have local symptoms of dry mouth and eyes, and they go to the Department of Stomatology and Ophthalmology, while some patients have important organ damage as the first symptom. More than 80% of patients show signs of dryness, fatigue and pain. No matter dryness, fatigue, pain, or visceral organ damage, there is a lack of effective drugs proven by evidence-based medicine. B-cell targeted therapeutic drugs, such as epratuzumab and belimumab, have some efficacy in SS patients.

引言

干燥综合征（Sjögren's syndrome，SS）是一种主要累及外分泌腺体的自身免疫性慢性炎症性疾病，又名自身免疫性外分泌腺体上皮细胞炎或自身免疫性外分泌病。临床上多表现为唾液腺和泪腺功能受损，导致口干、眼干，以及由于其他外分泌腺及腺体外其他器官受累而出现的多系统损害的症状。本病分为原发性干燥综合征（primary SS，pSS）和继发性干燥综合征（secondary SS，sSS）。sSS 多合并其他免疫性疾病，如类风湿性关节炎、系统性红斑狼疮等。本文着重探讨pSS。pSS 多隐匿起病，临床表现轻重不一。部分患者仅有口、眼干燥的局部症状，就诊于口腔科、眼科，而部分患者则以重要脏器损害为首发症状。80% 以上的患者会出现干燥、疲乏和疼痛等表现。

一、病因和发病机制

SS 的病因未明。先天免疫屏障的紊乱和适应性免疫系统在 SS 的发展中发挥着核心作用。B 细胞活化以及 Th1 和 Th17 细胞的增殖导致疾病进展。EB 病毒（epstein-barr virus，EBV）与 SS 发病相关，与疾病严重程度和腺外表现之间存在相关性。EBV 通过上皮细胞凋亡和分子模拟机制，有利于自身抗原（即核糖核蛋白复合物 Ro/SSA 和 La/SSB）释放。EBV 还能激活先天免疫应答，通过与 Toll 样受体（TLR）相互作用增强干扰素的表达。在遗传易感者中，病毒可能是潜在的触发因素，尽管在临床发病初期无法检测到 EBV。某些人类白细胞抗原（human leukocyte antigen，HLA）等位基因（如 *HLA DRB1*03: 01*、*DQA1*05: 01*、*DQB1*02: 01*）与 SS 易感性之间的关联已得到证实。上皮细胞是 SS 发病的主要参与者，因此，该病也称为自身免疫性上皮细胞炎。上皮细胞在 SS 发病中发挥双重作用，既是自身免疫过程的靶点，也是免疫激活的触发器。受上皮细胞调控的主要过程有：①Ro/SSA 和 La/SSB，是细胞凋亡的结果；②与 T 细胞的相互作用，通过在细胞表面表达共刺激蛋白（即 CD86）；③细胞因子（即 IL-21 和 BAFF）的产生有利于辅助性 T 细胞的发育。

二、临床表现

（一）局部表现

1. 口干燥症 因唾液腺病变，使唾液黏蛋白缺少而引起下述常见症状。

（1）多数患者诉有口干，严重者因口腔黏膜、牙齿和舌发黏，以致在讲话时需频频饮水，进食固体食物时，必须伴水或流食送下。

（2）猖獗性龋齿是本病的特征之一。约 50% 的患者出现多个难以控制发展的龋齿，表现为牙齿逐渐变黑，继而小片脱落，最终只留残根。

（3）成人腮腺炎，50% 患者表现有间歇性交替性腮腺肿痛，累及单侧或双侧。大部分在 10 天左右可自行消退，但有时持续性肿大。少数有颌下腺肿大，舌下腺肿大较少。

（4）舌部表现为舌痛，舌面干、裂，舌乳头萎缩而光滑。

（5）口腔黏膜出现溃疡或继发感染。

（6）患者可出现唾液腺肿大，反复发作，不伴发热。若腺体持续性增大，呈结节感，需警惕发生恶性病变。

2．眼干 因泪腺分泌的黏蛋白减少而出现眼干涩、异物感、泪少等症状，严重者痛哭无泪，可出现干燥性角结膜炎、角膜上皮糜烂、角膜新生血管化和溃疡形成，甚至角膜穿孔和失明。

3．其他 浅表部位如鼻、硬腭、气管及其分支、消化道黏膜、阴道黏膜的外分泌腺体均可受累，使其分泌较少而出现相应症状。

（二）系统表现

除口、眼干燥表现外，约一半患者可出现全身症状，如乏力、低热和淋巴结肿大等。

1．皮肤 有皮肤干燥、雷诺现象及皮肤血管炎。后者以双下肢紫癜最常见，多见于下肢，为米粒大小边界清楚的可触知的红丘疹。每批持续时间约为 10 天，可自行消退而遗有褐色色素沉着。环状红斑是发生在曝光区域的环状病变，其特征是边界较宽、隆起、中心苍白区域，无瘢痕、无萎缩。

2．关节和肌肉 约 50% 的 SS 可出现关节痛，呈慢性、复发性，累及手关节多见，仅 10% 的患者出现关节炎，多不出现关节结构的破坏。出现肌痛、肌无力症状时需鉴别是否合并纤维肌痛综合征、激素相关性肌病、继发肾小管酸中毒导致的低钾血症或其他并发疾病。血清肌酸激酶、血钾和肌电图、肌肉磁共振成像（MRI）有助于 SS 相关肌病的确诊及鉴别。

3．呼吸系统 大部分患者无呼吸道症状。轻度受累者出现干咳，重者出现气短。若采用肺功能检查、支气管肺泡灌洗和计算机断层扫描（CT）可在 75%SS 患者中发现肺脏受累。呼吸系统受累主要因气道干燥、肺间质病变、毛细支气管炎、肺大疱、支气管扩张和肺动脉高压。以肺间质病变最多见，是 SS 死亡的主要原因之一。

4．消化系统 可出现萎缩性胃炎、胃酸减少、消化不良等非特异性症状，部分患者有胃食管反流症状，25% 的患者有肝功能损害、转氨酶升高，甚至出现黄疸，部分患者合并原发性胆汁性胆管炎。

5．泌尿系统 约半数患者有肾损害，主要累及远端肾小管，为肾小管间质性病变，可出现肾小管酸中毒、肾性尿崩症、范科尼综合征、肾钙化 / 结石等。小部分患者出现较明显的肾小球损害，临床表现为大量蛋白尿、低白蛋白血症，甚至肾功能不全。

6．神经系统 20%SS 患者可出现神经系统受累。周围神经、自主神经和中枢神经系统均可受累。以周围神经病变最常见（10% ~ 20%），感觉共济失调和痛性小纤维神经病变是 SS 相关神经病变的两种最典型形式。中枢神经系统病变少见，偶有神经脊髓炎发生。

7．淋巴瘤和血液系统 淋巴瘤是 SS 最严重的并发症，约占 5%。淋巴瘤的风险较健康人群高数倍，最常见的是黏膜相关边缘带 B 细胞淋巴瘤（黏膜相关淋巴组织，约占 60%），患者往往无发热、夜间出汗和体重减轻。SS 患者可出现血细胞减少，其中白细胞轻度减少最常见。血小板减少严重者可有出血现象。

三、辅助检查

（一）一般检查

包括血、尿、便常规，肝肾功能、电解质、红细胞沉降率、C 反应蛋白、补体、免疫球蛋白和蛋白电泳等检查。必要时行胸部高分辨率 CT 检查。

（二）诊断性检查

1．自身抗体 抗核抗体（antinuclear antibody，ANA）、类风湿因子（rheumatoid factor，RF）、Ro/SSA和La/SSB自身抗体是SS中典型的血清学发现。ANA存在于高达85%的患者血清中，RF也通常在SS中呈阳性。值得注意的是，尽管ANA免疫荧光呈阴性，一些患者可能会表现出抗Ro/SSA和/或抗La/SSB抗体。抗Ro/SSA抗体和抗La/SSB抗体是SS的关键免疫标志物，阳性率分别为33%～74%和23%～52%。另外，抗Ro52抗体不等同于抗SSA抗体，抗Ro52抗体阳性并不代表抗SSA抗体阳性。两者是两种独立的抗体，均可在SS患者血清中出现，往往是同时阳性，只是抗Ro52抗体的特异性较抗SSA抗体差。需要说明的是，孤立的抗Ro/SSA和/或抗La/SSB阳性不足以诊断SS，因为这些自身抗体也可以在其他结缔组织疾病，甚至在健康受试者中出现。

2．唇腺黏膜病理 灶性淋巴细胞性唾液腺炎（focal lymphocytic sialadenitis，FLS）是诊断SS的典型病理表现，尤其对SSA/Ro抗体阴性的SS患者至关重要。正确的唇腺黏膜病理诊断性判读：每4mm^{2}唇腺黏膜组织面积内有≥50个淋巴细胞为一个灶，浸润的淋巴细胞通常紧密聚集在唾液腺管或血管周围，而其周边的腺泡组织表现正常。FLS界定为每4mm^{2}唇腺黏膜组织面积内平均至少1个FLS，即灶性指数≥1灶/4mm^{2}为唇腺病理阳性，是诊断SS标准之一。此外，还应对生发中心样结构进行评估和IgG4染色，以排除IgG4相关疾病。

3．口干燥症检查 包括唾液流率、腮腺造影、唇腺黏膜病理。在校准管中收集患者唾液15分钟，以评估静态全唾液流率。静态全唾液流率≤0.1ml/min有诊断价值。

（三）干燥性角结膜炎检查

包括Schirmer试验、泪膜破裂时间和角膜染色。Schirmer试验操作简单：在每只眼睛的下眼睑外侧1/3处放置一张无菌试纸，然后测量试纸条湿润部分的长度。至少一只眼睛测试结果≤5mm/5min为阳性。角膜染色需由经验丰富的眼科医生完成，以确定角膜和结膜上皮层的完整性。荧光素用于确定角膜上皮的完整性，而丽丝胺绿用于评估结膜的完整性。根据2016年欧洲抗风湿联盟（EULAR）和美国风湿病学会（ACR）制定的ACR/EULAR标准，至少一只眼睛的眼染色评分≥5（或van Bijsterveld评分≥4）有意义。

四、诊断和鉴别诊断

（一）诊断标准

1．ACR-SICCA标准 2012年4月，SS国际临床合作联盟（Sjögren's International Collaborative Clinical Alliance，SICCA）制定了一套新的SS诊断分类标准（ACR-SICCA标准）。满足以下3项条件中的两项即可诊断为SS。

（1）血清抗-SSA/Ro和/或抗-SSB/La阳性，或者类风湿因子阳性和抗核抗体滴度≥1∶320。

（2）下唇腺活检示局灶性淋巴细胞性涎腺炎，淋巴细胞灶积分≥1（4mm^{2}组织内至少有50个淋巴细胞聚集于唇腺间质者为一个淋巴细胞灶）。

（3）有干燥性角结膜炎，角膜染色积分≥3（目前未使用治疗青光眼的滴眼液、5年内未进行角膜手术或眼睑美容术）。

该标准在SS人群中进行初步验证，结果显示，其敏感性和特异性均很高。

2．ACR/EULAR标准

（1）纳入标准：至少有眼干或口干症状之一者，即下述至少一项为阳性：①每日感到不能忍受的眼干，持续3个月以上；②眼中反复砂砾感；③每日需用人工泪液3次或3次以上；④每日感到口干，持续3个月以上；⑤吞咽干性食物需频繁饮水帮助。或在EULAR的SS疾病活动度指数（ESSDAI）问卷中出现至少一个系统阳性的可疑 SS 者。

（2）排除标准：患者出现下列疾病，因可能有重叠的临床表现或干扰诊断试验结果，应予以排除。①头颈部放疗史；②活动性丙型肝炎病毒感染；③艾滋病；④结节病；⑤淀粉样变性；⑥移植物抗宿主病；⑦IgG4 相关性疾病。

（3）适用于任何满足上述纳入标准并除外排除标准者，且下述 5 项评分总和≥4 分者，诊断为 SS。①唇腺灶性淋巴细胞浸润，且灶性指数≥1 个灶 /4mm^2，为 3 分；②血清抗 SSA 抗体阳性，为 3 分；③至少单眼角膜染色计分（OSS）≥5 或 Van Bijsterveld 评分≥4 分，为 1 分；④至少单眼泪液分泌试验（Schirmer 试验）≤5mm/5min，为 1 分；⑤静态全唾液流率≤0.1ml/min（Navazesh 和 Kumar 测定法），为 1 分。常规使用胆碱能药物者应充分停药后再行上述③④⑤项评估口眼干燥的检查。

（4）该标准敏感性为 96%，特异性为 95%，在诊断标准的验证分析及临床试验的入组中均适用。

该标准与 2012 年 ACR-SICCA 标准的区别主要有以下几个方面：①增加了 Schirmer 试验和静态全唾液流率作为分类条目；②删除原分类标准中的高滴度 ANA 和 RF 阳性的条目。该评分也被 2020 年发布的中国 SS 指南采用。

（二）SS 病情严重程度评估

目前用于评估 SS 严重程度的方法很多，但欧洲抗风湿病联盟（EULAR）制定的 SS 疾病活动指数（EULAR Sjögren's Syndrome Disease Activity Index，ESSDAI）和 EULAR SS 患者自我报告指数（EULAR Sjögren's Syndrome Patient Reported Index，ESSPRI）得到了国内外认可。ESSDAI 在衡量系统活动、监测疾病活动变化和评估治疗效果方面具有良好效能。

STAR 评估方法：2022 年 4 月，ESSENTIAL 联合会制定了一个新的 SS 应答评估工具（Sjögren's Tool for Assessing Response，STAR）（表 9-11）。

表 9-11　SS 应答评估工具（STAR）

主要内容	分值	应答的定义
系统活动度	3	ESSDAI 得分下降≥3 分
患者评估	3	ESSPRI 得分下降≥1 分或≥15%
泪腺功能 （由 Schirmer 试验或眼部染色评分进行评估）	1	Schirmer 试验 若基线时得分异常：较基线增加≥5mm 若基线时得分正常：无异常变化 或眼部染色积分 若基线时得分异常：较基线减少≥2 分 若基线时得分正常：无异常变化
唾液腺功能	1	静态唾液流率 若基线时得分>0：较基线增加≥25% 若基线时得分为 0：较基线有增加 或超声 Hocevar 总分较基线下降≥25%
生物标志物	1	血清 IgG 水平：下降≥10% 或 RF：下降≥25%
STAR 应答		得分≥5 分

注：Schirmer 试验：应在无麻醉的情况下进行，如果<5mm，则视为异常。如果得分≥3 分，采用双眼平均值进行计算。
静态唾液流率：采集应在 5 分钟或 15 分钟内完成（两种方法均可，但每次试验应选择一种方法，并适用于所有患者），且患者在采集前 60 分钟内不得进食、饮水或吸烟，并应在上午和固定时间进行采集。

（三）鉴别诊断

1. 系统性红斑狼疮（SLE） 两者均见于中年女性，而SS更多见于中老年女性，发热（高热罕见），无颧部皮疹，口眼干燥明显，肾小管性酸中毒为其常见而主要的肾损害，高球蛋白血症明显，低补体血症少见。SLE面部皮损常见，血细胞下降更明显，病情更危重。

2. 类风湿关节炎（rheumatoid arthritis，RA） 两者均出现关节疼痛，类风湿因子（rheumatoid factor，RF）升高。SS多不出现关节结构的破坏、畸形和功能受限。RA患者很少出现抗SSA抗体和抗SSB抗体。

五、治疗

本病目前尚无根治方法。无论是干燥、疲乏、疼痛或内脏器官损害均缺乏经循证医学论证的有效药物，现使用的药物多为经验性治疗，或借鉴类似病变的治疗。主要是改善症状，控制和延缓组织器官损害。

（一）局部症状的治疗

目前的治疗干预尚不能达到逆转腺体功能紊乱及治愈疾病，对口干、眼干的首选治疗是通过局部治疗缓解症状。应教育患者认识疾病，保持健康生活方式及愉悦心情。

1. 口干燥症 避免服用易引起口干的药物、避免咖啡因、吸烟和饮酒。积极治疗可能导致口腔干燥的伴随疾病（如鼻窦炎或鼻炎）。多饮水、漱口。SS患者患龋齿和牙周病的风险较高，应鼓励患者定期检查牙齿，加强口腔卫生，减少酸性或含糖食物和饮料的摄入。轻度腺体功能受损可使用非药物刺激唾液腺分泌，如木糖醇，无糖口香糖等；可外用氟化物预防龋齿。中至重度腺体功能受损但具有残余唾液腺功能的患者，在无禁忌证如消化道溃疡、支气管哮喘或闭角型青光眼的情况下，首选口服毒蕈碱激动剂如毛果芸香碱或西维美林。此外，环戊硫酮片、溴己新片和N-乙酰半胱氨酸等，因可促进唾液腺分泌也可考虑使用。重度腺体功能受损，无残留唾液腺分泌功能，建议使用人工涎液替代治疗。总之，保持口腔清洁，减少龋齿和口腔继发感染。

2. 眼干燥症 眼干燥的评估包括泪液功能、泪液成分及眼表改变。预防性措施包括，避免减少泪液产生的全身性药物，保持良好的睑缘卫生。轻度干燥者，建议患者改变某些生活习惯，避免干燥或多风的环境，戴防护目镜，减少阅读、看电子产品的时间。干眼症状明显时，每天至少使用两次人工泪液，润滑油膏通常只在睡前给药。难治性或严重眼干燥症可局部使用含有免疫抑制剂（如环孢素、他克莫司等）的滴眼液及经处理后的小牛血清或血清替代物。糖皮质激素类滴眼液，应在眼科医生指导下短期内使用（不超过2~4周）。

3. 皮肤干燥症 对于皮肤干燥，可使用润肤霜，每日外用2~3次，避免过度清洁。洗澡后及时应用润肤剂进行保湿。对于环状红斑样皮损，可外用糖皮质激素类软膏或钙调神经磷酸酶抑制剂。对于可触及性紫癜样皮损，可外用多磺酸黏多糖和糖皮质激素。

4. 关节痛 可外用非甾体抗炎药，以缓解症状。

（二）系统症状的治疗

1. 传统治疗药物 半数以上的SS患者出现疲劳和疼痛症状。首先推荐锻炼来减轻疲劳症状，羟氯喹是皮肤、肌肉骨骼疼痛的一线治疗药物。使用羟氯喹无效者可使用甲氨蝶呤。对乙酰氨基酚也可作为治疗疼痛的一线药物，神经痛时可应用加巴喷丁、普瑞巴林、度洛西汀等。

存在系统受累，特别是活动性内脏器官受累如肺、神经系统、血细胞减少的患者可使用糖皮质激素、免疫抑制剂和生物制剂治疗。糖皮质激素的应用原则是在有效控制病情的前提下，尽可能短疗程、低剂量。免疫抑制剂有助于激素减量并减少激素的不良反应。目前免疫抑制剂治疗SS的疗效尚缺乏高水平循证医学证据，特别是缺乏不同种类免疫抑制剂间直接对比的有效性和安全性的研究数据，因此，尚不能确定常用的免疫抑制剂哪种更优，建议使用时结合患者的年龄、病情、合并症、耐受情况决定。常用免疫调节 / 免疫抑制药物包括羟氯喹、甲氨蝶呤、来氟米特、吗替麦考酚酯、硫唑嘌呤、环磷酰胺、环孢素、艾拉莫德等。定期行 ESSDAI，以调整药物。

2．靶向药物 B 细胞靶向治疗药物如依帕珠单抗（Epratuzumab）和贝利木单抗（Belimumab）在 SS 患者中有一定疗效，但越来越多的证据表明利妥昔单抗对 SS 无效。此外，TNF-a 抗体、IL-1 抗体和 IL-6 抗体的生物制剂不推荐用于 SS 的治疗。

第五节 原发性雷诺现象
Primary Raynaud's Phenomenon

Abstract

Raynaud's phenomenon (RP) is a relatively common vasospastic condition affecting the digital arteries in the hands and feet resulting in characteristic, well demarcated color changes in response to cold, emotion or stress, which causes the fingers (toes) to turn pale (ischemic phase), bluish-cyanotic (cyanotic phase) and ultimately to red due to vasodilation (hyperemic phase). It is also called acrovascular spasm. RP is largely divided into two subtypes, primary and secondary. Primary RP (PRP), formerly termed as Raynaud's disease, is highly prevalent in the general population with a prevalence of 5% ~ 21% depending on the region and climate. PRP, a benign condition, is not associated with underlying disorder. Secondary Raynaud's phenomenon (SRP) is most often secondary to autoimmune and connective tissue diseases and is associated with progressive biochemical and structural changes in vasculature resulting in tissue necrosis as well as loss of digits. When RP is associated with other disorders, it is indeed a syndrome, since it associates several signs and symptoms and may be related to many aetiologies. SRP was also called Raynaud syndrome (RS). Good patient education and avoiding triggering factors are the keys to treatment. It is important for patients to protect themselves from cold and mental stimulation.

引言

雷诺现象（Raynaud's phenomenon，RP），是由于寒冷、紧张或情绪激动诱发阵发性肢端小动脉收缩、引起手指（足趾）苍白（缺血期）、发紫（青紫期）然后变为潮红（充血期）的一种血管痉挛障碍，也称肢端血管痉挛症。临床上分两种类型：原发性雷诺现象（primary RP，PRP）和继发性雷诺现象（secondary RP，SRP）。PRP 无明确原因，相对良性，与潜在的全身性疾病无关，既往称为雷诺病。PRP 很常见，一般发生在 5%～21% 的正常人群（不同季节发病率不同）。SRP 最常继发于自身免疫性和结缔组织病，与血管结构改变有关，可导致组织坏死和指端缺如，皮肤血管收缩往往同时发生于内脏血管，也称为雷诺综合征。本文重点讨论 PRP。

一、病因与发病机制

（一）低温

低温触发外周血管收缩，导致手指的短暂缺血，对寒冷的易感性增强会显著增加 RP 的发生率。当温度下降到某一特定温度时，就会出现血管痉挛。该特定温度对于不同患者有所不同。低体重指数者，该特定温度会更高，也就是说更容易触发血管痉挛。除了寒冷，精神紧张、情绪压力也是诱发血管痉挛的因素。精神紧张和压力会导致心动过速和指端血管收缩，从而增加血管痉挛发作的可能性。

寒冷诱导的血管收缩是通过线粒体产生活性氧（reactive oxygen species，ROS）来实现的。线粒体感知温度，并充当血管平滑肌中的一个温度传感器。在低温的刺激下，它会导致 ROS 的释放，触发氧化还原信号，并刺激 Rho/Rho 激酶通路，导致 α2C 肾上腺素受体的易位和激活，随后出现血管收缩。

（二）神经因素

RP 涉及受累区域血流的短暂损害，因此，RP 是由神经或血管机制共同介导的。RP 的神经机制包括在寒冷或压力刺激下交感神经系统的活动增加。释放去甲肾上腺素并引起位于血管平滑肌上的 α 肾上腺素受体激活，该受体介导血管收缩。然而，在指端交感神经局部麻醉后或交感神经切除术后的患者中仍可观察到 RP 发作，提示指端血管中存在“局部障碍（local fault）”，这也会导致短暂的外周血管痉挛。

（三）雌激素

雌激素与该病相关，因为雌激素增强了 α 肾上腺素受体引起的血管收缩。由于雌激素通过激活 α2C 肾上腺素受体基因启动子增加 α2C 肾上腺受体的表达。

（四）遗传因素

PRP 在家族中具有遗传易感性。

（五）其他

除了上述因素外，职业性接触振动工具也会增加 RP 的风险，常见于铸铁工、机械工。这也是 PRP 被称为“手臂振动综合征”或“白手指综合征”的原因。在吉他和大提琴演奏者中该病也较常见。此外，还观察到氯乙烯单体、砷和尼古丁等化学品与 PRP 相关。

二、临床表现

多见于青春期女性，男：女为 1：9，起病缓慢，冬季常见，遇冷或情绪激动可诱发。典型发作过程为：当寒冷刺激或情绪激动及精神紧张时，血管收缩引起缺血，导致手指皮肤首先出现苍白（图 9-35），由于残余血液的去饱和而出现发绀，皮肤呈现紫蓝色，以掌指关节为界，受累手指按第 4、5、3 和 2 指顺序发展（图 9-36），伴麻木、发凉和刺痛，保暖后，受损血液灌注恢复引起充血，最终形成正常血流状态，

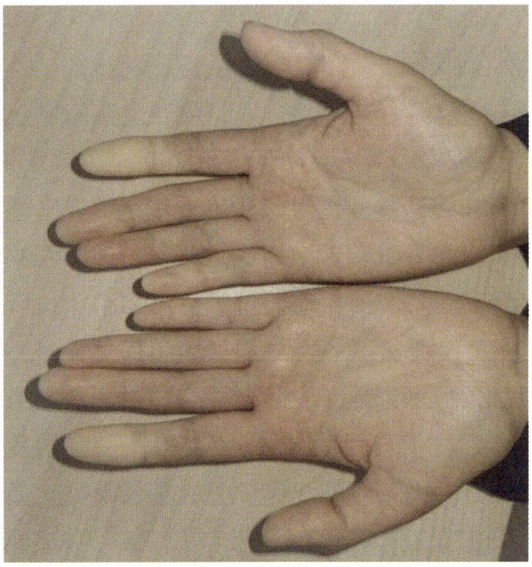

图 9-35　遇冷时部分手指远端出现苍白改变

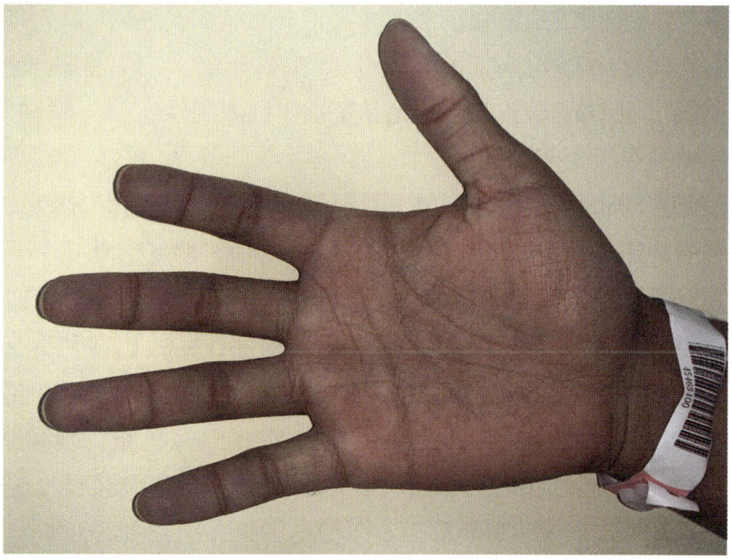

图 9-36　遇冷时双手指呈紫红色改变

皮肤变红，逐渐恢复正常颜色，症状消失。每2次发作期间，皮损颜色正常，无任何症状。拇指因肌肉较多、血液供应较丰富而很少受累。绝大多数病人（约2/3）并无完整的三色变化，仅表现为苍白或出现发绀。一般多为对称性双手指发作，足趾亦可发生。少数患者可累及耳郭、鼻尖、唇、舌、阴茎、乳头等。早期疾病较轻时，仅在寒冷季节发作。疾病晚期病情较重时，可一年四季频繁发作，且病变范围扩大，可延伸到手背，一般不超过腕部。除了皮肤颜色改变外，手指背侧汗毛可减少或消失，手指皮肤出现萎缩变薄，弹性差，皮肤有发紧感，如硬皮病样，指尖或甲床周围可出现溃疡，溃疡愈合后可出现点状瘢痕。

三、辅助检查

1．组织病理 早期组织病理学无异常，后期可有血管内膜增生和管腔狭窄。

2．指甲毛细血管镜 在PRP中，毛细血管镜检查显示毛细血管密度正常，无扩张环或微出血。该检查特别适用于与系统性硬化症引起的继发性RP进行鉴别。后者早期变化包括巨大毛细血管和微出血，随着疾病的进展，毛细血管密度降低，出现血管无灌注（dropout）区。此外，许多患者出现营养不良的分支毛细血管区域。

3．数字减影血管造影（digital subtraction angiography，DSA） 是显示血管病变的金标准。DSA显示血管弯曲，管腔变细、狭窄或闭塞、血流较少。

4．血液学检查 血常规、红细胞沉降率、C反应蛋白、抗核抗体。这些检查多数正常，这也是与SRP的鉴别要点。

四、诊断和鉴别诊断

（一）诊断依据

PRP的诊断主要依靠病史和临床表现。寒冷或情绪波动后出现的阵发性肢端苍白、发绀及潮红，伴刺痛和麻木感，保暖后恢复正常是最典型表现。PRP的诊断依据如下。

1. 由寒冷或情感刺激引起的血管痉挛发作。
2. 累及双侧肢体的对称性发作。
3. 缺乏组织坏死或坏疽的证据。
4. 病史和体格检查无继发性疾病。
5. 指甲毛细血管正常。
6. 红细胞沉降率正常。
7. 血清学检查阴性，尤其是抗核抗体阴性。

（二）鉴别诊断

1．药物诱发雷诺现象 目前研究发现多种药物可诱发RP。治疗多动症的二甲磺酸赖右苯丙胺、哌醋甲酯；作为精神刺激剂阿德拉（Adderall）、柳氮磺吡啶、α和β干扰素，以及吉西他滨、长春新碱和顺铂联合长春花碱等化疗药物；环孢素和非选择性β受体阻滞剂，均有诱发RP的报道。据报道，在服用拉贝洛尔（用于治疗妊娠期高血压的一线药物）后，出现乳头RP，停药后症状缓解。故仔细询问病史，对鉴别诊断很关键。

2．类癌综合征 恶性类癌细胞分泌5-羟色胺、缓激肽、组胺等血管活性物质，引起皮肤潮红、发绀、苍白等颜色改变，类似RP。但该病首先出现皮肤发红，与PRP不同。此外肠痉挛、腹泻较常见。多见于肠道类癌发生肝转移后。

3．手足发绀症 青春期女性多见，以体型瘦弱者为主。临床表现为手足皮肤呈持久性发绀，范围广。

患者自述周身怕冷，皮肤温度明显降低（触之冰冷），肢体下垂和情绪波动时加重，双手上举和运动时减轻，局部按摩可使发绀减轻或恢复正常肤色。本病无 RP 的“三色表现”。

4. 红斑性肢痛症 该病也出现肢端红斑伴疼痛，是一种原因不明的肢端皮肤因动脉扩张引起阵发性皮温升高，皮肤潮红、肿胀，并产生剧烈灼热痛为特征的自主神经紊乱性疾病。手足均可发生，但以双足多见，呈对称性发作。环境温度升高可诱发疾病或导致疼痛加重；将双足置于冷水中可使疼痛缓解。与 PRP 表现不同。

5. 冷球蛋白血症和冷凝集素血症 两者表现与 RP 有相似之处，均表现为受冷后肢端出现青紫。但发病原因是患者血清存在冷球蛋白和冷凝集素，在寒冷刺激后诱发。

（三）严重程度评估

雷诺病病情评分（Raynaud's condition score，RCS）是使用 0 ~ 10 序数量表对 RP 活动性进行的日常自我评估。患者记录 RP 发作的次数以及每次 RP 发作的持续时间（分钟），每日记录，持续 14 天。RCS 综合了 RP 发作的频率、持续时间和严重程度。表 9-12 是其中 1 天的记录表格。

表 9-12 每日 RCS 表格

日期（ ）				星期（ ）	
发作次数	持续时间 / 分钟	发作次数	持续时间 / 分钟	发作次数	持续时间 / 分钟
1		6		11	
2		7		12	
3		8		13	
4		9		14	
5		10		—	

标出今日雷诺病的困难指数

（无难度） 0 1 2 3 4 5 6 7 8 9 10 （非常困难）

五、治疗

（一）非药物治疗

并非所有发生血管痉挛的患者都需要药物治疗，若患者血管痉挛发作产生的疼痛，已经严重影响患者的日常生活，药物治疗是必须的。治疗的目的是缓解症状，提高生活质量。

做好患者教育，避免触发因素是治疗的关键。建议病人保护好自己，免受寒冷刺激、精神刺激。在接触寒冷物品时佩戴手套，多穿衣物做好全身保暖。条件允许的情况下，停用使血管收缩的药物。同时戒烟戒酒也可减少发作次数。

（二）药物治疗

在非药物治疗无效时，需要采用药物治疗。

1. 局部外用硝酸盐 常用药物为硝酸甘油软膏，硝酸盐可代谢为一氧化氮，外源性一氧化氮通过增加血管平滑肌中 cGMP 的浓度发挥作用，导致张力降低和血流量增加，达到血管舒张的作用。高浓度硝酸甘油会系统吸收，出现头痛。为了减轻这种副作用，可将 2% 的硝酸甘油与亲水软膏混合，获得 1% 的混合物。应用范围尽可能限于严重受累的远端区域，减轻“偷血”现象，即病变较少的血管更容易分流来自更严重受累区域的血液。此外，对于已经服用磷酸二酯酶 -5（PDE-5）抑制剂的患者，在开始外用硝酸盐治疗时应谨慎。当两者联用时，协同血管舒张反应可能导致严重低血压。

2．口服药物

（1）钙通道阻滞剂：硝苯地平是治疗 PRP 的一线药物，基于随机对照试验的荟萃分析表明，硝苯地平降低了 RP 发作次数和严重性。提倡使用长效缓释制剂，由于短效制剂更可能产生舒张血管的副作用，其作用持续只有几个小时。

（2）其他血管扩张药：除钙通道阻滞剂以外的其他血管扩张药治疗 PRP 尚缺乏足够的证据基础。尽管如此，如果患者对钙通道阻滞剂无效，或不耐受，可以尝试另一种血管扩张药。一项针对血管紧张素受体拮抗剂氯沙坦在与硝苯地平的头对头的临床试验中，证实氯沙坦治疗 PRP 有效。

新的血管扩张药物正在临床试验中，目前尚不支持在 PRP 中的应用。最近的一些临床试验和荟萃分析证实 PDE-5 抑制剂（西地那非、他达拉非、伐地那非）在治疗 SSc 相关 RP 时，疗效显著，但试验持续时间很短，尚需要大型临床对照试验证实。

（3）5-羟色胺拮抗剂：5-羟色胺（5-HT）信号通路由 5-HT 受体家族介导，在血管内皮中发挥积极作用，既作为血管收缩肽，又可促进血小板活化。凯他色林、沙普格列酯是一种 5-HT-α 受体阻滞剂，在几项小型研究中发现，它有助于减轻症状和改善手指溃疡。

3．局部注射　A 型肉毒素不仅通过阻断乙酰胆碱释放来缓解肌肉痉挛，而且通过阻断去甲肾上腺素的传递从而抑制血管收缩而影响血管平滑肌。除此之外，它还能阻止 α2C 肾上腺素受体的募集，从而减少寒冷诱导的血管收缩。B 型肉毒素也有类似报道。

第六节　混合性结缔组织病
Mixed Connective Tissue Disease

Abstract

Mixed connective tissue disease (MCTD) is an immune disease with high titers of antinuclear antibody (ANA) and anti-U1 ribonucleoprotein (U1RNP) in sera. There are many clinical manifestations such as Raynaud's phenomenon, swelling of both hands and pain of multiple joints. It often has overlapping features of at least two connective tissue diseases, such as systemic lupus erythematosus, systemic sclerosis, polymyositis/dermatomyositis, and rheumatoid arthritis. Some patients may evolve into certain diseases with the disease progression, such as systemic lupus erythematosus and systemic sclerosis. MCTD is a disorder of immune function, and its pathogenesis is still unclear. The incidence of MCTD is about 1.9 cases per 100 000 people. It is mostly seen in women around 30 ~ 40 years old. The treatment principles of MCTD are based on different connective tissue diseases such as systemic lupus erythematosus, rheumatoid arthritis, and systemic sclerosis. A targeted treatment is provided for various manifestations.

引言

混合性结缔组织病（mixed connective tissue disease，MCTD）是一种血清中有极高滴度的斑点型抗核抗体（antinuclear antibody，ANA）和抗U1核糖核蛋白（U1 ribonucleoprotein，U1RNP）抗体的免疫性疾病。临床上有雷诺现象、双手肿胀、多关节疼痛等多种临床表现。常具有至少两种结缔组织疾病的重叠特征，包括系统性红斑狼疮（SLE）、系统性硬化症（SSc）、多发性肌炎/皮肌炎（PM/DM）及类风湿关节炎（RA）

等疾病。部分患者随疾病进展可演变为某种确定疾病，如 SLE、SSc 等。MCTD 是一种免疫功能紊乱的疾病，发病机制尚不明确。MCTD 的发病率约为每 10 万人 1.9 例，多见于 30～40 岁的女性。

一、病因和发病机制

MCTD 病因尚不明确。与遗传、免疫调节功能失衡有关。遗传因素发挥了关键作用。本病与其他自身免疫疾病如 SLE，DM 和 SSc 有相似临床表现，且抗核抗体和高滴度的抗 U1RNP 抗体阳性，提示该病属于免疫性疾病。免疫功能失衡会诱导自身抗体产生，从而导致自身组织损伤，引发病理过程。

二、临床表现

1．皮肤黏膜 雷诺现象伴手指变粗、肿胀成腊肠样是 MCTD 患者最常见和最早期的表现。70%～90% 患者最早出现雷诺现象。可出现颧部红斑、盘状红斑、光敏感、脱发和指（趾）硬化。少数患者可出现双眼睑紫红斑，指、肘和膝关节处出现红斑，类似皮肌炎皮肤表现。

2．关节 关节痛和发僵是最常见的关节症状，几乎累及所有 MCTD 患者。以掌指关节最常受累。放射学检查无明显的骨侵蚀性病变。

3．肌肉 肌痛是 MCTD 患者常见的症状，但大多数患者不伴肌无力、肌电图异常或肌酶升高。

4．内脏器官 MCTD 患者多有内脏器官受累，包括心脏、肺、肾、神经系统、胃肠道、血液系统等。

心脏最常见的改变是心律失常，可出现右心室肥厚、右心房增大、心包炎和肺动脉高压等。约 85% 的 MCTD 患者有肺部受累的证据，但大多数患者没有症状。最具有鉴别意义的肺功能实验是一次呼吸法测一氧化碳的弥散功能。间质性肺病通常呈进行性加重。高滴度的抗 U1RNP 抗体对弥漫性肾小球肾炎的进展有相对保护作用。通常膜性肾小球肾炎，也可引起肾病综合征，但大多数患者没有症状，部分患者可出现肾血管性高血压危象。多数患者有食管功能障碍，主要表现为食管上部和下部括约肌压力降低，食管远端 2/3 蠕动减弱，出现进食后发噎和吞咽困难。中枢神经系统病变并不是本病显著的临床特征。最常见的症状是三叉神经痛、头痛，脑脊液显示为无菌性脑膜炎。75% 的患者有贫血；60% 的患者，Coombs 试验呈阳性，但溶血性贫血并不常见。

三、辅助检查

1．皮肤组织病理学 组织学无特征性改变，真皮层胶原成分增多，但很少有真正的硬皮样改变。有些患者在表皮与真皮交界处有免疫球蛋白沉积。

2．血清学检查 免疫学检查可见高滴度（＞1∶4000）抗 U1RNP 抗体，该抗体是标志性抗体。出现高滴度抗 RNP 抗体，而未满足 MCTD 诊断标准，或不能诊断为任一结缔组织病的患者，通常在 2 年后演变为 MCTD。抗 RNP 抗体针对的是 U1-snRNP（剪接体的主要成分之一），它与三个蛋白质，U1-A、U1-C 和 U1-70K 密切相关。所有这些自身抗原都可被抗 U1RNP 特异性抗体靶向结合。在一项表位定位研究中，94% 的 MCTD 患者识别出 U1-A 蛋白的 35～58 肽，但只有 20% 的 SLE 患者能识别该肽段。

MCTD 患者血清中还可检测到抗 Ro/SS-A、抗单链 DNA（single-stranded DNA，ssDNA）、抗双链 DNA（double-stranded DNA，dsDNA）抗体，但这些抗体并非 MCTD 特有。50%～70% 的患者类风湿因子（RF）阳性。

3．皮肤直接免疫荧光检查 表皮细胞核荧光染色阳性，表皮与真皮交界处有斑点状 IgG、IgM 和 C3 沉积。

四、诊断和鉴别诊断

（一）诊断标准

临床常用 1987 年美国 Sharp 诊断标准（表 9-13）和日本 KaSukawa 诊断标准。2021 年 KaSukawa 诊断标准进行了更新，增加“特殊器官受累”一项，相应的确诊标准也有所调整，详见表 9-14。

表 9-13 美国 Sharp 诊断标准（1987 年）

主要标准	次要标准
（1）严重肌炎 （2）肺部受累 ①CO 弥散功能＜70% 和 / 或 ②肺动脉高压和 / 或 ③肺活检显示增生性血管病变 （3）雷诺现象或食管蠕动功能减退 （4）手指肿胀或手指硬化 （5）抗 ENA≥1∶10 000（血凝法）和抗 U1RNP 阳性和抗 Sm 阴性	（1）脱发 （2）白细胞计数减少 （3）贫血 （4）胸膜炎 （5）心包炎 （6）关节炎 （7）三叉神经病变 （8）颊部红斑 （9）血小板计数减少 （10）轻度肌炎 （11）手肿胀

确诊标准：符合 4 条主要标准，伴抗 U1RNP 滴度≥1∶4000（血凝法）及抗 Sm 阴性。
可能诊断：符合 3 条主要标准及抗 Sm 阴性；或 2 条主要标准和 2 条次要标准，伴抗 U1RNP 滴度＞1∶1000（血凝法）。
可疑诊断：符合 3 条主要标准，但抗 U1RNP 阴性；或 2 条主要标准，伴抗 U1RNP 滴度≥1∶100；或 1 条主要标准和 3 条次要标准，伴抗 U1RNP 滴度≥1∶100

表 9-14 日本 KaSukawa 诊断标准（2021 年修订）

一般症状	雷诺现象；手指或手肿胀
血清学表现	抗 snRNP 抗体阳性
特殊器官受累	肺动脉高压；无菌性脑膜炎；三叉神经病变
混合表现	A：SLE 样表现 多关节炎；淋巴结病变；面部红斑；心包炎或胸膜炎；白细胞或血小板计数减少 B：SSc 样表现 指端硬化；肺纤维化；限制性通气障碍或弥散功能障碍；食管蠕动障碍或食管扩张 C：PM/DM 样表现 肌无力；肌酶升高；肌电图示肌源性损害
确诊标准	符合 1 种及以上一般症状、抗 snRNP 抗体阳性、1 种及以上特殊器官受累； 或符合 1 种及以上一般症状、抗 snRNP 抗体阳性、3 种混合表现中任何 2 项各具有 1 条以上症状

（二）鉴别诊断

MCTD 主要与 SLE、SSc 和 DM 相鉴别，因它们的临床表现交叉重叠，但 MCTD 不具备上述疾病各自的诊断标准。

1. SLE SLE 有典型的蝶形红斑、狼疮发、光敏感和肾脏病变，血清学检测抗 dsDNA 抗体、抗 Sm

抗体阳性。而 MCTD 患者的肾损害少及程度轻，血清学检测有高滴度抗 RNP 抗体等可予鉴别。

2. SSc 皮肤硬化不仅限于手、足、面、四肢，颈和躯干部亦可累及，肌炎少见，血清抗 SCL-70 抗体或抗着丝点抗体常呈阳性，抗 RNP 抗体阳性率低，且为低滴度，对糖皮质激素的效应亦较差，可予鉴别。

3. PM/DM MCTD 为轻度肌炎，肌酶正常或轻度升高，尚有 SLE 和 / 或 SSc 的某些特征，血清学检测到高滴度斑点型抗核抗体和高效价抗 RNP 抗体可予鉴别。

4. 重叠结缔组织病 此类病例症状需同时符合两种以上结缔组织疾病的诊断标准，且无高滴度抗 RNP 抗体。

五、治疗

MCTD 的治疗原则以 SLE、RA、SSc 等弥漫性结缔组织病的治疗原则为基础，对各种表现进行针对性治疗。

MCTD 的患者最初认为预后良好，对糖皮质激素治疗非常敏感。然而，随着研究的逐渐深入，发现并非所有患者都有良性临床过程，并非所有临床表现都对糖皮质激素有反应。有些患者病情较轻，属于自限性疾病，而另一些患者会出现严重的重要器官受累，并伴有危及生命的表现。目前，尚无随机对照临床试验的证据可以参考，因此，目前的治疗方案主要依赖用于治疗其他免疫性疾病（如 SLE、SSc 和 PM）的常规疗法。

1. 关节病变 轻者采用非甾体抗炎药、羟氯喹和 / 或口服泼尼松治疗，反应良好；严重者，可以采用甲氨蝶呤、来氟米特或硫唑嘌呤等。不推荐使用抗肿瘤坏死因子（TNF）抑制剂，如果使用，应严密观察患者是否出现 SLE 样综合征。

2. 肌肉病变 大多数急性发作的严重肌炎患者，通常伴有发热，对高剂量糖皮质激素有反应。激素量越小，肌炎预后越好。无肌炎的肌痛可用非甾体抗炎药、羟氯喹和 / 或小剂量泼尼松治疗。严重者使用免疫抑制剂如环磷酰胺、环孢素 A 和静脉注射免疫球蛋白（IVIg）。

3. 雷诺现象 通常对常规血管扩张药治疗（如钙通道阻滞剂）反应较好，可适当的行预防措施（避免低温和其他触发因素，如吸烟）和使用拟交感神经药物。哌唑嗪、氯沙坦或己酮可可碱可轻度改善血管症状；利妥昔单抗（抗 CD20）与甲泼尼龙、环磷酰胺和前列环素类似物联合治疗有效，但仍需更多试验证实。

4. 肺动脉高压 肺动脉高压是 MCTD 患者的主要死因，应早期、积极治疗原发病。在疾病早期和病情活动者中，使用大剂量糖皮质激素联用免疫抑制剂可有效控制肺动脉高压，免疫抑制剂可考虑环磷酰胺、吗替麦考酚酯和钙调蛋白抑制剂。

5. 肾脏病变 肾脏受累多数无症状，少数可发展为肾病综合征，经大剂量糖皮质激素治疗后，70% 患者可得到缓解或显著改善，少数进展为肾衰竭。膜性肾小球肾炎：轻型一般不需治疗；进展性蛋白尿者可使用血管紧张素转化酶抑制剂或小剂量阿司匹林联用双嘧达莫；严重者酌情使用泼尼松联用环磷酰胺冲击治疗。肾病综合征：糖皮质激素单用疗效较差，可联用环磷酰胺或其他免疫抑制剂，必要时透析治疗。

6. 食管功能障碍 轻症一般无需治疗，伴反流者可应用质子泵抑制剂，严重者可使用抑酸与促动药联合治疗。

六、预后

MCTD 患者预后相对较好，但有肺动脉高压者预后差、死亡率高。日本资料表明，MCTD 患者 5 年生存率为 90%，10 年生存率为 82%。早期诊断和早期治疗非常关键。

第七节　重叠综合征
Overlap Syndrome

Abstract

Overlap syndrome (OS) is defined as an entity that satisfies the diagnostic criteria of at least two connective tissue diseases. The more common combinations are systemic sclerosis with Sjögren's syndrome, dermatomyositis, polymyositis, arthritis rheumatoid, and systemic lupus erythematosus. The overlap of systemic lupus erythematosus and rheumatoid arthritis is the most common clinically, also known as Rhupus syndrome. The treatment strategy is determined according to the type of overlapping diseases, and glucocorticoids, immunosuppressants, biological agents or small molecule drugs are used in clinical practice.

引言

重叠综合征（overlap syndrome，OS）是一类自身免疫性疾病，至少满足两种结缔组织疾病的诊断标准。常见的组合是系统性硬化症伴干燥综合征、皮肌炎、多发性肌炎、类风湿关节炎（RA）和系统性红斑狼疮（SLE）。SLE 与 RA 重叠在临床上最多见，也称为 Rhupus 综合征。依据重叠病种类型决定治疗方案，采用糖皮质激素、免疫抑制剂、生物制剂或小分子药物。

一、病因和发病机制

OS 的病因尚不明确，与免疫功能异常、环境和遗传等因素相关。发病机制还不清楚，可能是一种结缔组织病向另一种结缔组织病转化的过程。

二、临床表现

本病为具有两种或两种以上结缔组织病的特征，且均能满足其诊断标准的一组特殊的结缔组织病。较常见的有 SLE 重叠 RA，皮肌炎重叠 SLE，皮肌炎重叠硬皮病。

1. SLE 与系统性硬化症重叠　病初常表现为 SLE，以后出现系统性硬化症等表现。雷诺现象常见但抗 dsDNA 滴度相对于单纯 SLE 较低，ANA 阳性率高，且滴度高。

2. SLE 与 RA 重叠　临床上最多见，也称为 Rhupus 综合征。多数患者先出现 RA，数年后出现 SLE，也有患者先出现 SLE，或 SLE 与毁损性关节炎同时出现。除 SLE 症状外，还伴有 RA 的临床表现，如关节炎、关节畸形等。往往 RA 的症状更明显，为侵蚀性、对称性、多关节炎。SLE 症状多数较轻，主要是血液异常和皮肤、浆膜和肾脏受累。除血清类风湿因子（RF）阳性外，RA 特异性抗体（抗角蛋白抗体，抗环瓜氨酸肽、抗核周因子抗体等）可阳性。

3. SLE 与多发性肌炎重叠　两者合并出现较少见，临床易误诊。除 SLE 表现外，还有近端肌无力、肌痛及压痛、萎缩及皮下硬结。这些表现容易被医生误认为是 SLE 的症状或由糖皮质激素引起的类固醇性肌病。实验室检查血清 ANA 阳性率高，低补体血症、高 γ 球蛋白血症，血清肌酶谱如肌酸激酶、乳酸脱氢酶及醛缩酶等升高。

4. 皮肌炎与硬皮病重叠　临床上较少见。两种疾病发生的先后顺序，目前尚无定论。

三、诊断和鉴别诊断

1．诊断标准 既有诊断某一结缔组织病的足够证据，又有诊断另一结缔组织病的足够证据，即同一病例满足两个以上结缔组织病的诊断标准即可诊断 OS。

2．鉴别诊断 混合性结缔组织病：具有两种或两种以上的结缔组织病的特征，但尚不足以诊断任一疾病，且血清中有高滴度的抗核糖核蛋白（RNP）抗体，对糖皮质激素反应较佳。

四、治疗

依据重叠病种类型决定治疗方案，采用糖皮质激素、免疫抑制剂、生物制剂或小分子药物。

Case report

A 25-year-old woman presented with three-month history of skin rashes on her face and hands. She suffered from fever and arthralgia for 2 months. Her condition became much worse after she infected with COVID 19. She visited a local hospital and was diagnosed with a connected tissue disease. Prednisolone 30mg/d was prescribed. The patient's clinical response was not satisfactory. Her past medical history included chronic hepatitis B infection. On physical examination, "butterfly" erythematous patches were found on her cheeks, nose, forehead, and hands (Figure 9-37). Swelling and redness were observed on the interphalangeal joints of both hands. Laboratory abnormalities included RBC 3.0×10^{12}/L, Hb 80g/L, WBC 2.5×10^{9}/L, PLT 85×10^{9}/L; 24-hour urine protein quantification 3g/d; serum creatine 1.5mg/dl; ESR 40mm/h, ANA titer 1 : 320 and positive ds-DNA. DNA load of HBV was within normal range. Complement C3 and C4 were 0.2g/L (normal range: 0.8 ~ 1.5g/L), 0.1g/L(0.2 ~ 0.6g/L) respectively. On the basis of clinical and lab examination, a diagnosis of SLE was made. The patient was prescribed 60mg of prednisone orally once a day along with hydroxychloroquine 0.2g twice a day. After eight weeks of therapy, her skin lesions resolved and her lab tests returned to normal range.

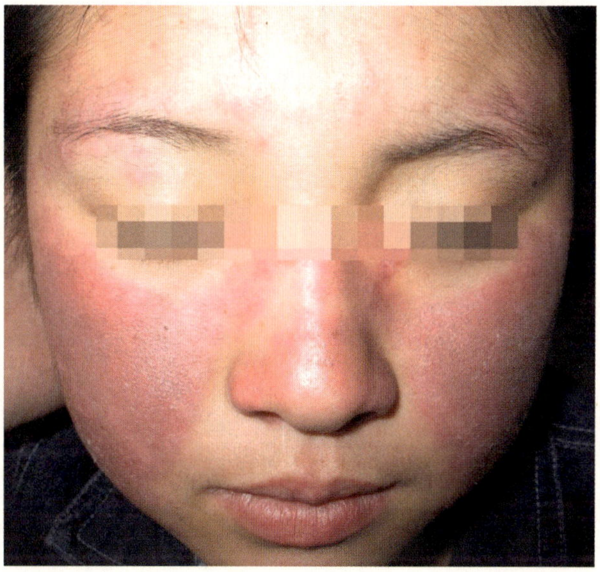

Figure 9-37 "butterfly" erythematous patches were found on her cheeks, nose, and forehead

左亚刚 编写 | 刘洁 校 | 晋红中 审

参考文献

[1] 中华医学会儿科学分会风湿病学组，中国医师协会风湿免疫科医师分会儿科学组，海峡两岸医药卫生交流协会风湿免疫病学专业委员会儿童学组，福棠儿童医学发展研究中心风湿免疫专业委员会. 幼年皮肌炎诊断与治疗专家共识［J］. 中华实用儿科临床杂志，2022，37（10）：726-732.

[2] WORM M, ZIDANE M, EISERT L, et al. S2k guideline: Diagnosis and management of cutaneous lupus erythematosus. Part Ⅰ: Classification, diagnosis, prevention, activity scores[J]. J Dtsch Dermatol Ges, 2021, 19(8): 1236-1247.
[3] ARINGER M, COSTENBADER K, DAIKH D, et al. 2019 European League Against Rheumatism/American College of Rheumatology classification criteria for systemic lupus erythematosus[J]. Ann Rheum Dis, 2019, 78(9): 1151-1159.
[4] TANAKA Y, KUWANA M, FUJII T, et al. 2019 Diagnostic criteria for mixed connective tissue disease (MCTD): From the Japan research committee of the ministry of health, labor, and welfare for systemic autoimmune diseases[J]. Mod Rheumatol, 2021, 31(1): 29-33.
[5] KODUMUDI V, BIBB L A, ADALSTEINSSON J A. et al. Emerging therapeutics in the management of connective tissue disease. Part Ⅱ: Dermatomyositis and scleroderma[J]. J Am Acad Dermatol, 2022, 87: 21-38.
[6] FOELDVARI I, CULPO R, SPEROTTO F, et al. Consensus-based recommendations for the management of juvenile systemic sclerosis[J]. Rheumatology (Oxford), 2021, 60(4): 1651-1658.
[7] JERJEN R, NIKPOUR M, KRIEG T, et al. Systemic sclerosis in adults. Part Ⅱ: Management and therapeutics[J].J Am Acad Dermatol, 2022, 87(5): 957-978.
[8] JERJEN R, NIKPOUR M, KRIEG T, et al. Systemic sclerosis in adults. Part Ⅰ: Clinical features and pathogenesis[J]. J Am Acad Dermatol, 2022, 87(5): 937-954.
[9] SHIBOSKI S C, SHIBOSKI C H, CRISWELL L, et al. Sjögren's International Collaborative Clinical Alliance (SICCA) Research Groups. American College of Rheumatology classification criteria for Sjögren's syndrome: a data-driven, expert consensus approach in the Sjögren's International Collaborative Clinical Alliance cohort[J]. Arthritis Care Res (Hoboken), 2012, 64(4): 475-487.
[10] RAMOS-CASALS M, BRITO-ZERÓN P, BOMBARDIERI S, et al. EULAR-Sjögren Syndrome Task Force Group. EULAR recommendations for the management of Sjögren's syndrome with topical and systemic therapies[J]. Ann Rheum Dis, 2020, 79(1): 3-18.
[11] SEROR R, BARON G, CAMUS M, et al. Development and preliminary validation of the Sjögren's Tool for Assessing Response (STAR): a consensual composite score for assessing treatment effect in primary Sjögren's syndrome[J]. Ann Rheum Dis, 2022, 81(7): 979-989.

第十章

红斑及丘疹鳞屑相关性皮肤病

本章介绍以红斑或丘疹鳞屑为基本损害的一组疾病。红斑是由于皮肤血管扩张、充血和局部血容量增加所致。红斑可分为炎症性红斑和非炎症性红斑，非炎症性红斑是由于血管运动神经的功能异常，引起循环障碍，使毛细血管扩张、充血或由于先天性血管异常所致。本章重点讨论一些原因不明的红斑性皮肤病，对原因明确的如物理因素、感染、药物、先天性血管异常等所致红斑，分别于其他章节中讨论。红斑鳞屑性皮肤病是指在红色斑疹、丘疹或斑块的基础上，覆有鳞屑的一类皮肤疾病，可能伴有水疱或脓疱等其他损害。

第一节　多形红斑
Erythema Multiforme

Abstract

Erythema multiforme is an immune-mediated reaction that involves the skin and sometimes the mucosa. Classically described as target-like, the erythema multiforme lesions can be isolated, recurrent, or persistent. Most commonly, the lesions of erythema multiforme present symmetrically on the extremities (especially on extensor surfaces) and spread centripetally. Erythema multiforme minor refers to erythema multiforme without (or with only mild) mucosal disease (and without associated systemic symptoms). “Erythema multiforme major” is the term used to describe erythema multiforme with severe mucosal involvement (and may have associated systemic symptoms, such as fever and arthralgias). Erythema multiforme most commonly induced by infection, with herpes simplex virus (HSV) being the most frequent precipitator. Erythema multiforme can be differentiated from urticaria by the duration of individual lesions. Erythema multiforme lesions are typically fixed for a minimum of seven days, whereas individual urticarial lesions often resolve within one day. Erythema multiforme can be confused with the more serious condition, Stevens-Johnson syndrome; however, Stevens-Johnson syndrome usually contains widespread erythematous or purpuric macules with blisters. The management of erythema multiforme involves symptomatic treatment with topical steroids or antihistamines and treating the underlying etiology, if known. Recurrent erythema multiforme associated with the herpes simplex virus should be treated with prophylactic antiviral therapy. Severe mucosal erythema multiforme can require hospitalization for intravenous fluids and repletion of electrolytes.

引言

多形红斑（erythema multiforme）是一种急性免疫介导性疾病，典型皮损为特征性靶形红斑。这类皮损常伴有累及口腔、生殖器和/或眼部黏膜的糜烂或大疱。轻症多形红斑没有或仅有轻度黏膜病变，且无全身症状；重症多形红斑伴有重度黏膜受累，可能伴有发热、关节痛等全身症状。多形红斑最常由感染引起，其中单纯疱疹病毒是最常见的诱因。多形红斑的临床病程通常呈自限性，可在数周内缓解，然而，少数病例会在数年内频繁复发。

一、病因和发病机制

约 90% 的多形红斑是由感染引起，包括病毒、细菌或真菌感染，其中单纯疱疹病毒感染最常见，其次是肺炎支原体感染，多见于儿童。此外，不到 10% 的多形红斑由药物诱发，最常见的致病药物包括非甾体抗炎药、磺胺类药物、抗癫痫药和抗生素。其他病因还包括恶性肿瘤、自身免疫性疾病、免疫接种、辐射、结节病、月经等。多形红斑的发病机制尚不完全清楚，继发于单纯疱疹病毒感染的多形红斑，可能是沉积于病变皮肤中的病毒抗原所诱发的细胞免疫反应。遗传易感性可能在多形红斑的发病中发挥重要作用，研究发现多形红斑患者比健康对照者更常存在 *HLA-DQB1*0301* 等位基因。疱疹病毒相关性多形红斑与 *HLA-Aw33*、*DRw53*、*B15*（*62*）、*B35* 和 *DQ3* 具有相关性。

二、临床表现

多形红斑最常表现为皮肤伴黏膜受累，也可能只有皮肤受累，极少数情况下仅表现为黏膜受累。

1. 基本皮损 靶形皮损是多形红斑的标志。最初病变可能为红色斑丘疹，之后逐渐进展为典型的靶形皮损。典型的靶形皮损包括 3 个部分：暗色的中央区域或水疱，由苍白水肿环包绕的深红色炎症区域以及皮损最外围的红色晕环（图 10-1）。靶形皮损直径一般不超过 3cm。多形红斑有时表现为非典型的靶形皮损，表现为仅有 2 个不同颜色的区域，或边界不清、凸出皮面、水肿性、可触及的皮损（图 10-2）。皮损通常无症状，但部分患者有瘙痒和烧灼感。皮损最常对称分布于肢端的伸侧面，之后向心性蔓延。面部、颈部、手掌、足底、四肢屈侧面、躯干也可能受累。多形红斑也可能发生于外伤和曝光部位，从而表现为同形反应。可能出现的其他表现包括：甲襞红斑和肿胀，肘部和膝部及其周围的群集病变。消退后皮损通常不会形成瘢痕，但可能遗留炎症后色素沉着。

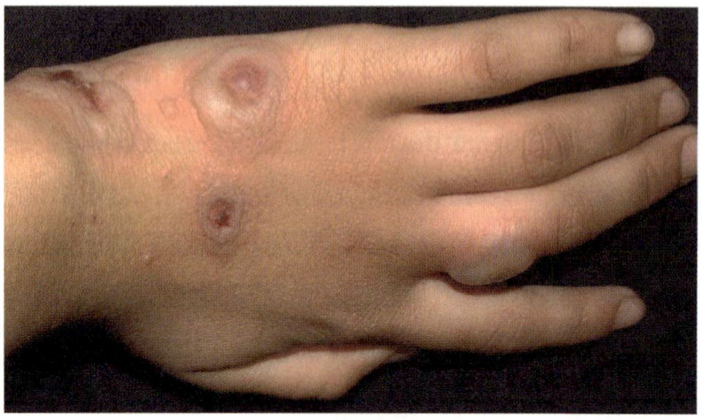

图 10-1　多形红斑的靶形皮损

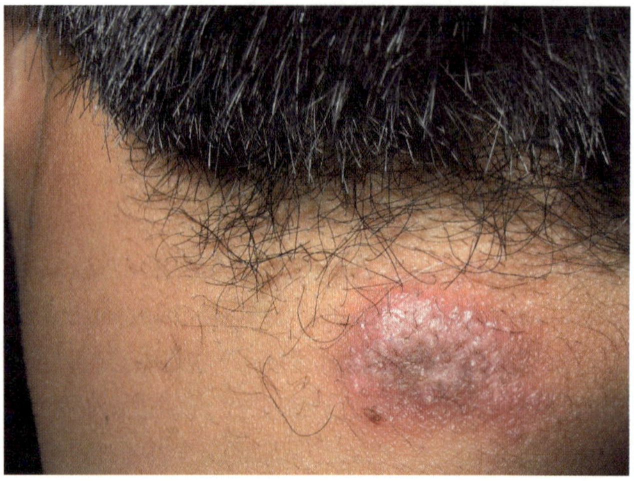

图 10-2　多形红斑

2. 黏膜损害 重症多形红斑多伴有黏膜受累，轻症多形红斑没有或仅有轻度黏膜受累。可累及口腔、眼、生殖器黏膜，常表现为弥漫分布的黏膜红斑、疼痛性糜烂、大疱。最常受累的是口腔，多累及唇红、颊黏膜、唇黏膜、非附着龈、舌（图 10-3）。罕见情况下，病变可能延伸至咽部和上呼吸道。

3. 系统症状 重症多形红斑多伴有系统性症

状，在轻症多形红斑中很少见。系统症状多包括发热、乏力、肌痛，偶见关节肿痛。肺炎支原体感染相关多形红斑患者可能出现咳嗽和呼吸系统症状。

4．病程 大多数患者中，多形红斑较为短暂，可自发消退且无长期并发症。偶有患者频繁复发、持续存在或出现严重并发症。持久性多形红斑多与病毒感染（如单纯疱疹病毒、EB病毒、丙型肝炎病毒和流感病毒）、炎症性肠病和恶性肿瘤相关。

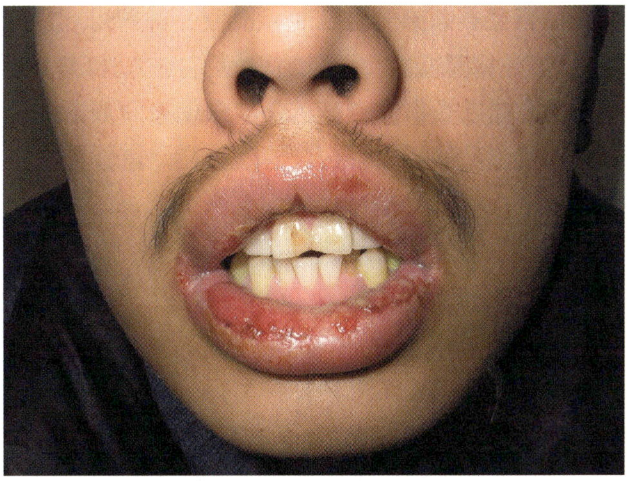

图10-3 多形红斑的黏膜病变

三、辅助检查

1．组织病理 多形红斑的组织学表现有特点，但无特异性。常见病理表现为：基底细胞空泡变性、散在坏死的角质形成细胞，以及淋巴细胞移入表皮。也可能存在表皮与真皮交界处和真皮浅层血管周围密集的淋巴组织细胞浸润。广泛基底细胞空泡变性可能导致表皮下裂隙和水疱形成。早期可能有真皮乳头水肿和红细胞外渗（图10-4）。

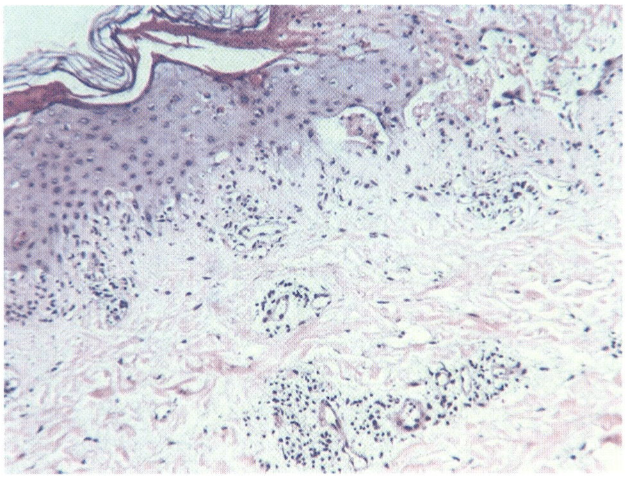

图10-4 多形红斑的组织病理（HE染色）

多形红斑病灶内活检的部位可能影响组织病理学发现。取自病变中央暗色区域的标本可能表现为伴有角质形成细胞坏死的表皮下分离，而取自病变外周区域的标本通常以真皮改变为主，如真皮乳头水肿、血管扩张和血管周围单核细胞浸润。

多形红斑的黏膜病变与皮肤病变的组织学特征相似。此外，可能存在更明显的海绵形成和细胞内水肿，以及水疱形成。

2．直接免疫荧光 通常无特异性。表皮真皮交界处和真皮浅层血管周围有C3和IgM颗粒状沉积。在角质形成细胞内通过免疫荧光可能检测到特异性单纯疱疹病毒抗原，皮肤组织活检标本用聚合酶链反应（polymerase chain reaction，PCR）可能检测到单纯疱疹病毒基因组DNA。

多形红斑没有特异性的实验室检查异常。对于严重的病例，可能检测到红细胞沉降率升高、白细胞计数和肝酶升高。

四、诊断和鉴别诊断

1．诊断依据 诊断多形红斑需要临床、病理一致，但并不仅依靠组织病理学诊断。强烈提示多形红斑的关键临床表现为急性发作的多处直径不到3cm且呈肢端分布的典型靶形皮损。支持诊断但不一定存在的其他常见表现包括：伴有黏膜红斑、糜烂或大疱；近期有活动性HSV感染史。

2．鉴别诊断 许多疾病会出现“靶样”皮损或类似多形红斑的表现，如荨麻疹、固定性药疹、史-约（Stevens-Johnson）综合征、亚急性皮肤型红斑狼疮、环状红斑、血管炎等。荨麻疹通常表现为水肿性红斑、风团，中央皮肤正常，持续时间不超过24小时，瘙痒剧烈，常由药物、食物、昆虫、感染、物理因素等诱发。多形红斑和固定性药疹在临床和病理上有重叠，皮损总数有助于鉴别，固定性药疹皮损较少，但多形红斑可能出现数百个皮损。Stevens-Johnson 综合征的临床和病理表现与重症多形红斑相似，但前者常由药物诱发，可表现为靶样皮损和黏膜糜烂，因此，这两者之间的区别存在争议。但有证据表明，伴有黏膜受累的多形红斑与 Stevens-Johnson 综合征是病因不同的两种疾病。

五、治疗

（一）急性发作

1. 祛除病因 通常建议尽量祛除或恰当治疗潜在病因。对于感染相关 EM 的急性发作，建议恰当治疗感染。但 HSV 相关 EM 通常不用抗病毒治疗，因为 EM 一般在 HSV 感染临床征象出现后数日或更久才发作，此时不再需要治疗 HSV 感染。如果 EM 发作与用药有关，应及时停用可疑的致病药物。

2. 局部治疗 外用糖皮质激素有助于缓解瘙痒和皮肤不适，躯干四肢皮损外用中效糖皮质激素，间擦部位首选低效糖皮质激素。疼痛性口腔糜烂的治疗可外用强效糖皮质激素凝胶，以及利多卡因、苯海拉明、制霉菌素的漱口水。眼部及口腔病变应及时请专科医师会诊，以降低远期后遗症风险。

3. 口服抗组胺药 可用于轻型 EM 患者，减轻刺痛感、烧灼感及瘙痒。

4. 口服糖皮质激素 可用于重型 EM 患者，以减轻症状和缩短病程。成人首选泼尼松 40～60mg/d 或等效剂量的其他药物，并在 2～4 周内逐渐减停。患儿可采用泼尼松 0.5～1mg/（kg·d），并在 2～4 周内逐渐减停，重症患儿有时采用更高剂量。

（二）抑制复发

1. 复发性 EM 的首选治疗是祛除复发的诱因。对于反复发作的 HSV 相关的 EM 患者，预防性给予阿昔洛韦口服 10mg/（kg·d）至少 6 个月。伐昔洛韦 500～1000mg/d 或泛昔洛韦 500mg/d 亦可。无效患者可考虑剂量加倍或换用其他抗病毒药。在症状出现后使用阿昔洛韦或伐昔洛韦无效，在非 HSV 激活引起的 EM 中抗病毒治疗无效。

2. 预防性抗病毒治疗抵抗的患者，特别是严重的复发 EM 病例，有几种治疗方法已被报道，但是未被临床试验证实，包括硫唑嘌呤、沙利度胺、氨苯酚、环孢素、吗替麦考酚酯、阿达木单抗、托法替布等。

第二节 离心性环状红斑
Erythema Annulare Centrifugum

Abstract

Erythema annulare centrifugum (EAC) is a benign inflammatory skin disease that can occur at any age, without gender predilection. EAC has sometimes been associated with infections (particularly dermatophytic infections), foods, drugs, autoimmune disease, malignancy and idiopathic factors. Superficial erythema annulare centrifugum usually presents as erythematous squamous plaques that grow centrifugally, and evolve over a few weeks into annular or polycyclic, elevated plaques with a clear centre and an internal scaly rim. Erythema annulare centrifugum predominantly affects the trunk and proximal extremities, and can sometimes be pruritic. The differential diagnosis includes impetigo, annular psoriasis, granuloma annulare and tinea corporis. Erythema annulare centrifugum may regress spontaneously or recur over a period of months to years. Diagnosis is mostly clinical, but a skin biopsy can help rule out other diagnoses. Topical corticosteroids and oral antihistamines can provide symptomatic relief.

引言

离心性环状红斑（erythema annulare centrifugum，EAC）是一种慢性反应性皮肤病，典型皮损呈弓形/环形的红斑或薄斑块，离心性发展，浅表性皮损边缘内侧常见鳞屑，深在性皮损具有浸润性边界。好发于成年人。浅表性皮损常见于大腿及臀部。单一皮损常持续数天至数月。离心性环状红斑与多种因素相关，包括感染、药物、食物、自身免疫性疾病、恶性肿瘤及特发性因素。

一、病因和发病机制

许多EAC患者无法找到具体诱因，可能的诱因包括感染（特别是皮肤癣菌、念珠菌、青霉菌；水痘病毒、EB病毒；寄生虫）、药物（利尿剂、非甾体抗炎药、抗疟药、金制剂）、食物、嗜酸细胞增多综合征、恶性肿瘤、自身免疫性疾病和应激。EAC发病机制不明。目前认为EAC是一种由多种抗原引起的迟发型超敏反应。

二、临床表现

EAC通常最初表现为红色斑丘疹或风团，数周内从病灶中心向周围离心性扩张（一个独立的皮损可在1～2周内增大至直径6cm以上），中央趋于消退，形成环形或弓形斑片或薄斑块。EAC可表现为浅表鳞屑型：边缘皮损轻微隆起，边缘内侧有鳞屑，通常伴有瘙痒（图10-5）；或深层无鳞屑型：具有明显浸润性边界，通常不伴随瘙痒。它们通常属于同一疾病过程的不同形态。皮损消退后不遗留瘢痕，可能出现色素沉着。EAC可发生在任何部位，但最常累及躯干或下肢，很少累及掌跖、头皮、黏膜。常不伴随系统性症状。EAC最常见于成人，但儿童也有发生。

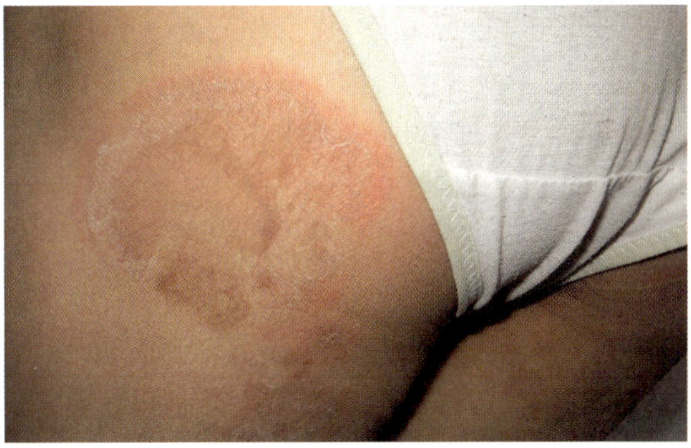

图10-5　离心性环状红斑的临床表现

三、辅助检查

1．组织病理　EAC的组织病理学表现随临床表现不同而异。浅表鳞屑型EAC的组织病理学表现为：表皮棘细胞水肿、海绵形成、角化不全、角化过度以及基底层空泡形成。真皮可见局限于真皮浅层血管周围致密淋巴细胞浸润（图10-6），血管周围浸润呈“袖口状”改变。深层无鳞屑型EAC的组织病理学往往表现为真皮浅层和深层血管周围致密淋巴细胞浸润。通常不出现血管炎性改变。

2．其他　尚无与EAC直接相关的其他实验室检查异常，但患者可能出现与共存疾病相关的实验室检查异常。

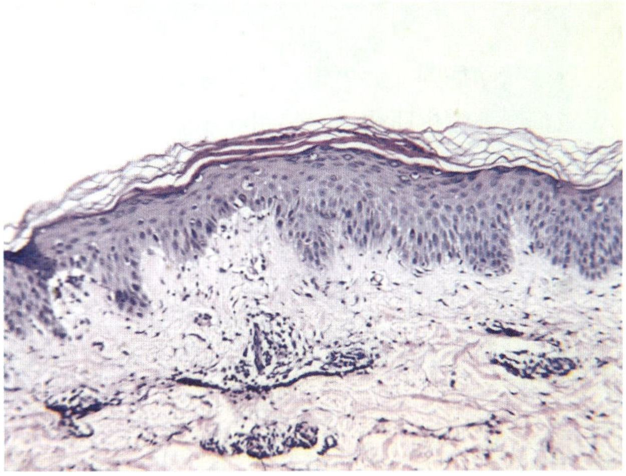

图10-6　离心性环状红斑的组织病理（HE染色）

第十章

四、诊断和鉴别诊断

EAC通常是一种排除性诊断，只有当排除了其他的环形红斑类疾病时才能确诊。一般会进行氢氧化钾（KOH）涂片检查，以排除体癣。必要时应行病理活检以排除其他诊断。

离心性环状红斑的鉴别诊断见表10-1。

表10-1 离心性环状红斑的鉴别诊断

鉴别要点	离心性环状红斑	体癣	匍行性回状红斑	边缘性红斑	游走性红斑	多形红斑
皮损特点	浅表鳞屑型边缘内侧少许鳞屑；深在无鳞屑型带有隆起边缘；持续数日到数周，直径可达6cm以上	红斑外侧缘较多鳞屑；KOH涂片可见分枝菌丝	同心圆状红斑呈木纹样外观，内侧缘有鳞屑，红斑每天离心性扩展1cm	多环形红斑，无鳞屑，直径小于3cm；数分钟到数小时内迁移；数小时到数天后消失	红斑由蜱叮咬处离心性扩展呈“牛眼”状外观，直径5～70cm，无鳞屑；早期单发；持续4周	典型靶形或非典型丘疹样靶形红斑，无鳞屑，直径通常小于3cm；可能出现水疱或大疱；可能有黏膜受累
好发年龄	成人	成人	中老年	儿童	青年	青年
自觉症状	浅表鳞屑型可瘙痒	轻度瘙痒	中重度瘙痒	通常无症状	可能伴瘙痒、烧灼，少有疼痛	通常无症状
伴随症状	常无系统性症状	常无系统性症状	副肿瘤性	常有A型链球菌感染，伴风湿热	类似流感样症状	重型EM伴发热、乏力、肌痛
分布特点	躯干、下肢	腹股沟、臀部	躯干、四肢近端	躯干、腋窝、四肢近端	腋窝、腹股沟区、腘窝或腰带附近	肢端、面部
病理特点	表皮、真皮乳头水肿、角化不全/过度、基底层空泡形成，真皮浅/深层血管周围致密淋巴细胞浸润	角质层有皮肤癣菌	角化过度/不全、棘层水肿、血管周围少量淋巴细胞浸润	血管周围有少量中性粒细胞浸润	表皮角质形成细胞凋亡，扩展的红斑中可见嗜酸性粒细胞和浆细胞	角质形成细胞坏死，基底层空泡变性，真皮浅层血管周围密集的淋巴组织细胞浸润

五、治疗

1．祛除病因 治疗相关基础疾病或祛除其他病因（如药物暴露）可能会使EAC得到缓解。

2．局部糖皮质激素 外用和皮损内注射糖皮质激素可减轻EAC炎症相关临床表现。

3．口服抗组胺药 合并瘙痒者，可给予局部止痒药和抗组胺药。

4．口服抗生素或抗真菌药 一些病例报告显示抗细菌和抗真菌治疗有益，如阿奇霉素、红霉素、氟康唑和甲硝唑。

5．系统糖皮质激素 可以使临床症状暂时缓解，但停药易复发。

6．其他 有病例报告使用以下药物有效，如外用他克莫司、外用卡泊三醇、皮下注射依那西普等。

第三节　匐行性回状红斑
Erythema Gyratum Repens

Abstract

Erythema gyratum repens (EGR) is a rare type of figurate erythema, which has a characteristic appearance with erythematous concentric and parallel bands (wood grain pattern) and a collarette of scale. The typical distribution involves the trunk and proximal extremities but spares the hands, feet, and face. Advancement of the rash is usually rapid. The mean age at diagnosis is in the seventh decade of life, with a 2∶1 male-to-female ratio. In approximately 70% of cases, EGR is considered a paraneoplastic condition. Histologic examination results are not specific and may reveal parakeratosis, spongiosis, and a perivascular lymphohistiocytic infiltrate in the papillary dermis. Deposits of immunoglobulin G, C3, and C4 may be observed in the basement membrane on an immunofluorescence assay. Given the high risk of paraneoplastic disease, cancer screening is strongly recommended. Neither immunosuppressive therapy nor retinoid treatment is effective against EGR. Resolution requires successful treatment of the underlying disease.

引言

匐行性回状红斑（erythema gyratum repens，EGR）的特征为快速迁移性红斑形成同心环，覆盖全身大部分皮肤。红斑内缘可见环状鳞屑，有中至重度瘙痒。多数病例与系统性疾病相关，尤其是恶性肿瘤，成功治疗潜在恶性肿瘤后通常可见皮疹改善。

一、病因和发病机制

具有代表性的假说是匐行性回状红斑为一种免疫反应，是由于针对肿瘤相关抗原的免疫反应交叉识别了皮损区类似抗原而引起的皮损。在一些患者中直接免疫荧光显示在皮肤基底膜带可见到 IgG 和 C3 沉积，同时在相关肿瘤组织中也可见相似的沉积，然而尚未识别出具体的抗原类型。

二、临床表现

匐行性回状红斑多见于中老年男性。皮损表现为多发的环形红斑，内侧缘有鳞屑，快速离心性扩大，每天迁移 1cm，蔓延速度比离心性环状红斑更快，皮损呈“同心环”或“木纹”样。通常伴有重度瘙痒。典型分布包括躯干和四肢近端，但通常不累及手、足和面部。

匐行性回状红斑可能伴随获得性鱼鳞病、掌跖角化病和嗜酸性粒细胞增多症等。绝大多数病例（70%～80%）与内部恶性肿瘤相关，最常见为支气管肺癌，其次是食管癌或乳腺癌。皮疹可能在恶性肿瘤诊断之前、同时或之后出现，多发生于肿瘤确诊前 1 年到确诊后 1 年内。匐行性回状红斑也见于一些良性疾病，如肺结核、银屑病、毛发红糠疹、自身免疫性疾病、妊娠等。

三、辅助检查

1. 组织病理　无特异性改变，表现为角化过度、灶状角化不全、棘细胞层水肿、真皮血管周围少量淋巴细胞浸润，偶尔可见嗜酸性粒细胞和噬黑色素细胞。

2. 直接免疫荧光　可见 IgG、C3、C4 沉积在基底膜带透明板区，直接免疫荧光在确诊中不是必需。

四、诊断和鉴别诊断

根据快速迁移性同心环状红斑呈木纹样改变，病变内缘可见环状鳞屑，合并内部恶性肿瘤可做出诊断。EGR 的鉴别诊断见表 10-1。

五、治疗

考虑到匐行性回状红斑副肿瘤疾病的高风险，强烈建议患者定期完善癌症筛查。免疫抑制治疗和维甲酸类药物均不能有效治疗 EGR。成功治愈合并的肿瘤后匍行性回状红斑可消退。恶性肿瘤转移或复发时皮损可能重新出现。

第四节　边缘性红斑
Erythema Marginatum

Abstract

Erythema marginatum is a specific cutaneous manifestation of acute rheumatic fever that is noted more commonly in older children. Erythema marginatum presents as an erythematous, nonpruritic, circular rash with serpiginous borders. The rash can spontaneously resolve and reappear on the trunk and extremities. Histologically, infiltration of mononuclear cells with neutrophils in papillary and upper half of the reticular dermis is seen.

引言

边缘性红斑（erythema marginatum）可见于少数急性风湿热患者，并且对该综合征的特异性较高。急性心肌炎儿童最可能出现边缘性红斑。该病表现为迅速出现的环形红斑，然后在数小时至数日内消退。

一、病因和发病机制

风湿热是一种由 A 型溶血性链球菌感染引起的异常免疫应答反应，10% 的急性风湿热患者可见边缘性红斑，儿童较成年人多见，本病的发病高峰年龄为 5～15 岁。边缘性红斑可能是机体对 A 型溶血性链球菌相关的一个或多个抗原产生异常的体液或细胞免疫应答所引起。

二、临床表现

边缘性红斑初期表现为红色斑疹，向四周蔓延形成环形或多环形斑片或斑块，直径 1～3cm，通常无鳞屑、无自觉症状。红斑变化快，12 小时内可移行 2～12mm，中央受累部位表现为苍白色或轻微色素沉着。新发皮损多持续数小时到数天后消失，下午较明显，消退后一般不留痕迹。数周后又成批复发。皮损多见于躯干、腋窝、四肢近端。边缘性红斑多见于风湿热急性活动期，常合并心肌炎，早于关节炎症状。除典型皮损外，还可能伴随红斑、紫癜、风团、网状青斑等。

三、辅助检查

1．组织病理　组织病理无特异性。真皮间质和血管周围可见中性粒细胞浸润，无血管炎改变。晚期有红细胞外渗。

2．直接免疫荧光 免疫球蛋白和补体均阴性。

3．其他 咽拭子培养可分离出 A 组溶血性链球菌，快速抗原试验阳性，抗溶血性链球菌抗原 O 滴度升高，C 反应蛋白增高，红细胞沉降率增快。

四、诊断和鉴别诊断

边缘性红斑呈环形红斑，变化快，数小时到数天后消失，无鳞屑，组织学上有中性粒细胞浸润，结合风湿热的其他症状和实验室检查可做出诊断。

本病需与其他环形红斑鉴别（表 10-1）。

五、治疗

本病无特殊的治疗方法，治疗潜在的急性风湿热通常对其病程无改变；若本病症状轻微，皮损可自发消退。

第五节　游走性红斑
Erythema Migrans

Abstract

Early localized Lyme disease is manifested by a single erythema migrans(EM) lesion. Lyme disease is a tick-borne illness primarily caused by a number of pathogenic genomospecies of the spirochete *Borrelia burgdorferi* sensu lato (“in the broad sense”). Erythema migrans is a rash that appears at the site of the tick bite, usually within 7 to 14 days after the bite. Erythema migrans begins as a red macule at the site of attachment of the tick. Untreated, the rash expands over the course of days to weeks to form a large, annular, erythematous lesion that is at least 5cm and as many as 70cm in diameter. They can be successfully treated with a 10-day course of doxycycline or a 14-day course of amoxicillin or cefuroxime.

引言

游走性红斑（erythema migrans，EM）是早期莱姆病的主要表现。莱姆病是一种蜱传播疾病，主要病原体是螺旋体属广义伯氏疏螺旋体（*Borrelia burgdorferi* sensu lato）的多种致病性基因种。游走性红斑通常出现于蜱叮咬后 7～14 日内。最初表现为蜱虫附着部位的红色斑疹。如果不予治疗，皮疹会经数日至数周扩大成一个较大的环形红斑，直径至少为 5cm，最大可达 70cm。通常应用 10 日疗程的多西环素或 14 日疗程的阿莫西林或头孢呋辛可成功治疗。

一、病因和发病机制

莱姆病是一种蜱传播疾病，主要病原体是螺旋体属广义伯氏疏螺旋体的多种致病性基因种。伯氏疏螺旋体进入人体后不会产生强效毒素，但会通过组织迁移、在血液中传播、黏附宿主细胞和逃避免疫清除而引起感染。伯氏疏螺旋体易侵袭皮肤、关节、心脏和神经系统。一些螺旋体产生的脂质蛋白会触发先天免疫应答系统，引起巨噬细胞分泌各种细胞因子。此外，适应性免疫系统中 T 细胞和 B 细胞的应答，促进机体产生针对不同类型伯氏疏螺旋体抗原的抗体。机体针对不同的伯氏疏螺旋体免疫应答不同，因此，临床表现不同。虽然游走性红斑的皮损呈离心性扩大，但是在皮损的中心和边缘均可发现伯氏疏螺旋体。蜱叮咬后伯氏疏螺旋体在皮肤中存留时间较长，可能与干扰素缺乏和免疫应答无效有关。

二、临床表现

莱姆病可分为 3 个阶段：①早期局限期。②早期播散期。③慢性期。游走性红斑是早期莱姆病的主要表现，皮疹可见于 60%～90% 的患者，通常出现于蜱叮咬后 7～14 日（3～30 日均有可能）。游走性红斑的最初表现是在蜱虫附着部位出现红色斑疹。如果不给予治疗，皮疹会经数日至数周扩大成一个较大的环形红斑皮损，直径至少为 5cm，最大可达 70cm（中位值为 15cm），持续约 4 周。典型皮疹通常从中央开始消退，像“牛眼”（靶形），但最常见的皮疹是均匀的红斑。皮损通常平坦、无鳞屑。可能伴有瘙痒感、烧灼感，但少有疼痛。皮损中央偶尔可形成水疱或坏死区域，与强烈的炎症反应有关。出现水疱的游走性红斑皮损通常没有瘙痒感。游走性红斑在成人中常见于腋窝、腹股沟区、腘窝或腰带附近，在年龄较小的儿童中，皮损更可能出现在头部或颈部，而在年龄较大的儿童中，皮损更可能出现在四肢。游走性红斑通常为单发皮损，多发性病变是早期播散性疾病的标志，而不是多发性蜱叮咬。

莱姆病初发阶段的系统症状多表现为急性流感样症状，包括疲劳、头痛、关节痛、肌痛、发热，伴淋巴结病、结膜炎、肝炎等。大约一半的游走性红斑患者同时伴有螺旋体血症。未经治疗的患者可能发展为关节炎、面神经麻痹、心脏房室传导阻滞等。

三、辅助检查

1．组织病理　游走性红斑的组织病理学表现无特异性。多表现为嗜酸性粒细胞和浆细胞浸润，表皮内可见多种凋亡细胞。银染可在皮肤中检测到疏螺旋体。

2．血清学检测　包括 ELISA 和 Western blot 免疫印迹法。最常用的检测方法是采用螺旋体溶解产物的全细胞 ELISA。针对抗疏螺旋体抗体的新型 ELISA 使用纯化抗原，而非全细胞溶解产物，对伯氏疏螺旋体的特异性更高。Western blot 可检测针对微生物各个组分的抗体。血清反应阳性表明存在莱姆病相关螺旋体抗体。但仅凭血清阳性不足以确诊活动性莱姆病，因为抗体可能会在莱姆病治疗和治愈后持续多年。莱姆病患者通常在出现 EM 后的 1～2 周内出现抗伯氏疏螺旋体 IgM 抗体，在 2～6 周内出现 IgG 抗体。因此，有 EM 典型皮损的患者无需通过血清学检测确诊。不同于早期局部病变患者，大多数早期皮肤外播散性莱姆病（如早期神经型疏螺旋体症或莱姆心肌炎）患者血清反应通常呈阳性。

3．其他检测　早期莱姆病也可采用针对伯氏疏螺旋体的 PCR 诊断，样本为皮损边缘的钻孔活检标本，直径至少 2mm。

四、诊断和鉴别诊断

如果患者居住在或近期去过流行地区，有可能接触了携带莱姆病病原体的蜱虫，且至少有 1 处特征性 EM 皮损，则可诊断为 EM。

EM 的鉴别诊断见表 10-1。

五、治疗

治疗旨在缩短早期疾病症状和体征的持续时间，并防止进展至莱姆病的后续阶段。早期局部性疾病的治疗剂量和疗程：口服多西环素，成人，100mg，1 日 2 次；儿童，4.4mg/（kg·d），分 2 次给药（最大剂量为 1 次 100mg），疗程为 10 日。或口服阿莫西林，成人，500mg，1 日 3 次；儿童，50mg/（kg·d），分 3 次给药（最大剂量为 1 次 500mg），疗程为 14 日。或口服头孢呋辛酯，成人，500mg，1 日 2 次；儿童，30mg/（kg·d），分 2 次给药（最大剂量为 1 次 500mg），疗程为 14 日。对于妊娠患者，通常首选 β-内酰胺类药物。有多个 EM 的患者的治疗方法与有单个 EM 的患者相同。对于合并有神经系统症状、心肌炎、关节炎等患者需要延长抗生素的应用疗程。

第六节　持久性色素异常性红斑
Erythema Dyschromicum Perstans

Abstract

Erythema dyschromicum perstans (EDP) is an uncommon, slowly progressive dermatosis characterized by ashy grey-coloured macules and patches that are variably sized and shaped. Lesions typically involve the trunk, but they may spread to the neck, upper extremities and face. EDP occurs in both children and adults. Histopathologic findings of EDP include vacuolar interface dermatitis and pigment incontinence. EDP is cosmetically disfiguring and poses as a therapeutic challenge.

引言

持久性色素异常性红斑（erythema dyschromicum perstans，EDP）又称灰皮病，是一种少见的缓慢进展性皮肤病，以大小和形状不同的灰色色素沉着斑为特征。本病患者主要来自拉丁美洲。通常见于年轻成人（通常 20～30 岁发病），但也可发生于儿童。

一、病因和发病机制

EDP 的病因不明。个案报道中 EDP 相关的因素包括药物（最常见的是苯二氮䓬类和青霉素）、造影剂、农药暴露、甲状腺疾病、毛首鞭形线虫（*Trichuris trichiura*）、HIV 感染等。然而，大多数病例不能明确病因或诱因。对于墨西哥患者，*HLA-DR4* 等位基因可能是 EDP 的危险因素。推测 EDP 可能是一种由摄入物、接触性变应原或微生物引起的细胞介导的免疫反应所导致的色素失禁。

二、临床表现

EDP 表现为逐渐出现椭圆形、圆形或不规则形状的青灰至蓝褐色斑片，呈对称性分布。皮损长轴可沿皮纹分布。早期皮损可有细的红色隆起性边缘。皮损通常累及躯干，但也可累及面部、颈部、上肢，通常不累及黏膜，掌跖和头皮较少受累。EDP 通常无症状，但可能有轻微瘙痒。

三、辅助检查

1. 组织病理　活动性边缘的皮损组织学检查显示基底层空泡样变性，偶有坏死的角质形成细胞和胶样小体，类似于扁平苔藓。真皮乳头层有轻至中度血管周围淋巴细胞和组织细胞浸润，伴噬黑色素细胞。免疫组化发现细胞黏附分子和淋巴细胞活化分子（如 CD36、ICAM-1、CD69、CD94）表达，与炎症和细胞毒性 T 细胞激活有关。

2. 实验室检查　常规实验室检查无明显异常。

四、诊断和鉴别诊断

EDP 的诊断比较困难，临床和组织学特征可能与其他疾病重叠，包括色素性扁平苔藓（lichen planus pigmentosus）、色素性玫瑰糠疹、苔藓样药疹、感染性疾病（如麻风）和炎症后色素沉着过度等。

EDP 的鉴别诊断见表 10-2。

表 10-2 持久性色素异常性红斑的鉴别诊断

鉴别要点	持久性色素异常性红斑	色素性扁平苔藓	苔藓样药疹	色素性玫瑰糠疹
皮损特点	椭圆形或不规则青灰色斑片，对称，皮损长轴可沿皮纹分布，早期有红斑边缘	椭圆形或不规则灰褐色斑疹和斑片，对称，早期无红斑边缘	对称性、顶部扁平、红色或紫罗兰色丘疹，成群出现并融合，有用药史	椭圆形或不规则灰色斑片，皮损长轴沿皮纹分布，类似玫瑰糠疹，有时有母斑、初起红色
分布特点	躯干	曝光部位（前额、颞部、颈部）、间擦部位	躯干、四肢伸侧	躯干、四肢近端
自觉症状	通常无症状	通常无症状	常有瘙痒	通常无症状
好发年龄	青年	青中年	老年人	青少年
病理特点	基底层空泡样变性，真皮乳头层有轻至中度血管周围淋巴细胞和组织细胞浸润	苔藓样界面皮炎：角化过度，基底层空泡变性伴凋亡的角质形成细胞，真皮淋巴细胞带状浸润伴色素失禁和噬黑色素细胞	苔藓样界面皮炎：表皮散在坏死的角质形成细胞基底层液化变性，真皮乳头层带状淋巴细胞浸润，色素失禁伴真皮噬黑色素细胞	表皮基底层色素增多，真皮浅层可见噬黑色素细胞

五、治疗

EDP 无有效治疗方法。外用药物如糖皮质激素、他克莫司、氢醌通常疗效有限。已尝试采用口服糖皮质激素、抗生素（如多西环素）、抗疟药、异烟肼、灰黄霉素、氨苯砜和氯法齐明，紫外线光疗等，疗效不一。本病缓慢进展并持久存在。有报道称儿童患者的皮损经数月至数年后自发消退。

第七节 银屑病
Psoriasis

Abstract

Psoriasis is a common, chronic papulosquamous skin disease occurring worldwide, presenting at any age. It is associated with several important medical conditions, including depression, psoriatic arthritis, and cardiometabolic syndrome. Its most common form, chronic plaque or psoriasis vulgaris, is a consequence of genetic susceptibility, particularly in the presence of the *HLA-C*06:02* risk allele, and of environmental triggers such as streptococcal infection, stress, smoking, obesity, and alcohol consumption. Immunological and genetic studies have identified

IL-17 and IL-23 as key drivers of psoriasis pathogenesis. Immune targeting of these cytokines and of TNF-α by biological therapies has revolutionised the care of severe chronic plaque disease. Psoriasis cannot currently be cured, but management should aim to minimise physical and psychological harm by treating patients early in the disease process, identifying and preventing associated multimorbidity, instilling lifestyle modifications, and employing a personalised approach to treatment.

引言

银屑病（psoriasis）是一种常见的慢性炎症性皮肤病。我国的总患病率约为 0.123%。慢性斑块型银屑病是最常见的银屑病亚型，其特征为边界清楚的红色斑块，并覆有粗糙的白色鳞屑。银屑病的其他主要亚型有：点滴型银屑病，通常表现为急性泛发性鳞屑性红色斑丘疹；脓疱性银屑病，表现为急性、亚急性或慢性的脓疱性皮疹；红皮病型银屑病，表现为累及大部分或全部体表面积的红斑和鳞屑。

银屑病也是一种多系统慢性炎症性疾病，伴有多种合并症。最常见的合并症是银屑病关节炎，其他包括肥胖、代谢综合征、高血压、糖尿病、动脉粥样硬化性疾病等。

一、病因和发病机制

银屑病的发病机制尚不完全清楚。目前认为，银屑病是一种在遗传因素、环境因素和行为因素共同作用下，通过免疫途径介导的多基因疾病。

1. 遗传因素　遗传易感性是银屑病的关键促发因素，研究发现约 40% 的银屑病或银屑病关节炎患者有该病家族史。位于染色体 6p21 上的 *PSORS1* 易感基因，是银屑病的主要遗传决定因素。*HLA-Cw6* 是早发型银屑病最重要的易感基因，与点滴型银屑病也相关。*HLA-B27* 与银屑病关节炎相关。泛发性脓疱性银屑病与编码 IL-36Ra 的 *IL36RN* 基因突变相关。

2. 环境和行为因素　除了遗传因素，环境和行为因素也发挥了作用，包括吸烟、饮酒、肥胖、药物、感染和应激等。多项研究表明，吸烟、饮酒、肥胖可能促进银屑病的发生。肥胖与银屑病的严重程度有关，且可能影响银屑病药物的疗效。多种药物可引起银屑病恶化，最常见的是 β 受体阻滞剂、锂盐和抗疟药。TNF 抑制剂这种用于治疗银屑病的药物偶尔也可引起银屑病。细菌性或病毒性感染均可能引起银屑病，例如，链球菌感染后出现点滴型银屑病，HIV 感染后出现银屑病发作或恶化。应激常被认为是银屑病的刺激因素或加重因素。

3. 免疫因素　银屑病是一种复杂的免疫介导性疾病。角质形成细胞和 T 细胞之间相互作用产生的炎症和免疫回路，是银屑病发生、发展和持续的主要原因。角质形成细胞在触发和维持银屑病免疫反应中具有重要的作用。一方面，角质形成细胞最先响应于致病环境，即通过感染或创伤等触发因素分泌大量抗菌肽（LL37，HBD2，HBD3，S100A7-9 等）。抗菌肽与受损细胞的 DNA 或 RNA 结合后激活浆细胞样树突状细胞（plasmacytoid dendritic cell，pDC），随后 pDC 刺激髓样树突状细胞（myeloid dendritic cell，mDC）分泌 IL-23 等细胞因子，驱动 T 辅助细胞（T help cell，Th）分化并分泌 IL-17 等细胞因子，从而促使角质形成细胞过度增殖、异常分化。另一方面，在 IL-17 等细胞因子的诱导下，角质形成细胞分泌大量趋化因子（CXCL1、CXCL3、CXCL5、CXCL8、CCL20 等）和细胞因子（IL-1、IL-6、IL-36、TNF-α、VEGF 等），前者对 T 细胞、树突状细胞等产生趋化作用，后者反过来作用于 T 细胞等多种免疫细胞，形成角质形成细胞与 T 细胞的致病循环，进一步加重炎症级联反应。

4. 病理生理　红斑、鳞屑的典型临床表现是表皮过度增殖和异常分化、炎症细胞浸润和血管扩张的结果。与正常表皮相比，这种过度增殖状态的特点包括表皮干细胞数量增加、进行 DNA 合成的细胞数量增加、角质形成细胞的细胞周期缩短（由正常皮肤的311小时缩短到36小时）、表皮的更替时间缩短（从基底细胞层到角质层的更替由正常皮肤的27日缩短至4日）。银屑病皮肤中的异常分化可由角蛋白1和10的表达延迟和角蛋白6和16的表达过度所证实。

二、临床表现

银屑病的发病年龄高峰为30～39岁和50～69岁，成年人较儿童更常见。距离赤道越远，银屑病的患病率往往就越高。银屑病的主要亚型包括：寻常型银屑病（慢性斑块型银屑病、点滴型银屑病）、脓疱型银屑病、红皮病型银屑病、关节型银屑病，其中慢性斑块型银屑病是最常见的亚型。

（一）慢性斑块型银屑病

慢性斑块型银屑病（chronic plaque psoriasis）通常表现为对称分布的红色斑块，边界清楚，斑块的直径可从1cm以下到10cm以上不等。红斑基础上存在一层较厚的银白色鳞屑（图10-7，图10-8）。刮除表面鳞屑，露出淡红色发亮的半透明薄膜，称为薄膜现象；再刮除薄膜，到达真皮乳头层，此处的毛细血管被刮破，则出现小出血点，称为点状出血现象，上述现象总称为Auspitz征。白色鳞屑，薄膜现象和点状出血是本病的临床特征。通常没有自觉症状，可能伴有瘙痒。常见受累部位包括头皮、肘部伸侧、膝部以及臀裂处。受累范围从局部到大部分体表面积不等，还可能累及间擦部位（反向型银屑病）、耳道、脐、手掌、足底或指（趾）甲。

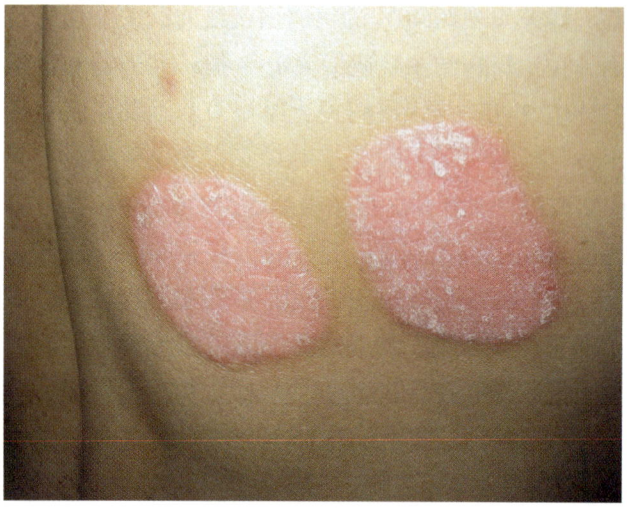

图10-7　银屑病斑块皮损

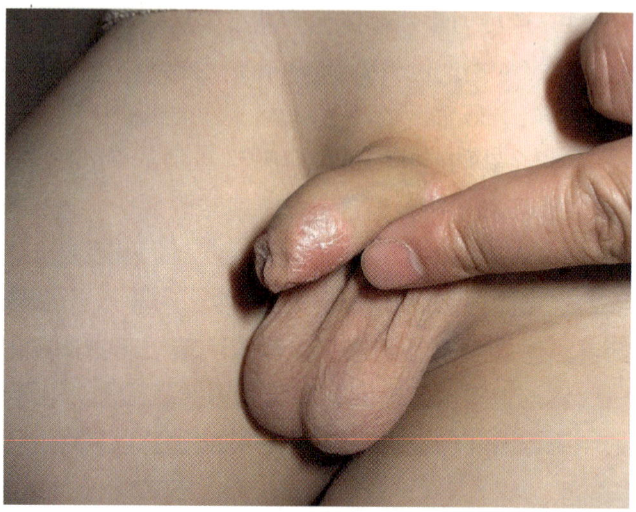

图10-8　阴茎部位的银屑病皮损

头皮银屑病为境界清楚、覆有厚层鳞屑的红斑，鳞屑呈污黄色或灰黄色，厚积的鳞屑紧缩使头发形成“束状发”，但毛发正常，无折断或脱落（图10-9）。黏膜银屑病常见于龟头和包皮内侧，亦可见于口腔和结膜。前者为边缘清楚的光滑干燥性红斑，刮之有银白色鳞屑；口腔黏膜处的皮损为灰白色丘疹或肥厚斑片，剥离后见点状出血，露出鲜红色糜烂面。甲银屑病通常在银屑病皮肤病变出现后才被注意到，但它也可能与银屑病皮损同时出现或在其之前出现，有时甲受累是银屑病的唯一表现。甲病变在银屑病关节炎患者中尤其常见。甲母质病变导致的典型甲异常是“顶针状甲”，表现为分散在指（趾）甲板上的多个小凹点。当累及甲床时，指（趾）甲可能发生局限性颜色变化，类似于机油的棕褐色，故称为“油滴征”。其他病变还包括白甲病、甲板破损、甲剥离、甲下角化过度和裂片样出血。

银屑病的病程缓慢，迁延多年，反复发作，大部分患者冬重夏轻。通常分为3期。

1．进行期 皮疹不断增多、扩大、鳞屑较厚，周围有红晕，瘙痒显著。外伤、摩擦、注射或针刺正常皮肤后，可在该处发生与原发皮疹相同的皮损，称为同形反应（Koebner 现象），这种现象也可见于其他皮肤病，如扁平苔藓和白癜风。

2．稳定期 病情相对稳定，基本上无新发皮疹出现，旧皮疹也不见消退。

3．消退期 炎症浸润逐渐消退，鳞屑减少，皮疹缩小变平，周围出现浅色晕，遗留暂时性色素减退斑片或色素沉着斑片。消退部位一般先从躯干及上肢开始，头皮及下肢往往消退较慢。

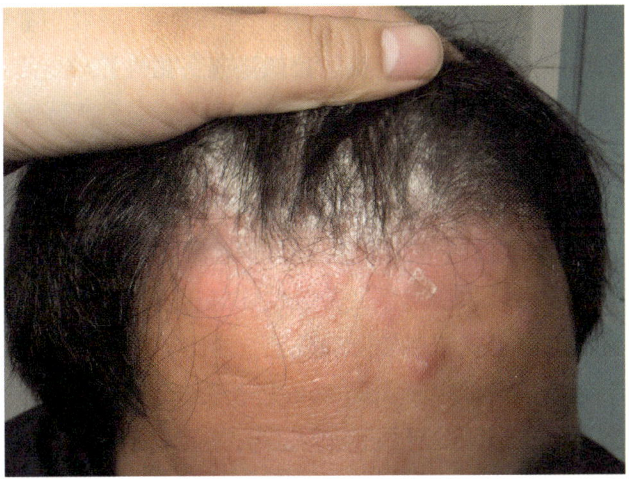

图 10-9 头部的银屑病皮损

（二）点滴型银屑病

点滴型银屑病（guttate psoriasis）通常表现为突发性、泛发性、鳞屑性红色斑丘疹，直径通常不超过 1cm，因此，命名为“点滴型”。主要累及躯干和四肢近端。点滴型银屑病通常以急性发疹的形式发生于没有银屑病既往史的儿童或年轻成年人。偶尔可有已有银屑病的患者出现点滴型银屑病发作。近期感染（通常为链球菌性咽炎）与点滴型银屑病之间有较强的相关性。

（三）脓疱型银屑病

脓疱型银屑病是一种可危及生命的少见类型。一般分为泛发性和局限性脓疱型银屑病。

1．泛发性脓疱型银屑病（generalized pustular psoriasi，GPP） 此型多由慢性斑块型银屑病发展而来，常见诱因包括妊娠（疱疹样脓疱病）、感染、突然停用系统性糖皮质激素、银屑病进行期外用刺激性药物等。皮损常表现为急性发作的广泛性红斑、鳞屑以及成片针尖至粟粒大小的浅表无菌性脓疱，随后脓疱迅速增多，融合成大片或环形红斑，边缘有较多小脓疱（图 10-10）。以四肢屈侧和褶皱部位多见。脓疱数日后可干涸脱屑，其下可出现新脓疱，常出现糜烂、渗出或结痂，病情呈周期性反复发作。患者常有钩状舌。可伴有乏力、发热、关节痛、腹泻、白细胞增多和低钙血症，可能出现的并发症包括肾脏、肝脏或呼吸系统异常以及脓毒症。

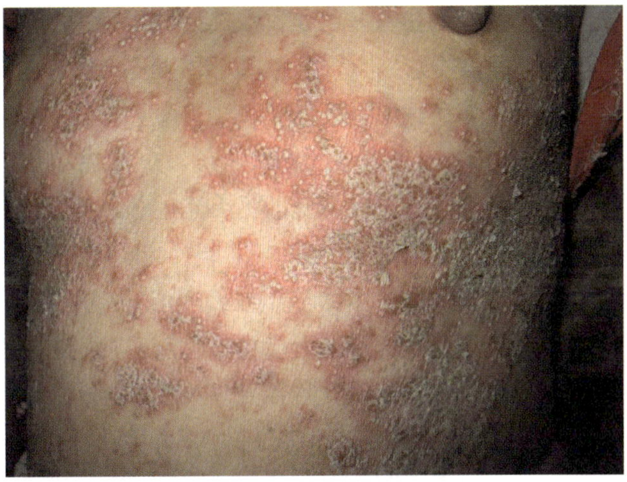

图 10-10 泛发型脓疱型银屑病

2．Hallopeau 连续性肢端皮炎（acrodermatitis continua of Hallopeau，ACH） 是一种累及远端手指或足趾的局限性脓疱型银屑病。此型常见于中年女性。通常表现为慢性、复发性、炎症性无菌脓疱，主要累及远端指趾、甲襞和甲床。最初皮损通常局限于一个或两个指（趾）的远端区域，之后各脓疱可发生融合，形成更大的脓液聚集灶，脓疱最终破裂，留下有光泽的红斑和角化过度，并逐渐累及其他指（趾），且可向近端延伸，累及手、前臂或足。甲床和甲母质长期受累可导致甲营养不良和无甲症，也可出现指（趾）远端萎缩和骨溶解。少数情况下，可进展为泛发性脓疱型银屑病。

3．掌跖脓疱病（palmoplantar pustulosis，PPP） 是一种局限于手足，尤其是掌跖部位的局限性脓疱型银屑病，与吸烟密切相关。表现为对称性红斑，其上多数为针尖至粟粒大小的浅表无菌性脓疱，疱壁不易破裂，1～2周后自行干涸，结褐色痂，痂脱落后出现小片鳞屑，其下反复出现成群新脓疱，指/趾甲常受累，可出现甲下积脓（图10-11）。身体其他部位偶可出现银屑病皮损，可伴钩状舌。一般情况良好，通常不伴系统性症状。病情反复，迁延不愈。

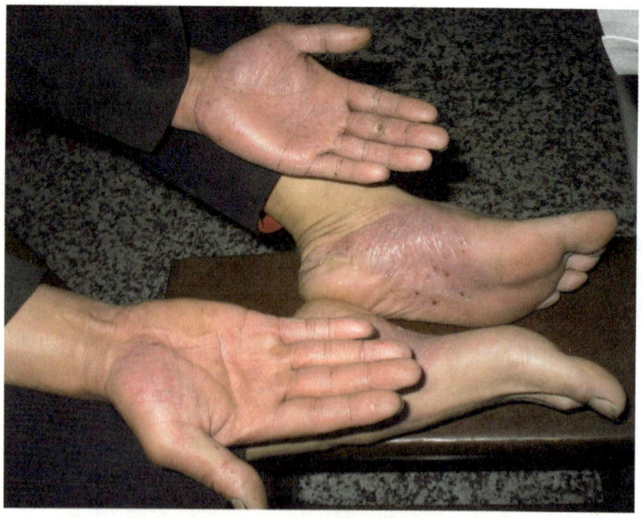

图10-11　掌跖脓疱病

（四）红皮病型银屑病

红皮病型银屑病（erythrodermic psoriasis，PE）是一种可危及生命的罕见类型，此型多由慢性斑块型银屑病发展而来，常见诱因包括感染、突然停用系统性糖皮质激素、银屑病进行期外用刺激性药物等。可能为急性或慢性，其特征为累及体表面积75%～90%（不同研究中规定范围不同）或以上的融合性红斑，并伴有鳞屑、剥脱（图10-12）。这类患者出现皮肤屏障保护功能损害相关并发症的风险较高，例如，感染（包括脓毒症）、继发于体液丢失的电解质紊乱。有时红皮病型银屑病与泛发性脓疱型银屑病有重叠。伴发甲病也很常见，如甲板凹陷、甲营养不良、甲剥离等。

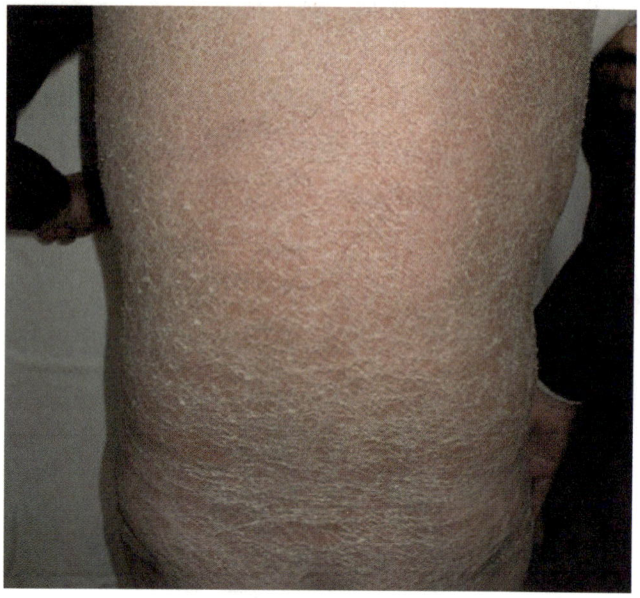

图10-12　红皮病型银屑病

（五）银屑病关节炎

银屑病关节炎（psoriatic arthritis，PsA）可发生于多达30%的银屑病患者中，常与寻常型银屑病合并发生，或与脓疱型银屑病或红皮病型银屑病并发。大多数银屑病关节炎患者同时存在皮肤受累，少数情况下，关节炎可先于皮肤病变出现或仅表现为关节炎（图10-13，图10-14）。关节症状主要表现为关节疼痛、关节僵硬（尤其是晨僵）和背痛。银屑病关节炎可能累及周围关节或中轴关节。如下是关节受累的几种常见类型。

1. 远端关节炎，其特征为远端指间（distal interphalangeal，DIP）关节受累。
2. 非对称性寡关节炎，5个以下的小和/或大关节呈非对称性受累。
3. 对称性多关节炎，类似于类风湿关节炎。
4. 残毁性关节炎，其特点是关节变形和破坏。
5. 脊柱关节病，包括骶髂关节炎和脊柱炎。

80%～90%的银屑病关节炎患者存在甲病变。银屑病关节炎的实验室检查结果无特异性，少数患者可存在自身抗体，如类风湿因子（RF）、抗核抗体（ANA）和抗瓜氨酸肽抗体（anti-citrullinated peptide antibodies，ACPA）。*HLA-B*27*是银屑病关节炎的一项遗传标志物，据此可预测未来很可能会发生关节受累的银屑病患者。影像学特征是同时存在侵蚀性改变和新骨形成。

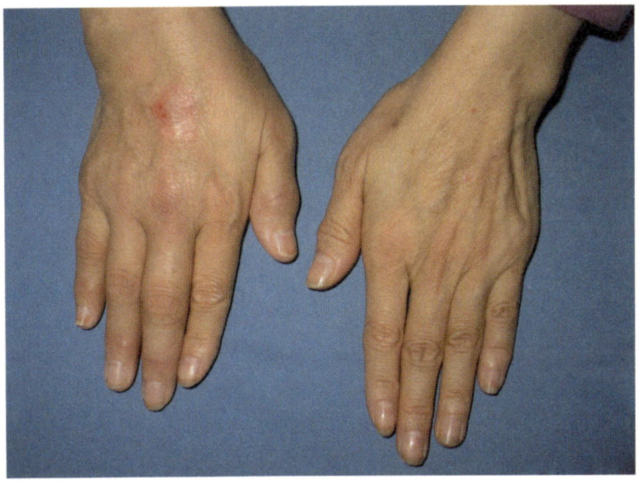

图 10-13　银屑病关节炎（手部）

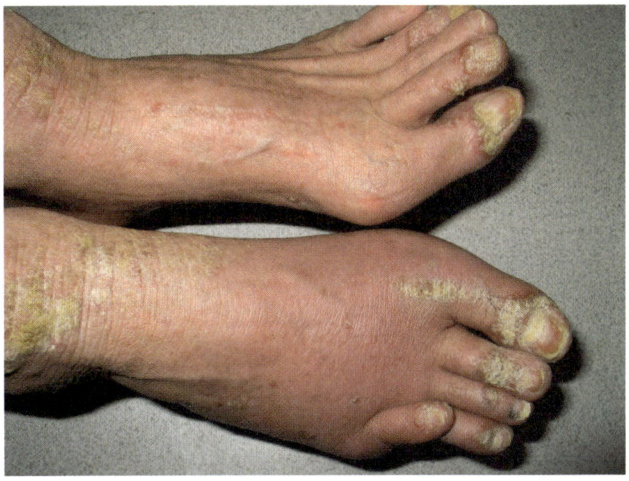

图 10-14　银屑病关节炎（脚部）

三、辅助检查

（一）组织病理

1．寻常型银屑病　融合性角化不全伴角化过度，角质层有中性粒细胞聚集（Munro 微脓肿），颗粒细胞层变薄或消失，棘层肥厚，表皮突规则延长，真皮乳头上层变薄，真皮乳头毛细血管扭曲扩张，周围有淋巴细胞及组织细胞浸润（图 10-15）。

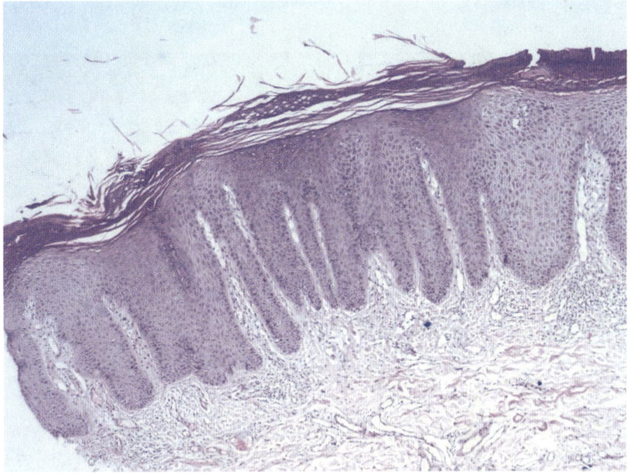

图 10-15　寻常型银屑病的组织病理（HE 染色）

2．脓疱型银屑病　基本病理改变与寻常型银屑病相同，但在棘层上部可出现海绵状脓疱，疱内为中性粒细胞，即 Kogoj 海绵状微脓疡（图 10-16，图 10-17）。

3．红皮病型银屑病　除有银屑病的基本病理特征外，其变化与慢性皮炎类似。

（二）实验室检查

寻常型银屑病通常没有特异性实验室检查异常，急性 GPP 或 PE 中常见的实验室异常包括：白细胞增多、红细胞沉降率升高、低钙血症和其他电解质紊乱、淋巴细胞减少、肝酶升高、低白蛋白血症、抗链球菌溶血素抗体升高等。

四、诊断和鉴别诊断

（一）诊断依据

通常慢性斑块性银屑病的诊断根据临床表现做出，必要时完善皮肤病理活检。采集病史时，应询问是否有银屑病家族史，以及是否用过可能引发或加重银屑病的药物。对于疑似慢性斑块型银屑病的患者，应开展全面的皮肤检查，包括检查头皮、指（趾）甲和肛门生殖器。还应评估银屑病患者有无银屑病关节炎和其他合并症的症状或体征。

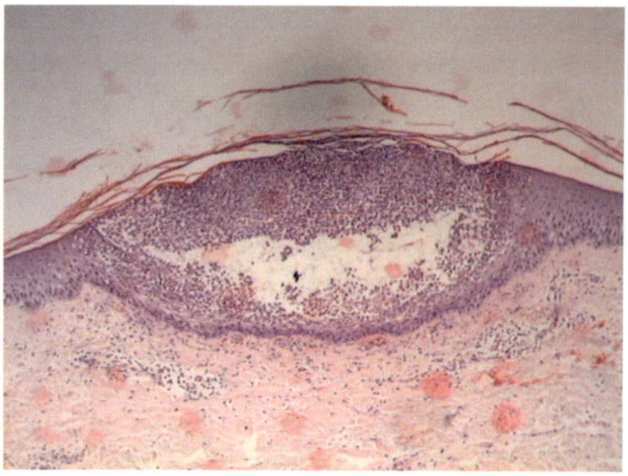

图 10-16　脓疱型银屑病的组织病理（HE 染色）

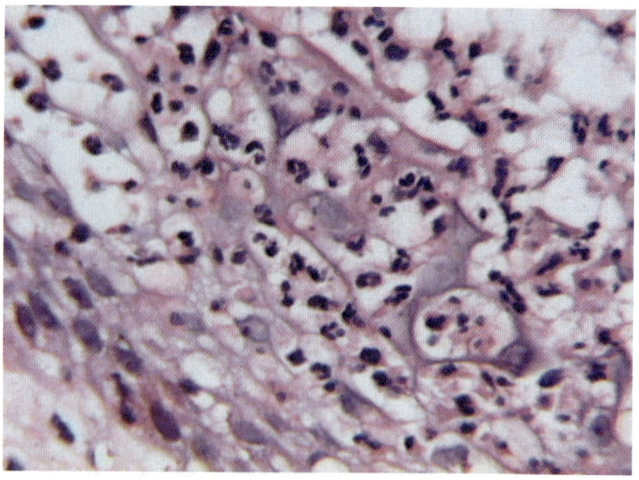

图 10-17　脓疱型银屑病的组织病理（HE 染色）

（二）鉴别诊断

慢性斑块型银屑病的鉴别诊断见表 10-3。

表 10-3　慢性斑块型银屑病的鉴别诊断

鉴别要点	慢性斑块型银屑病	脂溢性皮炎	玫瑰糠疹	扁平苔藓	慢性湿疹
皮损	对称性红色斑块，边界清楚，上覆银白色厚鳞屑；薄膜现象；点状出血	红斑边界不清，鳞屑少而薄，呈油腻性，无点状出血	有母斑，红斑长轴与皮纹走向一致，鳞屑薄	紫红色多角形扁平丘疹，表面有蜡样光泽及 Wickham 纹	肥厚红斑，苔藓样变，色素沉着等多形损害
常见分布	头皮、肘部伸侧、膝部	头皮、面部、胸背部	躯干、四肢近端	四肢屈侧	肢端
自觉症状	进行期瘙痒	轻微瘙痒或无	轻微瘙痒或无	瘙痒剧烈	瘙痒剧烈
组织病理	角化不全伴角化过度，Munro 微脓肿，颗粒细胞层变薄或消失，棘层肥厚，表皮突规则延长，真皮乳头上层变薄，真皮乳头毛细血管扭曲扩张，周围有淋巴细胞及组织细胞浸润	角化不全；扩大的毛囊口唇缘有鳞屑痂皮堆积伴中性粒细胞浸润，棘层肥厚，海绵形成，真皮层有稀疏的血管周围淋巴组织细胞浸润	局灶性角化不全伴或不伴棘层肥厚、海绵形成，血管周围淋巴细胞、组织细胞浸润，偶尔出现红细胞渗出	角化过度，不伴角化不全，颗粒层楔形增厚，基底层空泡形成，真皮与表皮交界处带状淋巴细胞浸润，真皮乳头层出现嗜酸性胶样小体	角化过度伴角化不全，棘层增厚，皮突延长，真皮上部轻度血管周围淋巴细胞浸润

（三）病情评估指标

PASI 评分（psoriasis area and severity index，银屑病面积和严重程度指数）包括皮损面积评分和皮损严重程度评分，是评判银屑病面积和严重程度的重要指标，分数越高说明皮损面积越大，越严重。具体评分方法如下：

将人体分为 4 个区：头面部（head，h）、躯干部（trunk，t）、双上肢（upper extremities，u）、双下肢（lower extremities，l），评估各区皮损占该区域皮肤面积的百分比（area，A），同时评估各区红斑

（erythema，E）、浸润度（induration，I）、鳞屑（scale，S）严重程度，最后计算加权总分（表 10-4）。

表 10-4　银屑病面积和严重程度指数评分

皮损面积（%）	得分（分）	严重程度	得分（分）
0	0	无症状	0
＜10	1	轻度	1
10～29	2	中度	2
30～49	3	重度	3
50～69	4	极度严重	4
70～89	5		
90～100	6		

注：PASI 评分＝（Eh+Ih+Dh）×Ah×0.1+（Eu+Iu+Du）×Au×0.2+（Et+It+Dt）×At×0.3+（El+Il+Dl）×Al×0.4。

五、治疗

银屑病的治疗选择取决于疾病的严重程度、相关共病、患者偏好、有效性、安全性、个体疗效的评估等。大部分患者通过治疗可以达到症状缓解，但根治较困难。

（一）外用药治疗

1．润肤剂　保持银屑病皮肤柔软和湿润，可最大限度地减少瘙痒和刺激症状，尤其当水浴或淋浴后立即涂用效果更佳。另外，保持适当的皮肤水分，可以避免皮肤刺激，从而尽可能避免随后的 Koebner 现象。

2．维生素 D_3 衍生物　主要作用是抑制角质形成细胞的增殖并诱导其分化。目前常用的药物包括 0.05% 卡泊三醇、骨化三醇和 0.02% 他卡西醇，适用于寻常型银屑病。不良反应表现为局部刺激。研究显示，外用维生素 D_3 衍生物与外用糖皮质激素联合治疗比两者单独使用更有效。

3．维 A 酸　主要作用是抑制角质形成细胞的过度分化。包括第一代维 A 酸类药物，如 0.025%～0.1% 维 A 酸乳膏；第三代维 A 酸类药物，如 0.05%～0.1% 他扎罗汀凝胶。采用他扎罗汀治疗时一般会联合外用糖皮质激素，以尽可能减轻皮肤刺激。

4．水杨酸　低浓度的水杨酸软膏具有相对弱的角质分离刺激作用，可减少角质形成细胞间的黏附，并通过降低角质层的 pH 提高水合作用而祛除鳞屑，同时可导致反应性角化作用的增加，起到角质促成的作用。常配制成 0.5%～2% 的水杨酸软膏。不宜大面积外用，以防吸收中毒，皮肤破损处不宜使用。

5．钙调磷酸酶抑制剂　可抑制钙调磷酸酶的活性，阻断早期淋巴细胞基因表达必需的去磷酸化过程，从而抑制 T 淋巴细胞、B 淋巴细胞的增殖反应及各种炎症因子的转录。包括外用 0.03%～0.1% 他克莫司和 1% 吡美莫司，可有效治疗敏感部位的银屑病，如面部和间擦部位，有助于避免或尽量减少外用糖皮质激素的长期使用。不良反应主要是局部刺激。

6．糖皮质激素　外用糖皮质激素通过影响基因转录而发挥抗炎、抗增殖和免疫抑制作用。长期外用可引起皮肤萎缩、毛细血管扩张、色素沉着、多毛等不良反应，停药后可能诱发脓疱型或红皮病型银屑病，一般不推荐单独应用。

7．酪氨酸蛋白激酶抑制剂　通过抑制 T 细胞酪氨酸蛋白激酶，对银屑病相关细胞因子和炎症介质的释放、T 细胞迁移浸润以及角质形成细胞的非正常分化和增生、新生血管形成和血管扩张均有抑制作用。例如，1% 苯维莫德，治疗面积不应超过体表面积的 10%，不推荐用于头面、口周及褶皱部位。涂抹后严禁日光照射。用药一般不超过 12 周。常见不良反应为局部瘙痒、接触性皮炎、毛囊炎、疼痛、色素异常等。

8．抗人 IL-8 单克隆抗体乳膏　IL-8 可导致皮肤增厚、脱屑、炎性微脓疡、皮下毛细血管增生，是银屑病潜在的治疗靶点之一。抗人 IL-8 单克隆抗体乳膏可中和 IL-8 活性，抑制白细胞向炎症部位趋化，减轻皮损内炎症反应。建议外用 2 次 / 天，疗程 8 ~ 12 周。

（二）系统性治疗

1．维 A 酸类　用于治疗重度银屑病患者，包括脓疱型和红皮病型银屑病。治疗银屑病的首选维 A 酸是阿维 A。阿维 A 的常用剂量范围是每日 10 ~ 50mg。脓疱型开始剂量一般 0.5 ~ 1mg/（kg · d），病情控制后，每 1 ~ 3 周减量 1 次；红皮病型开始剂量低，0.3 ~ 0.4mg/（kg · d），3 ~ 5 周后逐渐增加至 25 ~ 50mg/d。使用阿维 A 治疗时需监测高甘油三酯血症和肝毒性。常见的不良反应包括皮肤黏膜干燥、唇炎、高甘油三酯血症、脱发、肝酶升高、骨及视力变化。口服阿维 A 有致畸性，使用该药后应避免妊娠 3 年。

2．免疫抑制剂　适用于重度银屑病患者，包括脓疱型、红皮病型和关节型银屑病。

（1）甲氨蝶呤：叶酸拮抗剂甲氨蝶呤，除了治疗重度斑块型、脓疱型、红皮病型银屑病，它也能有效治疗银屑病关节炎和甲银屑病。甲氨蝶呤控制银屑病的机制是对活化 T 细胞的免疫抑制作用。甲氨蝶呤通常用于长期治疗。禁忌证包括：妊娠、母乳喂养、酗酒、酒精性肝病或其他慢性肝病、免疫缺陷综合征、骨髓发育不全、白细胞减少、血小板减少、显著贫血或对甲氨蝶呤有超敏反应。常用剂量是每周 7.5 ~ 25mg，起始剂量通常是 1 次 7.5 ~ 15mg，1 周 1 次，然后根据耐受情况、疗效和毒性每 4 ~ 8 周加量 1 次。治疗期间需要监测骨髓抑制情况和肝毒性。常见不良反应包括恶心、口腔溃疡、骨髓抑制、肝纤维化、肝硬化等。

（2）雷公藤：具有抑制 T 细胞的功能、抑制 IL-1 分泌的作用。对中重度斑块型、脓疱型、红皮病性银屑病有较好疗效，常用剂量为每次 10 ~ 20mg，每日 3 次。不良反应包括口干、恶心，白细胞、血小板下降，肝肾功能损害，生殖毒性等。

（3）环孢素：是一种 T 细胞抑制剂，可以快速有效地治疗重度银屑病患者。常用剂量范围是口服 3 ~ 5mg/（kg · d）。起效相对较快，通常 1 周内可起效。环孢素治疗的禁忌证包括：既往 PUVA 治疗、肾功能异常、未控制的高血压、恶性肿瘤和对环孢素有超敏反应。使用环孢素需密切监测血压和肾功能，因为可能出现肾毒性和高血压，这往往限制了银屑病患者长期使用该药，通常使用环孢素不超过 1 年。

（4）吗替麦考酚酯：通过非竞争性抑制次黄嘌呤核苷酸脱氢酶的活性，阻断淋巴细胞内鸟嘌呤核苷酸的合成，从而抑制 T 淋巴细胞、B 淋巴细胞的增殖反应。常用治疗剂量为每次 1g，每日 2 次。与传统免疫抑制剂相比，较少发生骨髓移植、肝肾损害等不良反应。

3．抗生素类　现有数据不足以支持常规推荐抗生素治疗用于点滴型银屑病的皮损，但急性点滴型银屑病伴有扁桃体炎及咽炎者，可用青霉素及头孢类抗生素。

4．生物制剂　生物制剂已经成为银屑病的主要系统用药，在治疗中重度、难治性及特殊类型银屑病方面发挥积极而有效的作用，并且耐受良好。生物制剂是指通过现代生物技术制备研发、具有明确靶向性的单克隆抗体或抗体融合蛋白类生物大分子药物，不包括小分子靶向药物。目前国内批准用于斑块型银屑病的生物制剂主要包括如下几类：①肿瘤坏死因子 α（TNF-α）抑制剂：依那西普（Etanercept）、英夫利昔单抗（Inflaximab）、阿达木单抗（Adaliumab）；②白细胞介素 12/23（IL-12/23）抑制剂：乌司奴单抗（Ustekinumab）、古塞奇尤单抗（Guselkumab）；③白细胞介素 17A（IL-17A）抑制剂：司库奇尤单抗（Secukinumab）、依奇珠单抗（Ixekizumab）（表 10-5）。

表 10-5　治疗银屑病的各类生物制剂

项目	依那西普	英夫利昔单抗	阿达木单抗	乌司奴单抗	古塞奇尤单抗	司库奇尤单抗	依奇珠单抗
靶点	TNF-α	TNF-α	TNF-α	IL-12/IL-23p40	IL-23p19	IL-17A	IL-17A
类型	TNFR 与 IgG1 融合蛋白	人鼠嵌合 IgG1	全人源 IgG1	全人源 IgG1	全人源 IgG1	全人源 IgG1	人源化 IgG4
国内适应证	成人中重度斑块型银屑病	成人中重度斑块型银屑病（需要系统治疗且对环孢素、甲氨蝶呤或光疗、光化学疗法等系统治疗无效、禁忌或不能耐受）	成人中重度块型银屑病（需要系统治疗）及 4 岁及以上儿童重度斑块型银屑病（对局部治疗和光疗疗效不佳或不适于该类治疗）	成人中重度斑块型银屑病（对环孢素、甲氨蝶呤或 PUVA 等系统性治疗不应答、有禁忌证或无法耐受）	成人中重度斑块型银屑病	符合系统治疗或光疗的成人和 6 岁及以上儿童中重度斑块型银屑病	适合系统治疗或光疗的成人中重度斑块型银屑病
用法用量	25mg 每周 2 次或 50mg 每周 1 次皮下注射	分别于 0 周、第 2 周、第 6 周及以后每隔 8 周各给予 5mg/kg 静脉滴注，每次静脉滴注时间不得低于 2 小时，滴注结束后应继续观察 1～2 小时	成人首次剂量 80mg，之后每 2 周皮下注射 40mg	分别在第 0 周、第 4 周及以后每隔 12 周给予 45mg 皮下注射。体重＞100kg 的患者，建议每次剂量为 90mg	第 0 周和第 4 周时 100mg 皮下注射，之后每 8 周接受 1 次相同剂量维持治疗	成人每次 300mg，分别在第 0、1、2、3、4 周皮下注射，随后维持该剂量每 4 周给药 1 次，体重低于 60kg 的患者可尝试使用 150mg 剂量	成人第 0 周皮下注射 160mg，之后分别在第 2、4、6、8、10 和 12 周各注射 80mg，然后维持剂量为 80mg 每 4 周 1 次
主要不良反应	上呼吸道感染，注射部位反应，潜伏结核和乙肝病毒再激活	上呼吸道感染，输液反应，潜伏结核和乙肝病毒再激活	上呼吸道感染，注射部位反应，潜伏结核和乙肝病毒再激活	上呼吸道感染	上呼吸道感染，注射部位反应，癣感染，单纯疱疹感染	上呼吸道感染，念珠菌和癣感染，炎症性肠病	上呼吸道感染，注射部位反应，念珠菌和癣感染，炎症性肠病

选择生物制剂需考虑银屑病病情和关节受累情况，并对治疗目标、疾病对患者的影响和患者年龄、体重、合并症、生育计划及患者对用药途径和频率的偏好、依从性等因素综合考虑。对于斑块型银屑病，IL-17A 抑制剂、IL-12/23 抑制剂或 TNF-α 抑制剂均可选择，而对于关节病型银屑病则优先推荐 TNF-α 抑制剂，也可选用 IL-17A 抑制剂或 IL-12/23 抑制剂。从安全性考虑，对于有罹患结核病、乙型肝炎、心衰的高风险因素或有既往病史者，IL-17A 抑制剂和 IL-12/23 抑制剂的安全性优于 TNF-α 抑制剂。对于易发生过敏和有发生结缔组织病高风险的患者，尽量选择全人源制剂，包括阿达木单抗、乌司奴单抗、司库奇尤单抗、古塞奇尤单抗以及依那西普或其生物类似物。对于有系统性真菌感染、炎症性肠病病史或家族史者，建议尽量不选用 IL-17A 抑制剂。

进行生物制剂治疗之前要对患者的健康状况进行充分评估，重点关注有无感染、恶性肿瘤等疾病，拟应用 TNF-α 抑制剂者还应注意有无心功能不全，拟应用 IL-17A 抑制剂者还应注意有无炎症性肠病，治疗过程中需要定期监测药物相关不良反应。根据我国国情，综合考虑治疗需求、安全性和经济承受能力，建议：①治疗效果达标并保持 6 个月以上时可以停药，也可开始减量维持治疗，即通过减少单次剂量（减少 20%～50%）或延长用药间隔来实现。②对于既往病史中病情与季节变化明显相关的患者，停药或减量的时机应尽量避开其病情易加重的季节。③对于重症、顽固和发作频繁的病例，特别是伴有关节损害、对患者生活质量影响严重者，尽可能进行长期维持治疗。出现药物相关严重不良反应如包括活动性结核病在内的严重感染、心衰、肿瘤、脱髓鞘疾病、狼疮样综合征等时，应立即停药，并进行相应处理。

5．小分子靶向药 目前适用于银屑病的小分子药物靶点集中于 PDE-4、JAK1、JAK2、JAK3 以及 TYK2 等分子，部分产品已上市。小分子靶向药靶点和作用机制不同，治疗银屑病的疗效和安全性有较大差异。

（1）PDE-4 抑制剂（阿普米司特）：PDE-4 是一种主要存在于免疫细胞中的代谢酶，可将底物环磷酸腺苷水解为单磷酸腺苷，促进 TNF-α、IFN-γ、IL-12、IL-23 等多种与银屑病相关的炎症介质产生。PDE-4 抑制剂可通过阻止 cAMP 水解减少炎症介质释放和促进 IL-10 等抗炎细胞因子的产生。我国批准其用于治疗中重度斑块型银屑病。阿普米司特最常见的不良反应为腹泻、恶心等。

（2）JAK 抑制剂：JAK 抑制剂家族成员包括 JAK1、JAK2、JAK3、TYK2，可通过抑制 JAK-STAT 信号通路阻断银屑病发病机制中促炎性细胞因子的产生。托法替布（Tofacitinib）是口服 JAK1 和 JAK3 抑制剂，对 JAK2 和 TYK2 也有一定抑制效果，我国批准其用于治疗成人活动性 PsA。乌帕替尼（Upadacitinib）是口服 JAK1 抑制剂，我国批准其用于成人活动性 PsA。

（三）物理治疗

适用于泛发性寻常型银屑病和因系统用药引起的严重不良反应不能继续治疗的红皮病型和脓疱型银屑病。

1．窄谱中波紫外线（NB-UVB） 可诱导 T 细胞凋亡，抑制表皮朗格汉斯细胞的数量和功能。初始剂量为 0.5～0.7 最小红斑量，每周 3 次。较光化学疗法的不良反应少。

2．光化学疗法（PUVA） 是指口服甲氧沙林（8-MOP）0.5～0.8mg/kg，口服 2 小时后照射长波紫外线（UVA），每周 2～3 次。近期不良反应轻微而短暂，但反复接受 PUVA 治疗后，特别是接受砷剂或放疗的患者可能发生皮肤肿瘤。

3．308 准分子激光 可诱导 T 细胞凋亡，抑制 TNF-α、IFN-γ 和 IL-8 等细胞因子的产生。适用于面部、头皮银屑病、难治性掌跖脓疱病等局限性皮损，疗效优于 NB-UVB。

4．沐浴疗法 可以祛除鳞屑，清洁皮肤，改善血液循环和新陈代谢。

第八节 副银屑病
Parapsoriasis

Abstract

Parapsoriasis is an uncommon inflammatory skin disease characterized by chronic patches that may be resistant to therapy. In the current classification, it is divided into small plaque parapsoriasis (SPP) and large plaque parapsoriasis (LPP). The diagnosis of parapsoriasis is predominantly based on clinical grounds. SPP presents with oval patches, less than 5cm, and LPP presents with patches, larger than 5cm. The immunohistopathologic findings are nonspecific, and it can mimic various inflammatory skin diseases and mycosis fungoides (MF). SPP rarely progresses, but LPP has a substantial risk of evolving into MF. LPP and patch stage MF share many common features, both clinically and histologically, so they may be difficult to differentiate. T-cell receptor (TCR) gene rearrangement studies cannot distinguish between SPP, LPP, and patch stage MF. The prognosis of both LPP and patch stage MF is excellent. Most patients with SPP and LPP are asymptomatic, but they respond poorly to treatment. Observation or topical therapy, such as emollients, topical corticosteroids, and phototherapy, is commonly prescribed.

引言

副银屑病（parapsoriasis）是一组少见的异质性皮肤病，皮损特点是大小不一的红色鳞屑性斑片、丘疹，慢性病程以及难以治疗。过去该病常被分为以下五种类型：小斑块型副银屑病（small plaque parapsoriasis，SPP）、大斑块型副银屑病（large plaque parapsoriasis，LPP）、急性痘疮样苔藓样糠疹（pityriasis lichenoides et varioliformis acuta，PLEVA）、慢性苔藓样糠疹（pityriasis lichen-oides chronica，PLC）和淋巴瘤样丘疹病（lymphomatoid papulosis，LyP）。目前，多数学者认为副银屑病仅包括小斑块型副银屑病和大斑块型副银屑病。这类疾病的显著特征是疾病之间易共存或相互重叠及与淋巴瘤相关。

一、病因和发病机制

SPP 和 LPP 的病因和发病机制尚不清楚。两者都被认为是皮肤 T 淋巴细胞增生性疾病。但关于 LPP 是蕈样肉芽肿（mycosis fungoides，MF）的前期病变，还是从一开始即为早期 MF（即所谓的蕈样前期），目前仍有争议。真皮浅层浸润主要为 $CD4^+$T 细胞。许多 LPP 病例和少数 SPP 病例显示以 T 细胞为主的克隆模式，不过这可能并不会增加这些皮肤病的恶性潜能。

二、临床表现

1. 小斑块型副银屑病 SPP 通常表现为粉红色或淡黄棕色斑疹或斑片，直径为 2 ~ 5cm。斑疹和斑片通常为圆形或卵圆形，有不同程度的鳞屑。皮损最常累及躯干、侧腰和肢体近端。SPP 的一种独特变异型称为“指状皮病（digitate dermatosis）”，表现为细长斑片（指状，手指形），伴皮肤表面萎缩呈“卷烟纸”样。皮损通常位于侧腰，沿皮纹分布。SPP 皮损通常无症状或有轻微瘙痒。夏天日晒后可能消退，但冬天通常又会复发。

2. 大斑块型副银屑病 LPP 通常表现为形状不规则的大斑片（直径>5cm），可呈鲜红色、暗红色或棕色，带有细小鳞屑。皮损通常表现为表皮萎缩（“卷烟纸”样皱褶）或皮肤异色（即合并斑驳状色素沉着、色素减退、毛细血管扩张和表皮萎缩）。LPP 通常累及非曝光部位（如臀部、大腿、躯干下部、屈侧以及乳房和乳房下区域）。

三、辅助检查

组织病理检查

1. SPP 的组织病理特征无特异性，与轻度湿疹类似。表皮轻度海绵水肿伴局部角化不全、正常成熟形态的小淋巴细胞外渗。慢性皮损中，通常无海绵形成，表皮出现银屑病样棘层肥厚。真皮层水肿、稀疏的血管周围淋巴细胞浸润以及乳头层血管扩张。免疫组化显示正常成熟 T 细胞表型，以 $CD4^+$T 细胞为主。

2. LPP 的组织病理学表现为不同程度的银屑病样表皮增生或皮肤异色区域萎缩，基底细胞层空泡化，真皮浅层毛细血管扩张，真表皮交界处致密的淋巴细胞带状浸润，浸润由小淋巴细胞组成，部分细胞可能有卷曲的脑形核。LPP 有局灶性淋巴细胞亲表皮性，但通常不存在 Pautrier 微脓肿。免疫表型分型可发现 CD4/CD8 比值正常，以及维持泛 T 细胞抗原 CD7（成熟 T 细胞的一种标志）。SPP 和 LPP 都有树突状细胞 / 朗格汉斯细胞标志物 CD1a 表达增加。

四、诊断和鉴别诊断

（一）诊断依据

SPP、LPP 的诊断需结合临床表现和病理检查。

（二）鉴别诊断

1. SPP 通常需要与早期蕈样肉芽肿、慢性苔藓样糠疹、点滴型银屑病、玫瑰糠疹等相鉴别（表 10-6）。

表 10-6　SPP 的鉴别诊断

鉴别要点	小斑块型副银屑病（SPP）	慢性苔藓样糠疹（PLC）	点滴型银屑病	早期蕈样肉芽肿	玫瑰糠疹
皮损特点	粉红色或淡黄色斑疹或斑片，直径 2～5cm，有不同程度的鳞屑	反复出现的成批红色鳞屑性丘疹，不同阶段皮损同时出现，持续数月或数年复发缓解	突发性红色斑丘疹，直径不超过 1cm，上覆细小银白色鳞屑	皮损通常更大（直径>5cm），且大小、颜色和形状更不均一	圆形或卵圆形边界清楚的粉红色斑片，有前驱斑，沿皮纹分布，在数周至数月内消退
分布	躯干、侧腰和肢体近端	躯干、臀部及四肢近端	躯干、肢体近端	非曝光部位	躯干、肢体近端
病理	表皮轻度海绵水肿伴局部角化不全、正常成熟形态的小淋巴细胞外渗。真皮水肿、稀疏的血管周围淋巴细胞浸润	角化不全、轻度海绵形成、局灶性坏死的角质形成细胞、少量淋巴细胞外溢、表真皮交界处少量空泡样变性、真皮乳头层存在少量红细胞外溢、真皮浅层血管周围带状淋巴组织细胞浸润	轻度棘层肥厚、真皮乳头水肿、毛细血管扩张以及稀疏的淋巴细胞浸润，表皮内 Munro 微脓肿	表皮内存在有晕圈的异型淋巴细胞（亲表皮性），有时见 Pautrier 微脓肿，沿表皮与真皮交界处线性排列的单个淋巴细胞、基底层空泡化和真皮纤维化	局灶性角化不全伴或不伴棘层肥厚、海绵形成，血管周围淋巴细胞、组织细胞浸润，偶尔出现红细胞渗出

2. LPP 主要与蕈样肉芽肿、斑块型银屑病等相鉴别。在某些病例中，临床鉴别早期（斑片期）MF 和 LPP 可能很困难，甚至无法鉴别。通常需要临床监测和重复皮肤活检来确诊。LPP 的原发斑片更可能在夏季消退，而早期 MF 的斑片则更持久。在组织学上，MF 的特点是小至中等大小的不典型单个核细胞（伴脑形核）浸润真皮乳头层、异型淋巴细胞的单细胞亲表皮性或异型淋巴细胞形成表皮内聚集物

（Pautrier 微脓肿）。与 LPP 的扁平皮损不同，银屑病斑块呈红色，高出周围正常皮肤且边界清晰，有白色鳞屑，薄膜现象和点状出血现象。皮损通常累及肘部和膝部，可能伴随甲凹陷。组织学检查显示显著的表皮增生、角化不全、中性粒细胞外渗以及真皮乳头层血管扩张，这些特征在 LPP 中不显著或不存在。

五、治疗

1．润肤剂 缓解鳞屑及轻度瘙痒。

2．外用糖皮质激素 改善炎症并减轻伴随的瘙痒症状，皮损清除效果较好，但易复发。长期外用糖皮质激素，尤其是高或超高效价的药物，可能导致皮肤萎缩、毛细血管扩张及萎缩纹形成。此外，如果大面积涂抹，外用糖皮质激素可能导致全身性吸收和肾上腺抑制。

3．光疗 对于外用糖皮质激素效果不满意的 SPP 患者、存在广泛皮肤受累、显著皮肤萎缩或皮肤异色的 LPP 患者建议光疗，使用广谱或窄谱紫外线 B（ultraviolet B，UVB），或在少数情况下用补骨脂素光化学疗法（psoralen ultraviolet A，PUVA）。光疗一般每周 2～3 次，持续数月，直到皮损清除后逐渐降低治疗频率至停止。

4．随访 鉴于 SPP 的良性、慢性病程，SPP 患者可以每年进行一次全身皮肤检查。若皮损发生改变或进展则应活检，因为有零星的报道称，一些最初诊断为 SPP 的患者随后发展为显性 MF。LPP 患者进展为 MF 的风险很大，有 10%～30% 的 LPP 病例可能进展为显性 MF。因此，需要密切临床监测，通常每 6 个月进行 1 次全身皮肤检查。明显的临床改变（如斑块变厚、萎缩加剧、结节、溃疡形成、“丑小鸭”皮损等）是进行活检的指征。LPP 患者存在皮肤 T 细胞克隆，可能会增加进展为 MF 的风险。此外，LPP 患者发生除 MF 外的其他非霍奇金淋巴瘤和非血液系统肿瘤的风险也可能会增加。

第九节 红皮病
Erythroderma

Abstract

Erythroderma (exfoliative dermatitis) presents with extensive erythematous skin and scaling, affecting ≥90% of body surface area. Erythroderma manifests as a cutaneous inflammatory state, with associated skin barrier and metabolic dysfunctions. Persons with erythroderma may be medically stable with a subacute or chronic course or alternatively have an acute or even life-threatening onset. Although there is a broad range of diseases that associate with erythroderma, the vast majority of cases result from pre-existing and chronic dermatoses. Erythroderma may lead to a series of metabolic and physiological complications, including fluid and electrolyte imbalance, high-output cardiac failure, acute respiratory distress syndrome, and secondary infections. Acute supportive therapy and, when possible, early diagnosis are important to correct the underlying cause and improve morbidity and mortality rates. Treatment should be directed at both the complications and the underlying cause.

引言

红皮病（erythroderma）又称剥脱性皮炎，是一种严重且可能危及生命的疾病，表现为累及全身或大部分皮肤表面积（最常定义为累及≥90% 的皮肤）的弥漫性红斑和脱屑。红皮病是一种临床征象，许多皮肤病或全身性疾病可能进展为或诱发红皮病，如银屑病、特应性皮炎、药物超敏反应，以及更为罕见的塞扎里（Sézary）综合征，即皮肤 T 细胞淋巴瘤（cutaneous T-cell lymphoma，CTCL）的亚型。虽然红皮病不常见于儿科患者，但也可能作为许多获得性和遗传性疾病的临床特征。

一、病因和发病机制

许多皮肤病或全身性疾病可能进展为或诱发红皮病。通常包括以下 4 类，①继发于其他皮肤病：是红皮病最常见的病因，相关疾病多为银屑病、特应性皮炎或毛发红糠疹，银屑病或特应性皮炎患者的红皮病诱发因素包括突然停用全身性糖皮质激素或其他免疫抑制、外用药刺激、感染等。②药物超敏反应：多种药物与红皮病有关，包括青霉素类、磺胺类、卡马西平、苯妥英和别嘌醇等。③其他病因：包括 CTCL、其他血液系统和全身性恶性肿瘤、免疫性大疱病、结缔组织病及感染等。④特发性：在约 30% 的红皮病病例中，尚未鉴别出基础病因，故此类红皮病归为特发性红皮病。

尚未完全了解红皮病的发病机制。细胞因子（如 IL-1、IL-2、IL-8 和 TNF）、趋化因子和细胞黏附分子之间复杂的相互作用可能具有一定影响。表皮细胞有丝分裂速度加快且移行时间缩短导致了剥脱，蛋白质、氨基酸和核酸通过皮肤大量丢失。研究表明，继发于银屑病或湿疹的红皮病患者以及 Sézary 综合征患者中，黏附分子（胞间黏附分子-1、血管细胞黏附分子-1 和 E-选择素）的循环水平增加。免疫组化研究表明，与炎症性皮肤病相关的红皮病患者皮肤中以 Th1 型细胞因子浸润为主，而 Sézary 综合征患者的皮肤中以 Th2 型细胞因子浸润为主。这些研究结果提示，不同的病理生理机制可能引起相对一致的红皮病临床表现。

二、临床表现

红皮病可在数小时或数日内急性发病，也可在数周至数月内逐渐进展。药物超敏反应引起的红皮病通常突然发病。基础皮肤病或全身性疾病导致的红皮病通常发展更为缓慢。皮肤任何部位均可能出现红斑，红斑在数小时至数日甚至数周内扩大并融合，进而累及 90% 以上皮肤。急性期皮肤呈鲜红色，肿胀显著，有渗液，尤其是褶皱部位；慢性期皮肤浸润增厚、大量脱屑；恢复期全身鳞屑减少，皮肤呈古铜色。黏膜、毛发、甲均可受累。最初，红斑可能具有基础疾病的一些特征，但在红皮病完全显现后，基础疾病的具体特征通常无迹可寻（图 10-18）。

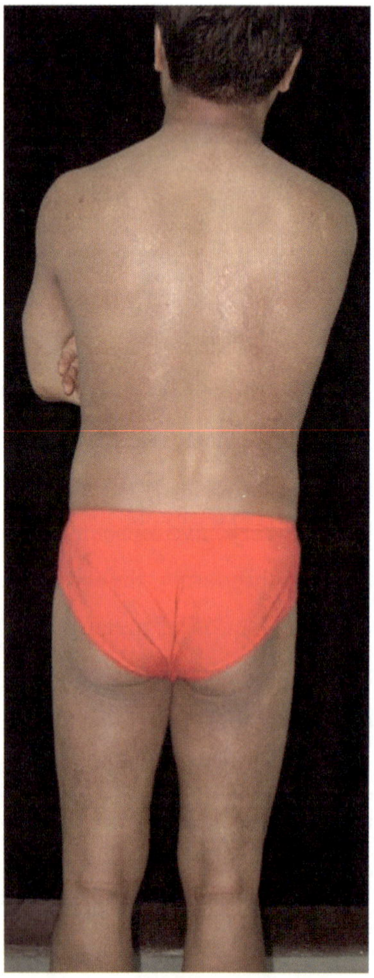

图 10-18　肿瘤导致的红皮病

多数患者伴淋巴结肿大，可能伴有肝脾肿大，尤其是药物过敏和淋巴网状系统肿瘤的患者。另外，常见肝肾功能损害、肠道菌群失调、内分泌改变等症状。由于大量脱屑导致蛋白质丢失及肠道病变影响蛋白质吸收利用，患者常出现低蛋白血症。皮肤屏障功能受损，水分蒸发增加，导致失水，低钠、低氯等电解质紊乱。由于皮肤调节体温的功能受损，体内热能经皮流失，可出现寒战、发热与低体温交替出现。

三、辅助检查

1. 组织病理　为了识别红皮病的病因，可能需要进行多部位皮肤活检。常见发现包括角化过度、棘层肥厚、海绵形成、血管周围炎症性浸润。在红皮病的病程后期，更具特异性的组织病理学改变可能变得不明显。因此，随着时间推移，可能需要复活检以便确诊。

2. 实验室检查　由于存在多种病因，红皮病患者可能出现非特异性实验室检查结果异常，包括白细胞增多、贫血和红细胞沉降率升高等。

四、诊断

若患者表现为弥漫性和泛发性红斑及脱屑，并且受累体表面积大于 90%，即可做出红皮病的临床诊断。确定红皮病的病因较为困难，需要结合临床和病理进行诊断。

五、治疗

1．病因治疗 如果病因明确，如药物过敏、银屑病或肿瘤等，要积极治疗原发病。对于药物引起的红皮病必须停用致敏药物；病情严重者，可系统应用糖皮质激素。阿维 A、环孢素和生物制剂对红皮病型银屑病有效；异维 A 酸对由毛发红糠疹引起的红皮病有效。淋巴瘤和白血病患者，需考虑化疗。

2．对症治疗 抗组胺药有镇静、止痒的作用。外用药以止痒、消炎、收敛为原则。急性期宜缓和、无刺激性。瘙痒剧烈、鳞屑显著者可行淀粉浴。

3．并发症治疗 继发感染者，应尽快查明病因，积极进行抗生素治疗。内脏损害者，应做相应处理。

4．支持治疗 及时补充营养、维生素，维持水电解质平衡和皮肤护理。

第十节　玫瑰糠疹
Pityriasis Rosea

Abstract

Pityriasis rosea(PR) is a distinctive erythematous oval scaly eruption of the trunk and limbs, with minimal constitutional symptoms. RP is self limiting and resolves within one to three months. The cause of pityriasis rosea is uncertain but epidemiological and clinical features suggest an infective agent. Pityriasis rosea begins in 40%～76% of patients with a single herald patch—an asymptomatic thin oval scaly plaque often on the trunk. Within days to three weeks the second phase begins—the appearance of numerous smaller lesions, which are similar in configuration but occur along the lines of cleavage of the trunk. The rash typically lasts five weeks; it resolves within eight weeks in 80% of patients but can last for five months. After recovery, the affected skin may be hyperpigmented or hypopigmented but will not scar.

引言

玫瑰糠疹（pityriasis rosea，PR）是一种急性、自限性、发疹性皮肤病，特征为躯干和四肢近端多发椭圆形、淡红色的鳞屑性斑疹、斑片，纵轴与皮纹一致。

一、病因和发病机制

病因尚不明确。可能由病毒感染引起，也可能与细菌、真菌、寄生虫感染及过敏等因素有关。

二、临床表现

玫瑰糠疹常见于年龄较大的儿童及年轻成人。少数患者可在发病前出现前驱症状，包括头痛、不适、咽炎等。通常皮疹始于“前驱斑”或者“母斑”，“母斑”为单个圆形或椭圆形、边界清楚、粉红色斑疹或斑片，位于胸部、颈部或背部，面部和手足较少累及。前驱斑的直径通常为 2 ~ 5cm。皮损很快脱屑，而且从皮损中心开始消退，留下游离缘朝向中心的“领圈状”鳞屑。数日或 1 ~ 2 周后，在四肢近端和躯干分批出现外观类似母斑、但更小的椭圆状皮损，长轴通常与皮纹的走向一致（图 10-19）。这种特征性排列在背部最为明显，这种形态模式被喻为“圣诞树”样分布。病程有自限性，通常在 4 ~ 8 周内消退，遗留炎症后色素沉着，偶尔病情会持续数月，通常不复发。

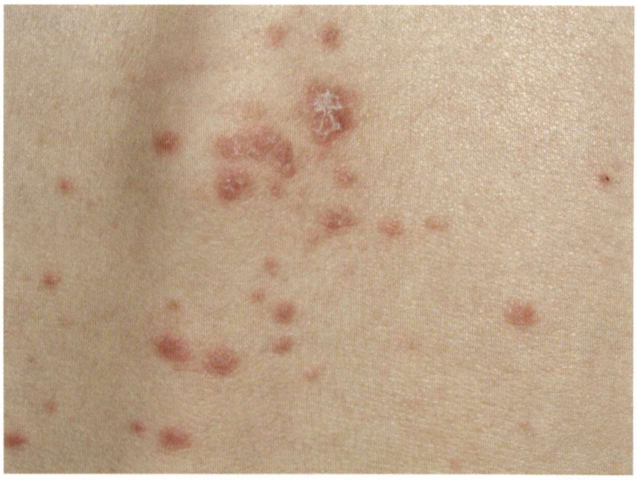
图 10-19　玫瑰糠疹

三、辅助检查

1．组织病理　局灶性角化不全伴或不伴棘层肥厚、海绵形成，血管周围淋巴细胞、组织细胞浸润，偶尔可见红细胞外渗（图 10-20）。

2．实验室检查　玫瑰糠疹患者行实验室检查通常不会出现异常。

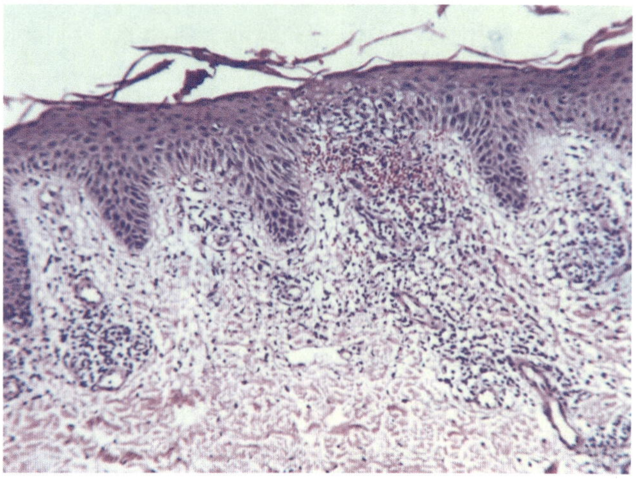
图 10-20　玫瑰糠疹的组织病理（HE 染色）

四、诊断和鉴别诊断

根据躯干及四肢近端的纵轴与皮纹一致的椭圆形淡红斑，表面覆盖糠秕样鳞屑，有母斑，通常可以诊断。

玫瑰糠疹的鉴别诊断见表 10-3，表 10-6。

五、治疗

本病有自限性，治疗目的是减轻症状，缩短病程。

1．避免刺激　可应用抗组胺药物、维生素 C、葡萄糖酸钙等，局部外用炉甘石洗剂、糖皮质激素乳膏。一般不需要口服糖皮质激素。

2．物理治疗　可选用 UVB、PUVA 等。

3．中医中药　以清热凉血、祛风止痒为原则。

第十一节　单纯糠疹
Pityriasis Simplex

Abstract

Pityriasis simplex is also called pityriasis alba (PA), which represents a common post-inflammatory hypopigmentation resulting from a variety of inflammatory pathologies. PA is commonly seen in children with a personal history of atopy at sites of previous eczematous eruptions. PA typically presents with multiple asymptomatic hypopigmented macules and patches, round or oval in shape, involving predominantly the face, upper trunk, and upper limbs. Pityriasis alba is a self-limited disease, but the time to resolution varies from several months to a few years.

引言

单纯糠疹（pityriasis simplex）又称白色糠疹，是一种常见的良性皮肤病，主要发生在儿童和青少年，尤其是肤色较深的个体。通常白色糠疹被认为是特应性皮炎的一种轻微表现，但它也可发生于非特应性个体中。单纯糠疹通常表现为多个圆形或椭圆形无症状性色素减退性斑点和斑片，主要累及面部、躯干上部和上肢。单纯糠疹是一种自限性疾病，其消退时间从数月至数年不等。

一、病因和发病机制

单纯糠疹被归类于炎症后色素减退，具体发病机制不清。电镜下可见黑色素细胞退行性改变和角质形成细胞内黑色素小体数量减少。通常单纯糠疹被认为是特应性皮炎缓解期的表现，此时炎症消退，开始出现色素减退，但它也可发生于非特应性个体中。本病的发生可能与糠秕马拉色菌感染、营养不良、维生素缺乏、风吹日晒、肥皂清洗等因素相关。皮肤干燥与角质层保水能力下降有关。

二、临床表现

单纯糠疹的特征性表现是单发或多发、边界不清、直径 0.5～2cm 大小的色素减退斑，常分布于面颊（图 10-21），也可见于躯干上部和上肢。色素减退之前可能出现轻度红斑和脱屑。常伴有皮肤干燥。一般无明显自觉症状，或轻度瘙痒。春夏季多见。色素减退可能持续数月至数年，最终通常会自然缓解。

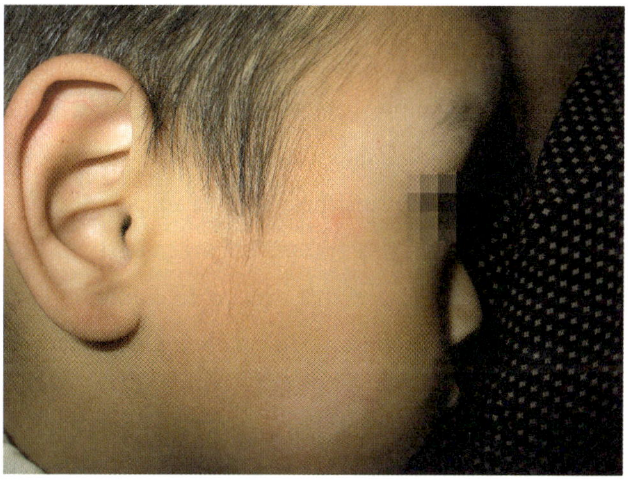

图 10-21　单纯糠疹

三、辅助检查

组织病理学改变轻微且无特异性，包括角化过度、棘层肥厚和轻度海绵形成。表皮中色素明显减少而黑色素细胞计数无显著降低。

Wood 灯下，病变更加明显但不发荧光。

四、诊断和鉴别诊断

根据患者皮损的临床表现和分布即可做出诊断。

单纯糠疹应与花斑癣、贫血痣、白癜风、炎症后色素减退等疾病相鉴别（表 10-7）。

五、治疗

单纯糠疹是一种自限性疾病，其消退时间从数月至数年不等。部分患者使用润肤剂和低效价外用糖皮质激素治疗可能有益。对于面部皮损的治疗，常外用钙调磷酸酶抑制剂替代外用糖皮质激素。其他治疗包括 308nm 准分子激光。

表 10-7 单纯糠疹的鉴别诊断

鉴别要点	单纯糠疹	白癜风	花斑癣	贫血痣
皮损特点	色素减退，边界欠清，轻微脱屑	色素脱失，边界清，无鳞屑	色素减退 / 色素沉着 / 红斑，边界欠清，细小、干燥的鳞屑	孤立性色素脱失 / 减少，不规则边缘，无鳞屑，出生时或在出生后几年出现
分布特点	面部	面部、腔口周围	胸背部	躯干
Wood 灯	病变更加明显但不发荧光	明亮的蓝白色荧光	黄色至黄绿色的荧光	病变更加明显但不发荧光
其他	—	—	KOH 涂片可见菌丝	玻片压诊时（即用载玻片按压病变部位及邻近的正常皮肤），贫血痣无法与周围皮肤区分开

第十二节 毛发红糠疹
Pityriasis Rubra Pilaris

Abstract

Pityriasis rubra pilaris (PRP) is a rare, cutaneous, inflammatory, papulosquamous disorder, appears in men and women of all ages. The etiology and pathogenesis of PRP remains unclear. Several possible mechanisms, such as genetics, vitamin A metabolism abnormalities, and other factors have been postulated. The clinical appearance of PRP is highly variable, based the age of disease onset and the characteristics of the skin lesions, PRP could categorized into six subtypes: Type Ⅰ-classical adult, Type Ⅱ-atypical adult, Type Ⅲ-classical juvenile, Type Ⅳ-circumscribed, Type Ⅴ- atypical juvenile, Type Ⅵ-HIV associated. Typical clinical manifestations include red-orange follicular papules that may coalescing into plaques with characteristic islands of sparing, and waxy, yellow palmoplantar keratoderma. Histopathologic features commonly found in PRP include alternating orthokeratosis and parakeratosis, psoriasiform hyperplasia. Treatment of PRP remains a challenge. Retinoids, methotrexate, and biologic agents are the mainstays of treatment. Topical use of emollients, and keratolytic agents could be helpful.

引言

毛发红糠疹（pityriasis rubra pilaris，PRP）是一种罕见的丘疹鳞屑性炎性皮肤病，典型临床表现为毛囊角化过度性丘疹及蜡样掌跖角化病，根据不同的发病年龄及临床表现可细分为六种亚型。本病可局限，可泛发呈伴发正常皮岛的红皮病样改变。组织病理学改变为角质层在垂直和水平方向交替出现角化过度和角化不全，银屑病样增生。治疗方面，外用治疗可选择润肤剂或角质剥脱剂。系统治疗可选择维 A 酸或甲氨蝶呤，生物制剂也被报道有一定疗效。

一、病因和发病机制

病因尚不明确，可能与遗传因素、维生素 A 缺乏、免疫紊乱等有关。

1. 遗传因素 部分毛发红糠疹患者呈现家族聚集性发病，研究发现与胱天蛋白酶募集结构域家族成员 14（*caspase recruitment domain family member 14*，*CARD14*）基因常染色体显性突变相关。

2. 维生素 A 缺乏 早期认为本病是一种维生素 A 缺乏症，但至今尚未被证实。系统应用维 A 酸类药物可成功治疗毛发红糠疹，提示病因与角化异常或维生素 A 代谢异常相关。

3．免疫紊乱 部分研究发现本病与自身免疫紊乱相关，有报道称本病与重症肌无力、粥样腹泻、肌炎、感染性关节炎和甲状腺功能减退有关。与体内白介素-23/白介素-17 轴异常及趋化因子配体 20 表达增加相关，且部分 PRP 患者与 HIV 感染和内部恶性肿瘤如肾脏细胞、支气管原性和肝细胞性肿瘤共存，提示发病可能为患者对特定抗原异常的免疫反应。

4．药物 药物暴露与本病的发生有关，常报道的药物包括酪氨酸激酶抑制剂和磷酸肌醇-3 激酶抑制剂等。

二、临床表现

本病罕见，发病率、患病率尚不明确，可发生于任何年龄段人群。发病年龄呈双峰分布，第一个高峰在 6 ~ 7 岁，第二个高峰在 40 ~ 50 岁。男女发病比例基本相等。本病整体呈慢性病程，临床表现的共有主要特征如下。①毛囊角化过度性丘疹：直径 1 ~ 2mm 大小，呈圆锥形，淡红褐色、棕色或正常皮色，质硬，顶端尖锐，中心有小角质栓，剥除角栓后，可见特征性小凹陷。皮损好发于手指和肘、膝伸侧，其次为躯干和四肢伸侧，对称分布，严重者皮损可波及全身，形成红皮病（图 10-22 ~ 图 10-24）。在受累区域可见特征性的小片正常皮岛。部分患者第 1、第 2 指节背侧常见有上述特征性丘疹，具有诊断意义。②掌跖角化病：掌、跖部出现坚实、融合性的角化增厚斑块，蜡样，重度患者可有皲裂、疼痛性裂隙。其他可能的表现还包括睑外翻、脱发及甲异常等。

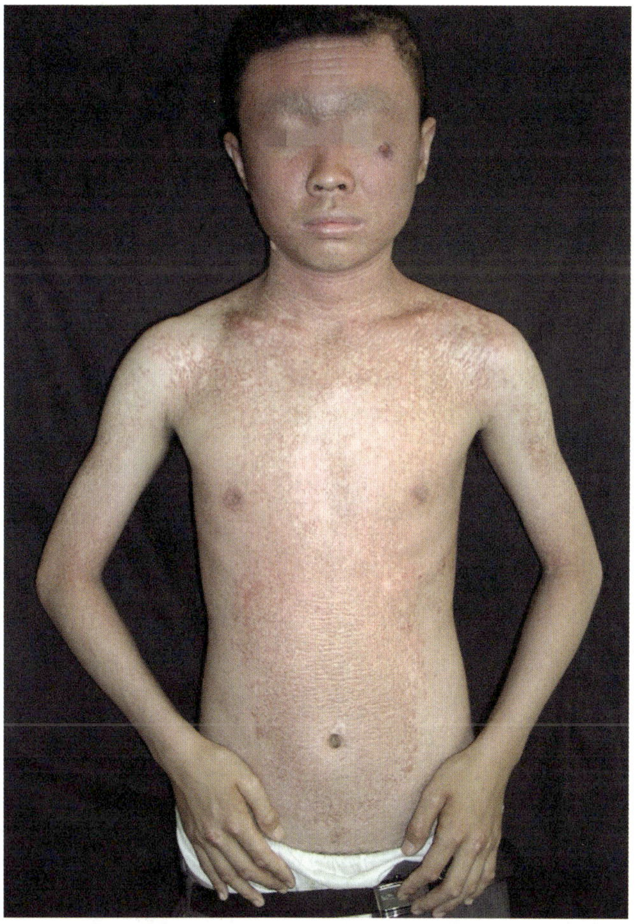

图 10-22 毛发红糠疹（躯干）

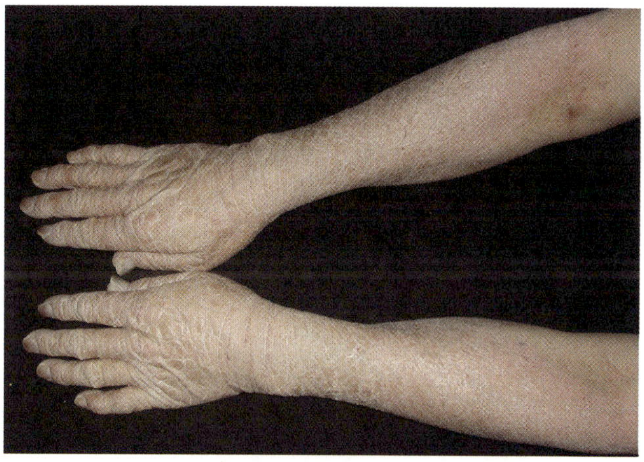

图 10-23 毛发红糠疹（手指和肘伸侧）

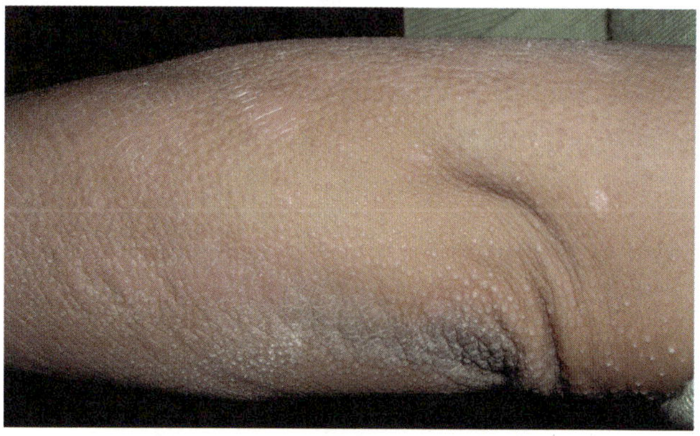

图 10-24 毛发红糠疹（注意小的丘疹）

第十章

PRP 可分为家族性和获得性，也可按发病年龄分为儿童型和成年型。根据不同的临床表现及发病年龄，毛发红糠疹可分为以下六型（表 10-8）：①Ⅰ型 – 典型成人型；②Ⅱ型 – 非典型成人型；③Ⅲ型 – 典型青少年型；④Ⅳ型 – 局限型；⑤Ⅴ型 – 非典型青少年型；⑥Ⅵ型 – HIV 相关型。其中，HIV 相关型 PRP 是一种罕见亚型，有典型 PRP 的皮肤表现。

表 10-8　毛发红糠疹各型临床特点

发病年龄	成人		青少年		
临床类型	Ⅰ型	Ⅱ型	Ⅲ型	Ⅳ型	Ⅴ型
占比	55%	5%	10%	25%	5%
分布	皮疹从头至脚方向发展，泛发全身	泛发全身	泛发全身	局限在肘膝伸侧	泛发全身
临床表现	橘红色斑块、苔藓样变 毛囊角化性丘疹 正常皮岛 糠秕样鳞屑 蜡样掌跖角化	掌跖板层状鳞屑 下肢鱼鳞病样鳞屑 湿疹性红色斑片	与Ⅰ型相似	边界清晰、伴毛囊角栓的斑块 掌跖角化病	显著面部受累，唇下区域不受累 毛囊角化过度性丘疹 躯干、四肢红色薄斑块，伴鱼鳞病样或银屑病样鳞屑
其他表现	睑外翻 甲：甲下角化过度，纵嵴，甲增厚 脱发：弥漫、非瘢痕性脱发	头皮毛发稀疏	完全性红皮病及睑外翻者较少	头皮黏着鳞屑 甲偶受累	偶有手足硬皮病样改变
发病及病程	多数 3 年内康复	慢性病程	出生后 2 年、青少年多数 3 年内康复	青春期前发病	出生几年内发病 慢性病程

三、辅助检查

1. 组织病理　角质层在垂直和水平方向交替出现角化过度和角化不全，呈棋盘状。毛囊角栓伴毛囊周围角化不全。颗粒层正常或增厚，棘层肥厚，表皮突增宽，偶见海绵水肿。约 1/4 的患者可见局灶性棘层松解区域。真皮上部毛囊、血管周围轻度炎症细胞浸润，以淋巴细胞为主（图 10-25）。

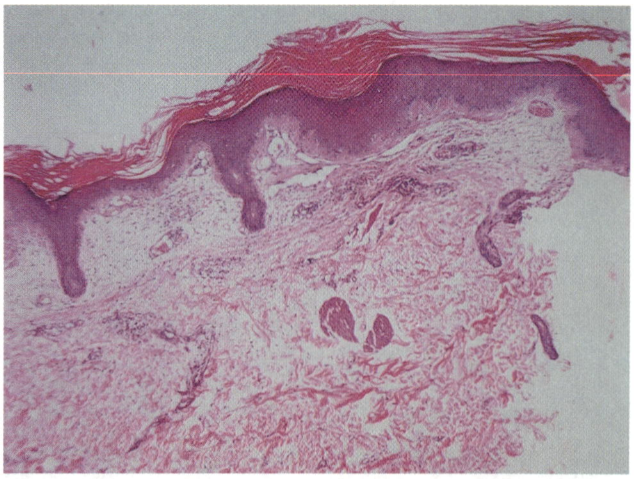

图 10-25　毛发红糠疹的组织病理（HE 染色）

2. 皮肤影像学　皮肤镜特征为圆形或椭圆形淡红色背景，可见黄白色毛囊角栓、中央毛发及毛周橙黄色晕，周围绕以不同形态的血管（线状、点状或网状，以线状为主）。

四、诊断和鉴别诊断

根据颈侧、四肢伸侧及指背特征性橘黄色或橙黄色毛囊角化性丘疹、掌跖角化过度可诊断。本病应与下列疾病相鉴别。

1．银屑病 具有白色鳞屑、薄膜现象及点状出血现象，可有束状发。银屑病的鳞屑通常较 PRP 的鳞屑更具有黏着性。其中需特别与红皮病性银屑病相鉴别，可借助组织病理或皮肤镜检查。

2．脂溢性皮炎 PRP 早期发生于头面部，易与本病混淆。脂溢性皮炎表现为头皮红斑鳞屑性斑片，也可累及眉毛、鼻唇沟，为具有油腻性鳞屑的黄红色斑片，没有毛囊角化性丘疹及掌跖角化病。

3．毛发苔藓 多发性毛囊性小丘疹，不融合，好发于上臂上外侧和股部伸侧。

4．皮肌炎 除躯干毛囊角化丘疹和足底蜡样角化外，可出现眼睑向阳疹、Göttron 丘疹等皮肌炎特征性改变。

五、治疗

（一）系统治疗

1．维 A 酸 常用选择阿维 A 或异维 A 酸。阿维 A 推荐初始剂量为每日 0.3～0.5mg/kg，治疗中可视患者耐受情况及治疗效果调整用量。异维 A 酸常用剂量为每日 0.5～1.0mg/kg，从小剂量开始，视耐受情况，每隔 2～3 周逐渐增加剂量至 1mg/kg。一般 2 个月内起效。有报道认为针对成人患者，阿维 A 治疗效果优于异维 A 酸。

维 A 酸类药物不良反应发生呈剂量依赖性，包括致畸性、皮肤黏膜不良反应、脱发、药物性肝损伤、血脂代谢改变、骨骼和肌肉发育异常等，在药物应用过程中应定期监测。

2．甲氨蝶呤 对约半数患者有效，通常起始剂量为 10mg 每周 1 次，治疗中可视患者耐受情况及治疗效果，增量至 25mg 每周。起效较慢，需至少连用 3 个月。

甲氨蝶呤常见的不良反应包括胃肠道反应（恶心、乏力）、脱发（可逆性，停药后头发可再生长）、肝酶升高、骨髓抑制、消化性溃疡等。长期应用体内积累剂量较大患者有肝纤维化和肝硬化可能，需密切监测。

3．生物制剂 在治疗 PRP 有一定疗效。难治性 PRP 患者中，可选择与传统治疗药物联合应用，或单独应用。

（1）肿瘤坏死因子 α 抑制剂：英夫利昔单抗，推荐用法为 0、2、6 周及以后每隔 8 周各给予 5mg/kg，静脉滴注。阿达木单抗，推荐用法为成人首剂 80mg，皮下注射，7 天后剂量为 40mg，皮下注射，随后每 2 周剂量为 40mg，皮下注射治疗。儿童 PRP 也可依据体重减量应用。

（2）白介素 17A 抑制剂：司库奇尤单抗（Secukinumab），推荐用法为 0、1、2、3、4 周给予 300mg，皮下注射，之后每月 1 次 300mg，维持剂量。儿童 PRP 也可依据体重减量应用。依奇珠单抗（Ixekizumab），推荐剂量为在第 0 周皮下注射 160mg，之后分别在第 2、4、6、8、10 和 12 周各注射 80mg，然后维持剂量为 80mg，每 4 周 1 次治疗。

（3）白介素 23 抑制剂：古塞奇尤单抗（Guselkumab），推荐剂量为在第 0 周和第 4 周皮下注射 100mg，之后每 8 周接受一次相同剂量维持治疗。

（4）白介素 12/23 抑制剂：乌司奴单抗（Ustekinumab），第 0 和第 4 周 45mg（体重≤100kg）或 90mg（体重＞100kg），皮下注射，此后每 12 周重复用药 1 次。

生物制剂在应用前应完善血、尿、便常规，肝肾功能、抗核抗体、肺部影像学等检查，排除活动性及潜伏性感染（病毒性肝炎、结核等）。使用期间密切监测肝肾功能、感染指标及影像变化。

4．其他 糖皮质激素仅适合急性期短期应用，中医中药、沐浴疗法等均有一定效果。光疗适用于皮疹泛发患者或系统药物治疗效果欠佳或有禁忌时。可选择的手段包括窄谱 UVB、PUVA、UVA1。

（二）局部用药

1. 润滑剂 外用凡士林、橄榄油等。

2. 维A酸制剂 外用0.025%～0.1%维A酸软膏对部分病例有良效。

3. 角质松解剂 如2%～5%的水杨酸软膏、10%尿素软膏。

4. 糖皮质激素 短时间、小面积外用糖皮质激素对部分局限型患者效果良好。

5. 其他 卡泊三醇软膏、外用钙调磷酸酶抑制剂也对部分患者有效。

第十三节 扁平苔藓
Lichen Planus

Abstract

Lichen planus (LP) is an uncommon pruritic inflammatory disorder of unknown cause that most commonly affects skin and mucosa. The etiology and pathogenesis of LP may involve immune dysregulation, and is associated with infection, genetic alterations, and environmental risk factors. The classical presentation of cutaneous lichen planus is a papulosquamous eruption characterized by the development of flat-topped, violaceous papules and plaques. Fine white lines, also known as "Wickham's striae", may be visible on the surface of the lesion. LP include many cutaneous variants, nails and hair may also be involved. LP is associated with a set of characteristic pathologic findings, such as: hyperkeratosis without parakeratosis, vacuolization of the basal layer, wedge-shaped hypergranulosis, and band-like lymphocytic infiltrate at the dermal. Treatment modalities vary between subtypes. Topical use of corticosteroids is the mainstay of treatment for patients with localized lesions, while for patients with generalized disease, systemic use of retinoids, corticosteroids, and phototherapy is more recommended.

引言

扁平苔藓（lichen planus，LP）是一种病因不明的好发于皮肤、黏膜的瘙痒性、炎症性疾病。典型临床表现为丘疹鳞屑性皮疹，特征为紫红色的平顶丘疹、斑块，其上可见纤细白线Wickham纹。本病临床变异型多样，也可累及甲、毛发。本病具有一组特征性的病理学表现包括：角化过度不伴角化不全，基底层空泡变性，楔形颗粒层增厚，真皮浅层带状淋巴细胞浸润。轻症患者可选择局部糖皮质激素外用作为初始治疗，重症患者或皮肤广泛受累者可能受益于光疗、维A酸或短期系统糖皮质激素治疗。

一、病因和发病机制

病因尚不明确，但目前普遍认为本病与T细胞介导的自身免疫异常相关，其靶抗原既可为外源性也可为内源性。靶抗原作用于表皮细胞，激活朗格汉斯细胞分泌白细胞介素（interleukin，IL）IL-1等细胞因子，诱导T细胞在真皮浅层形成带状浸润、损伤基底膜，随后激活T淋巴细胞分泌IL-2、干扰素-γ等细胞因子，诱导角质形成细胞表达人类白细胞抗原（HLA）-DR、细胞间黏附分子-1和IL-1、IL-3，进一步吸引T淋巴细胞浸润。

（一）外源性靶抗原

1. 病原体感染 病毒尤其是丙型肝炎病毒在扁平苔藓发病中发挥一定作用，最常见于口腔扁平苔藓。

其他可能有关的还包括人类疱疹病毒-6、人类疱疹病毒-7等。尚无明确证据表明扁平苔藓与细菌相关。

2．疫苗 接种不同类型的乙型肝炎病毒（hepatitis B virus，HBV）疫苗后可诱发扁平苔藓，可能为HBV反应性T细胞与角质形成细胞的抗原表位发生交叉反应所致。

3．接触性变应原 多种金属接触变应原可加重诱发本病，如汞（水银）、铜和金。

4．药物 链霉素、噻嗪类、别嘌呤醇及非甾体抗炎药等均可诱发本病。

（二）内源性靶抗原

1．遗传因素 1%～10%的患者有家族史。特异性HLA抗原和本病发病关系密切，如HLA-DR1（皮肤和口腔扁平苔藓）和HLA-DR9（日本和中国扁平苔藓）。

2．肿瘤 体内潜在肿瘤所触发的自身免疫反应也可诱发扁平苔藓。

二、临床表现

本病最常发病于30～60岁，儿童期也可出现但不常见，一般认为本病无明显的性别或种族倾向性。本病可累及皮肤、口腔、外生殖器、头皮、指（趾）甲或食管。

典型皮肤损害为粟粒至绿豆大小的紫红色多角形或类圆形扁平丘疹，丘疹中央轻度凹陷，边界清楚，表面覆一层光滑发亮的蜡样薄膜鳞屑，表面涂擦石蜡油后，可见到白色带光泽的小斑点或细浅的网状白色条纹，称为Wickham纹。皮损最常见于四肢屈侧，尤以腕部屈侧、踝周和股内侧最易受累，常呈不规则环状、线状排列。皮损伴有不同程度的瘙痒，部分患者在搔抓后可出现Koebner现象（创伤部位出现皮损）。

约半数患者可累及黏膜，以口腔最常见，尤其是颊黏膜、舌和牙龈。损害特点是树枝状或网状银白色细纹及小丘疹，对称分布。口唇部损害有轻度糜烂、渗液及明显的黏着性鳞屑。生殖器也是扁平苔藓的好发部位。男性多见于龟头、包皮、阴茎，女性多见于大小阴唇、前庭和宫颈等。发生在头部的扁平苔藓可致永久脱发。累及甲部时则表现为甲板增厚、纵嵴、甲板萎缩或甲裂缝等，部分严重患者可出现无甲症、甲胬肉等，系甲基质受累所致。

病程数月至数年，部分患者的皮疹在2年以内自行消退，皮疹消退后可遗留淡褐色色素沉着。除皮肤扁平苔藓的典型临床表现之外还包括多种变异型，如急性播散型、肥厚型、线型、大疱型、萎缩型、毛囊型、环状型、光化型、色素型、反向型、掌跖型、溃疡型等（图10-26～图10-33）。

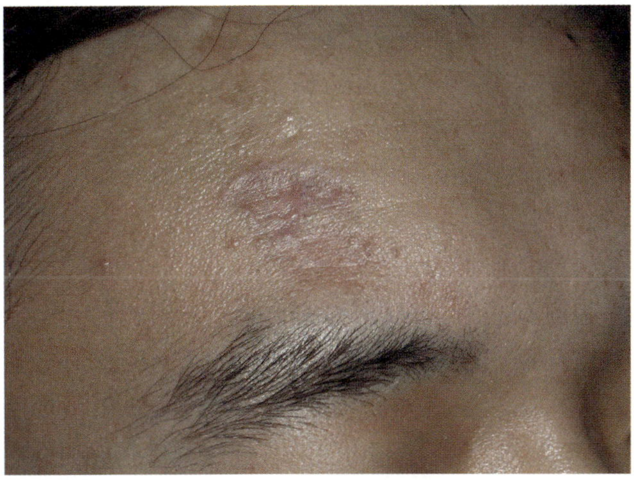

图10-26　光化型扁平苔藓

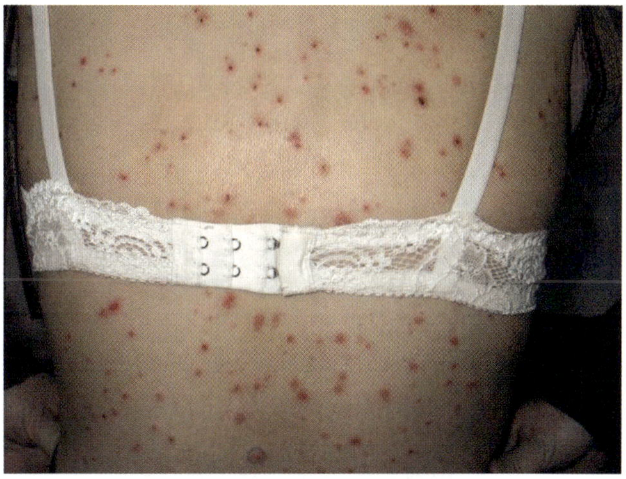

图10-27　点滴型扁平苔藓

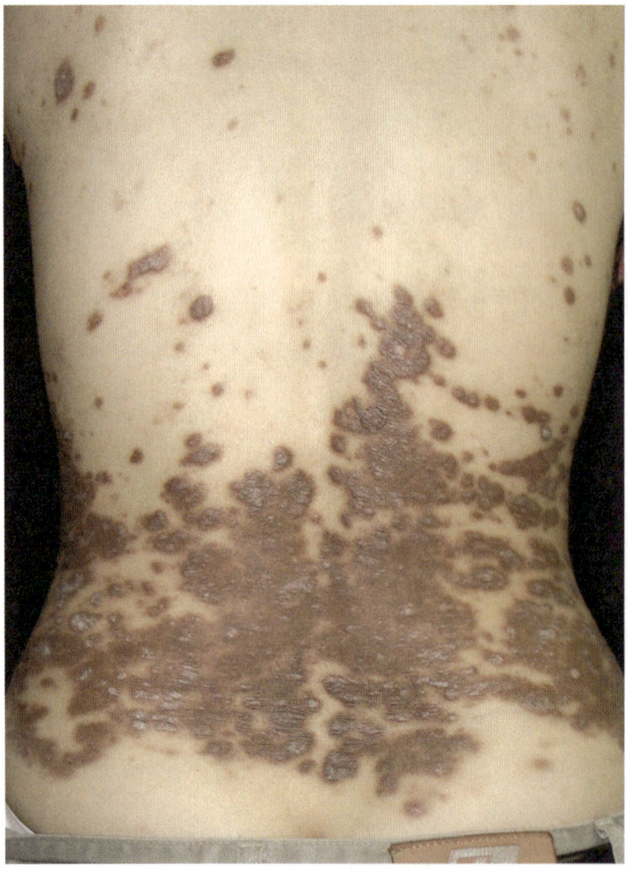

图 10-28　色素型扁平苔藓

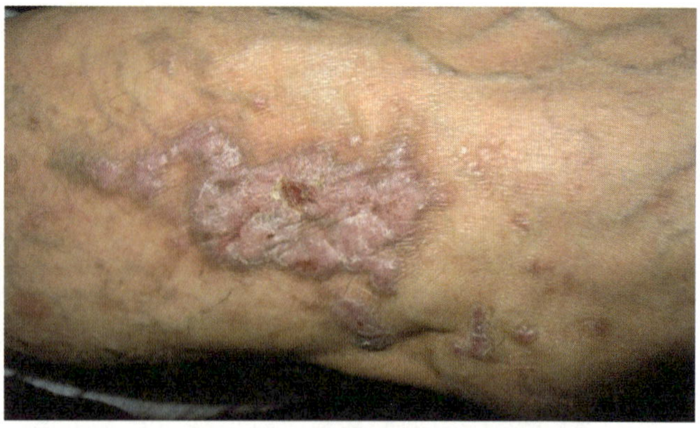

图 10-29　肥厚型扁平苔藓

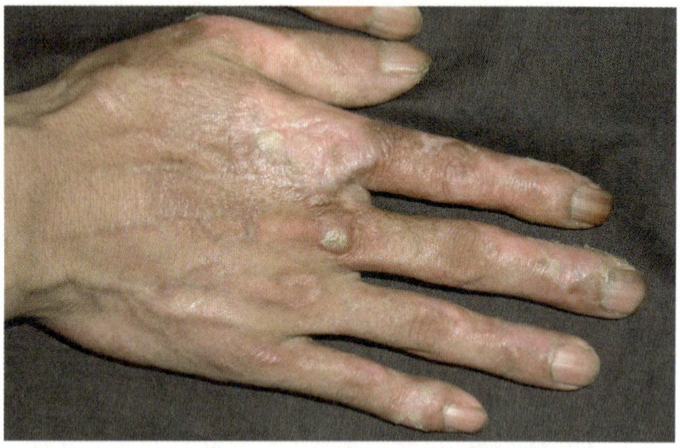

图 10-30　萎缩型扁平苔藓

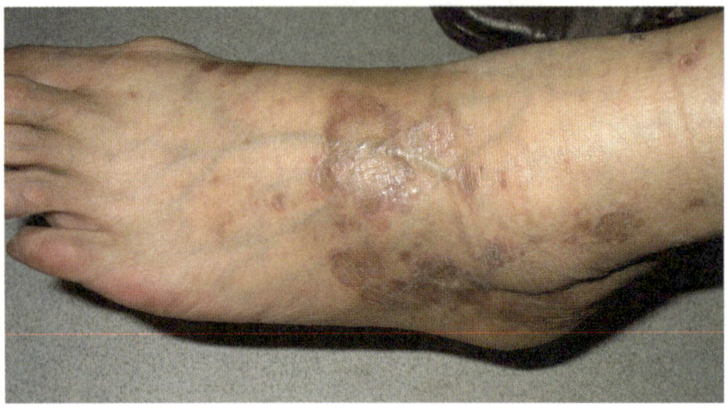

图 10-31　环状型扁平苔藓

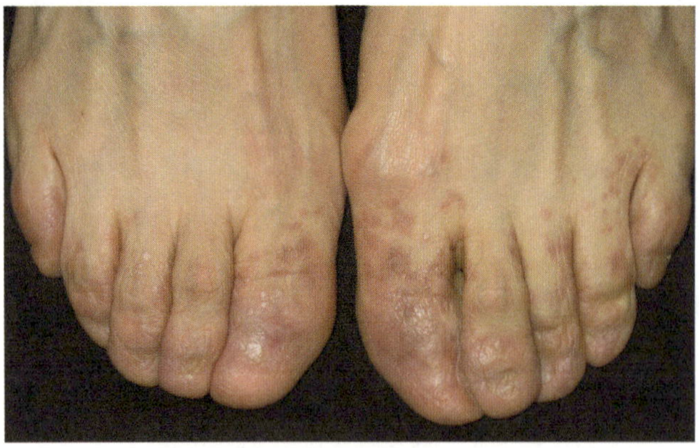

图 10-32　扁平苔藓的甲改变

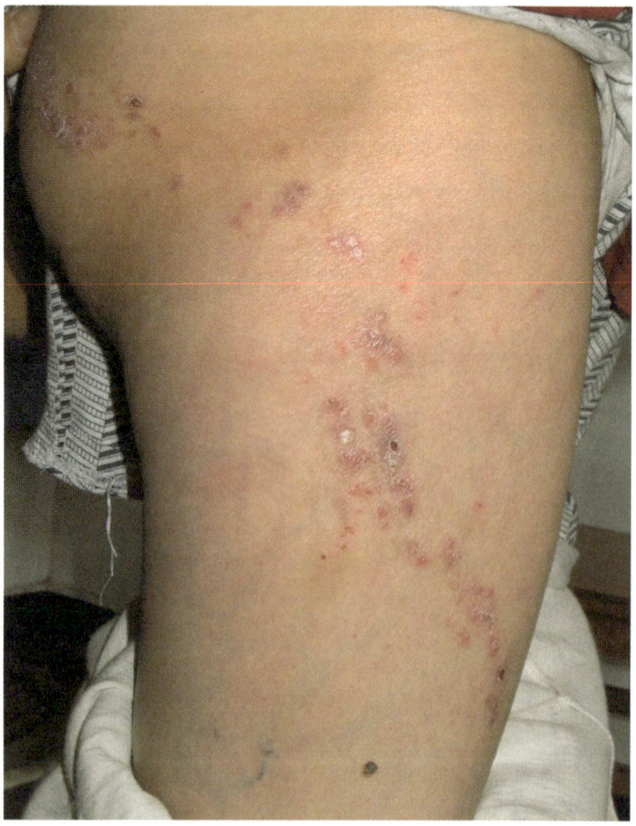

图 10-33　扁平苔藓的同形反应

三、辅助检查

1．组织病理 表皮角化过度，颗粒层楔形增厚呈“锯齿状”，基底细胞液化变性。基底及真皮乳头层可见 Civatte 小体（凋亡的角质形成细胞，呈现圆形均质嗜伊红小体）。真皮上部可见以淋巴细胞为主的带状浸润（图 10-34）。

2．皮肤影像学 进展期皮损的皮肤镜表现为暗红色背景，白色网纹，即 Wickham 纹，可见边缘分布、放射状分布的点状血管、线状血管。而消退期皮损皮肤镜下血管结构减少或消失，可见灰蓝色点，伴或不伴有白色网状条纹。

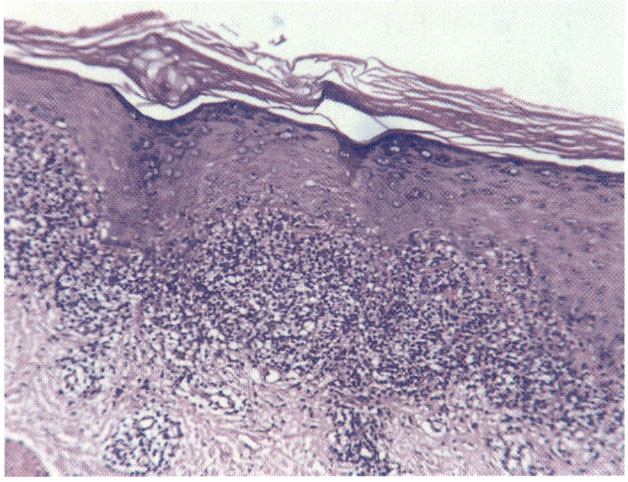

图 10-34 扁平苔藓的组织病理（HE 染色）

四、诊断和鉴别诊断

（一）诊断依据

本病的诊断依据包括典型损害为紫红或紫蓝色多角形扁平丘疹，界清，表面干燥，有蜡样光泽，可见 Wickham 纹。多见于成年人，好发于四肢屈侧，也可累及黏膜，自觉瘙痒。组织病理有特征性改变。

（二）鉴别诊断

临床上扁平苔藓应与下列疾病鉴别，如红斑狼疮、光泽苔藓、线状苔藓、硬化性苔藓、玫瑰糠疹、持久性色素异常性红斑（灰皮病）、银屑病、特应性皮炎、环形苔藓样疹、苔藓样移植物抗宿主病、原发性皮肤淀粉样变和二期梅毒进行鉴别。除此以外，部分肿瘤患者，皮肤亦可出现苔藓样皮损，为一种副肿瘤表现，如副肿瘤性天疱疮。

由于本病为皮肤对多种外源物质的一种反应模式，因此在诊断时应详细、全面了解患者可能的暴露史。尤其在药物方面，有时扁平苔藓很难与苔藓样药疹进行鉴别，相关鉴别点分析见表 10-9。

表 10-9 苔藓样药疹及特发性扁平苔藓鉴别要点

鉴别要点	苔藓样药疹	特发性扁平苔藓
好发年龄	老年人	中青年人
发病部位	多泛发全身，躯干及四肢伸侧；黏膜通常不累及	腕部，前臂屈侧，骶骨前区，下肢，生殖器；黏膜常累及
皮疹形态	湿疹样、银屑病样或玫瑰糠疹样	光泽、平顶、多边形、紫罗兰色的丘疹
Wickham 纹	少见	有
色素沉着	非常多见，有时持续存在	常见
组织病理	角化不全，坏死的角质形成细胞可以在表皮全层中散在分布 真皮浸润程度较深，可见淋巴细胞及不同程度嗜酸性粒细胞和/或浆细胞浸润	表皮角化过度、没有角化不全，颗粒层增厚，棘层肥厚 表浅真皮有炎细胞浸润，罕有嗜酸性粒细胞和浆细胞

第十章

五、治疗

（一）一般治疗

积极寻找内源及外源性因素，消除诱因，减轻精神紧张，限制烟酒及刺激性饮食，避免搔抓。

（二）外用治疗

针对皮损局限性患者，治疗以外用糖皮质激素为主，而对于皮疹泛发者，外用糖皮质激素作为全身性治疗或物理治疗的辅助治疗。

针对躯干、四肢的皮疹，可局部外用强效或超强效糖皮质激素，而褶皱、间擦部位的皮疹，则选用中效或弱效糖皮质激素。针对肥厚型扁平苔藓亦可选择皮损内注射皮质类固醇。对于口腔、外阴扁平苔藓还可选择外用他克莫司（钙调磷酸酶抑制剂）治疗。对于甲 LP 患者，需要积极治疗避免永久性甲损毁，可选择皮损内注射曲安奈德。

（三）物理治疗

对于顽固性病例，可采用 NB-UVB 或 PUVA 治疗。对于局部孤立皮损也可采用液氮冷冻、二氧化碳激光治疗。

（四）系统治疗

针对局部糖皮质激素不能充分治疗或皮疹泛发者，选择系统药物治疗。

1．抗组胺制剂及镇静剂　适用于剧烈瘙痒者。

2．糖皮质激素　适用于急性泛发性扁平苔藓、甲扁平苔藓（多甲受累或病情迅速进展者）或严重口腔黏膜糜烂型 LP，建议起始剂量为 30～60mg/d，持续 4～6 周，在随后的 4～6 周逐渐减少剂量至停用，可以预防阴道受累和甲萎缩。

3．维 A 酸类　可有效抑制表皮角化过度，使萎缩或角化过度的上皮细胞恢复正常。建议剂量为阿维 A 每日 30～40mg/d，连服 3～4 周，随病情严重程度调整药物用量。

4．免疫抑制剂　环孢素 A 是一种强效免疫抑制剂，适用于常规治疗无效的顽固性扁平苔藓。剂量为每日 3～6mg/kg，一般 2～4 周见效。其他还可以选择的免疫抑制包括甲氨蝶呤、吗替麦考酚酯、沙利度胺等。

5．羟氯喹　对光线性扁平苔藓、头皮扁平苔藓或扁平苔藓甲病有效，疗程 1～3 个月。

6．其他　以下药物亦有成功治疗扁平苔藓的报道，但需权衡利弊，如四环素、低分子肝素、甲硝唑、灰黄霉素、阿普斯特等。

第十四节　扁平苔藓样角化病
Lichen Planus-like Keratosis

Abstract

Lichen planus-like keratosis (LPLK), also known as benign lichenoid keratosis, is a chronic inflammatory disease with unknown cause. LPLK is more prevalent among women, and has been thought to represent inflammation period of a benign lentigo, seborrheic keratosis or actinic keratosis. LPLK occur primarily as solitary pink to red-brown, often scaly, papules or plaques. The location of lesions varies depending on ethnic origin of patients. In the Asian population, the head and neck were the most frequent locations. Pathologically, LPLK has a lichenoid infiltrate composed primarily of lymphocytes, accompanied with parakeratosis. Eosinophils and plasma cells are sometimes present. Treatment include external exfoliation agent, liquid nitrogen cryotherapy or surgical excision.

引言

扁平苔藓样角化病（lichen planus-like keratosis，LPLK）又称良性苔藓样角化病，是一种病因不明的慢性炎症性疾病。目前本病被认为是一种退行性日光性雀斑样痣、脂溢性角化病或光线性角化病。临床多表现为单发的淡粉色至灰褐色肥厚性丘疹或斑块。病理呈苔藓样皮炎改变同时伴有角化不全、少量嗜酸性粒细胞及浆细胞浸润。必要时可外用角质剥脱剂、冷冻或手术切除治疗。

一、病因和发病机制

本病发病机制尚不明确，有观点认为 LPLK 是良性雀斑样痣、光线性角化病或脂溢性角化病的退化阶段，可以合并出现日光性黑子或脂溢性角化病。因本病病理可见表皮中朗格汉斯细胞数量增多，由此推测真皮中淋巴细胞苔藓样浸润可能是继发于朗格汉斯细胞呈递的表皮抗原所致，与扁平苔藓的机制类似。诱发因素可包括外伤、药物、日光照射、皮炎等。

二、临床表现

多见于皮肤白皙的患者，患病者年龄 30～80 岁以中老年人好发，女性发病率为男性的两倍。高加索白人最常见本病，亚洲裔、非洲裔、西班牙裔少见。好发于面、胸、肩部等暴露部位。多数患者为单发，多发性损害少见。皮损常表现为 0.5～1.5cm 的红色、棕色或灰褐色略高出皮面的、境界清楚的、类圆形丘疹或小斑块，上覆鳞屑。多无自觉症状。

三、辅助检查

1．组织病理 表皮角化过度、颗粒层增厚、棘层肥厚、基底细胞液化变性、表皮局部可见坏死角质形成细胞胶样小体，部分患者可见灶状角化不全。最突出的改变为真皮浅层淋巴细胞苔藓样浸润，可见真皮弹性纤维变性、散见中性粒细胞、嗜酸性粒细胞、浆细胞及噬色素细胞浸润。

2．皮肤影像学 皮肤镜下 LPLK 表现为以下特征：①胡椒粉样或颗粒模式（蓝黑色细颗粒）。②皮损周围可见日光性角化病、脂溢性角化病或日光性黑子的皮肤镜特征表现。

四、诊断和鉴别诊断

根据本病多见于中老年人，好发于躯干、面及四肢等部位，皮损单一，表现为着色斑或稍有脱屑的斑块，不侵犯黏膜的临床特征以及组织病理改变等可以诊断。

临床上 LPLK 需与扁平苔藓、光线性角化病、浅表性基底细胞癌、鲍恩病、脂溢性角化病及黑色素瘤（无色素型）相鉴别。病理上应与其他带状炎症反应疾病相鉴别，如扁平苔藓、“苔藓样”红斑狼疮、苔藓样固定型药疹等。

五、治疗

无须特殊治疗，单发性皮疹必要时可外用角质剥脱剂、冷冻或手术切除。对于泛发患者必要时可口服维 A 酸类药物治疗。

第十五节　硬化性萎缩性苔藓
Sclerotic Atrophic Lichen

Abstract

Sclerotic atrophic lichen, also known as lichen sclerosus, is a chronic inflammatory disease with unknown causes. Lichen sclerosus can start at any age, although it is most often diagnosed in women over 50. Pre-pubertal children can also be affected. Both extragenital and genital areas could be involved, genital and perianal areas are the most affected. The skin lesions primarily affect the superficial dermis, and with clinically distinct manifestations, leading to ivory-white scarlike atrophy. Genital lichen sclerosus causes both dryness and severe, persistent pruritus, and it often leads to progressive atrophy and functional impairment. Topical use of corticosteroids is the mainstay of treatment. Other topical treatments include intravaginal oestrogen cream, calcineurin inhibitors tacrolimus ointment, retinoid. When lichen sclerosus is severe, acute, and not responding to topical therapy, systemic treatment may rarely be prescribed. Options include: intralesional or systemic corticosteroids, oral retinoids, methotrexate, and ciclosporin.

引言

硬化性萎缩性苔藓（sclerotic atrophic lichen）又称硬化性苔藓（lichen sclerosus），是一种病因不明的慢性炎症性皮肤疾病。本病主要累及真皮浅层，具有典型临床特征，晚期形成白色瘢痕样萎缩。损害可单独或同时发生于外生殖器和生殖器外部位。外生殖器皮损除可引起外阴干燥和严重的持续性瘙痒外，还可导致进行性萎缩和功能受损。主要治疗方法为外用糖皮质激素、钙调磷酸酶抑制剂、维A酸。因本病有一定恶变风险，需密切监测，对于高级别鳞状上皮内瘤变或者已经发展为鳞状细胞癌的患者需要手术治疗。

一、病因和发病机制

病因尚不清楚，主要存在下列几种假说。

1. 免疫学说　硬化性苔藓患者自身免疫性疾病的发病率增高，如甲状腺疾病、斑秃、白癜风、糖尿病等。抗细胞外基质蛋白-1（extracellular matrix 1，ECM-1）抗体的产生可能是重要的致病机制。约74%硬化性苔藓患者可见针对ECM-1的免疫反应，这些抗体的存在进一步导致了组织学改变。

2. 遗传因素　硬化性苔藓与HLA Ⅱ类抗原HLA-DQ7相关，与HLA-DQ8、HLA-DQ9也有较低相关性。有研究认为IL-1受体拮抗基因多态性与疾病严重度相关，它可能是硬化性苔藓的候选基因或加重因素。

3. 感染　发病前常先有阴道炎、包皮龟头炎的病史。部分研究认为硬化性苔藓可能是分枝杆菌或伯氏疏螺旋体感染的不典型表现。

4. 内分泌因素　好发于女性，尤其是内源性雌激素水平降低的女性，但未发现硬化性苔藓与妊娠、子宫切除术后、应用避孕药、激素替代疗法有关，且系统性或局部应用雌激素未见疗效。

5. 局部因素　在水肿、晒伤、烫伤、放疗后可出现同形反应，经常性揉搓摩擦也是诱发因素之一。

二、临床表现

本病在所有年龄段均可发病，但在女性患者中呈双峰分布，第一个发病高峰在青春期前，第二个发病高峰在绝经期后。无种族特异性，女性患病率高于男性，比例从 10∶1 到 1∶1 不等。

（一）肛门生殖器硬化性苔藓

好发于男女生殖器部位，且常是唯一受累部位。皮损初期为轻微隆起的红斑，边界清楚，可有轻度糜烂及淤血样改变。后逐渐呈白色多角形扁平丘疹，渐融合成斑块，皮损后期可呈萎缩性斑片，缺少弹性。进展期皮损还可见类似黑头粉刺的毛囊角栓。生殖器部位硬化性萎缩性苔藓患者可继发鳞状细胞癌，故应长期随访。

1. 女性患者常累及大小阴唇、阴蒂、会阴、肛周等，对称分布，形成典型的“8”字形或哑铃样改变。患者瘙痒明显，因搔抓、摩擦可出现糜烂、皲裂、湿疹样变、瘢痕形成等继发改变，严重者伴随灼痛及性交困难等。

2. 男性患者好发于龟头和包皮，又称干燥性闭塞性龟头炎，很少侵犯肛周。局部呈灰白色硬化萎缩性斑块，易形成糜烂、溃疡。男性皮损常形成瘢痕、累及尿道可出现尿道口狭窄，引起排尿困难。

3. 儿童硬化性苔藓：有 10%～15% 的硬化性苔藓病例发生于儿童，其临床表现、组织病理改变与成人相似。女性患儿可表现为外阴疼痛，阴唇硬化、融合。肛周受累的患者，由于直肠裂伤可产生特征性症状，如便秘、直肠出血等。男性患儿出现后天包茎或反复发生的包头炎，较少累及肛门周围，疼痛及瘙痒较常见。

（二）肛门生殖器外硬化性苔藓

生殖器外发病率占 15%～20%，患者多无自觉症状，部分伴有瘙痒。好发于躯干和四肢近端，如颈部、肩、腕关节屈侧、机械创伤部位或连续受压部位等。皮损表现为轻微硬化的象牙色或瓷白色发亮圆形斑丘疹，偶尔出现大疱、出血、角化、结节样损害。儿童硬化性苔藓可自行消退，位于生殖器以外的皮损常在青春期前后消失。

三、辅助检查

1. 组织病理 硬化性苔藓早期病理变化为界面性皮炎改变。后期表现为表皮变薄、表皮突消失，可见角化过度，毛囊角栓。表皮下可见带状水肿，伴胶原均质化改变，均质区下方可见单个核细胞浸润带，弹性纤维稀少，毛细血管和淋巴管扩张。

2. 皮肤影像学 外阴硬化性萎缩性苔藓常见的皮肤镜特征为点状、线状、发夹样、逗号样及树枝状血管，不规则分布；黄白色无结构区；紫红色小球、斑片；褐色或蓝灰色色素结构。少数皮损皮肤镜下可见到亮白色条纹，玫瑰花瓣征，粉刺样开口及角栓。外阴外硬化性萎缩性苔藓典型的皮肤镜表现为亮白色无结构区、毛囊角栓、鳞屑、出血点、亮白色条纹、胡椒粉样色素和彩虹征。

四、诊断和鉴别诊断

根据典型的瓷白色丘疹、斑块及萎缩性斑片，其上坚实的毛囊角栓，结合发病部位及组织病理等，硬化性萎缩性苔藓不难诊断。外生殖器硬化性苔藓要与瘢痕性类天疱疮、扁平苔藓等相鉴别，生殖器外硬化性苔藓要与盘状红斑狼疮、硬斑病、萎缩性扁平苔藓等相鉴别。

1. 瘢痕性类天疱疮 好发于老年人的一种慢性水疱性皮肤病，主要侵犯黏膜，如结膜、口腔，愈后遗留萎缩性瘢痕。组织病理为表皮下水疱，后期真皮浅层纤维化明显。直接免疫荧光基底膜带有线状 C3 和 IgG 沉积。

2. 糜烂性扁平苔藓 表现为广泛的阴道口周围、阴唇的糜烂，边缘绕以花边状白色网纹。易形成瘢痕，严重者引起外阴结构变形、阴道完全闭塞及尿潴留。疼痛显著。组织病理具有特征性改变。

3．外阴湿疹 硬化萎缩性苔藓在早期时易与外阴皮炎湿疹类疾病混淆，但外阴湿疹皮疹形态更多样。急性期皮肤发红、肿胀，出现丘疹、水疱，搔抓后糜烂、渗出、结痂，严重者可形成溃疡。慢性期呈外阴皮肤增厚、粗糙，苔藓样改变，局部可出现色素沉着或色素减退。

4．盘状红斑狼疮 表现为覆有黏着性鳞屑的浸润性红斑，祛除鳞屑可见毛囊角栓形成的小棘，慢性皮损中央萎缩形成瘢痕，伴有毛细血管扩张、色素沉着或色素减退。好发于曝光部位。组织病理及免疫病理均有特征性改变。

5．硬斑病 皮损为境界清楚的点状或斑状、红色或紫红色水肿性斑块，进展期皮损硬化，周边呈紫色，非活动期皮损常出现色素沉着。组织病理无基底细胞液化变性及毛囊角栓，真皮浅层仍有弹性纤维，硬化可达脂肪层。硬斑病与硬化性萎缩性苔藓可重叠或共存。

五、治疗

保持良好的生殖器部位卫生环境，避免搔抓，避免诱发因素。加强患者宣教，叮嘱患者关注自身皮疹情况并每年至少完成一次随诊。

局部外用糖皮质激素是主要治疗方法，建议外用超强效糖皮质激素，如丙酸氯倍他索。应用弱效糖皮质激素如糠酸莫米松也可以改善症状。连续外用6～12周作为治疗的初始阶段，每晚涂抹1次，连续4周；其后每隔1晚涂抹1次，持续4周；然后每周2次，连续4周。患者一般在治疗第1～2周内开始注意到瘙痒和烧灼感较前改善。针对顽固瘙痒、皮损进展明显或局部增厚的患者局部注射糖皮质激素有效。

瘙痒或疼痛的症状通常可以通过局部外用糖皮质激素治疗得到改善。每日外用润肤剂可帮助维持外用糖皮质激素治疗后的症状缓解。

钙调磷酸酶抑制剂（他克莫司或吡美莫司）局部外用可作为一种安全、有效的替代治疗方法，特别是儿童患者（尤其是女孩），但远期安全仍需进一步的研究。

其他治疗方法还包括：①光动力治疗，一些病例报告和小型初步研究显示光动力可成功治疗外阴硬化萎缩性苔藓。②UVA1光照疗法可以作为生殖器外部位皮疹的替代治疗方案，但对于外阴部位的长期安全性需要进一步研究。③其他报道药物还包括口服阿维A、环孢素等。针对生殖器以外的皮损可尝试卡泊三醇局部封包治疗，若皮疹泛发可应用系统糖皮质激素联合甲氨蝶呤治疗。手术切除、冷冻、CO_2激光等用于治疗局部后遗症及恶变时的处理。

第十六节 面颈部毛囊性红斑黑变病
Erythromelanosis Follicularis Faciei et Colli

Abstract

Erythromelanosis follicularis faciei et colli (EFFC) is an erythematous pigmentation disease that invades hair follicles. It tends to occur in young men in Asia. Although the precise etiology remains unknown, a genetic and hereditary background with autosomal recessive mode of inheritance, and sporadic mutation have been described as proposed mechanisms. There is a well-established association of EFFC with keratosis pilaris. The triad of erythema, hyperpigmentation and follicular papules over face and neck characterizes this condition. Pathology showed hyperkeratosis, enlarged hair follicles, especially in the infundibular area with thick shaft. Dilatation of blood vessels in the upper dermis. Mild patients could use topical treatments that include keratolytic, vitamin C, and topical calcineurin inhibitors. Systemical use of retinoids was applied to severe cases. Laser therapy for the background erythema and hyperpigmentation requires multiple sessions with variable outcomes.

引言

面颈部毛囊性红斑黑变病（erythromelanosis follicularis faciei et colli）为侵犯毛囊的红斑性色素沉着病。好发于亚洲青年男性。本病发病机制不明，但或与常染色体隐性方式遗传或自发性突变相关。皮疹表现为双侧面颈部的红斑、色素沉着及角化性丘疹。病理可见角化过度、毛囊漏斗扩大伴角栓、真皮血管扩张。本病治疗效果有限，可选择外用角质剥脱剂、钙调磷酸酶抑制剂等；对于重症患者可系统应用维A酸类药物。红斑及色素沉着问题可选择激光治疗。

一、病因和发病机制

本病发病机制未明，但目前研究发现与常染色体隐性方式遗传或自发性突变相关，部分患者与自主神经功能异常相关。

二、临床表现

好发于亚洲人的中青年男女，但白种人也可发病。通常在青春期发病，男性较女性好发。皮损通常表现为红棕色斑片，其上可见毛细血管扩张、斑点状色素沉着、毛囊性丘疹及角栓，触摸有颗粒状感觉。部分患者可有糠秕样鳞屑及轻度瘙痒。主要累及耳前，部分患者可延伸至颈前和上颌区。对称分布，但可单侧发病，玻璃片压之呈苍白色，而红棕色色素沉着仍存在。在臀部、肩部常合并出现毛周角化病。

不典型者可出现耳郭、眉部受累，故本病被认为是红色毛发角化病的变种，也可与红色毛发角化病和眉部瘢痕性红斑重叠。

三、辅助检查

组织病理 表皮角化过度，毛囊漏斗扩大伴角质栓，表皮突变平，黑色素过度沉着。真皮上部可见血管扩张及钙质沉着。真皮附属器周围轻度淋巴细胞浸润，皮脂腺肥大。

四、诊断和鉴别诊断

根据皮疹临床特点、分布部位及有无瘢痕等特征，诊断不难。本病需要与面部萎缩性红色毛周角化病（无色素沉着）、眉部瘢痕性红斑（持续性网状红斑及毛囊角化性丘疹导致双侧眉毛部位毛囊萎缩、瘢痕形成）、西瓦特皮肤异色病（面部和上胸部网状色素沉着、萎缩、丘疹和毛发脱失）、里尔黑变病（与化妆品或面部接触物品中某些致敏化学物质相关的面部色素沉着）等相鉴别。

五、治疗

一般对症处理，轻症患者可尝试外用治疗，如视黄酸、尿素乳膏、维生素C、他克莫司软膏等。重症患者可口服异维A酸。针对红斑及色素沉着问题可尝试激光治疗，但需多次治疗且效果因人而异。

第十七节 金黄色苔藓
Lichen Aureus

Abstract

Lichen aureus, also known as lichen purpuricus, is a chronic uncommon subtype of pigmented purpuric dermatosis. Clinically, it usually affects children or young adults and presents as persistent rust-coloured plaques on the lower extremities. Histopathologic changes are characterized by a lichenoid infiltration. Treatments include oral intake of vitamin C and rutoside, topical use of corticosteroids, and phototherapy.

引言

金黄色苔藓（lichen aureus）又称紫癜性扁平苔藓，是一种慢性、持续性、色素性、紫癜性皮炎。好发于下肢，但全身均可受累，表现为局部浸润的金黄色或铁锈色针尖大的斑疹或扁平丘疹。组织病理学上为苔藓样淋巴细胞浸润。口服维生素C及芦丁片，外用糖皮质激素或光疗有一定效果。

一、病因和发病机制

金黄色苔藓和其他紫癜性皮炎的病因尚不清楚，是由轻微炎症及浅表的真皮乳头层血管（主要是毛细血管）出血引起。损害好发于下肢尤其是足背和踝部，活动后加重，提示下肢静脉回流不畅、重力和静脉压升高可能与发病有关。某些病例与过敏性接触性变应原Ⅳ型变态反应有关，如对苯二胺、钴、过氧化苯甲酰、秘鲁香脂和玻璃纤维等。

二、临床表现

本病少见，皮损为突然出现的金黄色或铁锈色针尖大的斑疹或扁平丘疹，呈苔藓样外观，边界清楚。常为孤立皮损，位于静脉上方。好发于下肢，但全身任何部位均可受累，多为圆形，边界清楚，大小不定，直径2~30cm不等，偶呈线性节段性损害，常无自觉症状。本病呈慢性病程，大部分症状可自行消退。

三、辅助检查

组织病理 表皮无明显改变。真皮上部近表皮处可见一宽阔正常的结缔组织区，其下炎性细胞呈带状浸润，主要为淋巴细胞和少量组织细胞，常含有较多的含铁血黄素颗粒。真皮毛细血管数目增多，血管内皮细胞肿胀，血管周围红细胞外渗。附属器及神经周围可见炎性细胞浸润。

四、诊断和鉴别诊断

根据典型临床表现和组织病理可诊断。组织学上，通过苔藓样组织反应的密度和明显的噬含铁血黄素巨噬细胞聚集，与色素性苔藓性皮病的其他亚型相鉴别。某些病例中，由于致密的带状炎性细胞浸润，组织病理上几乎很难与早期的蕈样肉芽肿相鉴别。

五、治疗

1．一般治疗 首先需要消除或减少潜在的促发因素。

2．系统治疗 口服维生素C 500mg，每天2次；同时口服芦丁片20mg，每天3次。一个疗程为4周。

3．外用药治疗 局部外用糖皮质激素或他克莫司。

4．光疗治疗 PUVA 治疗有一定疗效。

第十八节 线状苔藓
Lichen Striatus

Abstract

Lichen striatus, also known as linear lichenoid dermatosis, is an asymptomatic, uncommon, self-limited, linear dermatosis of unknown etiology that generally affects children. The eruption consists of discrete or clustered pink, skin-colored or tan (hypopigmented) papules that are flat-topped, smooth or scaly, and range in size from 1 to 3mm. The lesions are arranged along the line of Blaschko. Nail could also be involved. The histologic features of lichen striatus are variable and depend upon the age of the lesion. The typical change is a lichenoid tissue reaction in addition to varying degrees of involvement of the hair follicles and sweat glands and ducts. Treatment of lichen striatus is usually not needed because it is self-limited. Topical corticosteroids, and calcineurin inhibitors have been reported to be effective.

引言

线状苔藓（lichen striatus）又称线状苔藓样皮病（linear lichenoid dermatosis），是一种沿 Blaschko 线分布的良性自限性皮肤病。病因不明，好发于儿童。典型临床表现为群集，粉红色、肤色或色素减少的苔藓扁平丘疹，直径 1～3mm，表面少量细薄鳞屑，丘疹常沿 Blaschko 线排列。甲亦可受累。病理表现随皮疹时期而异，典型者可见苔藓样改变伴不同程度的毛囊、汗腺受累。本病有自限性，可尝试外用糖皮质激素、钙调磷酸酶抑制剂治疗。

一、病因和发病机制

本病病因尚不明确，可能与过敏、病毒感染、创伤、暴晒、遗传易感性等因素有关。病理证实坏死角质形细胞周围绕着 $CD8^{+}T$ 细胞，提示发病与 T 细胞介导的细胞免疫有关。

二、临床表现

线状苔藓是一种少见、无自觉症状的自限性线状皮肤病。好发于儿童，多见于 4 月龄婴儿到 15 岁儿童，偶见于成年人。女性和男性发病比例为 1.6∶1 至 2∶1。

线状苔藓皮疹多群集，为粉红色、红色或肤色苔藓扁平丘疹，直径 1～3mm，表面少量细薄鳞屑，丘疹常沿 Blaschko 线排列，局部可相互融合，偶有双侧受累。主要发生在四肢，少见于躯干、面部和臀部，在脊柱常呈“V”字形，躯干外侧面和前侧则呈“S”形排列。线状苔藓的甲损害较少见，可在皮损出现之前、之后或同时出现。表现为甲板变薄或增厚，出现条纹、纵嵴、开裂或甲缺失等。一旦出现甲损害，其皮损恢复时间将延长，甲损害完全可逆。根据不同临床表现，可以分为以下 3 种形态学类型。①典型线状苔藓：沿 Blaschko 线排列的平顶肤色或红色、光滑或鳞屑的丘疹，最常见，发生于约 80% 患者。②白色线状苔藓：色素沉着减少性斑疹 / 丘疹，常见于深肤色患者。③甲线状苔藓：裂隙、磨损、凹陷甲、点状甲等，通常只累及一个指（趾）甲，常伴典型皮肤病变。

皮疹常突然发生，可自行缓解。病程各异，2 个月至 10 年以上不等。多无自觉症状，偶有瘙痒。

三、辅助检查

组织病理 线状苔藓的组织病理不尽相同，一定程度上反映了皮损演变过程。表皮多为继发性改变，包括灶状角化不全、表皮海绵水肿、细胞内水肿等。棘层可见散在坏死的角质形成细胞，基底层有局灶性空泡性改变。真皮最常见的改变是苔藓样改变，在表皮与真皮交界处可见炎性细胞呈致密带状浸润并伴有角化不良细胞。典型皮损还伴有不同程度的毛囊、汗腺和汗腺导管受累。

四、诊断和鉴别诊断

根据病史、突然出现线状皮疹及组织病理变化进行诊断。线状苔藓需与下列疾病相鉴别。

1. 炎症性线状表皮痣 多在出生时已存在，不会自行消退，病情常反复加重和缓解，病理为表皮突过度增生而无炎性浸润。

2. 线状扁平苔藓 紫红色扁平丘疹，表面有 Wickham 纹，瘙痒剧烈，70% 患者口腔黏膜受累，组织病理有特征性改变。

3. 带状银屑病 表现为覆有银白色鳞屑的红色斑丘疹，Auspitz 征阳性，组织病理有特征性改变而无苔藓样改变，深层血管周围没有炎性浸润。

4. 毛囊角化病 好发于皮脂溢出部位，常对称分布，表现为毛囊性小丘疹渐形成疣状斑块，表面油腻性结痂，组织病理显示表皮角化不良、棘层松解呈不规则绒毛改变。

五、治疗

线状苔藓及其甲损害均有自愈性，无明显自觉症状者可不予治疗。需治疗者可采用局部外用糖皮质激素或钙调磷酸酶抑制剂如他克莫司或吡美莫司，效果较好。针对糖皮质激素治疗无效者，可尝试光动力治疗。

第十九节 成人布氏皮炎
Adult Blaschko Dermatitis

Abstract

Adult Blaschko dermatitis, also known as acquired relapsing self-healing Blaschko dermatitis, is a rare inflammatory skin disease that tends to relapse and is distributed along the Blaschko line. Its etiology and pathogenesis are still unclear. It may represent the adult form of lichen striatus. It is mainly found in adults and mostly in women, and characterized by erythema, papules, blisters or desquamation distributed along the Blaschko line. The lesions are unilateral, and may resolve spontaneously but they have a tendency to relapse over time, especially during periods of stress. The pathological changes showed subacute spongiotic dermatitis. The disease is self-limited, so it generally does not require treatment.

引言

成人布氏皮炎（adult Blaschko dermatitis），又称获得性复发性自愈性布氏皮炎，病因和发病机制尚不清楚，是一种易复发的沿 Blaschko 线分布的炎症性皮肤病。好发于成年人，且多为女性，特征性表现为沿着单侧布氏线分布的红斑、丘疹及水疱或脱屑。病理改变可见海绵水肿性皮炎。本病通常自愈，故一般不需治疗。

一、病因和发病机制

本病发病机制未明，推测可能与机体在某些外界刺激下，引发沿 Blaschko 线分布的 T 细胞介导的细胞免疫应答，从而导致皮肤炎症反应，从而导致沿 Blaschko 线分布的皮炎。另有研究发现，皮损部位的角质形成细胞第 18 条染色体存在异常，而非皮损处正常，说明本病是一种皮肤嵌合现象。

二、临床表现

本病好发于成年人，且多为女性，平均发病年龄约 40 岁。特征性表现为沿着单侧布氏线分布的红斑、丘疹及水疱或脱屑，可表现为线形、S 形或漩涡状。皮损可累及体表任何部位，但多发于躯干部。本病多为单侧受累，不越过体表中线，多无症状。本病有自愈及复发的特点，单发皮损持续数天至数周后自行消退，消退后可遗留色素减退斑。应激及精神紧张等容易致疾病复发或加重。

三、辅助检查

组织病理　表皮海绵水肿性皮炎，并见角化过度、角化不全或棘层增厚。有时可出现界面皮炎改变。真皮浅层可伴少许炎性细胞浸润。

四、诊断和鉴别诊断

根据皮疹临床特点、分布部位、发病年龄及病程，诊断不难。本病需要与其他线状排列的皮肤病进行鉴别（表 10-10）。

表 10-10　成人布氏皮炎的鉴别诊断

疾病名称	好发年龄	皮疹及病程	自觉症状	病理改变
线状苔藓	多见于幼童	红色或肤色的平顶丘疹；可自行消退，从不到 3 个月至数年不等	多无自觉症状	苔藓样皮炎伴真皮血管及深部附属器周围淋巴细胞浸润
线状扁平苔藓	中老年	扁平发亮、边界清楚的丘疹，表面可见 Wickham 纹；可见黏膜损害；数月至数年	瘙痒显著	角化过度，基底细胞液化变性，真皮上部淋巴细胞为主带状浸润
线状银屑病	中青年	浸润性红斑、鳞屑多，薄膜现象、点状出血；慢性病程	多无症状，部分有瘙痒	灶状角化不全，可见 Munro 微脓肿，表皮突规律延长，真皮乳头水肿向上呈杵状伸长
成人布氏皮炎	多见于成年女性	红斑、丘疹及水疱或脱屑；呈多个宽带分布；起病突然，可快速消退，易复发	可有瘙痒	海绵水肿性皮炎

五、治疗

本病通常自愈，故一般不需治疗。局部可加强外用润肤，可尝试外用或系统应用糖皮质激素治疗，疗效有待考证。

第二十节　毛发苔藓
Lichen Pilaris

Abstract

Lichen pilaris, also known as keratosis pilaris, is a common, chronic follicular keratosis. The etiology is unknown and may be related to genetic heredity. Typical skin lesions are “goose bump-like” multiple keratotic follicular papules, affecting the extensor surfaces of the proximal extremities. Worsening when seasonal changes cause low humidity and dry skin. Pathological findings showed enlarged hair follicles which were filled with keratotic plugs. Keratosis pilaris is often considered a common variant of skin; it can’t be cured or prevented, but could clear up on its own over time. Treatment modalities include topical emollients and keratolytic agents, or systemic retinoid and vitamin E.

引言

毛发苔藓（lichen pilaris）又称毛周角化病或毛发角化病（keratosis pilaris），是一种常见的慢性毛囊性角化性皮肤病。病因不明，可能与遗传有关。临床表现为四肢外侧的多发毛囊性丘疹，外观类似“鸡皮”改变。病理可见毛囊口扩大及角栓。本病一般无症状，必要时可选择外用角质剥脱剂，口服视黄酸类药物、维生素 E 等。

一、病因和发病机制

本病是一种独立性皮肤病，也为其他疾病的表现。遗传因素与本病相关，为常染色体显性遗传病，伴有可变的外显率。营养缺乏及内分泌代谢紊乱可诱发本病出现。角蛋白异常堆积导致了本病的临床表现。

二、临床表现

本病无种族差异，青春期发病率最高，随年龄增长皮疹可逐渐好转。

皮损为针头大小、尖顶的毛囊性丘疹，肤色或淡红色，无炎性反应，外观类似“鸡皮”改变，去掉中心角质可见中央有毳毛穿出或卷曲在内。皮损局限于四肢，特别是上臂后外侧、大腿伸侧和股外侧，分布对称。损害多严重患者可累及臀部及前臂，甚至面、眉等处。皮疹在冬季干燥时显著。一般无自觉症状，有时微痒。常合并寻常性鱼鳞病、特应性皮炎等。

本病包含两种亚型：①面部萎缩性毛发角化病，微小的毛囊角化性丘疹，对称分布在耳前颊部，可伴随网状萎缩。②眉部瘢痕性红斑，眉部持久性红斑和毛囊角化性小丘疹，丘疹中央眉毛变细、折断，愈后留有萎缩性点状瘢痕斑永久性眉毛脱落。

三、辅助检查

组织病理　表皮角化过度，毛囊口扩大，可见正角化性毛囊角栓，其中可含有一根或多根卷曲毛发。毛囊周围偶可见单核细胞浸润。

四、诊断和鉴别诊断

根据上臂外侧和大腿伸侧有毛囊角化性丘疹，伴角栓，祛除角栓后见蜷曲的毳毛，好发于青少年，一般可诊断。毛发苔藓应与下列毛囊角化性疾病相鉴别。

1．毛囊性鱼鳞病 多半幼年期发病，皮损为扁平的点状角化物，多分布于四肢伸侧。

2．维生素 A 缺乏症 无季节变化，皮损为针头至米粒大小干燥而坚实的圆锥形或半球形毛囊性角化性丘疹，类似蟾皮，多见于四肢伸侧，合并维生素 A 缺乏的其他表现，如夜盲、角膜炎、角膜干燥等。

3．毛发红糠疹 掌跖及头皮有较大片的鳞屑及角化过度，丘疹可融合成斑块，上覆糠秕状鳞屑。手指第一、二指节的背侧常有典型的毛囊角化性丘疹。

4．小棘苔藓 皮损主要见于颈和臀部外侧，为针头大小的丘疹，每个丘疹顶端有一根丝状角质小棘。常密集成片，界限较清楚。

5．瘰疬性苔藓 儿童多见，好发于躯干部，为皮肤结核的一种表现，皮损为粟粒大小的毛囊性丘疹，皮疹较大，对称分布，组织病理改变可见结核样结构。

五、治疗

本病呈慢性经过，预后良好。

1．外用治疗 可选择 0.1% 维 A 酸软膏、10% ~ 20% 尿素霜、果酸（20% ~ 70%，从可耐受的最低浓度开始）。皮损干燥时外涂脂性润肤剂。

2．系统治疗 重者可口服维生素 A、维生素 E 可减轻症状。研究发现联合应用阿维 A（每次 20mg，1 次 / 天）与外用 0.1% 维 A 酸软膏治疗，疗效确切，短期内效果明显且优于单剂治疗。

第二十一节 光泽苔藓
Lichen Nitidus

Abstract

Lichen nitidus is an uncommon chronic inflammatory eruption consisting of multiple, tiny, discrete, skin-colored papules that are often arranged in larger clusters. Children are the most affected. The pathogenesis is unknown, lichen nitidus is regarded as an unusual variant of lichen planus, or lichen pilaris. It affects both sexes equally and occurs in all races. The papules have a distinctive histology with a dense, well circumscribed, lymphohistiocytic infiltrate closely apposed to the epidermis. The surrounding hyperplastic rete ridges in a “ball and claw” configuration. Most of the patients experience spontaneous clearing within one or several years, treatment is primarily symptomatic.

引言

光泽苔藓（lichen nitidus）是一种少见的慢性炎症性丘疹性疾病，病因不明，可能是扁平苔藓的一种特殊类型，也可能是毛发苔藓的变型。皮损由多个细小、孤立的肤色丘疹组成，常呈大面积簇集性分布，病程慢性。本病有特征性组织学改变，表现为紧贴表皮，边界清楚的致密淋巴组织细胞浸润，两侧表皮突延伸环抱浸润灶而呈“抱球状”。病程自限性，故多无须治疗或仅对症处理。

一、病因和发病机制

光泽苔藓和扁平苔藓之间的关系存在争议，部分学者认为光泽苔藓是扁平苔藓的一种特殊类型，因部分患者可同时存在这两类疾病且两者间有一定相似的临床特征。但光泽苔藓有其独特的临床及病理组织学改变，因此，目前认为本病为一独立疾病，而两者在部分患者中共同存在可能是对同一触发因素的不同表现。此外，在疾病发现初期，人们认为光泽苔藓是一种结核性皮损或结核疹，但后续研究没有相关证据支持。另有报道发现光泽苔藓与克罗恩病、HIV 感染、特应性皮炎、幼年性类风湿性关节炎等有相关性。

二、临床表现

好发于儿童和青少年，无性别和种族差异。皮损为大小一致的针尖至粟粒大小丘疹，圆形或多角形，肤色或淡红色。单个丘疹常扁平，表面有光泽，个别皮疹顶部有脐样小凹。皮疹密集成片，但相互之间不融合，也可排列成线状（Koebner 现象）。深肤色患者易出现色素减退，偶有色素沉着但很少见。

皮疹好发于上肢屈侧、阴茎、龟头、下腹部、胸部、股内侧和肩胛等处，常不对称分布。面部、颈部、手掌、足跖及黏膜也可累及。约 10% 患者可出现甲损害，包括凹点、串珠样改变的纵嵴等。初期皮疹局限分布，常常固定在几个部分，但部分患者可泛发。

光泽苔藓可见多种变异型，包括掌跖型、棘状毛囊型、线状型、穿通型及光化性光泽苔藓。本病病程进展缓慢，有缓解趋势，皮疹可维持数年不变，但有时也可自行减退或完全消失。一般无自觉症状。

三、辅助检查

组织病理 具有诊断意义。角化不全，颗粒层减少或变薄，基底细胞层液化变性，伴色素失禁。真皮乳头局限性浸润灶，以淋巴细胞和组织细胞为主，两侧表皮突延伸环抱浸润灶而呈“抱球状”，上方表皮萎缩。多数皮损的浸润灶局限于 2 ~ 3 个真皮乳头。

四、诊断和鉴别诊断

本病根据皮损特点、好发部位及组织病理可进行诊断。本病应与下列疾病相鉴别。

1. 扁平苔藓 皮疹较大，紫红色多角形扁平丘疹，可见特征性 Wickham 纹，皮疹可相互融合，瘙痒剧烈，部分患者合并黏膜受累。组织病理可见角化过度，颗粒层楔形增厚，基底层液化变性，真皮浅层淋巴细胞呈条带状浸润。

2. 瘰疬性苔藓 多发生于儿童，好发于躯干部。皮疹为粟粒大小的毛囊性丘疹，顶部有少量鳞屑，呈正常皮色或棕红色，表面无光泽，病理组织改变可见结核样结构。

3. 阴茎珍珠状丘疹 发生在冠状沟边缘，针头大小，线状排列整齐。多见于成人。

4. 小棘苔藓 表现为 1 ~ 3mm 毛囊角化丘疹，中央有角栓，成簇分布于颈部、臀部、腹部和上肢。当患者临床表现为针刺状角化性丘疹，而组织学具有光泽苔藓的典型特征时，则应考虑诊断为光泽苔藓的棘状毛囊变异型。

5. 线状苔藓 表现为群集分布的粉红色、红色或肤色的苔藓样扁平丘疹，直径 1 ~ 3mm，表面有少量细薄鳞屑，常沿 Blaschko 线排列。组织病理可见典型的附属器周围炎症。

五、治疗

病程自限性，且无自觉症状，故多无须治疗或仅对症处理。当合并瘙痒时，可局部外用糖皮质激素或口服抗组胺药物，外用他克莫司、吡美莫司亦有效。若皮损泛发时，可试用 PUVA、UVB 治疗或系统应用维 A 酸类药物。

第二十二节　小棘苔藓
Lichen Spinulosus

Abstract

Lichen spinulosus, also known as lichen pilaris spinulosus, is one of the subtype of lichen pilaris. The mechanisms remain unknown, it is characterized by solitary or multiple patches of minute follicular papules, each centered by a horny spine, which may occur on any part of the body. Lichen spinulosus occurs during childhood to young adulthood, with most cases occurring during adolescence. It tends to have a sudden onset and is not accompanied by other signs and symptoms. Microscopic examination revealed keratotic plugging of the follicular infundibulum and a perivascular and perifollicular mononuclear infiltrate. There is no specific treatment for lichen spinulosus and in most cases it resolves spontaneously within 1-2 years. Topical use of emollients and keratolytic agents, or systemic use of vitamin A and E may be useful.

引言

小棘苔藓（lichen spinulosus）又称棘状毛囊角化病（lichen pilaris spinulosus），可能是毛发苔藓的一种亚型。病因不明，临床表现为多发毛囊性丘疹，中央有角质小棘。病理改变为毛囊漏斗部扩大可见角栓，毛囊及血管周围单核细胞浸润。治疗方面必要时可选择外用角质剥脱剂，口服维生素 A、维生素 E 等。

一、病因和发病机制

本病发病机制不明，外用维生素 A 治疗后，症状可好转或痊愈，因此被认为与维生素 A 缺乏相关。也有研究认为本病是对某些疾病发病过程的一种反应模式，是机体对感染、药物、变应反应、免疫或新陈代谢的一种反应。

二、临床表现

本病主要见于男性儿童，很少发生于成年人。无种族差异。皮疹表现为针头大小毛囊性丘疹，肤色或淡红色，顶部中央有一根丝状干燥的角质小棘凸起，可长达数毫米，质地坚硬。皮疹常密集成片，形成直径 3 ~ 4cm 的圆形斑片，但不融合。好发于颈部、臀部、腰部、四肢伸侧，损害成批出现并对称分布。无自觉症状或有轻微痒感。本病可数月后自然消退，少数患者可持续 1 年以上。

三、辅助检查

组织病理　表皮角化过度；毛囊漏斗部扩大，角栓形成，呈圆锥形；毛囊及血管周围可见淋巴细胞浸润。

四、诊断和鉴别诊断

本病根据皮损特点、发病年龄、好发部位可进行诊断，需与下列疾病相鉴别。

1. 维生素 A 缺乏症　无季节变化，皮损为针头至米粒大小干燥而坚实的圆锥形或半球形毛囊性丘疹，类似蟾皮，合并维生素 A 缺乏的其他表现。

2. 瘰疬性苔藓　儿童多见，好发于躯干部，为皮肤结核的一种表现，皮损为粟粒大小的毛囊性丘疹，皮疹较大，对称分布，组织病理改变可见结核样结构。

3．毛发苔藓 临床表现为四肢外侧的多发毛囊性丘疹，外观类似“鸡皮”改变。可有遗传家族史。

五、治疗

慢性经过，预后良好，可自行消退。本病尚无特异性治疗。可尝试内服维生素 A、维生素 E，加强润肤、外用温和的角质溶解剂，如水杨酸软膏、维 A 酸软膏、尿素乳膏等治疗。

第二十三节 维 A 酸类药物在皮肤科应用的现状及进展

Current Status and Advances in the Use of Retinoids in Dermatology

一、维 A 酸类药物的分类

维 A 酸，又称全反式视黄酸或视黄酸，是一类维生素 A 衍生物，根据不同的分子结构可将其分为四代：第一代维 A 酸类药物为维 A 酸天然代谢产物，主要包括全反式维 A 酸和非芳香族人工合成衍生物如异维 A 酸、维胺酯等；第二代单芳香族维 A 酸，包括依曲替酯、阿维 A、阿维 A 酯；第三代多芳香族维 A 酸，如阿达帕林、他扎罗汀、贝沙罗汀；以及第四代维 A 酸，曲法罗汀。

二、维 A 酸的作用机制

维生素 A 是人体所需的重要脂溶性维生素，在人体生长发育过程中有着重要的作用。人体从食物中吸收维生素 A，食物中的维生素 A 多以视黄醇的形式存在，经过小肠上皮吸收后在体内逐渐转化成视黄醛、视黄酸（维 A 酸）。维 A 酸通过细胞内维 A 酸结合蛋白介导转运进入细胞核后进一步与视黄酸受体（retinoic acid receptor，RAR）及视黄酸 X 受体（retinoic acid X receptor，RXR）结合完成信号转导。此两类受体均包含 3 种次亚型，即 RAR-α、RAR-β、RAR-γ 及 RXR-α、RXR-β、RXR-γ，在不同的人体组织中分布呈组织特异性。RAR-α 主要在肺脏、脾脏与胆囊中表达；RAR-β 主要在胎盘、前列腺、膀胱、肾脏及心脏中表达；而 RAR-γ 主要在皮肤中表达。在皮肤不同层次中，受体的分布也有差异。在表皮中，分布着 RAR-α、RAR-γ 和 RXR-α；真皮中则主要表达 RAR-α 及 RAR-β。

维 A 酸生物学效应多样，主要包括：①双向调节上皮细胞增殖及分化：缩短正常细胞的有丝分裂周期，从而使上皮细胞增殖，但对于过度增殖的组织可起到抑制其增殖的作用；使正常的上皮细胞向化生、黏膜样上皮方向分化；使异常分化的角质细胞正常分化。②抗角化。③改变细胞黏附性。④抗痤疮及抗皮脂溢出：抑制皮脂腺导管的异常角化、抑制皮脂腺的分泌、抑制痤疮致病菌。⑤抗炎及免疫调节：抑制中性粒细胞趋化、促进中性粒细胞凋亡；抑制单核 / 巨噬细胞分泌炎症因子；抑制环氧化酶，减少前列腺素的合成；增强、活化树突细胞的抗原提呈能力。增加肥大细胞数量。下调致病性 T 细胞、维持成熟 B 细胞的发育、增殖、促进浆细胞分泌抗体。⑥抗肿瘤：诱导细胞凋亡、抑制肿瘤发展和癌细胞生长。⑦抗黑色素：抑制酪氨酸羟化酶、多巴氧化酶及二羟基吲哚氧化酶，从而减轻皮肤色素沉着。⑧美容抗衰：抑制胶原酶的活性，减少胶原纤维降解，刺激胶原纤维的合成。

三、维 A 酸类药物在皮肤科的临床应用

（一）炎症性皮肤病

1．红斑鳞屑类疾病 通过维 A 酸双向调节上皮细胞增殖及分化作用，对天然及固有免疫的调节作用、

抗炎作用（影响 IL-12/23/6/8，TNF-α 等多种细胞因子，影响 T 细胞转化等），抗血管生成等作用实现治疗效果。

（1）银屑病：《中国银屑病诊疗指南（2022 版）》指出针对中重度斑块状银屑病患者可以单独或联合应用阿维 A。单药治疗的成人初始剂量为 10 ~ 20mg/d，最高不超过 40 ~ 50mg/d。联合治疗时，注意减少剂量。

外用制剂可选择 0.025%/0.1% 维 A 酸乳膏及 0.1% 他扎罗汀乳膏等，适用于慢性斑块状银屑病及甲银屑病患者。

《中国 2022 年脓疱性银屑病诊疗中国专家共识》推荐阿维 A 作为泛发性脓疱性银屑病患者的首选系统治疗药物。根据病情严重程度，推荐剂量为 0.5 ~ 0.75mg/（kg · d）。针对中重度掌跖脓疱病患者一线系统治疗药物为阿维 A，推荐剂量为 0.25 ~ 0.5mg/（kg · d）。

针对红皮病性银屑病患者，一线系统治疗药物可选择阿维 A，推荐剂量 0.2 ~ 0.6mg/（kg · d）或 10 ~ 30mg/d。

（2）毛发红糠疹：一线系统治疗药物可选择阿维 A 或异维 A 酸。在成人 PRP 中，阿维 A 疗效可能优于异维 A 酸。阿维 A 推荐初始剂量为每日 0.3 ~ 0.5mg/kg，异维 A 酸常用剂量为每日 0.5 ~ 1.0mg/kg，从小剂量开始，视耐受情况而定，每隔 2 ~ 3 周逐渐增加剂量至 1mg/kg。一般 2 个月内起效。

（3）扁平苔藓：对于糖皮质激素治疗效果不佳的泛发型患者，可口服阿维 A 每日 30 ~ 40mg，连服 3 ~ 4 周，随病情严重程度调整药物用量。

2. 附属器（毛囊/汗腺）相关疾病 通过维 A 酸抑制皮脂腺脂质分泌，调节毛囊皮脂腺导管异常角化，溶解微粉刺和粉刺，减少痤疮丙酸杆菌繁殖，抑制白细胞趋化、细胞因子生成等抗炎作用以及预防瘢痕形成的作用实现治疗效果。

（1）痤疮：《中国痤疮治疗指南（2019 修订版）》《寻常痤疮基层诊疗指南（2023 年）》推荐口服异维 A 酸单独或联合治疗结节 – 囊肿型、聚合性或暴发性痤疮，推荐起始剂量为 0.25 ~ 0.5mg/（kg · d），重度结节囊肿性痤疮可渐加量至 0.5 ~ 1.0mg/（kg · d），累积剂量 120 ~ 150mg/kg。

外用维 A 酸类药物可作为轻度痤疮的单独一线用药或中重度痤疮的联合用药。常用药物包括全反式维 A 酸、阿达帕林、他扎罗汀。阿达帕林具有更好的耐受性，通常作为一线选择。

（2）反向性痤疮（acne inversa，AI）/ 化脓性汗腺炎（hidradenitis suppurativa，HS）：《中国 2021 年 AI/HS 专家共识》中，阿维 A 适用于口服和外用抗生素治疗无效的早期或慢性患者，推荐剂量 0.20 ~ 0.88mg/（kg · d），3 ~ 12 个月。异维 A 酸仅推荐用于合并中、重度痤疮或常规治疗无效的 AI 患者。

（3）玫瑰痤疮：《中国玫瑰痤疮指南 2021 版》提出，异维 A 酸为增生肥大型玫瑰痤疮的首选治疗以及丘疹脓疱型患者在其他治疗效果不佳情况下的二线选择，推荐剂量为 10 ~ 20mg/d，12 ~ 16 周，不与四环素类药物同时使用。

（二）角化异常性皮肤病

通过维 A 酸双向调节上皮细胞增殖及分化作用实现治疗效果。

（1）鱼鳞病：对于板层状鱼鳞病及先天性非大疱性鱼鳞病样红皮病，可选择阿维 A 酯，推荐剂量为 1 ~ 2mg/（kg · d），治疗 1 个月后临床症状显著改善；异维 A 酸，一般最低有效剂量为 1mg/（kg · d）。火棉胶婴儿是多种角化性皮肤病的早期表现，阿维 A 治疗起始剂量为 1mg/（kg · d），维持剂量为 0.5 ~ 0.75mg/（kg · d）。应用此类药物不仅改善皮疹，还能重启患者排汗功能，改善患者体温调节障碍。

外用治疗方面，亦可采用维 A 酸制剂单用或联合其他角质剥脱剂或润肤剂。

（2）掌跖角化病：对于重症患者可选择阿维 A 酯和阿维 A，初始治疗剂量为 0.5 ~ 1mg/（kg · d），维持剂量为 0.2 ~ 0.5mg/（kg · d），一般治疗 2 ~ 3 周，疗效较好。轻症患者亦可选择外用维 A 酸制剂治疗。

（3）毛囊角化病（Darier 病）：对于病情严重的患者采用维 A 酸系统治疗，可选择异维 A 酸或阿维 A，疗效显著。特别注意开始治疗的起始剂量要低，建议阿维 A 10mg/d，以防止病情在治疗初期恶化加重。

（三）恶性肿瘤及癌前病变

（1）原发性皮肤 T 细胞淋巴瘤：贝扎罗汀可通过阻断活化 T 细胞增殖、降低了 RXR、RAR 的表达水平，并诱导细胞凋亡等实现治疗作用。FDA 推荐的初始剂量是 300mg/（m^2·d），若应用 8 周后没有疗效，剂量可以增加到 400mg/（m^2·d）。

其他可选择用于治疗蕈样肉芽肿的维 A 酸类药物还包括异维 A 酸 1.0～1.5mg/（kg·d）、阿维 A 1.0mg/（kg·d）。临床上经常将维 A 酸类药物与光疗、α-干扰素、组蛋白酶抑制剂及其他免疫抑制剂等治疗手段联合应用。

（2）其他：阿维 A 对于治疗癌前皮肤病变有效，如人乳头瘤病毒相关病毒、光线性角化病；低剂量阿维 A 可预防肾移植、心脏移植患者中皮肤恶性肿瘤的发生。单用异维 A 酸或联合干扰素治疗可降低着色性干皮病或基底细胞痣样综合征患者肿瘤的发生率。

四、维 A 酸类药物的禁忌证及不良反应

（一）维 A 酸类药物的绝对禁忌证

1. 用药期间及停药后 2 年内有生育愿望的妇女。
2. 严重肝衰竭。
3. 严重肾衰竭。
4. 对阿维 A 过敏。

（二）维 A 酸类药物的相对禁忌证

1. 轻度的肝、肾损害。
2. 长期大量饮酒。
3. 合并使用有相互作用或协同器官毒性的药物。
4. 活动性感染。
5. 高脂血症未控制。
6. 代谢综合征。
7. 儿童及老人等。

维 A 酸类药物不良反应发生呈剂量依赖性，包括致畸性、皮肤黏膜不良反应、脱发、药物性肝损伤、血脂代谢改变、骨骼和肌肉发育异常等。若不良反应明显，可酌情减量。

外用维 A 酸的不良反应主要表现为皮肤刺激反应，即“维 A 酸皮炎”，包括皮肤红斑、脱屑、刺痛、灼热等症状，其主要由 RAR-γ 来介导。可采用低浓度、小面积治疗，机体逐渐适应后，提高浓度、扩大面积。

Case report

A 40-year-old man presented with a 10-year history of spreading intensively erythematous plaques with overlying, coarse scale on his trunk and extremities (Figure10-35, Figure10-36). Further examination revealed a few asymptomatic well-demarcated and scaling erythematous plaques scattered on his head; the palms, soles, and oral mucosa were not involved. His total body surface area (BSA) involvement was 25% with an overall Physician Global Assessment (PGA) score of 3. Removal of the plaques often led to pinpoint capillary bleeding.

The skin lesions were exacerbated in winter and improved in summer. He had no systemic symptoms such as joint pain and fever. He had been previously diagnosed with eczema and treated with topical steroid ointments, which had only partial and transitory disease improvement. The patient had no remarkable medical or family history. Laboratory investigations, including routine blood, liver and kidney function, C-reactive protein, T-spot, antinuclear antibody, rheumatoid factor tests, hepatitis B, hepatitis C, syphilis, AIDS and chest X-ray disclosed no abnormal findings. He was diagnosed with severe plaque psoriasis and was treated with standard dose ixekizumab (160mg sc at week 0 and then 80mg sc every 2 weeks for 12 weeks). He noticed improvement shortly after his first injection and was almost clear after 6 weeks. The patient continued ixekizumab treatment (80mg sc every 4 weeks), still presenting PASI 100 response at the last follow-up (week 24).

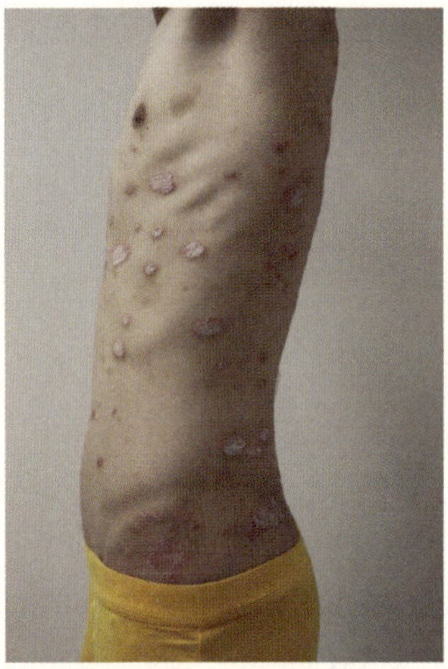

Figure 10-35 Spreading intensively erythematous plaques with overlying, coarse scale on his trunk

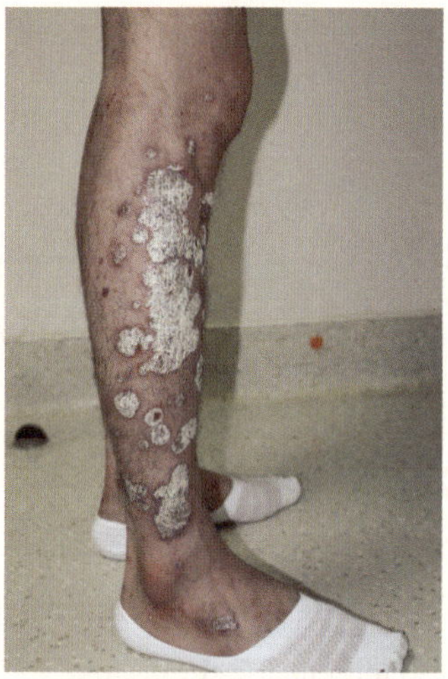

Figure 10-36 Spreading intensively erythematous plaques with overlying, coarse scale on his extremities

王亚男　王海朦　编写 | 刘洁　校 | 晋红中　审

参考文献

[1] TRAYES K P, LOVE G, STUDDIFORD J S. Erythema multiforme: Recognition and management[J]. Am Fam Physician, 2019, 100(2): 82-88.

[2] MELOCHE L, GARON L, COULOMBE J. Erythema annulare centrifugum in a child[J]. CMAJ, 2022, 194(49): E1690.

[3] VOTQUENNE N, RICHERT B. Erythema gyratum repens[J]. JAMA Dermatol, 2020, 156(8): 912.

[4] WORMSER G P, MCKENNA D, KARMEN C L, et al. Prospective evaluation of the frequency and severity of symptoms in lyme disease patients with erythema migrans compared with matched controls at baseline, 6 months, and 12 months[J]. Clin Infect Dis, 2020, 71: 3118.

[5] GRIFFITHS C E M, ARMSTRONG A W, GUDJONSSON J E, et al. Psoriasis[J]. Lancet, 2021, 397(10281): 1301-1315.

[6] CHAIRATCHANEEBOON M, THANOMKITTI K, KIM E J. Parapsoriasis-a: diagnosis with an identity crisis: a narrative review[J]. Dermatol Ther (Heidelb), 2022, 12(5): 1091-1102.

[7] ROENNEBERG S, BIEDERMANN T. Pityriasis rubra pilaris: Algorithms for diagnosis and treatment[J]. J Eur Acad Dermatol Venereol, 2018, 32(6): 889-898. doi: 10.1111/jdv.14761. Epub 2018 Jan 17. PMID: 29247481.

[8] SOLIMANI F, FORCHHAMMER S, SCHLOEGL A, et al. Lichen planus-a clinical guide[J]. Journal der Deutschen Dermatologischen Gesellschaft, 2021, 19(6): 864-882.

[9] KREUTER A, TIGGES C, GAIFULLINA R, et al. Pulsed high-dose corticosteroids combined with low-dose methotrexate treatment in patients with refractory generalized extragenital lichen sclerosus[J]. Arch Dermatol, 2009, 145(11): 1303-1308.

[10] KIM D H, SEO S H, AHN H H, et al. Characteristics and clinical manifestations of pigmented purpuric dermatosis[J]. Ann Dermatol, 2015, 27: 404-410.

第十一章

精神因素相关疾病

本章中所述的各种皮肤病病因复杂，但精神因素均在其发病中起重要作用。该类疾病单纯依靠皮肤科药物治疗疗效往往不佳，需考虑到患者的情绪或精神因素，有效处理这方面的问题，才能达到更好的治疗效果。

第一节 慢性单纯性苔藓 Lichen Simplex Chronicus

Abstract

Lichen simplex chronicus, also called neurodermatitis, is a common, chronic, inflammatory disease characterized by severe intermittent pruritus and lichenified plaques. The disease most commonly revealed on skin surfaces convenient for scratching such as the neck, scalp, forearms, shins, ankles, and anogenital region. The itch-scratch cycle contributes to the development of lichen simplex chronicus. Much of the treatment is based on interrupting this cycle. Topical corticosteroids and intralesional corticosteroids are the mainstays of therapy.

引言

慢性单纯性苔藓（lichen simplex chronicus）又称神经性皮炎（neurodermatitis），是临床常见的慢性炎症性皮肤病，以阵发性剧烈瘙痒和皮肤苔藓样变为主要特征。病程中形成的“瘙痒—搔抓”循环是造成本病发展的主要原因。

一、病因和发病机制

本病病因和发病机制尚不明确，可能与神经精神因素有关，如焦虑、紧张、失眠等，消化系统功能障碍、内分泌系统功能异常、刺激性饮食、感染病灶、局部刺激等可促发本病。病程中形成的“瘙痒—搔抓”循环是造成本病发展并导致皮肤苔藓样变的主要原因。

二、临床表现

多见于成年人，初发时局部先有瘙痒或摩擦等机械性刺激，瘙痒多剧烈，呈阵发性，经过搔抓出现成片扁平丘疹，淡红、淡褐色或正常肤色，表面可光滑或覆有少量鳞屑。皮损逐渐融合，肥厚严重者，如皮革样，可出现皮纹加深、皮嵴隆起的典型苔藓样变。

皮损好发于颈部、头皮、肘部、胫前、足踝、肛门生殖器等部位，局限于上述部位时称为局限性慢性单纯性苔藓。如皮损泛发，广泛分布于躯干、四肢、颈、眼睑及头皮等处时称为播散性慢性单纯性苔藓。本病病程为慢性，常年不愈或反复发作（图 11-1）。

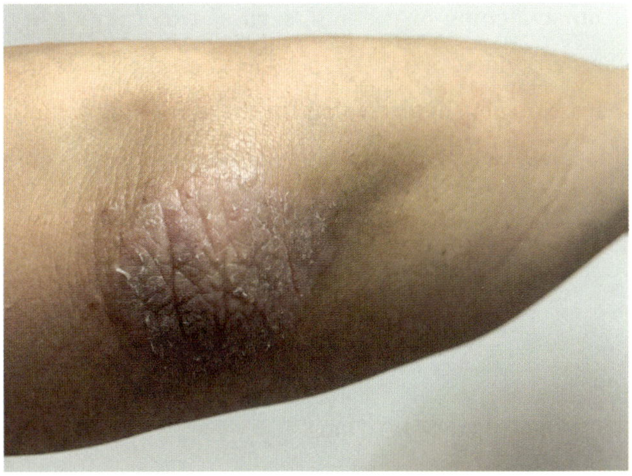

图 11-1　慢性单纯性苔藓（肘部皮损）

三、辅助检查

组织病理　表皮角化过度，棘层肥厚，表皮突不规则延长，可伴有轻度海绵水肿。真皮毛细血管增生，血管周围淋巴细胞浸润，可有成纤维细胞增多。

四、诊断和鉴别诊断

本病根据阵发性剧烈瘙痒、典型苔藓样变、皮损好发部位、慢性病程等，常易于诊断，应与以下疾病相鉴别。

1. 慢性湿疹　多由急性、亚急性湿疹演变而来，皮疹呈多形性，边界欠清，苔藓样变不显著，无一定好发部位。

2. 原发性皮肤淀粉样变　常见于小腿伸侧、项背部，皮损为米粒至绿豆大小圆形丘疹，密集成片但互不融合，或呈念珠状排列。组织病理刚果红染色阳性。

3. 扁平苔藓　为紫红色多角形扁平丘疹，表面有 Wickham 纹。外阴、口腔黏膜常有损害。组织病理表现为角化过度，颗粒层楔形增厚，不规则棘层肥厚，基底层液化变性，真皮浅层淋巴细胞为主的带状浸润。

4. 特应性皮炎　发病部位类似播散性慢性单纯性苔藓，但多伴有过敏性鼻炎、哮喘、过敏性结膜炎等过敏性疾病或家族史，血清中嗜酸性粒细胞、IgE 升高。

五、治疗

治疗慢性单纯性苔藓的关键在于打破“瘙痒—搔抓”循环。让患者了解本病的病因、病程，缓解精神紧张，避免搔抓、摩擦等刺激因素。可外用止痒药、润肤剂，内服抗组胺药及镇静剂缓解瘙痒症状。皮损处局部外用糖皮质激素，苔藓样变明显者可用糖皮质激素封包或皮损内注射，另外还可外用煤焦油制剂或黑豆馏油软膏等制剂。播散性患者可口服雷公藤多苷片或普鲁卡因静脉封闭治疗。还可以采用紫外线照射等物理治疗。

第二节　瘙痒症
Pruritus

Abstract

Pruritus is defined as itching in patients without primary skin lesions. The etiology of pruritus is complicated, which includes xerosis, neuropsychiatric factors, underlying systemic diseases, pregnancy, drugs and dietary factors, environmental factors, etc. Pruritus is intermittent and classically accentuated at night. Secondary lesions from scratching or rubbing, such as excoriations, hyperpigmentation, or lichenification can be seen. Pruritus can be divided into two types based on the range of skin involvement: generalized and localized pruritus. The dermatologist should search for any underlying etiology. Treatments may include emollients, topical capsaicin, lidocaine, calcineurin inhibitors or corticosteroids, antihistamines, phototherapy, etc.

引言

瘙痒症（pruritus）是指仅有皮肤瘙痒而无原发性皮疹的皮肤病，其病因复杂。瘙痒呈阵发性，多在夜间加重。根据瘙痒的范围不同，可将本病分为全身性和局限性两种类型。

一、病因和发病机制

瘙痒症的病因较为复杂，包括内因和外因或二者兼而有之。内因包括个体皮肤状态（如皮肤退行性病变、皮肤干燥等）、神经精神因素（如各种神经功能障碍或器质性病变以及情绪紧张、焦虑、抑郁等）、系统性疾病（如肝胆疾病、肾脏疾病、血液系统疾病、内分泌和代谢性疾病、恶性肿瘤、寄生虫等感染性疾病）、妊娠、药物、进食辛辣刺激食物等；外因包括温度及湿度变化、碱性过强的肥皂、热水烫洗、非纯棉衣物、粉尘、动物毛屑等。

二、临床表现

瘙痒呈阵发性，多在夜间加重。情绪变化、进食辛辣刺激性食物、温度变化、衣服摩擦，甚至某些暗示等均可引起瘙痒发作或加重。轻者仅表现为瘙痒而无皮损，重者因不停搔抓可出现抓痕、血痂、色素沉着、苔藓样变、继发感染等。根据瘙痒的范围不同，可将本病分为全身性和局限性两种类型。

1. 全身性瘙痒症　可开始即为全身性瘙痒，也可先由局部开始，逐渐扩展至全身，多呈阵发性表现。老年人皮肤老化，皮脂腺功能减退，皮肤干燥，易发生全身性瘙痒，称为老年性瘙痒症。若由于冬季天气寒冷，气候干燥，皮脂分泌减少、皮肤干燥而出现瘙痒，称为冬季瘙痒症，以胫前、上肢为著。

2. 局限性瘙痒症　一般限于身体某些部位，单发或同时发生于多个部位，多见于肛门、阴囊、女阴、头皮、掌跖、小腿、外耳道等。

三、辅助检查

实验室检查　包括血常规、尿常规、肝肾功能、血糖以及胸片、腹部超声等，以除外系统性疾病引起的皮肤瘙痒。外阴和肛门部位局限性瘙痒症需考虑真菌、细菌、寄生虫学检查，怀疑寄生虫感染时，可于清晨便前，用透明胶带粘贴肛周皮肤取卵，然后将透明胶带铺在滴有生理盐水的载玻片上，低倍显微镜下观察是否有虫卵。

四、诊断和鉴别诊断

本病根据仅有瘙痒而无原发皮损等，易于诊断。诊断瘙痒症时，应仔细询问病史，进行全面的体格检查和实验室检查，尽可能寻找病因及原发病。本病如有继发性皮损，应与下列疾病相鉴别。

1. 湿疹　有原发皮损，多与瘙痒同时出现，多有急性、亚急性的渗出性发病过程。

2. 慢性单纯性苔藓　常见于颈部、骶尾部、小腿、踝等部位，皮损表现为苔藓样变且出现较早。

3. 虱病　在头部、阴部等处出现丘疹、血痂，瘙痒剧烈，可查到虱或虱卵。

五、治疗

1. 积极寻找原发疾病并进行相应治疗。

2. 避免外界刺激，如少食辛辣刺激食物，穿着纯棉内衣，减少搔抓，避免烫洗，不用碱性过强的肥皂等。

3. 外用治疗

（1）日常护理使用低 pH 的清洁剂、润肤剂：使用含尿素、维生素 E、硅油等的润肤剂；皮肤表面酸性物质也能减少皮肤刺激，缓解瘙痒症状。

（2）冷却剂和局部麻醉药：如含辣椒素、薄荷脑或樟脑等的制剂，麻醉药利多卡因也有抗瘙痒作用。

（3）外用抗组胺药和糖皮质激素：如多塞平乳膏、苯海拉明乳膏等。可外用糖皮质激素，但不能长期使用，以避免出现局部皮肤萎缩、干燥、毛细血管扩张等。

（4）外用钙调神经磷酸酶抑制剂：如他克莫司、吡美莫司等。

4. 系统治疗　可口服抗组胺药物、沙利度胺、抗惊厥药、三环类或四环类抗抑郁药、选择性 5-羟色胺再摄取抑制剂等。还可根据病情选用维生素 C、钙剂、硫代硫酸钠等。

5. 物理治疗　可采用紫外线照射、淀粉浴等疗法。

第三节　皮肤垢着病
Cutaneous Dirt-adherent Disease

Abstract

Cutaneous dirt-adherent disease (CDAD) is a rare mental skin disease characterized by skin limitation and persistent adherence to dirt substances. It is most frequently observed in young women with a predilection for the seborrheic areas. Medications such as organic solvents or keratolytic agents may be employed so that the crusts are eliminated. If the evidence of fungal infection is present, antifungal agents can be used. It is beneficial for those patients with psychophysiologic disorders who are able to accept a referral to a mental health professional. Psychopharmacologic agents should be considered if it proves necessary.

引言

皮肤垢着病（cutaneous dirt-adherent disease）是一种少见的神经精神障碍性皮肤病，好发于皮脂溢出区，表现为皮肤局限性、持续性污垢性物质附着。

一、病因和发病机制

本病被认为是一种少见的神经精神障碍性皮肤病。病因不明，多认为其发病与精神因素、内分泌失调、外伤、长期未擦洗及马拉色菌感染相关。

二、临床表现

本病多见于青少年女性。好发于皮脂溢出区，如颜面部、乳头、乳晕等处。开始表现为褐色小丘疹，逐渐增多、扩大、融合，形成黏腻的大片黑褐色污垢样痂，质地较硬，不易剥离，境界清楚。一般无明显自觉症状，可有轻度瘙痒。常伴有心理和精神障碍。

三、辅助检查

组织病理 表皮角化过度，角化物质形成团状。真皮浅层血管周围有少量淋巴细胞浸润，可见色素失禁现象。PAS染色在角质层及毛囊开口处可见孢子。

四、诊断和鉴别诊断

本病根据典型临床表现，常伴有神经精神障碍，通常能做出诊断。此病需与下列疾病相鉴别。

1. 脂溢性皮炎 好发于皮脂腺分布较多的部位，特别是毛发部位，表现为带油腻性鳞屑的黄红色斑片，炎症较明显，部分患者可出现渗出、结痂、糜烂，有不同程度瘙痒，慢性经过。

2. 慢性皮肤黏膜念珠菌病 常见于细胞免疫功能障碍或多种内分泌障碍，幼年发病，慢性经过。可侵犯口腔、皮肤、指甲及深部组织。皮损表现为丘疹或结节上覆有厚而黏着的黄棕色痂，剥去痂后露出凹凸不平的肉芽肿改变。

3. 乳头乳晕角化过度病 多发生于女性，双侧乳头、乳晕色素加深呈暗褐色，乳晕范围扩大，边界清晰，表皮角化、肥厚、粗糙，呈疣状凸起。

4. 黑棘皮病 主要发生于皮肤皱褶部位，表现为对称分布的色素沉着，皮纹加深，皮肤增厚如天鹅绒状。

五、治疗

使用有机溶剂（75%医用乙醇、芝麻油、橄榄油等）或角质溶解剂去除痂皮，需注意局部皮肤黏膜屏障功能的修复。若有真菌感染证据，可予口服或外用抗真菌药物治疗。伴有精神心理障碍的患者，请心理医生或精神科医生会诊，必要时加用相关抗精神心理障碍药物。

第四节 人工皮炎

Dermatitis Artefacta

Abstract

Dermatitis artefacta is a psychocutaneous disorder in which the patients consciously create lesions in skin to satisfy a psychological need, attract attention, or evade responsibility. The patients rarely admit their role in the creation of their lesions. The dermatologic clinical features can be wide ranging. The bizarre-appearing lesion is a clue to the diagnosis. Initially, the treatment may include using bland emollients and considering antimicrobial topicals, which may be administered under occlusion to help with healing. Antidepressant, antianxiety, or antipsychotic medications may be indicated when affected individuals have an underlying psychiatric disorder.

引言

人工皮炎（dermatitis artefacta）是一种精神性皮肤病，患者自我造成皮肤损害，但常否认其自伤行为。临床表现多样，外观奇特的皮损是一个诊断线索。

一、病因和发病机制

人工皮炎患者常具有一定的精神基础，诱发人工皮炎的精神病理性原因常为情感不稳定的人格障碍，亦可能与癔症有关。人工皮炎是一种自伤行为的后果，往往带有一定的目的性，如满足某种心理需要、企图吸引别人的注意或逃避某种责任等。

二、临床表现

皮肤损害可由机械性方法或化学刺激物造成，如使用指甲、锐器、化学刺激品、酸碱腐蚀剂等。皮损常无特定形态，类似其他皮肤病，但通常有明显的边界清楚的奇特外观。最常见为抓痕、溃疡，其余可表现为红斑、水疱、大疱、坏死等。人为行为可造成皮下气肿，表现为皮肤捻发音。病变常位于优势手容易触及的范围，具有群集或线状分布倾向。即使皮损很重，患者也往往表现出漠不关心的态度。患者常隐瞒病史，否认其自伤行为，并拒绝去精神科就诊。

三、辅助检查

组织病理 表现为非特异性表皮和真皮炎症，病理活检主要用来排除诊断。由于病变常由直接作用于皮肤的因素产生，所以病理改变常位于表皮，表现为表皮坏死和轻微炎症，还可见角化过度、棘层不规则增厚、血管增生和纤维增生。注射异物可引起异物肉芽肿，继发感染可出现中性粒细胞浸润。

四、诊断依据

由于患者常隐瞒自伤皮肤的行为，给诊断带来一定的困难。皮损表现奇特而难以用一般皮肤病解释时应怀疑本病，结合患者本人精神状态，询问家属获取相关情况能有助于诊断。皮损表现多样，需与各种原因引起的皮炎相鉴别，患者也可能存在其他精神因素引起的皮肤病，如寄生虫病妄想所致皮肤损伤。

五、治疗

针对皮损治疗可外用保护性药物，继发感染时外用抗生素，必要时用绷带封包促进愈合，避免再次损伤。对精神性疾病给予及时治疗，可以使用抗抑郁药、抗焦虑药或安定药物。但患者常拒绝转诊，这也是治疗效果不佳的一个重要原因。建立良好的医患关系、家庭关系有助于疾病的治疗。

第五节 寄生虫病妄想
Delusions of Parasitosis

Abstract

Delusional infestation is a primary psychiatric disorder in which patients have the fixed belief, without any evidence, that they are infested by parasites. Patients with delusions of parasitosis often experience formication, which is manifested as cutaneous sensations of crawling, biting and/or stinging. Attempts to extract the bugs produce skin excoriations, ulcers, and contact dermatitis. Treatment can include either first or second generation antipsychotics.

引言

寄生虫病妄想（delusions of parasitosis）是一种原发性精神障碍，其特征是无根据但是顽固地认为自己的皮肤有寄生虫感染。

一、病因和发病机制

本病是一种原发性精神疾病，属于躯体型妄想障碍，也有报道认为与精神分裂症、双相性精神障碍、抑郁症、焦虑性疾病和强迫症有关。部分患者是由于服用药物所致，如可卡因及苯丙胺的滥用等。某些疾病如老年痴呆病、恶性肿瘤、脑血管疾病、多发性硬化、维生素 B_{12} 缺乏症和阻塞性黄疸等可为寄生虫病妄想的潜在原因。

二、临床表现

本病多见于 50 岁以上的老年妇女。患者坚信自己的皮肤感染了某种寄生虫，自觉皮肤瘙痒，有虫爬或虫咬感。有些患者提供一些自己获取的部分皮肤碎片、皮屑、毛发或其他标本以证实寄生虫的存在，这些所谓的寄生虫标本被包在器皿、纸或塑料袋中，这种特异性行为被称为“火柴盒征”。患者顽固坚持自己的错误信念，不听取医务人员的解释，也不相信化验结果。皮肤外观可正常，也可因试图挖出寄生虫而人为造成表皮剥脱、溃疡、结痂等继发皮损。有些患者甚至会试图用农药或刺激性化学物质除虫，导致接触性皮炎。

三、辅助检查

对患者提供的皮屑等样品做显微镜检查及局部皮肤做组织病理检查，发现并无真菌或寄生虫感染，其他实验室检查一般无异常。

四、诊断和鉴别诊断

寄生虫病妄想是一种排除性诊断，医生必须排除真正的感染或器质性病因，对患者所提供的标本做细致检查。应详细询问病史，特别是用药史（如苯丙胺和可卡因等），进行全面的体格检查。实验室检查用于排除系统性疾病。鉴别诊断包括蚁走感、精神分裂症、精神病型抑郁症等。建议转诊精神科。

五、治疗

绝大多数患者拒绝去看精神科医生。治疗的关键在于让患者配合服用抗精神病药物。在诊疗过程中耐心听取患者诉述，增进信任，并取得亲属的协助。不要强化或质疑错觉，将讨论重点放在可以采取什么措施来缓解症状上，这样可使患者更易于接受药物治疗。传统治疗药物是匹莫齐特。目前的一线治疗药物是利培酮和奥氮平（第二代抗精神病药），其具有更好的安全性和耐受性。

第六节　慢性瘙痒的分类及治疗
Classification and Treatment of Chronic Pruritus

瘙痒是一种引起强烈搔抓欲望的皮肤不适感，可严重影响患者生活质量，易对人体心理、生理及生活方面产生负面影响。瘙痒是皮肤病中最主要的症状，大多数就诊于皮肤科的患者均有此症状。瘙痒可以分为急性和慢性两种形式，当瘙痒持续时长小于 6 周时，定义为急性瘙痒，当瘙痒时长持续 6 周或更长时间时，则定义为慢性瘙痒。

一、慢性瘙痒的分类

慢性瘙痒是多因素导致的主观症状，可由多种皮肤疾病、系统性疾病、神经或精神性疾病导致。国际瘙痒研究论坛（international forum for the study of itch，IFSI）于 2007 年提出一种分类方法。该分类方法分为如下两部分。

第一部分根据瘙痒的起源及临床表现分为 3 组：第 1 组为原发性皮肤炎症性疾病瘙痒，第 2 组为正常皮肤及无炎症皮肤疾病瘙痒，第 3 组为慢性继发性皮损瘙痒。

第二部分根据引起瘙痒的潜在疾病可分为以下 6 类。

第 1 类为皮肤病型，包括炎症性皮肤病（特应性皮炎、银屑病、接触性皮炎、药物反应等）、感染性皮肤病（毛囊炎、念珠菌病、单纯疱疹、疥疮、虱病、节肢动物昆虫叮咬等）、自身免疫性皮肤病（大疱性皮肤病、皮肌炎等）、遗传性皮肤病（鱼鳞病、Darier's 病、大疱性表皮松解症等）、肿瘤性皮肤病（皮肤 T 细胞淋巴瘤、皮肤 B 细胞淋巴瘤、皮肤白血病、Sézary 综合征等）。

第 2 类为系统型，包括内分泌代谢性疾病（慢性肾功能衰竭、血液透析相关性瘙痒、肝病伴或不伴胆汁淤积、糖尿病、甲状腺功能亢进、甲状腺功能减退等）、感染性疾病（HIV 感染、蠕虫病、寄生虫病等）、血液系统疾病（缺铁性贫血、真性红细胞增多症、霍奇金病、非霍奇金淋巴瘤、浆细胞瘤等）、内脏肿瘤（实体肿瘤、类癌综合征等）、妊娠瘙痒伴或不伴胆汁淤积、药物性瘙痒。

第 3 类为神经系统型，包括伴或不伴神经损伤的神经源性疾病，如多发性硬化症、脑动脉硬化、脑梗死或脊髓梗死、肱骨远端瘙痒、带状疱疹后神经痛、感觉异常性背痛、感觉异常性股痛、小纤维神经病等。

第 4 类为精神型，包括躯体性瘙痒、抑郁症、焦虑症、强迫症、精神分裂症、寄生虫病妄想、触觉幻觉症等。

第 5 类为多因素型，即不只一种疾病原因引起瘙痒。

第 6 类为未知来源型。

二、慢性瘙痒的治疗

慢性瘙痒的治疗需要针对每一个病人做具体分析，没有一种治疗方法可以适用于所有患者，寻找病因，了解患者慢性瘙痒的主要机制对瘙痒的治疗有重要意义。

1．一般治疗 进行患者教育，消除疾病诱发因素，每日进行皮肤基础保湿护理。采用适当的方法阻断瘙痒—搔抓恶性循环，如进行冷敷和轻柔按压，适度运动、精神放松对于缓解瘙痒也有一定帮助。

2．外用治疗 使用润肤剂和中性清洁剂，需贯穿治疗始终。使用各种具有止痒作用的外用药物。冷却剂如薄荷脑、樟脑、石炭酸等可刺激神经末梢传递冷感并掩盖痒感，使皮肤舒缓。麻醉剂可减轻疼痛和瘙痒，联合使用尿素可以提高疗效。

外用抗组胺剂可通过封闭 H_1 受体而止痒，外用糖皮质激素可以有效地减轻由炎症介质介导的皮肤瘙痒，可根据潜在的病因进行应用。但需注意长期外用糖皮质激素可引起局部皮肤脆性增加、皮肤萎缩、多毛以及毛细血管扩张等不良反应。

钙调神经磷酸酶抑制剂对 T 淋巴细胞有选择性抑制作用，有较强的抗炎作用，还可有效地抑制皮肤神经纤维生长，缓解瘙痒。钙调神经磷酸酶抑制剂同时具有皮肤屏障修复功能，可用于同时伴有皮肤屏障功能受损的患者。

辣椒碱是辣椒果实中一种香草酰胺类生物碱，可通过影响 P 物质的释放、合成和贮藏，起到镇痛和止痒的作用。在外用初始阶段，部分患者有烧灼感、刺痛、瘙痒和皮肤潮红等反应，随着继续用药，这些不良反应可缓解。

3．系统治疗 抗组胺药是目前用于治疗瘙痒的重要药物，但除了用于荨麻疹和肥大细胞增生症等疾病，口服抗组胺药控制皮肤瘙痒循证医学依据有限。

大多数具有止痒作用的药物都是通过与镇静相关的机制在中枢神经系统发挥作用。沙利度胺具有中枢抑制、抗炎、免疫调节和神经调节作用，通过多种机制产生止痒效果，该药对瘙痒的控制作用已在伴有慢性瘙痒的多种疾病患者中报道。用药过程中可能出现头晕、便秘、镇静、皮疹、周围神经病变、血栓栓塞等不良反应。

抗惊厥药加巴喷丁和普瑞巴林最初用于治疗癫痫及神经性疼痛，近年大量文献报道，这两种药物也可有效缓解多种原因引起的难治性瘙痒，如伴有疼痛和瘙痒的神经病、肱桡肌瘙痒症、慢性肾病相关性瘙痒症和不明原因的瘙痒症等。目前推断加巴喷丁和普瑞巴林主要通过作用于突触前电压门控钙离子通道 α2δ 亚单位，减少神经元钙离子内流，从而降低神经元兴奋性，同时减少谷氨酸、降钙素原相关肽、P 物质等兴奋性神经递质的释放，缓解瘙痒。

近年来有关瘙痒的研究有不少重要发现，对瘙痒的信号传导机制有了新的理解，应用靶向外周和中枢（脊髓、大脑）的痒觉信号传导通路的药物将成为治疗慢性瘙痒的新选择。此外，痒信号可激活或联通不同的功能脑区，其相互作用可影响痒觉敏感性，因此，通过调控这些相关脑区的功能药物，如抗焦虑或抑郁药物也是控制慢性瘙痒的重要环节。

4．物理疗法 紫外线疗法是治疗皮肤瘙痒的一种非药物性选择，对炎症性皮肤病及尿毒症、原发性胆汁淤积、真性红细胞增多症、精神性搔抓以及感觉异常性背痛等疾病引起的瘙痒症有一定效果。

5．心理治疗 心理因素或精神因素如情绪紧张、焦虑、抑郁等均可引起和加重皮肤瘙痒。进行心理治疗，保持心情舒畅，有助于控制瘙痒，提高生活质量。

Case report

A 38-year-old woman presented with a circumscribed pruritic plaque on the posterior neck. The plaque had been slowly progressing for two years. She described recurring paroxysms of pruritus followed by repetitive rubbing and scratching. Topical 1% hydrocortisone cream was used, but the skin lesion was not improved. She had an underlying history of anxiety disorder. On examination there was a 3cm×5cm lichenified, leathery plaque on the posterior neck. The plaque was thickened, with exaggeration of the normal skin markings. Excoriations were present. The final diagnosis was lichen simplex chronicus. The patient was advised to avoid rubbing and scratching. The skin lesion healed completely with oral antihistamin agents and topical corticosteroid under occlusion.

杜伟 编写 | 刘洁 校 | 晋红中 审

参考文献

[1] 晋红中，CHRISTINE G. LIAN. 协和皮肤临床病理学［M］. 北京：人民卫生出版社，2020.

[2] 赵辨. 中国临床皮肤病学［M］. 南京：江苏凤凰科学技术出版社，2010.

[3] JUAREZ M C, KWATRA S G. A systematic review of evidence based treatments for lichen simplex chronicus[J]. J Dermatolog Treat, 2021, 32(7): 684-692.

[4] CHEN S, ZHOU F, XIONG Y. Prevalence and risk factors of senile pruritus: a systematic review and meta-analysis[J]. BMJ Open, 2022, 12(2): e051694.

[5] ZHU Q, GUO S J, WANG B, et al. Cutaneous dirt-adherent disease complicated with Darier's disease, schizophrenia, and cutis verticis gyrata: a case report[J]. Front Med (Lausanne), 2022, 9: 939107.

[6] SHIVAKUMAR S, JAFFERANY M, KUMAR S V, et al. A brief review of dermatitis artefacta and management strategies for physicians[J]. Prim Care Companion for CNS Disords, 2021, 23(4): 2155-7772.

[7] TORALES J, GARCÍA O, BARRIOS I, et al. Delusional infestation: clinical presentations, diagnosis, and management[J]. J Cosmet Dermatol, 2020, 19(12): 3183-3188.

[8] AMERICAN PSYCHIATRIC ASSOCIATION. Diagnostic and Statistical Manual of Mental Disorders (DSM-5™). 5th ed. Arlington: American Psychiatric Association, 2013.

[9] ROMITI F, MAGLIANO A, DEL LESTO I, et al. Delusional parasitosis: an entomological perspective after a 20-years-experience in two public medical and veterinary entomology laboratories[J]. Acta Trop, 2022, 234: 106614.

第十二章

营养与代谢性皮肤病

本章将介绍一组因营养代谢异常导致的疾病。当人体的营养代谢出现障碍时，各系统均可出现不同程度的损害，皮肤损害可以为营养代谢性疾病的诊断提供重要的依据和线索。随着人民生活水平的提高，营养缺乏性皮肤病的发病已较前明显减少，但在酗酒者、精神病患者（如神经性厌食症和贪食症）、某些内外科疾病患者（如炎症性肠病、囊性纤维化、接受过肠旁路手术）、患有严重口腔糜烂性疾病（如天疱疮）等影响进食的人群或是新生儿喂养不足等情况下，仍需考虑营养性疾病。

第一节　烟酸缺乏症
Pellagra

Abstract

Pellagra is a systemic disease caused by a deficiency in niacin (vitamin B_3) and tryptophan (which is converted to niacin in the body). Chronic alcoholism can also lead to this condition. Pellagra is characterized by a classic triad of symptoms, including dermatitis, diarrhea, and dementia. Populations with diets low in niacin, such as those who consume a predominantly corn-based diet, are primarily affected by this condition. Dermatitis is usually the first symptom to appear, with abnormal sensitivity to sunlight. Other symptoms include diarrhea, alternating with constipation, inflammation of the mouth and tongue, and cracking and dry scaling of the lips. Mental abnormalities can also occur later in the disease, including nervousness, depression, and delirium. Diagnosis is based on clinical presentation and confirmed by laboratory tests. Treatment involves correcting the underlying vitamin deficiency and addressing any associated complications. With prompt intervention, the prognosis for pellagra is generally favorable.

引言

烟酸缺乏症（pellagra），又称糙皮病，是一种由于各种原因引起的体内慢性缺乏烟酸（维生素 B_3），从而使皮肤、胃肠道和神经系统出现病变，表现为皮炎、腹泻和痴呆（dermatitis，diarrhea，dementia，3Ds）。

一、病因和发病机制

正常情况下，人体对烟酸的每日需要量为 15 ~ 20mg，主要通过食物直接摄取或通过色氨酸合成。烟酸在体内的衍化物——烟酰胺腺嘌呤二核苷酸（NAD^+）和烟酰胺腺嘌呤二核苷酸磷酸（$NADP^+$）是多种氧化－还原反应中的活性辅酶，在细胞代谢中至关重要，尤其对皮肤、消化道、大脑这些细胞周期短的细胞和能量需求大的组织影响很大。当烟酸和其前体色氨酸严重缺乏时，将导致烟酸缺乏症。原发性烟酸缺乏症常见于以玉米为主食的地区，这是由于玉米中的结合型烟酸不能在肠道内吸收。继发性烟酸缺乏症常见于严重的吸收不良、酗酒、减肥手术、使用某些药物（如异烟肼、乙硫异烟胺、氯霉素、巯嘌呤、氟尿嘧啶、硫唑嘌呤和苯巴比妥）及手术后大量应用缺少维生素的营养液输注之后。此外，恶性类癌瘤（色氨酸被转换形成 5-羟色胺），以及 Hartnup 病（色氨酸转运缺陷）也可发生本病。

近年来关于糙皮病发病机制的研究主要集中在肠道菌群在烟酸代谢中的作用。研究表明，肠道微生物组的改变可导致出现糙皮病症状，已有利用肠道微生物群建立的糙皮病相关的恶心症状的小鼠模型。

二、临床表现

烟酸缺乏症表现为“3Ds 征”，即皮炎（dermatitis）、腹泻（diarrhea）、痴呆（dementia），部分严重患者甚至会引发死亡。早期可出现疲乏、消瘦、兴奋、淡漠等非特异症状，而后逐渐出现皮肤黏膜、消化系统、神经系统受累。其中以皮肤黏膜损害最为典型，三种病变可以不同时出现。

1．皮炎 皮肤病变常常是前驱症状，并且具有诊断意义。皮损具有光敏性，春夏季节加重，好发于曝光部位和摩擦部位，对称分布于面部、颈胸部（Casal 项链征）、手背、前臂伸侧和肘膝等部位。初期表现为日晒后水肿性鲜红斑，境界清楚，伴有瘙痒或刺痛；数周或数月后变为暗红、褐红甚至褐黑色，严重病例可出现水疱、结痂和脱屑；继发感染常见。反复发作后皮肤浸润增厚、脱屑、皲裂、萎缩，弹性降低，受压处色素加深（图 12-1）。

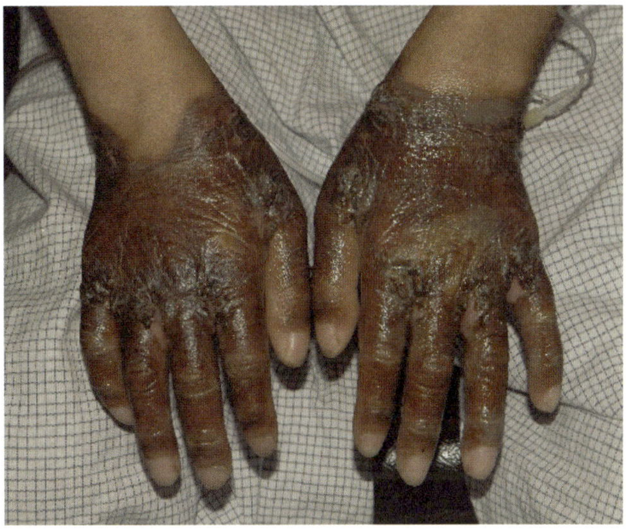
图 12-1 烟酸缺乏症的手部皮损

黏膜症状表现为唇部干燥皲裂，颊黏膜鲜红色，可发生口腔溃疡。也可发生外阴肛周红斑、糜烂等。

2．胃肠道症状 消化道各个部分均可出现症状，包括口腔、咽部及食道灼热，胃酸缺乏，厌食、腹部不适和腹胀。腹泻严重，并因胃肠充血和溃疡而经常带血。

3．中枢神经系统症状 慢性病程的患者可出现多种多样的神经系统症状和体征，个体差异大。早期症状不明显，表现为轻度抑郁和淡漠。严重时出现失眠、激动、震颤、四肢齿轮样强直、意识模糊和昏迷，可致患者死亡。

三、辅助检查

1．实验室检查 糙皮病的异常实验室结果可能因疾病严重程度和患者个体而异，常见的异常结果如下。

（1）血清烟酸（正常范围 0.1～0.3mg/dl）、色氨酸（正常范围 28.52～72.28μmol/L）水平降低。

（2）尿烟酸排泄量减少（正常范围 3.6～10mg/24h）。

（3）其他 B 族维生素水平降低，如硫胺素和核黄素。

（4）肝功能检查异常，包括肝酶和胆红素水平升高。

2．组织病理 组织病理表现随疾病不同阶段表现不同。可出现表皮角化过度和角化不全，可见散在坏死角质形成细胞，棘细胞层细胞内水肿，严重时可形成水疱，特征性表现为表皮上 1/3 角质形成细胞苍白和空泡变性。真皮浅层血管扩张和血管周围淋巴细胞浸润。

四、诊断和鉴别诊断

根据皮肤黏膜、消化道、精神和神经系统的临床表现可以确诊。对于症状不典型或三联征不全者，可以结合病史、实验室检查和诊断性给予烟酸治疗进行综合判断。

根据皮肤表现需与晒斑、光变应性接触性皮炎、多形性日光疹、迟发型皮肤卟啉病等光感性皮肤病相鉴别。

1．光变应性接触性皮炎 是一种迟发型超敏反应。皮损好发于日光暴露部位，可迅速向周围皮肤扩展，甚至延及遮盖部位皮肤。通常表现为在日光暴露后 24～48 小时出现的瘙痒性湿疹样皮疹，严重者可出现渗出。光变态反应组织病理学常见海绵形成、轻度棘层肥厚，以及浅表血管周围淋巴细胞浸润伴嗜酸性粒细胞。日光防护后皮损可改善。烟酸缺乏症往往可追溯出现导致烟酸缺乏的病因，病理上特征见表皮上 1/3 角质形成细胞苍白和空泡变性，实验室检查存在烟酸缺乏。

2．多形性日光疹 通常表现为日光暴露部位在数小时至数日后出现瘙痒性皮疹，持续数日后消退。患者既往在春季或初夏暴露于日光后出现过类似的发疹且在夏季逐渐缓解，实验室检查无烟酸缺乏。

3．迟发型皮肤卟啉病 是一种由血红素生物合成途径中酶活性改变引起的代谢疾病。因肝脏中尿卟啉原脱羧酶（uroporphyrinogen decarboxylase，UROD）活性缺乏，或 *UROD* 基因杂合性突变导致迟发型卟啉病发病。好发于曝光部位，典型临床表现包括慢性光敏性伴水疱、皮肤机械性脆性增加、瘢痕形成和身体日照部位的色素增加和减退，此外，还常伴肝转氨酶升高。实验室检查可见血浆和尿液中卟啉异常增加且具有高度羧基化卟啉的特征性模式。通过实验室检查与烟酸缺乏症不难鉴别。

五、治疗

首先应祛除病因，改善膳食结构，补充富含烟酸和色氨酸的食物，如肉、鱼、豆类、谷类、牛奶、蛋类等；酗酒者戒酒，对慢性营养不良和长期禁食患者注意多种维生素的补充；药物引发的烟酸缺乏症可换用相关药物。

口服烟酸或烟酰胺均能达到良好的疗效，常在开始治疗后的 24 小时内出现皮肤损害的逐渐改善。病情严重者可选静脉输液，同时进行白蛋白、锌、镁及复合维生素的综合补充。皮肤病变处应进行有效的避光措施，局部外用对症药物。

第二节　胡萝卜素血症
Carotenemia

Abstract

Carotenemia is a benign clinical condition characterized by yellow-orange discoloration of the skin, caused by excessive intake of carotenoids, particularly beta-carotene. This condition is commonly observed in children and infants who consume large quantities of carrot juice or other carotene-rich foods. However, it may also occur in adults who consume excessive amounts of carotene-containing supplements or foods, such as sweet potatoes, pumpkin, and carrots. Carotenemia is typically asymptomatic, and the diagnosis is made by observing the characteristic yellow-orange coloration of the skin, which is most prominent in areas of the body with thicker skin, such as the palms and soles. The condition is generally harmless, and treatment is not usually necessary. However, it is important to differentiate carotenemia from jaundice, which is a more serious condition that can be caused by liver or blood disorders.

引言

胡萝卜素是一组天然植物色素，存在于所有绿色植物、藻类、真菌内，具有一定抗氧化活性。β-胡萝卜素是维生素 A 的天然来源，维生素 A 对视觉、细胞增生分化调节、稳定细胞膜、胚胎发生形成和免疫应答等起到重要作用。当大量摄入富含类胡萝卜素的食物时，可能会导致皮肤呈橙黄色色素沉着，即胡萝卜素血症（carotenemia）。

一、病因和发病机制

胡萝卜素血症是由于血液中 β-胡萝卜素水平升高而导致皮肤黄染的一种疾病。当每天摄入超过 30mg 的 β-胡萝卜素，持续 4～7 周时即会导致胡萝卜素血症的发生。少见情况下，在肾病、糖尿病、神经性厌食症、肝病和甲状腺功能减退等患者出现代谢改变，无法将摄入的 β-胡萝卜素转化为维生素 A，可能会导致胡萝卜素血症。另外，也有家族性胡萝卜素血症。当胡萝卜素水平高于正常 3～4 倍时，将出现胡萝卜素相关皮肤黄染。

二、临床表现

胡萝卜素血症在进食大量蔬菜泥（如胡萝卜和绿叶蔬菜）的婴幼儿中较为常见，儿童患者比成年人更明显。皮脂腺丰富区域及皮肤角质层中的脂质成分对胡萝卜素有较高亲和性，因此，本病好发于皮脂腺丰富（如鼻唇沟、前额）和皮肤角质层最厚的区域（如手掌和脚底），表现为皮肤黄色色素沉着，掌跖处可呈橙色、金色。严重者全身皮肤均可受累，汗液呈黄色。巩膜和黏膜不受累。

三、辅助检查

1．实验室检查　血清胡萝卜素水平升高，肝酶正常或轻度升高。

2．直接免疫荧光　胡萝卜素自身会发生荧光，免疫荧光呈似“天疱疮样”的网状沉积模式。

四、诊断和鉴别诊断

当患者存在过量胡萝卜素摄入史，伴有皮肤黄染时应考虑本病。同时评估是否存在糖尿病、高脂血症、甲状腺功能减退、肝肾疾病以及厌食症等易致高胡萝卜素血症的基础疾病。

本病主要应与黄疸相鉴别：两者均有橙黄色皮肤色素沉着。胡萝卜素血症患者巩膜和黏膜无明显受累，且色素沉着主要集中于手掌、脚底、前额、鼻尖和鼻唇沟等角质较厚的部位。黄疸患者巩膜、黏膜呈黄色，皮肤呈青铜色、藏红花色或绿色，实验室检查肝酶及胆红素异常。

五、治疗

饮食来源的胡萝卜素血症是无害的，当调整饮食并减少摄入后，皮肤变色会自然消退。

第三节　肠病性肢端皮炎
Acrodermatitis Enteropathica

Abstract

Acrodermatitis enteropathica (AE) is a disorder of zinc metabolism that can occur in one of two forms: congenital or acquired. The congenital form of AE is a rare genetic disorder that is characterized by abnormal intestinal function, leading to an inability to absorb zinc. This results in a range of symptoms, including dermatitis around the mouth and/or anus, diarrhea, alopecia, nail dystrophy, and delayed wound healing. During the acute phase, irritability and emotional disturbances may also be present. The acquired form of this disorder produces similar symptoms and can sometimes result from specialized intravenous nutritional programs that are prepared without the appropriate amount of zinc. Supplemental zinc is usually effective in eliminating the symptoms. Early diagnosis and treatment are crucial in preventing the potentially severe dermatological and systemic complications of AE.

引言

肠病性肢端皮炎（acrodermatitis enteropathica，AE）是一种罕见的隐性遗传性疾病（OMIM#201100），由于肠道吸收锌的能力部分缺陷，导致了腹泻、腔口部位和肢端炎性皮损及秃发等特征性表现。

一、病因和发病机制

本病的病因与锌代谢紊乱有关。锌是许多酶的必要成分，它们在人体中发挥着重要的生物学功能，例如 DNA 合成、免疫反应和细胞增殖。锌在维持皮肤、头发和指甲健康方面也起着关键作用。锌缺乏可导致多种合成代谢的生物酶活性降低，使胶原蛋白、DNA、RNA 合成受阻，从而引起多种症状。

先天性肠病性肢端皮炎是一种常染色体隐性遗传疾病，由于编码参与锌转运的锌铁调控蛋白 Zip4d 的 *SLC39A4* 基因突变导致肠道对锌吸收障碍，进而导致锌缺乏。获得性肠病性肢端皮炎通常是由于营养缺乏或其他原因（如克罗恩病、溃疡性结肠炎、囊性纤维化、镰状细胞病、肝病、肾病等）导致的锌缺乏引起的。

二、临床表现

平均发病年龄为出生后 9 个月，以断奶前后发病者居多，但有些轻型患者可因长期误诊而拖延至成年。本病起病隐匿，临床表现主要有以下 3 个方面。

1．皮肤损害　皮疹多累及口腔、鼻、肛门、女阴等腔口周围以及手、足和头皮等部位。早期皮损为红斑基础上的群集水疱或大疱，可继发金黄色葡萄球菌或白色念珠菌感染，形成糜烂面、结痂和鳞屑，可逐渐融合成境界清楚的鳞屑性暗红斑，酷似银屑病皮损。愈后无瘢痕和萎缩。

2．消化道表现　腹泻发生率达 90%，表现为水样便或泡沫样便，伴有恶臭。患者可出现厌食、腹胀等胃肠道症状。病程长或严重患者可出现营养不良、发育迟缓、性成熟受阻等。

3．其他表现　头发、眉毛和睫毛部分或全部脱落，与皮损同步或稍后出现；甲板出现肥厚、萎缩、变形甚至脱落，亦可发生甲沟炎。还可出现口炎、结膜炎、睑缘炎，以及反复发作的细菌及真菌感染。其他症状包括淡漠、急躁、畏光、夜盲、嗅觉及味觉障碍、精神症状等。

三、辅助检查

1. 实验室检查 临床检测锌缺乏最有用的方法是测定血浆锌浓度，但敏感性和特异性有限。血浆锌水平低常被定义为<9.2μmol/L（<60μg/dl）；由于锌是碱性磷酸酶活性的辅因子，所以血清碱性磷酸酶水平低于相应年龄的正常水平可为锌缺乏提供支持证据。检查母乳中锌离子浓度可帮助鉴别获得性锌缺乏。

2. 组织病理 随疾病进展而呈不同表现。早期灶状表皮角化不全及角化过度，逐渐出现融合性角化不全、颗粒细胞层变薄，表皮上层细胞水肿、空泡化及坏死，导致表皮内水疱形成（图 12-2）。

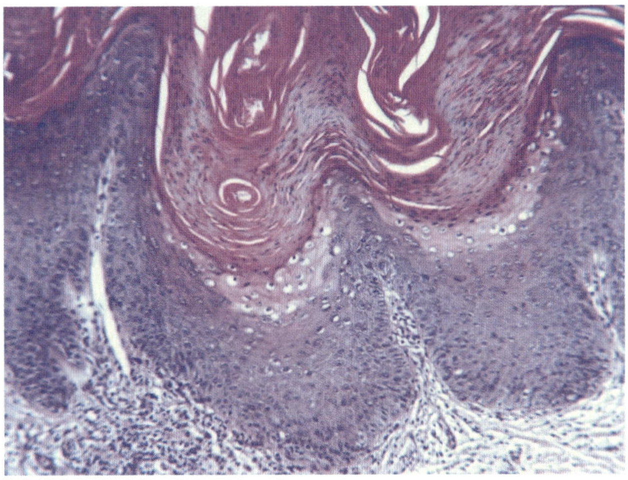
图 12-2 肠病性肢端皮炎的组织病理（HE 染色）

四、诊断和鉴别诊断

本病依据典型临床表现，结合血清锌水平降低可诊断；碱性磷酸酶水平可随血锌缺乏而降低，因此，肝功能正常而碱性磷酸酶活性降低也可作为机体锌缺乏的佐证。

本病应与尿布皮炎、念珠菌性间擦疹、大疱性表皮松解症、掌跖脓疱病等进行鉴别。

1. 尿布皮炎 是典型的儿童刺激性接触性皮炎，通常发生在直接接触尿布的凸起皮肤表面，表现为红斑、丘疹，严重者伴有浸渍或浅表糜烂，通常采取一般皮肤护理措施（如勤换尿布、暴露于空气中、轻柔清洗）、更换尿布的选择及外用护臀制剂的使用即可缓解症状。本病无血清锌水平降低或存在基因突变。

2. 念珠菌性间擦疹 常累及光滑皮肤相互直接摩擦的部位，如腋窝、乳房下、腹股沟、肛周等处。皮损表现为红斑、丘疹或小水疱，而后可扩大融合成境界清楚的红斑，可伴有皲裂和疼痛，皮损外周可有散在的丘疹、水疱或脓疱，呈卫星状分布。有些损害干燥呈丘疹样或丘疹脓疱样，伴有瘙痒。局部真菌涂片、培养可找到念珠菌。

五、治疗

肠病性肢端皮炎的主要治疗方法是补锌治疗。根据疾病严重程度和患者对口服补剂的吸收能力选用口服或静脉给药。

对于经口摄入不足导致的锌缺乏，常用的口服补充剂量为 1~2mg/（kg·d）锌元素，补充维生素，纠正腹泻引起的水、电解质紊乱。

肠病性肢端皮炎患者需要大剂量补锌以克服锌的肠道吸收缺陷，推荐剂量锌元素 2~3mg/（kg·d）。成人可口服硫酸锌 50~100mg/次，每日 3 次。儿童可口服硫酸锌 2~4mg/（kg·d）。建议每 3~6 个月测量 1 次锌水平，根据血浆锌浓度不高于 30.6μmol/L 进行剂量调整。

此外，对于局部的干燥皮损可给予润肤剂或外用皮质类固醇激素。

第四节 卡纳达－克朗凯特综合征
Canada-Cronkhite Syndrome

Abstract

Canada-Cronkhite syndrome (CCS) is a rare non-inherited gastrointestinal polyposis syndrome, which presents with a distinct triad of cutaneous manifestations including skin hyperpigmentation, alopecia, and nail dystrophy. The disease typically affects individuals over the age of 50 years and has a high mortality rate. CCS is characterized by diffuse gastrointestinal polyposis, malabsorption, and electrolyte imbalances, which require timely intervention to prevent systemic complications. The exact pathogenesis of CCS remains unclear, but immune dysregulation and genetic factors have been implicated. Treatment involves a multidisciplinary approach including nutritional support, electrolyte replacement, and surgical management of polyps.

引言

卡纳达－克朗凯特综合征（Canada-Cronkhite syndrome，CCS），又称息肉－色素沉着－脱发－爪甲营养不良综合征，是一种罕见的非遗传性的继发性或特发性息肉病。目前病因尚不明确，临床表现为消化道息肉病伴不同程度的外胚层组织异常。本病病程不一且预后较差，发病率低而死亡率高。

一、病因和发病机制

病因未明，有部分证据提示本病可能与自身免疫有关：部分病例出现抗核抗体和 IgG4 水平的升高，肠道息肉免疫组化染色提示 IgG4 抗体水平升高，可合并系统性红斑狼疮、类风湿性关节炎、系统性硬化症、桥本甲状腺炎等自身免疫病，糖皮质激素有一定治疗效果。皮肤表现可能与消化道症状导致的吸收不良和营养不良有关。

二、临床表现

本病在欧美国家男女发病率没有差异，常在 50 多岁时出现。易感因素包括精神刺激、过度疲劳、长期服药或手术等。临床上，本病主要表现为消化道息肉病伴不同程度的外胚层组织异常。

1．皮肤受累 所有患者均出现甲受累，表现为甲分离、甲板变薄、甲分裂和甲剥脱；约 90% 患者出现脱发，可出现弥漫性非瘢痕性脱发，严重者进展为普秃；还可见到的雀斑样痣、色素沉着斑，好发于颊黏膜、面部、手和足等，部分患者出现眼睑及四肢的水肿。

2．消化系统症状 存在多个胃肠道息肉，通常超过 100 个，从食管到直肠的全消化道中均可分布。表现为腹泻、腹痛、恶心、呕吐、食欲不振、味觉异常、口渴、体重下降等。呈现进行性病程，可并发蛋白丢失性肠病、消化道出血、肠套叠和脱垂等。消化道出血和并发感染有致命危险，死亡率高达 55%。

三、辅助检查

1．胃肠镜 可见特征性的全消化道弥漫性息肉病。

2．实验室检查 由于慢性胃肠道出血或营养物质吸收不良而导致的贫血、电解质水平异常，如低钾或镁。88% 患者可出现低白蛋白血症。炎症标志物水平升高，如 C 反应蛋白（C reactive protein，CRP）

或红细胞沉降率（ESR）。肝脏受累者也可能出现肝功能检查结果异常。

3．组织病理

（1）皮肤色素沉着处组织病理表现为黑色素细胞及黑色素小体数量增加，色素沉着周边可见色素减退。

（2）消化道息肉处表现为幼年型息肉或错构瘤样改变，伴有轻度的含有嗜酸性粒细胞的炎症细胞浸润。

四、诊断和鉴别诊断

根据病史、体格检查、胃肠息肉的内镜检查结果和组织病理结果可诊断本病。本病需与幼年息肉病、黑斑息肉综合征、多发性错构瘤综合征（Cowden syndrome）、家族性腺瘤性息肉病、其他息肉综合征等相鉴别。

五、治疗

目前尚无统一治疗标准。治疗通常涉及多学科方法，重点是管理该疾病的各种全身症状和并发症。

1．营养支持　高蛋白、高热量饮食，补充白蛋白，纠正电解质紊乱、补充维生素及矿物质。

2．手术　切除胃肠道息肉，以缓解症状和防止肠梗阻或出血等并发症。

3．系统药物治疗　可使用抗炎药（如糖皮质激素）、免疫抑制剂（如硫唑嘌呤、甲氨蝶呤、他克莫司和环孢素），合并感染时可加用抗生素。有报道称抗幽门螺杆菌治疗有一定疗效。

第五节　哈特纳普综合征
Hartnup Syndrome

Abstract

Hartnup syndrome is a rare autosomal recessive disorder that affects the absorption of amino acids, particularly tryptophan, in the gastrointestinal tract and kidneys. The resulting deficiency of tryptophan can lead to a variety of clinical manifestations, including skin rash, photosensitivity, neurological symptoms, and psychiatric disturbances. The skin rash is most commonly observed on sun-exposed areas and is characterized by a non-specific erythematous or scaly appearance. The diagnosis of Hartnup syndrome is based on clinical symptoms, laboratory tests, and genetic analysis. Treatment involves correcting the amino acid deficiency and managing the associated symptoms.

引言

哈特纳普综合征（Hartnup syndrome）是一种常染色体隐性遗传病，表现为某些中性氨基酸的吸收和重吸收障碍。临床表现为糙皮病样皮疹，是一种最常见的氨基酸代谢性疾病。

一、病因和发病机制

本病是由位于 5p15.33 的 *SLC6A19* 基因突变所致，该基因编码肾脏和肠道表达的钠依赖性中性氨基酸转运蛋白，能够影响所有中性氨基酸的重吸收，包括色氨酸。基因突变可使该转运蛋白功能障碍，导致肾和肠道氨基酸重吸收减少，使中性氨基酸缺乏产生临床症状。色氨酸及其代谢产物主要在皮肤色素合成和维持皮肤完整性方面发挥作用。在本病中，烟酸前体物质色氨酸的吸收受到影响，导致烟酸缺乏，产生了相关症状。

二、临床表现

临床上，表现为烟酸缺乏症样皮疹，即曝光部位境界清楚的干燥、脱屑，严重者可出现剥脱性皮炎样改变。神经系统症状包括小脑性共济失调、震颤和癫痫发作，也可出现身体发育迟滞及抑郁、焦虑等精神症状。尿液中含有大量中性氨基酸。

三、辅助检查

实验室检查的异常可能包括血液和尿液中色氨酸水平降低，以及尿液中中性氨基酸水平升高。此外，一些患者的神经影像学检查可能有异常结果，如脑萎缩或白质异常。

组织病理特征与烟酸缺乏症相同。

四、诊断和鉴别诊断

本病应与烟酸缺乏症相鉴别。本病无明显烟酸缺乏，同时具有特征性的氨基酸尿和小脑性共济失调；在膳食缺乏引起的烟酸缺乏症中没有上述现象。

五、治疗

目前无根治疗法。在膳食中补充烟酸、蛋白质和氨基酸对部分患者有一定效果。每日口服烟酰胺 50 ~ 300mg 可明显改善症状，防止神经损伤等长期并发症。此外，患者可能会从减少阳光暴露中获益。

第六节 卟啉病
Porphyria

Abstract

Porphyria is a group of inherited or acquired disorders that affect the heme biosynthesis pathway, resulting in the accumulation of porphyrins and their precursors in various tissues of the body. Cutaneous porphyrias are a subset of porphyrias that manifest as skin lesions, typically on sun-exposed areas of the body. These lesions can present as blisters, erosions, or hyperpigmentation, and may be accompanied by pain, burning, and itching. Cutaneous photosensitivity is characteristics of some forms of porphyria. The diagnosis of porphyria requires a high degree of suspicion, as the symptoms can be non-specific and vary widely among patients.

引言

卟啉病（porphyria）是一种血红素生物合成途径中酶活性改变所致的代谢性疾病，分为遗传性或获得性疾病。卟啉病的分类繁多复杂，根据卟啉产生增加的主要部位，它们被广泛地分类为肝卟啉和红细胞生成卟啉。临床表现为神经内脏症状（如腹痛、运动和感觉性周围神经病、神经精神改变）和/或皮肤损伤。皮肤光敏性是某些形式卟啉的重要特征。

一、病因和发病机制

卟啉病的发病机制涉及遗传、环境和生理因素之间的复杂相互作用。大多数卟啉病是以常染色体显性方式遗传的，但症状的严重程度可能因人而异，环境因素如暴露于某些药物、乙醇和阳光，可以触发易感个体的症状。研究者已经分别在 *FECH*、*UROD* 和 *ALAD* 基因中发现了与红细胞生成性原卟啉病、迟发性皮肤卟啉病和急性间歇性卟啉病相关的突变。研究表明，氧化应激可影响多种参与皮肤卟啉病发病的细胞机制。例如，氧化应激可导致 DNA 损伤，而 DNA 损伤可导致可能促发皮肤症状的突变和染色体异常。氧化应激还可损害细胞信号通路并引发炎症，从而进一步加剧皮肤症状。氧化应激还可影响参与血红素合成的酶的活性，从而导致卟啉及其前体在皮肤和其他器官中的蓄积。

当血红素生物合成途径的酶缺乏时，引起组织和血浆中卟啉（如尿卟啉、粪卟啉和原卟啉）升高，这些卟啉吸收波长 400nm 紫外线的光能，使电子处于激发状态，当分子恢复到原始状态时，释放能量产生自由基和单线态氧，引起组织损伤。

二、临床表现

各种类型的皮肤卟啉病具有类似的皮肤表现。

1．迟发性皮肤卟啉病（porphyria cutanea tarda，PCT） 本病是最常见的卟啉病，其发生与遗传性红细胞尿卟啉原脱羧酶缺陷有关，导致尿卟啉异常增多，但本型常成年以后发病，多见于 20～60 岁，服用雌激素和长期饮酒可促发疾病发生。皮肤脆性增加，轻微外伤可致皮肤水疱和糜烂，用手刮划可刮去患处皮肤，即 Dean 征。轻到中度光敏感，表现为曝光部位红斑、水疱、结痂和浅瘢，可伴有多毛、硬皮病样改变和粟丘疹发生（图 12-3，图 12-4）。

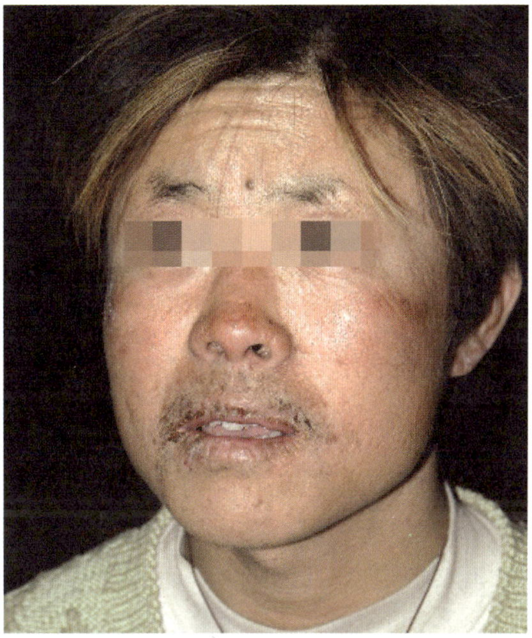

图 12-3　迟发性皮肤卟啉病（面部表现）

2．红细胞生成性原卟啉病（erythropoietic protoporphyria，EPP） 本病属于常染色体显性遗传，亚铁螯合酶缺陷所致，患者红细胞和粪内原卟啉水平增高。本病发病年龄早，常于 3～5 岁发病。急性光敏感表现为曝光部位日晒数分钟后出现水肿性红斑及荨麻疹样皮疹，皮疹烧灼感、针刺感和瘙痒。严重时出现水疱、紫癜和结痂。慢性者皮肤留有小坑状瘢痕及手背、手关节皮肤增厚、皮纹加深，口周有放射状萎缩性纹理，较少出现红牙、多毛和粟丘疹。当原卟啉形成过多时，沉积肝脏可导致肝硬变和肝功能衰竭。

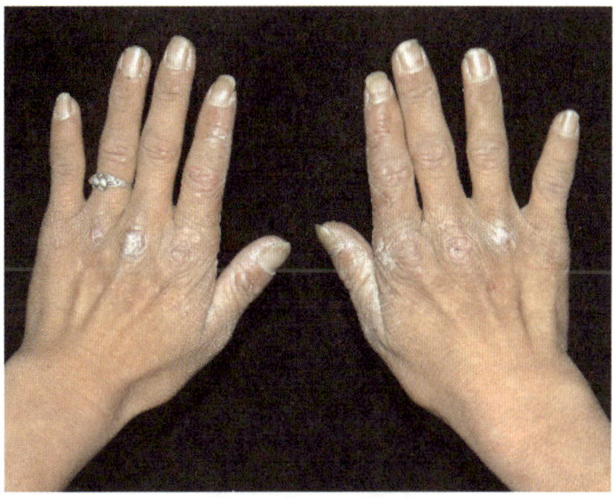

图 12-4　迟发性皮肤卟啉病（手部表现）

3．先天性红细胞生成性卟啉病（congenital erythropoietic porphyria，CEP） 本病为常染色体隐性遗传，由于血红素合成途径中的尿卟啉原Ⅲ合成酶缺陷所致。患儿发病早，出生不久可出现中到重度的皮肤光敏感皮损，可引起严重的毁损性病变，患儿尿液呈粉红色，牙齿呈棕红色，伴有不同程度的溶血性贫血和脾肿大。患儿预后差，常常死于继发感染和贫血。

三、辅助检查

（一）实验室检查

1．迟发性皮肤卟啉症 尿液尿卟啉明显增加，24小时排出量大于1000μg，高于正常15～20倍；大便卟啉轻度增加；薄层层析分离法测定尿液卟啉时，可见多种尿卟啉中间产物的特殊层析谱。

2．红细胞生成性原卟啉病 血浆、红细胞和粪中原卟啉增加，尿卟啉正常。

3．先天性红细胞生成性卟啉病 尿、粪和组织内Ⅰ型卟啉显著增加。

（二）组织学检查

各种类型的皮肤卟啉病具有相似的组织病理改变，可见表皮下水疱及少量单一核细胞浸润，真皮乳头血管周围、真皮深层及附属器周围均一嗜酸性玻璃样物质沉积，PAS染色阳性（图12-5）。

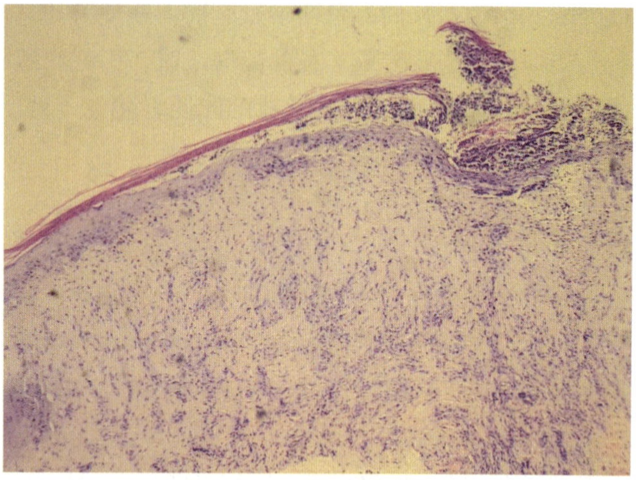

图12-5 皮肤卟啉症的组织病理（HE染色）

四、诊断和鉴别诊断

根据本病典型表现及实验室检查结果一般可做出诊断。本病应与其他光敏感性疾病相鉴别，包括其他类型卟啉病、多形性日光疹和红斑狼疮。硬皮样改变显著时需与系统性硬化症等结缔组织病相鉴别，手部水疱需与类天疱疮、大疱性表皮松解症等相鉴别。

五、治疗

卟啉病的治疗取决于卟啉病的具体类型以及症状的严重程度和频率。一般来说，卟啉病的治疗目标是减少卟啉及其前体的蓄积，控制症状和预防并发症。首先应避免诱因，如日晒、药物和乙醇摄入等。使用氯喹或羟氯喹可用于减少迟发性皮肤卟啉病患者的卟啉及其前体的产生。目前有研究报道使用阿法诺肽治疗红细胞生成性原卟啉病的报道，阿法诺肽是一种模拟α-促黑素细胞激素（α-melanocyte stimulating hormone，α-MSH）活性的合成激素，可降低红细胞生成性原卟啉病患者光毒性反应的频率和严重程度。另有研究表明，窄谱UVB光疗已被证明可有效减轻迟发性皮肤卟啉病患者的皮肤症状严重程度。

第七节 黄瘤病
Xanthomatosis

Abstract

Cutaneous xanthomas are benign skin lesions characterized by the localized accumulation of lipid-laden macrophages within the dermis. They present as yellowish papules, plaques, or nodules and manifest in various subtypes, including eruptive, tuberous, tendinous, and planar xanthomas. These lesions can occur in isolation or as part of systemic lipid disorders such as familial hypercholesterolemia, dysbetalipoproteinemia, and hypertriglyceridemia. Diagnosis of cutaneous xanthomas typically involves clinical examination, lipid profile assessment, and histopathological analysis. Histologically, xanthomas display characteristic foam cells, which are lipid-engorged macrophages stained. Treatment mainly targets the underlying lipid abnormality to prevent recurrence and potential systemic complications. This includes lipid-lowering medications, such as statins, fibrates, and niacin, as well as lifestyle modifications like diet and exercise. In some cases, surgical or laser excision may be employed for cosmetic or functional reasons.

引言

黄瘤病（xanthomatosis）是一组由于脂质代谢障碍或局部组织细胞功能异常所导致器官内局部脂质沉积的慢性疾病。根据其不同的发病位置和临床表现分为以下类型：发疹性黄瘤、结节性黄瘤、腱黄瘤、扁平黄瘤和疣状黄瘤。组织病理学上，以吞噬了脂质的巨噬细胞聚集为主要特征。本病可为特发，也可能是遗传性脂蛋白代谢异常（原发性血脂异常）或继发于全身性疾病或药物治疗的高脂血症。对本病的准确诊断，将有利于对潜在疾病的识别及治疗。

一、病因和发病机制

本组疾病可分为原发性黄瘤病和继发性黄瘤病，前者又可分为家族性和非家族性两类，家族性者常有不同程度的血脂代谢障碍及系统表现，非家族性者常为散发，一般无血脂代谢障碍及系统表现。继发性黄瘤病是指由其他疾病引起血脂代谢障碍和血脂增高所致的黄瘤病，如糖尿病、骨髓瘤和淋巴瘤等。

脂类与脂蛋白结合形成复合物在体内转运。由于各种脂蛋白所含脂类及蛋白质量不同，因此，它们的密度各不相同，超速离心可将不同密度的脂蛋白分离开，由低到高分别为乳糜微粒、极低密度脂蛋白（very low-density lipoprotein，VLDL）、低密度脂蛋白（low-density lipoprotein，LDL）和高密度脂蛋白（high-density lipoprotein，HDL）。

由于基因突变或其他系统性疾病所致的脂质和脂蛋白代谢障碍，可致血脂浓度或血浆脂蛋白浓度高于正常值上限时称为高脂血症或高脂蛋白血症。Fredrickson 将高脂血症分为 6 型。包括 Ⅰ 型（高乳糜微粒血症）、Ⅱa 型（LDL 水平升高，高胆固醇血症）、Ⅱb（LDL 和 VLDL 均升高，高胆固醇血症和高甘油三酯血症）、Ⅲ型（β-VLDL 升高，高甘油三酯血症和高胆固醇血症）、Ⅳ型（VLDL 水平升高，高甘油三酯血症）和Ⅴ型（乳糜微粒和 VLDL 水平升高，高甘油三酯血症）。继发性高脂蛋白血症可见于甲状腺功能低下、胆汁郁积症、肾病综合征和糖尿病。

近年来的研究发现，炎症小体通路在皮肤黄色瘤的发病机制中起关键作用。炎症小体是一种蛋白质复合物，在炎症和免疫反应的调节中起关键作用。炎性小体途径的激活已被证明与泡沫细胞的形成和皮肤黄色瘤的发展有关。

二、临床表现和分型

皮肤黄瘤的发生率男女基本一致，尽管各年龄段均有发病，但常见于 50 岁以上的成年人。皮肤黄瘤常可能伴有潜在的脂质代谢异常。临床上常分为五型。

1．发疹性黄瘤（eruptive xanthoma） 多累及肢体伸侧和臀部等处。典型皮损为直径 1～4mm 大小的橘黄或棕黄色柔软丘疹，可迅速成批发生，皮损周围有红晕（图 12-6）；可有瘙痒或压痛。可出现同形反应现象。数周后皮损自行消退，本型常伴有高甘油三酯血症，特别是与Ⅰ、Ⅳ和Ⅴ型有关。

2．结节性黄瘤（tuberous xanthoma） 本型常发生在受压部位，如膝部、肘部和臀部，表现为橘黄色坚实结节，可融合成斑块，无自觉症状（图 12-7）。可散在孤立存在，也可成群分布。本型常伴有高胆固醇血症和Ⅲ型高脂蛋白血症，患者可合并动脉粥样硬化性心血管疾病。有些病例源于继发性原因，如肾病综合征和甲状腺功能低下。

3．腱黄瘤（tendinous xanthoma） 好发于跟腱和手足伸侧的肌腱上，表现为肤色的结节，表面光滑，质硬但可移动，与上方的皮肤组织不粘连，在关节伸展和屈曲时会随着肌腱的来回运动而移动。本型可由外伤引起，常见于家族性高胆固醇血症和Ⅱa高脂蛋白血症。患者亦可合并动脉粥样硬化性心血管疾病。

4．扁平黄瘤（plane xanthoma） 常表现为平坦、柔软的黄色丘疹或斑块，最常发生于上眼睑近眼角处（睑黄瘤），也可发生于颈部、躯干、肩部和腋窝（图12-8）。睑黄瘤常对称分布，并且缓慢进展，可有或无高脂蛋白血症。手掌皮褶中的扁平黄瘤被称为掌纹黄瘤，是家族性异常β脂蛋白血症特有的表现。泛发型扁平黄瘤可累及面颈部、胸部和皱褶部位，常与高甘油三酯血症和单克隆球蛋白病相关。指间黄瘤，尤其是拇指和示指之间的黄瘤，是纯合性家族性高胆固醇血症特有的表现。

5．疣状黄瘤（verruciform xanthoma） 好发于口腔黏膜或肛门生殖器周围，可表现为孤立性红色扁平或疣状丘疹，无明显自觉症状。本型可独立发生，或伴发隐性营养不良性大疱性表皮松解症、移植物抗宿主病、先天性偏侧发育不良伴鱼鳞病样红皮病及肢体缺陷综合征、硬化性苔藓或者口腔扁平苔藓等。

三、辅助检查

组织病理 各型皮肤黄瘤的病理变化基本相同，主要特征是真皮内泡沫细胞（吞噬脂质的巨噬细胞）聚集。发疹性黄瘤可伴有较多淋巴细胞（图12-9）。睑黄瘤中泡沫细胞主要在真皮浅层浸润。腱黄瘤和结节性黄瘤呈现明显的纤维化（图12-10）。疣状黄瘤表皮呈疣状增生。

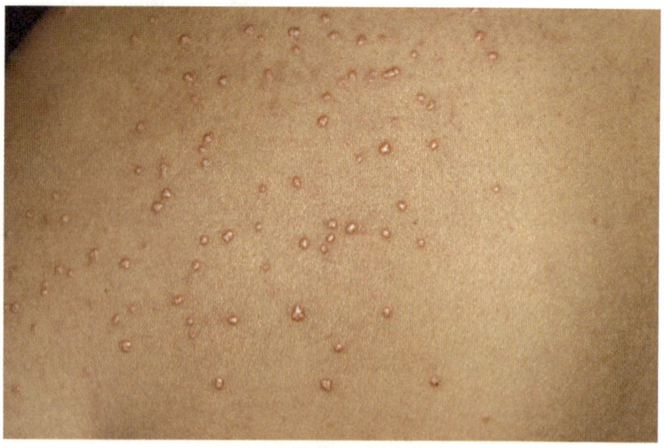

图12-6　发疹性黄瘤

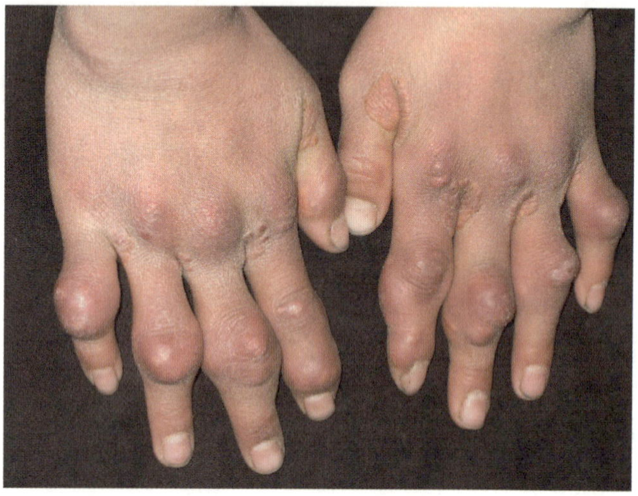

图12-7　结节性黄瘤

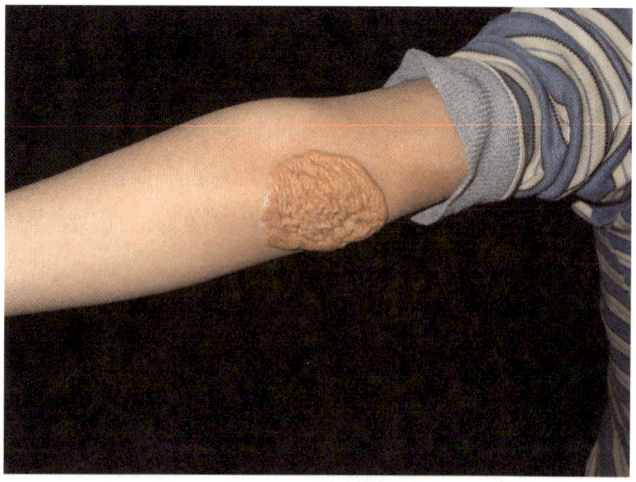

图12-8　扁平黄瘤

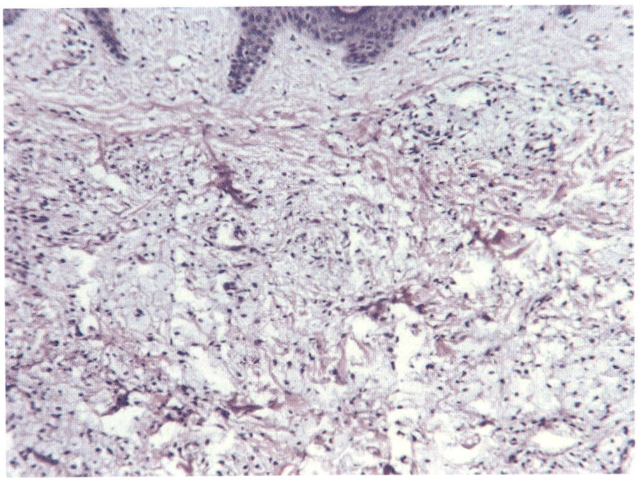

图 12-9　发疹性黄瘤的组织病理（HE 染色）

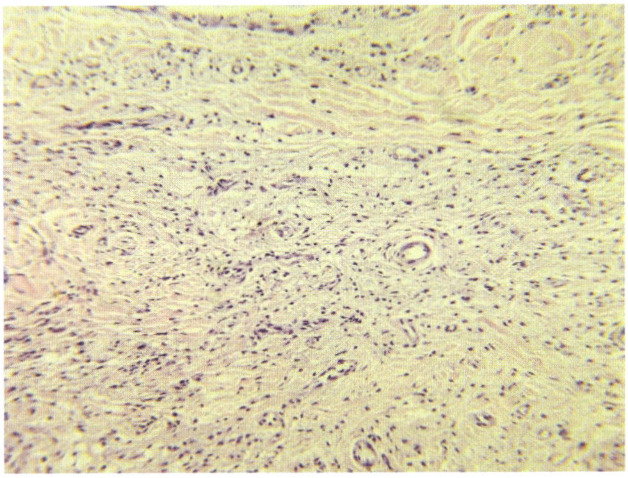

图 12-10　结节性黄瘤的组织病理（HE 染色）

四、诊断

根据临床表现和组织病理学诊断皮肤黄瘤不难。主要需注意的是患者是否合并高脂蛋白血症、高脂蛋白血症的类型以及属于原发性还是继发性、高脂蛋白血症引起的全身性疾病。

五、治疗

对于合并脂代谢紊乱的皮肤黄瘤患者，治疗的主要目的是降低发生动脉粥样硬化的风险和并发症。饮食治疗包括减少摄入过多总热量，均衡饮食，加强锻炼，减轻体重。根据高脂蛋白血症类型，选择合适的降脂药物。继发性脂代谢紊乱者应治疗原发病。皮肤黄瘤经过系统治疗可以缓慢消退，效果不理想时，可考虑冷冻、激光或手术等物理治疗，但常可能复发。

第八节　皮肤淀粉样变
Cutaneous Amyloidosis

Abstract

Amyloidosis is a disorder characterized by abnormal deposition of amyloid in extracellular tissues which can affect one or more body organs, leading to organ dysfunction. One form of this disorder is primary cutaneous amyloidosis, which involves the deposition of amyloid material in the dermis layer of the skin. There are different types of primary localized cutaneous amyloidosis, including lichen amyloidosis, macular amyloidosis, and nodular primary localized cutaneous amyloidosis. Treatment options for lichen and macular amyloidosis focus on relieving itching. Some treatment modalities include topical and intralesional steroids, topical dimethyl sulfoxide, and phototherapy. These interventions provide some relief for patients, although there is no cure for the disease. Dermatologists should be aware of the presentation, diagnosis, and management of primary cutaneous amyloidosis, as it is a rare condition that requires a multidisciplinary approach to care.

引言

淀粉样变（amyloidosis）包括淀粉样蛋白累及多个脏器的系统性淀粉样变和仅局限于一个器官或组织的局限性淀粉样变。原发性皮肤淀粉样变属于淀粉样蛋白仅局限沉积在皮肤的慢性皮肤病，按照皮疹形态分为分为苔藓样皮肤淀粉样变、斑状皮肤淀粉样变和结节样皮肤淀粉样变 3 种类型。

一、病因和发病机制

病因不清。有人认为其发病与免疫相关，由于局灶性角质形成细胞凋亡，在真皮表皮交界处形成胶样小体（colloid body），巨噬细胞或成纤维细胞对这种小体产生特异性免疫耐受，不能清除而转变为淀粉样蛋白。有报道原发性皮肤淀粉样变可家族性发病，可能与某些基因异常有关。目前发现了几种与皮肤淀粉样变性相关的新基因突变，*OSMR* 基因的突变，*OSMR* 基因编码参与免疫应答的受体蛋白，研究发现，编码参与免疫应答的受体蛋白的 *OSMR* 基因突变，可能通过改变免疫系统功能促进淀粉样变性的发生。也有研究发现，*LRP6* 基因和 *FLG2* 基因可能与原发性皮肤淀粉样变有关，但仍需进一步的验证和功能性的研究。

二、临床表现

按照皮疹形态分为三种类型，分别为苔藓样皮肤淀粉样变（lichen amyloidosis）、斑状皮肤淀粉样变（macular amyloidosis）和结节样皮肤淀粉样变（nodular amyloidosis）。

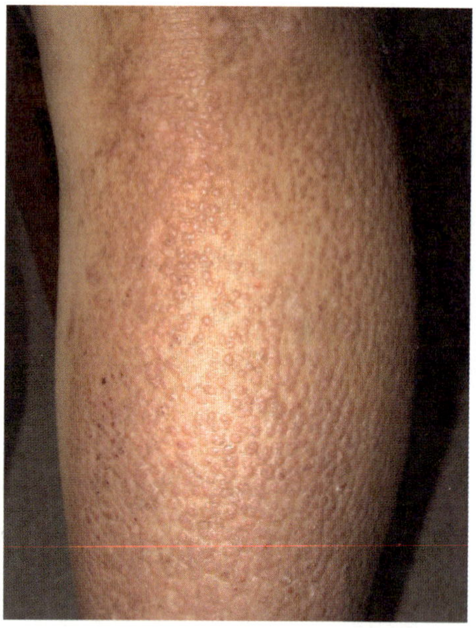

图 12-11　苔藓样皮肤淀粉样变

1. 苔藓样皮肤淀粉样变　这是一种最常见的原发性皮肤淀粉样变，高发年龄在 50～60 岁，中国人似乎发病率较高，特别是男性多见。皮损好发于胫前、大腿和前臂伸侧，通常对称分布，皮疹瘙痒剧烈，表现为苔藓样丘疹（图 12-11），有时可排列成念珠状，有诊断价值，严重时可融合成斑块，呈红褐色，表面轻度鳞屑。

2. 斑状皮肤淀粉样变　这种类型发病年龄较苔藓样型早，并且女性较多。主要见于背部的肩胛间区，对称分布，表现为成群的 1～3mm 褐色或紫褐色斑疹，可融合形成特征性的暗色网状斑片，伴有皮损轻到重度瘙痒。可因搔抓等慢性刺激因素转变为苔藓样型，苔藓样型也可因糖皮质激素外用而转变为斑状皮肤淀粉样变。

3. 结节样皮肤淀粉样变　这种类型非常罕见。皮疹表现为单个或多个坚实结节或斑块，结节可以呈数毫米到数厘米大小，红褐色，通常无自觉症状，发生于躯干、肢体、面部和生殖器区。病程可持续数年，部分患者可能转变为副蛋白血症或系统性淀粉样变。

三、辅助检查

本病主要依靠临床表现、组织病理学检查及特殊染色进行诊断。

1. 组织病理　苔藓样和斑状皮肤淀粉样变的淀粉样蛋白通常沉积在真皮乳头内，表现为无定形物，可见基底层液化变形和色素失禁。不累及血管和附属器。结节型淀粉样蛋白可沉积在皮肤血管和附属器周围，有较多浆细胞浸润。早期病变难以发现，可借助刚果红或甲基紫染色进行诊断，其中刚果红染色呈红色，甲基紫染色呈紫红色（图 12-12）。

2. Nomland 实验　将 1.5% 刚果红溶液注入可疑皮疹皮内，24～48 小时观察结果，有红色残留即提示有淀粉样蛋白沉积，为阳性。

目前有研究报道了检测和测量皮肤中淀粉样蛋白沉积的新技术，但尚未在临床中广泛应用：使用反射式共聚焦显微镜（reflectance confocal microscopy，RCM）技术已被证明可有效识别皮肤淀粉样变性患者皮肤中的淀粉样蛋白沉积，能够早期诊断和更准确地评估疾病严重程度。质谱成像（mass spectrometry imaging，MSI）技术能够识别皮肤活检样本中的淀粉样蛋白沉积并确定其特征。这些技术对疾病的诊断及监测有一定帮助。

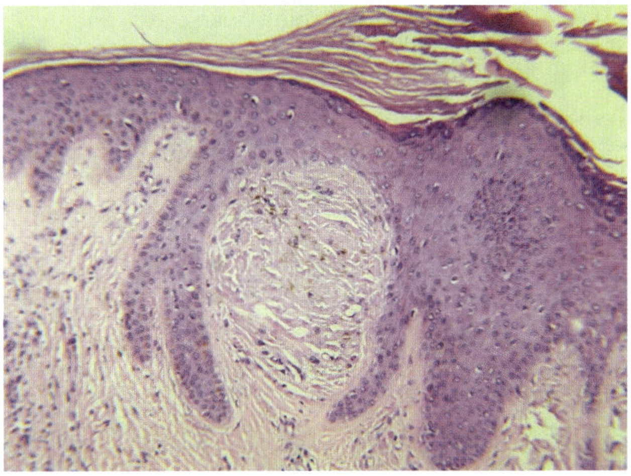

图 12-12　皮肤淀粉样变的组织病理（HE 染色）

四、诊断和鉴别诊断

根据典型皮损症状、好发部位、皮损组织病理以及必要时结合特殊染色，可以确诊。

苔藓样皮肤淀粉样变需与慢性单纯性苔藓、肥厚性扁平苔藓、结节性痒疹相鉴别。

1. 慢性单纯性苔藓　常与慢性瘙痒和搔抓有关，表现为局部皮肤苔藓样变，常继发于特应性皮炎等瘙痒性皮肤病。临床上，苔藓样淀粉样变比慢性单纯性苔藓的波纹状更明显。

2. 肥厚性扁平苔藓　好发于胫前，表现为肥厚的紫红色厚平顶斑块，上覆鳞屑，特征性组织学表现为角化过度，颗粒层楔形增厚，基底层液化变性，可见凋亡的角质形成细胞，真皮浅层带状淋巴细胞浸润，伴有色素失禁。

3. 结节性痒疹　常表现为对称分布、坚实、圆顶状、瘙痒性的多发结节，常发生在四肢伸面。

斑状皮肤淀粉样变需与色素性扁平苔藓、炎症后色素沉着和黑变病相鉴别。色素性扁平苔藓表现为灰褐色或深褐色斑点或斑块，最常见于日光暴露或皮肤间擦部位，有轻微瘙痒或无瘙痒，也存在扁平苔藓典型的组织病理表现；炎症后色素沉着为各种伴有炎症的皮损消退后形成的色素斑片，根据病史可鉴别；黑变病多位于面颈部，一般无明显症状。

五、治疗

本病无特效治疗方法，治疗目的主要是缓解瘙痒。系统治疗方面可口服抗组胺药。局部外用或皮损在内注射类固醇激素，或者外用 0.1% 维 A 酸霜、水杨酸或硫磺等角质松解剂。也可选用物理治疗包括皮肤磨削、PUVA 或液氮冷冻等。

第九节　类脂质蛋白沉积症
Lipoid Proteinosis

Abstract

Lipoid proteinosis (LP) is a rare autosomal recessive skin disease caused by mutations in the *ECM1* gene. Clinically, it is characterized by the deposition of hyaline-like substances in the skin, mucosa, and other organs.

Infants with LP typically exhibit hoarseness, and they may have abnormal tooth development, as well as nervous system and mental symptoms. The condition is clinically identified by the presence of beaded, translucent papules on the eyelid margin. Histopathologically, amorphous hyaline substances are deposited around dermal papillae, vessels, and appendages, with positive PAS staining in affected tissues. The disease course is chronic and progressive, and there is currently no curative treatment for LP. Symptomatic management may include steroids, phototherapy, and immunosuppressive agents. Recent advances in the understanding of the pathogenesis of LP provide hope for the development of novel therapies.

引言

类脂质蛋白沉积症（lipoid proteinosis，LP）是一种罕见的常染色体隐性遗传性皮肤病，又称皮肤黏膜透明变性，由于*ECM1*的突变引起。临床上，主要表现为皮肤、黏膜及其他器官中透明样物质的沉积。常以婴儿期声音嘶哑为首发表现，以睑缘串珠样半透明丘疹为典型特征，还可出现牙齿发育异常、神经系统和精神症状等。组织病理上表现为无定形透明样物质在真皮乳头、血管和附属器周围的沉积，PAS染色阳性。

一、病因和发病机制

本病是一种罕见的常染色体隐性遗传性皮肤病，由位于染色体1q21.2的细胞外基质蛋白*ECM1*基因突变引起。ECM1蛋白主要参与软骨内骨形成、血管生成和肿瘤生物行为，在皮肤结构支架中也发挥一定作用。此外，ECM1能够抑制基质金属蛋白酶-9，导致黏膜、皮肤和脑组织中的透明物质沉积，从而引发皮损及神经系统症状。部分患者中发现了抗ECM1的自身抗体，因此，免疫系统可能在本病的发病中也起到了一定作用，这些自身抗体的形成可能也参与促进细胞外基质中透明样物质的形成。

二、临床表现

本病典型症状为自婴儿期开始出现哭声微弱和声音持续嘶哑，舌变硬、肿大、边缘为锯齿状且伸出受限。患儿幼年时即有皮肤脆弱，面部和四肢出现自发性或创伤后水疱形成，愈合后形成痘疹样或痤疮样瘢痕；沿睑缘可见特征性珠状丘疹，呈“珍珠串”样排列；指关节、肘部、膝部、臀部和腋窝等易摩擦区域可见疣状的角化过度斑块，也可见脱发和掌跖角化过度。口咽部检查可发现浸润性、蜡样、淡黄色丘疹结节，嘴唇增厚伴口角开裂，黏膜出现鹅卵石样改变以及牙龈肥大。腮腺管反复阻塞可引起腮腺炎。本病可引起癫痫发作、偏头痛、精神分裂症、焦虑、惊恐发作、记忆力受损及对感知到的危险和恐惧的异常情绪反应等神经系统症状，也可引起颅内钙化等。

三、辅助检查

组织病理　表皮角化过度，棘层不规则增厚或萎缩，病变主要发生于真皮，特征性改变为整个真皮血管、汗腺周围有均质性嗜伊红透明蛋白外套包绕，呈同心圆分布，真皮下部透明蛋白呈宽带状沉积，毛细血管壁呈透明蛋白样增厚。透明蛋白样物质HE染色为淡红色。过碘酸－希夫（periodic acid-Schiff，PAS）染色阳性，且耐淀粉酶。结晶紫染色呈弱阳性或阴性。

四、诊断和鉴别诊断

根据婴儿期开始出现哭声微弱和声音持续嘶哑；典型的皮肤表现（面部痤疮样瘢痕、睑缘珠状丘疹和易摩擦区疣状斑块）；有本病阳性家族史或父母近亲结婚；组织病理学检查表现为真皮血管、汗腺周围有均质性嗜伊红透明蛋白外套包绕，呈同心圆分布，真皮下部透明蛋白呈宽带状沉积改变，可考虑本诊断。头部 CT 检查可见颅内钙化，喉镜检查可见口腔黏膜黄白色斑块，均有助于诊断。基因检测发现位于染色体 1q21.2 的 *ECM1* 基因经鉴定存在双等位基因功能丧失突变时，可确诊。

本病应与单纯性大疱性表皮松解症、红细胞生成性原卟啉病、种痘样水疱病、丘疹性黏蛋白病、原发性皮肤淀粉样变性相鉴别。

五、治疗

本病尚无特效疗法。有报道口服二甲基亚砜、阿维 A 和 D-青霉胺有一定疗效，大多数患者预后良好。婴儿期出现水疱者，成年期往往进行性加重且出现浸润性损害。声音嘶哑和黏膜损害随年龄增长而加重。可使用显微喉镜术、声带切开、皮肤磨削术及二氧化碳激光等技术改善喉部及皮肤症状。

第十节　黑棘皮病
Acanthosis Nigricans

Abstract

Acanthosis nigricans (AN) is a skin condition characterized by dark and velvety patches of skin, commonly found in skin folds such as the neck, armpits, and groin. AN is associated with insulin resistance, obesity, and certain medical conditions including diabetes, polycystic ovary syndrome, and certain types of cancer. It can also be hereditary. The diagnosis of AN is clinical, but further investigations may be required to identify the underlying medical condition. Treatment is focused on addressing the underlying medical condition, with lifestyle modifications such as weight loss and management of insulin resistance. Topical agents may be used to improve the appearance of the affected skin. In some cases, cosmetic procedures may be utilized. AN is an important marker of underlying metabolic disturbances and should prompt further evaluation for associated conditions.

引言

黑棘皮病（acanthosis nigricans，AN）是指身体皱褶部位皮肤出现增厚、色素增加并呈天鹅绒样外观的慢性皮肤病。肥胖是最常见的病因，药物及内分泌、代谢、遗传性以及恶性疾病也可能导致本病的发生，各年龄阶段均可受累。当出现新发原因不明的，广泛性或非典型的黑棘皮病表现时，应警惕隐匿性恶性肿瘤。本病治疗上应积极祛除病因，可外用维 A 酸类药物、维生素 D 类似物和角质剥脱剂改善皮肤外观。

一、病因和发病机制

本病的病因和发病机制尚不完全清楚，目前认为与胰岛素抵抗和高胰岛素血症有关。胰岛素抵抗导致皮肤中胰岛素样生长因子-1（insulin-like growth factor 1，IGF-1）和胰岛素水平升高，可刺激角质形成细胞和黑色素细胞增殖，导致本病的特征性表现。除胰岛素抵抗外，本病还被认为与亚临床炎症和氧化应激有关。炎症因子如肿瘤坏死因子-α 和白细胞介素-6 在本病患者中升高，表明其可能在发病机制中起作用。转化生长因子-α 在本病患者的皮肤中过度表达，也能够刺激角质形成细胞和黑色素细胞的增殖，同时转化生长因子-α还参与胰岛素信号通路和糖代谢的调节，过度表达可能导致胰岛素抵抗和高胰岛素血症，进一步引起疾病的发生。此外，遗传因素也可能在本病的发生中起一定作用，参与胰岛素信号传导和代谢以及脂质代谢的基因变异与AN的发生相关。

肥胖和糖尿病是最常见的和本病有关的疾病。多囊卵巢综合征、部分遗传性综合征、家族遗传、恶性肿瘤和部分药物也会引起本病。良性黑棘皮病中，胰岛素和胰岛素样生长因子参与了角质形成细胞的增殖。恶性黑棘皮病中，推测肿瘤组织分泌了一些刺激因子，具有胰岛素样活性，参与了疾病的发生。

二、临床表现

黑棘皮病大致分为两大类，即良性和恶性黑棘皮病。

1. 良性黑棘皮病 黑棘皮病的特征是皮疹主要发生在皮肤皱褶部位，如颈项部、腋窝和腹股沟，表现为对称分布的色素沉着，皮纹加深，皮肤明显增厚如天鹅绒状（图12-13，图12-14）。颈项部多见于儿童患者，外阴部位的病变常见于肥胖女性患者。病变区常伴有皮赘形成，少见情况下，黑棘皮病可累及口腔黏膜和乳头。恶性黑棘皮病的皮疹表现与良性黑棘皮病难以鉴别。

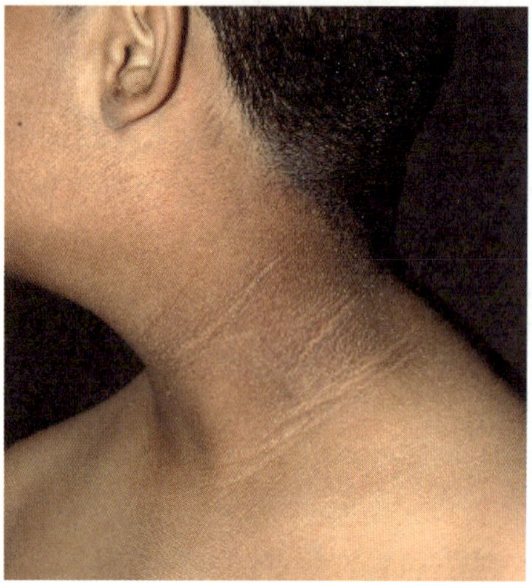

图12-13 黑棘皮病（颈部表现）

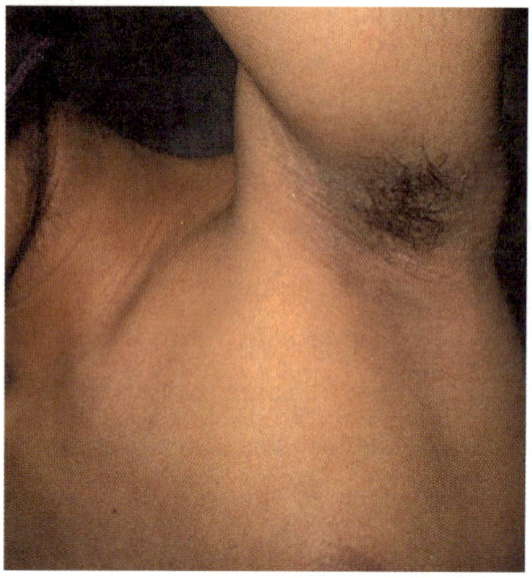

图12-14 黑棘皮病（腋窝表现）

肥胖相关性黑棘皮病，亦称假性黑棘皮病，是最常见的一种类型。发病无性别差异。多见于成年人，皮疹具有体重依赖性，体重减轻可使皮疹减轻甚至完全消退，不过色素沉着持续存在。

内分泌及代谢性疾病，如糖尿病、多囊卵巢综合征、代谢综合征、肢端肥大症或库欣综合征等也可导致黑棘皮病。黑棘皮病还是一种有助于识别存在由胰岛素受体缺陷或抗胰岛素受体抗体生成导致的胰岛素抵抗的遗传性疾病的临床表现。

药物性黑棘皮病，药物引起的黑棘皮病不是很常见，其中在使用会促发高胰岛素血症的药物时最常见，包括烟酸、胰岛素、垂体提取物、皮质类固醇激素和乙烯雌酚。停用药物后，黑棘皮病皮损可以消退。

2. 恶性黑棘皮病 恶性黑棘皮病常常并发进展性的恶性肿瘤，据统计，伴有恶性黑棘皮病的患者平均生存时间为2年，近2/3患者的皮疹先于或与恶性肿瘤同时存在。本型男女发病相等，好发于中老年人。各种恶性肿瘤均可引起恶性黑棘皮病，但最常见的是胃肠道腺癌，尤其是胃腺癌。一项研究中显示191例恶性黑棘皮病患者中，92%有腹部恶性肿瘤，其中69%来源于胃部。25%～50%本型患者有口腔病变，表现为舌背丝状乳头变长，唇缘多发性乳头状凸起。虽然恶性黑棘皮病的皮疹与良性的不易鉴别，若出现进展迅速、发病广泛、异常部位或瘙痒的黑棘皮病应高度警惕合并恶性肿瘤。皮损与肿瘤关系密切，肿瘤切除后皮损可以消退，皮损重新出现提示肿瘤复发或转移。

三、辅助检查

组织病理 表皮角化过度，乳头瘤样增生，真皮乳头向上指样凸起，棘细胞层增厚不明显，基底细胞层色素增加，真皮内可见嗜色素细胞，血管周围少量淋巴细胞浸润（图 12-15）。

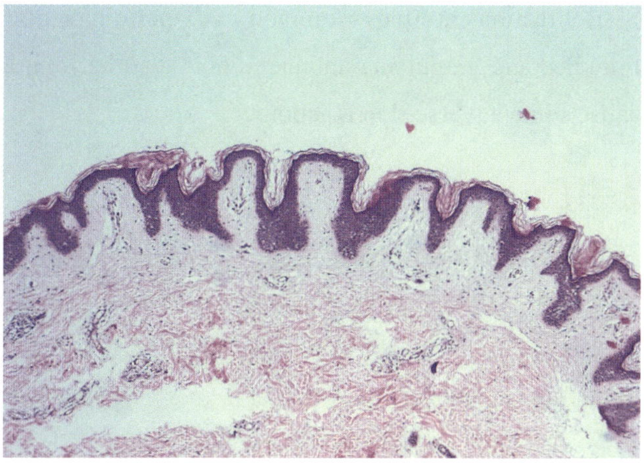

图 12-15　黑棘皮病的组织病理（HE 染色）

四、诊断和鉴别诊断

根据典型皮疹、好发部位及结合全身体检，诊断不难。本病需要与 Gougerot-Carteaud 融合性网状乳头瘤病、颗粒状角化不全、线状表皮痣、屈侧网状色素沉着异常等相鉴别。

1．融合性网状乳头瘤病（confluent and reticulated papillomatosis，CARP） 临床上通常最先出现于躯干上部，多为乳房间及肩胛间部位，随后病灶可蔓延至颈部及腋窝，表现为色素沉着的鳞屑斑疹或乳头状瘤样丘疹汇集成中央为融合性斑片或斑块而外周呈网状的形态。组织学特点与黑棘皮病相似，包括角化过度、乳头瘤样增生以及轻度浅层血管周围淋巴细胞浸润。

2．颗粒状角化不全 最常见于腋窝等间擦部位，临床表现为角化过度的棕红色丘疹，融合形成斑块。通常伴有瘙痒。组织病理学表现特异，表现为角化不全伴角质层透明角质颗粒残留。

3．屈侧网状色素沉着异常（Dowling-Degos 病） 这是一种罕见的常染色体显性遗传病，约有一半病例携带编码角蛋白 5 基因 *KRT5* 的功能缺失性突变，是一种获得性网状色素沉着，首先出现在腋窝和腹股沟，然后累及身体其他皱褶处。表现为网状色素沉着，伴有背部或颈部粉刺样皮损、口周或面部的凹陷性瘢痕以及表皮样囊肿。

第十二章

五、治疗

黑棘皮病无特异性治疗方法。根据潜在的可能病因，如减轻体重，停用可疑药物，可以减轻或使皮疹消退。怀疑恶性型黑棘皮病患者，特别是中老年人，必须积极进行全身内脏探查，以期发现肿瘤，给予有效治疗。

外用角质松解剂如维 A 酸霜可改善皮损。系统治疗可选用异维 A 酸、阿维 A 酯、鱼油或抗组胺药赛庚啶。为美容考虑，可应用皮肤磨削术或长脉冲紫翠玉激光治疗。

第十一节　糖尿病性皮肤病
Skin Disorders in Diabetes Mellitus

Abstract

Diabetes mellitus is a systemic disease, which can involve all organs including the skin. It is estimated that 30% of patients with diabetes mellitus will experience a skin problem. The skin manifestation could be a precursor of diabetes mellitus and also has a certain predictive significance for assessing the success rate of treatment.

Skin infections are most common in diabetic patients. Non-infectious skin diseases such as pruritus, necrobiosis lipoidica and granuloma annulare could also be found. In addition, insulin and oral anti diabetes drugs may also cause some adverse skin reactions.

引言

糖尿病是一种全身性疾病，可累及包括皮肤在内的全身各个脏器。约有30%的糖尿病患者出现皮肤改变，皮肤表现可能是糖尿病的前兆而作为评估糖尿病风险的一种预测标志，也对评估治疗成功率有一定预测意义。最常见的皮肤疾病表现为皮肤感染，如真菌和细菌感染，也可表现为瘙痒、类脂质渐进性坏死和环状肉芽肿等非感染性皮肤病。此外，胰岛素和口服抗糖尿病药物也可能引起一些皮肤不良反应。

一、感染性皮肤病

感染性皮肤病在糖尿病患者中很常见，大约一半的患者在发病过程中出现感染的发作。这和以下多种因素有关：糖尿病患者的皮肤内葡萄糖持续处于高水平状态，会导致重要的代谢和免疫改变；糖尿病患者的皮肤pH更高，促进细菌定植；糖尿病可导致神经病变和血管病变，使患者受到机械创伤时无明显疼痛，且皮肤易于干燥瘙痒而被抓破，导致微生物更易进入，继发性细菌感染可使伤口愈合复杂化。

细菌感染：金黄色葡萄球菌是最常见的致病菌，常引起脓疱疮、疖病、痈、眼睑腺炎、臁疮和脓肿（图12-16）。患者亦容易发生复发性丹毒。治疗除控制血糖外，应局部外用和系统应用抗生素。

真菌感染：最常见的是各种形式的念珠菌感染，包括口腔黏膜、甲周、皱褶部位和女性外阴阴道的感染。口角口腔炎表现为口角、颊黏膜和腭部红斑和龟裂，上覆有凝乳状物。女性外阴、阴道念珠菌感染主要表现为局部剧烈瘙痒，外阴红斑，可见卫星状的红丘疹。甲真菌病常表现为指甲颜色、结构和厚度的改变（图12-17）。治疗主要是应用有效的抗真菌药物，如制菌霉素和氟康唑等。

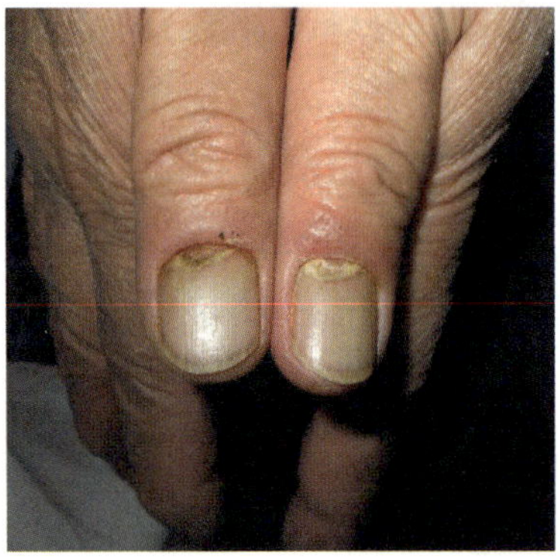

图12-16 糖尿病性细菌性甲沟炎

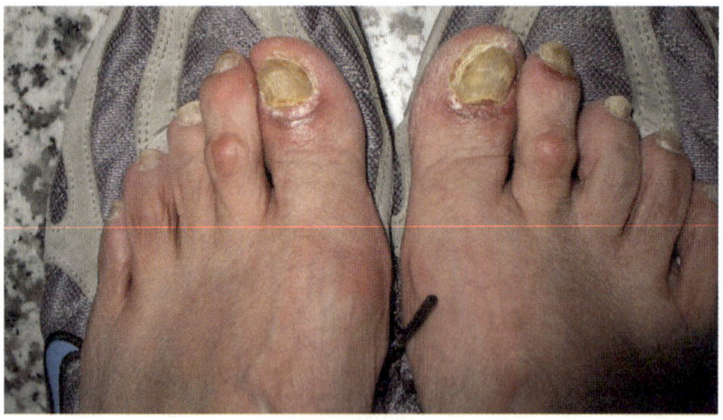

图12-17 糖尿病患者的甲真菌病

二、血管性病变

血管病变是糖尿病最主要的并发症之一，可以累及小血管，病理表现为基底膜增厚和微血管瘤形成，视网膜和肾脏小血管病变可导致失明和肾功能衰竭。皮肤小动脉病变可致供血不足，引起局部皮肤发绀或缺血性溃疡。另外，微血管病变也参与糖尿病神经病变的发病。

糖尿病性皮肤病是皮肤小血管病变所致皮肤改变，临床表现为形状不规则的淡褐色斑片，多发生在小腿伸侧，一般无自觉症状。皮损可缓慢消退，但遗留萎缩性浅瘢痕，需与外伤性瘢痕鉴别。组织学表现为皮肤小动脉和毛细血管内膜和血管壁增厚，周围可见陈旧含铁血黄素沉积。

对于糖尿病引起的皮肤血管性病变，治疗的主要目的是改善皮肤血液循环，降低血液黏稠度，减少红细胞、血小板的聚集。

三、皮肤神经病变

糖尿病患者可发生多发性神经病变，感觉神经运动神经均可受累，早期神经病变表现为痛觉和温觉逐渐减退，踝反射丧失。患者也可感到双侧下肢麻木、刺痛感。糖尿病神经病变最大的临床意义是引起糖尿病足部溃疡。皮肤对外界不良刺激反应不敏感及血管病变组织供血差，因此，足跖部位常形成慢性溃疡，溃疡多发生在硬茧样皮损的中央，呈环形、穿凿状。

糖尿病足部溃疡治疗非常困难。除控制血糖外，选择适合的鞋袜，根据细菌培养选用合适的抗生素，改善血液循环，合理地进行局部溃疡换药和选择合适的敷料。

四、其他相关性皮肤病

糖尿病患者容易发生皮肤瘙痒症，可能与多种因素有关，如念珠菌感染、皮肤干燥和皮肤血供差等。以小腿和足部瘙痒较为常见，皮肤干燥，常有抓痕和感染等继发性损害。瘙痒可给予润肤、止痒等对症处理。

类脂质渐进性坏死是一种慢性肉芽肿性皮肤病，常伴发于糖尿病，其发病可能是和血管壁糖蛋白沉积导致的微血管病变有关。本病好发于小腿胫部，皮损通常首先表现为红棕色或紫罗兰色丘疹、斑块或结节，并且快速发展为黄棕色、萎缩性毛细血管扩张斑块，可伴有溃疡形成。组织病理表现为典型的栅栏状肉芽肿，组织细胞、多核巨细胞呈“三明治样”水平层状排列。本病治疗上主要为抑制炎症过程、促进溃疡愈合。

糖尿病性大疱，也称为糖尿病大疱病，可能是由于皮肤基底膜区脆弱所致。常表现为无明显诱因的外观正常皮肤上出现大疱，尼氏征阴性，以发生在足部较多，大疱在数周内可自行消退，不留瘢痕，可多次复发。有报道显示，75% 的糖尿病大疱形成患者同时伴有严重糖尿病视网膜病变。组织学显示有表皮下水疱。

与糖尿病相关的皮肤表现及抗糖药物引起的皮肤病并发症见表 12-1。

表 12-1　与糖尿病相关的皮肤表现

分类	疾病 / 药物	临床表现
与糖尿病直接相关的皮肤病	糖尿病性皮肤病	胫前圆形或椭圆形红褐色萎缩性斑，表面可有鳞屑，无痛痒
	糖尿病性大疱病	手足非炎症性水疱，直径 0.5 至数厘米，内含清亮液体，无痛
	黑棘皮病	颈部、腋窝等皱褶处有天鹅绒样色素沉着，皮肤增厚
	类脂质渐进性坏死	胫前红褐色蜡样斑块，中央萎缩，边缘隆起，可伴溃疡形成
可能与糖尿病存在一定联系的皮肤病	瘙痒	全身或局部（如外阴、肛周）有顽固性瘙痒，皮肤干燥伴抓痕
	发疹性黄瘤	突发黄色丘疹，周围红晕，成簇分布于臀部、肘膝部
	硬肿症	颈后、上背部皮肤硬化增厚，呈橘皮样外观
	化脓性汗腺炎	腋窝、腹股沟反复脓肿、窦道，伴瘢痕形成
	扁平苔藓	紫红色多角形丘疹，表面网状白纹（Wickham 纹），可累及黏膜

续表

分类	疾病/药物	临床表现
可能与糖尿病存在一定联系的皮肤病	环状肉芽肿	红色或肤色的环形丘疹/斑块，边缘隆起，中央消退，多累及四肢远端
	获得性反应性穿通性胶原病	四肢出现的角化性丘疹，中央脐凹，有胶原纤维穿通现象
感染性皮肤病	细菌感染	疖、痈、丹毒、蜂窝织炎等
	真菌感染	皮肤念珠菌病，如间擦疹、外阴阴道炎等；皮肤癣菌感染，如足癣、体癣、甲真菌病等
与糖尿病并发症相关的皮肤病	微血管病变	皮肤缺血、营养不良，表现为萎缩性斑块、水疱或溃疡。典型表现为糖尿病性皮肤病或类脂质渐进性坏死
	大血管病变	下肢（尤其足部）无痛性溃疡，基底坏死，伴周围皮肤缺血性改变
	神经性病变	Charcot 关节，表现为足部关节破坏、畸形，伴皮肤红肿、温度升高，但无疼痛
	混合性病变	糖尿病足，表现为足部溃疡、坏死以及感觉减退
糖尿病治疗药物相关的皮肤病	胰岛素	局部反应：红斑、瘙痒、硬化、钙化、结节性淀粉样变性、脂肪萎缩、脂肪肥大 全身反应：Ⅰ型 IgE 介导的超敏反应（如荨麻疹、过敏反应）
	DPP-Ⅳ/CD26 抑制剂	大疱性类天疱疮、Stevens-Johnson 综合征、中毒性表皮坏死松解症、血管性水肿
	SGLT-2 抑制剂	生殖器真菌感染、尿路感染
	磺酰脲类	Ⅲ型过敏反应、光毒性、寻常型天疱疮、银屑病样药疹、苔藓样药疹、红斑
	双胍类	银屑病样药疹、白细胞碎裂性血管炎、多形红斑
	GLP-1 受体激动剂	嗜酸性硬化性脂肪肉芽肿
	α-葡糖苷酶抑制剂	急性泛发性发疹性脓疱病、全身性多形红斑
	噻唑烷二酮类	液体滞留、水肿

第十二节 营养治疗在皮肤病中的应用
The Application of Nutritional Therapy in Dermatological Diseases

营养素缺乏或不足可能导致多种皮肤问题甚至是一些严重疾病，需要进行营养补充治疗。此外，因为一些营养素也具有抗氧化、抗炎和免疫调节等作用，可以改善皮肤病的症状，也可以在其他皮肤病方面发挥着重要的辅助治疗作用。一些特殊的饮食方式，如低升糖指数（glycemic index，GI）饮食、富含 ω-3 多不饱和脂肪酸的饮食、富含抗氧化剂和多种营养素的水果和蔬菜饮食等，也有助于预防和改善皮肤问题。如何通过营养治疗或辅助治疗皮肤病是患者们非常关心的内容。有大量文章描述了营养补剂对治疗各种皮肤病的益处，但很少有明确的、有循证医学依据的营养建议。本文旨在对了解营养补充剂在常见皮肤病中的作用进行简要回顾，从而更好地为患者提供建议，辅助治疗疾病。

一、痤疮

1．低 GI 饮食 升糖指数（GI）和血糖负荷（glycemic load，GL）已被证明是影响与痤疮发病机制相关的通路。多项研究表明，痤疮患者的 GI 和 GL 水平显著高于对照参与者。低 GI 饮食会降低游离雄激素指数，增加胰岛素样生长因子结合蛋白 -3，而低 GI 和低 GL 饮食也会降低胰岛素样生长因子 -1（IGF-1）水平。在一项为期 12 周，纳入 31 例男性痤疮患者的研究中，与对照组相比，低 GI 饮食组皮肤表面甘油三酯的饱和脂肪酸与单不饱和脂肪酸比值增加，痤疮皮损减少。两项随机对照试验表明，在痤疮患者中，与碳水化合物密集的控制饮食相比，低 GL 饮食可减少痤疮患者病变数量、体重和体脂。另一项研究涉及患者轻度至中度痤疮患者随机接受低 GL 饮食或高 GL 饮食 10 周，低 GL 饮食组的非炎症性和炎症性病变计数显著减少，皮脂腺变小，炎症减轻，痤疮严重程度分级降低。但也有一项在 19 ~ 34 岁的大学生中进行的研究显示，痤疮患者与非痤疮患者相比，血清葡萄糖、胰岛素、瘦素水平、自我报告的 GI 和饮食 GL 之间没有关联，提示饮食 GI 和血清胰岛素水平以外的因素可能与一些成年后痤疮有关。

2．乳制品 据报道，饮用牛奶可增加 IGF-1 水平。牛奶中，80% 蛋白是酪蛋白，20% 蛋白是乳清蛋白。乳清蛋白主要负责牛奶的促胰岛素分泌作用，引起的高胰岛素血症，也会增加 IGF-1 水平，这可能解释了为什么那些服用乳清补剂（常见于健身者中）的人会出现痤疮发作或加重。基于问卷调查的两项研究表明，痤疮患病率与全脂、脱脂和低脂牛奶的摄入呈正相关。其他一些研究表明，包括冰激凌在内的乳制品摄入与痤疮之间存在正相关，但没有检验其中的因果关系。另一项研究中发现，饮用牛奶与参与者的痤疮独立相关——当前患有痤疮的参与者饮用牛奶显著多于无痤疮的参与者（校正后的比值比为 1.12，P=0.04）。因此，痤疮患者可考虑建议减少乳制品的摄入。

3．膳食脂肪和脂肪酸 ω-3 脂肪酸已被证明可降低 IGF-1，抑制炎性白三烯 B4 的合成，从而减轻炎性痤疮病变。一些研究表明，鱼类摄入量较低与痤疮严重程度增加相关。反式脂肪酸和饱和脂肪酸的摄入增加与痤疮严重程度相关。为了测试脂肪酸对痤疮产生的潜在影响，一项随机对照试验在 45 例轻中度痤疮患者中比较了在饮食中补充 ω-3 脂肪酸或 γ- 亚油酸与不补充 ω-3 脂肪酸 10 周的效果。补充 ω-3 脂肪酸或 γ- 亚油酸可显著减少炎性和非炎性病变计数。这提示痤疮患者可能从增加 ω-3 脂肪酸或 γ- 亚油酸的摄入中获益。

二、银屑病

1．鱼油 研究表明，鱼油中富含的 ω-3 脂肪酸具有抗炎及调节免疫作用，鱼油作为单药疗法或作为光疗或全身性维 A 酸类药物的辅助疗法对银屑病患者显示出益处。

2．维生素 B_{12} 大量研究表明，银屑病患者和普通人群的血清维生素 B_{12} 水平相似。全身性给予维生素 B_{12} 似乎并不影响银屑病的活动度。在一项研究中，71 例银屑病患者被随机分配在 3 周内接受 15 次 1000μg 维生素 B_{12} 或安慰剂注射，两组的疾病严重程度无显著差异。然而，外用维生素 B_{12} 有改善银屑病活动度的潜力，24 例银屑病患者使用含有维生素 B_{12} 的软膏和安慰剂甘油凡油类润肤膏进行治疗，使用含维生素 B_{12} 软膏治疗的皮损与使用安慰剂软膏治疗的皮损相比，疾病严重程度显著减轻。在另一项研究中，13 名银屑病患者在身体的一侧涂抹含有鳄梨油的维生素 B_{12} 乳膏，另一侧涂抹维生素 D，虽然外用维生素 D 治疗的一侧表现出更快的改善，但在 12 周后，两侧的改善情况相当，这表明外用维生素 B_{12} 在银屑病治疗中有作用。因此，需要更大规模的前瞻性试验来更好地确定外用维生素 B_{12} 治疗银屑病的效果。

3．无麸质饮食 大量研究表明，与一般人群相比，银屑病患者的乳糜泻发病率增加。最近一项纳入大规模银屑病患者的荟萃分析显示，银屑病患者患乳糜泻的风险增加了 3 倍。这可能是由于银屑病和乳糜泻在 8 个基因上有共同的遗传易感位点，这些基因编码与适应性和固有免疫功能有关；这两种疾病在 Th1 细胞、Th17 细胞和 γ-δT 细胞方面也有共同的异常。与一般人群相比，银屑病患者抗麦胶蛋白（AGA）IgA 抗体升高的发生率增加。AGA IgA 抗体在乳糜泻中也常见异常。因此，一些研究提示，无麸质饮食可能改善所有患者的银屑病活动度，但也有一些研究表明，只有 AGA IgA 抗体阳性的患者，无麸质饮食才能改善银屑病。

4．咖啡 咖啡是一种广受欢迎的饮品。有研究显示，咖啡摄入量与代谢综合征患病率和银屑病的临床严重程度之间呈负相关。咖啡中的咖啡因具有抗炎及免疫抑制作用，能够通过减少单核细胞、中性粒细胞的迁移，抑制促炎性细胞因子的释放和 Th1/Th2 细胞增殖发挥作用。此外，咖啡中还含有较多的多酚类物质，可通过改变肠道菌群，影响代谢产物的生成。除咖啡外，茶及含可可饮料也含有丰富的多酚，亦可调节肠道菌群，因此，在银屑病辅助治疗中展现出一定价值。

三、白癜风

1．表没食子儿茶素没食子酸酯（epigallocatechin gallate，EGCG） EGCG 是绿茶中一种含量最丰富和生物活性最强的化合物，具有很强的抗氧化及抗炎功能，能够调节 T 淋巴细胞介导的免疫反应。有研究证实：EGCG 能减少活性氧生成，恢复丢失的线粒体膜电位，减少 H_2O_2 诱导的细胞凋亡，并调节化学诱导氧化应激的黑色素细胞中氧化应激触发的途径，在原代人类黑色素细胞中展示出了较强的抗氧化作用。动物研究表明：含量为 2%、5% 和 10% 的 EGCG 乳膏对于单苯甲酮诱导的脱色小鼠具有减轻氧化应激和免疫调节作用。上述研究提示：口服 EGCG 提取物可能对白癜风的治疗有一定辅助作用，但尚无在人体中应用的研究。

2．维生素 D 维生素 D 能够在氧化应激下调节黑色素细胞中的 Wnt/β 连环蛋白信号通路，也能够抑制 H_2O_2 处理的黑色素细胞中活性氧的积累和细胞凋亡，并促进黑色素细胞的增殖和迁移活动，因此，常被认为有助于白癜风的治疗。已有研究显示：维生素 D 缺乏与白癜风患者的氧化应激严重程度有关。一项纳入 30 例 6～17 岁白癜风患者的前瞻性研究显示：口服维生素 D 和外用他克莫司联合治疗比单独外用他克莫司能够更有效地促进白斑复色。在一项对 48 例杜鹃花醇诱发白癜风的女性患者进行的盲法随机试验中，每天补充 5000IU 维生素 D 持续 5 个月，白癜风患者白斑复色情况较未补充维生素 D 者明显改善。

3．维生素 C 维生素 C 在白癜风的治疗中尚存在争议。一方面，有研究表明：维生素 C 能够清除自由基进而减少 DNA 损伤，并通过减少膜脂过氧化来维持细胞膜完整性，从而保护黑色素细胞；维生素 C 还具有抗氧化作用。另一方面，维生素 C 也能影响肠道内铜离子吸收，降低血清铜氧化酶活性，影响酪氨酸酶活性，而阻止黑色素的产生，具有美白的效果。一项纳入了 160 例白癜风患者的饮食观察研究显示：高维生素 C 饮食与白癜风发展无相关性。采用 5%H_2O_2 诱导制备白癜风小鼠模型，给予维生素 C 90.35mg/（kg·d）灌胃治疗 6 周后，小鼠皮损处黑色素合成无明显改变。将 188 例白癜风患者分为避免使用维生素 C、在饮食和 / 或药物中摄入维生素 C 和每天摄入 1000mg 维生素 C 3 组，6 个月后 3 组患者白癜风进展情况无明显差异。也有学者认为，维生素 C 作为抗氧化剂的优势超过了导致色素减退的风险，建议患者适量补充维生素 C。

4．维生素 E 维生素 E 是一种脂溶性维生素，具备自由基清除剂的能力。一项随机对照研究显示：口服维生素 E 与 NB-UVB 联合使用时较单用 NB-UVB 患者白斑复色率更高，因此，口服维生素 E 作为白癜风的辅助治疗可能是有益的，并且可以提高 NB-UVB 的疗效。目前已有研究证实：银杏叶提取物能减轻巨噬细胞和内皮细胞的氧化应激，清除超氧化物，并防止 UVB 诱导的毒性作用，还具有一定抗焦虑作用，可能对白癜风的治疗有一定益处。在一项随机双盲试验中，25 例进展期白癜风患者连续 6 个月每天服用 120mg 银杏叶提取物，其中 20 例患者白斑停止进展，其中 10 例患者出现了 75% 或更高比例的白斑复色。

5. 其他 除上述营养补剂外，口服白花水龙骨粉、α-硫辛酸、维生素 B_{12}、叶酸、苯丙氨酸和角黄素等营养补剂也对白癜风的治疗有一定作用。在白癜风小鼠模型中，锌、硒和多酚类物质等也显示出其治疗白癜风的潜力。目前营养补剂种类繁多，在治疗白癜风中具体有效性和安全性尚不清楚，仍需更多临床研究证实。

Case report

Xanthelasma Palpebrarum in a Patient with Elevated Lipid Levels

A 39-year-old male presented with a complaint of yellowish plaques on both upper eyelids that had gradually increased in size over the past year. The patient reported no other relevant medical history, including no history of hyperlipidemia, diabetes mellitus, or thyroid dysfunction. He was a non-smoker and had no family history of similar lesions. On physical examination, she was found to have bilateral yellowish plaques on both upper eyelids, consistent with a diagnosis of xanthelasma palpebrarum (Figure 12-18). Laboratory investigations revealed elevated levels of total cholesterol and low-density lipoprotein cholesterol. The patient was advised to undergo further evaluation for possible underlying dyslipidemia, and was started on a low-fat diet and regular exercise regimen. He was also prescribed cryotherapy to reduce the size of the lesions. The patient is still under follow-up.

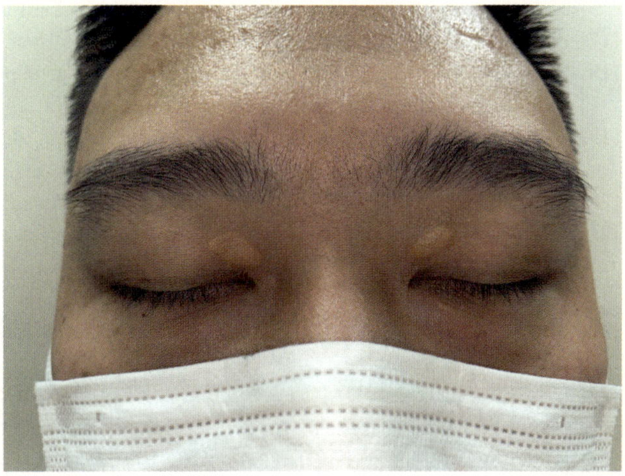

Figure 12-18 Physical examination of xanthelasma palpebrarum

钱玥彤 编写 | 刘洁 校 | 晋红中 审

参考文献

[1] 乔树芳. 白癜风与高维生素 C 饮食相关性临床观察 [J]. 皮肤病与性病, 2008, (1): 29-30.

[2] 龙婷. 他克莫司、卤米松及维生素 C 对白癜风豚鼠模型黑素合成的影响 [D]. 衡阳: 南华大学, 2016.

[3] BURRIS J, RIETKERK W, SHIKANY J, et al. Differences in dietary glycemic load and hormones in New York City adults with no and moderate/severe acne[J]. J Acad Nutri Diet, 2017, 117(9): 1375-1383.

[4] BURRIS J, SHIKANY J, RIETKERK W, et al. A low glycemic index and glycemic load diet decreases insulin-like growth factor-1 among adults with moderate and severe acne: a short-duration, 2-week randomized controlled trial[J]. J Acad Nutri Diet, 2018, 118(10): 1874-1885.

[5] SMITH R, MANN N, BRAUE A, et al. The effect of a high-protein, low glycemic-load diet versus a conventional, high glycemic-load diet on biochemical parameters associated with acne vulgaris: a randomized, investigator-masked, controlled trial[J]. J Am Acad Dermatol, 2007, 57(2): 247-256.

[6] SMITH R, BRAUE A, VARIGOS G, et al. The effect of a low gly-cemic load diet on acne vulgaris and the fatty acid composition of skin surface triglycerides[J]. J Dermatol Sci, 2008, 50(1): 41-52.

[7] SMITH R, MANN N, BRAUE A, et al. A low-glycemic-load diet improves symptoms in acne vulgaris patients: a randomized

controlled trial[J]. Am J Clin Nutr, 2007, 86(1): 107-115.

[8] KWON H, YOON J, HONG J, et al. Clinical and histological effect of a low glycaemic load diet in treatment of acne vulgaris in Korean patients: a randomized, controlled trial[J]. Acta Derm Venereol, 2012, 92(3): 241-246.

[9] KAYMAK Y, ADISEN E, ILTER N, et al. Dietary glycemic index and glucose, insulin, insulin-like growth factor-I, insulin-like growth factor binding protein 3, and leptin levels in patients with acne[J]. J Am Acad Dermatol, 2007, 57(5): 819-823.

[10] KUMARI R, THAPPA D. Role of insulin resistance and diet in acne[J]. Ind J Dermatol Venereol Leprol, 2013, 79(3): 291-300.

[11] SILVERBERG N. Whey protein precipitating moderate to severe acne flares in 5 teenaged athletes[J]. Cutis, 2012, 90(2): 70-72.

[12] ADEBAMOWO C, SPIEGELMAN D, BERKEY C, et al. Milk consumption and acne in adolescent girls[J]. Dermatol Online J, 2006, 12(4): 1.

[13] ADEBAMOWO C, SPIEGELMAN D, BERKEY C, et al. Milk consumption and acne in teenaged boys[J]. J Am Acad Dermatol, 2008, 58(5): 787-793.

[14] KARADAG A, BALTA I, SARICAOGLU H, et al. The effect of personal, familial, and environmental characteristics on acne vulgaris: a prospective, multicenter, case controlled study[J]. G Ital Dermatol Venereol, 2019, 154(2): 177-185.

[15] DUQUIA R, DA SILVA R, DOS SANTOS I, et al. Epidemiology of acne vulgaris in 18-year-old male army conscripts in a south Brazilian city[J]. Dermatology, 2017, 233(2-3): 145-154.

[16] PENSO L, TOUVIER M, DESCHASAUX M, et al. Association between adult acne and dietary behaviors: findings from the NutriNet-Santé Prospective Cohort Study[J]. JAMA Dermatol, 2020, 156(8): 854-862.

[17] ZOUBOULIS C. Zileuton, a new efficient and safe systemic anti-acne drug[J]. Dermatoendocrinology, 2009, 1(3): 188-192.

[18] JUNG J, KWON H, HONG J, et al. Effect of dietary supplementation with omega-3 fatty acid and gamma- linolenic acid on acne vulgaris: a randomised, double-blind, controlled trial[J]. Acta Derm Venereol, 2014, 94(5): 521-525.

[19] BJØRNEBOE A, SMITH A K, BJØRNEBOE G E, et al. Effect of dietary supplementation with n-3 fatty acids on clinical manifestations of psoriasis[J]. Br J Dermatol, 1988, 118(1): 77-83.

[20] BAKER H, COMAISH J S. Is vitamin B_{12} of value in psoriasis[J]? Br Med J, 1962, 2(5321): 1729-1730.

[21] DEL DUCA E, FARNETANI F, DE CARVALHO N, et al. Superiority of a vitamin B_{12}-containing emollient compared to a standard emollient in the maintenance treatment of mild-to-moderate plaque psoriasis[J]. Int J Immunopathol Pharmacol, 2017, 30(4): 439-444.

[22] STUÜCKER M, MEMMEL U, HOFFMANN M, et al. Vitamin B(12) cream containing avocado oil in the therapy of plaque psoriasi[J]. Dermatology, 2001, 203(2): 141-147.

[23] UNGPRASERT P, WIJARNPREECHA K, KITTANAMONGKOLCHAI W. Psoriasis and risk of celiac disease: a systematic review and meta-analysis[J]. Indian J Dermatol, 2017, 62(1): 41-46.

[24] BHATIA B K, MILLSOP J W, DEBBANEH M, et al. Diet and psoriasis, part Ⅱ: celiac disease and role of a gluten-free diet[J]. J Am Acad Dermatol, 2014, 71(2): 350-358.

[25] DE BASTIANI R, GABRIELLI M, LORA L, et al. Association between coeliac disease and psoriasis: Italian primary care multicentre study[J]. Dermatology, 2015, 230(2): 156-160.

[26] BARREA L, MUSCOGIURI G, DI SOMMA C, et al. Coffee consumption, metabolic syndrome and clinical severity of psoriasis: good or bad stuff[J]? Arch Toxicol, 2018, 92(5): 1831-1845.

[27] NING W, WANG S, LIU D, et al. Potent effects of peracetylated (–)-epigallocatechin-3-gallate against hydrogen peroxide-induced damage in human epidermal melanocytes via attenuation of oxidative stress and apoptosis[J]. Clin Exp Dermatol, 2016, 41(6): 616-624.

[28] ZHU Y, WANG S, LIN F, et al. The therapeutic effects of EGCG on vitiligo[J]. Fitoterapia, 2014, 99: 243-251.

[29] TANG L, FANG W, LIN J, et al. Vitamin D protects human melanocytes against oxidative damage by activation of Wnt/beta-catenin signaling[J]. Lab Invest, 2018, 98: 1527-1537.

[30] KARAGUZEL G, SAKARYA N P, BAHADIR S, et al. Vitamin D status and the effects of oral vitamin D treatment in children with vitiligo: a prospective study[J]. Clin Nutr ESPEN, 2016, 15: 28-31.

[31] WATABE A, YAMASAKI K, ASANO M, et al. Efficacy of oral cholecalciferol on rhododendrol-induced vitiligo: A blinded randomized clinical trial[J]. J Dermatol, 2018, 45(4): 456-462.

[32] BHATTACHARYA S K, DUTTA A K, MANDAL S B, et al. Ascorbic acid in vitiligo[J]. Indian J Dermatol, 1981, 26(3): 4-11.

[33] ELGOWEINI M, NOUR E L DIN N. Response of vitiligo to narrowband ultraviolet B and oral antioxidants[J]. J Clin Pharmacol, 2009, 49(7): 852-855.

[34] ZHOU Y, KHAN M, JIANG L, et al. The Current status of antioxidants in the treatment of vitiligo in China[J]. Oxid Med Cell Longev, 2022, 2022: 2994558.

[35] PARSAD D, PANDHI R, JUNEJA A. Effectiveness of oral Ginkgo biloba in treating limited, slowly spreading vitiligo[J]. Clin Exp Dermatol, 2003, 28(3): 285-287.

[36] SHAKHBAZOVA A, WU H, CHAMVERS C J, et al. A systematic review of nutrition, supplement, and herbal-based

adjunctive therapies for vitiligo[J]. J Altern Complement Med, 2021, 27(4): 294-311.
[37] SUSAI N, KUROITA T, KURONUMA K, et al. Analysis of the gut microbiome to validate a mouse model of pellagra[J]. Biosci Microbiota Food Health, 2022, 41(2): 73-82.
[38] JIANG C D, MYINT H, TIE A, et al. Sustained clinical response to infliximab in refractory Cronkhite-Canada syndrome[J]. BMJ Case Rep, 2020, 13(12): e236990.
[39] KIM E S, GARNOCK-JONES K P. Afamelanotide: A Review in erythropoietic protoporphyria[J]. Am J Clin Dermatol, 2016, 17(2): 179-85.
[40] LIMA A L, ILLING T, SCHLIEMANN S, et al. Cutaneous manifestations of diabetes mellitus: a review[J]. Am J Clin Dermatol, 2017, 18(4): 541-553.

第十三章

大疱性皮肤病

本章介绍以水疱、大疱为基本损害的一组疾病。它们的共同特点是皮损表现为水疱、大疱、病程慢性，皮损组织病理可见表皮内疱、裂隙形成，或表皮下疱形成，多数疾病用糖皮质激素治疗有效。

第一节　天疱疮
Pemphigus

Abstract

Pemphigus is characterized by thin-walled, easily ruptured bullae on apparently normal skin and mucous membranes or on erythematous bases. Pemphigus can be divided into four major types: pemphigus vulgaris, pemphigus foliaceus, IgA pemphigus and paraneoplastic pemphigus. The histological findings consist of acantholysis, intraepidermal cleft and blister formation. Direct immunofluorescence (DIF) shows intercellular IgG and/or C3, throughout the epidermis, and sometimes IgA deposition. Indirect immunofluorescence (IIF) demonstrates a circulating antibody directed against the cell surface of keratinocytes. Corticosteroid therapy is the standard treatment. Prednisone alone or in combination with one or several immunosuppressants are applied to suppress the blistering diseases. Prednisone combined with rituximab or immunoglobulin are used in the treatment of moderate to severe cases.

引言

天疱疮（pemphigus）是一种慢性的表皮内自身免疫性大疱性皮肤病，平均发病年龄为40～60岁，临床特征是正常皮肤黏膜或皮肤红斑基础上出现薄壁、易破的大疱，尼氏征阳性。天疱疮可分为四种主要类型：寻常型天疱疮、落叶型天疱疮、IgA天疱疮和副肿瘤性天疱疮。除临床常见的四种类型外，还有疱疹样天疱疮、药物诱发性天疱疮等少见类型。

一、病因和发病机制

天疱疮属于自身免疫性皮肤病，患者血清中存在抗角质形成细胞间蛋白（桥粒成分）的自身抗体，该抗体滴度与病情活动相关。可能的发病机制：自身抗体结合到角质形成细胞，导致其释放蛋白酶，从而引起棘层细胞松解。寻常型及增殖型天疱疮的主要抗原为桥粒芯糖蛋白3（Dsg3），落叶型和红斑型天疱疮的主要抗原为桥粒芯糖蛋白1（Dsg1）。不同于以IgG抗体为特征的其他类型天疱疮，IgA天疱疮以抗角质形成细胞表面抗原的IgA抗体为特征。副肿瘤性天疱疮可能的发病机制是肿瘤抗原与正常表皮中的部分抗原具有分子结构相似性，拮抗肿瘤抗原的抗体，通过免疫交叉反应拮抗到了皮肤中的抗原，导致水疱发生；另有研究证实肿瘤组织中的B淋巴细胞可直接分泌抗体引起皮肤黏膜免疫性损伤，目前其机制尚不完全明确。

二、临床表现

本病为少见皮肤病，平均发病年龄为40～60岁，男女发病比例基本相等。

1．寻常型天疱疮（pemphigus vulgaris，PV） 是天疱疮里最常见的类型。损害可发生在黏膜和皮肤，也可单独出现在皮肤。大部分寻常型天疱疮患者有黏膜受累，口腔黏膜最为常见，常为该病的首发症状（图13-1），生殖器黏膜、眼结膜受累次之。黏膜部位水疱一般很快破溃，形成糜烂，且疼痛较为明显。皮肤受累表现为松弛、薄壁的大疱，可出现在皮肤任何部位，水疱易破裂，形成疼痛性糜烂面，表面可有渗出和结痂。寻常型天疱疮的重要体征为尼氏征阳性，即压迫水疱可使其向周边进展、摩擦皮损周围正常外观皮肤可诱发水疱。目前认为增殖型天疱疮为寻常型天疱疮的临床变异型，常表现为间擦部位松弛性水疱、糜烂（图13-2），很快形成乳头瘤样增生。

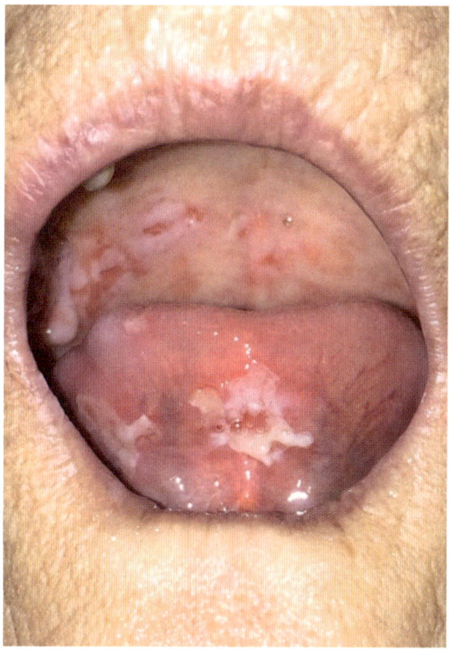

图13-1　寻常型天疱疮的口腔黏膜受累

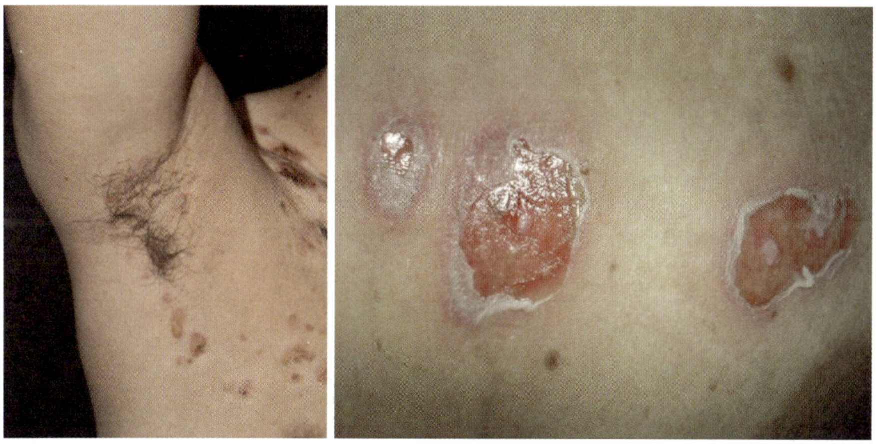

图13-2　寻常型天疱疮的松弛性水疱、糜烂

2．落叶型天疱疮（pemphigus foliaceus，PF） 主要累及头皮、面部、躯干等脂溢区域，一般不累及黏膜。常表现为红斑基础上小的、分散性浅表水疱，尼氏征阳性，迅速发展为鳞状、结痂的糜烂面。皮损泛发者可出现剥脱性皮炎样改变（图13-3）。临床变异型有红斑型天疱疮（局限型）和巴西落叶型天疱疮（地方型）。

3．IgA天疱疮（IgA pemphigus） 可分为两种不同的亚型：角层下脓疱性皮肤病（subcorneal pustular dermatosis，SPD）和表皮内嗜中性皮肤病（intraepidermal neutrophilic dermatosis，IEN）。临床特征为亚急性发生的小水疱，随后进展为脓疱，可能表现为疱疹样、环形或漩涡形，常伴有瘙痒。皮损好发于腋下和腹股沟，躯干和四肢近端也可受累，黏膜受累罕见。

4．副肿瘤性天疱疮（paraneoplastic pemphigus，PNP） 常与潜在的肿瘤有关，主要为淋巴血液系统肿瘤。患者以严重或急性的黏膜受累表现为主，伴有泛发的难治性口炎。皮肤损害多样，包括水疱、糜烂和苔藓样病变，双手掌、足跖的水疱和多形红斑样损害为特征性改变。30%～40% 的病例可出现肺损伤，部分患者以肺部损害为首发症状，也可能出现闭塞性细支气管炎的症状。

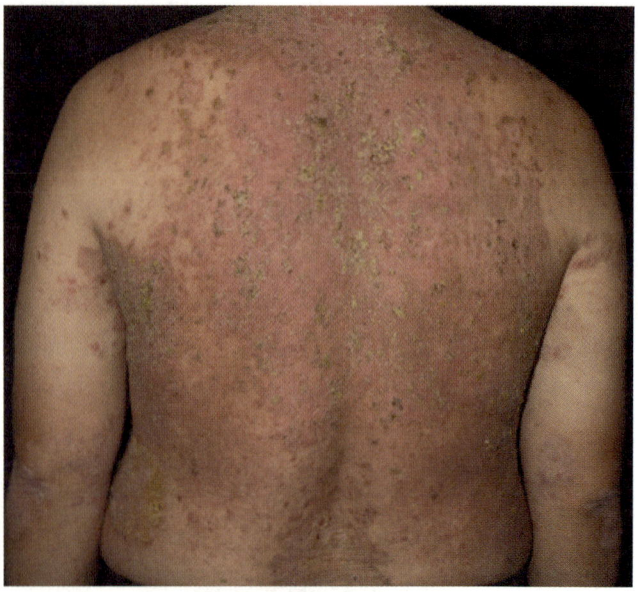

图 13-3　落叶型天疱疮

三、辅助检查

1．组织病理　天疱疮的组织病理主要特点为角质形成细胞间黏附的丧失（棘层松解），形成表皮内水疱或裂隙（表 13-1）。皮肤组织病理可以协助天疱疮的诊断及分型。

表 13-1　天疱疮的组织病理特点

类型	组织病理
寻常型天疱疮	表皮内裂隙或大疱形成伴棘层松解，主要位于基底层上部区域。基底层细胞呈墓碑样排列，真皮内有少量炎症细胞浸润（图 13-4）
落叶型天疱疮	表皮内裂隙伴角质层下或颗粒层内棘层松解，偶可见疱腔内中性粒细胞，真皮浅层可见中性粒细胞和嗜酸性粒细胞浸润（图 13-5）
IgA 天疱疮	表皮内脓疱或水疱形成，脓疱内主要为中性粒细胞。棘层松解不常见
副肿瘤性天疱疮	多为基底层上方棘层松解，角质形成细胞坏死，苔藓样界面皮炎改变

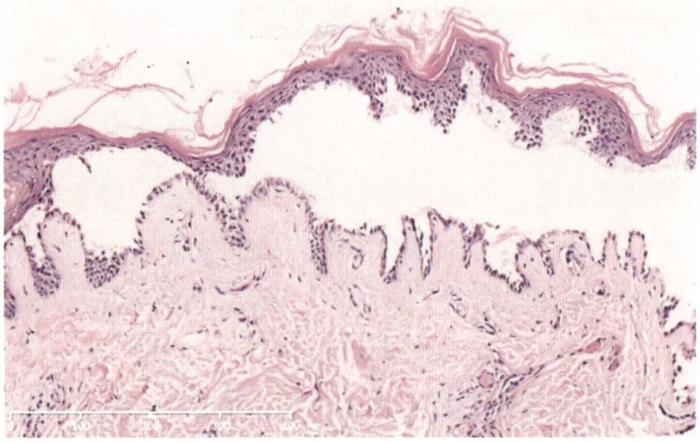

图 13-4　寻常型天疱疮的组织病理（HE 染色）

注：基底层上方水疱形成，可见棘层松解现象。

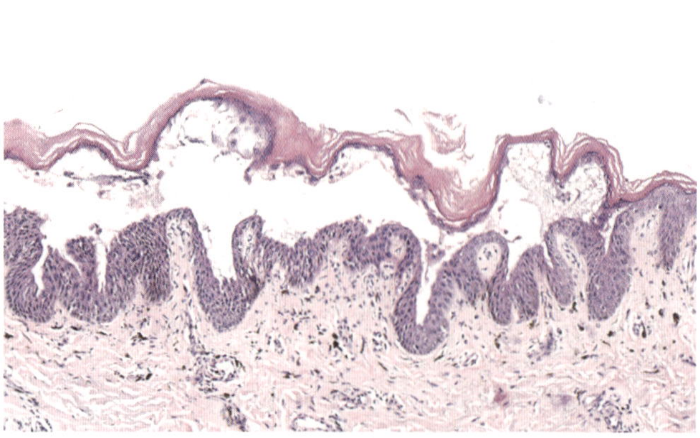

图 13-5　落叶型天疱疮的组织病理（HE 染色）

注：棘层上部水疱形成，可见棘层松解。

2．直接免疫荧光检查（DIF） 取患者皮损周围“正常”皮肤，可见到角质形成细胞间 IgG 和 / 或 C3 呈网状沉积。寻常型天疱疮主要沉积在棘层中下方；落叶型天疱疮主要沉积在棘层上方甚至颗粒层；IgA 天疱疮角质层下脓疱型的 IgA 主要沉积于表皮上层细胞间，表皮内脓疱型 IgA 沉积于整个表皮内；PNP 患者，在细胞间和 / 或基底膜区可发现 IgG 或 C3 沉积（图 13-6）。

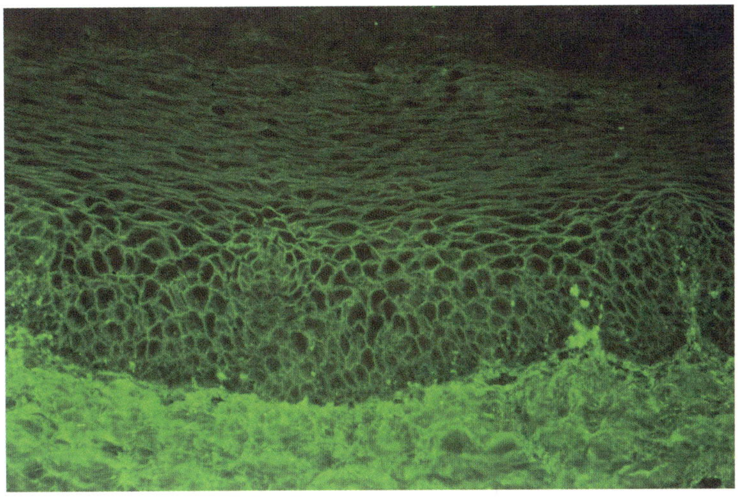

图 13-6　天疱疮的直接免疫荧光表现

3．间接免疫荧光检查（IIF） 患者血清中存在抗棘细胞间的抗体，但间接免疫荧光检测阳性率要低于直接免疫荧光。效价与病情严重程度一致。PNP 患者的 IIF 检查显示：循环抗体除可与鳞状上皮结合外，还可与多种上皮组织结合，以鼠膀胱上皮最有特征性。而天疱疮患者血清只与鳞状上皮结合。以鼠膀胱为底物的 IIF 可作为副肿瘤性天疱疮的过筛试验。

4．酶联免疫吸附试验（ELISA） 可用来检测血清中的抗桥粒芯糖蛋白抗体。如果血清抗 Dsg3 抗体阳性，或抗 Dsg3 抗体和抗 Dsg1 抗体均阳性，提示 PV 的诊断。如果血清抗 Dsg1 结果为阳性而抗 Dsg3 为阴性，则提示 PF 的诊断。PNP 可存在抗 Dsg1、Dsg3、BP230、包斑蛋白和周斑蛋白均呈阳性。通常情况下，血清中自身抗体的滴度与病情的严重程度相关。

5．免疫印迹 PV 患者血清主要识别 Dsg3（130kDa）蛋白，PF 患者血清主要识别 Dsg1（160kDa）蛋白。PNP 患者血清中抗体可与多种上皮抗原成分结合，包括 250kD、230kD、210kD 和 190kD 等多种抗原。

四、诊断和鉴别诊断

（一）诊断依据

综合临床表现、组织病理、免疫荧光检查及血清学检测结果可明确诊断，具体诊断标准如下。

1．临床表现 ①皮肤出现松弛性水疱和大疱，易破溃。②水疱和大疱破溃后形成顽固性糜烂。③黏膜出现水疱或糜烂。④尼氏征阳性。

2．组织病理 表皮或上皮细胞间棘层松解，形成水疱和大疱。

3．免疫诊断指标 ①皮损区域或皮损周围正常皮肤 DIF 示 IgG 和 / 或补体沉积于表皮（或上皮）细胞间。②IIF 检测到血清中出现抗表皮细胞间抗体。③ELISA 检测到血清中出现抗 Dsg 抗体。

满足临床表现中的至少 1 条加上组织病理和免疫诊断指标中的至少 1 条即可确诊。满足临床表现中至少 2 条加上免疫诊断指标中 2 条亦可确诊。

（二）鉴别诊断

除各型天疱疮之间鉴别外，还需与大疱性类天疱疮、疱疹样皮炎、线状 IgA 大疱性皮肤病等相鉴别（表 13-2）。

表 13-2　天疱疮的鉴别诊断

项目	天疱疮	大疱性类天疱疮	疱疹样皮炎	线状 IgA 大疱性皮肤病
好发年龄	壮年	老年	青壮年	儿童，成年
好发部位	头部、躯干	躯干、四肢	躯干、四肢	躯干、四肢
水疱性质	疱壁松弛、易破	疱壁紧张、不易破	小水疱、排列呈环状，皮损多形	环形排列，水疱疱壁紧张
尼氏征	+	–	–	–
瘙痒	明显或轻度瘙痒	明显	剧痒	轻痒到中度痒
黏膜症状	常有，较重	可有，较轻	少有	少有
嗜酸性粒细胞	正常	多增高	多增高	正常
组织病理水疱位置	表皮内	表皮下	表皮下	表皮下
DIF	表皮细胞间 IgG、C3 沉积，少数病例 IgA 沉积	基底膜带 IgG、C3 线状沉积	真皮乳头 IgA、C3 颗粒状沉积	基底膜带 IgA 线状沉积
IIF	抗表皮细胞间物质 IgG 抗体	抗基底膜带 IgG 抗体	自身抗体滴度低	20% 有抗基底膜带 IgA 抗体
ELISA	抗 Dsg1、抗 Dsg3 抗体	抗 BP180、抗 BP230 抗体	转谷氨酰胺酶抗体	抗基底膜带 IgA 抗体

五、病情严重程度评估

目前有多种评估体系，但以天疱疮疾病面积指数（pemphigus disease area index，PDAI）应用最多，是目前国际上公认的天疱疮病情评估方法。PDAI 0～8 分为轻度，9～24 分为中度，≥25 分为重度。国内有学者提出按照皮损受累面积占体表面积（body surface area，BSA）百分比的方法，轻度：＜10% BSA；中度：30% BSA 左右；重度：＞50% BSA。

六、治疗

（一）寻常型天疱疮

1．糖皮质激素　为快速控制病情，系统应用糖皮质激素为一线治疗方案，最常见采用泼尼松（泼尼松龙）或甲泼尼龙。根据病情严重程度决定起始剂量：轻度患者（PDAI：0～8 分）可使用泼尼松 0.5mg/（kg・d），中度患者（PDAI：9～24 分）可使用泼尼松 1.0mg/（kg・d），若 1 周内病情未控制，可将剂量加至 1.5mg/（kg・d）；重度患者（PDAI：≥25 分）通常使用泼尼松 1.5mg/（kg・d），病情控制后逐渐减量。在应用上述推荐剂量糖皮质激素联合免疫抑制剂治疗失败的患者，还可考虑联合下述其他方法治疗。必要时可考虑甲泼尼龙冲击治疗。

2．免疫抑制剂　中重度天疱疮患者可早期应用免疫抑制剂，如吗替麦考酚酯、甲氨蝶呤、硫唑嘌呤、环磷酰胺、环孢素等，可与糖皮质激素联合应用，早期控制病情，后期协助激素减量。单独使用沙利度胺可用于治疗轻度、局限性 PV，尤其适用于黏膜受累明显的患者。

3．利妥昔单抗 属于人鼠嵌合型单克隆抗体，可靶向作用于 B 淋巴细胞特异性抗原 CD20。利妥昔单抗通常作为系统性糖皮质激素联合药物，也可和静脉滴注免疫球蛋白或免疫吸附联合用药。部分指南已将利妥昔单抗作为初始中重度天疱疮患者的一线治疗选择。

4．静脉滴注免疫球蛋白 多用于常规治疗无效的顽固性疾病或出现糖皮质激素或免疫抑制剂禁忌证的中重度天疱疮患者，特别是当患者存在感染风险时，可与糖皮质激素及免疫抑制剂联合应用，与利妥昔单抗合用效果更佳。

5．血浆置换术 / 免疫吸附疗法 清除血浆中致病抗体，用于常规疗法疗效不佳或有禁忌证者。通常需与糖皮质激素和 / 或免疫抑制剂和 / 或生物制剂联合应用。

6．干细胞移植 对于上述方法疗效不佳，或出现难以耐受的不良反应，或 1 年内多次反复加重而预后不佳的患者，可考虑干细胞移植。

（二）落叶型天疱疮

急性和泛发性落叶型天疱疮的治疗，总体上与寻常型天疱疮相似。有些患者皮损可能长期比较局限，并不需要系统应用糖皮质激素，局部外用强效糖皮质激素软膏可能足以控制病情。

（三）IgA 天疱疮

大多数患者可用氨苯砜治疗。常在用药 24 ~ 48 小时内起效。如不能耐受，可选用磺胺吡啶或阿维 A 酯。当上述药物均无效时，可考虑应用低到中等剂量的泼尼松、光化学疗法或秋水仙碱。

（四）副肿瘤性天疱疮

对于伴有良性肿瘤的患者，主要治疗为切除肿瘤和抑制自身免疫反应。常用药物有糖皮质激素、环磷酰胺、环孢素、硫唑嘌呤等。还可应用免疫球蛋白、利妥昔单抗及血浆置换等。对于合并恶性肿瘤的患者，目前暂无明确治疗方法。其预后主要取决于潜在肿瘤的特点。

天疱疮诊断及治疗流程见图 13-7。

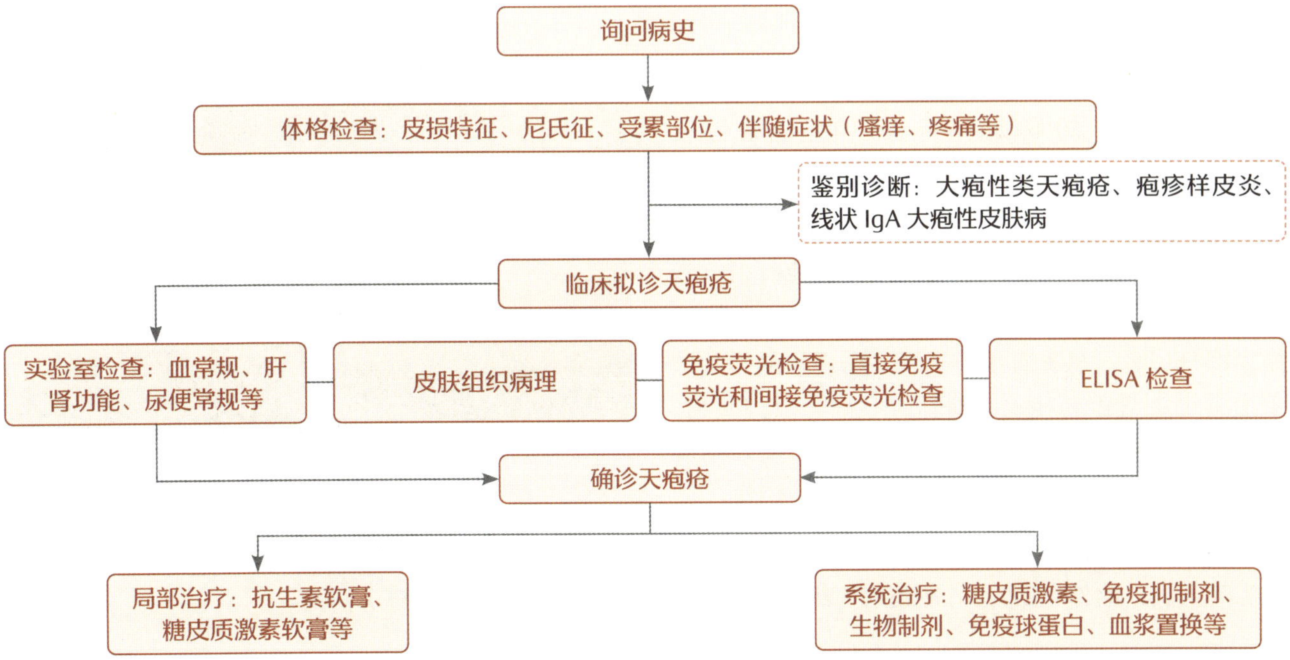

图 13-7　天疱疮诊断及治疗流程

第二节　大疱性类天疱疮
Bullous Pemphigoid

Abstract

Bullous pemphigoid (BP) is the most common subepidermal bullous disease and involves an immune response directed against two hemidesmosome components: BP antigen 180 (BP180) and BP antigen 230 (BP230). The non-collagenous 16A domain of BP180 and C-terminal domain of BP230 are the major epitopes of BP. Clinically, it is characterized by tense blisters with widespread erythema. Histology reveals subepidermal bullae with eosinophil infiltration. Immunology reveals linear deposition of immunoglobulin G and/or C3 along the basement membrane zone. The diagnosis of BP is based on clinical features, histology of lesions, direct immunofluorescence, indirect immunofluorescence and enzyme-linked immunoassay.

引言

大疱性类天疱疮（bullous pemphigoid，BP）是一种好发于老年人的获得性自身免疫性皮肤病，临床表现为荨麻疹样红斑和紧张性的水疱、大疱，少数患者可出现口腔等黏膜部位受累。组织病理学示表皮下水疱形成，直接及间接免疫荧光示基底膜带线状 IgG 和 / 或 C3 沉积。治疗方案包括糖皮质激素、免疫抑制剂等。

一、病因和发病机制

BP 是一种免疫介导的疾病，致病抗体攻击的靶抗原位于基底膜带，主要为 BP180 和 BP230。目前认为抗体与靶抗原相结合，引发抗体介导的补体级联反应激活，诱导肥大细胞脱颗粒、释放多种趋化因子，吸引嗜酸性粒细胞和嗜中性粒细胞募集到基底膜，通过细胞毒作用或通过释放蛋白水解酶，破坏基底膜，从而导致水疱形成。

二、临床表现

本病多见于 60 岁以上老年人，儿童偶见发病，常见受累部位包括躯干、四肢屈侧，以及腋窝和腹股沟褶皱，10% ~ 30% 的患者可有黏膜受累，以口腔黏膜受累多见。患者在出现水疱前可能有持续数周至数月的前驱期，表现为湿疹样或荨麻疹样皮损，部分患者可从未有水疱出现。出现水疱时的基本损害为正常皮肤或水肿性红斑基础上出现水疱、大疱，疱壁紧张，尼氏征阴性，患者自觉瘙痒显著（图 13-8）。

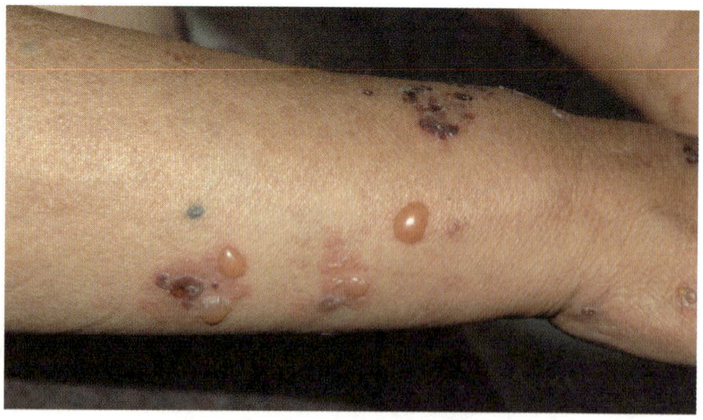

图 13-8　大疱性类天疱疮

BP 可伴发炎性肠病、自身免疫性疾病如红斑狼疮、皮肌炎、桥本甲状腺炎、类风湿关节炎以及恶性肿瘤等疾病，此外，BP 还与神经系统疾病如帕金森病、痴呆、脑卒中等密切相关。

三、辅助检查

1．组织病理 病理取材部位最好是完整水疱。组织病理示表皮下大疱形成，疱内及真皮浅层以嗜酸性粒细胞浸润为主，也可见淋巴细胞和中性粒细胞（图 13-9，图 13-10）。

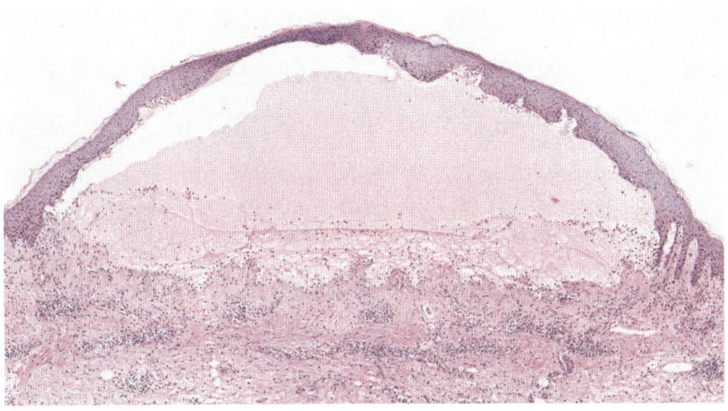

图 13-9 大疱性类天疱疮的组织病理（HE 染色）

注：基底层下方水疱形成。

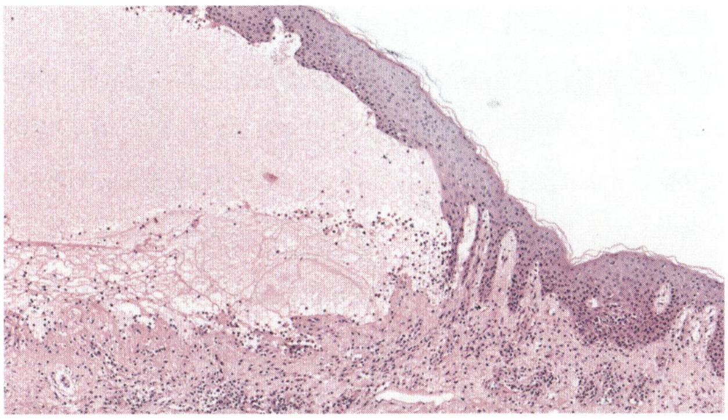

图 13-10 大疱性类天疱疮的组织病理（HE 染色）

注：疱液内见嗜酸性粒细胞。

2．直接免疫荧光检查 标本应取自皮损周围的正常皮肤，典型表现为基底膜带 IgG 和 / 或 C3 呈线状沉积，少数也可能出现线状 IgM、IgA 或 IgE 沉积（图 13-11）。

3．间接免疫荧光检查 患者血清中存在抗基底膜带抗体。盐裂皮肤间接免疫荧光可见线状荧光结合于表皮侧（图 13-12）。

4．酶联免疫吸附试验 可检测到患者血清中存在抗 BP180 和 / 或 BP230 的抗体。

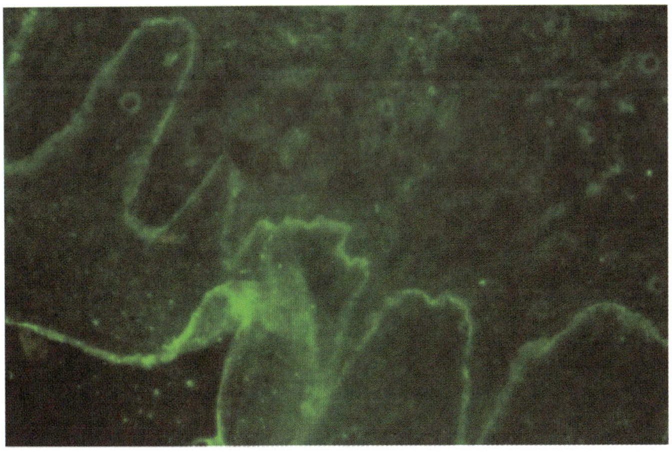

图 13-11 大疱性类天疱疮的直接免疫荧光

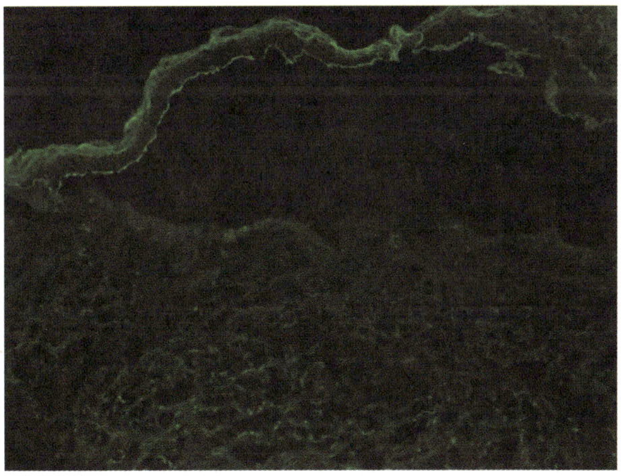

图 13-12 大疱性类天疱疮的盐裂间接免疫荧光

四、诊断和鉴别诊断

（一）诊断依据

结合典型临床表现、组织病理、DIF 或 IIF 特征性表现及抗 BP180 抗体阳性可以确诊。具体诊断标准如下。

1．临床表现 非水疱期可表现为红斑样或荨麻疹样斑片，水疱期表现为外观正常或荨麻疹样红斑上出现紧张水疱、大疱。

2．组织病理 表皮下水疱，疱液中存在数量不等的嗜酸性粒细胞和 / 或少数中性粒细胞，真皮浅层可见嗜酸性粒细胞和少数中性粒细胞为主浸润。

3．免疫诊断指标 ①DIF：新鲜水疱周围 1cm 内正常皮肤或红斑处取材，基底膜带 IgG 和 / 或 C3 线状沉积，少数患者有 IgA、IgE 线状沉积。②IIF：以正常人皮肤冰冻切片为底物，患者血清中存在识别基底膜带的 IgG 自身抗体，呈线状分布。盐裂 IIF 以正常人皮肤为底物，1mol/L NaCl 溶液作用后表皮和真皮分离，IgG 抗体呈线状结合在表皮侧。③ELISA：检测到血清中抗 BP180 和 / 或 BP230 IgG 抗体水平升高。

（二）鉴别诊断

本病需与获得性大疱性表皮松解症、天疱疮、线状 IgA 大疱性皮肤病等疾病相鉴别。获得性大疱性表皮松解症常发生于中青年人，表现为累及皮肤和黏膜的表皮下水疱形成，愈后遗留瘢痕和粟丘疹，盐裂皮肤 IIF 示血清抗体结合在盐裂皮肤真皮侧。天疱疮表现为松弛的水疱，与大疱性类天疱疮的紧张性水疱不同，组织病理表现为表皮内水疱，DIF 示细胞间 IgG 和 / 或 C3 沉积。线状 IgA 大疱性皮肤病是一种累及皮肤和黏膜的慢性获得性自身免疫性疱病，可发生于成人或儿童，临床表现为炎症皮肤上环状成群的紧张性水疱，DIF 示基底膜带 IgA 呈线状沉积。

五、病情严重程度评估

BP 面积指数评分（bullous pemphigoid disease area index，BPDAI）为目前国际上公认的类天疱疮病情评估方法。BPDAI 评分 0～19 分为轻度，20～56 分为中度，≥57 分为重度。部分学者采用更为简单的分类方法，皮损面积＜10% 体表面积为轻度，10%～50% 为中度，＞50% 为重度。

六、治疗

大疱性类天疱疮的治疗通常根据病情严重程度采用不同的治疗方案。

对于皮损面积较小、只累及一个部位，或皮损面积广泛，但每日新发水疱数目小于5 个的轻症患者，强效局部外用糖皮质激素可作为一线治疗药物，联合应用四环素类抗生素及烟酰胺具有一定疗效。对于上述方案控制不佳者，可口服小剂量糖皮质激素，以 0.3mg/（kg·d）为宜。

对于皮损面积广泛，每日新发水疱数目超过 10 个或每日新发水疱数目少，但皮损累及较大体表面积者，推荐口服泼尼松量为 0.5～1mg/（kg·d），通常可以在 1～2 周内控制病情，然后在 6～9 个月或者更长时间范围逐渐减量，同时外用强效糖皮质激素如丙酸氯倍他索或卤米松乳膏。若病情较重，糖皮质激素疗效不满意或出现禁忌证，可考虑早期联合免疫抑制剂，可选用的免疫抑制剂包括硫唑嘌呤、吗替麦考酚酯、甲氨蝶呤、环磷酰胺等。应用免疫抑制剂前，应对患者进行系统评估，无免疫抑制剂禁忌证时应用。

对于上述治疗无效的 BP，可选择多种生物疗法，如度普利尤单抗、奥马珠单抗、利妥昔单抗和静脉输注免疫球蛋白等。

大疱性类天疱疮诊断及治疗流程见图 13-13。

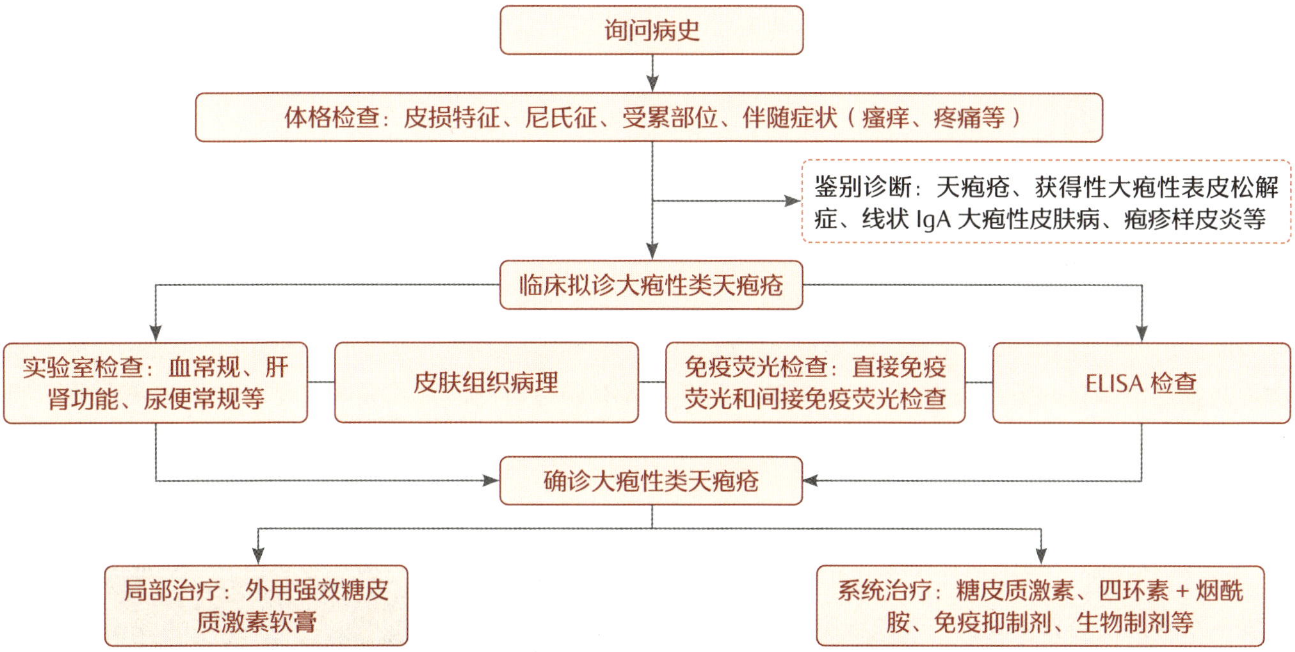

图 13-13　大疱性类天疱疮诊断及治疗流程

第三节　疱疹样皮炎
Dermatitis Herpetiformis

Abstract

Dermatitis herpetiformis (DH) is an inflammatory disease characterized by pruritic and blistering symmetrical rash, considered as a cutaneous manifestation of celiac disease. The rash is typically distributed in the elbows, knees, sacral regions, and buttocks. The diagnosis of DH relies on the combination of clinical, serological, histopathologic, and immunopathologic findings. Granular IgA deposition in the dermal papillae by direct immunofluorescence (DIF) of normal-appearing skin is diagnostic for DH. Since most patients have an associated gluten-sensitive enteropathy, a gluten-free diet is recommended in the treatment of DH. Dapsone may be applied in order to induce rapid disease control. It is noteworthy that systemic glucocorticoid therapy is usually ineffective.

引言

疱疹样皮炎（dermatitis herpetiformis，DH）是一种慢性复发性皮肤病，皮疹多形对称，伴有剧烈瘙痒。临床特征为丘疹、丘疱疹、水疱、大疱或荨麻疹样皮疹。

一、病因和发病机制

疱疹样皮炎的发病机制复杂，可能是一种具有遗传易感性的免疫性疾病，*HLA-DQ2* 及 *HLA-DQ8* 单倍型被认为是其易感基因。患者摄入的谷胶进入肠道经过消化后，以麦醇溶蛋白的形式与组织型谷氨酰胺转移酶（tissue transglutaminase，TG2，tTG）相互作用，诱导产生能与 tTG 和表皮型谷氨酰胺转移酶（epidermal transglutaminase，TG3，eTG）结合的 IgA 抗体，而 eTG 为 DH 患者主要的自身抗原。IgA 与

eTG 结合后形成免疫复合物，沉积于真皮乳头，激活补体，导致中性粒细胞聚集，释放蛋白水解酶，从而使得真表皮分离形成水疱。

二、临床表现

疱疹样皮炎好发于 20 ~ 50 岁青壮年。患者可能出现与谷胶敏感相关的皮肤、口腔以及胃肠道表现。皮肤的典型损害表现为发生在水肿性红斑基础上成簇排列的丘疹和水疱，水疱壁厚，尼氏征阴性。皮损好发于肘部、膝部、骶尾部、臀部及四肢伸侧，但重症患者皮损可广泛分布于头面、躯干及四肢。皮损常具有多形性，伴有剧烈瘙痒，愈合后可出现色素改变，通常不遗留瘢痕。疱疹样皮炎的口腔表现主要为黏膜和舌的糜烂，伴有疼痛及烧灼感。60% ~ 70% 患者可伴有肠道病变，大多程度较轻，仅 20% 有腹胀、腹泻及吸收不良等症状。食用含谷胶食品后肠道症状及皮肤病变可复发加重。

三、辅助检查

1. 组织病理 本病特征性的组织病理表现为表皮下水疱及浅表真皮乳头中性粒细胞浸润。皮损早期可能仅表现为真皮乳头顶部中性粒细胞、纤维蛋白聚集。超过 48 小时的皮损则表现为表皮下乳头顶部水疱形成，最终合成更大的且含有中性粒细胞、嗜酸性粒细胞及纤维蛋白的表皮下水疱。真皮层常见血管周围淋巴组织细胞浸润，并伴有数量不定的中性粒细胞及嗜酸性粒细胞。

2. 直接免疫荧光检查 是诊断疱疹样皮炎的金标准。取水疱周围 1cm 内外观正常皮肤行直接免疫荧光，可见真皮乳头或真表皮交界处 IgA、C3 呈颗粒状沉积（图 13-14）。

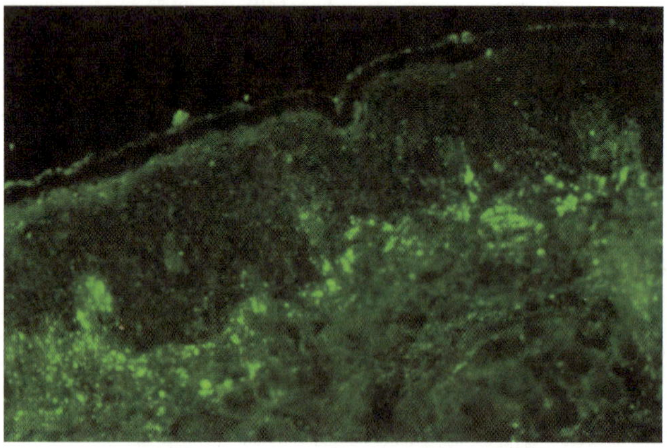

图 13-14　疱疹样皮炎的直接免疫荧光

3. 间接免疫荧光检查 疱疹样皮炎患者血清中存在抗肌内膜抗体，是谷胶敏感性肠病严重程度的指标。基于猴食管的间接免疫荧光法检测特异度接近 100%，敏感度为 52% ~ 100%。

4. 酶联免疫吸附试验 大部分疱疹样皮炎患者血清中存在针对 eTG 及 tTG 的抗体，可通过 ELISA 进行检测。

四、诊断和鉴别诊断

1. 诊断依据 典型表现为肘部、膝部、骶尾部、臀部及四肢伸侧多形性皮损、张力性水疱，伴有剧烈瘙痒。组织病理表现为表皮下水疱或裂隙，真皮乳头局灶性中性粒细胞浸润。直接免疫荧光提示真皮乳头处 IgA、C3 呈颗粒状沉积。检测血清抗肌内膜抗体或抗 eTG/tTG 抗体呈阳性。

2. 鉴别诊断 应考虑存在搔抓致皮肤破损和炎症性丘疹的剧烈瘙痒性疾病，如湿疹、特应性皮炎、荨麻疹和疥疮；还包括其他表皮下水疱形成性疾病，如大疱性类天疱疮、线状 IgA 大疱性皮肤病以及大疱性系统性红斑狼疮。

五、治疗

1. 一般治疗 避免食用含有碘剂和溴剂的药物及食物，如海带、紫菜等。严格限制含谷胶食物的摄入，例如小麦、黑麦和大麦。单独无谷胶饮食治疗通常需要数月起效，平均需要2年才能完全消除皮损。无谷胶饮食同时可改善肠道症状。

2. 系统治疗 首选氨苯砜，氨苯砜可通过影响中性粒细胞的多种功能达到显著的抗炎作用。成人的起始剂量为25～50mg/d，一般数日内瘙痒及皮疹即可得到缓解。如有必要，可逐渐增加剂量，平均维持剂量为100mg/d。在儿童中，氨苯砜的推荐起始剂量为0.5mg/（kg·d）。在皮疹消退后，可逐渐减量。应用前推荐对HLA-B*1301风险位点及葡萄糖-6-磷酸脱氢酶进行检测，以预防氨苯砜超敏综合征和严重贫血的发生。此外，氨苯砜的不良反应包括溶血性贫血、中性粒细胞降低、肝功能异常等。因此，用药期间需定期监测血常规、肝肾功能及网织红细胞比例。对于不能耐受氨苯砜的患者，可选择磺胺吡啶、米诺环素、烟酰胺等。系统用糖皮质激素通常对DH无效。抗组胺药可起到对症止痒的作用。

3. 局部治疗 红斑、水疱处局部外用强效糖皮质激素软膏，破溃处可外用抗生素软膏预防感染。

疱疹样皮炎诊断及治疗流程见图13-15。

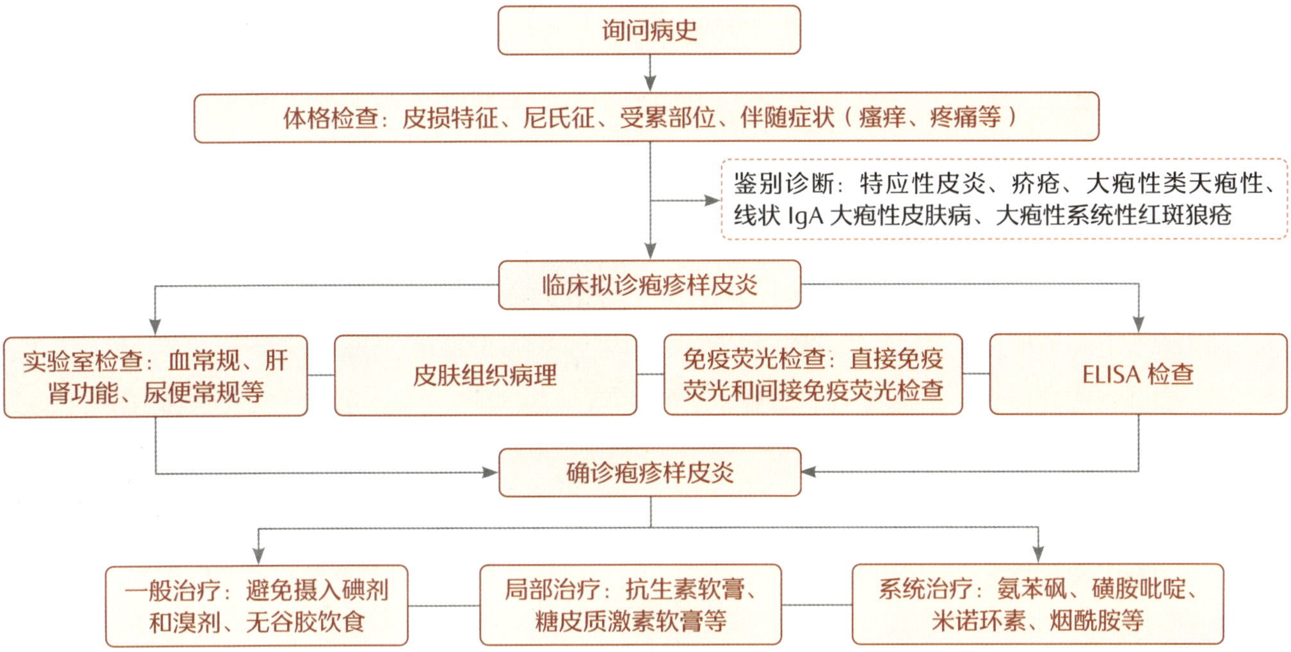

图13-15　疱疹样皮炎诊断及治疗流程

第四节　线状IgA大疱性皮肤病
Linear IgA Bullous Dermatosis

Abstract

Linear IgA bullous dermatosis (LABD), also known as linear IgA disease, is a rare, idiopathic or drug-induced autoimmune blister disease, which may occur in children and adults. It usually presents with the abrupt onset of tense bullae and inflammatory lesions on the skin, and is characterized by linear deposition of IgA at the junction of dermis and epidermis. Causative drugs should be stopped first for drug-induced LABD, and dapsone may be the first-line treatment of LABD.

引言

线状 IgA 大疱性皮肤病（linear IgA bullous dermatosis，LABD），也被称作线状 IgA 皮肤病，是一种少见的、特发性或药物诱导的自身免疫性水疱病，儿童和成人均可能受累。

一、病因和发病机制

该病的发病可能是自发或药物诱导的，其中万古霉素是最常见的药物诱因，也有其他引起 LABD 的药物的报道，如多种抗生素、非甾体抗炎药、卡托普利、胺碘酮等。遗传因素也可能参与 LABD 的发生。

LABD 的发病机制涉及复杂的体液和细胞免疫反应，尤其是由抗体介导的局部炎症反应及中性粒细胞和其他炎症细胞的蛋白水解酶释放所致组织损伤可能参与了皮肤和黏膜病变的形成。LABD 的典型特征是体内存在与基底膜带结合的 IgA 抗体，大多数 LABD 患者存在靶向基底膜带内 97kDa 和 120kDa 抗原的 IgA1 型抗体，这两种抗原都是 BP180 的胞外区片段，少数病例可能存在针对其他基底膜抗原的 IgA 抗体，这些抗原包括Ⅶ型胶原、层黏连蛋白-332 或层黏连蛋白 γ1。

二、临床表现

LABD 是一种少见疾病，发病率有两个高峰，儿童期从 6 个月到 6 岁，成年期通常在 60 岁以上。

基本损害为张力性水疱，尼氏征阴性，多为急性起病。儿童 LABD 患者通常在炎症或非炎症性皮肤上出现广泛的环形或弓形水疱，腹股沟、下腹部和大腿内侧往往出现的最多。成年患者的环形病变较少见，常见受累部位是躯干和四肢，伴有明显瘙痒。此外，患者黏膜受累较常见，主要表现为糜烂或溃疡，任何部位的黏膜都可能受累，最常见于口腔和眼部黏膜，黏膜受累可能造成的严重后果包括失明、气道梗阻和食管狭窄等（图 13-16）。

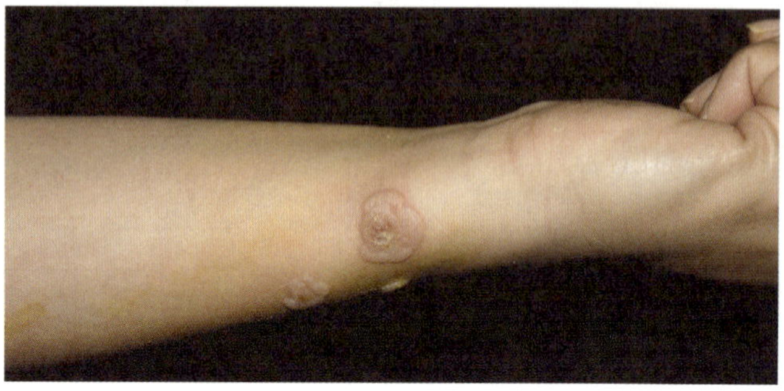

图 13-16　线状 IgA 大疱性皮肤病

三、辅助检查

1. 组织病理　LABD 的组织病理学检查结果是非特异的。病理特征为表皮下水疱，真皮内常可见中性粒细胞、淋巴细胞、嗜酸性粒细胞浸润，真皮乳头可出现微脓肿。

2. 直接免疫荧光　需要从患者病灶周围皮肤（紧邻皮损的临床表现正常的皮肤）取少量活检组织，诊断性检查结果为真表皮连接处出现线状且均匀的 IgA 沉积，偶尔会发现 IgG、IgM 和 C3。

3. 间接免疫荧光　部分患者有循环抗基底膜带 IgA 抗体，该检测在成人中的阳性率低于儿童（分别是 30% 和≥75%）。

四、诊断和鉴别诊断

1. 诊断依据　LABD 诊断主要依靠皮损特点、组织病理、直接和间接免疫荧光检查，金标准是直接免疫荧光显示 IgA 沿基底膜带的线状沉积。

2. 鉴别诊断　主要与疱疹样皮炎和大疱性类天疱疮相鉴别。疱疹样皮炎临床表现和组织病理学特征非常类似于 LABD，患者通常表现为头皮、四肢伸侧或臀部有簇集性小疱或大疱，直接免疫荧光有助于区分，疱疹样皮炎表现为真皮乳头内颗粒状 IgA 沉积。与 LABD 相比，大疱性类天疱疮组织病理学检查可发现更高比例的嗜酸性粒细胞，且直接免疫荧光通常显示 IgG 和 C3 沿基底膜带线状沉积。

五、治疗

药物所致的 LABD 首先应停用致病药物。目前 LABD 的一线治疗方案为口服氨苯砜，通常剂量为儿童 0.5 ~ 2mg/（kg · d），成人 50 ~ 150mg/d，同时局部外用糖皮质激素软膏。不能耐受氨苯砜治疗的患者，也可以选择磺胺吡啶、磺胺甲氧嗪或秋水仙碱。个别患者需加服泼尼松，一般不超过每日 40mg，根据皮损控制情况进行调整。严重或难治性病例应用免疫抑制剂可能有效。

线状 IgA 大疱性皮肤病诊断及治疗流程见图 13-17。

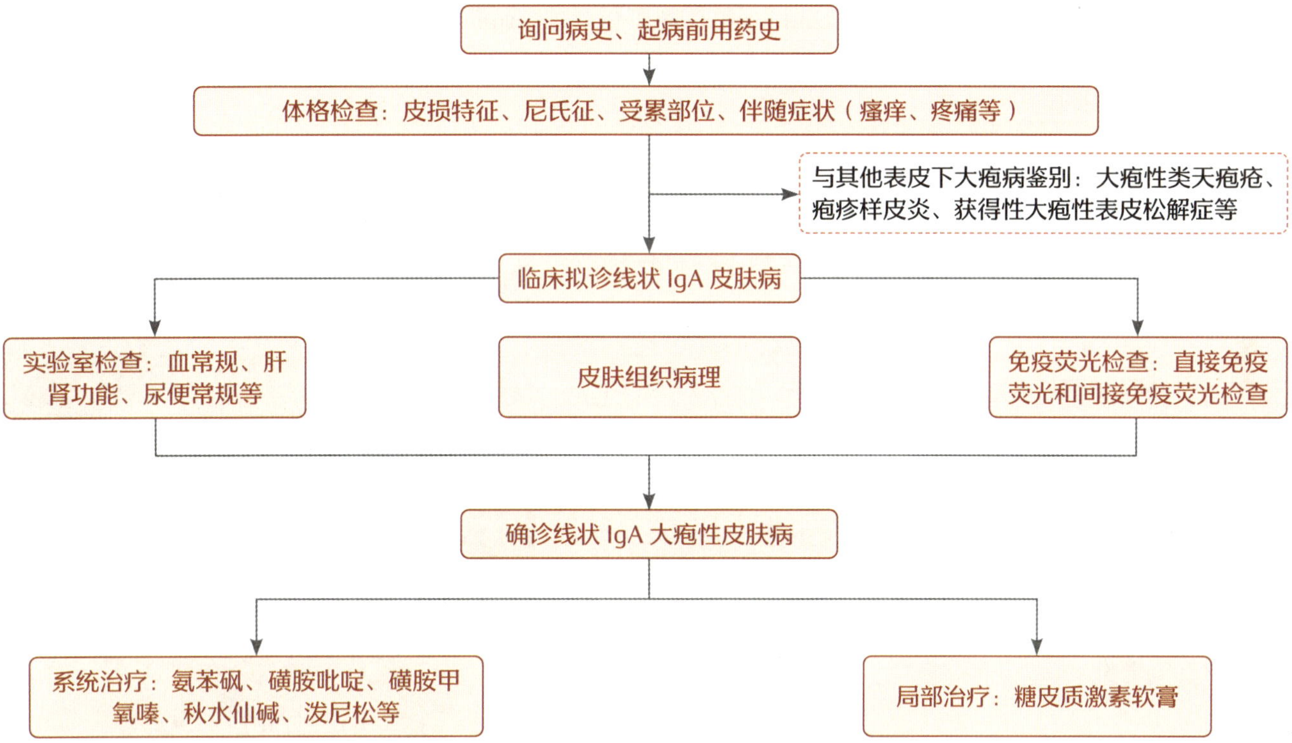

图 13-17　线状 IgA 大疱性皮肤病诊断及治疗流程

第五节　副肿瘤性天疱疮
Paraneoplastic Pemphigus

Abstract

Paraneoplastic pemphigus (PNP) is a rare mucocutaneous autoimmune disease associated with neoplasm. The pathogenesis of paraneoplastic pemphigus is not yet completely understood. The common characteristic features of PNP are intractable stomatitis and polymorphous cutaneous eruptions, including blisters and lichenoid dermatitis. Systemic corticosteroids, immunosuppressive agents and biologics such as rituximab are recommended for the treatment of PNP.

引言

副肿瘤性天疱疮（paraneoplastic pemphigus，PNP）是一种罕见的自身免疫性水疱性疾病，常合并潜在肿瘤。临床特征为重度糜烂性口炎和多形性皮肤病变，部分患者可能出现肺部损害。

一、病因和发病机制

副肿瘤性天疱疮的发生与多种肿瘤性疾病相关，如非霍奇金淋巴瘤、慢性淋巴细胞白血病、Castleman 病、肉瘤和胸腺瘤等，其中淋巴细胞增生性疾病占绝大部分。

针对副肿瘤性天疱疮与肿瘤之间的关系，已有若干学说，但机制尚不完全明确。一般认为可能是肿瘤形成过程诱发了体液免疫和细胞免疫。副肿瘤性天疱疮患者血清中可检测出拮抗多种上皮抗原的抗体，主要的抗原靶点是桥粒斑蛋白（desmoplakin），包括周斑蛋白（periplakin）和包斑蛋白（envoplakin）。抗体产生的机制包括：肿瘤诱导的免疫调节异常刺激抗体生成，针对肿瘤细胞的抗体与表皮蛋白之间发生的交叉反应以及表位扩展。

二、临床表现

任何年龄均可发病，主要见于成人。以下为特征性的表现。

1．黏膜受累 慢性、糜烂性、进展性的疼痛性黏膜炎，以口腔受累最常见，也可累及鼻咽部、结膜及肛门生殖器区等。

2．多形性皮疹 皮肤病变通常在黏膜损害后出现，可表现为水疱、大疱、炎症性红斑、丘疹或斑块、靶形皮损、广泛脱屑等多种表现（图 13-18）。

3．肺部疾病 部分患者可出现肺部损害，常表现为闭塞性细支气管炎。

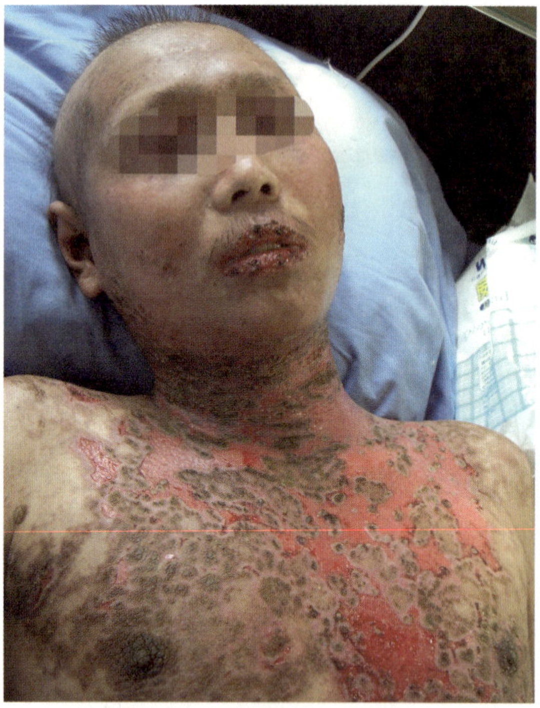

图 13-18 副肿瘤性天疱疮

三、辅助检查

1．组织病理 主要特征为表皮内棘层松解，角质形成细胞坏死，基底细胞液化变性，真皮浅层致密淋巴细胞及组织细胞浸润（图 13-19，图 13-20）。

2．直接免疫荧光检查（DIF） 可见棘细胞间和基底膜带 IgG、C3 沉积。

3．间接免疫荧光检查（IIF） 循环抗体除可与鳞状上皮结合外，还可与多种上皮组织结合，以鼠膀胱上皮最有特征性。而天疱疮患者血清只与鳞状上皮结合。以鼠膀胱为底物的 IIF 可作为副肿瘤性天疱疮的过筛试验。

4．酶联免疫吸附试验 可检测到抗周斑蛋白和包斑蛋白的抗体。

5．免疫印迹及免疫沉淀 患者血清中抗体可与多种上皮抗原成分结合。免疫沉淀或免疫印迹检测出包斑蛋白（210kD）和周斑蛋白（190kD）高度提示 PNP，此外还可能检测出大疱性类天疱疮抗原 1（230kD）、桥粒斑蛋白Ⅰ（250kD）、桥粒斑蛋白Ⅱ（210kD）等。

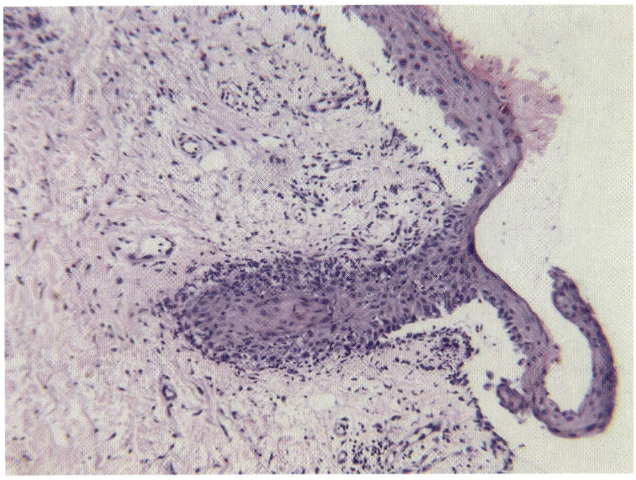

图 13-19　副肿瘤性天疱疮的组织病理（HE 染色）
注：基底层上方水疱形成。

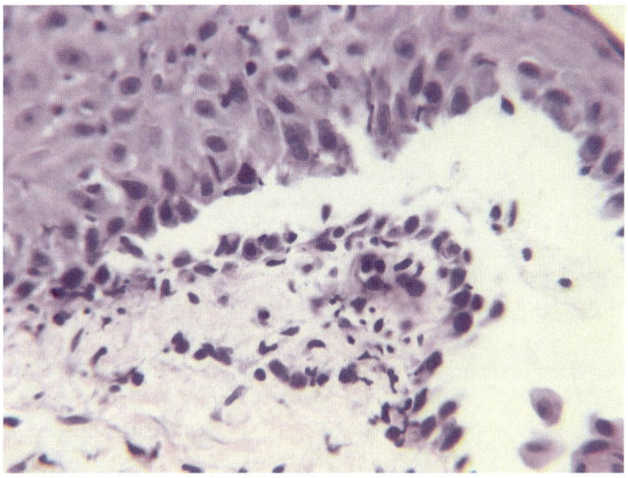

图 13-20　副肿瘤性天疱疮的组织病理（HE 染色）
注：可见棘层松解。

四、诊断和鉴别诊断

（一）诊断依据

由于副肿瘤性天疱疮皮疹多形且与其他疾病有相似性，需要结合临床和实验室检查结果来确诊。

1．疼痛性黏膜糜烂和多形性皮损，累及躯干、四肢、掌跖，伴有明确的或潜在的肿瘤。

2．组织病理学示表皮内棘层松解，角质形成细胞坏死，基底细胞液化变性，真皮浅层致密淋巴细胞及组织细胞浸润。

3．DIF 示 IgG 和 C3 在表皮细胞间和基底膜带沉积。

4．IIF 示血清抗体不仅结合到皮肤和黏膜细胞表面，而且可与柱状和移行上皮结合。

5．免疫印迹及免疫沉淀示 PNP 抗原为 250kD、230kD、210kD 和 190kD。

（二）鉴别诊断

对于长期不愈的天疱疮患者均应想到 PNP 的可能。对于临床及组织病理怀疑 PNP 者，应进行全面体检，寻找肿瘤。

五、治疗

（一）控制肿瘤

对于合并肿瘤，尤其是局限性 Castleman 病或胸腺瘤等相关的 PNP 病例，通常在肿瘤切除后皮损可有改善或完全缓解。

（二）控制病情

1．糖皮质激素及免疫抑制剂　系统性应用糖皮质激素一般作为初始治疗，通常起始剂量为泼尼松 1mg/（kg・d），皮损好转后可逐渐减量。糖皮质激素可与其他免疫抑制剂联用，如环磷酰胺、吗替麦考酚酯、硫唑嘌呤和环孢素等，以进一步控制病情及协助激素减量。

2．利妥昔单抗　目前已被报道应用于合并肿瘤的 PNP 患者，但其治疗作用及安全性尚需进一步研究。

3．其他治疗　难治性病例可尝试联合血浆置换、静脉用免疫球蛋白、阿仑单抗和托珠单抗等。

副肿瘤性天疱疮诊断及治疗流程见图 13-21。

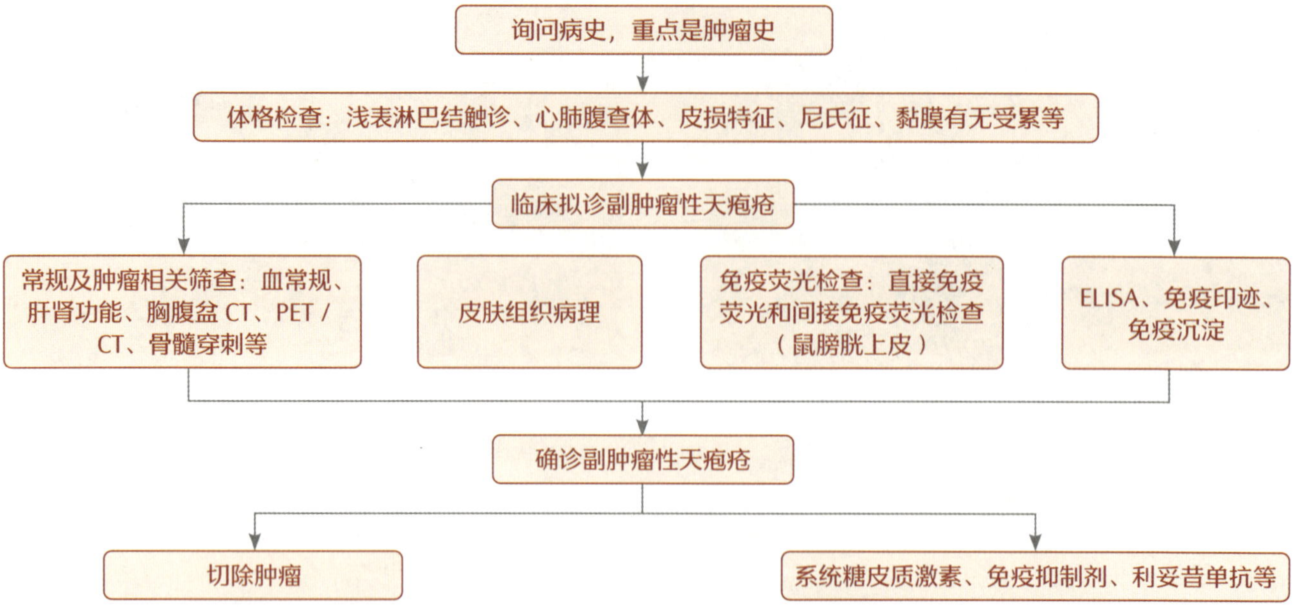

图 13-21　副肿瘤性天疱疮诊断及治疗流程

六、预后

预后通常极差，病死率约 90%。低度恶性的肿瘤患者多在肿瘤切除后 6 ~ 18 个月皮损改善或消退。高度恶性的肿瘤一般呈进行性发展，多在诊断后 1 个月至 2 年内死于并发症。死因通常为脓毒症、呼吸衰竭或消化道出血等。

第六节　获得性大疱性表皮松解症
Epidermolysis Bullosa Acquisita

Abstract

Epidermolysis bullosa acquisita (EBA) is a rare, sporadic, subepithelial, mucocutaneous blistering disease that primarily affects adults. It is considered as a mechanobullous disorder characterized by skin fragility, noninflammatory tense bullae, milia, and scarring. Alternatively, EBA can present as an inflammatory bullous eruption reminiscent of bullous pemphigoid or other subepithelial autoimmune blistering diseases. The pathogenesis of EBA involves the production of antibodies against type Ⅶ collagen, a major component of anchoring fibrils in the dermal-epithelial junction. As research on the treatment of EBA is limited, the optimal treatment for this disease is still uncertain. Colchicine and dapsone are usually recommended as initial treatment for patients with EBA. Patients with refractory EBA require more active treatment, including immunosuppressants, intravenous immunoglobulin (IVIg), and rituximab.

引言

获得性大疱性表皮松解症（epidermolysis bullosa acquisita，EBA）是一种自身免疫性大疱病，以针对Ⅶ型胶原（type Ⅶ collagen，COL7）的自身抗体引起的表皮下水疱为特征。

一、病因和发病机制

获得性大疱性表皮松解症属于自身免疫性皮肤病，病因和发病机制尚不明确。可能的发病机制：患者对Ⅶ型胶原的耐受性丧失，产生抗Ⅶ型胶原抗体，并破坏皮肤和黏膜致密板下半桥粒中的锚原纤维结构和功能，从而导致真皮与表皮分离形成水疱。IgG 是患者血清中最常见的自身抗体，有时也存在 IgA、IgM 和 IgE。

二、临床表现

本病为发病率不明的罕见病，多见于成人，可分为经典型 EBA 和炎性 EBA，其中炎性 EBA 又包括大疱性类天疱疮样 EBA、黏膜类天疱疮样 EBA、线状 IgA 大疱性皮肤病样 EBA 和 Brunsting-Perry 类天疱疮样 EBA。欧洲以经典型 EBA 最常见，而亚洲地区大疱性类天疱疮样 EBA 更常见。

1. 经典型 EBA 临床表现为皮肤脆弱易损及非炎性张力性水疱。皮损多发生于手足等易反复摩擦部位，在正常皮肤或瘢痕处形成水疱，随着病程进展可出现脱屑、糜烂，水疱愈合后留有萎缩性瘢痕或粟粒疹。同时常见多器官黏膜受累，口腔、鼻腔、眼、食管等黏膜出现糜烂或粘连，严重者可出现脱发、指甲脱落、手和手指纤维化、食管狭窄及食管蹼。

2. 炎性 EBA 缺乏临床特异性，表现可与其他自身免疫性大疱病类似。

大疱性类天疱疮样 EBA 是炎性 EBA 中最常见的亚型，典型表现为张力性大疱伴瘙痒，皮损周围炎性或荨麻疹样改变，主要累及躯干、四肢及皮肤褶皱处。部分患者可无大疱，仅表现为大范围红斑。此亚型愈合后通常不形成瘢痕和粟粒疹。

黏膜类天疱疮样 EBA 皮损以黏膜受累为主，临床表现类似于黏膜类天疱疮。患者的口腔、咽、食管上段、结膜、生殖器等部位黏膜表面出现糜烂，愈合后形成瘢痕。

线状 IgA 大疱性皮肤病样 EBA 的特征为 IgA 在基底膜带线状沉积。临床表现为线状 IgA 大疱性皮肤病样的环状排列水疱或类似于疱疹样皮炎的成簇水疱，常有黏膜受累，愈合后可形成瘢痕和粟粒疹。

Brunsting-Perry 类天疱疮样 EBA 的皮损主要分布于头颈部，为慢性复发性水疱，通常不会出现红斑，愈合后留有萎缩性瘢痕。

三、辅助检查

1. 组织病理 主要特点为表皮下水疱，陈旧病变中出现粟粒疹囊肿和纤维化，炎症浸润程度不一。经典型 EBA 在真皮浅层有较少的淋巴细胞浸润，而炎性 EBA 的炎症细胞浸润程度重，中性粒细胞、单核细胞和嗜酸性粒细胞可在真皮浅层血管周围、毛囊周围浸润。

2. 直接免疫荧光检查（DIF） 从皮损周围正常皮肤取材，可见免疫复合物沿基底膜带线性荧光沉积，大多沉积物为 IgG 和 C3，IgA 或 IgM 少见。

3. 间接免疫荧光检查（IIF） 盐裂间接免疫荧光检查中，患者血清中的抗Ⅶ型胶原抗体仅结合于基底膜带真皮侧。循环中抗体滴度较低的患者可能出现阴性结果。

4. 酶联免疫吸附试验（ELISA） 可用于检测血清中的抗Ⅶ型胶原抗体。循环中抗体滴度较低的患者可能出现阴性结果。

5. 透射电子显微镜检查 可显示锚原纤维减少，显示位于基底膜致密板下方的水疱、裂隙。

6. 免疫电镜（immunoelectron microscopy，IEM） 可识别抗体沉积位置，免疫电镜观察到抗体沉积在致密板下方是 EBA 诊断的金标准。

四、诊断和鉴别诊断

（一）诊断

综合临床表现、组织病理、免疫荧光检查及血清学检测结果可明确诊断。2017 年国际大疱病小组制定的诊断标准如下。①临床符合大疱性疾病；②组织病理学检查示表皮下水疱；③病灶周围皮肤或黏膜 DIF 示基底膜带免疫复合物线状沉积；④在表达 COL7 的人体细胞上，免疫印迹、ELISA 和 / 或 IIF 检测到循环中抗 COL7 的自身抗体；⑤间接 IEM 实验中标记锚原纤维或在 COL7 蛋白缺乏的皮肤上 IIF 为阴性；⑥DIF 显示基底膜带处呈 U 型锯齿状沉积；⑦病灶周围皮肤 IEM 检测可见致密板下的锚原纤维区有免疫沉积物；⑧荧光覆盖抗原图谱显示体内免疫沉积物与 COL7 结合；⑨DIF 或盐裂 IIF 显示免疫复合物沉积在真皮侧。

诊断标准为：如果存在①③，同时符合④或⑤中的一条证明患者血清中有抗 COL7 抗体，可确诊 EBA；血清学阴性的情况下，如果存在①③，并且符合⑥⑦⑧中的一项或多项，则诊断明确；如果无法进行⑥⑦⑧中的检测，符合①③⑨可能诊断 EBA。

（二）鉴别诊断

EBA 主要与大疱性类天疱疮、迟发性皮肤卟啉病、线状 IgA 大疱性皮肤病、大疱性系统性红斑狼疮相鉴别。

1．大疱性类天疱疮 大疱性类天疱疮样 EBA 的临床表现与大疱性类天疱疮（BP）相似，主要通过抗 COL7 抗体与盐裂间接免疫荧光区分。BP 患者血清抗 COL7 抗体检测为阴性。盐裂 IIF 中免疫复合物沉积于真皮侧的为 EBA，沉积于表皮侧或两侧均有沉积的为 BP。

2．迟发性皮肤卟啉病 迟发性皮肤卟啉病患者的血浆或尿液中卟啉水平升高，DIF 可见真皮血管周围的 IgG 沉积，易与 EBA 鉴别。

3．线状 IgA 大疱性皮肤病 线状 IgA 大疱性皮肤病样 EBA 与线状 IgA 大疱性皮肤病都可表现为环形排列的水疱，可通过抗体检测与皮肤盐裂 IIF 区分。线状 IgA 大疱性皮肤病盐裂 IIF 中抗体结合于表皮侧，血清中无抗 COL7 抗体。

4．大疱性系统性红斑狼疮 皮疹、组织病理、DIF、IIF 等方面均可与 EBA 重叠，且同样有抗 COL7 自身抗体，主要根据是否确诊为系统性红斑狼疮相鉴别。

五、治疗

（一）一般措施

保护皮肤，避免摩擦、挤压、刺激等。

（二）药物治疗

1．秋水仙碱 对于成人 EBA 患者，秋水仙碱通常的剂量范围为 0.5 ~ 3mg/d，最大剂量通常受限于发生剂量相关性胃肠道不良反应。

2．氨苯砜 氨苯砜通常的使用剂量为 1 ~ 2mg/（kg · d），一般从较低剂量开始并根据耐受情况逐步加量。用药前需检测患者是否存在葡萄糖 -6- 磷酸脱氢酶缺乏症，避免发生严重的溶血性贫血。

3．糖皮质激素 临床中经典型 EBA 对糖皮质激素反应不佳，炎性 EBA 更为敏感。轻度 EBA 首选外用强效或超强效糖皮质激素软膏。严重或顽固性 EBA 可系统应用糖皮质激素，根据病情可联合秋水仙碱、氨苯砜、免疫抑制剂等药物。系统应用糖皮质激素初始剂量一般为泼尼松 0.5 ~ 1.5mg/（kg · d），病情控制后逐渐减量。

4. 免疫抑制剂 常用的免疫抑制剂包括环孢素、硫唑嘌呤、环磷酰胺、甲氨蝶呤等，且更适于炎性 EBA 患者。

5. 其他治疗 目前已有报道提出利妥昔单抗、免疫球蛋白、白介素-2 受体阻断抗体、血浆置换术等对 EBA 患者也可能有效。

获得性大疱性表皮松解症诊断及治疗流程见图 13-22。

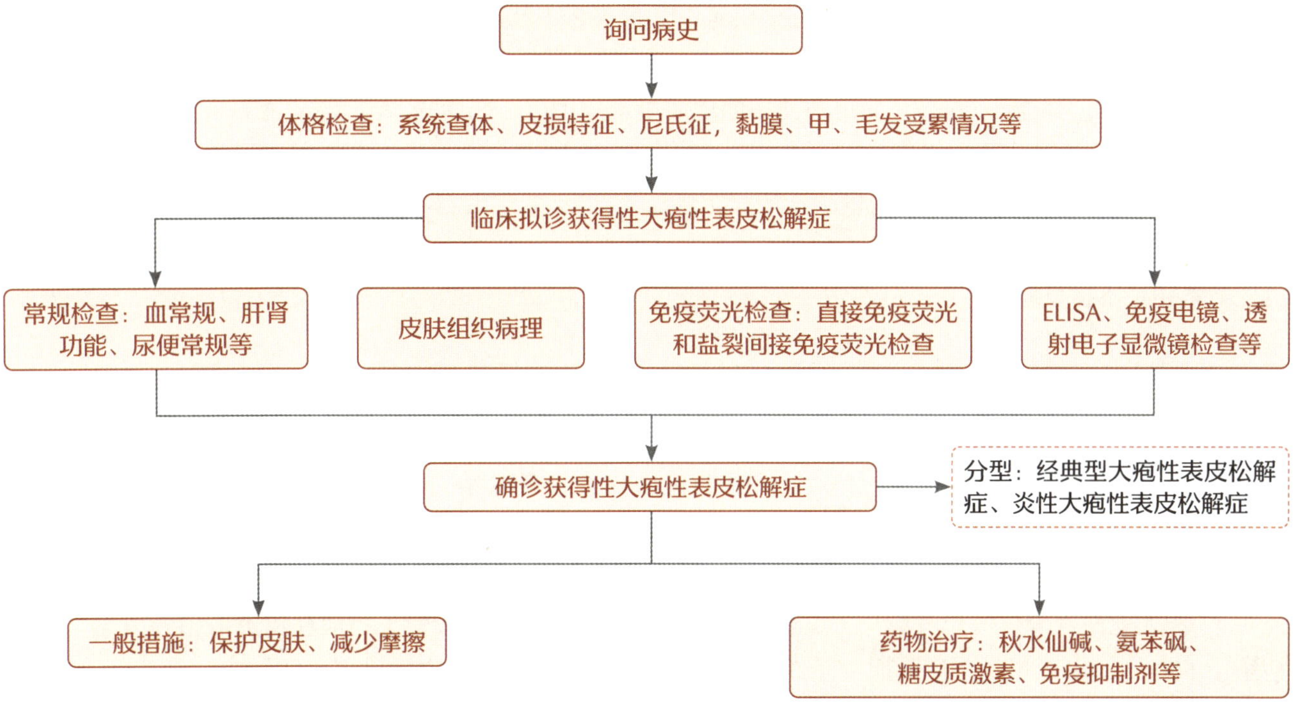

图 13-22　获得性大疱性表皮松解症诊断及治疗流程

第七节　自身免疫性大疱病的生物制剂治疗进展
The Treatment Progress of Autoimmune Bullous Disease with Biological Agents

自身免疫性大疱病（autoimmune bullous disease，AIBD）是一组累及皮肤和黏膜的皮肤病，主要包括天疱疮和类天疱疮。自身免疫性大疱病以红斑、水疱、糜烂为主要临床特征，通常伴有显著瘙痒。目前经典的治疗方式主要为系统应用糖皮质激素和 / 或免疫抑制剂。然而，长期口服糖皮质激素治疗可能导致感染、高血压、高血糖、消化道出血、股骨头坏死等多种不良反应，严重影响患者的生活质量，甚至危及生命。

近年来，多种生物制剂和靶向治疗陆续应用于自身免疫性大疱性皮肤病，包括利妥昔单抗、度普利尤单抗和奥马珠单抗等。本文将对目前临床上常用的生物制剂治疗自身免疫性大疱病的作用机制、治疗方案、有效性及安全性做一概述。

一、利妥昔单抗

利妥昔单抗（Rituximab）是一种针对B细胞表面CD20抗原的人鼠嵌合型单克隆抗体，目前已在中国、美国和欧洲指南中作为中重度寻常型天疱疮的一线治疗。主要作用机制为通过直接凋亡、细胞介导的细胞毒性作用和补体依赖性细胞毒性作用诱导靶向抑制CD20使B细胞凋亡、耗竭，减少致病抗体产生。利妥昔单抗的治疗方案主要有两种："淋巴瘤方案"（根据体表面积计算，375mg/m^2，每周1次，4次为一个疗程）和"类风湿关节炎方案"（每次1000mg，间隔2周，共2次）。必要时可在第12个月和第18个月时分别给予500mg。一项利妥昔单抗的Ⅲ期临床试验将中重度寻常型天疱疮患者随机分为两组：利妥昔单抗联合小剂量糖皮质激素组［0.5～1.0mg/（kg·d）泼尼松］和单独糖皮质激素组［1.0～1.5mg/（kg·d）泼尼松］。结果显示，利妥昔单抗联合小剂量激素治疗组中90%患者在2个月内实现了疾病完全缓解，累积泼尼松剂量中位数为5800mg，而单独使用糖皮质激素组中仅28%的患者实现了这一目标，累积泼尼松剂量中位数为20 520mg。安全性方面，单独使用糖皮质激素组中67%的患者经历了较为严重的激素相关不良反应，而利妥昔单抗联合小剂量激素治疗组中仅有34%的患者存在类似反应。因此，该研究认为在中重度寻常型天疱疮患者中，利妥昔单抗联合小剂量激素治疗比单独使用糖皮质激素治疗更有效，且较少出现激素相关不良反应。

二、度普利尤单抗

度普利尤单抗（Dupliumab）是一种全人源IgG4单克隆抗体，通过阻断IL-4/IL-13受体来抑制JAK-STAT途径下游的信号传导，目前已广泛应用于特应性皮炎、哮喘等Th2通路疾病的治疗。近年来，鉴于大疱性类天疱疮患者同样存在外周血嗜酸性粒细胞以及IL-4、IL-13等Th2通路细胞因子水平升高，一些学者提出了抗IL-4/IL-13受体的生物制剂可作为大疱性类天疱疮的潜在治疗方法。一项美国的多中心研究对13例大疱性类天疱疮患者应用了度普利尤单抗治疗，这些患者接受了特应性皮炎的给药方案，即最初给予600mg，皮下注射，后隔周给予300mg，部分患者的注射频次增加，为每周300mg。该研究表明53.8%的患者实现了疾病清除，另外34%的患者也能够缓解皮肤瘙痒或减少新发水疱的形成。既往文献报道度普利尤单抗相关的不良反应包括注射部位反应、关节疼痛、眼睑肿胀和炎症、呼吸短促和喘息等，而这项多中心研究未明确发现度普利尤单抗的相关不良事件。

三、奥马珠单抗

奥马珠单抗（Omalizumab）是一种重组人源化抗免疫球蛋白E单克隆抗体。它通过特异性结合游离IgE Cε3区域来阻断IgE与肥大细胞、嗜碱性粒细胞和树突状细胞表面的FcεRⅠ和FcεRⅡ的结合，以减少炎症细胞激活和炎症级联反应。研究表明IgE参与了大疱性类天疱疮的发病机制，有报道IgE沿真皮－表皮交界处沉积的大疱性类天疱疮患者的疾病面积指数评分更高。最初，奥马珠单抗于2009年首次成功治愈难治性大疱性类天疱疮患者。目前已有多项研究评估了奥马珠单抗在难治性大疱性类天疱疮患者中的疗效，这些研究中多数患者表现出总IgE和嗜酸性粒细胞水平升高及对传统免疫抑制疗法存在抵抗，伴有难以控制的顽固性瘙痒及泛发皮损，或者出现骨质疏松和感染等并发症。一项研究选择了5名糖皮质激素治疗依赖且存在其他免疫抑制剂治疗禁忌证的大疱性类天疱疮患者，研究表明经过奥马珠单抗治疗后，所有患者的系统应用糖皮质激素的剂量下降，患者的皮损较前好转，部分患者的瘙痒明显缓解。此外，外周血IgE、抗BP180及BP230抗体滴度、嗜酸性粒细胞数也有不同程度的下降。治疗方案方面，多数患者给药方式为每4周300mg，皮下注射，维持时间最长可达18个月，随访期间尚无严重不良反应。

生物制剂的靶向治疗方式具有疗效佳、安全性高及复发率低的优势，且可显著减少糖皮质激素和免疫抑制剂的用量，从而极大程度减少不良反应，为自身免疫性大疱病患者的治疗带来了新的曙光，但目前仍需大规模、多中心的前瞻性临床研究提供更充分的循证医学证据。

Case report

A 51-year-old man presented to the dermatology department because of widespread erythematous tense bullae over his whole body for more than two months. Two months ago, erythema and blisters appeared on his nose. The blisters were easy to break, then erosions and excoriation formed. The lesions gradually extended to his whole face, scalp, chest, back and scrotum. They usually aggravated after the sun exposure, accompanied with pruritus. The patient was healthy in the past and had no related family history. Physical examination showed multiple erythema and scattered small loose blisters along with extensive erosions and excoriations over his scalp, ears, face, trunk, upper limbs, armpit, and scrotum (Figure 13-23). Some of the erythema fused into a larger one. The Nikolsky's sign was positive.

Skin biopsy showed acantholysis and blister formation in the epidermis. There were spinous layer lysis cells, lymphocytes, eosinophils, and neutrophils in the blisters. The infiltration of lymphocytes, histiocytes and eosinophils was also revealed in the superficial dermis blood vessels. Direct immunofluorescence (DIF) revealed IgG and C3 deposition in intercellular space, indirect immunofluorescence (IIF) showed the anti-intercellular space antibody titer was 1 : 640. Enzyme-linked immunosorbent assay (ELISA) showed that anti-Dsg-1 antibody was 229U/ml, anti-BP180 antibody and anti-Dsg-3 antibody were negative. The antinuclear antibody was negative. The patient was diagnosed as pemphigus erythematosus. After the systemic treatment of methylprednisolone 24mg per day and rituximab 1000mg intravenous injection twice, combined with topical application of glucocorticoid halometasone, the lesions were almost cleared. At present, regular follow-up is in progress.

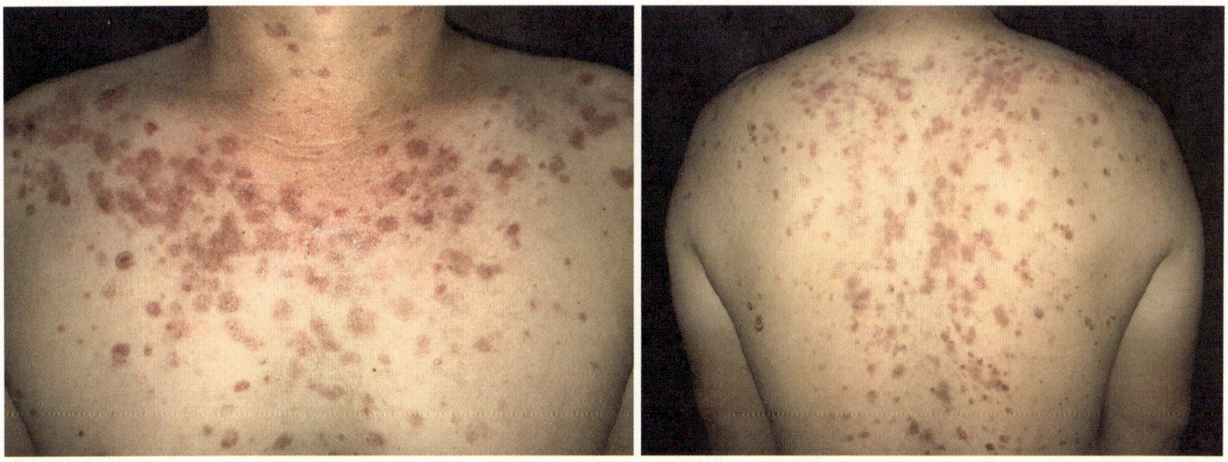

Figure 13-23 Erythema and erosion on the trunk

李丽 编写 | 刘洁 校 | 晋红中 审

参考文献

[1] 中华医学会皮肤性病学分会，中国医师协会皮肤科医师分会. 自身免疫性表皮下大疱病诊疗共识（2022）[J]. 中华皮肤科杂志，2022，55（1）：1-11.

[2] 张学军，陆前进. 皮肤性病学 [M]. 2 版. 北京：人民卫生出版社，2021.

[3] 晋红中，CHRISTINE G. LIAN. 协和皮肤临床病理学 [M]. 北京：人民卫生出版社，2020.

[4] 晋红中. 寻常型天疱疮诊断和治疗的专家建议（2020）[J]. 中华皮肤科杂志，2020，53（1）：1-7.

[5] 晋红中，王刚，张韩林，等. 中国天疱疮诊疗指南（2024 版）[J]. 中华皮肤科杂志，2024，57（10）：873-886.

[6] LEANDRO M, ISENBERG D A. Rituximab - the first twenty years[J]. Lupus, 2021, 30(3): 371-377.

[7] CHEN D M, ODUEYUNGBO A, CSINADY E, et al. Rituximab is an effective treatment in patients with pemphigus vulgaris and demonstrates a steroid-sparing effect[J]. Br J Dermatol, 2020, 182(5): 1111-1119.

[8] SEEGRÄBER M, SROUR J, WALTER A, et al. Dupilumab for treatment of atopic dermatitis[J]. Expert Rev Clin Pharmacol, 2018, 11(5): 467-474.

[9] RUSSO R, COZZANI E, GASPARINI G, et al. Targeting interleukin 4 receptor α: A new approach to the treatment of cutaneous autoimmune bullous diseases?[J] Dermatol Ther, 2020, 33(1): e13190.

[10] ABDAT R, WALDMAN R A, DE BEDOUT V, et al. Dupilumab as a novel therapy for bullous pemphigoid: a multicenter case series[J]. J Am Acad Dermatol, 2020, 83(1): 46-52.

[11] BECK LA, THAÇI D, HAMILTON J D, et al. Dupilumab treatment in adults with moderate-to-severe atopic dermatitis[J]. N Engl J Med, 2014, 371(2): 130-139.

[12] CAO P, XU W, ZHANG L. Rituximab, Omalizumab, and Dupilumab treatment outcomes in bullous pemphigoid: a systematic review[J]. Front Immunol, 2022, 13: 928621.

[13] KAMATA A, KURIHARA Y, FUNAKOSHI T, et al. Basement membrane zone IgE deposition is associated with bullous pemphigoid disease severity and treatment results[J]. Br J Dermatol, 2020, 182(5): 1221-1227.

[14] ZHOU T, PENG B, GENG S. Emerging biomarkers and therapeutic strategies for refractory bullous pemphigoid[J]. Front Immunol, 2021, 12: 718073.

[15] VASSALLO C, SOMENZI A, DE AMICI M, et al. Omalizumab as a corticosteroid-sparing agent in the treatment of bullous pemphigoid[J]. Dermatol Ther, 2022, 35(12): e15946.

第十四章

血管炎及脂膜炎性疾病

血管炎是以血管炎症和坏死为特征的一类疾病，既可单独发生于皮肤，也可为系统性血管炎的一部分。皮肤血管炎可见于细菌及病毒感染、药物反应、荨麻疹或血管性水肿、结缔组织病以及恶性肿瘤等，也可以为特发性。

脂膜炎是累及皮下脂肪的炎症性疾病，一般根据累及小叶还是小叶间隔为主，分为小叶性脂膜炎和间隔性脂膜炎。

第一节　过敏性紫癜

Henoch-Schönlein Purpura

Abstract

Henoch-Schönlein purpura, also called immunoglobulin A vasculitis, is a systemic, immune complex-mediated, small-vessel leukocytoclastic vasculitis characterized by nonthrombocytopenic palpable purpura, arthritis, and abdominal pain. It is the most common vasculitis in children but can also occur in adults. Henoch-Schönlein purpura spontaneously resolves in most patients, making supportive treatment the primary management strategy. However, a subset of patients may experience renal involvement that can persist and relapse years later. High-dose steroids, cyclosporine, and mycophenolate can be used in treating glomerulonephritis and other complications. Six months of follow-up is prudent to assess for disease relapse or remission.

引言

过敏性紫癜（Henoch-Schönlein purpura，HSP）多见于儿童，可累及皮肤、黏膜及其他器官。该病常表现为可触及的紫癜，伴有关节痛和腹痛。在儿童中，它常在数周内消退。除了对症处理外，无须其他治疗，但约 1/3 的患者可能复发。糖皮质激素有助于缩短关节痛和腹痛的时间，并减弱其程度。

一、流行病学

HSP 多见于 2～6 岁的儿童，90% 的患者小于 10 岁。男女比例为 1.2∶1。流行病学研究显示，HSP 的发病率为（10.5～20.4）/10 万。

二、病因和发病机制

本病的直接病因往往很难确定，但发病前多有上呼吸道感染史。以下是其发病的相关因素。

1．感染 细菌（以溶血性链球菌所致的上呼吸道感染最多见）、病毒和肠道寄生虫。

2．食物 鱼、虾等异种蛋白。

3．药物 抗生素（青霉素、链霉素、红霉素、氯霉素）、磺胺类、异烟肼、解热镇痛药等。

4．其他 如疫苗接种、遗传因素等。

发病机制主要为体液免疫异常，IgA 抗体水平升高，皮肤及肾脏中 IgA 沉积，说明 IgA 在本病发病中发挥作用。T 细胞功能改变、细胞因子和炎性介质的参与、凝血与纤溶机制紊乱、易感基因等因素在该病中也起到重要作用。

三、临床表现

起病前 1～3 周常有上呼吸道感染。皮肤黏膜紫癜常为最开始的表现，伴有发热、不适及食欲减低。少数病例在紫癜前先有关节痛、腹痛、腰痛或血尿、黑便等。临床可以将 HSP 分为皮肤型、腹型、关节型、肾型和混合型。

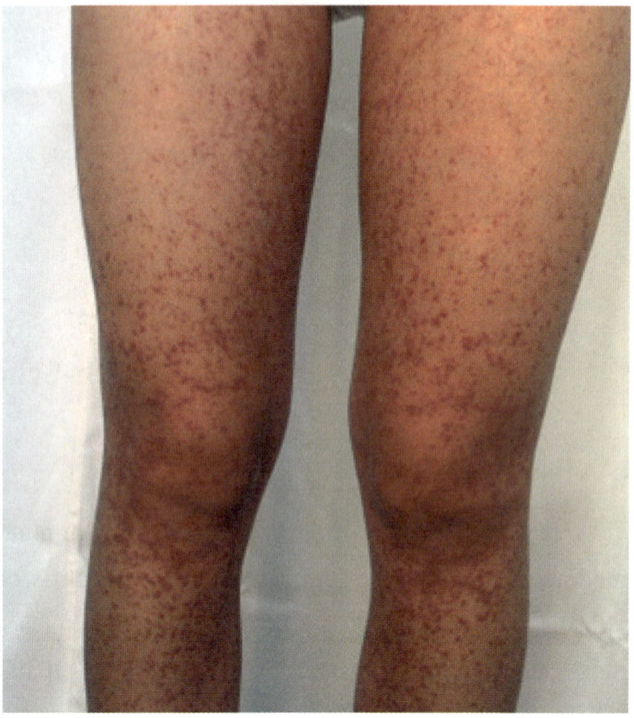

图 14-1 过敏性紫癜

1．皮肤型（单纯型） 最多见，好发于四肢伸侧和臀部，皮疹为对称分布的瘀点、瘀斑，大小不等，略高出皮肤表面（可触及），分批发生，可伴轻微瘙痒（图 14-1）。皮疹可融合成大片，严重者形成血疱，中心坏死。皮疹可在数日内消退，也可反复出现。

2．腹型 主要表现为腹痛，位于脐周围或下腹部，常呈阵发性绞痛或持续性钝痛，可伴恶心、呕吐、腹泻和便血。偶可发生肠套叠、肠穿孔、消化道出血，甚至并发胆囊炎、胰腺炎等。

3．关节型 主要表现为关节肿痛，开始为弥漫性手臂及小腿疼痛，多数关节可被侵犯，多见于膝、踝等大关节。关节腔可有积液，疼痛反复发作，呈游走性，可伴红、肿及活动障碍，在数月内消退，积液吸收后不留畸形。

4．肾型 又称为过敏性紫癜性肾炎，多见于少年，于紫癜出现后 1～8 周发生。主要表现为蛋白尿、血尿，可在数周内恢复，也有反复发作，迁延数月者。少数会发展为慢性肾炎或肾病综合征，甚至发生尿毒症。

5．混合型 腹型、关节型、肾型中有两种或两种以上同时存在，则称为混合型。

四、辅助检查

1．外周血检查 白细胞正常或升高，中性粒细胞可升高。红细胞沉降率及 C 反应蛋白可升高。凝血功能检查通常正常。

2．尿常规 可有红细胞、蛋白及管型，重症可见肉眼血尿。

3．免疫学检查 部分患者血清 IgA 可升高。

4．影像学检查 超声检查、X 线及 CT 检查、内镜检查对胃肠道受累的诊断和鉴别诊断有意义。

5．皮肤活检 皮损组织病理表现为真皮浅层小血管白细胞碎裂性血管炎。由于受到病损严重程度、取材时间等因素影响，组织病理表现可不典型。

五、诊断和鉴别诊断

对于好发于双下肢伸侧、对称、多发的瘀点、瘀斑，部分严重者伴有血疱、坏死等，可考虑本病。皮肤活检有助于进一步明确诊断。同时根据是否存在腹部、关节及肾脏损害进一步确定亚型。本病需与以下疾病相鉴别。

1．变应性皮肤血管炎 多累及成年人，皮损多形，但系统性损害少见。病变位置较 HSP 更深，可见血管壁和血管周围 C3、IgG 或 IgM 的沉积。

2．血小板减少性紫癜 皮损常不可触及，主要包括免疫性和血栓性两大方面，可有血小板减少等血液学检查的异常。

3．系统性红斑狼疮 常有蝶形红斑，可有关节、肾脏、心脏、血液系统、呼吸系统受累以及神经精神损害，血 ANA、抗 ds-DNA 抗体检查常为阳性。

六、治疗

HSP 具有自限性，单纯皮疹通常不需要干预。治疗包括控制急性症状和影响预后的因素，如急性关节痛、腹痛及肾损害等。尤其需要注意，肾脏受累在很大程度上决定了 HSP 的预后。对于肾脏受累的患者，需根据临床表现和病理分型，进行积极治疗。

1．一般治疗 注意休息，急性期呼吸道及胃肠道等感染可以适当给予抗感染治疗（如青霉素，阿奇霉素）。

2．单纯皮肤受累通常不需特殊治疗，可使用钙剂、维生素 C、抗组胺药等。关节损害可口服非甾体抗炎药等。

3．糖皮质激素 用于皮疹严重，有其他器官（胃肠道、肾脏）受累，表现为其他器官的急性血管炎的患者。可应用泼尼松 20～30mg/d，数周后逐渐减量。

4．免疫抑制剂 对于肾脏严重受累的患者，常联合激素和免疫抑制剂治疗，如吗替麦考酚酯、环磷酰胺、环孢素等。

第二节　变应性皮肤血管炎
Allergic Cutaneous Vasculitis

Abstract

Allergic cutaneous vasculitis is characterized by the presence of cutaneous lesions in conjunction with histopathologic evidence for leukocytoclastic vasculitis. Skin lesions mainly include papules, nodules, and ulcers, predominantly affecting the lower legs. Most cases are mild and resolve with supportive measures such as rest and leg elevation. Corticosteroids are the standard pharmacological option for allergic cutaneous vasculitis when necessary.

引言

变应性皮肤血管炎（allergic cutaneous vasculitis）常有特征性皮损，以及白细胞破碎性血管炎的组织病理学证据。皮损主要包括丘疹、结节和溃疡等，常见于小腿。大多数病情较轻，可以采用仅休息、抬高患肢等一般治疗。糖皮质激素是变应性皮肤血管炎病情严重时的标准治疗选择。

一、病因和发病机制

本病的致病因素较多，主要有如下因素。①细菌感染：溶血性链球菌、结核分枝杆菌等。②病毒感染：流感病毒等。③异种蛋白。④药物：磺胺、碘、青霉素等。⑤化学品：杀虫剂、除草剂、石油产物等。⑥肿瘤：血液系统肿瘤（淋巴瘤、多发性骨髓瘤）和实体肿瘤（肺、结肠、卵巢、肾、前列腺和乳腺癌）。⑦自身免疫性疾病等。

发病机制：主要是 IgG 介导的Ⅲ型变态反应，常见的是细菌或病毒抗原，或药物抗原，与 IgG 结合，形成循环免疫复合物，主要沉积在毛细血管后静脉，导致补体级联反应的激活以及血管活性胺和炎症细胞因子的释放，增加血管通透性，趋化中性粒细胞，导致血管损伤，出现相应临床症状和体征。

二、临床表现

多发生在青壮年。皮疹好发于双下肢及踝部，对称分布，可累及臀部，亦可泛发全身。皮疹形态多样，初起为红斑、斑丘疹、丘疹、结节，随后在此基础上发生血疱、坏死及溃疡（图 14-2）。自觉瘙痒或烧灼感，少数伴有疼痛。皮损消退后留有色素沉着，如有溃疡，愈后可有萎缩性瘢痕。皮损成批发生，单一皮损 2～4 周消退，若反复发作，病程可迁延数月至数年。

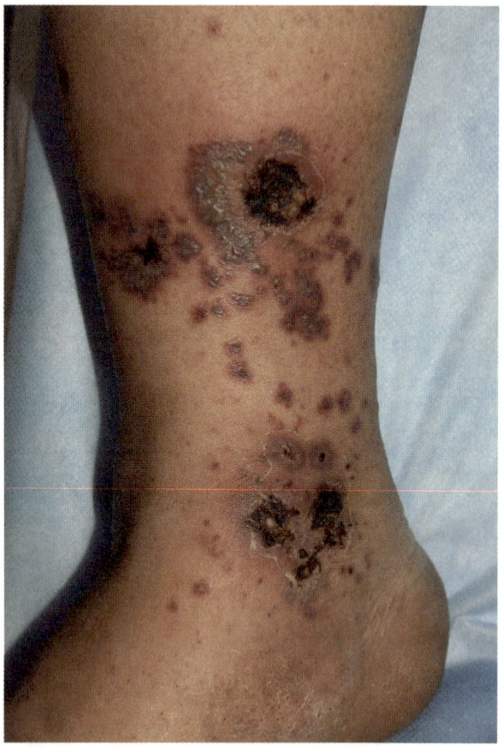

图 14-2　变应性皮肤血管炎

少数患者也可累及肾脏、消化道及关节，出现血尿、腹痛、大便隐血、关节肿痛等，提示系统性损害。

三、辅助检查

1. 实验室检查　可有红细胞沉降率增快、补体 C3 及总补体下降。部分患者有贫血、白细胞增多或嗜酸性粒细胞增多。肾脏受累者可以出现蛋白尿、血尿及管型。

2. 组织病理　表皮可有坏死及大疱形成，真皮毛细血管和小血管内皮细胞肿胀、闭塞，管壁纤维蛋白样变性。血管壁及血管周围嗜中性粒细胞浸润，核碎裂及核尘。伴有少数嗜酸性粒细胞、单一核细胞浸润，可见红细胞外渗（图 14-3）。

3. 免疫荧光　血管壁 C3、IgG 或 IgM 沉积。

四、诊断和鉴别诊断

根据可能致病因素、皮损特征、组织病理等可诊断本病。本病应与下列疾病进行鉴别。

1. 过敏性紫癜　多发生于儿童及青少年，皮损为可触及的紫癜，坏死少见。

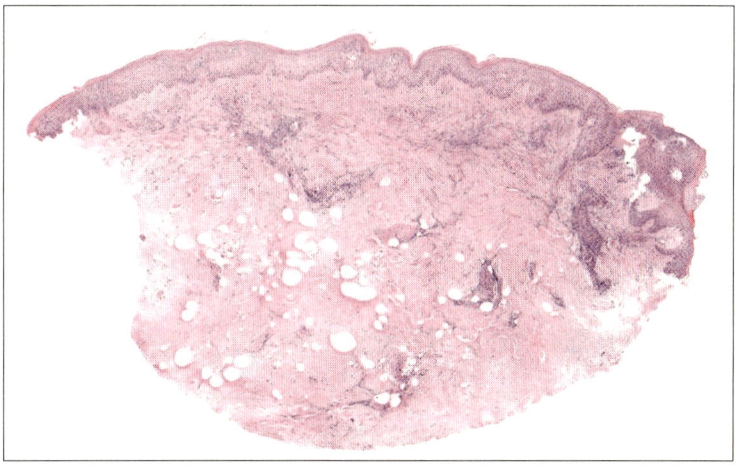

图 14-3　变应性皮肤血管炎的组织病理

2．丘疹坏死性结核疹　青年女性多见，四肢伸侧、关节附近或臀部有散在中心坏死性坚实丘疹，愈后留有萎缩性瘢痕，结核菌素试验呈强阳性。

3．皮肤型结节性多动脉炎　皮损多在下肢，为沿小动脉分布的皮下结节，自觉疼痛及压痛明显，皮肤组织病理表现小动脉炎及小动脉坏死。

五、治疗

1．祛除诱因　如感染灶、可疑食物或药物等。注意休息，抬高患肢，避免寒冷及创伤。

2．糖皮质激素　为首选和常用的药物，对皮损严重和脏器受累者，能较好控制症状，稳定病情。可应用泼尼松 30 ~ 40mg/d，数周后逐渐减量。

3．免疫抑制剂　若糖皮质激素反应不佳，或伴有严重肾脏损害，需加用免疫抑制剂，如环磷酰胺 2mg/（kg · d）。

4．氨苯砜　用量为 50 ~ 150mg/d，使皮疹消退。

5．非甾体抗炎药　可减轻关节疼痛和发热。常用吲哚美辛、阿司匹林等。

第三节　荨麻疹性血管炎
Urticarial Vasculitis

Abstract

Urticarial vasculitis is a rare cutaneous vasculitis of small vessels characterized by recurrent episodes of wheal-like lesions that tend to last more than 24 hours, healing with a residual post-inflammatory hyperpigmentation. The histopathologic pattern of urticarial vasculitis is that of leukocytoclastic vasculitis, consisting of fibrinoid necrosis of dermal vessels' walls and neutrophil-rich perivascular inflammatory infiltrates. Urticarial vasculitis is now regarded as an immune complex-driven disease with activation of the complement cascade, leading to neutrophil recruitment and activation. For mild cases, lesions may be relieved with antihistamines and NSAIDs. For moderate or severe diseases, corticosteroids, dapsone, colchicine, immunosuppressants, and biologics, could be considered.

引言

荨麻疹性血管炎（urticarial vasculitis）临床表现类似荨麻疹，但其皮损持续时间常超过24小时，且遗留色素沉着。对于轻症患者，可使用抗组胺药和非甾体抗炎药来缓解症状。对于中重度患者，可考虑使用糖皮质激素、氨苯砜、秋水仙碱、免疫抑制剂和生物制剂等。

一、流行病学、病因和发病机制

荨麻疹性血管炎确切的发病率尚不清楚，本病好发于30～50岁，男女比约为1∶3。

荨麻疹性血管炎病因不明，可能与感染（细菌、病毒、寄生虫等）、药物（如碘剂）等因素有关。病原体或药物可以作为靶抗原，形成免疫复合物沉积在血管壁，可激活补体途径，引起肥大细胞脱颗粒，并导致血管通透性增加及中性粒细胞趋化。浸润的中性粒细胞释放蛋白水解酶，导致进一步的组织破坏和水肿。

本病还可以是系统性疾病的皮肤表现，如系统性红斑狼疮、干燥综合征、恶性肿瘤等。

二、临床表现

本病好发于中年女性。起病时可伴发热，有时可达39℃。荨麻疹性血管炎的皮损和荨麻疹类似，常表现为浸润性风团或水肿性红斑，大小不一，可呈环状（图14-4）。皮疹多发，也可局限在某些部位，往往持续24小时以上，消退后遗留色素沉着，可伴有瘙痒、疼痛、烧灼感。常反复发作、慢性病程。可伴有关节、眼部、肺部、肾脏和胃肠道损害。

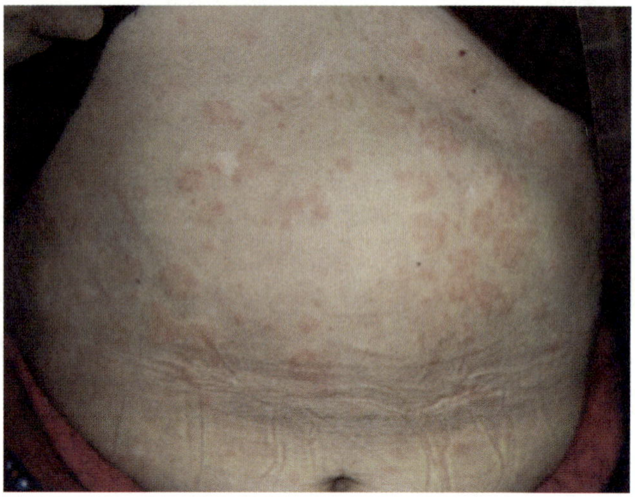

图14-4　荨麻疹性血管炎

三、辅助检查

1．实验室检查　常见红细胞沉降率升高、补体降低或正常。ANA、ENA可呈阳性。

2．组织病理　可出现轻度血管壁坏死的白细胞碎裂性血管炎，可出现血管周围以中性粒细胞为主的炎症细胞浸润或红细胞外溢。白细胞碎裂性血管炎表现可不典型。

四、诊断和鉴别诊断

结合典型皮损，常伴发热和关节痛，血液学检查和组织病理学表现，可诊断荨麻疹性血管炎。

荨麻疹性血管炎主要与慢性荨麻疹相鉴别。慢性荨麻疹可见于任何年龄，一般数小时内消退，极少有系统受累，红细胞沉降率及补体正常，组织病理无血管炎改变。

五、治疗

1．注意休息，祛除诱因。

2．若合并自身免疫性疾病或恶性肿瘤，应治疗原发病。

3．病情较轻，可使用抗组胺药，若合并关节受累，可加用非甾体抗炎药。

4. 皮疹较为严重、顽固，或合并系统受累时，应系统应用糖皮质激素，如泼尼松 1mg/kg，症状控制后逐渐减量。也可考虑使用氨苯砜（50～100mg/d）或秋水仙碱（0.5～1.0mg/d）治疗。

5. 若对糖皮质激素反应不佳，可加用免疫抑制剂，如吗替麦考酚酯（1～2g/d）或甲氨蝶呤（10～15mg/w）。近年来，生物制剂如利妥昔单抗和奥马珠单抗等，在部分病情顽固或重症的病例中显示有效。

第四节 持久隆起性红斑
Erythema Elevatum Diutinum

Abstract

Erythema elevatum diutinum is a rare chronic skin disorder that often manifests as red-brown nodules, papules or plaques commonly distributed on the extensor surfaces. Lesions are often asymptomatic; nevertheless, pain or a burning sensation may occur. Although benign in nature, it may be associated with a variety of systemic diseases. Limited treatment options are available for erythema elevatum diutinum, with most cases using dapsone. Treatment courses are long, and relapse is common.

引言

持久隆起性红斑（erythema elevatum diutinum，EED）是一种慢性皮肤小血管炎，表现为好发于肢体伸侧的紫罗兰色、红棕色丘疹、斑块或结节。发病可能与感染、血液系统异常、自身免疫性疾病或其他疾病有关。口服氨苯砜是本病的主要治疗方式。

一、流行病学和发病机制

EED 是一种好发于 40～70 岁的罕见疾病。发病机制不清，目前倾向于认为是一种免疫复合物介导的血管炎。其皮肤表现可能是由于免疫复合物沉积于皮肤小血管，导致补体激活、中性粒细胞浸润以及破坏性酶释放等。

二、临床表现

常表现为累及四肢关节伸侧的紫罗兰色、红棕色丘疹、斑块或结节（图 14-5）。早期皮损质软，陈旧性皮损常因纤维化而变得坚硬。皮损可能无症状，也可能有瘙痒、疼痛、压痛或烧灼感。病程缓慢，可持续数年，有时可自行消退，可有新发皮疹、迁延不愈。

EED 一般无全身表现，也可有发热、关节痛、眼部异常等。该病可见于多种系统性疾病，如感染、血液系统疾病和自身免疫性疾病等。

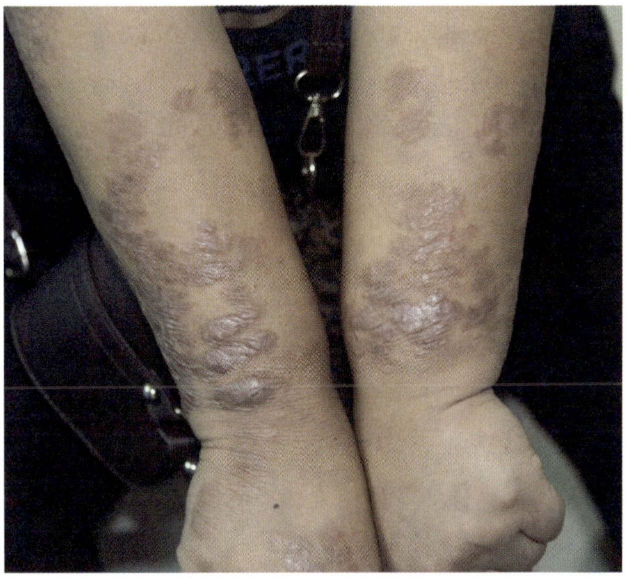

图 14-5　持久隆起性红斑

三、组织病理

组织病理改变与病程相关。早期皮损可表现为白细胞碎裂性血管炎，可见中性粒细胞浸润、核尘。进展期皮损可表现为肉芽组织纤维化、脂质物质沉积。晚期血管周围真皮纤维化。

四、诊断和鉴别诊断

根据典型临床表现（好发于肢体伸侧的紫罗兰色、红棕色丘疹、斑块或结节），结合组织病理，可以诊断 EED。本病亦需与 Sweet 病、环状肉芽肿、扁平苔藓等疾病相鉴别。

五、治疗

1. 早期皮损对治疗反应较好，应尽早治疗。注意对感染、血液系统疾病、自身免疫性疾病等潜在疾病的治疗。

2. 氨苯砜是一线治疗药物，用量为 50 ~ 100mg/d。若疗效不佳，可加用泼尼松 20 ~ 40mg/d，症状控制后逐渐减量。也可考虑雷公藤、沙利度胺等。

3. 皮损可外用糖皮质激素或皮损内注射糖皮质激素，表现为局限性纤维化结节的陈旧性皮损可考虑手术。

第五节　结节性多动脉炎
Polyarteritis Nodosa

Abstract

Polyarteritis nodosa (PAN) is a systemic necrotizing vasculitis predominantly targeting medium-sized arteries. The major environmental factor associated with PAN is HBV infection. The spectrum of disease ranges from involving a single organ to poly-visceral failure. Diagnosis requires the integration of clinical, angiographic, and biopsy findings. Idiopathic generalized PAN should be treated with a combination of glucocorticoids and cyclophosphamide. The treatment of HBV-associated PAN involves a different approach, centered on the use of an antiviral agent to control the infection. The therapy for cutaneous PAN requires a less aggressive approach based on the administration of non-steroidal anti-inflammatory drugs over short periods of time.

引言

结节性多动脉炎（polyarteritis nodosa，PAN）是一种累及中型血管的血管炎，常累及皮肤、关节、肌肉、神经、肾脏和胃肠道等。常见的皮肤表现包括紫癜、皮下结节、网状青斑、梗塞和溃疡等。对于皮肤型 PAN，可使用秋水仙碱、氨苯砜和非甾体抗炎药。对于多器官受累的患者，需要系统应用糖皮质激素和免疫抑制剂。

一、流行病学和病因

欧洲 PAN 的年发病率为（0 ~ 1.6）/1000 万，美国为 9/100 万，国内尚无大型流行病学资料。男女比约为 1：2，发病年龄主要为 30 ~ 40 岁。

PAN 病因不明，可能与感染、环境、药物及注射血清等相关，约 1/3 的患者与乙肝病毒感染相关。

二、临床表现

（一）全身症状

PAN 常急性起病，约 90% 的患者伴有发热、疲劳、体重减轻、出汗、关节痛和肌痛等前驱症状。

（二）系统受累

1．皮肤 25%～60% 的 PAN 患者出现皮肤受累，包括高出皮肤的紫癜、皮下结节、梗死、溃疡、网状青斑、出血及指端缺血和发绀，好发于手指、踝关节及胫前区。部分患者病变局限于皮肤，伴或不伴轻微的皮肤外表现，称皮肤型 PAN。

2．骨关节、肌肉 较常见，肌痛占 30%～73%。关节痛约占 50%，非对称性的关节炎早期约占 20%。关节炎的特点为非对称的非破坏性关节炎，主要累及下肢大关节。

3．神经 以周围神经系统受累多见，为 40%～60%，主要是多发性单神经炎或 / 和多神经炎，多在早期出现，表现为手腕或足下垂。约 40% 的患者出现中枢神经受累，多在晚期出现。

4．肾脏 肾脏受累包括组织梗死或血肿，通常由肾微动脉瘤破裂引起。肾脏梗死在临床上可出现急进性肾衰竭，出现镜下血尿甚至肉眼血尿、细胞管型、蛋白尿、肾性高血压和肾病综合征。

5．胃肠道 以腹痛最常见，常为持续性钝痛，进食后加重，其次为消化道出血。

此外，还可以累及生殖系统、心脏、耳部、眼部等。多系统受累的 PAN，称系统型 PAN。

三、辅助检查

1．实验室检查 多数情况下红细胞沉降率和 C 反应蛋白升高，与病情活动相关。可有白细胞升高、正细胞正色素性贫血、血小板计数升高。累及肾血管可出现镜下血尿、蛋白尿。

2．影像学检查 彩色多普勒、CT/MRI、静脉肾盂造影、内脏血管造影等，可用于系统受累的评估。

3．组织病理 应对有症状的部位进行活检（皮肤、肌肉、腓肠神经）。PAN 的重要病理特点：个体血管病变呈多样化，在相距不到 20μm 的连续切片上病变已有明显差别；急性改变为血管壁纤维素样坏死，可累及肌层并常破坏内弹力膜，管壁周围炎细胞浸润。因血管壁内弹力层破坏，在狭窄处近端因血管内压力增高，血管扩张形成小动脉瘤，并可有串珠状或纺锤状的血管狭窄、闭塞、血栓或动脉瘤形成，上方表皮可有坏死。

四、诊断和鉴别诊断

（一）诊断依据

采用 1990 年美国风湿病学会制定的 PAN 的分类标准。

1．体重下降≥4kg（无节食或其他原因所致）。

2．网状青斑（四肢或躯干）。

3．睾丸痛和 / 或压痛（并非感染、外伤或其他原因引起）。

4．肌痛、乏力或下肢触压痛。

5．多发性单神经炎或多神经炎。

6．舒张压≥90mmHg。

7．血尿素氮＞40mg/dl 或肌酐＞1.5mg/dl（非肾前因素）。

8．血清 HBV（乙型肝炎病毒表面抗原或抗体）阳性。

9．动脉造影见动脉瘤或血管闭塞（除外动脉硬化、纤维肌性发育不良或其他非炎症性病变）。

10．中小动脉壁活检见中性粒细胞和单核细胞浸润。

上述 10 条中至少符合 3 条者可诊断为 PAN。

（二）鉴别诊断

PAN 是一种少见病，需要与多种感染、肿瘤、免疫性疾病继发的血管炎相鉴别。典型的 PAN 尤其应注意与显微镜下多血管炎、嗜酸性肉芽肿性多血管炎和冷球蛋白血症等相鉴别。

1．显微镜下多血管炎 以小血管受累并伴有坏死性肾小球肾炎和肺泡出血为主要特点，常有 p-ANCA 呈阳性，可有 c-ANCA 呈阳性。

2．嗜酸性肉芽肿性多血管炎 常见哮喘、鼻窦炎、过敏性鼻炎等临床表现，肺部 CT 常见磨玻璃影及斑片、支气管壁增厚和支气管扩张。

3．冷球蛋白血症 常见于 HBV、HCV 感染，临床主要有紫癜、关节痛、乏力等表现，可由寒冷诱发，血清中冷球蛋白异常升高可支持诊断。

五、治疗

治疗方案的选择根据患者病情严重程度及合并症而定。

1．对于皮肤型 PAN，可使用秋水仙碱（0.5～1.0mg/d）、氨苯砜（50～100mg/d）、非甾体抗炎药等治疗。在急性发作期，可系统使用糖皮质激素。

2．若有活动性乙肝病毒感染的证据，需抗病毒治疗，配合使用糖皮质激素和血浆置换。

3．对于系统型 PAN，糖皮质激素和免疫抑制剂（常用环磷酰胺）为经典的治疗方案。急性期需应用大剂量糖皮质激素以控制病情，常用泼尼松 1mg/（kg·d），4～8 周后逐渐减量，病情危重可考虑激素冲击治疗。血管扩张剂、抗凝剂、IVIg、血浆置换和生物制剂等，也可用于本病的治疗。

第六节　色素性紫癜性皮肤病
Pigmented Purpuric Dermatosis

Abstract

Pigmented purpuric dermatosis is a group of dermatoses presenting petechiae, pigmentation, and occasional telangiectasia. It is usually found on the patient's lower limbs and characteristically shows a benign prognosis, yet the lesions tend to relapse with wax-and-wane features. Pigmented purpuric dermatosis can be subdivided into several categories clinically. However, they share the common histopathologic features of a superficial lymphocytic infiltration, erythrocyte extravasation, and hemosiderin deposition.

引言

色素性紫癜性皮肤病（pigmented purpuric dermatosis）描述了一组慢性、良性的皮肤病变，以瘀点、紫癜和色素沉着为特征。此病常见于下肢，可能无症状或仅有轻微瘙痒。治疗选择包括抗组胺药、中药和外用糖皮质激素等。

一、病因和发病机制

色素性紫癜性皮肤病是一组由淋巴细胞介导的红细胞外渗所致的疾病，病因不明，可能与毛细血管壁的病变有关，重力和静脉压力升高是重要的局部诱发因素。某些药物，如对乙酰氨基酚、阿司匹林、肼苯哒嗪和利血平等，也可引起发病。

二、临床表现

1. 进行性色素性紫癜性皮病 好发于小腿，初起为针尖大小红色瘀点，呈辣椒粉样，后融合成不规则橙色或褐色斑块，新瘀点不断发生，散在于陈旧皮损内或其边缘（图 14-6）。常无自觉症状。病程呈慢性、持续性，可逐渐向近端延伸。

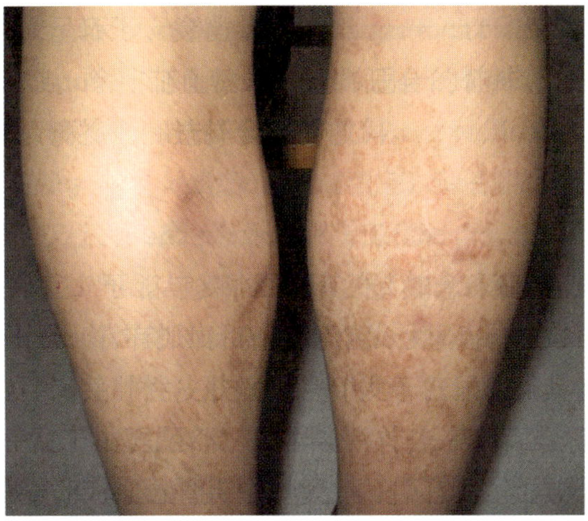

图 14-6 进行性色素性紫癜性皮病

2. 毛细血管扩张性环状紫癜 早期皮损为紫红色环状斑疹，直径 1～3cm，伴有点状暗红色毛细血管扩张。皮损中央逐渐消退，周边扩大呈环状，有些皮损中央可有轻度萎缩。皮损初发于下肢，可累及上肢，数量多少不一。病情反复，可迁延数年，有自愈倾向。

3. 色素性紫癜性苔藓样皮炎 皮损为细小苔藓样丘疹，伴紫癜性损害，倾向于融合成斑块，颜色不一，有不同程度的瘙痒，好发于小腿，很少累及躯干和大腿。

三、组织病理

病变主要位于真皮，可有真皮乳头毛细血管内皮细胞肿胀，血管周围淋巴细胞和组织细胞浸润，红细胞外溢和含铁血黄素沉积。

四、诊断和鉴别诊断

根据典型临床表现可诊断，必要时需结合皮肤组织病理明确。应与淤积性皮炎、过敏性紫癜等疾病相鉴别。

五、治疗

1. 寻找并消除或减少病因及诱发因素，治疗基础疾病；建议患者使用弹力袜。
2. 局部可外用中效或强效糖皮质激素，或钙调磷酸酶抑制剂。
3. 系统用药方面，可口服抗组胺药、维生素 C 和活血化瘀类中药。
4. 物理治疗，如 PUVA 或 NB-UVB 等可能有一定疗效。

第七节　网状青斑
Livedo Reticularis

Abstract

Livedo reticularis is a well-known, relatively common physical finding consisting of macular, violaceous, connecting rings that form a netlike pattern mainly affecting middle-aged females. In most cases, it is a benign finding related to cold exposure. However, there are many potential causes. When underlying disorders are identified, management should be directed at treating these disorders.

引言

网状青斑（livedo reticularis）是一种以四肢和躯干出现网状斑片为特征的血管性疾病。在某些情况下，该病与遇冷有关。但是，该病有多种潜在的病因，应积极寻找病因，治疗基础疾病。

一、流行病学

发病率不详，男女比为 1∶3，以中青年女性为主。

二、临床表现和分型

本病以儿童和女性多见。皮损好发于下肢，也可见于上肢及躯干。当遇冷时出现青紫色或红色网状斑，其间皮肤正常或苍白，可有轻度水肿，早期祛除病因或保暖后可消退，但日久后血管可发生持久性扩张，皮损基本不变。大多无自觉症状，也可有麻木、隐痛或刺痛等感觉异常。

本病可分为如下几种亚型。

1．生理性网状青斑　又称大理石样皮肤，皮损呈大理石样弥漫性青紫色斑点，常发生于下肢，是一种遇冷发生的短暂生理反应，50% 的正常儿童和部分成年人可见。

2．先天性网状青斑　即先天性毛细血管扩张性大理石样皮肤，为先天性疾病，特点是大理石样皮肤、静脉扩张、浅表溃疡、毛细血管扩张和多系统异常。部分学者认为是毛细血管和静脉血管的联合畸形导致，为常染色体显性遗传病。

3．获得性特发性网状青斑　多见于青中年女性，常在 30～40 岁出现皮疹，可合并生理性网状青斑，严重者可进展发生溃疡。

4．伴系统损害的特发性网状青斑及 Sneddon 综合征　该类型较少见，除出现严重、广泛的斑片状网状青斑外，还同时伴有脑动脉、冠状动脉、肾动脉、周围动脉的病变，40% 该类型患者会出现抗磷脂抗体阳性，可诊断为抗磷脂抗体综合征。

5．继发性网状青斑　常继发于结缔组织病（各种类型的动脉炎、红斑狼疮、皮肌炎、风湿热）、血液系统疾病（冷球蛋白血症、巨球蛋白血症、红细胞增多症、血小板增多症）、血管性疾病（动脉硬化、动脉栓塞）、慢性感染（结核、梅毒）、药物（奎尼丁、金刚烷胺）及内分泌疾病（甲状旁腺功能亢进、皮质醇增多症）等。

三、诊断

根据典型的临床表现（网状斑）可以诊断，必要时行组织病理检查。

四、治疗

1. 若为生理性或先天性，无须特殊治疗，以戒烟、保暖避寒及休息为主。

2. 继发性应积极寻找病因（结缔组织病、血液系统疾病、血管性疾病等），治疗基础疾病。若为药物继发，需停用可疑致病药物。若合并抗磷脂综合征，应进行抗凝治疗。

3. 伴有溃疡等严重患者可使用抗凝药物以及血管扩张剂等，必要时手术治疗。

第八节　白塞综合征
Behcet Syndrome

Abstract

Behcet syndrome is a chronic, relapsing multisystem vasculitis, characterized by oral and urogenital aphthous ulcerations, skin rashes, ocular disease, gastrointestinal and nervous system involvement, vascular disease or arthritis. The etiology and pathogenesis of Behcet syndrome remains unclear. Genetic, immunological, infection and environmental factors play roles in the pathogenesis. Behcet syndrome involves blood vessels of all sizes (small, medium, and large) on both the arterial and venous sides of the circulation. There is no pathognomonic test for Behcet syndrome and the diagnosis is made on clinical findings. Topical and systemic agents (dapsone, colchicine and thalidomide) are useful in controlling exacerbation of the oral and genital ulcers. Severe cases may require corticosteroid and immunosuppressive agents.

引言

白塞综合征（Behcet syndrome）是一种多系统受累的慢性复发性血管炎性疾病，临床表现为口腔及生殖器阿弗他溃疡、皮疹、眼部病变、胃肠道病变、神经系统疾病、血管病变或关节炎，可累及所有大小的血管（小血管、中血管和大血管），动静脉均可受累。

一、病因和发病机制

本病病因和发病机制至今尚未完全阐明。本病可能与遗传、免疫、感染和环境等因素有关，具有一定遗传易感性的个体，在感染、环境等多种因素的作用下，引起机体免疫功能失调而导致该病的发生。

1. 遗传因素　本病遗传易感性由多基因控制，*HLA-B51* 等位基因与患病风险和重症相关，非 *HLA* 基因如细胞间黏附分子 1 基因、内皮一氧化氮合成酶基因、*TNF* 基因、血管内皮生长因子基因和家族性地中海热基因与白塞综合征易感性关联也有报道。

2. 感染因素　多种宿主细菌或细菌应答的改变可能参与白塞综合征的发病，如链球菌、幽门螺杆菌、单纯疱疹病毒等均有报道。

3. 免疫因素　可能涉及固有免疫功能的改变、细胞免疫和细胞因子的分泌、自身抗体与免疫复合物的形成以及内皮细胞与中性粒细胞的活化，均参与白塞综合征的发病。

二、临床表现

本病好发于 20 ~ 40 岁的女性患者，男性患者的病情通常更为严重，儿童罕见，也有家族聚集性病例报道。

1．口腔溃疡 常为本病的首发症状，绝大多数患者病程中均出现这一症状。好发于舌、颊黏膜、齿龈、唇、软腭和咽，为圆形或椭圆形痛性溃疡，直径 2～10cm，境界清楚，中心坏死，覆有淡黄色假膜，周围有红色晕，一般 7～14 天后自然消退，隔数天至数月复发（图 14-7）。

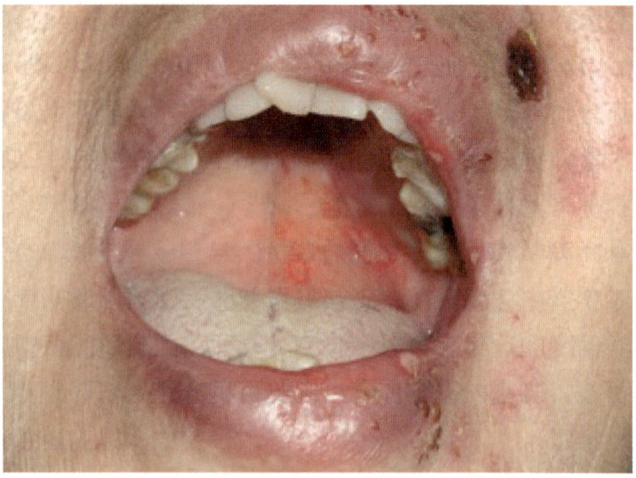

图 14-7 白塞综合征的口腔表现

2．生殖器溃疡 80%～90% 患者发生生殖器溃疡，有时为首发症状，发生于女性阴唇、阴道和宫颈，男性阴茎和阴囊，两性均可发生于会阴、肛门和直肠内，表现类似口腔溃疡，但溃疡更深且疼痛明显，多于数周后消退，愈后留有溃疡。

3．皮肤损害 见于 80% 患者，皮肤损害多样，以丘脓疱疹、假性毛囊炎、痤疮样、结节性红斑样和多形红斑样损害最常见。丘脓疱疹为常见于背、面和胸部的无菌性脓疱。假性毛囊炎和痤疮样损害好发于男性，分布于脂溢区，特别是发际。结节性红斑样损害为痛性紫红色结节，好发于下肢，也可累及上肢、颈和面部。40%～70% 患者皮肤针刺同形反应阳性，对本病诊断极有价值（图 14-8）。

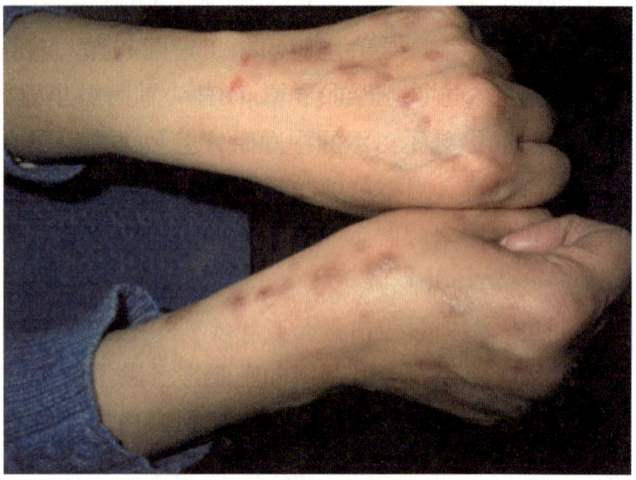

图 14-8 白塞综合征的针刺反应

4．眼部病变 见于 70% 患者，男性患者较常见且病变较重，多为对称性，一般在病程 2～3 年内发生。眼部病变包括葡萄膜炎、视网膜血管炎、视神经炎、巩膜炎、角膜炎和视网膜血管形成，结膜炎少见，可导致青光眼、白内障和失明。

5．其他

（1）约半数患者可出现关节痛和关节炎，累及膝、腕、踝和肘关节，多数为非侵蚀性关节炎，不发生关节畸形。

（2）本病可侵犯动静脉，发生系统性血管炎，静脉病变为浅表或深在性血栓性静脉炎，动脉病变造成无脉症、雷诺现象、间歇性跛行、动脉瘤、大动脉炎综合征、缺血性疼痛、四肢末端营养障碍和肢体坏死。肺部血栓性脉管炎可导致发作性大咯血。

（3）本病还可发生中枢神经系统病变，常见于男性，发生脑膜炎、外周神经病变和神经精神症状，最终导致痴呆、瘫痪和死亡。

（4）消化道病变可致黏膜溃疡、腹痛、腹泻和消化道穿孔。

三、辅助检查

1．实验室检查 对于疑诊白塞综合征患者需着重进行免疫与炎症指标筛查，血常规检查可出现贫血、白细胞总数增多；炎症指标如红细胞沉降率快，部分病例 C 反应蛋白升高；免疫相关检查中 α2-球蛋白和 γ 球蛋白增加，类风湿因子阳性，血清黏蛋白和血浆铜蓝蛋白增加，42% 患者血清中可检出对口腔黏膜的自身抗体，细胞免疫功能低下。

2．组织病理 表现为非特异性血管炎，可发生在不同大小的静脉、动脉和毛细血管。口腔和皮肤损害常为白细胞碎裂性或淋巴细胞性血管炎，急性期改变可见管腔充血，内皮细胞肿胀，管腔内血栓形成，管壁及周围组织纤维蛋白沉积或纤维蛋白样变性，中性粒细胞浸润和红细胞外溢，部分病例中可见以中性粒细胞为主的脓肿样表现和核碎裂；增生性病变的组织病理学改变主要是内皮细胞增生和管壁增厚，部分肉芽肿形成并可见淋巴细胞和少许多核巨细胞。本病的脑部损害、消化道病变、视网膜病变和心血管系统的受累均与局部血管炎有关。

四、诊断和鉴别诊断

（一）诊断依据

诊断主要依据临床表现，尚无具有诊断意义的实验室检查方法。当患者具有反复发作的口腔阿弗他溃疡伴随特征性系统表现时，需要考虑白塞综合征。目前应用最广泛且公认的是 1990 年发布的国际研究组白塞综合征诊断标准。在没有其他系统性疾病的情况下，患者存在复发性口腔阿弗他溃疡（一年至少 3 次）且合并以下 2 个临床特征时，则诊断为白塞综合征。①复发性生殖器溃疡，查体可见瘢痕。②眼部病变：如葡萄膜炎、视网膜血管形成。③皮肤损害：结节性红斑、假性毛囊炎、丘脓疱疹或痤疮样结节。④皮肤针刺反应阳性：阳性反应的判定为使用 20G 无菌针头斜刺入皮肤 5mm，24～48 小时后出现 2mm 或更大的丘疹或脓疱，试验部位通常取前臂。

（二）鉴别诊断

1．多形红斑 该病具有特征性靶形或虹膜样外观皮损，同时伴有口腔、生殖器或眼部黏膜的糜烂或大疱，重症患者还可能伴有发热和关节痛等全身症状。

2．扁平苔藓 该病是一种特发性的皮肤黏膜炎症性疾病，可累及皮肤、口腔及外阴黏膜、头皮和指甲等部位。该病组织病理学表现特异。

3．副肿瘤性天疱疮 该病存在慢性、糜烂性、进展性和顽固性的疼痛性黏膜炎，口腔黏膜受累最常见，其他可能部位包括鼻咽部、结膜及肛门生殖区。同时还可能合并淋巴网状内皮细胞或其他恶性肿瘤。

五、治疗

本病需多学科协作进行诊疗。白塞综合征病程通常呈复发与缓解交替出现，治疗的目标是迅速抑制炎症发作和复发，以防止不可逆的器官损害。根据患者年龄、性别、器官受累类型和严重程度进行个体化治疗。

1．局部治疗 针对孤立性的口腔和生殖器溃疡，可采用局部外用糖皮质激素。

2．秋水仙碱 1～2mg/d，有助于预防口腔及生殖器溃疡复发，分次给药并逐渐调整剂量，以减少胃肠道不良反应。

3．沙利度胺 用于治疗口腔、生殖器溃疡及皮肤病变，具体剂量为每次 25～50mg，每日 3 次。

4．氨苯砜 每日 100mg，适合口腔、外生殖器溃疡及皮肤结节性红斑样损害的治疗。

5．糖皮质激素 能迅速控制和减轻症状，用于急性发作的眼部病变，伴有中枢神经系统病变，大血管炎及口腔生殖器溃疡面积大而深的严重病例，一般口服泼尼松每日 30～60mg，病情控制后减量，缓解后停用或小剂量维持。

6．免疫抑制剂 某些重症或顽固性病例可使用硫唑嘌呤、环磷酰胺和环孢素 A 等。

7．生物制剂 TNF-α 抑制剂（英夫利昔单抗、阿达木单抗或依那西普）对皮肤黏膜疾病有效，同时也可以联合免疫抑制剂如硫唑嘌呤来改善难治性或持久性关节炎。

第九节　坏疽性脓皮病
Pyoderma Gangrenosum

Abstract

As a rare neutrophilic skin disease, pyoderma gangrenosum is characterized by chronic, recurrent and painful skin ulcers, often associated with inflammatory bowel disease, arthritis, hematological diseases and other potential systemic diseases. The etiology and pathogenesis of pyoderma gangrenosum is unknown. It is currently considered to be related to immune abnormalities. The skin histopathological manifestations in pyoderma gangrenosum lack of specificity. Thus, a single histopathologcal examination can not be used for diagnosis. The diagnosis of pyoderma gangrenosum needs to be in accordance with clinical manifestations. Systemic glucocorticoid is the common treatment for pyoderma gangrenosum. For severe or refractory cases, systemic glucocorticoids combined with immunosuppressive agents or biological agents can be applied.

引言

坏疽性脓皮病（pyoderma gangrenosum，PG）是一种少见的，以慢性、复发性和疼痛性皮肤溃疡为表现的嗜中性皮病，常合并有炎症性肠病、关节炎和血液系统疾病等潜在的疾病。

一、病因和发病机制

本病病因和发病机制尚不明确，25%～50% 的病例为特发性。目前认为参与 PG 发病的因素可能包括以下几个方面。

1．中性粒细胞功能障碍　PG 属于嗜中性皮病，组织病理改变以中性粒细胞浸润为主，中性粒细胞转运异常，细胞内代谢紊乱可能参与疾病发病。

2．遗传因素　已有家族性 PG 病例报道，遗传易感性可能在疾病的发生发展中起到一定作用。

3．免疫系统异常与失调　常合并自身免疫性疾病与自身炎症性疾病，有报道 PG 患者中存在细胞免疫、中性粒细胞、单核细胞功能和体液免疫功能缺陷。

二、临床表现

本病较为罕见，发病率为（3～10）/ 百万人，可发生于任何年龄，好发于 20～50 岁女性患者。皮损可发生于身体任何部位，包括黏膜和腔口部位，经典皮损常见于下肢，特别是小腿胫前区域。临床表现多样，多数以炎性丘疹、脓疱、水疱或结节起病，随后扩展、破溃融合形成大的糜烂或溃疡。根据临床表现可分为以下 4 种亚型。

1．溃疡型　为最常见亚型，下肢和躯干最常受累。初始表现为外观正常的皮肤或外伤部位出现疼痛性炎性丘疹、脓疱或水疱，随后向四周扩展，中心坏死，形成溃疡，溃疡边缘皮肤呈蓝色或紫红色，具有潜行性边缘不规则扩大呈现匐行形外观，溃疡愈合后形成筛状或“皱纸样”瘢痕。

2．大疱型　最常累及手臂和面部皮肤，表现为快速出现的蓝灰色炎性大疱，糜烂，形成浅表溃疡，常见于合并血液系统疾病的患者。

3．脓疱型　临床表现为快速进展的红斑基础上多发疼痛性脓疱，可能伴随关节痛、发热等全身症状，常见于炎症性肠病的患者。

4. 增殖型 好发于头颈部位，临床表现为疣状的结节、斑块及溃疡。

据统计 50% ~ 70% 的 PG 患者同时合并系统性疾病，可以出现在发病前、发病同时或发病后。常见相关系统性疾病有炎症性肠病、关节炎、血液系统疾病和实体器官肿瘤等。此外，其他少见的与 PG 相关的疾病还包括肺疾病、系统性红斑狼疮、甲状腺疾病、病毒性和自身免疫性肝炎、结节病、重度抑郁和糖尿病等。

三、辅助检查

1. 组织病理 皮肤组织病理学表现缺乏特异性改变，组织病理学改变与疾病时期和取材部位等密切相关。早期皮损组织病理学可见中性粒细胞性血管反应，部分为毛囊中心性分布，可见毛囊周围炎和真皮内脓肿形成。溃疡期皮损组织病理表现为表皮和浅表真皮坏死，可见中性粒细胞或混合性炎性细胞浸润和脓肿形成，病变边缘的组织可能表现为淋巴细胞性血管炎的血管变化，慢性溃疡的边缘会发生炎症及纤维化改变。

2. 合并潜在系统疾病筛查 非特异性实验室检查异常，包括白细胞增多、红细胞沉降率升高和 C 反应蛋白水平升高等。临床和组织病理学表现符合 PG 的患者，需重视合并潜在系统性疾病的筛查。根据患者临床表现及症状，进一步完善相应的专科检查与评估，如外周血涂片、抗核抗体、抗中性粒细胞胞质抗体、类风湿因子和血清免疫固定电泳等，必要时完善结肠镜和骨髓穿刺等检查。

四、诊断和鉴别诊断

（一）诊断依据

本病的皮肤组织病理学表现缺乏特异性，诊断需要结合临床表现及病理特征，同时需排除其他疾病。目前尚无公认的诊断标准，建议诊断标准主要有以下两种。

1. 2004 年提出的溃疡型 PG 建议诊断标准，诊断需要至少满足 2 项主要标准和 2 项次要标准。

主要标准：①快速进展的疼痛、坏死性皮肤溃疡，边界不规则、呈紫色且具有潜行性边缘（每天 1 ~ 2cm 或 1 个月内大小增加 50%）；②排除其他引起皮肤溃疡的原因（通常需要皮肤活检和实验室检查）。

次要标准：①提示筛状或“皱纸样”瘢痕的病史或临床表现；②与 PG 相关的系统性疾病（炎症性肠病、关节炎、IgA 丙种免疫球蛋白血症或恶性肿瘤）；③组织病理学检查结果（中性粒细胞、混合性炎症、淋巴细胞性血管炎）；④治疗反应（对系统性糖皮质激素治疗敏感）。

2. 2018 年，Delphi 国际专家共识制定溃疡型 PG 诊断标准，诊断需要至少满足主要标准和 4 项次要标准。

主要标准：溃疡边缘活检显示中性粒细胞浸润。

次要标准：①排除感染；②溃疡发生于创伤部位；③炎症性肠病或炎性关节炎的个人史；④迅速形成溃疡的丘疹、脓疱或水疱的病史；⑤溃疡部位存在周围发红、潜行性边缘和压痛；⑥多发性溃疡（至少有一个发生在小腿前侧）；⑦愈合的溃疡部位形成筛状或“皱纸样”瘢痕；⑧开始使用免疫抑制药物的 1 个月内溃疡变小。

（二）鉴别诊断

本病临床表现多样，且皮肤组织病理学表现缺乏特异性，容易漏诊、误诊，疾病不同时期需要与多种疾病相鉴别。早期皮损需要与毛囊炎、蜂窝织炎、皮肤软组织感染等相鉴别，完善病原学检查有助于鉴别诊断。溃疡期皮损需要与结节性多动脉炎、青斑样血管病、冷球蛋白血症性血管炎、脂膜炎、鳞状细胞癌和皮肤淋巴瘤等疾病相鉴别。

五、治疗

目前已有多种局部用药和系统性药物用于PG的治疗，关于PG治疗的数据有限，缺乏患者治疗的明确指南，现将已有的治疗方法总结如下。

1. 局部外用治疗 对于溃疡浅表、局限的轻症患者，可选择局部应用皮质类固醇或钙调神经磷酸酶抑制剂治疗。

2. 系统性糖皮质激素 对于皮疹广泛的患者，系统性糖皮质激素是最常见的治疗方法，通常剂量为0.5～1.5mg/（kg·d）作为初始治疗，对于重症患者可采取糖皮质激素静脉冲击治疗。

3. 免疫抑制剂 环孢素A用作不能耐受糖皮质激素治疗患者的替代性治疗，也用作不能对糖皮质激素充分反应的患者的辅助或替代治疗，通常采用的起始剂量为4～5mg/kg，随后视耐受情况逐渐减量。其他免疫抑制剂如吗替麦考酚酯、甲氨蝶呤和硫唑嘌呤也已用于本病治疗。

4. 靶向药物 近年来生物制剂及小分子靶向药物已应用于PG治疗，可作为单一用药治疗或与系统性糖皮质激素联合应用，常用的药物包括TNF-α抑制剂如英夫利昔单抗、阿达木单抗和依那西普等，已开展英夫利昔单抗与安慰剂治疗PG患者的随机对照试验，在治疗2周后英夫利昔单抗组患者的临床改善明显优于安慰剂组，且这项研究的应答率在6周时达69%。其他药物还包括白介素-23抑制剂、白介素-17抑制剂、磷酸二酯酶-4抑制剂和JAK-STAT抑制剂等。

5. 其他治疗 对于难治性PG病例，也可采用静脉输注人免疫球蛋白或烷化剂等治疗。

第十节　急性发热性嗜中性皮肤病
Acute Febrile Neutrophilic Dermatosis

Abstract

Acute febrile neutrophilic dermatosis, also known as Sweet syndrome, is characterized by painful edematous erythema, plaques, papules and nodules, occasional vesicular or pseudovesicular changes, accompanied by fever and other systemic symptoms. A few cases may also involve the eyes, musculoskeletal system and internal organs. The etiology and pathogenesis of Sweet syndrome is not clear. It is speculated that it may be related to genetic susceptibility, hypersensitivity and abnormal cytokine regulation. According to the etiology, Sweet syndrome could be classified as three subtypes, namely classic Sweet syndrome (also known as idiopathic Sweet syndrome), malignant tumor related Sweet syndrome and drug-induced Sweet syndrome. The histopathological manifestations of this disease are diffuse and nodular neutrophil infiltration in the dermis and lack of vasculitis. Systemic glucocorticoid is the first-line treatment of Sweet syndrome. Colchicine, dapsone, and potassium iodide are also used for its treatment and management.

引言

急性发热性嗜中性皮肤病（acute febrile neutrophilic dermatosis）又称为Sweet综合征（Sweet syndrome），皮损表现为疼痛性、水肿性红斑、斑块、丘疹和结节，偶有水疱或假水疱样改变，伴有发热等全身症状，少数也可累及眼部、肌肉骨骼系统和内脏器官。

一、病因和发病机制

本病病因和发病机制尚不明确，可能与以下因素相关。

1. 遗传易感性 据报道在部分 Sweet 综合征患者中发现 3q 染色体异常，在日本人群中与 *HLA-B54* 相关。

2. 超敏反应 细菌、病毒、肿瘤或其他抗原刺激引起的免疫反应可产生促进中性粒细胞激活和浸润的细胞因子，诱发超敏反应参与 Sweet 综合征发病。

3. 细胞因子调剂异常有关 粒细胞集落刺激因子、粒 - 巨噬细胞集落刺激因子等细胞因子增加循环中的中性粒细胞，在发病中起到一定作用。

二、临床表现

最常发生于 30 ~ 60 岁患者，婴儿、儿童及老年人也可受累，女性患者多见，发病呈全球性分布，无明显种族差异。好发于头、面、颈部和双上肢（包括手背），也见于躯干和下肢，早期皮损临床表现为突然出现的疼痛性、水肿性丘疹、斑块及结节，表面不平呈乳头状，由于真皮浅层水肿明显，使皮损呈假性水疱改变。部分病例也具有脓疱、假脓疱，斑块中央呈黄色，形成靶样外观。Sweet 综合征患者也可能出现同形反应现象，即病变发生在皮肤损伤部位，即使是微小创伤（如针刺伤）也可能引发皮损。

根据病因将本病分为 3 个亚型。

1. 经典 Sweet 综合征 也称特发性 Sweet 综合征，是最常见类型，感染（尤其是上呼吸道感染）、炎症性肠病（克罗恩病和溃疡性结肠炎）和妊娠等是常见诱因。

2. 恶性肿瘤相关的 Sweet 综合征 Sweet 综合征可在恶性肿瘤之前、之后或同时发生，相关肿瘤包括血液系统恶性肿瘤（急性髓系白血病、骨髓增生性疾病）及实体肿瘤（泌尿生殖器官癌、乳腺癌及胃肠道癌）等。

3. 药物性 Sweet 综合征 多种药物与本病发病相关，粒细胞集落刺激因子是报道最广泛的致病药物之一。

患者同时伴随发热、关节痛、头痛及肌痛等其他全身症状。Sweet 综合征中可能出现其他器官系统的中性粒细胞浸润，从而出现皮肤以外组织器官特异性症状或体征。眼部炎症是一种常见的皮肤外表现，其中眼部受累见于 17% ~ 72% 的经典 Sweet 综合征患者，临床表现包括结膜炎、表层巩膜炎、巩膜炎、角膜缘结节、周边溃疡性角膜炎、虹膜炎、青光眼、泪腺炎和脉络膜炎等。肌肉骨骼系统是皮肤外受累的另一好发部位，表现为关节痛、关节炎和肌痛。

三、辅助检查

1. 组织病理 皮肤组织病理学表现为表皮通常无显著变化，中性粒细胞偶可在表皮形成角质层下小脓肿，水肿明显时可有表皮海绵形成和网状变性，出现表皮内或表皮下水疱。真皮浅层显著水肿，真皮浅中层有弥漫性、结节性血管周围中性粒细胞浸润，也可能有少量嗜酸性粒细胞浸润，没有明显血管炎改变。陈旧的病变可能显示有少量的淋巴细胞或巨噬细胞浸润。

2. 实验室检查 外周血白细胞增多伴中性粒细胞增多是 Sweet 综合征患者最常见的实验室检查异常之一，贫血和血小板异常多见于恶性肿瘤相关或药物性 Sweet 综合征，非特异性炎症标志物如红细胞沉降率和 C 反应蛋白水平也常有升高。

对于诊断 Sweet 综合征的患者，需注意完善血常规、尿常规、肝肾功能和影像学等检查，评估有无皮肤外器官受累。同时针对可能合并的潜在系统性疾病，进行免疫指标、肿瘤筛查，必要时完善结肠镜和骨髓穿刺等专科检查。

四、诊断和鉴别诊断

（一）诊断依据

目前应用的是在 1986 年版 Sweet 综合征诊断标准基础上的修订版诊断标准。确诊经典或恶性肿瘤相关的 Sweet 综合征，既需要满足 2 项主要标准，还需要满足 4 项次要标准中的 2 项。

主要标准：①突发的疼痛性红色斑块或结节。②密集中性粒细胞浸润的组织病理学证据，而无白细胞碎裂性血管炎的证据。

次要标准：①发热超过 38℃。②伴有血液系统或内脏恶性肿瘤、炎性疾病或妊娠，或者是发病前有上呼吸道感染、胃肠道感染或疫苗接种。③全身性糖皮质激素或碘化钾治疗敏感。④就诊时实验室检查结果异常（以下 4 项中满足 3 项：ESR＞20mm/h、CRP 阳性、白细胞＞8.0×10^9/L、中性粒细胞＞70%）。

确诊药物性 Sweet 综合征需满足以下 5 项诊断标准：①突然出现疼痛性红斑斑块或结节。②致密中性粒细胞浸润的组织病理学证据，无白细胞碎裂性血管炎证据。③发热超过 38℃。④药物摄入与临床表现之间的时间相关，或与药物激发后皮疹复发的时间相关。⑤停药或全身性糖皮质激素治疗后皮损可缓解。

（二）鉴别诊断

1．多形红斑 该病皮损呈典型的靶样外观，分布在躯干、四肢等位置，重症患者常出现口腔、眼、外阴等黏膜糜烂，同时伴有发热等全身症状。可依据临床表现和皮肤组织病理学表现进行鉴别。

2．荨麻疹性血管炎 该病临床表现为累及躯干、四肢的水肿性红斑、风团，皮疹持续时间超过 24 小时，伴有疼痛及灼热感，皮疹消退后遗留色素沉着，实验室检查可能合并低补体血症。可依据临床表现和皮肤组织病理学表现进行鉴别。

3．持久隆起性红斑 该病临床表现为四肢伸侧分布的紫红色或棕红色斑块、结节，皮损持续存在，一般自觉症状不明显，偶有灼热感或瘙痒。可通过皮损持续存在、皮损无明显疼痛、无发热等全身症状和特征性组织病理学改变进行鉴别。

五、治疗

治疗主要依据病例系列研究和相关临床经验的个例报道，目前系统性糖皮质激素是 Sweet 综合征主要治疗方法。

1．局部治疗 对于皮损较少且局限（小于体表面积的 5%），同时不伴有全身性症状的患者，可采用外用糖皮质激素或皮损内注射糖皮质激素治疗。局部治疗也可作为系统治疗的辅助治疗。

2．系统性糖皮质激素 该治疗是一线治疗方法，通常口服剂量为 0.5～1mg/（kg・d）泼尼松或等效药物，经过 4～6 周逐渐减量并停用。

3．秋水仙碱 若患者因共存疾病或存在糖皮质激素禁忌时，可采用秋水仙碱 1～1.5mg/d，分次给药。

4．氨苯砜 起始剂量通常比较低，然后在患者可耐受的范围内逐渐增加至总剂量 100～200mg/d。

5．碘化钾 碘化钾 900mg/d，可与糖皮质激素联合应用。

6．生物制剂 利妥昔单抗、阿达木单抗、依那西普等对难治性病例有效。

第十一节　结节性红斑
Erythema Nodosum

Abstract

Erythema nodosum is the most common clinicopathologic variant of panniculitis. The process is a cutaneous reaction that may be associated with a wide variety of disorders, including infections, sarcoidosis, autoimmune disorders, inflammatory bowel diseases, medications, pregnancy, and malignancies. Erythema nodosum typically manifests by the sudden onset of symmetrical, erythematous and nodules usually located on the lower limbs. The nodules heal without atrophy or scarring. Erythema nodosum presents as a septal panniculitis histopathologically. Edema, hemorrhage, and neutrophils are responsible for the septal thickening in early stage lesions, whereas fibrosis, periseptal granulation tissue, lymphocytes, and multinucleated giant cells are the main findings in late stage lesions. Treatment of erythema nodosum should be directed to the underlying associated condition, if identified. Usually, nodules of erythema nodosum regress spontaneously within a few weeks, and bed rest as well as symptomatic treatment are often sufficient treatment. Systemic corticosteroid is required for severe cases.

引言

结节性红斑（erythema nodosum）是脂膜炎最常见的类型，本病属于一种皮肤反应过程，可能与多种疾病相关，包括感染、结节病、自身免疫性疾病、炎症性肠病、药物、妊娠和恶性肿瘤。

一、病因和发病机制

发病机制尚不明确，可能与患者的遗传易感性、免疫复合物沉积、中性粒细胞募集、炎症细胞因子和活性氧生成及肉芽肿形成等相关。目前研究认为结节性红斑是暴露于多种抗原，如细菌、病毒、化学物质等诱发的迟发型超敏反应。

可继发于多种疾病，但尚有 1/3～1/2 的患者为特发性病例。以下为常见病因。

1. 感染　儿童和青年患者发病前常有上呼吸道感染史，A 组 β 溶血性链球菌是最常见的病原菌，皮损多在感染后 2～3 周发生，但皮损发生时咽部培养大多阴性。此外结核杆菌、非结核分枝杆菌、病毒及真菌等感染也有报道。

2. 药物　磺胺类、溴剂和口服避孕药比较常见。

3. 其他　炎症性肠病、恶性肿瘤、结节病、妊娠和白塞综合征等。

二、临床表现

可发生于任何年龄、不同性别，好发年龄为 20～40 岁，女性发病率是男性的 3～6 倍。典型皮损为突然发生的对称性、疼痛性红斑、结节，成批出现，皮温高，结节直径一般为 1～5cm，可以融合成斑块。通常局限于胫前、踝、膝，少数情况下发生于大腿、上肢、颈部和面部。结节初起时为鲜红色，稍高出皮面，数日后变平呈紫红色，最后变为青紫斑、色素沉着、颜色逐渐消退，结节不破溃，预后无萎缩及瘢痕（图 14-9）。急性起病时常伴有发热，体温可达 38～39℃，乏力，不适，关节痛，腹痛或腹泻。偶有淋巴结肿大、肝脾肿大和胸膜炎。皮损一般持续 3～6 周，但可复发，儿童患者病程较成人短。

部分患者呈慢性病程，出现皮疹游走或离心性扩展，称为亚急性游走性脂膜炎或游走性结节性红斑，目前该病存在争议，有学者认为其属于结节性红斑的特殊亚型或为一种独立的疾病，皮疹多分布于单侧下肢，以游走性或离心性扩展、中央消退的结节为特征。

三、辅助检查

1. 组织病理 皮肤组织病理学表现为典型的间隔性脂膜炎，皮下脂肪间隔增厚，早期皮损表现为脂肪小叶间隔水肿和嗜中性粒细胞、淋巴细胞浸润，也可有嗜酸性粒细胞（图 14-10）。

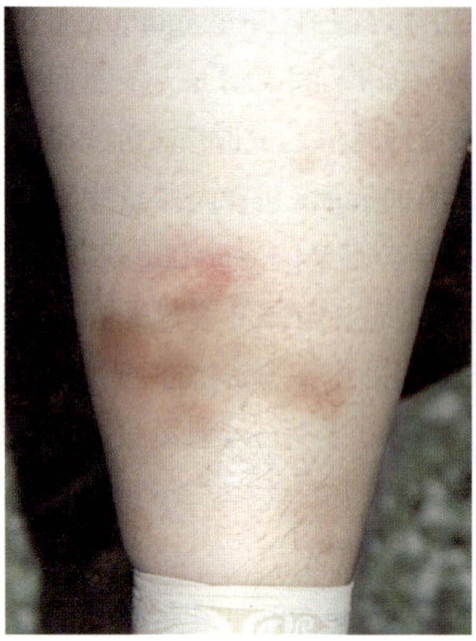

图 14-9 结节性红斑的临床表现

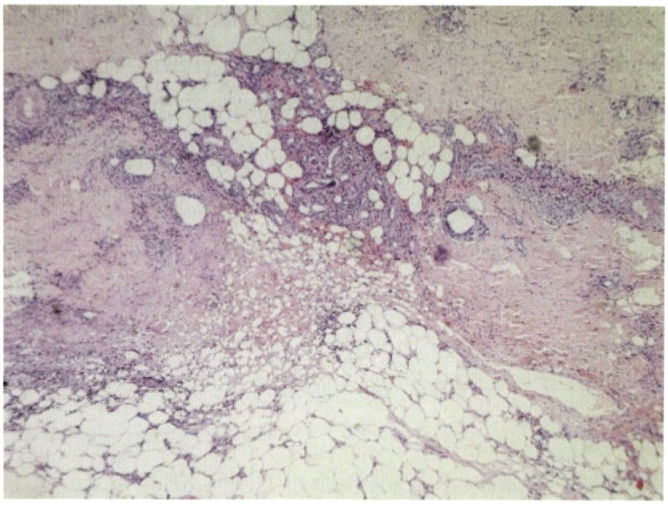

图 14-10 结节性红斑的组织病理表现

早期皮损还可观察到特征性的 Miescher 微肉芽肿，即发生在脂肪间隔内或间隔 – 小叶交界处，由组织细胞围绕中性粒细胞或微裂隙聚集而成，但该改变并非本病特有。

晚期可见淋巴细胞、组织细胞浸润，伴有多核巨细胞。脂肪小叶间隔的中小血管内膜增生，管壁增厚，管腔可见血栓。真皮深层血管周围慢性炎症浸润。在结节性红斑组织病理中一般不存在白细胞碎裂性血管炎改变，偶可观察到继发性血管炎改变。

2. 实验室检查 对于确诊的患者，常规实验室检查结果可能出现外周血白细胞正常或轻度升高，红细胞沉降率快，链球菌感染者 ASO 滴度轻度升高。此外，需完善病原学检查和相关合并系统性疾病的筛查有助于确定病因。

四、诊断和鉴别诊断

（一）诊断依据

诊断主要依据病史、临床表现和皮肤组织病理学改变，根据发病前有感染史或用药史，结节好发于胫前区域，有压痛，表面皮肤潮红，轻微隆起，不破溃，数周后自行消退，组织病理表现为间隔性脂膜炎改变，不难诊断。皮肤活检有助于确诊表现不典型的患者。

（二）鉴别诊断

1. 硬红斑 该病为发生在小腿屈侧的炎症性结节，对称分布，可破溃形成溃疡，组织病理可见小叶性或间隔 – 小叶混合性脂膜炎改变，可能存在结核性肉芽肿，可伴发肺结核或其他部位结核。可根据临床表现和皮肤组织病理表现进行鉴别。

2. 结节性多动脉炎 该病皮疹表现为以下肢分布为主的皮下疼痛性结节，伴有网状青斑、坏死和溃疡，可能存在发热、关节痛、肌痛和周围神经病变，活检可见节段性坏死性中动脉血管炎。

3．胰腺性脂膜炎 该病以下肢的疼痛性、水肿性红斑、结节为主要表现，偶可累及躯干、上肢和头面部，结节可能有波动性，或伴随溃疡、油性液体渗出，愈合后遗留瘢痕。可能伴随发热、关节炎和腹痛等全身症状。实验室检查示脂肪酶、淀粉酶水平升高，皮肤组织病理表现为间隔性脂膜炎，可见特征性“影子细胞”。

五、治疗

对于有明确相关疾病的患者，应尽可能治疗基础疾病。药物诱发的患者，应尽量停用致病药物。本病是一种自限性疾病，通常在数周内消退。常用治疗方法如下。

1．一般治疗 对于轻症患者，无需特殊治疗，以卧床休息，抬高患肢为主。

2．非甾体抗炎药 布洛芬每次400～800mg，每4～6小时1次；萘普生每次250～500mg，1日2次，与炎症性肠病相关的结节性红斑患者要谨慎使用。

3．碘化钾 胸片检查排除肺结核患者可使用，口服每次10ml，每日3次。碘化钾治疗本病的机制尚不清楚，观察发现碘化钾可导致肥大细胞释放肝素，后者可抑制迟发型过敏反应，另外碘化钾也能抑制中性粒细胞趋化。

4．糖皮质激素 对非甾体抗炎药和碘化钾治疗无效的患者，或症状严重影响日常活动能力而需迅速改善的患者，可短期应用系统性糖皮质激素治疗，需注意排除本病的相关感染性病因。

5．生物制剂 有报道TNF-α抑制剂如英夫利昔单抗、阿达木单抗、依那西普等对重度或难治性病例有效，特别是有潜在炎症性肠病的患者。

第十二节　硬红斑
Erythema Induratum

Abstract

Erythema induratum is a kind of panniculitis, characterized by red nodules and plaques on the posterior lower extremities. With disease progression, ulceration is characteristic and heals slowly, the healed lesions of which may leave scars. The etiology and pathogenesis of erythema induratum is not clear. It is currently considered to be an immune-mediated hypersensitivity reaction. Some cases are closely related to *mycobacterium tuberculosis* infection, and non-tuberculous cases are related to other infection and drugs. The histopathological manifestations are lobular or mixed pattern panniculitis with arteriolar and venous vasculitis, and granuloma or necrosis may occur. The treatment is mainly based on the underlying disease and etiology, and cases with *mycobacterium tuberculosis* infection are treated with combined anti tuberculosis drugs.

引言

硬红斑（erythema induratum）是一种以皮下脂肪组织改变为主的炎症性疾病。临床表现为小腿屈侧的红色结节、斑块，可发生破溃，破溃后愈合缓慢，愈合遗留瘢痕。本病目前被认为是一种免疫介导的超敏反应，部分病例与结核分枝杆菌感染的关系密切。

一、病因和发病机制

病因和发病机制尚不完全明确，目前认为是一种免疫介导的超敏反应。普遍认为硬红斑与结节性血管炎具有相同的临床与病理本质，属于同一种疾病，均与结核感染相关，部分病例在皮损内检测到结核分枝杆菌 DNA 再次证实部分硬红斑是由结核感染引起。部分非结核性病例与其他感染性因素、药物等有关。本病根据其病因分为 3 个亚型，即结核相关的硬红斑、与其他疾病或药物相关的硬红斑和特发性硬红斑。

二、临床表现

好发于中年女性，发病人群年龄范围广泛，一般在 30～40 岁。多局限于小腿，特别是小腿屈侧，可呈单侧或双侧分布，也可累及足、踝部、臀部及上肢等部位。早期皮损表现为一个或多个暗红色至紫红色皮下结节，单个病变直径通常不超过 2cm，通常存在压痛，疼痛程度不一。随着病程逐渐进展，皮下结节发生破溃，形成溃疡，愈合缓慢，且溃疡愈合后遗留瘢痕，偶可遗留皮下脂肪萎缩。结核分枝杆菌感染引起的硬红斑皮损可表现为环状排列的皮下结节。除去与基础疾病相关的症状外，硬红斑患者通常不伴有全身症状。

三、辅助检查

1．组织病理　表现为小叶性或间隔－小叶混合性脂膜炎伴血管炎改变，浸润细胞通常为混合性炎性浸润，包括淋巴细胞、浆细胞、组织细胞、中性粒细胞、嗜酸性粒细胞和多核巨细胞等。

早期病变组织病理表现为富含中性粒细胞的肉芽肿，随病程进展主要是淋巴细胞、组织细胞等浸润。常见血管炎改变，可累及多种血管类型，包括位于皮下间隔和小叶的动脉、微动脉、静脉和微静脉，可表现为中性粒细胞、淋巴细胞或肉芽肿性血管炎。罕见凝固性或干酪样坏死，伴有栅栏状肉芽肿。

2．皮肤组织结核分枝杆菌 PCR 检查　结核相关的硬红斑可通过 PCR 检测出结核分枝杆菌 DNA。

3．实验室检查　对于确诊硬红斑的患者，除常规检查外，需注意基础疾病的评估，特别是结核分枝杆菌和其他感染相关病原体筛查，包括结核菌素皮肤试验、γ-干扰素释放试验、胸部影像学检查、乙肝及丙肝病毒血清学检测、皮肤组织细菌（包括分枝杆菌）培养等。

四、诊断和鉴别诊断

（一）诊断依据

诊断需要结合病史、临床表现和皮肤组织病理表现，临床表现为小腿屈侧位置的疼痛性红斑、结节，伴或不伴有破溃，皮肤组织病理呈现小叶性或间隔－小叶混合性脂膜炎伴血管炎改变，浸润细胞通常为混合性炎性浸润。

（二）鉴别诊断

1．结节性红斑　该病表现为小腿伸侧为主的疼痛性结节，一般不破溃，呈自限性病程，消退后不遗留瘢痕，皮肤组织病理表现为间隔性脂膜炎改变。

2．结节性多动脉炎　该病皮疹表现为以下肢分布为主的皮下疼痛性结节，伴有网状青斑、坏死和溃疡，可能存在发热、关节痛、肌痛和周围神经病变，活检可见节段性坏死性中动脉血管炎，呈血管周围局限性炎症浸润。

3．感染性脂膜炎　该病临床表现为局部皮肤水肿、红斑、结节和破溃，多累及下肢部位，由多种细菌、真菌、分枝杆菌、立克次体和寄生虫等诱发，组织病理表现为间隔 – 小叶混合性脂膜炎，伴中性粒细胞浸润、坏死和出血，可根据特殊染色和培养进行鉴别。

五、治疗

对于有明确相关疾病的患者，应尽可能治疗基础疾病。如有潜伏性或活动性结核病证据的患者应按照现行指南接受结核病标准治疗。对于药物诱发的患者，应尽量停用致病药物。现将常用治疗方法总结如下。

1．一般治疗 口服非甾体抗炎药，休息、抬高患肢和加压有助于改善症状。

2．联合抗结核药物 对于结核相关的硬红斑患者，有潜伏性或活动性结核病证据应接受结核病标准联合抗结核药物治疗。

3．其他治疗 对于特发性硬红斑或不能通过治疗基础疾病治愈的病例，经充分排除感染因素，可以考虑采用碘化钾、糖皮质激素、氯法齐明、秋水仙碱和吗替麦考酚酯等治疗。

Case report

A 70-year-old male presented with a 1-year history of multiple recurrent painful erythema and plaques appeared on his head, trunk, and extremities with fever. In the past one year, the patient suffered from recurrent burning and painful erythema and plaques on the head, trunk, and limbs with pseudovesicles in the center of some skin rashes, accompanied by intermittent fever with T_{max} 38.7℃. He was treated with oral traditional Chinese medicine and glucocorticoids topically without any improvement. He denied any past medical history and drug allergies, or familial and hereditary diseases. Physical examination revealed multiple oval, well-defined erythema and plaques on his head, face, trunk, and extremities (Figure 14-11). Several circular erythema scattered on the limbs and hands with pseudovesicles. The blood routine test revealed elevated levels of leucocyte count and neutrophil granulocyte proportion. Other laboratory examinations including hepatic and renal function, antinuclear antibodies, autoantibodies to extractable nuclear antigens, antineutrophil cytoplasmic autoantibodies, serum protein electrophoresis, serum immunofixation electrophoresis, tumor markers, abdominal and chest computed tomographic scan were all within a normal range or negative. A skin biopsy was performed and histopathological examination demonstrated diffuse infiltration of neutrophils, lymphocytes and nuclear debris in the papillary dermis and the upper dermis. On the basis of clinical and histopathological examination, a diagnosis of Sweet syndrome was made. The patient was commenced on prednisone orally for 35mg once a day along with calcium and vitamin D supplements. After two weeks of therapy, his skin lesions partly resolved (Figure 14-12). Thenceforth, oral prednisone was gradually tapered.

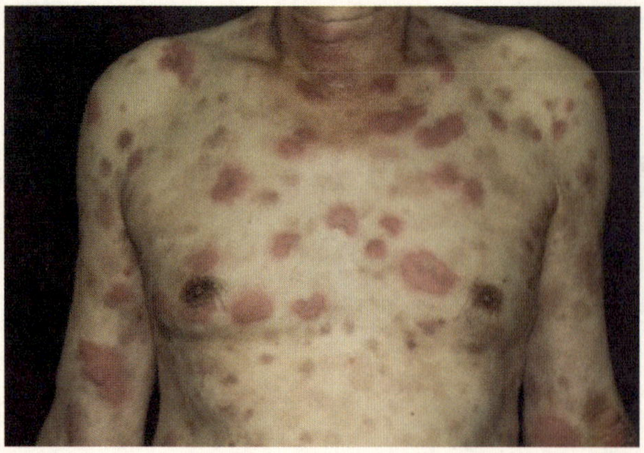
Figure 14-11 Multiple oval-shaped, swelling erythema, plaques, and nodules on the trunk and upper extremities

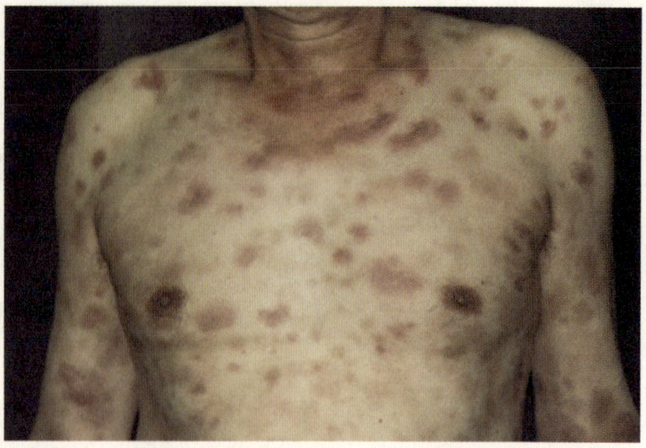
Figure 14-12 Erythema, plaques, and nodules resolved with pigmentation after treatment

张翰林 高祎濛 编写 | 左亚刚 校 | 晋红中 审

参考文献

[1] 吴小川，唐雪梅，胡坚，等. 儿童过敏性紫癜循证诊治建议［J］. 中华儿科杂志，2013，51（7）：502-507.

[2] 李萌萌，郭在培. 荨麻疹性血管炎［J］. 实用医院临床杂志，2013，10（1）：49-52.

[3] 渠涛，何春霞，乔菊，等. 持久性隆起性红斑 9 例临床病理分析［J］. 中国麻风皮肤病杂志，2015，31（9）：555-557.

[4] 米克拉依·曼苏尔，达展云，郭江涛，等. 结节性多动脉炎诊疗规范［J］. 中华内科杂志，2022，61（7）：749-755.

[5] 韦鲜华，邱路萍. 网状青斑 1 例［J］. 中国中西医结合皮肤性病学杂志，2020，19（1）：84-85.

[6] 中华医学会风湿病学分会. 白塞综合征诊断和治疗指南［J］. 中华风湿病学杂志，2011，15（5）：345-347.

[7] 吴超，晋红中. 坏疽性脓皮病的临床特征［J］. 中华临床免疫和变态反应杂志，2019，13（3）：209-213.

[8] GARCÍA-PORRÚA C, GONZÁLEZ-GAY M A, VÁZQUEZ-CARUNCHO M, et al. Erythema nodosum: etiologic and predictive factors in a defined population[J]. Arthritis Rheum, 2000, 43(3): 584-592.

[9] ZHANG J, FAN Y K, WANG P, et al. Cutaneous tuberculosis in China - A multicentre retrospective study of cases diagnosed between 1957 and 2013[J]. J Eur Acad Dermatol Venereol, 2018, 32(4): 632.

第十五章

先天性、遗传性皮肤病

本组疾病常有家族聚集性发病的特点，根据是否为多基因致病，遗传性疾病可以分为单基因病及多基因病。根据遗传方式的不同，可以分为常染色体显性遗传、常染色体隐性遗传、X-连锁显性遗传、X-连锁隐性遗传和Y染色体遗传。本章重点介绍单基因遗传病。

第一节 色素失禁症

Incontinentia Pigmenti

Abstract

Incontinentia pigmenti (IP), also known as Bloch-Sulzberger syndrome, is a rare X-linked dominant genetic disorder caused by mutation in the *NEMO* gene. The disease mainly affects females. It is characterized by a four-stage skin manifestation, ranging from blistering rash to swirling hypopigmentation. IP can also result in abnormalities in teeth, hair, nails, and optical disorders, and may cause developmental delays or intellectual disability. Currently, there is no cure for IP, and treatment aims to manage symptoms using topical creams or ointments, orthodontic or dental work, and surgery for eye problems. Genetic counseling is recommended for affected families to assess the risk of passing on the condition to future generations.

引言

色素失禁症（incontinentia pigmenti，IP）是一种X-连锁显性遗传的皮肤病，发病与X染色体上Xp11的拷贝数变异和Xq28的*NEMO*基因突变相关，在皮肤组织、眼、毛发、牙齿、指甲、心脏、骨骼和中枢神经系统中造成不同程度的损害。本病在男性胎儿中致死，携带*NEMO*突变并存活的男性患者可分为两类：①异常核型；②嵌合体。异常核型仅在具有XXY染色体和IP表型的Klineferter综合征男性病例中可见；NEMO的体细胞嵌合体突变已被认为是大多数IP男性的唯一可能病因；IP患儿中女性占90%以上，女性患者存活依赖于细胞表达时突变X染色体有选择性地灭活。

一、病因和发病机制

IP是一种罕见的遗传性疾病，主要影响皮肤、牙齿、眼睛和中枢神经系统等器官。其发病机制与*NEMO*基因突变有关，该基因编码了NF-kB信号通路中的重要调节因子NEMO（NF-κB Essential Modulator）。*NEMO*基因位于人类X染色体上，其全长为约48.8kb。该基因共有10个外显子和9个内含子，编码的蛋白质为NEMO，其分子量为约48kD。NEMO是NF-kB信号通路中的重要调节因子，具有多种生物学功能。NEMO 蛋白包含一个 N 端的胞外结构域、一个中间的共同域（coiled-coil domain）和一个 C 端的锌指结构域（zinc finger domain）。这些结构域共同参与 NEMO 蛋白与其他蛋白质的相互作用，并调节 NF-kB 信号通路的激活和抑制，*NEMO* 的突变会导致 NF-kB 信号通路的异常激活，引起免疫细胞的活化和炎症反应，从而导致 IP。*NEMO* 基因的缺失突变可导致 60%～80% 的 IP，其他的突变类型包括点突变、微重复和缺失等。IP 患儿出生时上皮细胞镶嵌的 *NEMO* 基因突变的角质细胞生成大量的 IL-1b，诱导 TNF-α 合成，TNF-α 促使 *NEMO* 基因突变的角质细胞凋亡，触发皮肤炎性反应，而 *NEMO* 基因突变并不影响上皮细胞，突变的角质细胞完全被清除后，皮肤病态改变终止，进入色素减退期。

二、临床表现

本病临床表现分为皮肤表现和非皮肤表现两大类。皮肤受累最常发生在四肢、头皮，其次是躯干，很少累及面部。典型的皮肤表现随时间进展分为 4 个阶段。

1．红斑期（inflammatory stage） 出生后数天到数周内出现，其特征是沿 Blaschko 线分布的红斑、水疱和脓疱，主要出现在四肢，但有时也出现在躯干、头部和颈部，很少出现在面部。

2．疣状期（verrucous stage） 红斑期结束后，患儿的皮肤会出现粗糙、角化性的丘疹和斑块，沿 Blaschko 线分布，其临床表现类似于疣或痂皮。

3．色素沉着期（hyperpigmentation stage） 疣状期结束后，患儿的皮肤会出现棕色或灰色的色素沉着，通常呈斑块状或条纹状分布，可能在数月或数年内逐渐消退。

4．萎缩期（atrophy stage） 沿 Blaschko 线分布的皮肤萎缩斑或色素减退斑，以双下肢最为常见。

IP 的皮肤表现具有阶段性和多样性，不同阶段的皮损可能同时存在或相互转换。因此，IP 的诊断需要结合病史、临床表现和家族史等综合考虑。

IP 患者还可以出现皮肤附属器受累：28%～38% 的 IP 患者出现毛发异常，包括脱发、羊毛状头发和稀疏易折断的头发等。也可能伴有眉毛和睫毛的发育不全或缺失。40% 的患者有甲受累，包括黄色色素沉着、指甲萎缩、纵向或横向裂纹。

非皮肤表现包括外胚叶来源的组织受累：17%～34% 的患者会出现牙齿异常，包括缺牙、小牙、延迟生长或形态异常的牙齿。约 17% 的患者可能出现眼受累：如视神经萎缩、小眼畸形、白内障、假性神经胶质瘤、视网膜血管异常和视网膜缺血等。约 30% 的患者有中枢神经系统发育异常：如癫痫、共济失调、运动发育迟滞、智力缺陷和小头畸形等。还有一部分患者会出现骨骼系统发育异常：包括颅骨畸形、颌骨畸形、脊柱畸形和肋骨畸形，以及心血管系统发育异常，如肺动脉高压等。

三、组织病理

皮肤病理表现与其临床分期有关，炎性红斑水疱期组织病理表现为棘细胞层海绵水肿，嗜酸性粒细胞浸润，散在角化不良细胞。疣状斑块期组织病理表现为表皮角化过度、乳头瘤样增生，棘细胞层可见灶状角化不良细胞，角化不良细胞可特征性地排列成旋涡状。网状色素沉着期组织病理表现为基底细胞液化变性，真皮浅层可见噬色素细胞。萎缩期组织病理主要特点为表皮变薄，真皮附属器缺如。

四、诊断和鉴别诊断

（一）诊断依据

诊断主要依据 1993 年 Landy&Donnai 标准。

无家族史者需要有任意时期典型的皮肤表现加一条支持依据（牙齿受累、秃发、羊毛样卷发和指甲异常）。

有阳性家族史者临床诊断标准：①曾具备典型皮疹的病史或皮疹的证据；②任意典型的皮肤损害表现（色素沉着，原色素沉着部位皮肤相关瘢痕，皮肤条状无毛发，秃发）；③牙齿异常；④羊毛样卷发；⑤视网膜疾病；⑥多次妊娠男胎流产。具备以上 1 条临床诊断指标即可诊断。

（二）鉴别诊断

鉴别诊断包括新生儿大理石样皮肤、青紫症、线状旋涡状色素沉着症、线性疣状表皮痣、脱色性色素失禁症、新生儿带状疱疹及新生儿单纯疱疹病毒感染。

五、治疗

无特殊治疗方法，全面体格检查并明确有无其他系统受累。

IP 患者常有眼部受累，眼部问题通常是双侧性的，患者需要接受长期的眼部治疗和随访，以确保眼睛的健康和功能得到维持。眼部疾病治疗方法包括视网膜手术、眼部手术和视力康复等。由于该疾病是遗传性的，因此，家庭成员应该接受基因检测和咨询，以了解自己的风险并进行预防措施。

IP 可影响骨骼的发育，导致一系列的骨骼异常。其发育异常严重程度因个体而异，因此，每位患者的治疗方案应根据其具体情况而定。治疗包括药物、物理治疗、手术和其他支持性治疗，以减轻症状和提高患者的生活质量。同时，定期的骨骼评估也很重要，以便及早发现和处理骨骼异常。中枢神经系统方面，IP 患者中中枢神经系统发育异常较常见。因此，定期的神经系统评估和干预非常重要，以便及早发现和处理，从而提高患者的生活质量。

第二节　神经纤维瘤病
Neurofibromatosis

Abstract

Neurofibromatosis is a genetic disorder that affects multiple organ systems, including the nervous system and skin. It is a relatively common condition, with an estimated incidence of 1 in 2500 to 3000 live births. About 50% of the neurofibromatosis patients resulted from de novo mutation. The condition is classified into two main types: NF1 and NF2. NF1 is characterized by the presence of café-au-lait spots, neurofibromas, and Lisch nodules, among other clinical features. The cutaneous manifestations of NF1 can range from mild to severe and can have significant impacts on the patient's quality of life. In contrast, NF2 is characterized by bilateral acoustic neuromas, meningiomas, and schwannomas, which can result in significant hearing loss, neurological deficits, and even death. The diagnosis of neurofibromatosis is based on clinical presentation, and genetic testing can be used to confirm the diagnosis. Management of neurofibromatosis is largely supportive, with a focus on surveillance for complications and management of symptoms.

引言

神经纤维瘤病（neurofibromatosis，NF）是一种高外显率的常染色体显性遗传病，发病率约为 1/3000。约 50% 的患者是基因的自发突变，患者可以有家族史表现，也可以因为胚胎期出现的新发突变呈散发发病。本病呈多系统发病，可以累及皮肤、骨骼、眼、神经系统和心血管系统，特征为未分化胚叶成分肿瘤、肿瘤样病灶和色素斑或起源于外胚层组织的血管畸形，主要累及皮肤、周围神经和中枢神经系统。

一、病因和发病机制

NF 为常染色体显性遗传病，由 NF 肿瘤抑制基因的生殖系突变所致。本病可以根据其症状的不同分为 NF1～NF7 七个亚型，其中 NF1 最为常见。*NF1* 基因位于 17 号染色体长臂 17q11.2，编码神经纤维素蛋白（neurofibromin），参与 *Ras* 原癌基因产物的负向调节。其他类型的 NF 包括 NF2（前庭神经鞘瘤），NF3（混合型），NF4（变异型），NF5（节段型：NF1 嵌合体），NF6（只有咖啡牛奶斑）和 NF7（迟发型）。

二、临床表现

皮肤受累最常见的表现是咖啡牛奶斑，皮疹呈颜色均匀的黄褐色至深棕色的斑点或斑片，可以累及躯干和四肢，一般不累及掌跖和头皮。皮肤神经纤维瘤也很常见，表现为肤色或粉色的小结节，触之疝囊状。其他皮肤表现包括皮下神经纤维瘤、腋窝和腹股沟区的雀斑样痣及丛状神经纤维瘤。眼受累表现为虹膜色素错构瘤（Lisch 结节）、眼距过宽和青光眼。骨骼系统受累可以累及颅骨、脊柱和四肢，表现为骨骼畸形和发育不良，以巨颅畸形和脊柱侧弯最为常见。神经系统受累可以表现为中枢神经系统肿瘤、癫痫和智力障碍，神经系统肿瘤以视神经胶质瘤最为常见。心血管系统受累可以表现为高血压、肺动脉瓣狭窄和肾动脉狭窄。NF 还可以发生其他系统肿瘤包括胃肠道间质瘤、乳腺癌、白血病、淋巴瘤、嗜铬细胞瘤和横纹肌肉瘤。

三、组织病理

皮肤神经纤维瘤表现为真皮内境界清楚的肿瘤细胞团块，肿瘤细胞呈梭形，细胞核呈长波浪形，胞浆淡染。咖啡牛奶斑表现为表皮黑色素增多，基底层黑色素细胞增多，黑色素颗粒增多。丛状神经纤维瘤表现为黏液基质中的梭形母细胞和施万细胞。

四、诊断和鉴别诊断

（一）诊断依据

NF1 的诊断标准：具有下列 7 项标准中的两项及以上。①6 个及以上的皮肤咖啡牛奶斑（最大直径：青春期前儿童>0.5cm，青春期后成人>1.5cm）；②腋窝或腹股沟雀斑；③2 个及以上任何类型的神经纤维瘤或 1 个以上的丛状神经纤维瘤；④2 个或以上的 Lisch 结节（虹膜错构瘤）；⑤1 个特征性的骨损害（蝶骨大翼发育不良、长骨发育不良）；⑥视路的神经胶质瘤；⑦根据上述标准，直系亲属被诊断为 NF1。

（二）鉴别诊断

鉴别诊断包括结节性硬化症、Noonan 综合征和 McCune-Albright 综合征等。

1．结节性硬化症　为常染色体显性遗传，由 *TSC1* 和 *TSC2* 基因突变导致，临床表现主要包括癫痫发作、智力发育迟缓、色素减退斑、鲨鱼皮样斑和面部血管纤维瘤等。

2．Noonan 综合征　常染色体显性遗传，致病基因为 *PTPN11* 基因，属于 RAS 通路相关疾病（RASopathies）的一种。主要临床表现包括身材矮小、翼状颈皮、特殊面容，心脏缺陷：肺动脉狭窄，部分患者可以重叠神经纤维瘤的临床表现。

3．McCune-Albright 综合征　非遗传性疾病，特征性的临床表现为内分泌功能亢进，性早熟，咖啡牛奶斑，皮损通常为单侧沿 Blaschko 线分布。本病是由于胚胎发育早期编码鸟嘌呤核苷酸结合蛋白 α 亚基的 *GNASl* 基因发生激活突变导致的体细胞基因突变病。基因突变的时间及突变细胞在病变中的比例决定了疾病的严重程度和临床表型。

五、治疗

NF患者需要长期随访和对症治疗，对患者的诊疗过程需要同时关注疾病变化和患者的心理社会需求，长期随访的目的在于评估症状发展和发现潜在的并发症。咖啡牛奶斑如无美观要求可不予处理，如有美观要求可以试用激光进行治疗，边缘平滑的皮损通常比边缘曲折的皮损治疗效果更好。

眼科、骨科、内科和神经科就诊，完善相关科室评估。Lisch结节通常在学龄前开始出现，虽然Lisch结节常没有症状，但需要进行视野检查明确有无视神经胶质瘤导致的视野缺损。骨骼异常需要患者改变生活方式，如增加运动锻炼、补充钙或维生素D。部分NF患者中丛状神经纤维瘤可能发展为恶性外周神经鞘瘤，患者出现其他软组织肿瘤的风险也会升高，如皮疹增长迅速或疼痛显著，应及时活检，除外恶变风险。

目前聚乙二醇干扰素-α-2b、伊马替尼、雷帕霉素靶蛋白抑制剂和促分裂原活化的蛋白质激酶激酶（MAPKK）抑制剂被试用于神经纤维瘤患者的治疗，在部分患者中显示有效。雷帕霉素作为一种哺乳动物雷帕霉素靶蛋白（mTOR）抑制剂，可减少神经纤维瘤的生长和发展，从而减轻症状。目前，雷帕霉素治疗主要是针对NF1型神经纤维瘤。已有多项研究表明，雷帕霉素可以显著减少NF1患者神经纤维瘤的体积和数量，同时也可改善其他一些NF1相关症状，如学习障碍、认知障碍和注意力缺陷等。雷帕霉素治疗NF的疗效因人而异，并且该药物可能会引起一些副作用，如口干、腹泻和乏力等。伊马替尼可以减缓神经纤维瘤的生长速度，从而减轻相关的症状，主要副作用包括胃肠道反应及水肿。此外，还有一些研究表明，伊马替尼可以改善其他一些NF1相关的症状，如神经痛和癫痫等。MAPKK抑制剂可通过抑制MAPKK信号通路的活性，减缓细胞的生长和分裂。这些药物可用于治疗一些与RAS/MAPK信号通路异常相关的肿瘤，包括一些NF的亚型。塞罗替尼（Selumetinib）已被批准用于治疗NF1相关神经纤维瘤。

第三节　结节性硬化症
Tuberous Sclerosis Complex

Abstract

Tuberous sclerosis complex (TSC) is a rare, genetic disorder that characterized by hamartomas in multiple organs, most commonly the skin, brain, eye, heart, and kidney. It is caused by autosomal dominant mutations in the *TSC1* or *TSC2* genes. 75% of the patients were de novo mutation. The classic triad of TSC is facial angiofibromas ("adenoma sebaceum"), seizures, and intellectual disability. The cutaneous manifestations of TSC are diverse and can present in a variety of forms, including facial angiofibromas, hypomelanotic macules, shagreen patches, and periungual fibromas. Other clinical features of TSC can include seizures, cognitive impairment, and renal disease. The diagnosis of TSC is based on clinical presentation, and genetic testing can be used to confirm the diagnosis. Management of TSC is largely supportive, with a focus on surveillance for complications and management of symptoms. Neuroimaging, ophthalmic examination, electroencephalography, echocardiography, renal ultrasound, and chest CT are all helpful in detecting potential symptoms and providing timely treatment.

引言

结节性硬化症（tuberous sclerosis complex，TSC）是一种常染色体显性遗传性疾病，发病率约为1/10 000，

致病基因为 *TSC* 基因，75% 的患者为自发突变。本病病理特点为多发错构瘤形成，特征性的三联表现为局灶性癫痫发作、精神发育迟缓和面部血管纤维瘤。典型的皮疹包括色素减退斑、面部血管纤维瘤、胶原瘤和甲周纤维瘤。错构瘤可见于眼睛、脑、心脏、肾和肺。

一、发病机制

本病致病基因定位于 *TSC1* 和 *TSC2* 基因，二者的致病突变各导致了一半的临床病例的发生。*TSC1* 基因包括 23 个外显子，编码错构瘤蛋白（hamartin）。*TSC2* 基因，定位于 16p13，编码马铃薯球蛋白（tuberin），二者均可抑制哺乳动物雷帕霉素靶蛋白（mTOR）通路，从而调控细胞增殖、迁移和分化。*TSC* 基因发生突变激活 mTOR，mTOR 信号转导通路异常激活后导致 TSC 患者各脏器增生异常而产生错构瘤。

二、临床表现

TSC 可以累及皮肤、眼、骨骼系统、牙齿、肾、内分泌系统、神经系统和心血管系统。其中皮肤受累常最早出现，色素减退斑往往出生时即有，包括点状白斑、叶状白斑、贫血痣、无色素痣、局限性白发，部分患者可以表现为大量点滴状 1～2mm 的色素减退斑，呈五彩纸屑或雪花样改变。约 30% 的 TSC 患者还可以出现咖啡牛奶斑，但通常少于 6 个。面部血管纤维瘤和鲨鱼皮样斑均在 2 岁左右开始出现，血管纤维瘤表现为面部中央对称分布的粉红色丘疹及结节，表面光滑，可以相互融合形成斑块。鲨鱼皮样斑是一种结缔组织痣，常见于腰骶部，表现为肤色斑块，表面粗糙，呈猪皮样外观。甲周丘疹结节表现为指趾末端甲床根部的多发纤维瘤。眼部受累包括视网膜错构瘤、无色视网膜斑和视网膜星形细胞瘤；骨骼系统受累主要表现为膀胱区骨质疏松；牙齿受累表现为牙釉质凹陷和牙龈纤维瘤；肾脏受累包括多发性双侧血管肌脂瘤、肾囊肿和肾细胞癌；内分泌系统受累包括性早熟、甲状腺功能减退；神经系统受累包括癫痫、室管膜下结节、皮质瘤、婴儿性痉挛、颅内钙化灶、神经智力发育迟缓和巨细胞星形细胞瘤；心血管系统受累表现为心肌横纹肌瘤和心律失常。

三、组织病理

TSC 组织病理学上色素减退斑表现为基底层黑色素减少，黑色素细胞数目正常。色素减退与黑色素细胞发育幼稚有关，电镜下可见小而幼稚的黑色素细胞。面部血管纤维瘤表现为不规则增生的纤维组织和血管，毛囊周围纤维化，皮脂腺的数目和大小常在青春期后显著增加。鲨鱼皮样斑和甲周纤维瘤组织学上表现为胶原瘤，成纤维细胞大且形状不规则，真皮被大量的胶原纤维束取代，弹性纤维常缺失。

四、诊断

TSC 诊断标准包括 11 项主要特征和 6 项次要特征，主要特征包括：①色素减退斑（≥3 处，最小直径 5mm）。②面部血管纤维瘤（≥3 处）或者前额纤维斑块。③甲周纤维瘤（≥2 处）。④鲨革斑。⑤多发视网膜结节状错构瘤。⑥脑皮质结构异常。⑦室管膜下结节。⑧室管膜下巨细胞星形细胞瘤。⑨心脏横纹肌瘤。⑩肺淋巴管肌瘤病。⑪肾血管肌脂瘤（≥2 处）。次要特征：①牙釉质多发性散发点状凹陷。②口腔纤维瘤。③非肾脏错构瘤。④视网膜脱色斑。⑤“斑驳状”皮肤改变。⑥多发性肾囊肿。

确诊：符合 2 个主要特征，或 1 个主要特征加 2 个次要特征；可能诊断：符合 1 个主要特征，或 1 个主要特征加 1 个次要特征，或≥2 个次要特征。

五、治疗

神经影像学、眼科、脑电图、超声心动图、肾脏超声及胸部 CT 等检查均有助于发现潜在的症状与体征，及时对症治疗，可预防严重的临床症状出现。此外，分子遗传学检测技术的发展有助于早期诊断，可对患者及家庭进行遗传咨询及产前诊断。

对于 TSC 患者，每 1～3 年应进行脑部影像学检查直至 25 岁，以监测是否发生室管膜下巨细胞瘤。建议对有急性症状的室管膜下巨细胞瘤行手术切除。

新诊断的患者应进行 TSC 相关的神经精神障碍的评估。TSC 相关的神经精神障碍筛查应至少每年进行 1 次。

肺脏、肾脏、心脏应进行基线评估并在相关科室进行随诊治疗。

TSC 的国际指南推荐在诊断时进行详细的皮肤检查，此后每年检查 1 次。TSC 相关皮肤病变没有显著的恶性转化的风险，青春期后往往趋于稳定。皮损不突出时则不需要治疗。激光治疗和皮肤磨削术可改善毁容性皮损，尤其是前额斑块。使用局部 mTOR 抑制剂如西罗莫司（雷帕霉素）可以治疗面部血管纤维瘤和甲周纤维瘤。

第四节　鱼鳞病
Ichthyosis

Abstract

Ichthyosis is a group of genetic skin disorders characterized by abnormal scaling and thickening of the skin. The severity and presentation of the condition can vary widely, from mild dryness and scaling to severe thickening and cracking of the skin. There are several subtypes of ichthyosis, each with its own unique clinical presentation and genetic cause. The most common form of ichthyosis is ichthyosis vulgaris, which is typically inherited in an autosomal dominant pattern and presents with small, fine, irregular and polygonal scales on the extensor surfaces of the arms and legs. Other forms of ichthyosis can present with more severe symptoms, including X-linked recessive ichthyosis, bullous congenital ichthyosiform erythroderma, and lamellar ichthyosis. The diagnosis of ichthyosis is based on clinical presentation, family history, and skin biopsy, which can help to confirm the diagnosis and guide treatment. There is no cure for ichthyosis, and management is largely supportive and focused on reducing symptoms and improving quality of life. Topical emollients, keratolytics, and topical retinoids are commonly used to manage the symptoms of ichthyosis. Oral retinoids can also be effective in managing more severe cases of the condition. Genetic counseling is recommended for individuals and families affected by ichthyosis, as the condition can have significant impacts on quality of life and may require ongoing medical management.

引言

鱼鳞病（ichthyosis）是一种遗传性角化障碍性皮肤病，患者四肢伸侧或躯干发生如鱼鳞样的干燥、粗糙性角化鳞屑，淡褐色或深褐色。寒冷干燥季节加重，温暖潮湿季节缓解。多在出生后不久发病，儿童期开始明显，成年后不会好转。由于汗腺减少，患者可因出汗困难而感到周身不适，甚至有轻微发热，冬季则有皮肤皲裂，毛发稀疏干燥。本病多与遗传因素有关。在我国，寻常性鱼鳞病发病率为

0.4%~0.6%，个别报道高达 2.29%，家族聚集现象明显。在男性，性连锁寻常性鱼鳞病的发病率一般为 1∶2000~1∶6000。

一、病因和发病机制

鱼鳞病按其病因和发病机制可分为 4 种类型。

1. 寻常性鱼鳞病 基因定位于 1q21，但仍未定位出致病基因。

2. X 连锁隐性鱼鳞病 致病基因编码类固醇硫酸酯酶（STS），该基因缺失或突变造成微粒体类固醇、硫酸胆固醇和硫酸类固醇合成障碍。其发病原因与类固醇硫酸酯酶异常有关，类固醇硫酸酯酶水解硫酸酯，包括硫酸胆固醇和硫酸类固醇。女性携带者白细胞类固醇硫酸酯酶水平介于正常个体及男性患者之间。

3. 板层状鱼鳞病 与谷氨酰氨转移酶 1（TGM1）基因突变有关。

4. 先天性大疱性鱼鳞病样红皮病 与角蛋白 1（KRT1）和角蛋白 10（KRT10）基因突变有关，导致角蛋白的合成或降解缺陷，影响基底层角质形成细胞内张力微丝的正常排列与功能，进而造成角化异常及表皮松解。

各型鱼鳞病的共同特点是表皮有角化过度的鳞屑，系由于表皮角质形成细胞增生，表皮通过时间缩短，或由于角质形成细胞间的黏合异常，使角质层的细胞不能正常脱落，堆积在皮肤表面所致。此外，与神经精神因素、内分泌紊乱、免疫学异常等有关。

二、临床表现

1. 常染色体显性遗传寻常性鱼鳞病 简称寻常性鱼鳞病，是鱼鳞病中最常见类型。多于出生后数月出现，95% 在 3 岁前出现，5 岁左右最重，青春期后每当皮脂腺和汗腺活跃时，症状减轻或消失，但随着年龄的增大和治疗不当而病情加重。主要表现在四肢伸侧和躯干的干燥性褐色菱形或多角性鳞屑，紧紧贴在皮肤上而其边缘则呈游离状。上臂及大腿伸侧常有明显的毛囊角化性丘疹，皮肤较干燥，下肢的鳞屑较躯干的粗糙，腋下及臀沟常不波及。头皮可有轻度鳞屑。手背常见有毛囊性角质损害，并有掌跖角化过度。夏季或居住在温热地区脱屑轻。每当温度降低，暴露部的表皮失水相对增加时发病。

2. X 连锁隐性遗传性鱼鳞病 在出生时或生后不久即被发现，一般不超过 1 岁。因为这种性连锁遗传病理基因位于 X 染色体上，故几乎全部见于男性，女性仅属于携带者，因而发病极少。但在女孩及青年妇女中可在前臂及小腿部出现鳞屑。皮损好发于四肢伸侧及躯干，鳞屑大而显著，头皮则仅有小鳞屑。面及耳部常可波及，个别病例或严重者可波及肘窝、腋下及腘窝。皮损表现为淡褐色至深褐色菱形或多角形鳞屑。掌跖不受累，一般不发生毛囊角化。天气温暖对本病有益，皮损冬重夏轻。整个儿童期病变较剧，甚至可至成年后并不减轻。眼裂隙镜检查，男女均可见到在角膜后壁或后弹性层膜上具有多数小的混浊点。其遗传模式具有如下特点：①人群中男性患者远多于女性患者，家系中往往只有男性患者。②双亲无病，儿子可能发病，女儿则不会发病；儿子如果发病，母亲肯定是一个携带者，女儿也有 1/2 的可能性为携带者。③男性患者的兄弟、外祖父、舅父、姨表兄弟、外甥等也可能是患者。④如果女性是患者，其父亲一定是患者，母亲一定是携带者。

3. 表皮松解性角化过度鱼鳞病 又称先天性大疱性鱼鳞病样红皮病，为具有高畸变率的常染色体显性遗传病，临床少见。生后或生后数月，可有泛发性及局限性损害。皮损在屈侧较重，特别在腋部、腹股沟区和腕肘等皱褶处更明显，甚至出现灰棕色疣状鳞屑，泛发者出生时全身即有铠甲样厚层鳞甲，生后即脱落，出现泛发性潮红，可见松弛性大疱，其上再出现鳞屑，如此反复，可发生较厚疣状鳞屑，如豪猪状鱼鳞病即为以疣状增殖和鳞屑为主的一种异型（图 15-1）。肢端可出现畸形。局限者仅在四肢屈侧及皱襞部可有较厚的鱼鳞状角质片。慢性病程，但病情随年龄增长有逐渐减轻趋势。

4．板层状鱼鳞病 又称 Carini 综合征、Seeligman 综合征、新生儿层状表皮剥脱综合征等，系常染色体隐性遗传，该病多为早产儿及低体重儿。出生数小时或数天后逐渐出现，全身或部分皮肤光亮、暗红、变厚，似有一层像塑料薄膜样的透明膜，似鳄鱼皮或呈火棉胶样包裹（亦称火棉胶婴儿），多引起眼睑及唇外翻（图 15-2）。数日后该膜脱落，皮肤呈广泛弥漫性潮红，上有灰白色或灰褐色多角形或菱形大片鳞屑，中央固着，边缘游离。往往对称性发于全身，以肢体屈侧、肘窝、腋窝和外阴等部较为明显，严重者发生感染，甚或发生败血症。掌跖过度角化，指甲及毛发过度生长，病程经过迟缓，可终生存在，至成年期红皮症可减轻，但鳞屑仍存在。

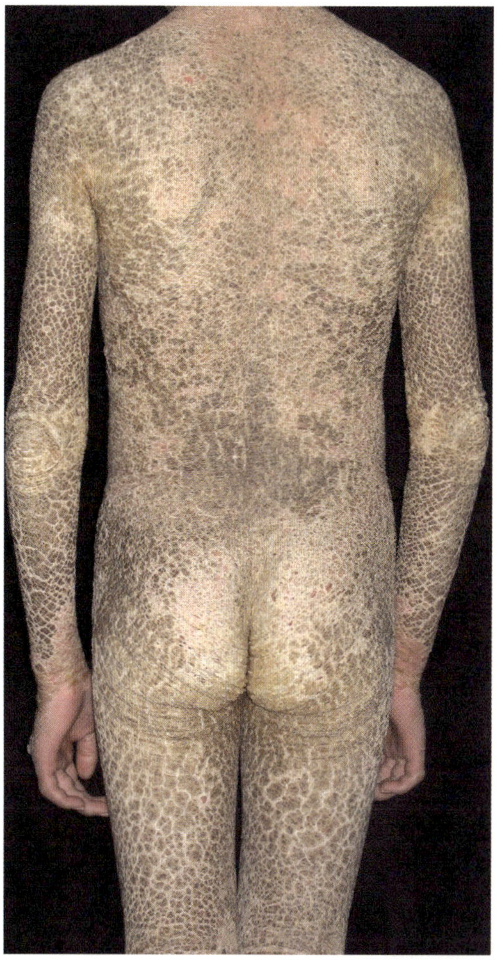

图 15-1 表皮松解性角化过度鱼鳞病

注：全身可见疣样较厚鳞屑（豪猪状鱼鳞病）。

三、组织病理

寻常性鱼鳞病表现为角质层轻中度增厚，颗粒层减少或缺乏，毛囊孔和汗腺可有角质栓塞，皮脂腺数量减少（图 15-3）。性连锁隐性鱼鳞病表现为角质层、颗粒层正常或增厚，钉突显著，血管周围有均匀分布的淋巴细胞浸润，汗腺数量略有减少。先天性大疱性鱼鳞病样红皮病表现为角化过度和棘层肥厚，表皮细胞松解，颗粒变性，颗粒层及棘层上部有网状空泡化，表皮内可见水疱，真皮浅层少许炎症细胞浸润。板层状鱼鳞病表现为中度角化过度，部分呈局灶性角化不全，颗粒层变薄或稍增厚，棘层中度肥厚，真皮上层有炎症细胞浸润。

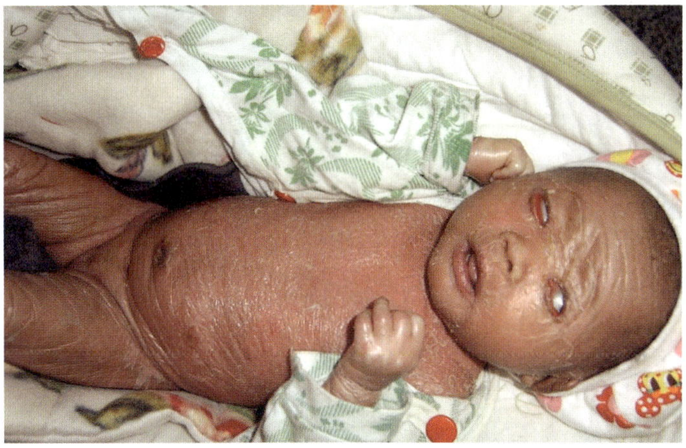

图 15-2 火棉胶婴儿的临床表现

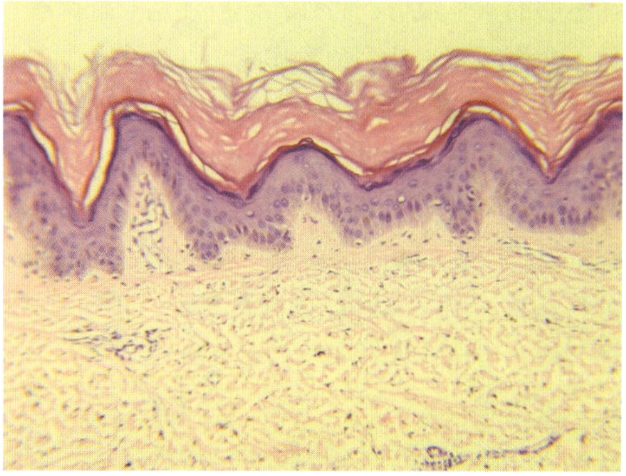

图 15-3 寻常性鱼鳞病的组织病理

四、诊断和鉴别诊断

根据家族病史、皮损表现和组织病理检查，鱼鳞病诊断不难，但应与下列疾病相鉴别。

（一）需与寻常性鱼鳞病鉴别的疾病

1．鳞状毛囊角化病 皮疹为圆形的片状鳞屑，淡灰色或污褐色，境界明显，在其中央有一与毛囊相一致的黑点，这是重要鉴别点，而且鳞屑较鱼鳞病薄，中央紧贴在皮肤上，边缘稍游离。

2．副银屑病 初起为单个或数个红色，有少许鳞屑的斑片，鳞屑很轻，皮损大小不等，境界清楚，轻度浸润，圆形或椭圆形。散在分布于躯干及四肢近端。一般无家族史。

3．鱼鳞病样皮肤T细胞淋巴瘤 为皮肤T细胞淋巴瘤的一种亚型，临床较少见，其皮损特征为局限分布的鱼鳞病样皮损，有不同程度的浸润现象，可有局部淋巴结肿大。遇到散在局部分布的鱼鳞病样皮损应及时进行病理检查，以除外淋巴瘤的可能。

（二）需与表皮松解性角化过度鱼鳞病鉴别的疾病

1．进行性对称性红斑角皮症（progressive symmetric erythrokeratodermia，PESK） 多数患者病变较局限，表现为双侧掌跖部位的弥漫性红斑，表面逐渐出现角化过度性斑块，可累及手背、足背、胫前、肘、膝以及大腿伸侧，少数可累及臀部及面颈部。皮损边界清楚，伴角化过度性鳞屑，对称分布。病理表现为表皮角化过度，伴有角化不全，棘层明显增厚，真皮非特异性炎症细胞浸润。

2．色素失禁症（incontinentia pigmenti） 为X连锁遗传性色素性皮肤病。主要见于女婴，临床上分4期：第一期为红斑期，出生或出生后不久即在四肢、躯干出现红斑，可以见到表面水疱和脓疱，排列成行，并伴有不规则线条状红色结节或斑块。第二期皮损呈线状疣样损害，发于手、足背部，特别是在指（趾）背部。第三期出现播散的不规则涡轮状或泼溅样的色素沉着，持续多年。第四期皮肤色素沉着逐渐消退，形成萎缩斑或色素减退斑。

五、治疗

1．预防 首先应加强皮肤护理，冬季气候干燥时，皮肤失水相对增加，皮损加重。因此，冬季是护理的重点，多吃富含维生素A的食物，如胡萝卜、奶油、白薯、鱼肝油、绿叶菜及猪肝等。冬季洗澡不宜过勤，肥皂不宜使用过多，洗澡后要搽用护肤油脂，可保护皮肤柔润，使鳞屑减少，并保持适当的水分和足够的营养成分。另外，还应注意衣着保暖，避免风寒刺激皮肤；忌食辛辣刺激食物。这样可使患者舒适，病情缓解，达到预防作用。

2．局部治疗 治疗目的是缓解症状，增加角质层含水量，去除过度角化。如含有神经酰胺的乳膏、10%尿素软膏、0.1%维生素A酸霜或20%鱼肝油软膏等，对缓和皮肤干燥、脱屑、皲裂有一定疗效。

3．全身治疗 治疗目的是促进正常角化。通常寻常型及X连锁隐性遗传性鱼鳞病不需要口服药物治疗，对临床表现严重的病例，如表皮松解性角化过度型鱼鳞病，可以口服维A酸类药物，0.5～1mg/（kg·d）进行治疗。对于重症的鱼鳞病患儿，出生后的护理非常重要，包括保持湿润的环境、润肤、检测生命体征、营养支持和纠正水电解质紊乱。

重型火棉胶样胎儿常发生死胎或生后不久即死亡。部分患儿可获得完全缓解。无严重并发症者预后良好。

第五节　家族性良性慢性天疱疮
Familial Benign Chronic Pemphigus

Abstract

Hailey-Hailey disease (HHD), also known as familial benign chronic pemphigus, is a rare, genetic skin disorder that is characterized by recurrent, painful blisters and erosions in skin folds, such as the groin, axillae, and neck. The condition typically develops in early adulthood and can be triggered or exacerbated by heat, sweating, and friction. The underlying genetic defect in HHD affects the *ATP2C1* gene, which is responsible for encoding a calcium pump protein-ATP2C1. This abnormality leads to a loss of cell adhesion, resulting in the formation of blisters and erosions. The diagnosis of HHD is based on clinical presentation, family history, and skin biopsy. There is currently no cure for HHD, and management is largely supportive, with a focus on controlling symptoms and preventing infections. Topical and systemic corticosteroids, as well as antibiotics, can be effective in managing acute episodes of HHD. Surgical interventions, such as laser ablation or excision of affected areas, may also be considered in severe cases.

引言

家族性良性慢性天疱疮（familial benign chronic pemphigus），又名 Hailey-Hailey 病，是一种常染色体显性遗传性疾病，家族中可有多个成员患病。本病无明显种族差异，男性多于女性。青春期发病。典型的临床表现是褶皱部位的水疱糜烂，出汗和摩擦常加重皮损。

一、病因和发病机制

该病致病基因 *ATP2C1* 位于 3q21-24。由于基因突变，导致桥粒蛋白减少或结构异常，使角质形成细胞之间黏附出现障碍，在摩擦或感染后表皮发生棘层松解，可以累及皮肤或黏膜上皮。因此，本病与毛囊角化病的性质和发病机制相近。

二、临床表现

本病多在青春期开始发病，易累及褶皱部位，如颈、腹股沟、腋下、脐周等，少见于肛周、乳房下、肘窝及躯干。少数患者可累及黏膜，如口腔、外阴等。皮疹为正常皮肤或红斑基础上的成群小疱或大疱，尼氏征多数呈阳性，水疱易破形成糜烂面，而后表面结痂，损害常向周围扩展，中央愈合出现色素沉着，一般不留瘢痕。也可呈扁平柔软、湿润增殖面，有腥臭（图 15-4，图 15-5）。不典型皮疹有时呈斑丘疹、乳头瘤样增殖角化性丘疹，受累部位近卫淋巴结可有肿大。病期约需数周自愈，但反复发作，自觉瘙痒或烧灼感，间擦部位因潮湿可有浸渍及疼痛，且夏季加重。随着年龄的增长，病情趋于缓解。

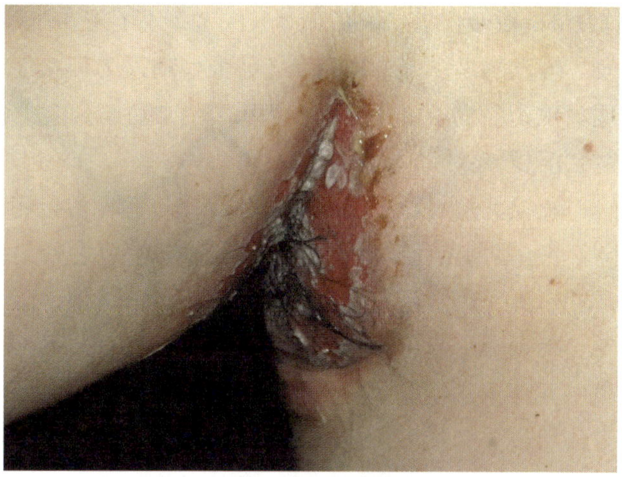

图 15-4　家族性良性慢性天疱疮（腋下）

注：腋下可见糜烂性红斑，表面浸渍发白，边缘可见水疱。

三、组织病理

基底层上形成裂隙或水疱，表皮内棘层细胞松解，呈倒塌的砖墙样，可见角化不良细胞（图 15-6）。

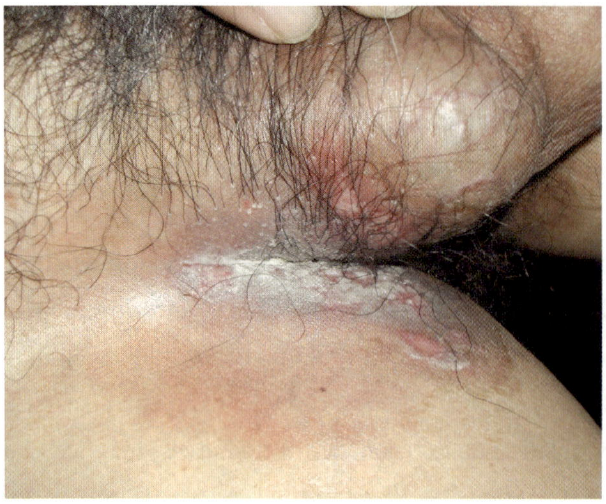

图 15-5　家族性良性慢性天疱疮（腹股沟）

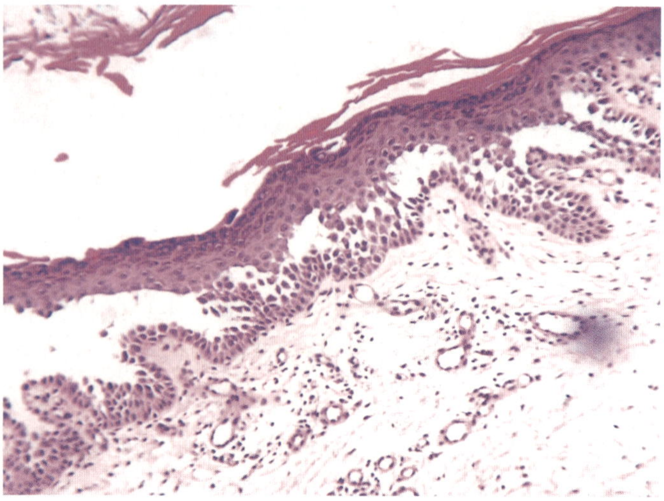

图 15-6　家族性良性慢性天疱疮的组织病理

四、诊断和鉴别诊断

根据其发病部位、家族史、组织病理检查及基因检测结果，诊断不难。本病应与下列疾病相鉴别。

皮损呈水疱时应与其他大疱性皮肤病进行鉴别，如增殖型天疱疮、疱疹样皮炎和复发性线状棘刺松解性皮病等。

1．增殖型天疱疮　患者多无家族史，皮损特征与慢性家族性良性天疱疮类似，但皮损分布更广泛，除好发于皱褶部外，头面、胸背等处亦见。初起为松弛的水疱，尼氏征阳性，破溃后形成糜烂，乳头状增生，表面污秽，结痂、有恶臭。常侵犯口腔、鼻腔、阴唇、肛门等处黏膜，水疱极易形成糜烂面。自觉症状不明显，有时伴有高热等全身症状。

2．复发性线状棘刺松解性皮病　其皮损限于身体一侧，且沿 Blaschko 线分布，皮损为红斑、水疱。而慢性家族性良性天疱疮一般不侵犯掌跖。

3．疱疹样皮炎　皮损瘙痒明显，且往往是最早出现的症状，夜间加重。由于过度搔抓，常可导致出血、继发感染、湿疹样改变。特征性皮损为环状红斑基础上的小水疱，尼氏征阴性。多见于四肢伸侧。病理表现为表皮下水疱，真皮乳头部有中性粒细胞形成的小脓肿，免疫荧光检查真皮乳头部 IgA 和 C3 呈颗粒状沉积。

皮损呈增殖性丘疹或斑丘疹，应与毛囊角化病、皮炎类疾病进行鉴别。

1．毛囊角化病　病理上与本病有相似之处，但临床上有差别，皮损主要分布于脂溢部位，如头皮、前额、耳、鼻唇沟、颈、肩、前胸、背中线部、腋下等，也可扩展到整个躯干、四肢屈侧、臀部和生殖器部。表现为暗灰色或褐色较硬的毛囊丘疹，表面覆以油腻性、棕色或黑色痂。若将痂剥去，丘疹顶端就露出一漏斗形小凹窝。丘疹逐渐融合成片，产生乳头状增殖，尤以皮肤皱褶部位更显著。去痂后基底潮润，常伴恶臭。病理上出现特殊形态的角化不良，形成圆体和谷粒；棘刺松解限于基底层上，形成基底层上裂隙和隐窝；被覆有单层基底细胞的乳头，即“绒毛”向上不规则增生，进入隐窝和裂隙内；有乳头瘤样增生、棘层肥厚和角化过度，真皮呈慢性炎症性浸润。

2．间擦皮炎 常发生于间擦部位如腋下、臀缝、腹股沟及乳房下，常因局部出汗浸渍导致，表现为潮湿红斑，伴有瘙痒，可有少量渗出，罕见水疱形成，组织病理表现为表皮海绵水肿，无棘刺松解现象。

五、治疗

（一）系统治疗

1．盐酸米诺环素 属第二代半合成的四环素类药物，常用剂量为 50mg，每日两次。

2．维甲酸类药 如依曲替酯或依曲替酸，具有促进表皮细胞增生分化、角质溶解、抗炎和抑制免疫等作用。

3．氨苯砜 为砜类抑菌剂，对麻风杆菌有较强的抑菌作用，大剂量时显示杀菌作用。其作用机制与磺胺类药物相似，作用于细菌的二氢叶酸合成酶，干扰叶酸的合成。两者的抗菌谱相似，均可为氨基苯甲酸所拮抗。本品亦可作为二氢叶酸还原酶抑制剂。此外，本品尚具免疫抑制作用，可能在本病治疗中原理与其抑制疱疹样皮炎的作用类似。

4．肉毒素皮损区域注射 肉毒素注射可以使汗腺去神经化，减少局部皮损因汗液而加重。

此外阿普斯特、环孢素、阿维 A、甲氨蝶呤、阿法诺肽和纳曲酮等药物也被报道应用于本病治疗。

（二）外用药治疗

1．他克莫司（Tacrolimus） 是一种新型的免疫调节剂，通过封闭钙离子通道影响 T 淋巴细胞的功能。成人采用 0.1% 剂型，儿童采用 0.03% 剂型；局部外用，每日 2 次，连续 2 周即可出现明显的临床改善，用药 1 个月后皮损大多消退。

2．抗生素软膏 对于水疱破溃形成的糜烂面，可外用抗生素乳膏防止感染。

3．外用糖皮质激素软膏 局部使用皮质类固醇有助于缓解疼痛，糖皮质激素能够抑制蛋白酶活化，减轻局部炎症反应，通常需要与抗生素软膏联用，以预防和控制局部的感染。

（三）光动力治疗

有报道采用光动力结合外用 5-氨基酮戊酸（5-ALA）治疗 2 例顽固性家族性良性慢性天疱疮患者，取得满意疗效。随访 19 个月和 25 个月均无复发。

第六节　遗传性大疱性表皮松解症
Epidermolysis Bullosa

Abstract

Epidermolysis bullosa (EB) is a group of genetic skin disorders that are characterized by fragile skin and mucous membranes that blister and erode in response to minimal trauma or friction. EB is caused by mutations in genes that encode for proteins that play important roles in maintaining the structure and integrity of the skin. The underlying genetic defects can affect different layers of the skin, including the epidermis, dermis, and the basement membrane zone. The clinical presentation of EB depends on the subtype and severity of the condition. Depending on the type of EB, the condition can vary from minor blistering of the skin to a lethal form involving other organs. There are several subtypes of EB, including simplex, junctional, dystrophic EB, and kindler syndrome. EB simplex is the mildest form of the disease, resulting from mutations in the genes encoding *keratin 5* or *keratin 14*, associated with little or no extracutaneous involvement. While dystrophic EB is caused by defects of anchoring fibrils, resulting from mutation in the genes encoding *COL7A1*, and is characterized by blistering in the dermis, blisters heal followed by dystrophic scarring. Junctional EB affects the basement membrane zone. Kindler syndrome is a genetic disorder caused by mutations in the *FERMT1* gene. The *FERMT1* gene mutation leads to the production of a defective or nonfunctional kindlin-1 protein, which is essential for maintaining the integrity of the skin and other tissues by helping cells adhere to each other and to the extracellular matrix. The diagnosis of EB is based on clinical presentation, family history, and skin biopsy. Management of the disease is largely supportive, with a focus on preventing blistering, managing symptoms, and preventing infection. Topical and systemic antibiotics, as well as pain management, are important aspects of the management of EB. Wound care, including dressings and specialized bandages, is also an essential part of the management of the condition.

引言

遗传性大疱性表皮松解症（epidermolysis bullosa，EB）是一组以摩擦部位出现水疱和大疱为特征的遗传性疾病。EB 无明显的种族差异，美国发病人数不到 20 万人，欧洲发病率小于 1/2000，全球发病人数接近 50 万人。

一、病因和发病机制

大疱性表皮松解症包括许多不同类型，经典的分类法可分为四类，单纯型大疱性表皮松解症（EB simplex，EBS）、交界型大疱性表皮松解症（junctional EB，JEB）、营养不良型大疱性表皮松解症（dystrophic EB，DEB）和 Kindler 综合征。EBS 是由编码角蛋白-5 和角蛋白-14 的 *KRT5* 和 *KRT14* 基因突变引起的基底层角质形成细胞间的组织分离。JEB 是编码半桥粒中蛋白的基因突变引起的，其中 *LAMA3*、*LAMB3* 或 *LAMC2* 编码层黏连蛋白-5；*ITGA6* 和 *ITGB4* 编码 α6/β4 整合素；*COL17A1* 编码 BPAG2/17 型胶原。这些基因突变后导致基底层透明板间组织分离。DEB 是由编码 7 型胶原的 *COL7A1* 基因突变引起的。其组织分离位点在透明板下方，与锚锭纤维在同一水平。Kindler 综合征是由 *FERMT1* 基因突变引起的，该基因编码 kindlin-1 蛋白能够促进细胞相互黏附以及与细胞外基质结合，*FERMT1* 基因突变导致产生缺陷或无功能的 kindlin-1 蛋白质，影响皮肤的稳定，使其更容易起水疱和撕裂。此外，这种突变还可能影响其他组织，导致光敏感和皮肤色素的变化。

二、临床表现

大疱性表皮松解症临床表现不一，与其发病机制有关，组织分离的位置决定了患者的临床表现轻重。轻型的 EB 仅表现为摩擦后手足出现水疱，不影响患者寿命，而重型 EB 患者出生后不久即死亡。各型大疱性表皮松解症的共同特点是：两岁前发病，手、足、肘和膝等皮肤在受到轻微摩擦、碰撞后或自发就出现水疱、大疱及血疱，甚至糜烂。严重者可全身泛发，皮损愈合后留有色素沉着、形成瘢痕或粟丘疹，发生于肢端皮损可使指（趾）甲脱落、指（趾）挛缩，造成功能障碍。轻者随着年龄增长症状逐渐减轻，重者可造成功能障碍，甚至死亡。

EBS 水疱位于表皮内，属常染色体显性遗传。肢端及四肢关节伸侧皮肤受摩擦后出现水疱、大疱，尼氏征阴性，不累及黏膜和指甲，皮损表浅，愈后不留瘢痕。病情较轻。

JEB 水疱发生于透明层，属常染色体隐性遗传。较少见，新生儿或婴儿即出现广泛弥漫性水疱、大疱及糜烂面，表皮大片剥脱，预后差，有的数日内死亡，一般生存期不超过 2 岁，少数即使超过两岁也因发育障碍而夭折。

DEB 水疱发生在致密板下层，有显性和隐性遗传。出生即出现皮损，皮损可发生于全身任何部位，肢端最严重，黏膜可受累，病情常较严重，且位置较深，愈合后遗留明显的瘢痕和粟丘疹（图 15-7），肢端反复发生的水疱及瘢痕可使指（趾）间的皮肤粘连、皮肤萎缩，爪形手（图 15-8，图 15-9）；口咽黏膜受累反复溃破、结痂可致张口、吞咽困难，此型预后不佳。有皮肤癌的报道。痒疹型大疱性表皮松解症（epidermolysis bullosa pruriginosa，EBP）是营养不良型大疱性表皮松解症的一种罕见临床亚型，主要临床特征为剧烈瘙痒、抓搔或轻微外伤引起的苔藓样和结节样痒疹、线状瘢痕，胫前为主（图 15-10）。白色丘疹样 EB 属显性遗传性 DEB 的一种，即 Pasini 变异型（图 15-11）。该病多于出生时发病，范围较广，逐渐局限于四肢，尤以手、足、肘和膝等摩擦部位为著。特征性皮损为自发出现的白色丘疹，以躯干为主，四肢也可累及，损害以象牙色到淡红色，粟粒至绿豆大小的坚实丘疹。水疱愈后遗留萎缩性瘢痕和粟丘疹，甲营养不良常见。

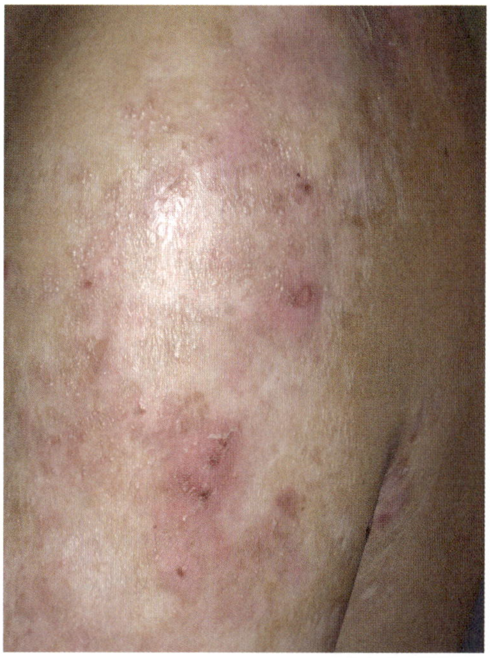

图 15-7　营养不良型大疱性表皮松解症

注：肩部可见粟丘疹及萎缩性瘢痕。

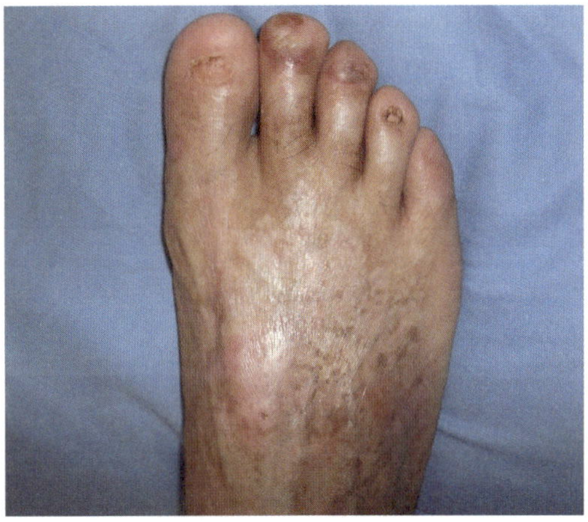

图 15-8　营养不良型大疱性表皮松解症

注：足部皮肤萎缩发亮。

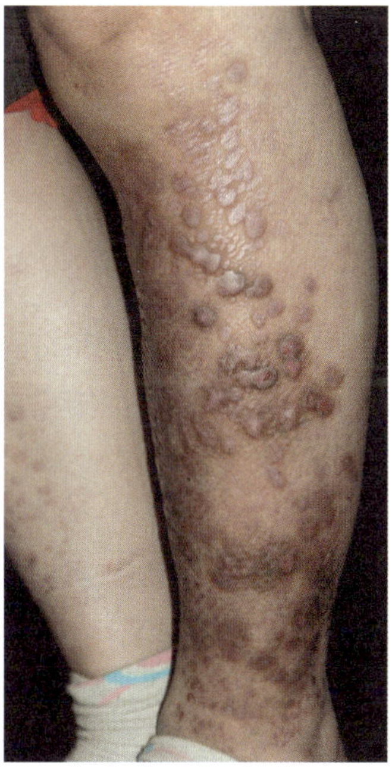

图 15-10　痒疹样营养不良型大疱性表皮松解症

注：双下肢伸侧可见大小不一的水疱，部分破溃结痂。

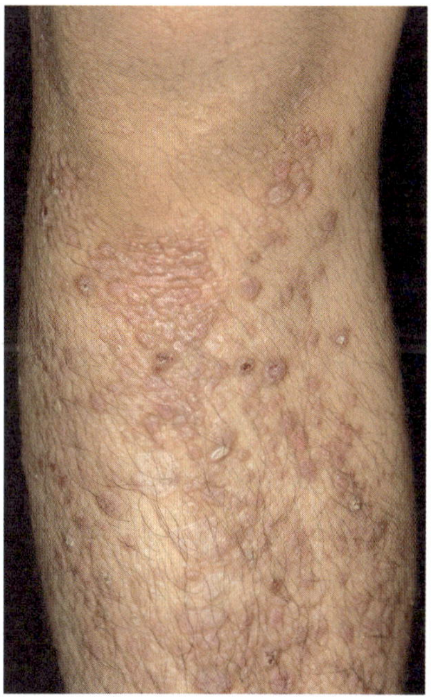

图 15-11　白色丘疹样大疱性表皮松解症

注：右小腿见密集绿豆大小坚实丘疹。

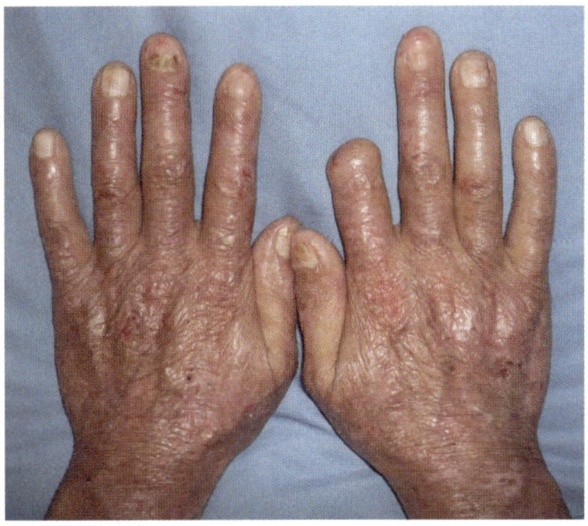

图 15-9　营养不良型大疱性表皮松解症

注：双手皮肤萎缩，甲营养不良。

三、组织病理

单纯型的水疱位于表皮内，基底层内可见空疱形成，营养不良型的水疱位于致密板下层，交界型的水疱位于透明板内。真皮乳头血管扩张，无细胞浸润（图 15-12，图 15-13）。

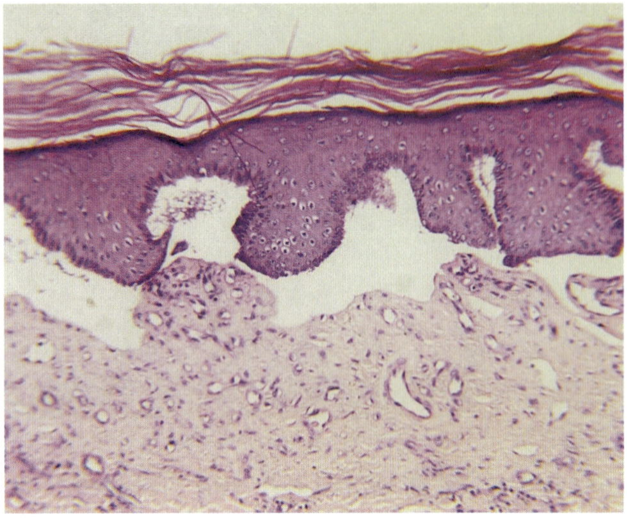

图 15-12　大疱性表皮松解症的组织病理

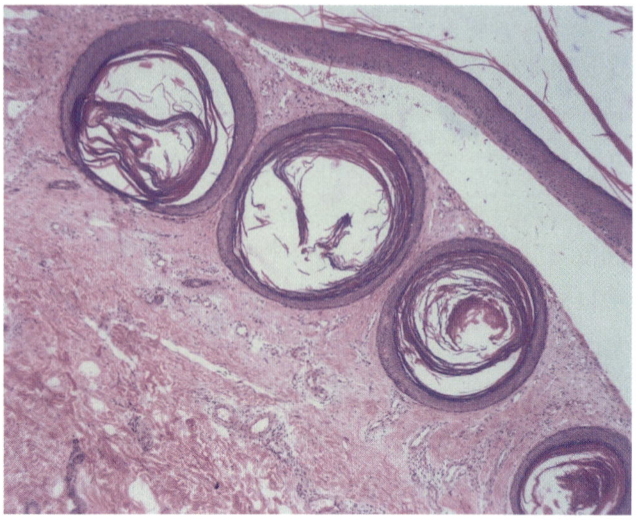

图 15-13　大疱性表皮松解症的组织病理（显示粟丘疹）

四、诊断和鉴别诊断

根据生后不久肢端摩擦部位出现水疱的临床特点，结合病理特点、家族史一般可以确诊本病。本病应与下列疾病相鉴别。

1．获得性大疱性表皮松解症　是一种自身免疫性大疱性疾病，由于患者血清中产生抗Ⅶ型胶原的抗体，与真皮层的锚锭纤维结合形成免疫复合物并激活补体，导致真皮表皮分离。多见于成人，无幼年发病者，无家族史，这是与 EB 的重要鉴别点。而获得性大疱性表皮松解症好发于易受伤部位，如手足、肘膝关节伸侧，出现水疱、大疱，愈后留下萎缩性瘢痕和粟丘疹。可伴有甲营养不良和甲萎缩。病理表现为表皮下水疱，直接免疫荧光检查可见基底膜带 IgG 沉积，用氯化钠分离表真皮行间接免疫荧光（盐裂试验间接免疫荧光），荧光沉积于真皮侧。

2．卟啉症　患者有严重的光敏感，夏季加重，多发生于光暴露部位，如手背、颜面、颈部和背部等。红细胞生成性原卟啉症，属于遗传性疾病，症状常开始于儿童期。皮肤暴露于阳光后很快发生疼痛、肿胀。由于很少出现水疱和结痂，只有在血浆和红细胞中检查出原卟啉增高时才能诊断。迟发性卟啉症，发病年龄较晚，损害亦呈水疱、大疱、结痂和瘢痕，手和腕部等处皮肤脆性增加，轻微外伤即可导致多发性无痛性红色糜烂。约 10% 患者有硬皮病样皮损，临床和组织学难与硬皮病区别，在颈、胸和面部多见，但绝非限于暴露部位。手背、指背和面部发生过大疱的瘢痕处可有粟丘疹。1/3 患者伴色素沉着或减少。血尿卟啉检测有助于该病的鉴别。

与其他类型大疱性疾病如大疱性类天疱疮、天疱疮、线状 IgA 大疱性皮病、IgA 天疱疮等进行鉴别。组织病理及免疫荧光检测是鉴别的关键指标（详见大疱性疾病章节）。

五、治疗

目前无特效疗法。

1．一般性治疗 对症处理，保护皮肤，避免摩擦，注意卫生，防治感染，加强支持疗法。可口服维生素 E，严重病例可考虑口服小剂量糖皮质激素。

2．生物治疗 目前国际上对 EB 的生物治疗已取得重大突破，有些已用于 I 期、II 期临床试验。对 JEB 的治疗主要是基因治疗，而对 DEB 主要采用蛋白治疗或细胞治疗（详见本章第十二节）。

第七节 着色性干皮病
Xeroderma Pigmentosum

第十五章

Abstract

Xeroderma pigmentosum (XP) is a rare autosomal recessive genetic disorder that affects the skin's ability to repair damage from ultraviolet (UV) light. The disease is caused by defective nucleotide excision repair (complementation groups A-G) or error-free bypass (XP-variant) of UV-induced DNA damage. This leads to an increased risk of skin cancer, as well as premature aging and other skin changes. Symptoms typically begin in childhood and include dry, rough, and scaly skin, as well as lentigines and dark spots on sun-exposed areas. Actinic damage begins in infancy and early childhood, with skin cancers often developing during the first decade of life. Other systemic involvement includes ocular abnormalities and neurologic degeneration. XP is caused by mutations in genes involved in DNA repair, and there is no cure for the condition. Treatment involves avoiding exposure to sunlight and other sources of UV radiation, as well as frequent monitoring and treatment of any skin cancers that do develop. Genetic counseling may be recommended for affected individuals and their families.

引言

着色性干皮病（xeroderma pigmentosum，XP）是一种罕见的常染色体隐性遗传性疾病，其临床表现以暴露部位皮肤易发生色素沉着、干燥、萎缩、角化和癌变为特征。40% 的患者伴发眼部病变，可累及眼睑、结膜和角膜，不同程度地影响视力，甚至失明。约 20% 的患者有神经症状，可表现为深反射缺失、进展性的感觉神经性耳聋及身体和智力发育迟滞等。其患皮肤肿瘤风险为常人 1000 倍，约 2/3 患者在 20 岁以前死亡，仅 5% 的患者可存活至 45 岁以上。肿瘤、感染和其他并发症是常见死因，其中以皮肤肿瘤最为常见。

一、发病机制

XP 患者的 DNA 切除修复功能有缺陷，因而不能有效清除紫外线所致的环丁烷嘧啶二聚体，导致 DNA 损伤修复障碍，最终诱发皮肤癌变。目前发现 8 个基因的突变。其中 7 个基因（即从 XPA 到 XPG）参与紫外线（ultraviolet，UV）照射后致癌加合物的核苷酸切除修复，而另一个基因（即 XPV）参与 UV 照射所致受损 DNA 的无差错复制。

二、临床表现

XP 通常在 6 月龄～3 岁开始发病，病损局限于日光暴露部位皮肤，如面部、颈部和前臂伸侧等部位，进行性增多的不规则雀斑样色素沉着，毛细血管扩张，皮肤干燥、粗糙、萎缩或瘢痕形成，较小年龄时可出现多发性日光角化病、角化棘皮瘤及多种皮肤恶性肿瘤。XP 患者皮肤恶性肿瘤的发生率比正常人群高 1000 倍，皮肤恶性肿瘤的严重程度与日光照射的强度和时间呈正相关。口唇、眼部和舌部也可出现恶性肿瘤。XP 患者眼部损害发生率为 40%，主要有畏光和流泪，不同程度的结膜炎、角膜炎、翼状胬肉和眼部肿瘤等。此外，内脏恶性肿瘤亦见于 XP 患者，发生率比正常人高 10 ~ 20 倍。大约 25% 的 XP 患者会出现中枢神经系统损伤，包括进行性认知障碍、神经性听力损失、小脑共济失调、锥体束征、反射消失和小头畸形等。

根据症状和纤维母细胞培养对紫外线的耐力，将其分为以下 4 种类型。①典型的 XP 型：其特点为临床症状典型，发病早，皮损分布广泛，DNA 损伤修复功能有缺陷。②类 XP 型：其特点是发病较晚，皮损仅限于暴露部位，症状较轻。③综合征型：除皮肤症状外，同时伴有发育迟缓，智力低下等神经、精神症状。④临床典型的 XP 型：其特点是临床症状典型，但纤维母细胞培养对紫外线耐力正常。

XP 不同致病基因导致的临床表型有所不同，XP A 型的患者除表现出对皮肤损伤外，外周和中枢神经系统也常常表现出异常；XP B 型的患者不仅表现出对皮肤损伤，同时还会表现出类似 Cockayne 综合征（侏儒症、视网膜萎缩和耳聋综合征）的临床特点；XP C 型的患者反而更容易罹患恶性黑色素瘤；XP D 型的患者类似于毛发硫营养障碍，常表现为性发育不成熟、特殊面容、毛干异常、体短和鱼鳞癣等；XP E 型的患者症状较轻，通常不会表现出神经功能异常；XP F 型的患者虽然病情较轻，但是对紫外线却很敏感；XP G 型的患者具有明显的 CS 综合征临床特点；XP V 型的患者，其细胞对紫外线辐射抵抗性较强，但自身却表现出典型 XP 的皮肤症状，却不表现出小头畸形和生长迟缓等异常。

三、组织病理

本病早期组织病理改变缺乏特异性，可见角化过度，角化不全，棘层增厚，棘细胞分化活跃，基底层黑色素不规则聚集；中期病理改变类似光线性角化病，角化过度与色素加深更明显；晚期表现为各种恶性肿瘤的改变。癌变性质与组织来源有关，癌变的恶性程度随着癌变次数增加而增加。

四、诊断和鉴别诊断

诊断依靠早期出现的大量日光性黑子，光暴露部位皮肤异色病样改变，及早发的皮肤肿瘤。鉴别诊断包括 PUVA 黑子、痣样基底细胞癌综合征等。

1. PUVA 黑子　本病是长期 PUVA 治疗最常见的副作用，一般在用 PUVA 全身性治疗 2 ~ 3 年后出现，临床表现类似日光性黑子但略小，平均直径 4mm，其颜色由浅棕色到黑色不等，数目多，分布密集，多见于四肢、腹股沟、臀部及其他治疗部位。组织学上可见角化不良细胞，黑色素细胞大而多，核深染，核仁明显。根据 PUVA 治疗的病史、临床表现和组织学特点可与着色性干皮病进行鉴别。

2. 痣样基底细胞癌综合征　是由 *PTCH* 基因突变导致的一种罕见的常染色体显性遗传疾病。主要表现为多发性基底细胞癌、掌跖点状凹陷、颌骨牙源性囊肿、骨骼缺陷、大脑镰钙化。所引起的基底细胞癌常发生在光暴露部位，数目由几个到几千个不等。治疗困难。

五、治疗

早期诊断，严格遮光的生活方式，10 ~ 16 点避免户外活动。在全身及周围环境中应用避光措施，如穿戴防护服、戴护目镜，局部涂抹防晒乳，并且用可吸收紫外线的材料处理室内门窗和荧光灯。涂抹皮肤遮光剂和抗氧化剂。手术切除是 XP 患者治疗皮肤癌的首选方式，往往需要定期随访并需要根据病情多次手术切除。XP 患者系统应用维甲酸类药物可达到预防癌变的效果。5% 咪喹莫特乳膏外用可以减缓局部恶变以及改善皮肤色素沉着，光动力疗法适合治疗 XP 患者表浅的皮肤肿瘤，也可以与 CO_2 激光或外科手术联合治疗。

第八节　毛周角化病
Keratosis Pilaris

Abstract

Keratosis pilaris is a common skin condition that typically affects areas such as the upper arms, thighs, and buttocks, presenting as symmetric, small, horny, rough follicular keratotic papules. It occurs when there is a buildup of keratin in hair follicles, leading to blockages and inflammation. The disease is often described as chicken bumps or chicken skin. KP is commonly described in association with other skin conditions, such as ichthyosis vulgaris, and atopic dermatitis. While the condition is generally harmless, it can be unsightly and cause mild itching. Treatment options include moisturizing creams, exfoliating scrubs, and topical medications containing ingredients like salicylic acid or retinoids. Though there is no cure for keratosis pilaris, regular skin care can help manage symptoms and improve the appearance of affected areas.

引言

毛周角化病（keratosis pilaris）又称毛发苔藓（lichen pilaris）、毛发角化病、毛发糠疹或毛发干皮症，是一种慢性毛囊性角化性皮肤病，多数呈常染色体显性遗传。好发于青春发育期。

一、病因和发病机制

发病机制尚不明确，可能与角化细胞黏附障碍有关。因常与鱼鳞病或掌跖角化病伴发，遗传方式可能是一种常染色体显性遗传性皮肤病。也有作者认为与甲状腺功能低下、营养缺乏、皮质类固醇的应用、内分泌紊乱和代谢障碍等有关。

二、临床表现

好发于青少年，皮损分布于四肢伸侧，尤其是双上臂伸侧，部分患者可累及股外侧、臀部及腹部，重者累及面部和眉间。特征性皮损为对称性、与毛孔一致的毛囊角化性丘疹，分散或密集排列，针头大、顶尖样。触摸皮损有粗糙感，呈鸡皮状外观，顶端有淡褐色、灰色或者深褐色的圆柱状角质栓（图 15-14）。一般无自觉症状，偶尔有轻度瘙痒。青春期症状加重，以后病情常随年龄增长而改善。

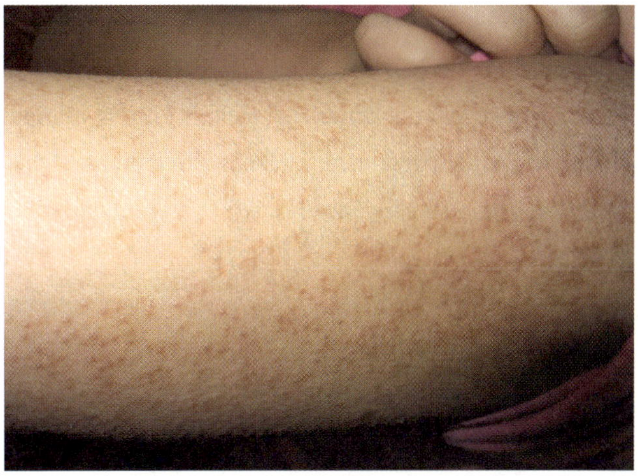

图 15-14　毛周角化病的临床表现

三、组织病理

表皮角化过度，毛囊口扩张，嵌有角质栓，中央有 1 根或者多根扭曲或螺旋状毛发，真皮有炎症变化。

四、诊断和鉴别诊断

本病根据青少年多见，四肢伸侧针尖大小、与毛囊一致的毛囊性丘疹一般诊断较容易，但需与维生素 A 缺乏症、鱼鳞病、毛发红糠疹、小棘苔藓和瘰疬性苔藓等进行鉴别。

1．维生素 A 缺乏症　为营养障碍性皮肤病，目前比较少见，临床表现皮肤干燥，类似蟾皮症，四肢伸侧可见角化性丘疹，伴有眼干和夜盲等其他疾病。

2．毛发红糠疹　为红斑和丘疹鳞屑性皮肤病，其皮疹从上而下蔓延，毛囊性角化性丘疹伴有细小糠秕样鳞屑。

3．小棘苔藓　为红斑和丘疹鳞屑性皮肤病，典型的皮疹为丘疹顶端有一根丝状角质小棘，皮肤粗糙。

4．瘰疬性苔藓　有结核病史，需结合组织病理进行诊断。

五、治疗

因本病除影响美观外，无特殊不适，一般无须治疗。主要以对症治疗为主。

1．局部治疗　保湿润肤，可外用凡士林、0.05%～0.1% 维 A 酸软膏、3%～5% 水杨酸软膏、10%～20% 尿素霜、30% 鱼肝油软膏、雷琐辛、甘油和 α-羟酸霜剂等减轻症状。

2．病情严重者可口服维生素 A 或者维生素 E，或者胡萝卜素。同时应避免维生素 A 中毒。

3．Nd：YAG 激光和紫翠宝石激光可以用于毛周角化的治疗。

第九节　掌跖角化病
Palmoplantar Keratoderma

Abstract

Palmoplantar keratodermas are characterized by abnormal thickening of the palms and soles. They are a group of conditions, distinguished one from the other by severity (multilating vs. nonmultilating), distribution (punctuate vs. generalized), histopathology (epidermolytic vs. nonepidermolytic), and mode of inheritance. Diffuse palmoplantar keratoderma is the most common disorder among them, characterized by diffuse, well-demarcated, thick yellow palmoplantar hyperkeratosis involving the surface of the palms and soles. Onset is at birth or soon after. Histological findings are nonspecific, including orthokeratotic hyperkeratosis associated with hypergranulosis or hypogranulosis. Treatement of palmoplantar keratosis is largely symptomatic, aiming at alleviating the discomfort and improving quality of life. The treatment includes avoiding local damage and irritants, applying moisturization. Medications such as topical ointment containing keratolytic agents, oral retinoids may be considered.

引言

掌跖角化病（palmoplantar keratoderma）又称掌跖角皮症，是一类先天性手掌和足跖部位角化过度性皮肤病，以掌跖部弥漫性或局限性角化过度为特点，常有家族史。根据疾病的严重程度，可以分为残毁性和非残毁性；根据疾病的分布可以分为点状型、线状型和弥漫型；根据疾病的组织病理可以分为表皮松解型和非表皮松解型，其中弥漫型掌跖角皮症是最常见的类型。疾病发生无地域及种族差异，男女发病率基本相当。但残毁性掌跖角化病，女性发病率比男性高，欧洲白人女性尤为多见。

一、病因和发病机制

掌跖角化病呈常染色体显性遗传性皮肤病，少数病情较重者表现为常染色体隐性遗传。弥漫性掌跖角皮症又可分为表皮松解型和非表皮松解型2种，前者与基因*KRT9*突变有关，后者与*KRT16*突变有关。它们均属于表皮角蛋白基因家族，其表达的角蛋白是表皮和毛发角质形成细胞内的主要结构蛋白。某些特殊类型的掌跖角皮症是由角蛋白簇以外的基因突变所致。例如，条纹状角皮症Ⅰ型主要由位于18q12的桥粒芯糖蛋白1基因突变引起，Ⅱ型则由位于6p24的桥斑蛋白基因突变所致。

二、临床表现

本病有许多不同的临床类型，以下是常见的几种类型。

1．弥漫性掌跖角化病（diffuse palmoplantar keratoderma） 又称遗传性掌跖角化病或掌跖胼胝病，常染色体显性遗传，与角蛋白基因突变有关。多从婴儿时期发病，有的迟至儿童期。轻者仅局部皮肤粗糙，重者掌跖部弥漫性、角化性、增生性斑块。损害最初期为双侧掌跖部局灶性皮肤粗糙，发展为掌跖部弥漫性黄色皮损，表面光滑或干燥、皲裂、疣状增生、境界清楚的增厚角化斑块，片状或弥漫性分布，呈淡黄色、蜡样或胼胝样外观（图15-15），边缘常呈淡红色，重者表现为疣状增生，皮损多对称，也有掌跖单独受累，范围可扩延至掌、跖侧缘及手足背，有的发展至手足背面、指（趾）、肘前臂伸侧。常因皲裂伴疼痛，足弓一般不受累，皮疹多对称，持续终生而不消退，患者多伴掌跖多汗、臭汗症、指（趾）甲甲板增厚、浑浊。偶见并发先天性鱼鳞病和其他先天性疾病。

2．点状掌跖角化病（punctate palmoplantar keratoderma） 又称播散性角质瘤，常染色体显性遗传病。基因定位于8q24和15q22-q24，但致病基因尚不明确。本病常见，可发于任何年龄，以15～30岁多见。皮损一般从指侧开始，逐渐发展至掌跖部，足趾部皮疹较手掌大。大小约为绿豆大小的圆形或椭圆形角化性丘疹，呈淡黄色，直径2～10mm，散在分布或排列成片状或线状，质硬、色黄，若去除角化的丘疹，中心脱落后呈现火山口样小凹陷。无自觉症状，过度修剪会加重本病。少数患者可累及手足背及肘膝部，不伴手足多汗。有些患者可见指、趾甲板增厚，纵沟、纵裂、弯曲和脱落等营养不良的表现。

3．残毁性掌跖角化病（mulilation of palmoplantar keratoderma） 为一种罕见的常染色体显性遗传性疾病。婴幼儿期发病，掌跖部呈弥漫性角化过度，手足背呈特殊的海星状角化或条状角质增生（图15-16），角化过度可以向足背、腋、踝、肘、膝及足底等处扩展，肘与膝部呈线状角化，掌跖并可发生暂时性大疱。4～5岁开始，患儿指（趾）发生纤维性收缩窄带，呈进行性指（趾）断症（图15-17），以小指（趾）为最多见，可有几个指（趾）受累，但累及拇指（趾）者较少见，且出现环形缩窄的时间似乎与掌跖角化的程度无关。患者掌跖皮肤常因高度角质增生、多汗或指（趾）部缩窄而诱发皲裂、浸渍或感染，并导致疼痛和活动障碍。本病偶可伴有先天性鱼鳞病，表皮松解性角化过度，瘢痕性秃发，高频性耳聋，听觉丧失。如残毁性掌跖角皮病合并口周皮肤病，则称为Olmsted综合征，属常染色体显性遗传的一种弥漫性掌跖角皮症，可伴有关节松弛和脱发。

4．条纹状掌跖角皮症（striated palmoplantar keratoderma） 是一种较少见的掌跖角皮症，特征性皮损为沿手指方向辐射的条纹状的角化过度性丘疹或斑块（图15-18），多见于摩擦部位，偶见于肘、膝关节伸侧。一般无水疱。指（趾）甲和毛发可累及。

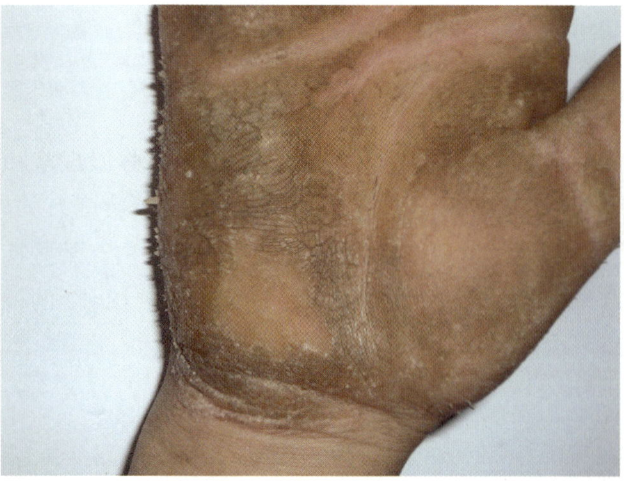

图 15-15　弥漫性掌跖角化病

注：手掌可见弥漫性角化性斑块，皮肤粗糙，局部见“刀剪”痕迹。

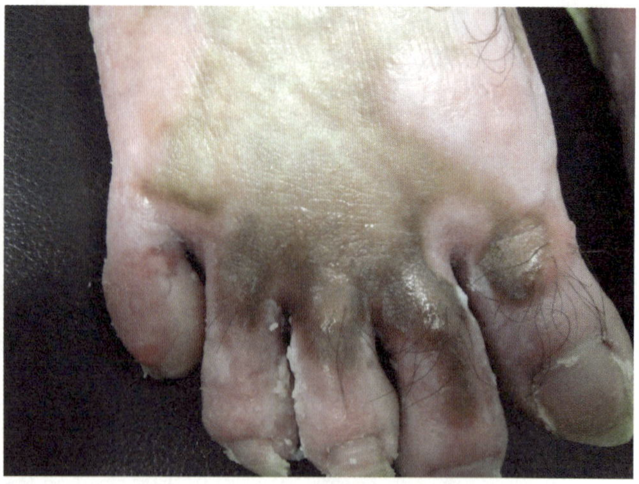

图 15-16　残毁性掌跖角化病

注：足背部可见海星状角化性损害。

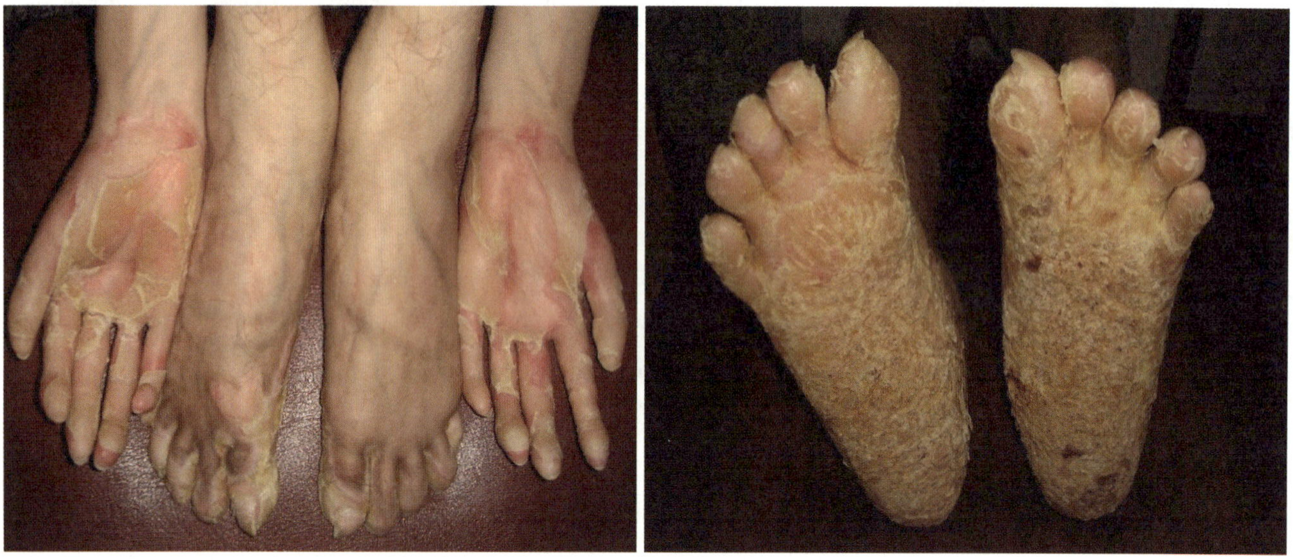

图 15-17　手掌、足背角化性损害及指节缩窄环

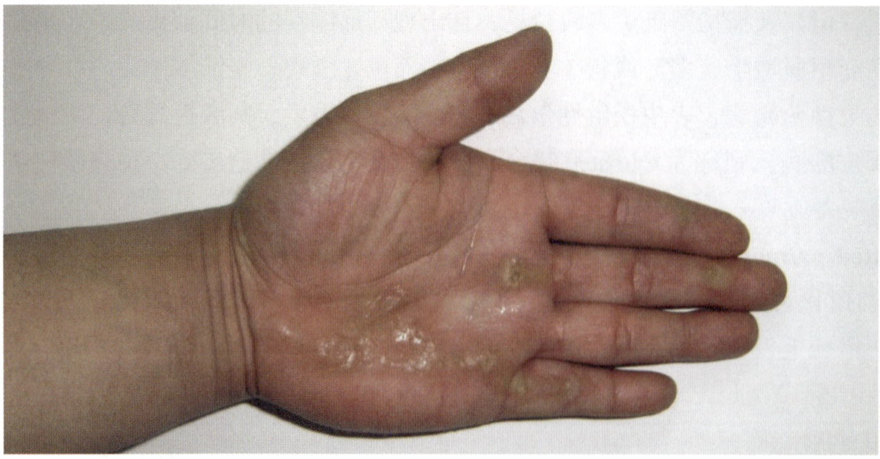

图 15-18　条纹状掌跖角皮症

注：左手掌可见条索状角化性斑块。

三、组织病理

无特异性，表皮显著角化过度，颗粒层和棘层增厚，真皮浅层有轻度炎症细胞浸润，部分汗腺和汗管萎缩。

四、诊断和鉴别诊断

根据患者发病年龄、家族史及特征性皮损可明确诊断。

弥漫性掌跖角化病需要与角化性湿疹、角化型手足癣、胼胝等进行鉴别。

点状掌跖角化病需要与窝状角质松解症鉴别：两者均表现火山口样小凹陷，前者皮损为突出皮面的角化性丘疹，无手足多汗，可有家族史，后者出汗明显，伴恶臭，无家族史。此外，点状掌跖角化病还需与点状汗孔角化病鉴别，后者除了足部的点状皮疹外，可合并躯体部位典型的汗孔角化损害。

残毁性掌跖角化病需与系统性疾病（如恶性肿瘤、黑棘皮病等）相鉴别。

五、治疗

1．掌跖角化病影响美容，但属于遗传性皮肤病，无特殊治疗，只有对症缓解，减轻病情，避免损伤，避免接触刺激物质，减少压力和摩擦，常润肤，预防皲裂。

2．局部治疗 温水浸泡软化去除角质后，用糖皮质激素软膏（或霜剂）封包，或直接封包；外用20%尿素霜、0.025%～1%维A酸霜、钙泊三醇软膏或用5%～10%水杨酸软膏或0.25%～0.5%恩林软膏。掌跖角化病可以外用表皮生长因子抑制剂厄洛替尼软膏治疗。

3．严重者可口服阿维A、厄洛替尼、胡萝卜素和维生素A。

第十节 汗孔角化病

Porokeratosis

Abstract

Porokeratosis is a rare skin disorder, which can occur anywhere on the body but is most commonly found on the hands, feet, arms, and legs. The condition is caused by a disruption in the normal process of keratinization, which leads to the formation of a ring-like ridge around the lesion. This ridge, known as the cornoid lamella, is a hallmark feature of porokeratosis and can help in diagnosis. There are several types of porokeratosis, including classic porokeratosis of Mibelli (PM), disseminated superficial actinic porokeratosis (DSAP), porokeratosis palmaris et plantaris disseminata (PPPD), linear porokeratosis, and punctate porokeratosis. The severity of the disease can vary depending on the type and location of the lesions. Porokeratosis is usually diagnosed based on the appearance of the skin lesions and confirmed with a biopsy. Treatment options include topical medications, such as retinoids and corticosteroids, as well as surgical removal of the affected skin. In some cases, photodynamic therapy may also be used.

引言

汗孔角化病（porokeratosis）又称汗管角化症，是一种与遗传相关的慢性角化性皮肤病，其特征是线状隆起的角化边缘。男性多于女性。本病包含多种亚型：Mibelli汗孔角化病、浅表播散型光线性汗孔角化病、线状汗孔角化病、斑点型汗孔角化病和掌跖播散型汗孔角化病。

一、病因和发病机制

目前认为本病是常染色体显性遗传性疾病，在一个家系内一代或者几代成员中可发生不同的亚型，但也有无遗传证据的散在病例发生。有研究显示突变位点可能位于15q24-26区域，可能与表皮细胞受到外界刺激，如肾移植、HIV感染、光化学治疗和日光等有关，导致不正常的克隆增生。日光暴晒常为主要诱因。

二、临床表现

幼年期发病，偶见成年发病者，典型皮损好发于暴露部位，面部、四肢（尤其在手、足部）、颈、肩部及外阴，也可累及头皮及口腔黏膜。皮损开始为小的角化性丘疹和斑丘疹，约米粒大小，逐渐向周围扩展形成环形、或不规则形的斑片，边缘清楚呈狭窄细线状、堤状、角质性隆起，淡褐色、棕色或灰色，中心皮肤轻度萎缩，毳毛消失，有时其间汗孔处可见针头大小的角质栓。皮损形态不一，大小不等，自几毫米至几厘米，单发或者多发，有的呈细小的角化性丘疹；有的边缘窄，颜色深，如黑圈状；有的单一方向扩展形成线状；有的形成巨大疣状隆起（图15-19）；还有的形成多环形。无主观症状，常伴有色素改变。皮损持续存在，趋向缓慢和不规则的进展，老年患者偶有恶变，多见于原位癌和鳞状细胞癌。

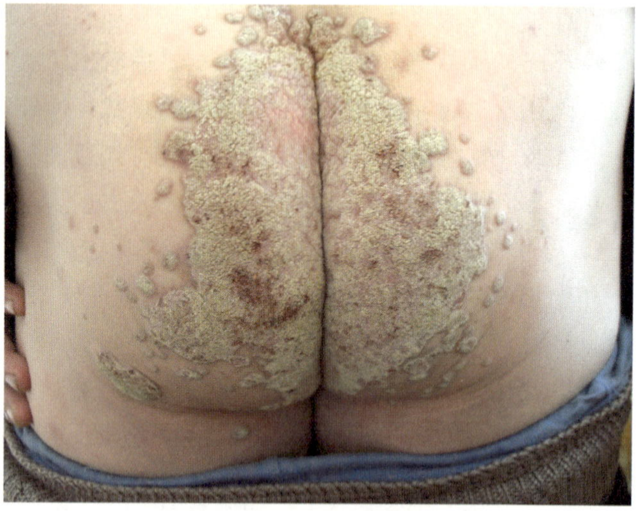

图15-19 疣状汗孔角化病

三、组织病理

取边缘角化隆起的部分，可见明显角化过度，内有与表皮成一定角度的角化不全的细胞柱，与其下颗粒层消失。棘层肥厚，内有角化不良细胞，真皮浅层炎症细胞浸润（图15-20）。

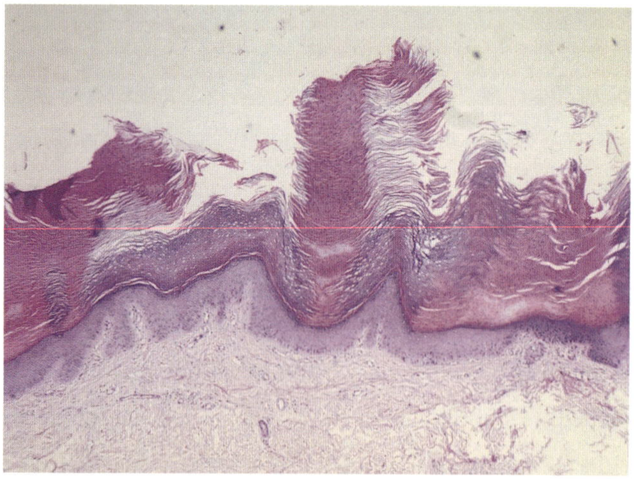

图15-20 浅表播散型汗孔角化病的组织病理

四、诊断与鉴别诊断

（一）诊断依据

根据本病皮疹特点，组织病理，诊断不难。

（二）鉴别诊断

鉴别诊断方面，本病需与萎缩性扁平苔藓、硬化性萎缩性苔藓、疣和表皮痣等相鉴别。

1．萎缩性扁平苔藓 为扁平多角形丘疹，中央萎缩凹陷，如完全萎缩，则形成白色小点。病理可见基底细胞液化变性等特征改变。

2．硬化性萎缩性苔藓 好发于颈侧、锁骨上窝、胸背上部和腹部，皮损初为粟粒至豌豆大小，稍高出皮面，平顶，质地柔软，稍红，渐变为呈瓷白色、象牙色、黄色或珍珠母状，质地变得坚实丘疹。可有不同程度的淡白色斑点，边界清楚，皮损渐变为萎缩性凹陷，呈羊皮纸样外观，无边缘呈细线状、堤状和角质性隆起的皮损。病理上可鉴别。

3. 表皮痣 常为浅黄或棕褐色疣状丘疹，呈线状、带状或斑片状分布。可呈局限线状分布，亦可分布于全身。皮损随年龄增长逐渐增大，生长缓慢，但一般于成年期停止生长。汗孔角化病早期需与该病鉴别。

五、治疗

无特效治疗，应避免暴晒，外用润肤剂。

1. 全身治疗 可口服维A酸类药物治疗。

2. 局部治疗 对损害小、数目少和面部的局限性皮损，可用调Q开关紫翠宝石激光、液氮冷冻或手术切除，其中以冷冻疗法效果较好；外用药物包括糖皮质激素软膏、10%水杨酸软膏和尿素乳膏、0.05%～0.1%维A酸软膏和5-氟尿嘧啶，面部等皮肤薄嫩位置需避免使用；皮损较大或泛发密集者可用磨削术，皮肤磨削术磨削的深度不能超过真皮乳头层，否则术后会遗留瘢痕；怀疑恶变者，应及早行皮损病理活检，一旦确诊癌变，及时手术切除；对播散型患者应接受定期随访。

第十一节 毛囊角化病
Keratosis Follicularis

Abstract

Darier's disease is a rare genetic disorder first reported by Darier and White in 1889. It is characterized by the formation of brown, keratotic papules covered with greasy scales. The lesion can occur anywhere on the body, but are most commonly found on the seborrheic area including scalp, forehead, chest, and back. The disease is caused by mutations in the *ATP2A2* gene, which encodes a protein called SERCA2 and plays an important role in regulating calcium levels in cells. Mutated *ATP2A2* gene leads to an accumulation of calcium in the cells of the skin and mucous membranes. Darier's disease is usually diagnosed based on clinical presentation and confirmed with skin biopsy. Histopathological features are characterized by dyskeratosis and acantholysis. It is important for individuals with Darier's disease to avoid triggers that can worsen symptoms, such as excessive heat, sweating, and friction. Symptoms can be managed with topical and oral medications, such as retinoids, corticosteroids, and calcineurin inhibitors. In severe cases, laser therapy or surgery may be necessary to remove the affected skin.

引言

毛囊角化病（keratosis follicularis，Darier's disease，DD）是一种罕见的常染色体显性遗传性疾病，由Darier和White于1889年首次报道。本病由*ATP2A2*基因突变引起，临床表现为对称分布的褐色角化性丘疹和斑块，上覆油腻性鳞屑，好发于皮脂溢出部位。组织病理学特征为棘层松解性角化不良。

一、病因和发病机制

DD由*ATP2A2*基因突变引起，该基因定位于染色体12q23-24.1，编码内质网钙离子ATP酶（SERCA2），将钙从细胞质泵入内质网，从而保持内质网中的高钙浓度。突变类型包括错义突变、无义突变、缺失突变、剪切位点突变和插入突变等。*ATP2A2*基因突变导致SERCA2表达降低或功能障碍，内质

网 Ca^{2+} 浓度降低，桥粒和钙黏蛋白功能受损，进而影响表皮细胞间黏附。此外，SERCA2 功能障碍也可通过激活内质网应激引起细胞间黏附异常和细胞凋亡。紫外线照射和高热等刺激因素可加重内质网应激，从而导致疾病恶化。

二、临床表现

70% 的患者在 6～20 岁发病，青春期前后最好发。皮疹表现为红色、褐色的角化丘疹，表面可见痂皮，好发于头皮、躯干中线和面部等皮脂溢出部位，伴有瘙痒。角化性丘疹间可见 2～3mm 大小的浅色斑疹。少数情况下也可见以无菌性水疱或大疱为主要表现的皮损。50% 的患者皮疹累及手背和足部，可见 2～4mm 扁平、肤色或褐色的丘疹。腋窝、腹股沟和乳房下等间擦部位可见皮损，个别患者皮损以间擦部位为主，偶尔可见腋窝或腹股沟呈蕈样增殖的斑块样皮损。大多数患者有掌跖部位的角化过度性丘疹。甲改变包括甲红色或白色的条纹，甲纵嵴和甲床角化过度，甲质地变脆，可见远端破碎呈 V 形切迹。紫外线照射、高温和摩擦会诱发或加重皮损。

三、组织病理

组织病理的特点为表皮增厚呈乳头瘤样改变，可见棘层松解和角化不良，真皮浅层血管周围轻至中度炎症细胞浸润。角化不良细胞表现为“谷粒”（卵圆形嗜酸性细胞，有拉长的核）和“圆体”（较大的圆形细胞，有不规则偏心性的核，核外周有一透明的晕，被嗜碱性或嗜酸性的“壳”包绕）。

四、诊断和鉴别诊断

（一）诊断依据

诊断主要依据典型的临床和病理表现，也可以结合患者的家族史及基因检测结果。

（二）鉴别诊断

鉴别诊断包括脂溢性皮炎、Grover 病和增殖型天疱疮。

1．脂溢性皮炎 皮疹更好发于头皮及面部，上胸部及间擦部位的皮疹较为少见。表现为红色斑片，表面有黄白色鳞屑。组织病理可见表皮海绵水肿，角化不全，棘细胞层肥厚，真皮浅层血管周围、毛囊周围淋巴细胞为主的浸润。

2．Grover 病 常发生于 50～60 岁的男性，主要累及躯干中上部和四肢近端，表现为躯干部位瘙痒性丘疹和丘疱疹，伴有结痂，由于该病皮损可自行消退，反复发生，又名为暂时性棘层松解性皮病。组织病理可见棘层松解，表皮内裂隙。

3．增殖型天疱疮 也可以表现为屈侧的增殖性斑块，但其发病年龄较晚，组织病理表现为表皮显著增生，局灶性海绵水肿，表皮内有嗜酸性粒细胞脓肿，基底层上方水疱形成，直接免疫荧光可见典型的 IgG、IgM 或 C3 细胞间沉积。

五、治疗

1．局部治疗 维 A 酸类药物、糖皮质激素、钙调磷酸酶抑制剂及 5-氟尿嘧啶等外用药均有一定效果。维生素 D_3 衍生物也有治疗成功的个案报道。

2．系统治疗 病情较重的患者可以口服维 A 酸类药物（阿维 A 酸、阿维 A 酯、异维 A 酸），但需长期用药。

3．手术治疗 药物治疗无效的患者也可选择手术切除、皮肤磨削术和激光剥脱术。

第十二节　遗传性皮肤病的研究进展及治疗展望
Research Progress and Treatment Prospects of Hereditary Skin Disease

一、遗传性皮肤病的分类

遗传性皮肤病通常是指由于遗传物质改变而引起的人类皮肤疾病。按照遗传模式可分为单基因遗传病和多基因遗传病。单基因遗传病是由单一基因突变引起的疾病，严格遵循孟德尔遗传规律，又分为常染色体显性遗传、常染色体隐性遗传和性连锁遗传性疾病。①常染色体显性遗传性疾病占遗传性皮肤病的大多数，如慢性家族性良性天疱疮、神经纤维瘤病、寻常性鱼鳞病、大疱性表皮松解症、毛囊角化病、多汗性外胚叶发育不良、毛发红糠疹、汗孔角化病、毛发上皮瘤、先天性厚甲症和色素沉着息肉综合征等。其特征为双亲中至少有一个是患者，子女至少有一半患病，与性别无关。②常染色体隐性遗传性皮肤病相对少见。白化病、某些先天性鱼鳞病、着色性干皮病、先天性卟啉症、类脂蛋白沉着症、先天性闭汗性外胚叶发育不良和疣状表皮发育不良等。此类皮肤病具有双亲正常，但其兄弟姐妹可能患病，看不到连续几代遗传的现象。③性连锁遗传性疾病常见的有性连锁遗传性鱼鳞病、先天性角化不良、弥漫性体部血管角化瘤和色素失禁症等。在性连锁遗传中多数为 X 连锁隐性遗传，Y 染色体遗传疾病非常少见，除非特指，性连锁遗传均为 X 连锁隐性遗传。④多基因遗传病：遗传特征不是决定于一对基因，而是由几对基因所决定的遗传方式，无显性和隐性之分，每种基因都起作用，但均不能单独致病。环境因素在疾病发生、发展过程中起重要作用，家族中发病率明显高于一般群体。多基因遗传性皮肤病常见的有银屑病、白癜风、斑秃、脂溢性皮炎和红斑狼疮等。

单基因和多基因遗传性皮肤病的遗传特征和常见疾病见表 15-1。

表 15-1　单基因和多基因遗传性皮肤病的遗传特征

遗传类型	遗传方式	病种	遗传特征
单基因遗传病	常染色体显性遗传	寻常性鱼鳞病	无性别差别，男女均可患病，正常人为隐性纯合体，世代相传
	常染色体隐性遗传	层板状鱼鳞病 白化病 交界性大疱性表皮松解症	无性别差别，男女均可患病，患者为隐性纯合体，隔代遗传
	X 染色体显性遗传		女性多于男性，世代相传，交叉遗传
	X 染色体隐性遗传	性连锁遗传性寻常鱼鳞病	男性多于女性，隔代相传
	Y 染色体遗传	耳郭多毛症	只有男性发病
多基因遗传病		银屑病、白癜风、斑秃、红斑狼疮、特应性皮炎、脂溢性皮炎、脂溢性脱发	无明确遗传方式，呈家族聚集现象，基因和环境共同作用

也有学者根据致病基因类型进行分类，可分为：①角蛋白相关遗传病，如单纯型大疱性表皮松解症、鱼鳞病样红皮病、表皮松解性掌跖角化病、先天性厚甲症等。②钙泵相关遗传病，如毛囊角化病、慢性家族性良性天疱疮等。③DNA 剪切修复酶相关遗传病，如着色性干皮病等。

二、单基因遗传病

单基因遗传病在皮肤病中占大多数，因其致病机制简单，由单一基因突变引起。国内外的遗传学家在过去的十余年内取得了巨大成就，我国学者在这方面成就突出，为基因诊断及以后的基因治疗提供了保证。已先后对近 200 种单基因遗传病进行了定位，找到其致病位点。其中由我国学者发现的致病基因包括：家族性多发性毛发上皮瘤和原发性红斑肢痛症的致病基因。此外，我国的遗传学工作者还先后对下列疾病进行了突变位点检测，发现了新的突变位点：遗传性大疱性表皮松解症、先天性大疱性鱼鳞病样红皮病、毛囊角化病、疣状表皮发育不良、色素沉着息肉综合征、着色性干皮病、板层状鱼鳞病、慢性家族性良性天疱疮、先天性角化不良和遗传性对称性色素异常症等，对中国人种常见的突变位点进行了筛查。目前为止，大多数的单基因遗传病的致病基因位点已找到。

三、多基因遗传病

与单基因遗传病相比，多基因遗传病病因复杂，易感基因较多，是由多对微效基因协同作用并与环境因素共同作用导致的疾病，它没有单基因病那样明确的遗传特征，通常具有如下特点：①先证者的各级亲属发病率均高于群体发病率；随着亲属级别的降低，患者亲属发病风险率明显下降。②家族性聚集倾向，这类疾病有家族聚集现象，且患者的双亲和子代的发病率与同胞相同。因此，不符合常染色体显性、隐性遗传规律。③先证者之后出生的同胞发病率比其他亲属要高。④与先证者的亲缘关系越近，发病率越高；亲属发病率与家族中已有的患者人数和患者病变的程度有关，家族病例数越多，病变越严重，亲属发病率就越高。⑤先证者的父母为近亲婚配的比率稍高于普通群体的近亲婚配率。⑥同卵双生的同病一致率高于异卵双生。目前对白癜风、银屑病等疾病的研究已取得可喜成绩。

四、用于遗传性皮肤病的新型药物

单纯性 EB 是一种遗传性皮肤病，其症状为皮肤轻微创伤后形成水疱。该病由杂合 *KRT14* 基因突变引起，导致促炎细胞因子 Il-1 的高度表达。双醋瑞因是一种 Il-1 信号级联反应的下调剂，可以通过乳膏制剂给药。该药剂已被证明能够有效减少水疱数量，同时没有明显的不良影响。

红细胞生成性原卟啉病最常见于双等位基因编码铁螯合酶的基因功能丧失突变，从而导致正常血红素的产生消失并导致原卟啉在红系细胞中积累。光毒性原卟啉在浅表血管中积累，并会被紫外线激活。儿童期早期开始，患者会经历严重的神经性疼痛，阳光照射后几分钟内会出现水肿和水疱。阿法赛特是近期用于红细胞生成性原卟啉病治疗的新型药物，通过刺激黑色素细胞中的黑皮质素 1 受体，从而促进光保护性真黑色素的产生。临床研究表明，这种方法可有效减轻患者的症状，达到无症状地接受阳光照射的效果，能够提高患者的生活质量。

Gorlin 综合征，也被称为痣样基底细胞癌（basal cell carcinoma，BCC）综合征，是一种遗传性疾病，其发病机制与肿瘤抑制基因修复-1 同源基因（tumour suppressor patched-1，PTCH1）中的功能缺失变异相关。这种变异可导致 *SMO* 致癌基因的释放，并进而重新激活 Hedgehog 信号通路。维莫德吉（Vismodegib）是一种 SMO 抑制剂，已被证实可减轻肿瘤负荷、诱导新的 BCC 生成，同时也能够抑制 Gorlin 患者中颌骨角化囊性牙源性肿瘤的生长。

度普利尤单抗（Dupilumab）可以用于治疗 Th2 型炎症激活的遗传性皮肤病，包括 Netherton 综合征、痒疹型大疱性表皮松解症、高 IgE 综合征、Hailey-Hailey 病和与某些遗传性疾病相关的严重湿疹。大多数报告的病例在开始使用度普利尤单抗治疗后显示出显著的临床改变，包括 IgE 水平下降和细胞因子水平趋于正常。

五、基因治疗

基因治疗是现代分子生物学研究的最高“境界”，是当代医学和生物学的一个新的研究领域，也是所有遗传学工作者最为关注的话题。其基本含义是通过分子生物学技术和遗传学相关理论在基因水平上治疗各种疾病，包括单基因遗传病、多基因遗传病甚至肿瘤。目前基因治疗多采用基因替代疗法，即让正常功能基因替代缺陷基因而发挥疗效。基因治疗包括两大类：体外基因治疗和体内基因治疗。体外基因治疗的基本程序是分离病人细胞，用载体将目的基因引入靶细胞、靶细胞输回体内。让正常基因或有治疗作用的DNA序列发挥治疗作用，从而达到治疗疾病的目的。体内基因治疗是将正常功能基因通过载体直接转入患者体内。目前多用的是体外基因治疗。

基因治疗是一种有前途的治疗方法，其中基因替代和基因组编辑是两种可行的形式，尤其在治疗EB等遗传性疾病方面。这两种方法在概念上存在明显的区别，最主要的是基因替代需要病毒转移载体来传递修复基因，而基因组编辑则可直接在宿主细胞内进行基因修复。

基因替代的目的是通过将外源修复基因稳定地表达在宿主细胞中来治疗疾病。为此，有效的病毒介导的核递送是必要的，并将转基因整合到宿主细胞基因组中。然而，这种方法存在强制性和随机性，难以控制转基因整合的位点和活性，同时还可能引起基因组毒性。相比之下，基因组编辑则可针对特定突变位点进行修复，无需病毒整合。这种方法依赖于基因编辑分子的稳健但短暂的表达，以永久修复突变并恢复正常的内源性基因表达。

虽然基因编辑在治疗基因性皮肤病等疾病方面仍处于临床前阶段，但基因替代疗法已成功用于EB的治疗。

针对基因治疗的主要挑战在于实现基因的高效、安全和精准递送。非整合病毒载体，如腺病毒，是最早应用，也是目前应用最为广泛的基因治疗载体。然而，它们的携带能力有限，这可能是限制NF1等大基因治疗效果的因素之一。此外，在体内基因递送中，疱疹病毒通常被选择作为载体。逆转录病毒和慢病毒亚属也具有整合到基因组中的能力，从而允许稳定和长期的基因表达，但它们在插入位点上存在诱变的风险。

Case report

A 59-year-old female presented with a twenty-year history of flexural blistering eruptions. Twenty years ago, erythema, vesicles, and erosions occurred in the intertriginous areas—axillary, submammary, inguinal folds and the neck. Bullous and erosive lesions epithelised slowly without scars. There was no seasonal influence. Seven relatives in three consecutive generations were affected by the same disease. Systemic examination of the patient was normal. Physical examination showed erythematous, macerated plaques with multiple fissures, peripheral vesicles and crusts in the axillary and submammary folds and the genital area. The routine blood count, blood chemistry, and urine analysis were within the normal limits. On histological examination from left inguinal fold, intraepidermal clefts of varying sizes were observed through epidermis. Additionally, there was the characteristic incomplete acantholysis, presenting a “dilapidated brick wall” appearance. Direct immunofluorescent staining did not show any positive findings. The clinical and histologic findings were consistent with the diagnosis of Hailey-Hailey. In the presented case, systemic and topical antibiotics (Minocyclin 100mg bid, Mupirocin cream), topical corticosteroids were applied firstly. One month later, the lesion did not improve significantly. Tacrolimus was topically used twice a day. Three weeks later, the lesions disappeared totally with an excellent result. No significant side effects were observed except hyperpigmentation on the lesional locations. The patient was being followed up.

刘佳玮　编写 | 左亚刚　校 | 晋红中　审

参考文献

[1] SMAHI A, COURTOIS G, VABRES P. Genomic rearrangement in NEMO impairs NF-kappaB activation and is a cause of incontinentia pigmenti. The International Incontinentia Pigmenti (IP) Consortium[J]. Nature, 2000, 405(6785): 466-472.

[2] FERNER R E, HUSON S M, THOMAS N, et al. Guidelines for the diagnosis and management of individuals with neurofibromatosis 1[J]. J. Med. Genet, 2007, 44: 81-88.

[3] NORTHRUP H, KRUEGER D A, INTERNATIONAL TUBEROUS SCLEROSIS COMPLEX CONSENSUS GROUP. Tuberous sclerosis complex diagnostic criteria update: recommendations of the 2012 Iinternational Tuberous Sclerosis Complex Consensus Conference[J]. Pediatr Neurol, 2013, 49(4): 243-254.

[4] FARAHNIK B, BLATTNER C M, MORTAZIE M B, et al. Interventional treatments for Hailey-Hailey disease[J]. J Am Acad Dermatol, 2017, 76(3): 551-558. e3.

[5] HON K L, CHU S, LEUNG A K C. Epidermolysis bullosa: Pediatric perspectives[J]. Curr Pediatr Rev, 2022, 18(3): 182-190.

[6] SERTZNIG P, VON FELBERT V, MEGAHED M. Porokeratosis: present concepts[J]. J Eur Acad Dermatol Venereol, 2012, 26(4): 404-412.

第十六章

色素性皮肤病

人体皮肤颜色随人种不同可分为白、黄、棕和黑等，同一人种由于个体差异会导致肤色不同，同一个人在不同时期肤色也不尽相同。影响肤色的原因是多方面的，主要的决定因素是黑色素细胞的活性，其中黑色素的生成、转移和降解过程非常重要，上述任一环节的异常均可能导致各类色素性皮肤病。本章主要介绍因皮肤色素的变化导致患者皮肤外观变化的一系列皮肤病。根据临床表现，一般将色素性皮肤病分为色素增加类皮肤病和色素减退类皮肤病。

第一节　雀斑
Freckle

Abstract

Ephelides or freckles are small light brown macules appearing in sun-exposed skin of fair-skinned individuals. They appear in early childhood and often regress later in life. Treatments include lasers and so on.

引言

雀斑（freckle）是常见于面部日晒部位皮肤上的黄褐色、褐色的色素斑点，有家族聚集现象，严重者与常染色体显性遗传有关，日晒后可加重。

一、病因和发病机制

本病发病具有遗传倾向，询问家族史通常可得到阳性证据，以常染色体显性遗传为特征，致病基因定位于4q32-q34；在患者接受日光、紫外线照射后，面部皮疹出现颜色加深、数目增多和形态变大，在接受过激光治疗的人群中亦可出现日晒后雀斑复发和加重。

二、临床表现

本病一般始见于5～10岁的儿童，女性发病多于男性。因日晒可加重雀斑，故常表现为夏季加重，冬季有所减轻。好发于鼻部及双颊，也可见于额部及下颌，少数人可合并出现在颈、肩部和手背。不同人种的雀斑颜色可有不同，一般呈黄色、黄褐色和深褐色。

典型皮损为淡黄色至深褐色针尖至米粒大小斑点，孤立而互不融合，数目多少不一，从稀疏的几个到密集成群的数百个均有出现；呈对称性分布，受紫外线照晒后色素性斑点可变大，同时颜色加深、数目增多，无明显自觉症状（图16-1，图16-2）。多有家族史。

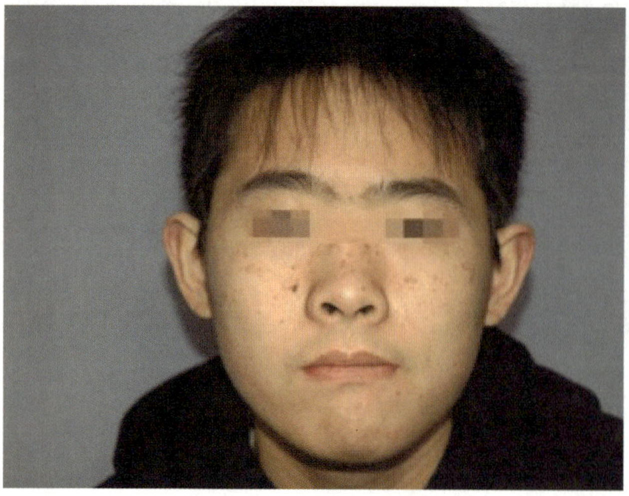

图 16-1　雀斑（男性）

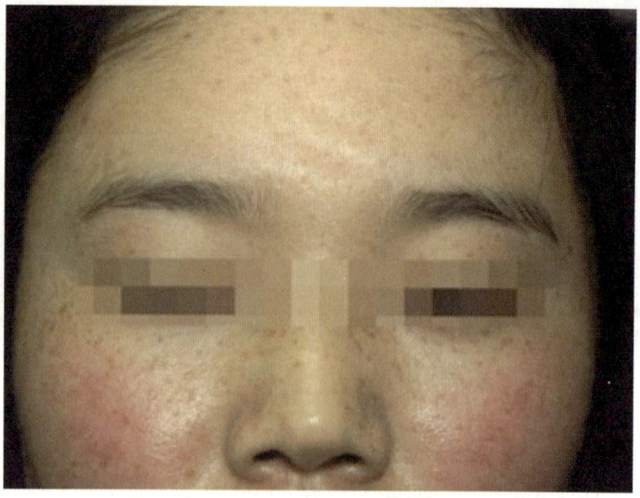

图 16-2　雀斑（女性）

三、组织病理

雀斑处表皮基底层黑色素细胞胞体较大，树枝状凸起明显，角质形成细胞中色素增多，但黑色素细胞数目未见增多，真皮无明显异常。

四、诊断和鉴别诊断

雀斑较容易诊断。根据儿童期发病、日晒后加重、家族史，以及临床表现即典型的面部对称性分布的褐色斑点可诊断。

需要与以斑点为主要表现的面部色素性皮肤病进行鉴别。

1．日光性黑子　黑子是一种良性的、不规则形态的色素沉着性斑疹；可发生于任何年龄，中老年人多见，发病与日光照射有关，多见于面部、前臂和手背等曝光部位，较之雀斑损害数目更少，颜色更深，分布欠均匀。

2．脂溢性角化病　一般在中、老年时期发病，可单发，亦可对称性分布，多表现为浅褐色或深褐色斑点、斑片，可突出皮面，部分表面隆起可见粗糙的毛刺样改变，多分布于双侧太阳穴、发际线和眼周皮肤。

3．颧部褐青色痣　发病年龄多在 25～45 岁，女性多于男性。好发于颧部、颞部，双侧对称，表现为边界清楚的、粟粒至黄豆大小的、孤立不融合的多个灰黑色或黑褐色斑点，呈集簇状分布。不同于雀斑的均匀分布，褐青色痣多集中分布于双侧颧部。

4．斑痣　斑痣多表现为褐色的不规则的皮肤斑片，浅褐色斑片背景中可见多发深褐色斑点重叠分布，可出现于面部、躯干。

五、预防和治疗

（一）预防

日常生活中应注意尽量避免长时间日晒，外出时可应用防晒霜或物理方式遮光。

（二）治疗

1．激光治疗　使用调 Q 开关的纳秒激光器（532nm、755nm、1064nm 等波长）治疗通常可达到良好效果，治疗后一般会出现红肿、水疱和结痂等反应，亦可导致治疗区皮肤色素沉着及色素减退。一般建议进行 3 次及 3 次以上的治疗，每次治疗间隔 3 个月左右。

新型的皮秒激光器由于极短的脉宽（500～900ps），对皮肤造成的热损伤更小。皮秒激光使用 755nm 波长激光，对黑色素的吸收是 1064nm 波长的 3 倍，因此，术后反应轻微，可治疗各类型色素病变。治疗雀斑时使用皮秒激光器，较之传统纳秒激光器引发水疱和色素改变等副作用的概率相对更低，治疗次数更少，治疗间隔可以适当缩短至 1～2 个月。

值得注意的是，对于东亚人种的常见肤色类型，激光治疗均存在引发皮肤色素沉着的风险，部分患者可能出现治疗后短期内外观逊于治疗前的情况，这一点需在治疗前与患者进行充分沟通。

2．强脉冲光　近期研究发现，规律的强脉冲光治疗（每隔 8～12 周治疗 1 次，治疗 5 次）亦可在一定程度上起到淡化雀斑的作用。

3．外用药物　使用氢醌霜、积雪苷霜软膏等药物可减轻颜色，但不能完全清除。

4．化学剥脱　控制浓度的果酸、水杨酸等化学剥脱剂，定期作用于面部皮肤，可以加快角质层剥脱，淡化雀斑。

需注意的是，外用药物、化学剥脱、激光及强脉冲光治疗均不能完全防止雀斑的复发，治疗期间、治疗后仍需注意严格避光、防晒。

第二节　咖啡牛奶斑
Café-au-lait-spot

Abstract

Café-au-lait-spot is a common hypermelanosis that typically occurs on sun-exposed areas in the face in children. The pathogenesis is poorly understood, but genetic and hormonal influences in combination with UV radiation are important. Café-au-lait spots are difficult to treat. Treatments include lasers and so on.

引言

咖啡牛奶斑（café-au-lait-spot）又称为咖啡斑，是一类出现于儿童面部、躯干和四肢的先天性色素性皮肤病，因颜色酷似混入牛奶的咖啡而得名，临床表现为界限清晰的色素沉着斑，有时和多发性神经纤维瘤病合并发生，也是其他疾病的皮肤表现之一。

一、病因和发病机制

本病为遗传性皮肤病，发病机制尚不清楚，在亚洲人群中发病率可达 10%～20%，一般认为是为系统性疾病的一种皮肤表现，神经纤维瘤病、Albright 综合征、结节性硬化症、Waston 综合征、Russell-Silver 侏儒症、多发性黑子综合征及共济失调毛细血管扩张症等均可合并出现皮肤的咖啡牛奶斑。

二、临床表现

临床表现为面部、躯干、肢体单发或多发的大小不等的浅褐色、棕褐色至深褐色斑片，可呈圆形、卵圆形或不规则形态，边界较为清楚，表面光滑。多于出生时或婴儿期出现，不会自行消退。一般认为，多发的咖啡斑与牛奶斑提示可能合并 I 型神经纤维瘤病，需检查皮肤是否有多发的“落空感”质软肿瘤。

三、组织病理

皮损处的表皮内多巴反应呈阳性，黑色素细胞增多，角质形成细胞和黑色素细胞内可见散在异常大的黑色素细胞颗粒，即巨大黑色素体，直径可达数微米。

四、诊断和鉴别诊断

（一）诊断依据

根据典型的临床表现，即界限清晰的褐色斑片可以诊断，如合并神经纤维瘤病等疾病对确诊有帮助。

（二）鉴别诊断

本病需与雀斑、斑痣等面部色素性皮肤病进行鉴别。

1. 雀斑 临床多表现为面部对称均匀分布的褐色小斑点，不出现浅褐色斑片的外观，组织病理基底层黑色素细胞数目不增加。

2. 斑痣 亦可表现为大小不一、不规则的皮肤褐色斑片，但浅褐色斑片中可见多发深褐色斑点重叠分布。

五、治疗

皮损随患者生长发育可出现面积缓慢扩大，一般无须治疗。

如有明确治疗需求（如改善外观等），可行调 Q 开关激光器（755nm）或皮秒激光器的治疗；因咖啡牛奶斑颜色较为浅淡，对激光治疗反应弱，且存在复发性，故通常需要多次（3～10 次不等，每次间隔 1～3 个月）的激光治疗，治疗后可出现治疗区疼痛、红肿、水疱和结痂等反应，水疱一旦出现需要尽快进行消毒、挑破处理，脱痂后可能出现治疗区皮肤色素减退或色素沉着。因皮秒激光器脉宽极短，较之传统调 Q 开关激光器治疗的疼痛感更轻、结痂时间更短，临床应用更广泛。

第三节 黄褐斑
Melasma

Abstract

Melasma is a common hypermelanosis that typically occurs on sun-exposed areas in genetically predisposed women. The pathogenesis is poorly understood, but genetic and hormonal influences in combination with UV radiation are important. Melasma is difficult to treat. Treatments include hypopigmenting agents, chemical peels, and lasers.

引言

黄褐斑（melasma）是多见于 18～50 岁女性的面部色素沉着性皮肤病，中医称为“肝斑”，多对称呈蝶形分布于面颊部，发病与血中雌激素水平有关，亦可见于男性。

一、病因和发病机制

病因尚不清楚，女性多见，从青春期到绝经期均可出现，多见于育龄期、妊娠期及口服避孕药的女性，血中雌激素水平波动是发病的主要原因。发病与妊娠、月经紊乱、长期口服避孕药等因素有关，也可见于一些生殖系统疾病、结核、癌症、慢性乙醇中毒及肝病的患者，误用化妆品或不当的医学美容治疗可引发并加重本病。本病多在夏季日晒后加重，提示日光是重要促发因素。男性患者约占 10%，有研究认为男性发病与日晒及遗传有关。

二、临床表现

皮损为黄褐色或深褐色斑片，深浅不定、形状不一，常对称分布于颧颊部，亦可累及眶周、前额、上唇和鼻部，边缘一般较清晰，无主观症状（图 16-3）。其他部位如上肢亦可受累，常见于老年人。皮损颜色深浅与季节、日晒和内分泌因素有关，可呈动态变化。精神紧张、熬夜、劳累和情绪低落等可加重皮损。病程不定，可持续数月或数年。

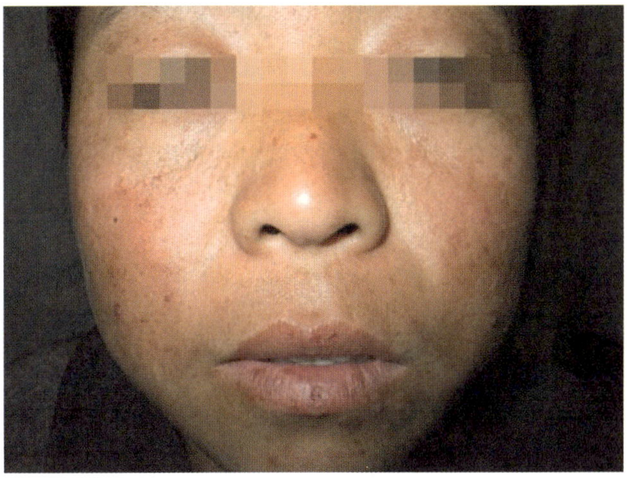
图 16-3　黄褐斑

三、组织病理

表皮全层黑色素增加，表皮黑色素细胞数量也有所增加；真皮内日光性弹性纤维变性，可有炎细胞浸润及色素失禁。

四、诊断和鉴别诊断

（一）诊断依据

根据皮损的黄褐色外观，多见于中青年女性，好发部位为眼周、颧部、面颊及对称分布等特点，可诊断。

（二）鉴别诊断

本病需与颧部褐青色痣、黑变病及雀斑等面部色素性皮肤病进行鉴别。

1. 颧部褐青色痣　临床表现为青蓝色或浅棕色小斑点，直径 1～5mm，圆形或不规则形，境界清楚，数个或数十个集簇状对称分布于双颧部，外观主要表现为斑点，并非斑片。

2. 黑变病　面部皮肤色素沉着，进行性加重，可累及颈部，表现为灰紫色至黑褐色点状斑点逐渐融合成片，可合并结肠黑变病，与长期便秘、服用蒽醌类泻药有关。

3. 雀斑　面部大小均一的浅褐色至褐色斑点，分散分布而不融合，儿童期即可发病，有家族史，夏季明显，冬季颜色变浅。

五、治疗

建议采用综合治疗方案，调节情绪、改善睡眠，尽量避免日光照射，在紫外线强烈的时段外出时应在面部使用遮光剂或进行物理遮挡。

1. 外用药物治疗　可用脱色剂（如 2%～5% 氢醌霜、10%～20% 壬二酸霜、4% 曲酸等）、0.025%～0.1% 维 A 酸霜等药物。需警惕较高浓度的脱色剂长期使用，会引发局部皮肤炎症反应，有加重黄褐斑的风险。

2. 系统治疗　口服维生素 C、烟酰胺和维生素 E 等药物，维生素 C 每日用量 0.3～1.0g，疗程 2～3 个月；也可口服氨甲环酸片，每次 0.25～0.5g，一日两次进行治疗。多项临床试验已证实口服氨甲环酸的有效性及安全性，疗程一般建议维持 3～6 个月甚至更长的时间，服药期间需注意监测凝血功能。

3．激光治疗 使用调 Q 开关固体激光器（紫翠宝石激光器，755nm）或皮秒激光器的激光治疗对部分黄褐斑患者有效，但易引发治疗后色素沉着，少部分患者在激光治疗后可出现黄褐斑加重，表现为颜色加深或面积扩大，需要在激光治疗前，就治疗风险与患者进行充分沟通。

4．化学剥脱术及强脉冲光治疗 使用果酸、复合酸和水杨酸等化学剥脱剂的剥脱治疗及强脉冲光治疗等对黄褐斑改善有一定作用。前者通过加快角质层的剥脱，促进黄褐斑淡化，一般建议进行多次（8～10 次）的重复性治疗（每次治疗间隔 2～3 周），需要考虑患者实际皮肤情况及对治疗的耐受性，治疗过程中可能出现面部皮肤潮红、敏感等副作用；后者通过使用筛选后的一定波长的强光（可见光）作用于皮肤，进行色素淡化，建议重复治疗 3～5 次（每次治疗间隔 8～12 周），需要注意的是，少数患者可能在接受数次强脉冲光治疗后出现黄褐斑加重，这可能与个体的光敏程度有关。

第四节　黑变病
Melanosis

Abstract

Melanosis, including Riehl' melanosis, female facial melanosis, and tar melanosis, is mostly seen in middle-aged women, especially in darker skin types. It is characterized by a rapid onset of a reticular gray-brown to almost black hyperpigmentation. The main histopathologic feature is liquefactive degeneration of the basal layer of the epidermis, resulting in pigment incontinence in the dermis. Removal of the cause leads to slow improvement over many months.

引言

黑变病（melanosis）是一类常发生在面部的灰褐色色素沉着类疾病，Riehl 于 1917 年首次报道本病。女性多见，可能与营养不良、护肤品使用不当和接触煤焦油等因素有关，以面颈部皮肤逐渐出现弥漫性色素沉着为主要表现。

一、病因和发病机制

病因复杂，发病机制尚不十分清楚。最早报道本病时推测是由于战争时期的营养不良导致的。

多数患者有光敏性物质接触史（如煤焦油及其衍生物、某些化妆品中的矿物油及烃类化合物等），日光照射后可在暴露部位发生黑变；某些患者可能与反复机械性摩擦、维生素缺乏、营养不良以及性腺、垂体、肾上腺等内分泌腺体功能紊乱有关，有些抗疟药和化疗药亦可引发黑变病。

二、临床表现

女性较男性多见，中年发病。好发于面部，表现为颧、颞部灰褐色斑片，斑片境界不清（图 16-4）。初为淡褐色或紫褐色斑，排列成网点状，之后逐渐融合，并波及前额、颊、耳后和颈，特别是额、颞、颧、耳后和颈部两侧等暴露部位颜色更深，也可以发生于前臂、手背和腋窝等处，自觉症状不明显，典型皮损发展可分为 3 期。

1．炎症期 局部出现充血性红斑，伴少量糠秕状脱屑，日晒后有轻度瘙痒。

2. 色素沉着期　红斑消退，出现明显的斑状或网状色素沉着，覆盖细小鳞屑，多伴有明显毛周角化及毛细血管扩张。

3. 萎缩期　出现与色素沉着部位一致的轻度凹陷性萎缩。

三、组织病理

表皮基底层液化变性，真皮血管周围有淋巴细胞、组织细胞及嗜黑色素细胞浸润，嗜黑色素细胞内外有大量黑色素颗粒。后期表皮正常，炎症浸润消失（图 16-5）。

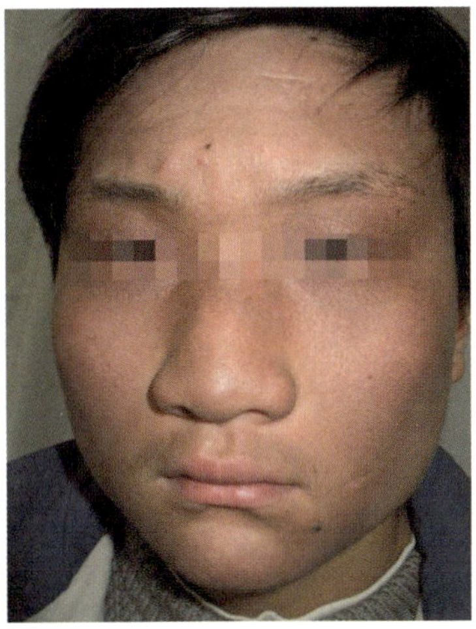

图 16-4　黑变病的临床表现

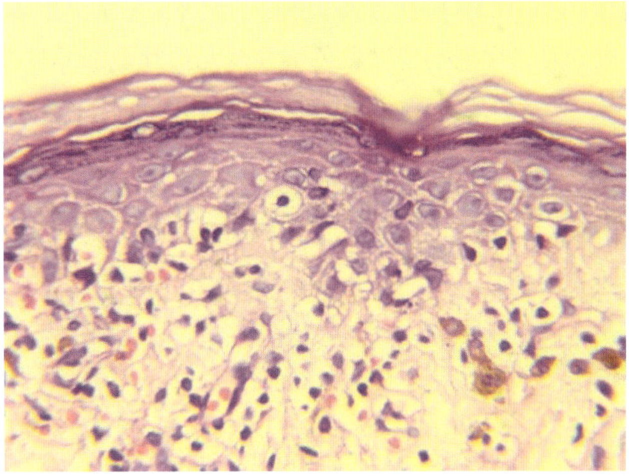

图 16-5　黑变病的组织病理

四、诊断和鉴别诊断

（一）诊断依据

本病根据典型皮损、结合病史（日晒、营养状况、焦油及护肤品接触史、皮肤摩擦等）可以诊断。

（二）鉴别诊断

本病需与黄褐斑、艾迪生病引发的皮肤色素沉着、皮肤异色症、太田痣等疾病进行鉴别。

1. 黄褐斑　女性多见，日晒后加重，发病与血液中雌激素水平波动相关，斑片颜色更偏向于黄褐色，一般在颧颊部对称分布、呈蝶形。

2. 艾迪生病　又称原发性慢性肾上腺皮质功能减退症，由于肾上腺皮质醇及醛固醇分泌不足引起，30～50 岁为高发病期，女性多于男性，症状包括体重减轻、肌肉无力、虚弱、血压降低及皮肤变黑。皮肤变黑主要波及手、肘、膝部、指关节、口腔黏膜及既往手术瘢痕处等。

3. 皮肤异色症　免疫性疾病，如皮肌炎、系统性硬化症等疾病可合并面部、颈部、躯干和肢体皮肤异色，通常表现为红斑鳞屑基础上逐渐出现褐色色素沉着，合并点状色素脱失、轻度皮肤萎缩、毛细血管扩张等，伴瘙痒，多见于面、颈和上胸躯干部，当色素沉着严重时需要与黑变病进行鉴别，询问有无相关基础病可以帮助判断。

4. 太田痣　在出生后即出现，亦可于青春期出现，表现为面部大面积青蓝色斑片，沿三叉神经眼支、上颌支走行，可累及眼部黏膜。

五、治疗

应仔细寻找并积极祛除病因。斑贴试验可能有助于确定致敏物，部分患者在脱离接触后（如结束职业暴露、停用某特定的护肤品等），病情可明显好转，避免反复摩擦、严格避免日晒亦有一定程度的好转。

1．系统治疗 炎症期可酌情口服糖皮质激素，色素沉着期可口服复合维生素 B 或静脉注射维生素 C（1～3g/d），有一定效果。

2．外用药物 皮损处可用 3% 氢醌霜、0.1% 维 A 酸等脱色药物。

3．化学剥脱术 可尝试使用面部化学剥脱术进行脱色治疗，一般建议进行 8～10 次的重复性治疗（每次治疗间隔 2～3 周），根据患者治疗反应逐渐缓慢增加化学剥脱剂的浓度及停留时间，直至上限。

需要注意的是，黑变病应避免色素性激光治疗及强脉冲光治疗，光电治疗对部分患者有加重病情的风险。

第五节　太田痣
Nevus of Ota

Abstract

Nevus of Ota is usually present at birth in the two of three affected patients who have ocular involvement. On the skin, brown, slate gray, or blue-black macules grow slowly larger and deeper in color. Histologically, elongated dendritic dermal melanocytes are seen scattered in the upper portion of the dermis.

引言

太田痣（nevus of Ota）又称眼上腭部褐青色痣、眼皮肤黑色素细胞增生病，是太田（Ota）于 1938 年首次描述的一种波及巩膜及同侧面部皮肤的灰蓝色斑片样损害，沿三叉神经眼支、上颌支走行分布，好发于有色人种，如亚洲人及黑种人，女性较为多见。有婴儿期和青春期两个发病高峰。

一、病因和发病机制

与遗传有关，属常染色体显性遗传。在胚胎发育期间，黑色素细胞由神经嵴向表皮移行时，由于某种原因未能通过表皮、真皮交界，停留在真皮内而形成病变。有的研究认为太田痣可能不是黑色素细胞的残留，而是一种与蓝痣类似的错构瘤或痣样损害。

二、临床表现

发病年龄在婴儿期及青春期有两个峰段，多数患者 1 岁以内发病，随着年龄增长皮损面积逐渐扩大、蔓延，部分患者在青春期才开始出现；皮损一般表现为褐色、灰色或青蓝色斑片，斑片着色不均，可呈斑点状或网状，边缘模糊，最常见的受累部位为眶周、颞、前额、颧部和鼻翼，即三叉神经眼支、上颌支分布的区域；多为单侧，偶见双侧分布；部分患者患侧巩膜、睑结合膜、角膜出现蓝染，少数患者口腔、鼻黏膜亦可出现类似损害。亦有报道伴发鲜红斑痣、伊藤痣等。

三、组织病理

镜下可见真皮中上部胶原纤维束之间充满黑色素颗粒的黑色素细胞，在稍隆起或者浸润的色斑处黑色素细胞更为密集，可以呈丛集状排列。

四、诊断和鉴别诊断

（一）诊断依据

根据太田痣特有的发病年龄、色斑的颜色和分布等特点可诊断。

（二）鉴别诊断

本病需与蒙古斑、蓝痣、黄褐斑和咖啡牛奶斑等疾病相鉴别。

1. 蒙古斑 发生于婴儿腰骶部，出生即有，呈蓝灰色，能自然消退，组织病理真皮内黑色素细胞数量较少，位置较深。

2. 蓝痣 为蓝黑色的丘疹或小结节，好发于手足背及面部、臀部，组织病理真皮内黑色素细胞聚集成团。

3. 黄褐斑 女性多见，与雌激素水平有关，日晒后加重，边界清晰，颜色浅淡更偏向于黄褐色，一般在面部对称分布。

4. 咖啡牛奶斑 可出现于面部、躯干和肢体，临床表现为浅褐色、棕褐色至深褐色斑片，可呈圆形、卵圆形或不规则形态，边界较为清楚，表面光滑，无沿三叉神经分布的趋势，无青蓝色外观。

五、治疗

因太田痣严重影响外观，患者治疗意愿一般较为迫切，建议进行激光治疗（图 16-6）。

1. 激光治疗种类 调 Q 开关紫翠宝石激光（755nm）通过选择性光热作用破坏黑色素细胞，导致黑色素体破裂，被吞噬细胞吞噬。多次治疗后可达到临床基本治愈。调 Q 开关红宝石激光（694nm）和调 Q 开关 Nd：YAG 激光（1064nm）对太田痣也有较好的疗效。近年来使用的皮秒激光器（755nm）因其极短的脉宽，对色素性疾病治疗更为精准，对正常皮肤组织具有明显的保护作用，治疗太田痣亦可取得理想疗效。超皮秒激光器（532nm）对太田痣亦有治疗作用。

2. 激光治疗常见副作用 治疗即刻反应包括疼痛、红肿，部分患者可能出现薄壁水疱，24～48 小时后出现治疗区皮肤结痂，结痂期应尽量避免皮肤感染，脱痂后可能出现皮肤色素沉着，出现点状色素减退斑亦有报道。

3. 激光治疗的疗程 激光治疗后，太田痣在原有色斑的基础上出现点状褪色，治疗后颜色较为斑驳，故建议患者进行多次治疗，根据具体褪色情况可行 3～10 次不等的激光治疗，每次治疗间隔 3 个月；皮秒、超皮秒激光如患者恢复良好可以适当缩短治疗间隔至 1～2 个月。如出现明显色素沉着，可将治疗周期适当延长至 6 个月以上，待色素沉着好转后再继续下一次的激光治疗。

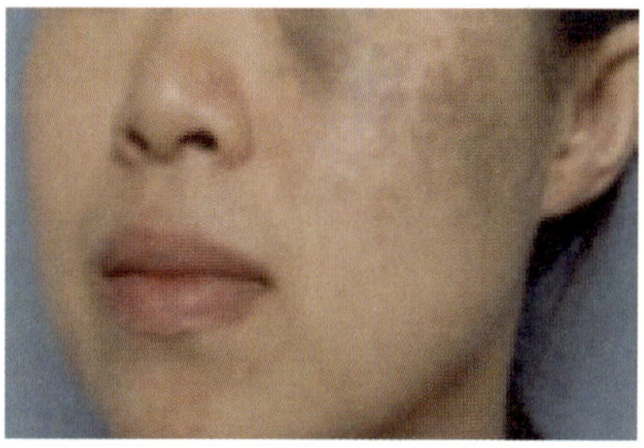

治疗前

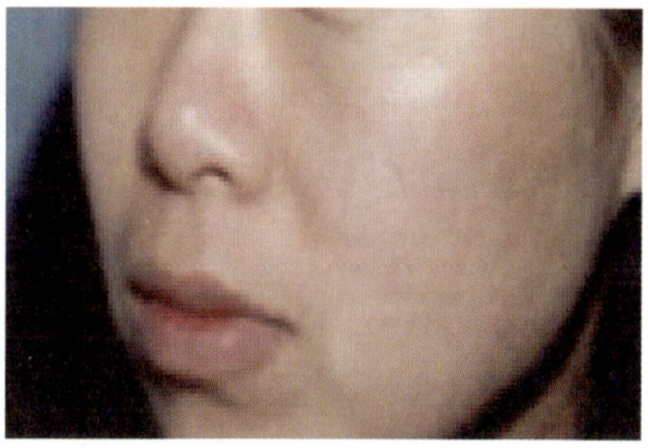

治疗后

图 16-6 太田痣激光治疗前后表现

第六节　颧部褐青色痣
Nevus Fusco-caeruleus Zygomaticus

Abstract

Nevus fusco-caeruleus zygomaticus is usually present at the age of 25～45 female patients. On the skin, brown, slate gray, or blue-black macules grow slowly larger and deeper in color. Histologically, tiny fusiform dermal melanocytes are seen scattered in the upper portion of the dermis.

引言

颧部褐青色痣（nevus fusco-caeruleus zygomaticus）又称真皮斑、颧骨母痣，是一种先天性非遗传性的皮肤色素性疾病，临床表现为颧部对称性分布的黄褐色、青蓝色或黑灰色斑点，临床上需要与多种面部色素性疾病进行鉴别。

一、病因和发病机制

病因尚不明确，可能与黑色素细胞的移行有关。在胚胎发育期，黑色素细胞由神经嵴向表皮移行时，由于某种原因未能通过表皮、真皮交界而停留在真皮内，后期这些未成熟的真皮黑色素细胞被紫外线、放射线、激素及其化学因子激活而导致病变形成，角质形成细胞经紫外线照射后，释放内皮素 1 和粒细胞－巨噬细胞集落刺激因子，可加速黑色素生成，从而加重病变。曾有人认为本病是太田痣的一个变种。有研究指出褐青色痣与化妆品外用和紫外线照射有关。还有研究表明，颧部褐青色痣可能与雄激素分泌异常有关。

二、临床表现

本病多见于女性，发病较晚，发病年龄多在 25～45 岁，其中 20%～25% 的患者可有家族史，故需重点询问。主要临床表现为在双侧颧部对称分布的直径为 1～5mm 黄褐色、青蓝色或黑灰色斑点，斑点为圆形、椭圆形或不规则形，边界清晰，集簇状分布，斑点数目不等（每侧由数个或数十个斑点组成），无任何自觉症状，日晒后可加重。眼、口腔黏膜无受累。

三、组织病理

镜下可见表皮正常，真皮上部胶原纤维束之间散在分布细小、梭形的黑色素细胞，细胞长轴与胶原纤维平行；电子显微镜示真皮黑色素细胞内含有大小不一的各期黑色素体。

四、诊断和鉴别诊断

（一）诊断依据

根据色斑的发病年龄、颜色、分布可诊断，诊断时需要排除多种临床表现类似的色素类疾病。

（二）鉴别诊断

本病主要与黄褐斑、太田痣、雀斑等疾病相鉴别。

1．黄褐斑　多发病于女性，日晒后加重，发病与血液中雌激素水平波动相关，表现为颧部、面颊处对称性分布、边界较清晰的黄褐色斑片，因分布位置相近、外观相似，有时难以与颧部褐青色痣相鉴别。褐青色痣多表现为双颧部聚集分布的斑点，黄褐斑则表现为境界清晰的斑片。

2．太田痣　太田痣发病年龄早，出生时、1～2岁婴儿期即可出现，皮损沿三叉神经眼、上颌支走行分布，多为单侧性青蓝色或褐色斑片，常合并眼、口腔黏膜损害，偶有双侧发病时，需要与褐青色痣进行鉴别。

3．雀斑　雀斑具有遗传性，发病年龄早，一般儿童期发病，皮损为对称均匀分布的黄褐色斑点，斑点直径较小，无聚集分布的特点，一般具有季节性，夏重冬轻。

五、治疗

治疗的主要目标为淡化色素性斑点，改善外观。

1．激光治疗　Q开关的红宝石激光（694nm）、紫翠宝石激光（755nm）及皮秒激光器（755nm）均可治疗褐青色痣，建议重复、多次治疗。激光治疗的疗程、间隔时间及副作用参见太田痣。需要注意的是，部分褐青色痣患者在接受一次或多次激光治疗后可能出现斑点的融合及皮肤色素沉着。

2．化学剥脱法及其他　如对激光治疗存在顾虑，可考虑采取化学剥脱疗法，有一定淡化作用。亦有报道中医中药治疗可取得一定的疗效。

第七节　波伊茨－耶格综合征
Peutz-Jeghers Syndrome

Abstract

Peutz-Jeghers syndrome is an autosomal dominant cancer predisposition syndrome first described by Peutz and Jeghers. Mucocutaneous pigmentation and intestinal hamartomatous polyposis are hallmarks of the disease. The most common malignancies associated with Peutz-Jeghers syndrome are gastrointestinal cancers. More than one-half of all cases of Peutz-Jeghers syndrome can be attributed to a mutation in the serine/threonine kinase 11 (*STK 11* or *LKB 1*) gene.

引言

波伊茨－耶格综合征（Peutz-Jeghers syndrome，PJS），又称黑斑息肉综合征。本病具备3大特征：①黏膜、皮肤特定部位色素斑；②胃肠道多发性息肉；③遗传性。多见于儿童和青少年，男女发病率大致相同。

一、病因和发病机制

1921年Peutz首次报道本病。PJS属于家族遗传性疾病，其遗传方式为常染色体显性遗传，但具有不同程度的外显性。本病基因*STK11*位于19P13.3。PJS患者约有50%无明显家族史，可能由于新的基因突变所造成，但其后代仍有发病的可能。有的病例仅有典型的色素沉着或胃肠道息肉。

二、临床表现

本病临床表现不一，个体差异很大，两性均可受累。病情轻者可无自觉症状，严重者可出现腹痛、腹泻、黏液便、便血、便秘和呕血等消化道症状。主要有皮肤黏膜色素沉着和胃肠道息肉两大特征性表现。

1．色素沉着斑　色素斑点主要发生于面部、口唇周围（图16-7）、颊黏膜、指（趾），以及手掌、足底部皮肤等处；可出现于任何年龄，斑点多在婴幼儿时发生，至青春期明显，部分患者在30岁后可逐渐减退或消失；其外形为圆形、椭圆形和梭形等多种形态，一般界限清楚，以口唇及颊黏膜最明显，下唇尤为突出。色素性斑点一般不高出于皮肤及黏膜表面，颜色较深，多呈黑褐色、黑色，斑点颜色不受日光影响，与季节无关。

2．胃肠道息肉 常呈多发性，息肉可发生在整个胃肠道，以小肠多见。息肉大小不定，多为 0.2～0.5cm，大的直径可达 10.0cm，表面光滑，质硬，可有蒂。因息肉存在可能出现腹痛、腹泻、便血等症状，甚至出现肠套叠、肠梗阻等危重情况，息肉恶变概率为 3%～25%。

3．色素沉着与息肉关系 绝大多数病例色素沉着与胃肠道息肉同时存在，约 5% 的患者仅有胃肠道多发性息肉或仅有色素沉着。在出现顺序上，临床多为先有色素斑点，然后才发生息肉，但色素斑的数目和深浅与息肉的数目无明显相关性。

此外，临床上亦可伴发甲营养不良、脊柱侧弯、卵巢囊肿和先天性心脏病等。胃肠镜检查及组织病理检查可以帮助判断息肉是否恶变。

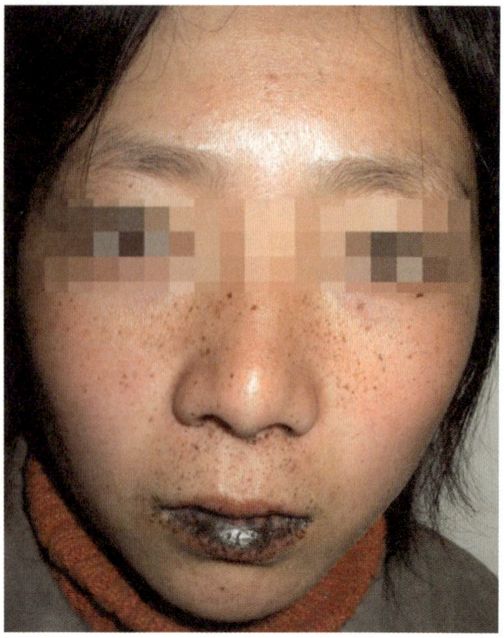

图 16-7 口唇色素沉着

三、组织病理

黏膜、皮肤色素斑处的组织病理示表皮的基底层色素增多，黑色素细胞数量增加，真皮浅层有嗜黑色素细胞。

四、诊断和鉴别诊断

（一）诊断依据

如发现口唇、口腔黏膜等部位多发的黑色、黑褐色色素斑，结合反复发作的胃肠道症状，如腹痛、腹泻、便血和肠梗阻等，胃肠内镜检查发现有消化道息肉存在并经组织学证实，即可确诊。仅有黑斑及家族史或仅有黑斑及息肉而无家族史者称为不完全性 PJS。

（二）鉴别诊断

临床上需要与以多发的面部色素性斑点为临床表现的疾病进行鉴别。

1．雀斑 同样具有遗传性，一般儿童期发病，皮损为均匀分布的黄褐色斑点，斑点直径较小，一般具有季节性，夏重冬轻，日晒后加深，一般不出现唇、口腔黏膜的明显受累。

2．日光性黑子 是一种良性的、不规则形态的色素沉着性斑疹；可发于任何年龄，中老年人多见，发病与日光照射有关，多见于面部、前臂和手背等曝光部位。较 PJS，日光性黑子损害数目少，分布不均匀。

3．Laugier-Hunziker 综合征 是一类唇、口腔黏膜和指（趾）甲的获得性色素沉着性疾病，发病年龄晚，皮损为圆形、卵圆形或不规则形的色素沉着斑，60% 患者伴随甲的色素沉着，本病不伴有胃肠息肉，无腹痛、腹泻和便血等胃肠道症状。

五、治疗

1．对胃肠道息肉及其并发症的治疗 若消化道症状不明显，可进行对症处理，症状明显的，在处理息肉后不能改善的，或疑有癌变时，可考虑外科手术治疗。

2．对皮肤、唇部黑斑的治疗 若患者感到面部皮肤、唇部黑斑有碍于外观，可以通过调 Q 开关激光器如红宝石激光（694nm）、紫翠宝石激光（755nm）或皮秒激光器进行治疗，治疗 1～3 次后大部分皮损可显著改善。因皮秒激光脉宽极短，损伤较小，口唇黏膜区的色素性斑点更建议使用皮秒激光进行治疗，同样需要重复治疗。

第八节 炎症后色素沉着
Post-inflammatory hyperpigmentation

Abstract

Post-inflammatory hyperpigmentation refers to skin darkening that occurs after an acute or chronic inflammatory process. Individuals with darker skin tones are more prone to developing it. The clinical presentation consists of brown to gray-brown macules and patches corresponding to the distribution of the previous inflammatory areas. Some lesions may fade gradually over time. Topical hydroquinone, oral antioxidants, and tranexamic acid can be used to accelerate lesion resolution.

引言

炎症后色素沉着是指皮肤在急性或慢性炎症过程之后出现的皮肤色素沉着，深浅程度及持续时间因人而异，一般而言肤色深的人色素沉着较重，持续时间较久。皮肤色素沉着的轻重与炎症的严重程度并无明显相关性，可能与原发皮肤病的种类相关。在炎症期预防色素沉着，如避免日晒、避免接触可能引起皮肤色素沉着的物质等较治疗意义更大。

一、病因和发病机制

许多炎症性皮肤病可引起皮肤炎症后色素沉着，这些疾病包括湿疹、扁平苔藓、红斑狼疮、固定型药疹、带状疱疹、玫瑰糠疹、疱疹样皮炎、角层下脓疱病、虫咬皮炎、二期梅毒、肥大细胞增多症、脓皮病、脂膜炎和火激红斑等。具体发病机制可能是由于炎症反应使皮肤中硫氢基还原或部分去除，硫氢基减少，使酪氨酸酶活性增高而引起皮肤色素沉着。色素沉着的程度与炎症的程度关系不大，而是取决于皮肤病本身的特征。炎症后色素沉着亦可继发于各种物理刺激（外伤、热、放射和激光治疗）、化学刺激（药物、原发性刺激物、光敏物和变应性反应）等。

二、临床表现

皮肤色素沉着多表现为黄褐色、褐色、深褐到褐黑色的斑片。边界清楚，多局限于皮肤炎症区，当丘疹、红斑和斑块等原有皮损消退后出现，往往需要数周至数月甚至更长时间才能逐渐消退。日晒或再次出现皮肤炎症后局部色素沉着可进一步加深，部分病例的皮肤色素沉着可持续数年。一般无主观感觉。有时色素沉着的形态有助于追溯原有的皮肤病。

三、组织病理

表皮正常，黑色素沉积于真皮上部和真皮浅层血管周围，主要在嗜黑色素细胞内部。

四、诊断和鉴别诊断

（一）诊断依据

根据现有炎性皮肤病的病史及临床表现为局限于皮肤炎症区的褐色斑片即可诊断。病史中需重点关注原有皮肤疾病的物理或化学治疗过程，如激光治疗、紫外线照射及外用药物等。

（二）鉴别诊断

临床上需要与黑变病、雀斑样痣及咖啡牛奶斑进行鉴别。

1．黑变病 面部的灰褐色色素沉着类疾病，女性多见，可能与营养不良、护肤品使用不当和接触煤焦油等因素有关，面颈部皮肤逐渐出现弥漫性色素沉着为主要表现，黑变病一般难以确定原发的炎性皮肤病。

2．咖啡牛奶斑 出生时即出现，面部、躯干、四肢均可分布，临床表现为浅褐色、棕褐色至深褐色斑片，可呈圆形、卵圆形或不规则形态，边界较为清楚。

五、预防和治疗

1．预防 积极治疗原有皮肤炎症、避免炎症进一步发展的同时，进行预防性治疗，阻断炎症进程。避免日晒及其他刺激，如反复搔抓等。

2．治疗 局部可外用氢醌霜或维A酸软膏，采用化学剥脱等手段淡化色素。口服维生素C和维生素E，长期使用有助于皮肤色素减退。有研究表明口服氨甲环酸0.25～0.5g/d，疗程3～6个月有助于淡化色素沉着，口服药物期间需监测凝血功能。

第九节　白癜风
Vitiligo

Abstract

Vitiligo is an acquired disorder of pigmentation, affecting approximately one percent of the world population. The pathogenesis of vitiligo is likely multifactorial and may involve genetic, autoimmune, neural, and biochemical factors and oxidative stress. Vitiligo typically presents with asymptomatic, depigmented macules and patches. Lesions can appear at any age and any location on the body. Based upon the distribution pattern of depigmented lesions, vitiligo is classified into two broad categories, segmental (SV) and nonsegmental (NSV, most common), and several subtypes, such as generalized, acral or acrofacial, and universal. Vitiligo is frequently associated with autoimmune thyroid disease. Alopecia areata, psoriasis, inflammatory bowel disease, and several other autoimmune and genetic disorders have also been linked to vitiligo. For patients with rapidly progressive, treatment of systemic glucocorticoids or narrowband ultraviolet B (NB-UVB) is recommended. For stable vitiligo, therapeutic options include topical corticosteroids (TCS), topical calcineurin inhibitors (TCI), NB-UVB, psoralen plus ultraviolet A (PUVA), and surgical procedures. Afamelanotide, prostaglandins, JAK inhibitors, and several adjunctive therapies are also used to treat vitiligo, which showed multiple clinical outcomes.

引言

白癜风（vitiligo）是一种常见的后天获得性色素脱失性皮肤疾病，病因未明。皮损典型表现为皮肤出现无症状的皮肤白斑，与表皮黑色素细胞缺失有关。白癜风皮损可呈局部或全身性分布，并可融合成大面积的色素脱失区域，对深肤色个体的容貌外观造成显著损害，导致患者病耻感和自卑，以及社会适应和生活质量方面的负面影响。

一、病因和发病机制

白癜风与表皮黑色素细胞的破坏和减少有关，病因尚不完全清楚。目前认为其发生为多种因素共同作用所导致，遗传和后天环境因素对疾病发生均有影响。目前已提出以下 5 种发病机制的学说。

（一）遗传因素

白癜风的发病与遗传易患性有一定的关系，属于多因素、多基因遗传模式。遗传学研究已发现了多个白癜风易感基因位点，其编码基因涉及免疫调节蛋白、黑色素细胞蛋白、人类白细胞抗原位点，以及自身免疫病相关的易感位点等，且在不同族群中存在显著的遗传异质性。国外队列研究显示，单卵双胎者的白癜风患病率为 23%，提示除了遗传因素之外，环境因素在白癜风发生中可能起到更为重要的作用。

（二）免疫因素

白癜风患者常合并其他自身免疫病，如甲状腺功能亢进、桥本甲状腺炎、1 型糖尿病、恶性贫血、斑秃、炎症性肠病、类风湿关节炎、系统性红斑狼疮和硬皮病等。白癜风患者中已报道多种体液免疫及细胞免疫异常：如血清中抗黑色素细胞自身抗体、抗甲状腺球蛋白抗体、抗甲状腺过氧化物酶抗体、抗胃壁细胞抗体和抗核抗体异常等。白癜风患处周围有较多的活化细胞毒性 T 淋巴细胞，并伴有黑色素细胞减少。临床中，接受抗细胞毒性 T 淋巴细胞相关蛋白 4（CTLA-4）和抗程序性死亡受体 1（PD-1）等免疫检查点抑制剂（immune checkpoint inhibitor，ICI）治疗的晚期黑色素瘤患者分别有 11% 和 25% 出现白癜风。

（三）氧化应激学说

一些研究表明，氧化应激可能是黑色素细胞破坏的初始事件。现已证实，活动期白癜风患者表皮中细胞内氧化还原状态失衡，过氧化物和活性氧自由基水平升高，同时酶类及非酶类抗氧化物的水平显著降低，进一步促使黑色素细胞死亡。在易感个体中，氧化应激过程也可激活固有免疫反应，通过巨噬细胞、自然杀伤细胞和炎性树突状细胞等固有免疫细胞对黑色素细胞产生破坏。

（四）黑色素细胞自毁学说

该学说认为，黑色素在黑色素细胞中的合成过程中可形成的毒性酚类化合物，而黑色素细胞可能由于对该类物质引起的氧化应激反应的内在敏感性增加而被破坏。此外，酚类能激活针对黑色素细胞的 T 细胞免疫反应。因职业等因素接触或吸收上述化学物质可诱发白癜风发生。

（五）神经学说

神经学说认为，位于色素细胞附近的神经末梢可分泌儿茶酚胺等对黑色素细胞有细胞毒性作用的神经化学介质，从而导致黑色素细胞损伤。精神紧张时，交感系统活性增强，儿茶酚胺分泌增多，可诱发白癜风发生。在节段型白癜风患者中，色素脱失区域的分布表现出与皮节相关的特征。

综上所述，白癜风的发生可能是具有遗传易患性的个体在多种内外因素的激发下，诱导了免疫功能异常，以及神经精神及内分泌代谢异常等反应，从而导致酪氨酸酶系统抑制或黑色素细胞的破坏，最终引起皮肤色素脱失。

二、临床表现

白癜风的典型皮损表现为完全性色素脱失斑，呈白色或瓷白色，大小、数目不定、形态各异，一般无自觉症状。皮损可发生于任何部位，但以暴露及摩擦损伤部位（如颜面部、颈部、手背、腕部、前臂及腰骶部等）多见，口唇、阴唇、龟头和包皮内侧黏膜亦常累及。部分患者皮损沿神经节段单侧分布，少数患者可泛发全身。皮损中央可见散在的正常皮岛，毛囊周围和皮损边缘可出现轻度色素沉着。白癜风累及头皮和眼部等部位时，可出现头发、眉毛和睫毛色素减退或脱失。进展期白癜风患者正常皮肤受到机械性刺激（如压力、摩擦、烧伤和外伤等）可发生同形反应（Koebner 现象）。该病在各人种中均有发病，无明显性别、种族和经济地位差异，可发生于任何年龄，10～30 岁间发病率最高，我国人群患病率为 0.1%～2%。病程慢性迁延，有时可自行好转或消退。

白癜风主要分为两大类：非节段型白癜风和节段型白癜风，前者最为常见。

1．非节段型白癜风 可分为以下亚型：①泛发型，表现为双侧对称、随机分布的多处白斑，累及多个皮肤部位。②肢端型或面肢型，患者白斑局限于肢端及口唇部，可发展到身体其他部位（图 16-8）。③黏膜型，患者白斑累及口腔及生殖器黏膜，可合并泛发型出现。④局限型，患者白斑仅局限于单个皮肤部位（图 16-9）。⑤全身型，指全身 80%～90% 以上皮肤色素完全脱失，常由泛发型白癜风进展而来。

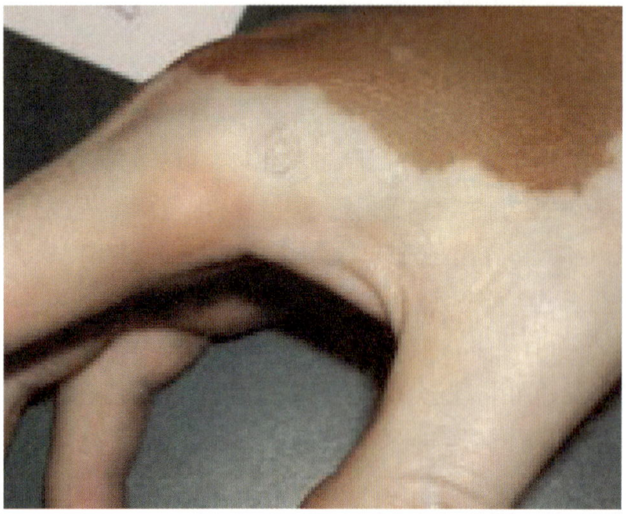

图 16-8 白癜风（肢端型）

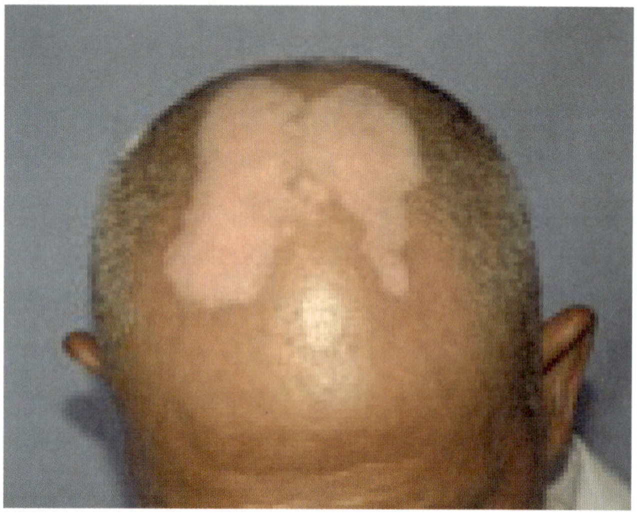

图 16-9 白癜风（局限型）

2．节段型白癜风 在白癜风中相对少见，通常沿皮节支配区域分布，如三叉神经等，也可有多节段或双侧受累。我国一项研究发现，59% 的节段型白癜风患者在 20 岁前发病，80% 在 30 岁前发病。

3．其他 除非节段型白癜风和节段型白癜风之外，尚有混合型白癜风，指同时有非节段型白癜风和节段型白癜风表现者。其他类型的白癜风被归入罕见型和未定类中。

白癜风根据发病阶段不同分为进展期和稳定期：进展期指近 1 年内有白斑增多，原发白斑逐渐向正常皮肤移行、面积扩大，白斑境界模糊不清，Wood 灯下皮损面积＞目测面积。进展期白癜风可出现同形反应，物理性、化学性、过敏性皮肤损伤或其他炎症性皮肤病、有创治疗可诱发新发白斑出现。稳定期指已有白斑在 1 年内没有面积增大且未出现新发白斑，白斑境界清楚，边缘可有色素加深，Wood 灯下皮损面积≤目测面积。

白癜风进展程度可通过白癜风疾病活动度评分（vitiligo disease activity，VIDA 评分）进行评估：根据新发白斑或原有白斑扩大出现的时间，近 6 周出现，计为 4 分，近 3 个月出现，计为 3 分，近 6 个月出现，计为 2 分，近 1 年内出现，计为 1 分，至少稳定 1 年，计为 0 分，若至少稳定 1 年且伴有自发色素再生，则计为 –1 分。总分＞1 分，即为进展期白癜风，≥4 分，则被视为快速进展期白癜风，0 分为稳定期白癜风。

除了皮肤受累之外，白癜风也可引起其他系统受累：眼部受累表现为视网膜色素上皮和脉络膜色素脱失区，通常不影响视力。白癜风常可伴发多种自身免疫相关疾病，包括斑秃、银屑病、特应性皮炎、1 型糖尿病、类风湿关节炎、炎症性肠病、恶性贫血、硬斑病、重症肌无力、红斑狼疮及干燥综合征等。合并自身免疫性疾病的患者更可能出现泛发型白癜风。

三、辅助检查

白癜风为临床诊断，典型病例一般无须进行辅助检查。临床表现不典型的白癜风可结合 Wood 灯检查、皮肤镜，以及反射式共聚焦显微镜（RCM）等其他皮肤影像学手段进行鉴别和确认。Wood 灯可发射波长约 365nm 的长波紫外线，Wood 灯照射下白癜风皮损常显现蓝白色荧光，边界清晰（图 16-10）。对于直径较小的白癜风皮损，皮肤镜可见白斑内毛囊周围色素沉着和毳毛变白。白癜风患处 RCM 检查可见基底层色素环缺失。

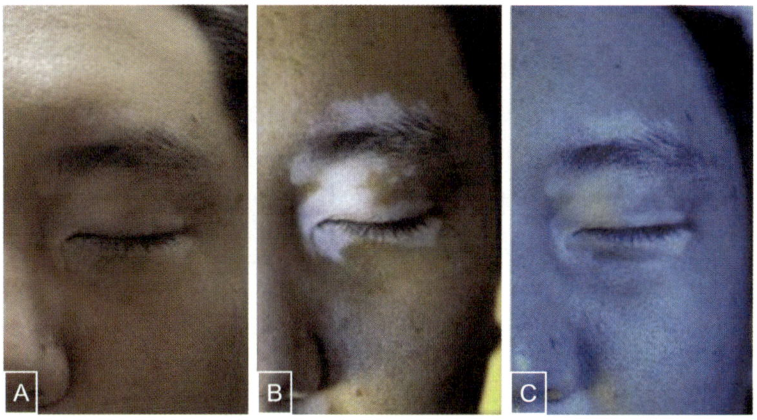

图 16-10　白癜风的 Wood 灯下表现

组织病理对白癜风的确诊意义不大，主要用于除外其他伴随皮肤色素脱失的皮肤疾病，如色素减退性蕈样肉芽肿、硬化性苔藓、密螺旋体感染和麻风等。组织学上，活动期白癜风皮损内黑色素细胞密度降低，周围黑色素细胞异常增大，真皮内可有少量淋巴细胞浸润；后期脱色皮损内黑色素细胞缺失。

由于白癜风合并自身免疫性甲状腺疾病的发生率较高，对于泛发型白癜风患者可筛查甲状腺功能和相关抗体，包括促甲状腺激素、抗甲状腺过氧化物酶抗体和抗甲状腺球蛋白抗体。如有合并其他自身免疫性疾病的症状提示，可同时检测其他自身抗体。

四、诊断和鉴别诊断

（一）诊断依据

本病主要根据典型皮损表现做出诊断，一般无须辅助检查。因白癜风可伴随某些罕见的遗传综合征发生，如福格特 小柳 – 原田综合征、Alezzandrini 综合征、斑驳病和 Kabuki 综合征等，需关注患者除皮肤色素脱失之外，是否同时伴有眼部、听力和神经系统等其他异常。

白癜风的严重度评估通常根据其累及的体表面积进行。白斑面积＜1% 体表面积为轻度，1%～5% 体表面积为中度，6%～50% 体表面积为中重度，＞50% 体表面积为重度。

（二）鉴别诊断

鉴别诊断方面，因白癜风为相对常见的色素减退性疾病，需与所有伴有皮肤颜色局限性变浅的疾病进行鉴别，具有代表性的疾病如下。

1. 白色糠疹 常见于儿童和青壮年，其表现为曝光部位皮肤的数个椭圆形或不规则色素减退性斑片，上有细小鳞屑，多见于面部，有一定自限性，多数可在数月至数年内自行消退。

2. 花斑癣 又称花斑糠疹，为马拉色菌等皮肤正常定植的酵母菌过度增殖而诱发的皮肤色素减退，典型表现为颈部、躯干和上肢部位密集、多发的淡白色圆形或卵圆形斑，局部融合，表面往往有鳞屑，皮损中可查见假菌丝和孢子。花斑癣在 Wood 灯下常发出棕黄色荧光。

3. 贫血痣 多为孤立出现的皮肤浅色斑，一般单侧分布或局限在某一部位，出生后或不久发生，通常形状和比例大小不变。患处皮肤颜色较周围稍浅，用力摩擦或加热后局部不发红，而周围正常皮肤变红，用玻片压诊后，皮损边缘模糊不清。

4. 无色素痣 无色素痣出生或生后不久即发生，为境界清楚的色素减退（而非色素脱失）斑，形状和比例大小不变。在 Wood 灯下，无色素痣皮损区和正常皮肤之间的反差不如白癜风明显。

5. 斑驳病 是一种罕见的常染色体显性遗传性疾病，出生即发病。表现为前正中线部位色素脱失和特征性的额部白发，躯干和四肢也可出现不规则的色素脱失区，长期持续存在，多有明确家族遗传史。

6. 硬化性苔藓 表现为白色萎缩性硬斑，皮肤表面异常光亮，呈“羊皮纸”样，常累及肛周和生殖器，但也可累及躯干和四肢。如皮损不典型，需皮肤活检明确诊断。

白癜风也需与其他色素减退性疾病，如特发性点状黑色素减少症、进行性斑状色素减少症、炎症后色素减退、色素减退型蕈样肉芽肿、密螺旋体感染、麻风及结节性硬化症的叶状白斑等进行鉴别，部分疾病详见后续章节内容。

五、治疗

白癜风的治疗主要为两方面，对于进展期损害，主要为控制白斑面积增大和色素进一步脱失；对于稳定期损害，主要为帮助白斑逐渐恢复肤色。治疗方案的选择方面也有较大的个体差异性。通常而言，对于皮损面积小、发生在面部和病程较短者治疗效果较好，而对于病程长、皮损面积大，或皮损位于肢端的患者，有可能无法达到满意的治疗效果。此外，对患者的心理疏导也是治疗的重要补充部分。

（一）光疗和光化学疗法

1. 窄谱中波紫外线疗法 波长 311nm 或 312nm 的中波紫外线（NB-UVB）可诱导局部免疫抑制和细胞凋亡，刺激促黑色素激素和促黑色素因子的产生，从而减少黑色素细胞损伤和破坏，并增加黑色素细胞增殖和黑色素生成。NB-UVB 治疗每周进行 2～3 次，一般疗程为 9～12 个月或 12 个月以上，色素恢复稳定之后可再逐渐减量或停止治疗。光疗适用人群较广，安全性较高，且目前已有市售的手持或全身家庭光疗设备可供选用，对于大多数白癜风均可作为单一治疗，或者联合其他口服、外用药物治疗使用。

2. 长波紫外线光化学疗法 口服补骨脂素 + 长波紫外线（UVA）照射既往被认为是白癜风复色治疗的“金标准”，但目前已基本被 NB-UVB 疗法取代。补骨脂素属于光敏剂，可结合免疫细胞中的 DNA，并在 UVA 照射后激活并对靶细胞产生损伤，在此过程中刺激残存黑色素细胞中的酪氨酸酶等，并通过轻微炎症反应促进黑色素产生和沉积，可使面部、躯干等部位的大面积白斑产生复色，但对手、足及口周等肢端部位疗效不佳，且由于口服补骨脂素可造成胃肠道不适和皮肤、眼部光毒性反应，也从一定程度上限制了其应用。对于顽固的局限型白癜风，局部 PUVA 治疗可作为一种选择，即在患处外用补骨脂素或浸浴之后再照射 UVA，每周 2 次，可帮助皮肤复色。但因其容易引起局部光毒性反应、水疱和同形反应，故局部 PUVA 需使用较低浓度的补骨脂素制剂，并从小剂量 UVA 开始照射，以减少不良反应发生。如无法获取 UVA 设备，短时间的日光暴露也可激活补骨脂素发挥治疗性作用，称之为补骨脂素结合日晒

（PUVASOL）疗法，可用于日照充足地区。

3．308nm 准分子激光 308nm 激光是一种氯化氙准分子气体激光，该波长属于中波紫外线，可诱导皮损中浸润的淋巴细胞发生凋亡，同时促进皮肤黑色素沉积。传统的光疗为大面积照射，周围正常皮肤也会受到紫外线照射影响，308nm 准分子激光仅输出一定大小的光斑，可针对皮损部位进行靶向性照射，避免照射健康皮肤，从而减少 UVB 的累积暴露量。且因其输出功率较高，治疗效率也较高，可减少治疗的总次数，对面部和躯干部位的局限型白癜风治疗效果明显。与 NB-UVB 一样，靶皮损光疗也可联合局部外用药或系统用药治疗。

（二）外用和系统应用糖皮质激素

对于局限型白癜风，如果皮损面积不超过全身体表面积的 10%，外用中－强效糖皮质激素可作为一线治疗，可选择的制剂包括氟替卡松、莫米松、卤米松等。因长期外用糖皮质激素可引起局部皮肤萎缩、毛细血管扩张和机会性感染等不良反应，因此，临床应用中常采取间歇性用药，或交替外用钙调磷酸酶抑制剂，以减少局部副作用发生。

对于泛发性、进展期白癜风，可系统应用小剂量糖皮质激素间歇性治疗，比如口服地塞米松，每周连用 2 日；或者口服泼尼松，连用 1～2 周后停用 4～6 周；或者肌内注射长效皮质激素，如曲安奈德或复方倍他米松，每 4～6 周 1 次。上述方法必要时可连用 3 个月，以控制白斑扩大及增多。口服糖皮质激不适用于稳定期白癜风的复色治疗，且用药期间需对糖皮质激素可能诱发的全身不良反应进行监测。

（三）外用钙调磷酸酶抑制剂

对于局限型白癜风，如皮损位于面部、生殖器或皱褶部位，单独外用钙调磷酸酶抑制剂（如他克莫司和吡美莫司）优于局部用糖皮质激素，可减少糖皮质激素诱发局部不良反应的风险。因长期外用钙调磷酸酶抑制剂有可能增加肿瘤风险，因此，用药之后需避免患处紫外线暴露。如需联合光疗，建议在照光之后再用药。

（四）外科手术治疗

主要指表皮移植或色素细胞移植手术。适用于病变范围较小、病情稳定，且对非手术治疗反应不佳者。最有代表性的为自体吸疱移植，方法为用负压吸引法在供皮区和受皮区吸引形成水疱（表皮下水疱），再将供皮区疱壁移至受皮区并加压包扎。其他移植方法包括钻孔移植、刃厚皮片移植、毛囊移植、自体表皮培养或非培养表皮细胞悬液移植，以及自体黑色素细胞移植等。移植术的不良反应包括术区瘢痕形成、皮肤鹅卵石样外观、色素不均、感染和皮肤质地异常等。

（五）其他治疗及尚在研究中的治疗

多种免疫抑制剂对白癜风显示出治疗效果。小规模研究显示，甲氨蝶呤、环孢素和吗替麦考酚酯等全身性免疫抑制剂对进展期白癜风治疗有效，可替代口服糖皮质激素。近年来，口服托法替布、巴瑞替尼，以及外用迪高替尼、芦可替尼等 JAK 抑制剂也显示出对白癜风治疗有效。小规模研究显示，长期口服米诺环素对进展期白癜风有一定控制作用。此外，天然 α-促黑素细胞激素（α-MSH）的人工合成类似物阿法诺肽、前列腺素及其类似物（如地诺前列酮、贝美前列素、拉坦前列素等），以及维生素 D 衍生物（如卡泊三醇和他卡西醇等）均显示出对部分白癜风复色有效。对于暴露部位的白癜风，可采用化妆遮盖等方法来改善皮肤外观。对于全身大面积色素脱失而仅残留少量正常色素区域的患者，可对有色素区采取药物脱色方法（如外用莫诺苯宗、对甲氧酚或氢醌，激光治疗等），也可使患者皮肤外观改善。

第十节　眼皮肤白化病
Oculocutaneous Albinism

Abstract

Oculocutaneous albinism (OCA, or albinism) is a group of autosomal recessive disorders of melanin biosynthesis presenting with a spectrum of visual disturbances and generalized hypopigmentation of the skin and hair. Eight types of nonsyndromic OCA caused by mutations in different genes have been recognized. Some additional rare types of OCA are associated with systemic abnormalities such as bleeding disorder or propensity to pyogenic infection, called syndromic OCA. Genetic testing is preferred for a precise diagnosis in OCA. OCA cannot be cured, patients with OCA should be given strict sun protection beginning from infancy, also a comprehensive eye examination and treatment of refractive errors early in life.

引言

眼皮肤白化病（oculocutaneous albinism，OCA）是一组与黑色素合成异常有关的常染色体隐性遗传病，表现为皮肤、毛发弥漫性色素减退及视力异常，可导致生活不便和社交问题。目前已有 8 种不同基因突变类型的非综合征型 OCA 被识别；其他尚有一些罕见的综合征型 OCA，除了色素减退之外，尚伴有出血性疾病和化脓性感染倾向等全身异常，对患者可造成不同程度的健康损害。

一、病因和发病机制

头发、皮肤和眼睛的色素来源于黑色素的酶促合成。黑色素生物合成的第一步为 L-酪氨酸在酪氨酸酶作用下氧化为多巴（二羟基-L-苯丙氨酸），而后通过不同酶的作用，合成产生黑色素的两种主要类型：真黑色素（棕色－黑色）和褐黑色素（黄色－棕红色）。OCA 患者体内真黑色素的合成减少，但患者头发中的褐黑色素水平可能正常。

黑色素的生物合成在黑色素小体内进行，黑色素小体是黑色素细胞中的溶酶体样细胞器。在表皮基底层，成熟黑色素小体从黑色素细胞转运至角质形成细胞，使皮肤和毛发具有颜色。黑色素小体的成熟过程分为 4 期：Ⅰ～Ⅳ期。Ⅰ期和Ⅱ期的前黑色素小体还不含黑色素，而在Ⅲ期和Ⅳ期变黑。黑色素合成和转运过程中相关基因的突变，包括酪氨酸酶（TYR）、酪氨酸酶相关蛋白 1（TYRP1）、P 蛋白（OCA2）和黑色素小体的特异性转运蛋白（如 SLC45A2、SLC24A5）等，可导致皮肤、毛发和眼睛色素沉着减少，从而出现 OCA 表型。

人类双眼正常视觉的获得需要每只眼的部分神经纤维在视交叉处交叉至对侧脑。胚胎发育过程中黑色素等其他因素可引导视网膜和血管结构的发育，并引导视网膜中神经节细胞先到外侧膝状体，再到枕叶皮质的路径。当胚胎发育过程中眼部黑色素缺乏时，会发生神经纤维连接错误和中心凹发育异常。中心凹形态异常、中心凹视锥细胞特化、眼球震颤和视神经纤维连接错误等因素共同作用，导致患者视力降低。虹膜颜色一定程度上取决于来源于神经嵴的基质层黑色素细胞，OCA 患者中，位于虹膜后上皮和视网膜色素上皮的黑色素细胞（来源于神经外胚层）受到影响，故导致虹膜和视网膜色素减少。叶黄素类等其他色素位于视网膜中，在 OCA 患者中合成和功能不受影响。

除了经典的非综合征型眼皮肤 OCA 之外，其他具有皮肤外和眼外表现的综合征型 OCA 通常因色素转运过程中的相关基因突变引起，这些基因突变通过干扰黑色素小体和其他组织中与黑色素小体相关的关键细胞器的生物合成影响色素转运过程，如血小板致密体或部分溶酶体等。

二、临床表现

OCA 患者临床主要表现为皮肤、毛发的色素减退和眼部症状。OCA 在多数人群中发病率估计为 1/20 000，某些非裔人群可达 1/1500。目前已识别出由不同基因突变引起的 8 种非综合征型 OCA 亚型（编号为 OCA1 ~ 8 型）（表 16-1）。

表 16-1　已被识别的 8 种非综合征型 OCA 亚型的遗传学分类

亚型	OMIM 编号	基因	染色体定位	编码产物	功能
OCA1	606933	*TYR*	11q14-11q21	酪氨酸酶	黑色素生物合成酶
· OCA1A	203100				· OCA1A：无黑色素
· OCA1B	606952				· OCA1B：可有一定黑色素
OCA2	203200	*OCA2*	15q11.2-15q12	黑色素体膜蛋白	参与黑色素合成
OCA3	203290	*TYRP1*	9p23	酪氨酸酶相关蛋白 -1	黑色素生物合成酶稳定因子
OCA4	696574	*SLC45A2*	5p13.2	黑色素体膜蛋白	参与黑色素合成
OCA5	615312	未知	4q24	未知	未知
OCA6	609802	*SLC24A5*	15q21.1	钠 / 钙离子交换蛋白	参与黑色素小体成熟
OCA7	615179	*LRMDA/ C10orf11*	10q22.2-10q22.3	富亮氨酸黑色素细胞分化相关蛋白	参与黑色素细胞分化
OCA8	尚无	*DCT/TYRP2*	13q32.1	多巴色素互变异构酶	参与黑色素合成

皮肤表现方面，OCA 个体表现出广泛的表型异质性，出生时即有白发和白睫毛的儿童需怀疑 OCA1 的可能性。OCA1A 型患者表现为皮肤、毛发和眼部完全没有黑色素沉着，虽然患者毛发颜色可因水和日用品中的矿物质沉着而轻微变深，但眉毛和睫毛会继续呈白色。OCA1B 型、OCA2 型和 OCA4 型患者中可出现不同程度的棕色色素沉着。OCA2 患者通常出生时毛发为金色或金红色。OCA3 型患者可有红棕色色素沉着，深肤色患者皮肤呈红棕色，毛发呈黄红色，虹膜颜色浅；某些个体毛发和皮肤为浅棕色，眼睛呈蓝绿色至棕色。因缺乏黑色素保护，随年龄增长，患者光暴露部位皮肤容易出现光线性角化病，皮肤可粗糙增厚。能够合成一定黑色素的患者可出现日光性黑子及雀斑。

眼部表现方面，所有 OCA 类型患者均存在不同程度的异常，包括：①虹膜色素减少。患者虹膜颜色不一，可为粉色、浅蓝色、绿色、灰色或浅棕色，常比家族其他成员的虹膜颜色浅。②眼睛对日光敏感，日间常眯眼或闭眼。③眼睛不自主来回运动（眼球震颤），疲劳、生病、焦虑或兴奋时通常更明显，遮盖一只眼睛时眼球震颤往往加重。④虹膜透照。眼底镜照进瞳孔的光线从眼后壁反射回来之后照亮色素减退的虹膜，该现象并非 OCA 所独有。⑤视网膜色素上皮的黑色素沉着减少，通常呈淡黄色或橙色，而不是红色。⑥视觉成熟迟缓或视力相对年龄而言较为低下。

除上述 OCA 亚型之外，尚有其他伴有系统症状的综合征型 OCA，包括赫曼斯基 – 普德拉克综合征（Hermansky-Pudlak syndrome，HPS）、白细胞异常色素减退综合征（Chediak-Higashi syndrome，CHS）和格里塞利综合征（Griscelli syndrome）等，均罕见。

HPS 临床表现为眼、皮肤 OCA、出血倾向和组织内蜡样脂质聚积三联征，可累及心、脑、肺、肾等脏器而危及生命。

CHS 主要临床表现包括眼、皮肤 OCA 和先天性免疫缺陷，易发生感染和肿瘤，可能与溶酶体膜缺陷有关。毛发有灰色或银色光泽是 CHS 的特征。

三、诊断和鉴别诊断

（一）诊断依据

诊断可包括临床诊断和分子诊断。临床诊断基于对全身皮肤、毛发的检查和眼科检查做出诊断。

临床方面，患者与家族成员相比，皮肤和毛发（包括眉毛和睫毛）色素减退。同时虹膜色素减退，眼科检查发现特征性眼部改变和视力异常，包括畏光、眼球震颤、虹膜透照、中心凹发育不全和视力下降。色素沉着性 OCA 类型（除 OCA1A 外的所有类型）患者的临床表型有明显重叠，导致 OCA 的临床分型诊断困难。在这些患者中，分子诊断对精准诊断以及提供准确的遗传咨询和生殖风险评估都很重要。存在相关全身症状（如出血倾向、肺部症状、反复感染等）提示综合征型 OCA 诊断，如 HPS 和 CHS。

（二）鉴别诊断

鉴别诊断方面，OCA 主要需与其他弥漫性皮肤色素减退疾病进行鉴别，如全身泛发的白癜风及其他相对罕见的遗传综合征（如快乐木偶综合征、普拉德－威利综合征、Vici 综合征、TietzOCA－耳聋综合征、*CLCN7* 基因突变等），可结合全身检查和分子诊断技术进行鉴别。

四、治疗

OCA 无法治愈，患者管理包括从婴儿期开始的严格防晒和使用眼镜矫正屈光不正等。由于患者皮肤缺乏黑色素保护，容易发生皮肤和眼部的紫外线相关损伤，皮肤癌和黑色素瘤的发生机会也高于普通人群，国外建议从青春期开始应每半年至 1 年进行 1 次皮肤检查。动物研究显示早年给予左旋多巴可改善视力，基因疗法在模型动物中也获得一定疗效。

第十一节　无色素痣
Nevus Depigmentosus

Abstract

Nevus depigmentosus is a circumscribed, segmental area of hypopigmentation usually present at birth or detected in the first three years of life. The lesion is usually solitary and shows little change over time, although it may enlarge as the patient grows. The well-defined, hypopigmented macule has an irregular, saw-toothed border, but hairs within the lesion generally remain pigmented.

引言

无色素痣，也称脱色素痣，是一种局限性、节段性分布的色素减退，通常在 3 岁前被发现。皮损多孤立出现且基本不发生形状变化，但随患者身体生长有可能扩大。色素减退斑边界清晰但不规则，常呈锯齿状，皮损内毛发多保留正常色素。

一、病因和发病机制

无色素痣属于一种皮肤色素细胞镶嵌现象，由局灶黑色素细胞基因克隆性改变所致。患处部位的黑色素细胞树突发育缺陷，产黑色素能力下降，黑色素小体合成异常，且无法正常将黑色素转运到角质形成细胞，故造成患处皮肤区域的色素减退。

二、临床表现

无色素痣好发于躯干和四肢近端，表现为局限性、不完全性色素减退性白斑（而非色素脱失）。皮损常沿 Blaschko 线孤立或散在分布，发生于躯干者多呈椭圆形，发生于四肢者多呈条状或带状分布。白斑边界尚清晰，可呈锯齿状，白斑区毳毛可变白。无色素痣通常在出生时就有，或在出生后数月至数年内被发现，多数病例于 3 岁前发病。皮损通常随身体生长发育而成比例增大，但形状及分布通常不会发生变化，可终生持续存在。

临床上无色素痣可分为 3 种类型，即局限型、节段型和漩涡型。如果色素减退沿 Blaschko 线弥漫分布，称为伊藤色素减少症（hypomelanosis of Ito，HOI）。由于少数具有该类皮肤表现的个体会出现皮肤外症状，如中枢神经、眼和肌肉骨骼异常等，为避免不必要的担忧，通常将仅有皮肤表现的情况称为“线状痣样色素减退症”。无色素痣可合并咖啡牛奶斑（CALM）出现，也称“孪生斑”。

三、组织病理

无色素痣的组织病理学改变并不特异。皮损处可见表皮基底层黑色素细胞数量正常或减少，黑色素细胞体积变小和树突减少。

四、诊断和鉴别诊断

（一）诊断依据

本病主要通过典型的皮损分布和临床表现进行诊断。对于沿 Blaschko 线弥漫分布的皮损，需关注患者是否伴有其他系统症状表现。尽管组织病理学改变并非特异性，但当临床表现不典型时，皮肤活检有时可辅助排除其他炎症性或肿瘤性疾病。

（二）鉴别诊断

鉴别诊断方面，局限型或孤立出现的无色素痣需与白癜风、结节性硬化症（TSC）的叶状白斑、贫血痣、色素分界线相鉴别。节段型和漩涡型的无色素痣需与其他沿 Blaschko 线分布的色素减退性皮肤病及遗传综合征进行鉴别。

无色素痣在 Wood 灯下呈灰白色，与周围组织对比有所增强，而白癜风皮损多呈蓝白色荧光。TSC 的叶状白斑以长轴沿皮纹走行的椭圆形白斑为特征性表现，常为多发性，并伴有 TSC 的其他皮肤及皮肤外表现。贫血痣为血管收缩引起的皮肤颜色变浅，通常没有色素减退，故玻片压诊可使皮损接近消失。色素分界线表现为线形色素减退，在身体有固定的分布模式。其他沿 Blaschko 线分布的色素减退性皮肤病或遗传综合征包括线状苔藓、色素失禁症第 4 期、局灶性真皮发育不全（Goltz 综合征）、Menkes 综合征（女性携带者）和 Conradi-Hünermann-Happle 综合征等。

五、治疗

无色素痣无须治疗，也缺乏有效治疗手段。白斑颜色一般不会完全恢复，日晒可导致无色素痣与周围组织颜色反差增大，因此，暴露的区域白斑可通过加强紫外线防护和化妆遮盖的方法来改善皮肤外观。

第十二节　白色糠疹
Pityriasis Alba

Abstract

Pityriasis alba is a common disease, which typically presents with multiple round or oval hypopigmented macules and patches without symptoms. It often involves the face, upper trunk, and upper limbs. Mild erythema and scaling may precede the development of hypopigmentation. Pityriasis alba is self-limited. Topical emollients, corticosteroids, or calcineurin inhibitors may be beneficial.

引言

白色糠疹（pityriasis alba）是一种常见的良性、自限性皮肤病，好发于儿童和青少年，且在深肤色人群中更加明显，对患者可造成不同程度的损容性影响。

一、病因和发病机制

白色糠疹的具体病因和发病机制并不完全清楚，目前认为与炎症影响了黑色素正常合成及黑色素小体的正常转运有关，部分学者认为其与皮肤干燥也有一定关系。白色糠疹被认为是特应性皮炎疾病谱的组成部分，在特应性皮炎的 Hanifin-Rajka 诊断标准中，白色糠疹被纳入 23 项次要诊断标准之一，属于特应性皮炎表现较轻的一端或“特应性标记”之一，但也可发生于非特应性皮炎个体中。电镜下可见黑色素细胞退行性改变、角质形成细胞内黑色素小体数量减少和体积变小。

二、临床表现

白色糠疹通常表现为多个色素减退斑及斑片，呈圆形或椭圆形，直径为 0.5～3.0cm，边界不清，可轻微隆起，皮肤表面干燥，覆细小鳞屑，主要累及面部、躯干上部和上肢，部分色素减退发生之前数周内可能出现局部红斑和脱屑，多无自觉不适症状（图 16-11）。

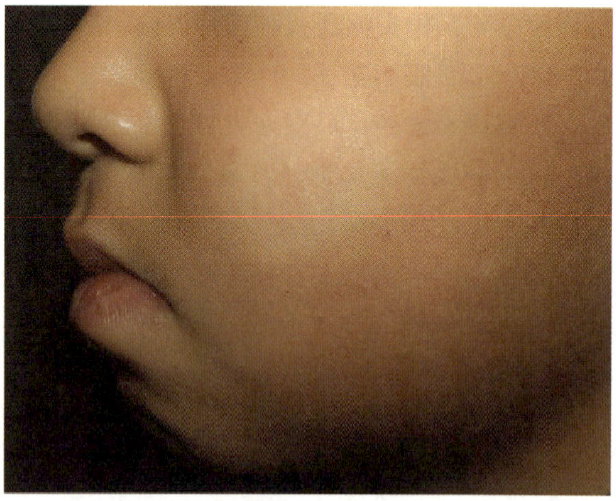

图 16-11　白色糠疹

三、组织病理

白色糠疹为临床诊断，对于不典型病例，或者怀疑有色素减退性蕈样肉芽肿、麻风等特殊疾病时，可考虑行皮肤活检。白色糠疹在组织病理学检查中改变较轻微且不具特异性，包括表皮轻度角化过度、灶状角化不全、海绵水肿、淋巴细胞外渗。表皮中色素明显减少而黑色素细胞数量无明显降低。

四、诊断和鉴别诊断

白色糠疹大多数情况下根据患者典型的皮损表现和分布即可做出诊断。Wood 灯检查有助于区分白色糠疹和白癜风等其他色素减退性皮损，白癜风的色素脱失性白斑在 Wood 灯下显示为蓝白色荧光，白色糠疹患处并不发出荧光，但 Wood 灯下色素减退显示会更加明显。

除白癜风之外，白色糠疹还需与以下疾病进行鉴别。

1．炎症后色素减退（post-inflammatory hypopigmentation） 可发生在皮肤外伤、接触刺激物及多种炎症性或感染性皮肤疾病消退后，某些皮肤物理治疗也可能诱发炎症后色素减退，如冷冻、激光及化学剥脱治疗等。通常表现为局限性皮肤色素减退斑，边界欠清，部位与之前炎性损害的形状和分布相一致，皮损表面通常光滑。

2．花斑糠疹 也称花斑癣。部分皮损可表现为边界清晰的色素减退斑，多与皮肤正常定植的马拉色菌过度增殖有关。好发于躯干上部，通常为多发性。不典型皮损可通过真菌涂片辅助诊断，涂片中可见粗短的假菌丝和簇集的卵圆形孢子呈“意大利面和肉丸”模式。Wood 灯检查可见皮损发出棕黄色荧光。

五、治疗

白色糠疹是一种自限性疾病，但其消退所需时间从数月至数年不等。部分患者使用润肤剂、外用弱效糖皮质激素或钙调磷酸酶抑制剂均有效。小规模研究显示，局部紫外光治疗（如 308nm 准分子激光）可促进白色糠疹恢复。

第十三节　进行性斑状色素减少症
Progressive Macular Hypomelanosis

Abstract

Progressive macular hypomelanosis (PMH) is a relatively common skin disorder characterized by ill-defined, nonscaly hypopigmented macules typically located on the trunk around the midline. Rarely, PMH may involve the upper extremities and the head and neck area. PMH typically occurs in adolescents and young adults and is most frequent in females and in individuals with darker skin types. Treatment is difficult.

引言

进行性斑状色素减少症（progressive macular hypomelanosis，PMH）是一种相对常见的皮肤病，表现为边界不清且无鳞屑的色素减退斑，常位于躯干中线附近，少数情况下可累及上肢和头颈区域。PMH 通常发生在青少年和年轻成人中，并且在女性和肤色较深的个体中较为常见，可带来皮肤外观方面的损害。

一、病因和发病机制

PMH 的确切病因和发病机制不明。有观点认为其可能与痤疮丙酸杆菌或其他亚型的丙酸杆菌等皮肤定植菌群的过度增殖有关。电镜下发现，病变区皮肤与正常皮肤相比有更小的和低黑色素化的膜结合黑色素小体，提示黑色素合成减少是色素减退发生的原因。

二、临床表现

PMH 表现为多发、边界不清的无鳞屑性色素减退斑，多为圆形或椭圆形，直径 1～3cm，表面光滑，皮损可进行性增多，中央发生融合，皮损常位于躯干中线附近，少数情况下可累及上肢和头颈区域，不伴瘙痒或前驱炎症症状。部分色素减退斑可在数年内逐渐好转或自愈，40 岁后多可自发消退，也有部分病例色素减退斑持续存在多年并缓慢进展。

三、组织病理

本病为临床诊断。如果进行皮肤活检，组织学检查通常显示表皮黑色素含量降低，而黑色素细胞数量正常，多无明显炎症细胞浸润。

四、诊断和鉴别诊断

PMH 通常根据典型的皮损分布和皮损临床表现进行诊断。

本病需与花斑癣、炎症后色素减退和白色糠疹相鉴别。PMH 的色素减退性白斑在 Wood 灯下常呈特征性的点状橙红色毛囊区荧光（为痤疮丙酸杆菌产生的卟啉所激发），真菌涂片检查通常为阴性。

五、治疗

PMH 的治疗较为困难，目前已报道使用 5% 过氧苯甲酰凝胶、1% 克林霉素洗剂，以及紫外线光疗单独或联合使用，但治疗效果存在较大的个体差异。

第十四节　特发性滴状色素减少症
Idiopathic Guttate Hypomelanosis

Abstract

Idiopathic guttate hypomelanosis (IGH) is a very common hypopigmentation disorder characterized by small, round or oval white macules that typically present in middle-aged and older individuals. Its prevalence increases with age and is estimated to be more than 80 percent in individuals older than 40. A variety of therapies have been tried for cosmetic reasons with inconsistent results.

引言

特发性滴状色素减少症（idiopathic guttate hypomelanosis，IGH）又称白点病，是一种十分常见的色素减退疾病，特征为圆形或椭圆形的点滴状白斑，因其出现在多数中老年个体，故也称为“老年性白斑”。其患病率随年龄增加而增加，在 40 岁以上个体中，患病率估计在 80% 以上。

一、病因和发病机制

IGH 的确切病因未知，一些学说认为与正常的皮肤衰老叠加长期紫外线暴露等光老化因素有关。创伤也被视为皮损的一个触发因素。电镜检查提示，皮损中部分黑色素细胞具有正常的产黑色素活性，而部分黑色素细胞缺乏成熟的黑色素小体。同时角质形成细胞中黑色素含量的差异性增加，部分细胞中黑色素明显减少或脱失。由此提示 IGH 的病因可能为黑色素小体转移至角质形成细胞的功能异常所致。

二、临床表现

典型皮损表现为多个孤立出现的、散在分布的圆形或椭圆形点滴状白斑，2 ~ 6mm 大小，表面通常光滑。皮损常出现在日光暴露区，如下肢的前侧和前臂的外侧，也可累及非日光暴露区（图 16-12）。皮损随年龄增大可逐渐增多，同一位置皮损出现后通常大小不会改变，也不会相互融合，色素不会自发恢复。

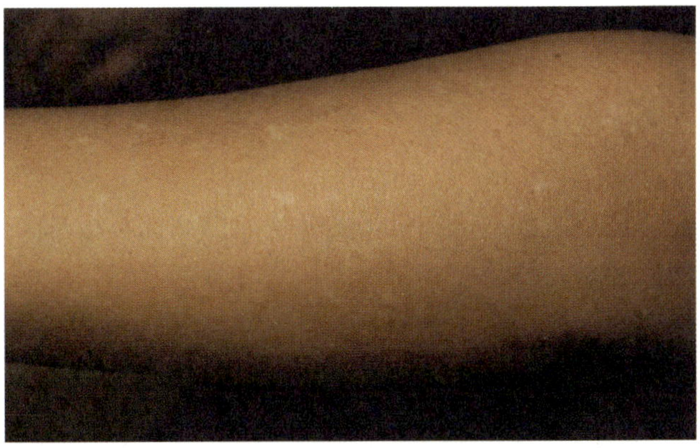

图 16-12　特发性滴状色素减少症的临床表现

三、组织病理

如进行皮肤活检，可见表皮中黑色素颗粒有明显减少或局灶脱失，黑色素细胞数量减少（为正常皮肤的 10% ~ 50%）但并不会完全缺失，同时伴有表皮角化过度和表皮突变平。

四、诊断和鉴别诊断

本病主要通过临床表现做出诊断。

鉴别诊断方面，需与其他表现为点滴状白斑的疾病相鉴别，如 PUVA 治疗后出现的弥漫性色素减退性角化病、常见于儿童的透明细胞丘疹病等，询问病史对诊断有帮助。

五、治疗

本病通常无须治疗，也缺乏有效治疗方案。对外观影响较大者可尝试应用冷冻治疗、外用钙调磷酸酶抑制剂和二氧化碳点阵激光治疗，但效果存在较大个体差异。由于光老化可能是皮损的促发因素，因此，推荐患者进行长期紫外线防护。

第十五节　贫血痣
Nevus Anemicus

Abstract

Nevus anemicus is a congenital, localized, cutaneous vascular anomaly presenting as a pale, irregularly shaped patch on otherwise normal skin. It is thought to be caused by a localized increased vascular sensitivity to endogenous catecholamines resulting in persistent vasoconstriction. No treatment is required or effective.

引言

贫血痣（nevus anemicus），也称贫血斑，是一种先天性局限性皮肤血管异常，表现为正常皮肤背景上出现形状不规则的苍白斑片。其被认为与局部皮肤血管对内源性儿茶酚胺的敏感性增加，从而导致持续性血管收缩所致。

一、病因和发病机制

其原因被认为是局部血管对内源性儿茶酚胺的敏感性增加，从而引起了持续性血管收缩和真皮乳头内血流减少所致。如在贫血痣区域进行皮肤移植，则移植区皮肤表现为供皮部位的正常血流外观。

二、临床表现

贫血痣典型表现为大小不一的皮肤苍白区，直径通常 3～6cm，皮损边界呈锯齿状或不连续，绝大多数情况下不伴其他系统异常（图 16-13）。采用玻片压诊检查时，周围皮肤因压之颜色变浅，从而与贫血痣患处无法区分。

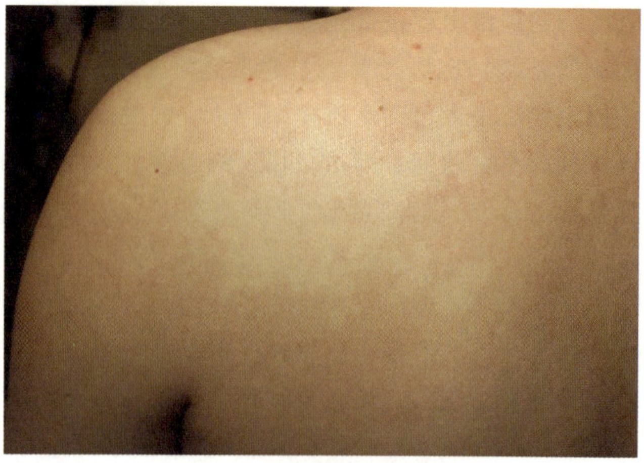

图 16-13　贫血痣的临床表现

三、组织病理

组织学上，黑色素细胞和黑色素含量无明显异常。

四、诊断和鉴别诊断

通过典型临床表现诊断，玻片压诊有助于判断，Wood 灯下皮损与周围对比不增强。鉴别诊断方面，需与无色素痣、Bier 贫血斑和初发的白癜风进行鉴别。

贫血痣在大多数情况下仅表现为皮肤改变，但也可见于几种遗传综合征，包括色素脉管性斑痣性错构瘤病（phakomatosis pigmentovascularis，PPV）、神经纤维瘤病（neurofibromatosis，NF）和结节性硬化症（TSC）等，需关注患者其他部位的皮肤改变及是否伴有系统症状。

五、治疗

本病无需治疗，也缺乏有效治疗手段。如有美观需要，可局部行化妆遮盖。

第十六节　马歇尔－怀特综合征
Marshall-White Syndrome

Abstract

Marshall-White syndrome, also called Bier spots, or physiologic anemic macules, represents an uncommon, benign vascular mottling of the skin. They are thought to be an exaggerated physiologic vasoconstrictive response of the small cutaneous vessels to hypoxia induced by venous stasis or venous hypertension. It is benign and self-limited, which has no effective treatment.

引言

马歇尔－怀特综合征（Marshall-White syndrome），又称 Bier 贫血斑（Bier 斑）或生理性贫血斑，表现为皮肤出现血管收缩所致的斑驳状浅色斑。其被认为是一种对静脉淤滞或静脉压升高所产生的生理性血管过度收缩反应。

一、病因和发病机制

病因不明，目前被认为是一种皮肤小血管过度收缩的生理性反应，可能为静脉淤滞或静脉压升高导致组织缺氧所诱发。通常仅为皮肤改变，但也有报道显著或泛发的皮损与淋巴水肿、妊娠、冷球蛋白血症、主动脉发育不全和结节性硬化症等相关。

二、临床表现

表现为在红斑背景下的多个无症状性不规则苍白斑，大小不一，直径 3～6mm，背景红斑压之可褪色。好发于四肢部位，尤其是上肢，下垂时皮损更加明显。抬高患肢，白斑变淡或消失。年轻成人多见，浅肤色人群更为明显。

三、诊断和鉴别诊断

诊断为临床诊断，玻片压诊检查或抬高肢体时白色皮损消失。若在患肢周围扎上止血带时皮损与周围对比增强，去除止血带后病变消失，也支持本病表现。

本病需与贫血痣进行鉴别，后者通常好发于单侧躯干。

四、治疗

本病是一种良性和自限性疾病，也无特效治疗，需给予患者一定安慰。

Case report

A healthy 28-year-old Chinese female presented with a 20-year history of facial macules. The patient first noticed several macules at her cheeks about 20 years ago when she was an elementary school student. She thought they might be sunburns because of outdoor physical education classes. The lesions subsequently spread to and appeared on her bilateral cheeks and nose without obvious discomfort. No treatment was given until now. There was no relevant medical history. Family history, her mother developed similar lesions at a very young age.

Physical examination revealed brown macules uniformly distributed on her forehead, bilateral cheeks and nose.

Based on the case description and the photographs (Figure 16-14, Figure 16-15), what is your diagnosis?

1. Freckles.
2. Melasma.
3. Nevus Fuscoceruleus Zygomaticus.

Melasma is a common hypermelanosis that typically occurs on sun-exposed areas in the face in genetically predisposed women. The pathogenesis is poorly understood, but genetic and hormonal influences in combination with UV radiation are important. Melasma is difficult to treat. Treatments include hypopigmenting agents, chemical peels, and lasers. Nevus Fuscoceruleus Zygomaticus is usually present at the age of 25～45 female patients. On the skin, brown, slate gray, or blue-black macules grow slowly larger and deeper in color. Histologically, tiny fusiform dermal melanocytes are seen scattered in the upper portion of the dermis.

Diagnosis

Freckles.

Discussion

Freckles are a common type of facial pigmented skin disease. They appear in early childhood and often regress later in life because of sun exposure. Treatment includes multiple types of lasers and chemical peels. New type of picosecond laser, with extremely short pulse width (500-900ps), which means smaller thermal damage, can achieve better results. This patient has received treatment for the first time.

Treatment

According to her specific situation, the second treatment is generally arranged after 2 ~ 3 months. Freckles generally require three-course laser treatment or more.

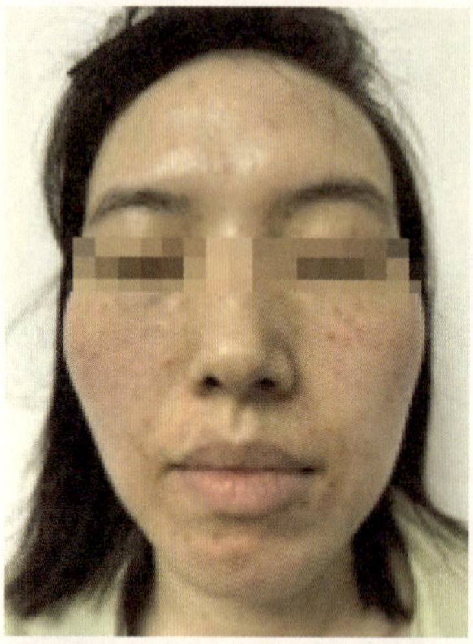

Figure 16-14 24 hours after picosecond laser treatment

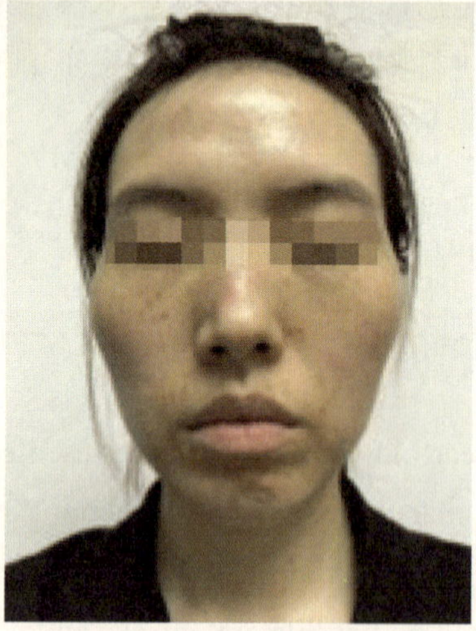

Figure 16-15 72 hours after picosecond laser treatment

毛笑非 舒畅 编写 | 左亚刚 校 | 晋红中 审

参考文献

[1] 中国中西医结合学会皮肤性病专业委员会色素病学组. 白癜风诊疗共识（2018 版）[J]. 中华皮肤科杂志，2018，51（4）：4.

[2] 李巍，魏爱华，白大勇，等. 白化病的临床实践指南 [J]. 中华医学遗传学杂志，2020，37（3）：252-257.

[3] BOLOGNIA J L, SCHAFFER J V, Cerroni L. Dermatology[M]. 4th ed. Elsevier, 2018.

[4] GRIMES P E. Vitiligo: Management and prognosis. UpToDate, last updated, Jul 18, 2022.

[5] ROH M R, OH S H. Acquired hypopigmentation disorders other than vitiligo. UpToDate, last updated, Apr 29, 2022.

第十七章

皮肤附属器疾病

皮肤附属器包括毛发、皮脂腺、汗腺、指（趾）甲等，是皮肤不可缺少的组成部分，对于维持正常的皮肤功能起到非常重要的作用。本章主要介绍与皮肤附属器相关的疾病，包括毛囊、皮脂腺、汗腺、甲相关的各种常见疾病。

第一节　寻常痤疮
Acne Vulgaris

Abstract

Acne vulgaris is an inflammatory disorder of the pilosebaceous unit, which is comprised of the hair follicle and sebaceous gland. It is characterized by chronic or recurrent development of comedones, papules, pustules, or nodules on the face, neck, trunk, or proximal upper extremities. Acne often begins in the preadolescent period (ages 7 to 12 years) and resolves in the third decade, but may persist into adulthood or develop de novo in adulthood. Various methods have been used to treat this disease. Although topical therapy is the mainstay of treatment for mild acne vulgaris, patients with moderate to severe presentations may benefit from systemic therapy. In order to achieve better therapeutic effects, phototherapy, chemical peeling, and other treatment methods can also be used.

引言

寻常痤疮（acne vulgaris）是一种累及毛囊皮脂腺单位（由毛囊和皮脂腺组成）的炎性疾病，好发于青少年和年轻成人，通常始于青春期前并在20多岁消退，但也可能持续至成年期或在成年期新发，主要表现为面部粉刺、红色丘疹和脓疱等。本病的治疗方法多样，轻度患者可外用药物，而中度及重度患者需要系统治疗。

一、病因和发病机制

寻常痤疮是一种累及毛囊皮脂腺单位（由毛囊和皮脂腺组成）的炎性疾病，发病机制涉及宿主因素的复杂相互作用，如雄激素介导的皮脂腺刺激、毛囊皮脂腺的微生物菌群失调和免疫反应等，还可受到遗传、饮食和睡眠等因素的影响。

1．内分泌因素　雄激素通过刺激皮脂腺的生长和分泌功能，导致皮脂生成增加，进而促发痤疮。皮脂增多也会为痤疮丙酸杆菌提供更适宜的生长环境。

2．微生物的感染　以痤疮丙酸杆菌为主，其次为卵圆形糠秕孢子菌及表皮葡萄球菌。痤疮丙酸杆菌是毛囊皮脂腺微生物群中主要的共生菌，能够激活固有和适应性免疫应答，会促成痤疮中的炎症反应。痤疮患病率及严重程度各异的原因可能是宿主对痤疮丙酸杆菌的炎症反应不同，或定植于皮肤的特定痤疮丙酸杆菌菌株致病性不同。痤疮丙酸杆菌也可能在毛囊内形成生物膜，从而促进治疗抵抗。

3．毛囊皮脂腺导管角化异常 正常情况下，毛囊漏斗部仅出现非黏着性的角化细胞及单层细胞脱落入腔内，而在粉刺形成开始时，细胞角化终末阶段发生障碍，角质形成细胞间黏着性增加，漏斗部导管角化细胞不断崩解脱落，而且细胞更替速度加快，结果导致毛囊漏斗部角化速度加快，导管口径变小，毛囊壁脱落的上皮细胞与皮脂混合栓塞毛囊口内，从而形成粉刺。

4．免疫学因素 痤疮患者血清 IgG 水平升高，另外痤疮丙酸杆菌在体内产生循环抗体至皮损局部参与早期炎症反应。

5．其他因素 现已提出可诱发痤疮的因素包括皮肤创伤（如过度清洁等）、奶类摄入过多和高血糖负荷饮食、精神紧张或压力大、胰岛素抵抗和 BMI 升高等。

二、临床表现

本病为青少年常见皮肤病，主要发生在激素敏感性皮脂腺分布部位，包括面部、颈部、胸部、上背部和上臂。青春期痤疮主要累及男性，而青春期后痤疮主要累及女性。痤疮最常见的是寻常痤疮，此外，还包括多种不同类型。

1．寻常痤疮（acne vulgaris） 皮疹好发于面颊部、额部、上胸部、肩胛间区以及上背部等皮脂腺发达部位（图 17-1）。损害呈多形性，包括如下内容。①闭合性粉刺：直径<0.5mm、圆顶状、非炎性平滑丘疹，呈肤色、发白或发灰。②开放性粉刺：直径<0.5mm 的非炎性丘疹，中央有扩张的毛囊口，内含灰色、棕色或黑色的角化物质。③丘疹脓疱性皮疹：相对浅表的炎性丘疹和脓疱，直径通常<5mm。④结节性皮疹：累及皮肤深部的炎性大丘疹（≥5mm）或结节（≥1cm），常有压痛。

根据皮损的性质，寻常痤疮一般分为4级3度，痤疮分级是痤疮治疗方案选择及疗效评价的重要依据。Ⅰ级（轻度）：仅有粉刺；Ⅱ级（中度）：有炎性丘疹；Ⅲ级（中度）：可见脓疱；Ⅳ级（重度）：有囊肿和结节（图 17-2）。

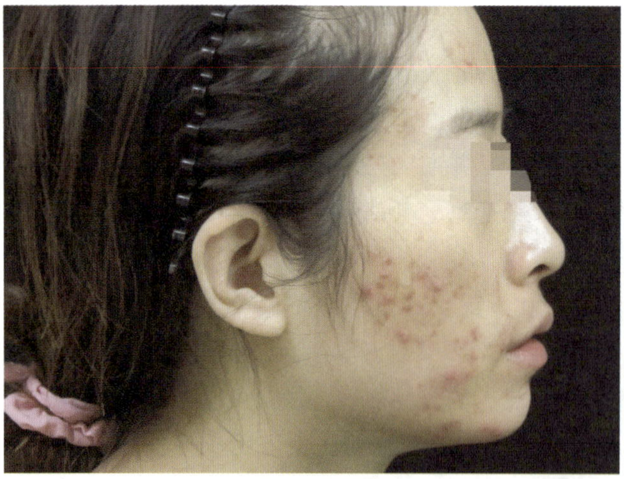

图 17-1 寻常痤疮

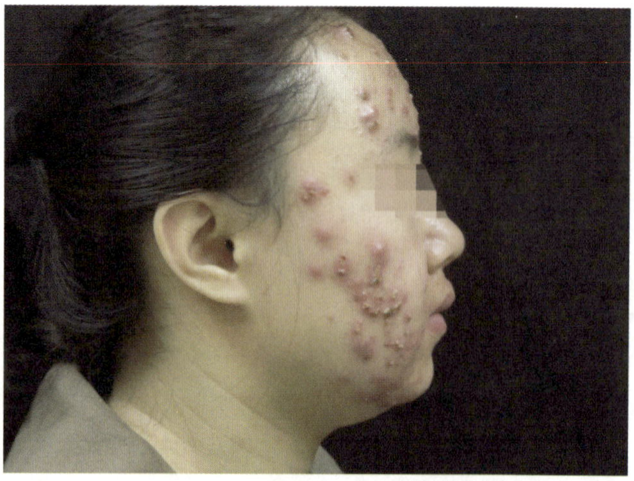

图 17-2 寻常痤疮（结节囊肿性）

2．聚合性痤疮（acne conglobata） 是痤疮中最严重的一型，包括各种类型的损害，其中有粉刺、丘疹、脓疱、脓肿、囊肿及破溃流脓的瘘管，愈合后形成显著的瘢痕或瘢痕疙瘩。

3. 坏死性痤疮（acne necrotica） 常见于 20～50 岁，男性多见。好发于额部，也可以发生在颊部、鼻部及躯干。为成簇的毛囊周围丘疹和脓疱，形成脐凹状，并迅速坏死。经 3～4 周后愈合，遗留瘢痕，反复发作后瘢痕形成网状。

4. 新生儿痤疮（acne neonatorum） 多发生于出生后 3 个月，男孩多于女孩，可有家族史。损害发生于面颊、额部，为黑头粉刺、丘疹及脓疱，黑头粉刺一般在数周内消退，丘疹及脓疱 6 个月消退，通常不会遗留瘢痕。

三、组织病理

早期粉刺表现为毛囊扩张伴毛囊漏斗部角化过度，毛囊破裂后出现中性粒细胞浸润等炎症反应、脓肿形成，部分可引发异物肉芽肿。晚期真皮内可有瘢痕形成。

四、诊断和鉴别诊断

（一）诊断依据

痤疮的诊断一般基于详细的病史询问和体格检查，尚无实验室检查可证实诊断，实验室或影像学检查一般仅用于特定患者，如临床评估提示存在基础的雄激素过多症时，或其他特殊情况提示需行进一步检查时。通常不必实施皮肤活检。

（二）鉴别诊断

虽然寻常痤疮是一种常见且通常容易诊断的疾病，但也应考虑其他疾病的可能性，包括其他皮肤病和痤疮样皮疹。需考虑的重要诊断包括其他引起炎性或非炎性皮损的皮肤病，以及痤疮样皮疹（与痤疮非常相似的非痤疮疾病）。

1. 玫瑰痤疮 好发于中年人，皮损分布于鼻尖、两颊、额部，患部有毛细血管扩张、丘疹和脓疱，晚期形成鼻赘。

2. 颜面播散性粟粒性狼疮 好发于成年人，皮损主要为半球形或略扁平的丘疹或小结节，呈暗红色或褐色，中心坏死，玻璃片按压丘疹时，可以显出黄色或褐色小点，主要分布于下眼睑和鼻唇沟。

3. 药源性痤疮 长期服用糖皮质激素、溴、碘等药物，可以发生痤疮。无一定的好发年龄，皮损往往分布广泛，无典型的黑头粉刺。

4. 职业性痤疮 从事与石油、机油、焦油及石蜡有关的工作人员可以引起痤疮样皮疹，好发于手背、前臂及肘等部位，同一职业的患者可以发生相同的皮损。

五、治疗

（一）一般治疗

对于痤疮患者，可用温水、硫磺肥皂洗脸以祛除油脂和黑头。少食脂肪和糖类，避免饮酒及其他刺激性食物（可可和辣椒等）。多吃蔬菜及水果。

（二）传统治疗

1. 局部外用药物 是痤疮治疗的主要疗法。

（1）抗生素：包括夫西地酸乳膏、莫匹罗星软膏和 1% 克林霉素溶液等。

（2）维 A 酸类：0.025% 或 0.1% 维 A 酸乳膏可溶解粉刺，也可抑制皮脂腺的分泌，副作用主要是局部刺激，特别是在开始用 1 周左右，有时会出现症状加重，逐渐可消退；目前，第三代维 A 酸类药物，如 0.1% 阿达帕林凝胶更为常用。

（3）过氧化苯甲酰：此药为过氧化物，外用后缓慢释放出新生态氧和苯甲酸，可以杀灭痤疮丙酸杆菌，也有学者认为此药有抑制皮脂腺分泌作用，苯甲酸具溶解粉刺及收敛杀菌作用。

（4）二硫化硒、硫磺等具有降低皮肤游离脂肪酸含量的作用，但刺激性较大，需根据病情酌情考虑。

2．口服药物

（1）抗生素：系统应用抗生素对痤疮有肯定疗效。口服四环素类药物能使皮脂中游离脂肪酸浓度下降，能抑制痤疮丙酸杆菌和抑制中性粒细胞趋化。目前常用米诺环素 50mg/ 次，早晚各 1 次。此外红霉素、多西环素类药物均可酌情选用。青霉素无效，不宜选用。克林霉素可用于炎症重或对四环素类耐药的患者，开始剂量 0.15g，每日 3 次，皮损得到控制后逐渐减量至每日 1 次，一般疗程为 3 个月左右；副作用为严重腹泻及伪膜性结肠炎；故只适用于皮损严重并且无炎症肠道疾病的患者。

（2）异维 A 酸：可抑制皮脂腺功能，显著减少皮脂腺分泌和黑头粉刺的形成，并抑制痤疮丙酸杆菌。对结节型、囊肿型和聚合型痤疮效果好，0.25 ~ 0.5mg/（kg · d），疗程一般 6 个月。

（3）抗皮脂分泌药物：部分口服避孕药可用于治疗月经初潮后女性的中度痤疮，如达英 35（diane35）（氯地孕酮 + 甲基炔雌醇）。女性严重患者还可以选用己烯雌酚，0.25mg/d，于月经来潮第 5 天开始服用，连续服用 21 天，停药后于下次月经来潮时第 5 天再重复上述治疗。对于月经来潮前加重的女性患者，可以于月经来潮前 10 天，肌内注射黄体酮 10mg，月经来潮前 5 天再肌内注射黄体酮 5mg。螺内酯因其抗雄激素作用而被用于患有中度至重度激素性痤疮，40 ~ 60mg/d，连续服用 1 个月。

（4）糖皮质激素：只用于皮损炎症反应明显，且其他药物无效的病例。开始给予泼尼松 20 ~ 30mg 小剂量激素，待症状明显缓解后逐渐减量至 5mg/d。可以和抗生素联合应用，对于严重结节及囊肿型痤疮疗效好，待到皮疹控制满意后，逐渐停用激素，单独使用抗生素维持。

（5）中药丹参酮：有抗雄激素、抑制皮脂腺活性、减少皮脂分泌及抗痤疮丙酸杆菌作用。对丘疹、脓疱和结节型疗效好。

3．其他治疗　激光治疗（如脉冲染料激光、强脉冲光和红蓝光等）可减少痤疮引起的红斑及活动性炎症痤疮病变。光动力治疗可用于治疗中重度痤疮，一般两周 1 次，3 ~ 4 次 1 个疗程。刷酸治疗（如果酸、水杨酸、壬二酸等）可对炎症性痤疮及粉刺有一定治疗作用，一般两周 1 次，3 ~ 4 次为 1 个疗程。对于痤疮瘢痕，可考虑点阵激光、CO_2 激光、微针和磨削治疗等，对于增生明显的瘢痕，可考虑得宝松局部封闭治疗。

第二节　脂溢性皮炎
Seborrheic Dermatitis

Abstract

Seborrheic dermatitis is a chronic, relapsing, and usually mild form of dermatitis that occurs in infants and adults. It is often associated with increased sebum production of the scalp and the sebaceous follicle-rich areas of the face and trunk. In the treatment of seborrheic dermatitis, therapy is directed toward loosening and removal of scales and crusts, inhibition of yeast colonization, control of secondary infection, and reduction of erythema and itching.

引言

脂溢性皮炎（seborrheic dermatitis）是一种发生于婴儿和成人中的慢性、复发性皮炎，通常程度较轻，易发生在皮脂溢出较多部位，确切原因不明，可能与遗传、卵圆形糠秕孢子菌感染和不良饮食习惯等有关。

一、病因和发病机制

本病的发病原因尚不清楚，推测是由于皮脂腺分泌增多和化学成分的改变，使原存在于皮肤上的正常菌群如卵圆形糠秕孢子菌等大量繁殖侵犯皮肤所致。此外，增多的皮脂腺通过原来存在于皮肤上的非致病微生物的作用，分解出游离脂肪酸，刺激皮肤引起炎症。精神因素、饮食习惯、维生素 B 族缺乏和嗜酒等对本病的发生、发展均有一定的影响。

二、临床表现

本病往往局限或开始于头皮，症状加重时可侵犯皮脂腺分布较多的部位，如面部、耳部、背部、肩胛区、腋窝、会阴及腹股沟等处，甚至可泛发全身。以多皮脂、多毛及多汗部位容易发病。本病多发生在青春期后，也可发生于婴儿。

该病初发损害表现为毛囊周围红色小丘疹，随后融合成淡黄色斑片，边界往往清楚，其上附有油腻性鳞屑或痂皮。皮疹发展过程中出现渗出、结痂或糜烂，呈现湿疹样改变。本病慢性经过，反复发作，常伴有不同程度瘙痒。

发生在头面的脂溢性皮炎表现为干燥鳞屑型和结痂型两种类型。鳞屑型为片状灰白色糠秕样鳞屑蔓延整个头皮，严重者表面有油腻性鳞屑，其下见淡红色斑或针头大暗红色毛囊丘疹（图 17-3），头发干燥、细软、稀疏或脱落。结痂型的皮损常由头部蔓延至前额、耳后部，呈黄红色的斑片，额部可以有灰白色鳞屑或黄痂，耳后部可以有糜烂和黄厚痂。

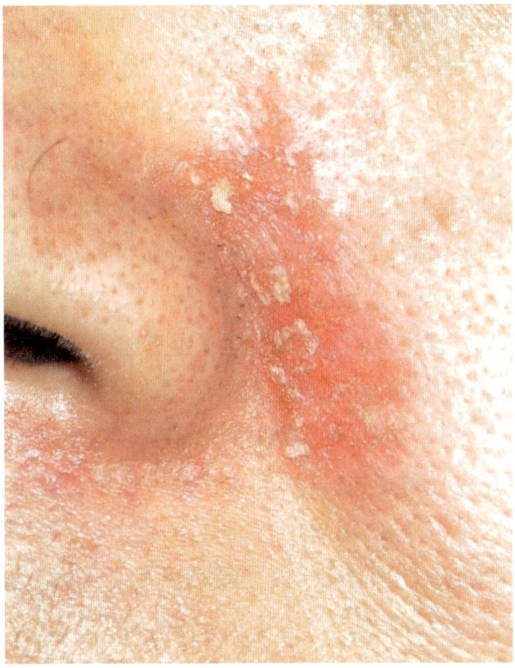

图 17-3　脂溢性皮炎

注：左面颊部可见黄红色斑片，表面附油腻性鳞屑。

躯干部及四肢皮疹为圆形、椭圆形或不规则的黄红色或淡红色油腻性斑片，境界清楚，可以少数散在或多数融合，或倾向中心愈合而形成环状皮损。皱褶部位主要是腋窝、腹股沟、脐部及乳房下，多发生于肥胖的中年人，表现为黄红色鳞屑性红斑，因摩擦、局部多汗而发生糜烂和渗出。

婴儿脂溢性皮炎，常发生在出生后 1 ~ 3 个月，好发生于头面部。也可以累及其他部位。头皮局部或全部头皮满布厚薄不均的油腻状黄痂，伴有糜烂、渗出，炎症比较明显，常可累及眉间、鼻唇沟及耳后等处。一般无全身症状，常在 3 周至 2 个月后痊愈。

三、诊断和鉴别诊断

（一）诊断依据

本病好发于成年人或新生儿，有皮脂溢出体质，典型损害为带油腻性鳞屑的黄红色斑片，常自头部开始，逐渐向下蔓延，有不同程度的瘙痒、慢性经过等特点。诊断通常根据病史、皮疹特点，一般不需要做特殊检查。

（二）鉴别诊断

本病需要与下列疾病进行鉴别。

1．头部银屑病 损害颜色较红，表面附有较厚银白色鳞屑，损害处头发呈束状，Auspitz 征阳性，大多数病人冬重夏轻，身体其他部位常有类似损害。

2．玫瑰糠疹 主要为发生于躯干、四肢近端椭圆形、淡红色皮疹，表面附有细薄不油腻的糠秕状鳞屑，一般不累及头面部。

3．头癣 白癣很少见于成年人，黑点癣似鳞屑型脂溢性皮炎，但有断发点。黄癣似结痂型脂溢性皮炎，但有特征性鼠臭味，且有瘢痕形成，病发真菌检查有助诊断。

4．湿疹 有一定的好发部位，通常无油腻性鳞屑或结痂，皮损多形性，对称分布，边界不清，渗出明显，瘙痒剧烈。

四、治疗

脂溢性皮炎是一种慢性疾病，主要治疗目标是清除可见的疾病体征以及减少相关症状，如红斑和瘙痒等。患者通常需要重复治疗或长期维持治疗。

1．一般治疗 生活规律，睡眠充足，限制多脂、多糖饮食，多吃蔬菜。忌饮酒和辛辣刺激食物。避免各种机械刺激，包括热水和碱性大的洗发液等。

2．局部治疗 按不同部位选用不同制剂，如头皮用二硫化硒洗剂或抗真菌洗发水，其他部位可用复方硫磺洗剂，渗出糜烂时可选用 3% 硼酸溶液。外用抗真菌药（如酮康唑、其他唑类药物、环吡酮胺）可有效治疗头皮和面部脂溢性皮炎，因为它们可减少受累皮肤中的糠秕孢马拉色菌且具有抗炎特性。外用糖皮质激素可减轻炎症、红斑和瘙痒，因此，被广泛用于治疗脂溢性皮炎，但不建议面部使用。外用钙调磷酸酶抑制剂（他克莫司和吡美莫司）具有抗炎特性且没有长期外用糖皮质激素时出现的不良反应（如皮肤萎缩和毛细血管扩张）。因此，可作为外用糖皮质激素的替代选择。

3．系统治疗 口服维生素 B_6、维生素 B_2 或复合维生素 B，瘙痒剧烈时给予止痒镇静剂，炎症明显、范围较大时可短期给予雷公藤多苷或糖皮质激素口服。另外，异维 A 酸因可抑制皮脂腺分化和皮脂的生成，临床可用于治疗严重的脂溢性皮炎，开始剂量 0.25 ~ 0.5mg/（kg · d），1 个月后增加到 1.0mg/（kg · d），需监测肝肾功能及血脂，有备孕需求的患者不建议使用，若全身干燥症状明显尤其是口唇干裂明显，建议用药剂量不超过 0.5mg/（kg · d）。

4．中医中药 多为清热利湿或健脾化湿为主。

第三节 玫瑰痤疮
Rosacea

Abstract

Rosacea is a common, chronic disorder that can present with a variety of cutaneous or ocular manifestations. Cutaneous involvement primarily affects the central face, with findings such as persistent centrofacial redness, papules, pustules, flushing, telangiectasia, and phymatous skin changes. Ocular involvement may manifest with lid margin telangiectases, conjunctival injection, ocular irritation, or other signs and symptoms. Rosacea primarily occurs in adults over the age of 30 years, and the disorder occurs more frequently in females than in males. Treatment includes topical anti-inflammatory and antibiotic agents, oral tetracycline-class antibiotics, oral isotretinoin, and pulsed dye laser (PDL) therapy.

引言

玫瑰痤疮（rosacea）是一种常见慢性病，皮肤病变主要位于面部中央，如表现为面部中央持续发红、丘疹、脓疱、潮红、毛细血管扩张和赘疣型皮肤改变。主要发生在30岁以上的成人，女性发病率高于男性。

一、病因和发病机制

导致玫瑰痤疮发生的途径尚不十分清楚。研究认为免疫异常、对皮肤微生物的炎症反应、血管功能障碍、紫外线暴露和遗传因素可能会诱发本病的发生。患者常为脂溢性体质，可能是在皮脂溢出的基础上，由于各种因素的作用使患者血管舒缩神经失调，毛细血管扩张所致，但是也有人测定皮脂分泌量并不与玫瑰痤疮病情平行。毛囊虫感染可能是玫瑰痤疮发病的重要因素。胃肠道功能障碍、精神因素、病灶感染、嗜酒、辛辣食物和冷热刺激均可能是其诱发因素。

1. 免疫功能障碍 有研究认为固有和适应性免疫系统异常均参与玫瑰痤疮发病。固有免疫系统在皮肤对微生物及损伤（例如紫外线辐射、物理/化学损伤）的免疫应答中起关键作用。固有免疫系统功能障碍可能导致玫瑰痤疮的慢性炎症和血管功能异常的发生。

2. 微生物 有研究认为，蠕形螨（*Demodex mites*）和多种细菌是玫瑰痤疮皮肤炎症的刺激物，但尚不清楚这些微生物在玫瑰痤疮发病机制中的作用。

3. 血管高反应 玫瑰痤疮中可能导致神经血管调节异常的途径尚不十分清楚，但频繁和长期潮红是玫瑰痤疮的常见特征。

4. 紫外线 有研究者认为，紫外线通过促进血管生成和活性氧介导的固有免疫系统激活等机制促发玫瑰痤疮，但紫外线暴露在该疾病发病机制中的作用尚不明确。

5. 遗传 有玫瑰痤疮家族史的个体更可能患此病。有研究者认为VEGF基因多态性（+405C/G）是一项危险因素，但仍需进一步研究。

二、临床表现

玫瑰痤疮多见于中年女性，常并发痤疮及脂溢性皮炎，一般无自觉症状。

根据临床表现一般将本病分为四种亚型，部分亚型可能有重叠，或某些患者同时存在多种亚型。

1. 红斑毛细血管扩张型玫瑰痤疮 皮损主要分布在面部，特别是鼻部、两颊、前额部，开始鼻部发红，出现暂时性红斑，红斑时隐时现，反复发作，颜色逐渐加深，发展为持久性潮红斑，毛细血管扩张，食用刺激饮食或精神紧张时更为明显（图17-4）。本期可以持续几个月到几年。

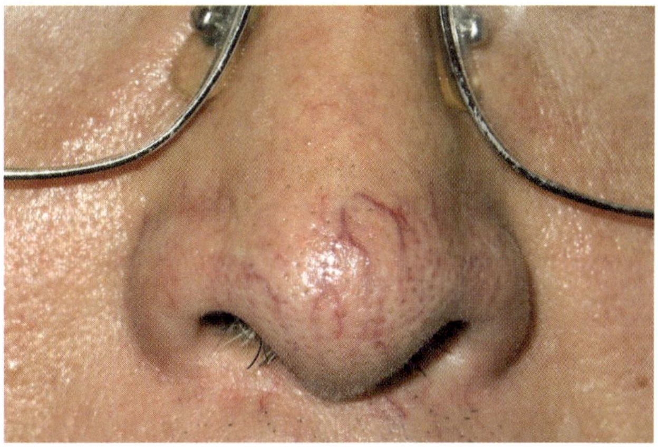

图17-4 红斑毛细血管扩张型玫瑰痤疮

注：鼻部有明显的毛细血管扩张。

2. 丘疹脓疱型玫瑰痤疮 病变继续发展，在红斑和毛细血管扩张的基础上出现多数散在红丘疹，有时形成脓疱，破后有少量渗出及结痂，毛囊口扩大，但无粉刺形成，毛细血管扩张更明显，损害较深、较大时，可形成疖肿或类似囊肿型痤疮样损害。

3．肥大型玫瑰痤疮 本型可有皮脂腺过度增生并伴纤维化，常见于40岁后的男性患者，鼻赘是最为常见的临床表现。病情长期不愈，局部组织肥厚，皮脂腺异常增大，使鼻子变得肥大，形成鼻赘，呈紫红色结节状，表面凹凸不平，毛细血管扩张显著，毛囊口明显扩大，皮脂分泌旺盛，同时脓疱反复出现（图17-5）。

4．眼型玫瑰痤疮 本型可伴或不伴玫瑰痤疮的皮肤症状，在无皮肤症状时，对本症的诊断较为困难。红斑毛细血管扩张型及丘疹脓疱型玫瑰痤疮患者更易出现眼部炎症。本型玫瑰痤疮的临床表现多变，可有睫毛根部小结节或轻度睑缘脱屑，当本病活动性增加时，还可有睑炎表现，常伴眼睑水肿或结膜充血。

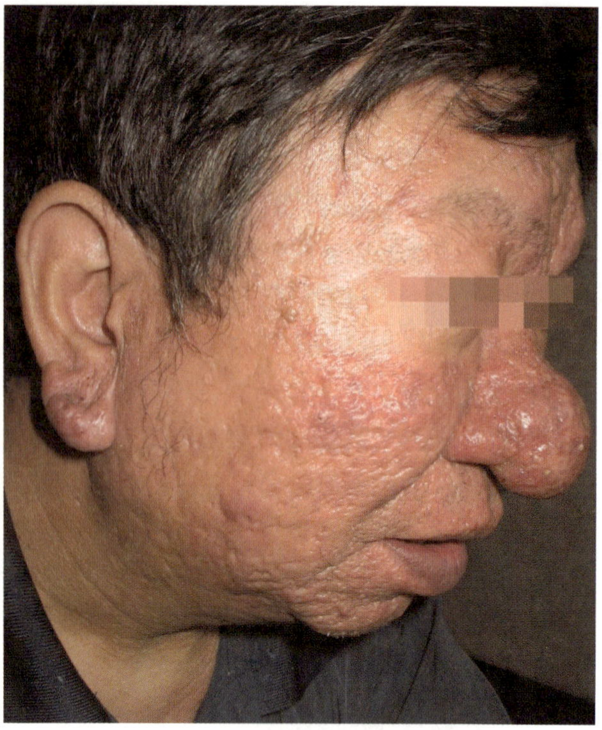

图17-5 肥大型玫瑰痤疮

注：局部组织肥厚，形成鼻赘，表面凹凸不平。

三、组织病理

红斑皮损可见真皮内毛细血管扩张，血管周围非特异性炎症细胞浸润。丘疹皮损的真皮内弥漫性炎症细胞浸润，毛囊或皮脂腺周围大量淋巴细胞，少许组织细胞和浆细胞，部分有灶状肉芽肿形成，可见上皮样细胞与少量巨核细胞聚集成团，形成结核样结构。鼻赘的皮脂腺体积增大，数量增多，毛囊口及皮脂腺导管扩张，其中充满角质物，在晚期可有真皮结缔组织增多及皮脂腺消失。

四、诊断和鉴别诊断

临床评估通常足以诊断玫瑰痤疮，可以参考病史和皮肤检查结果，评估诊断性、主要和次要表型后做出诊断。但多种皮肤疾病的临床特征与玫瑰痤疮相似，因此，玫瑰痤疮需与下列疾病进行鉴别。

1．痤疮 好发于青春期男女，皮损除侵犯面部外，胸背部也常侵犯，有典型的黑头粉刺，鼻部常不侵犯。无明显毛细血管扩张及弥漫性充血。

2．脂溢性皮炎 分布较为广泛，不只局限于面部，有油腻性鳞屑，不发生毛细血管扩张，常有不同程度的瘙痒。

3．日光性皮炎 本病也可表现为面部毛细血管扩张和红斑，但红斑多发生于两侧面部，面部中心发作较少，且本病易出现面部色素沉着，有部分患者也会出现两种疾病合并出现。

4．口周皮炎 多发生于中青年女性，皮损分布于口周、颏部及鼻部，围绕口周有一圈正常皮肤，不累及上下唇。损害表现为小丘疹和丘疱疹。进食和冷热刺激后皮损加重。

五、治疗

（一）一般措施

祛除诱因或加重因素。避免诱发潮红的因素（如过冷过热刺激、日晒、进食辛辣刺激食物、饮酒、运动、精神紧张或情绪激动和药物等）、温和的皮肤护理、防晒及使用适合的护肤品。

（二）外用治疗

大多数轻至中度患者可采取外用药治疗，一线治疗药物包括甲硝唑、壬二酸、外用伊维菌素等，磺胺醋酰、硫磺等药物也有效。

（三）口服药物

对于有大量炎症性丘疹或脓疱的患者，或者病情较轻但经一种或多种外用药治疗无效的患者，可口服抗生素治疗。

1. 四环素口服，使用四环素、多西环素和米诺环素治疗玫瑰痤疮已有多年历史，初始治疗时通常采用多西环素（100mg）、米诺环素（100mg），分 2 次服用，持续治疗 4～12 周，以快速减轻炎症。

2. 其他口服抗生素较少用于治疗玫瑰痤疮，且疗效不定，包括克拉霉素（每日 2 次，每次 250mg，连用 4 周，之后 250mg/d，连用 4 周）、阿奇霉素（每次 500mg，1 周 3 次，之后逐渐减量）、红霉素和口服甲硝唑（1 日 2 次，1 次 200mg）。羟氯喹对于红斑型玫瑰痤疮有一定疗效，常用剂量 400mg/d，分两次服用，疗程 4～12 周，用药期间需注意监测有无眼底损害。

3. 对于外用药治疗和口服抗生素治疗无效的患者，口服异维 A 酸可能改善病情，通常采用 0.2mg/（kg·d）左右的剂量治疗患者（总剂量通常为 10～20mg/d），直至炎症性皮损得到良好控制并持续 1～2 个月。

（四）其他治疗

毛细血管扩张明显者可用强脉冲光或脉冲染料激光治疗。鼻赘期可做整形手术。

第四节　多汗症

Hyperhidrosis

Abstract

Hyperhidrosis, which is sweating in excess of that required for normal thermoregulation, is a condition that usually begins in either childhood or adolescence. It is most commonly a chronic idiopathic (primary) condition; however, secondary medical conditions or medications should be excluded. Idiopathic hyperhidrosis localized to certain areas of the body is called primary focal hyperhidrosis. Primary focal hyperhidrosis usually affects the axillae, palms, and soles. The condition may also affect other sites, such as the face, scalp, inguinal, and inframammary areas. Treatment primarily involves addressing underlying causes and the use of antihidrotic agents.

引言

多汗症（hyperhidrosis）是指正常生活环境和条件下，皮肤出汗异常过多的现象。通常累及腋窝、手掌和足底，也可能累及其他部位，如面部、头皮、腹股沟和乳房下区域。

一、病因和发病机制

部分患者因器质性疾病和功能性失调所致，前者主要见于内分泌失调（如甲状腺功能亢进和糖尿病等）、神经系统疾病（如帕金森病、偏瘫及脑震荡等脑实质病变引起的自主神经功能紊乱等）及转移性肿瘤，后者系紧张、恐惧、兴奋、痛苦、愤怒或进食辛辣食物而诱发。

由于神经精神因素及内分泌因素，影响交感神经兴奋性增强，使乙酰胆碱分泌量增多，加强了汗腺的兴奋性，从而使正常强度的神经性和非神经性刺激的出汗反应增强而发生多汗。

二、临床表现

本病常初发于儿童或青春期，男女均可发生，可以有家族史，一般持续数年，至25岁后有一个自然减轻的倾向。本症多发生在手掌、足跖、腋下、腹股沟和会阴部。其次为前额、鼻尖和前胸。其中以掌跖多汗最为常见（图17-6）。

轻微多汗表现为皮肤湿润、黏腻，严重的可见到滴滴汗珠（图17-7）。情绪激动、紧张时症状更加明显，无明显季节性。常手足湿冷、皮肤青紫，跖部多汗由于持续浸渍可使皮肤变白、变软、疼痛，严重时出现大疱、糜烂、角化过度。易诱发真菌感染引起足癣。

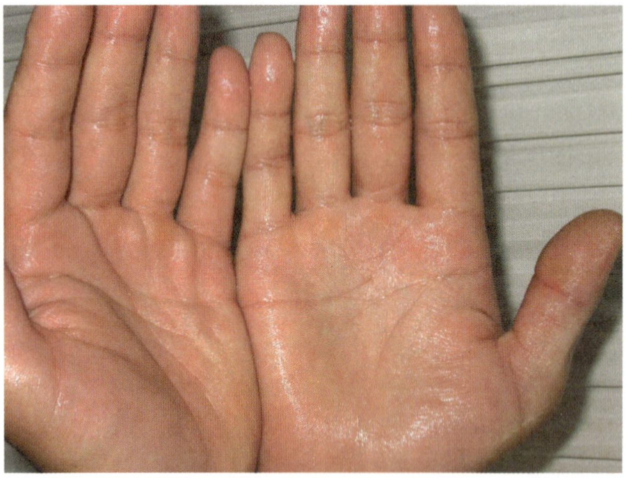

图17-6　多汗症（一）

注：手掌皮肤湿润。

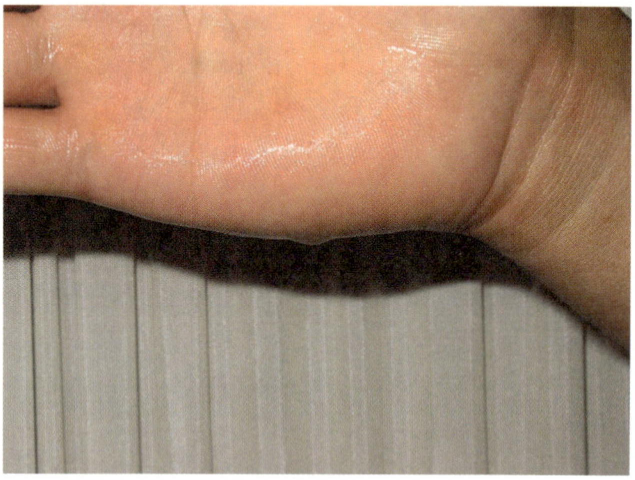

图17-7　多汗症（二）

注：可见到手掌部滴滴汗珠。

三、治疗

1．一般治疗　对于有明确病因的患者，首先考虑祛除诱因。保持局部皮肤清洁，尽量保持干燥。

2．外用治疗　外用止汗剂是多汗症的首选初始治疗。外用格隆溴铵是另一种可供选择的一线治疗方法，其也可用于止汗剂疗效不佳的患者。局部多汗可搽20%～25%三氯化铝溶液，每日2次，或用0.5%醋酸铝溶液，5%明矾溶液或5%鞣酸溶液涂擦或浸泡掌跖，每日1～2次，每次15～20分钟。

3．口服药物　病情严重者可以服用镇静剂如溴剂、谷维素、多塞平，或抗胆碱能药物，如颠茄、阿托品、普鲁本辛等，可暂时缓解症状，但有口干等副作用。

4．其他治疗　腋部多汗症也可用肉毒毒素注射治疗、微波治疗及手术切除汗腺活跃部位改善症状。对于上肢或面颈部的多汗可采用内镜下胸交感神经切除术，即通过灼烧、切割或钳夹来中断上胸交感神经链来改善。切除汗腺最活跃部分。对严重的掌跖部多汗症可考虑浅层X线照射，以抑制汗腺分泌。

第五节　化脓性汗腺炎
Hidradenitis Suppurativa

Abstract

Hidradenitis suppurativa (HS) is a chronic inflammatory skin condition that is also known as acne inversa. It is a chronic follicular occlusive disease involving the follicular portion of folliculopilosebaceous units (FPSUs). The primary sites of involvement for HS are the intertriginous skin areas of the axillary, groin, perianal, perineal, and inframammary regions, though HS can occur in any skin area that contains FPSUs. The clinical manifestations vary, ranging from recurrent inflamed nodules and abscesses to draining skin tunnels (previously referred to as sinus tracts or fistulae) and bands of severe scar formation. The associated pain, malodor, drainage, and disfigurement that accompany HS contribute to a profound psychosocial impact of the disease on many patients. Traditional drug options include antibiotics and retinoids; in recent years, biologic agents have demonstrated promising results. For refractory lesions or scarring, surgical intervention may be required.

引言

化脓性汗腺炎（hidradenitis suppurativa，HS）是一种慢性炎症性皮肤病，主要累及腋窝、腹股沟、肛周、会阴和乳房下区域等间擦部位。临床表现不一，轻则出现复发性炎性结节和脓肿，重则出现引流皮肤隧道（旧称窦道或瘘管）和重度条索状瘢痕。HS 引起的疼痛、异味、分泌物及外观损毁给许多患者造成了严重的社会心理影响。

一、病因和发病机制

目前化脓性汗腺炎的发病机制尚不完全清楚，早期理论认为顶泌汗腺是 HS 的主要病变部位，但目前多数研究者支持以毛囊为中心的 HS 发病机制理论。毛囊闭塞、毛囊破裂及其相关免疫应答似乎在 HS 临床表现发生过程中起到了重要作用。

有一些因素可能与化脓性汗腺炎发病或恶化相关，包括遗传易感性、机械应力－间擦部位及易摩擦部位容易发生 HS、肥胖、吸烟、激素（抗雄激素药物可改善 HS）、细菌感染和药物（女性使用含孕激素的口服避孕药等可诱发或加重 HS）。

二、临床表现

化脓性汗腺炎主要发生在间擦部位，可累及腋窝（最常见）、腹股沟、大腿内侧、肛周和会阴、乳房和乳房下区域、臀部、耻骨区、阴囊、外阴及躯干，偶尔还可累及头皮和耳后。HS 的初始病变常为炎性结节和脓肿。疾病反复或持续发作可导致皮肤隧道形成、成簇的开放性粉刺及瘢痕形成。

1. 炎性结节　最常见的首发皮损是位于深部的孤立性、痛性、炎性结节（直径 0.5～2cm），常在间擦部位。发病呈隐匿性，偶有持续数日至数月的孤立性、痛性结节。结节可在完全相同的部位或皮区反复发作。

2. 皮肤窦道　是 HS 的典型病变，可持续数月或数年，皮肤窦道形成后可能伴发溃疡，皮肤窦道开口处偶可形成化脓性肉芽肿（图 17-8）。

3. 粉刺　长期存在的 HS 往往有开放性粉刺，常为双头或多头，这些结构通常称为“墓碑粉刺”。

4. 瘢痕　病变愈合后表现不一，有些为小结节消退后形成的单个凹陷性痤疮样瘢痕，有些为致密纤维性条索状条带或较厚的瘢痕性硬斑块覆盖整个受累区域。瘢痕也可能发生萎缩（特别是位于躯干时）或形成瘢痕疙瘩，臀部瘢痕有时表现为多个凹陷性瘢痕。在活动性病变患者中，瘢痕伴有炎性结节和引流皮肤隧道。

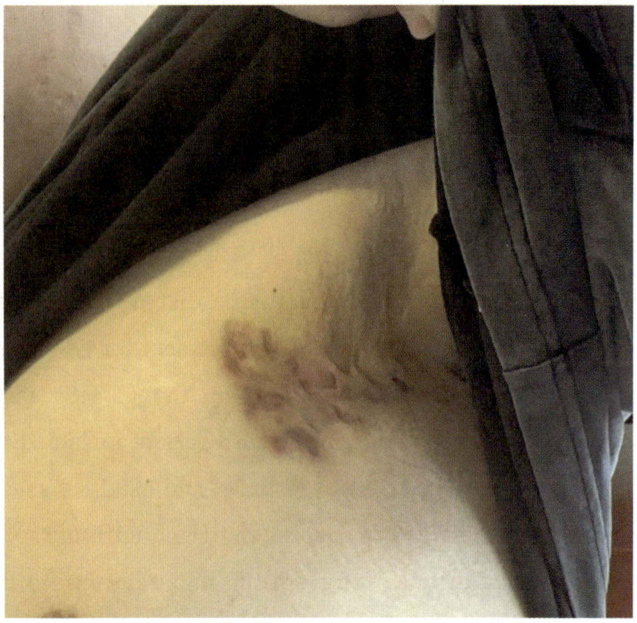

图 17-8　化脓性汗腺炎

注：可见腋下暗红斑，有窦道、瘢痕形成。

三、临床分期

临床上，常用 Hurley 临床分期系统将 HS 分为 3 种严重程度。

Ⅰ期：脓肿形成（单发或多发），无皮肤隧道或瘢痕形成。

Ⅱ期：复发性脓肿伴皮肤隧道和瘢痕形成，存在单个或多个明显隔开的病变。

Ⅲ期：弥漫性或几乎弥漫性分布的病变，或遍布整个受累区域的多个相互交通的皮肤隧道和脓肿。

四、组织病理

HS 的组织病理学表现因病变阶段而异。早期常见特征包括毛囊角化过度、毛囊堵塞、毛囊扩张和淋巴细胞性毛囊周围炎。疾病确诊区域的活检可见其他特征，包括毛囊间上皮呈银屑病样增生，或真皮下半部和皮下组织出现致密性混合炎性浸润。此外，可能出现慢性脓肿，内覆复层鳞状上皮的皮肤隧道，以及肉芽组织伴或不伴异物巨细胞。还可能出现毛囊皮脂腺单元的破坏、纤维化，以及偶发的顶泌汗腺周围和外泌汗腺周围炎症。

五、诊断和鉴别诊断

（一）诊断依据

化脓性汗腺炎的诊断主要依靠病史和临床特征，支持 HS 诊断的 3 个主要临床特征如下。

1. 典型病变　多个深部炎性结节、墓碑粉刺、皮肤隧道、脓肿和 / 或纤维瘢痕。

2. 典型部位　特别是腋窝、腹股沟、乳房下区域，通常呈双侧分布。

3. 复发和慢性病程。

（二）鉴别诊断

化脓性汗腺炎需与下列疾病进行鉴别。

1. 寻常痤疮　寻常痤疮也表现为毛囊角化过度，引发粉刺、炎性结节和瘢痕。寻常痤疮主要累及面部、上胸部和背部，而 HS 主要累及腋窝、腹股沟、臀部和乳房下皱襞。此外，寻常痤疮出现皮肤窦道、条索样瘢痕的概率较 HS 低。

2. 皮肤克罗恩病　本病在肛周和外阴可出现脓肿、直肠会阴瘘和直肠阴道瘘、皮肤隧道、穿孔、瘢痕，以及腹股沟、生殖器区域或阴唇间的褶皱存在典型“刀切状”溃疡，但本病通常有胃肠道表现，也有报道两种疾病可同时发生。

六、治疗

（一）一般治疗

注意皮肤清洁，尽量保持局部皮肤干燥。若疼痛明显，可用非甾体抗炎药缓解疼痛和炎症，严重者可口服阿片类药物。同时，减少化脓性汗腺炎诱发或加重的因素，包括酒精依赖、自身免疫性疾病、心血管疾病、糖尿病、药物依赖、血脂异常、高血压、炎症性关节病、代谢综合征、尼古丁成瘾、肥胖、多囊卵巢综合征及精神和心理疾病等，注意戒烟和减重。

（二）外用药物

对于轻度 HS 患者，可考虑外用抗生素类药物如克林霉素、夫西地酸等，每日两次，涂抹于易复发的皮肤区域。重症患者也可联合外用药治疗。

（三）系统用药

1．四环素类药物 多西环素 100mg bid 或米诺环素 100mg bid，通常用药数月，有些病例可能适合更长的疗程。

2．抗雄激素药物 女性可考虑口服避孕药物（如含醋酸环丙孕酮和炔雌醇的药物，一般 3 ~ 6 个月）和螺内酯 50mg qd 起始，几周后增至 100mg qd，通常在 3 个月内显示效果。男性可口服非那雄胺，1.25 ~ 5mg qd。

3．维 A 酸类药物

（1）阿维 A：剂量通常从 20 ~ 30mg qd 开始，若无改善可增至 50mg qd，一般 2 个月后临床症状会好转。

（2）异维 A 酸：也可用于 HS 治疗，效果不如阿维 A，对于轻中度患者可有改善，一般需用药数月。

4．生物制剂

（1）阿达木单抗：推荐给药方案：初始皮下注射 160mg，第 15 日给予 80mg，此后第 29 日开始 1 周 1 次，1 次 40mg。

（2）英夫利昔单抗：可参考银屑病给药方案，3 ~ 5mg/kg，第 0、第 2、第 4、第 6 周给药，之后每 4 周给药 1 次，或可适当提高给药频率。

给予生物制剂治疗前，要注意完善血常规、肝肾功能检查，评估有无病毒性肝炎或结核感染风险。

5．其他 对于急性炎性皮损，也可系统应用糖皮质激素 40 ~ 60mg qd，3 ~ 4 日后逐渐减量。

（四）其他治疗

1．对于持续发作、有溢脓的窦道，可考虑外科手术治疗；对于重度广泛性的窦道和结节，也可以选择扩大切除。

2．光动力治疗、强脉冲光及 Nd：YAG 激光也对减轻皮损有一定作用。

第六节 斑秃
Alopecia Areata

Abstract

Alopecia areata is a chronic, immune-mediated disorder that targets anagen hair follicles and causes nonscarring hair loss. The condition most commonly presents with discrete, smooth patches of alopecia on the scalp but may also occur in other hair-bearing areas, such as the eyebrows, eyelashes, beard, and extremities.

In severe alopecia areata, patients may experience loss of all scalp hair (alopecia totalis) or all hair (alopecia universalis). For some cases, observing should be enough. For localized lesions, intralesional corticosteroid injections are the first-line therapy; for extensive or rapidly progressive lesions, JAK inhibitors and systemic corticosteroids may be required.

引言

斑秃（alopecia areata，AA）是会导致非瘢痕性脱发的免疫介导性慢性疾病。该病多表现为分散于头皮的光滑斑片状脱发，但也可发生于其他毛发生长区域，如眉毛、睫毛、胡须和四肢等。严重斑秃患者可能会失去所有头发（全秃）或全身毛发（普秃）。轻症斑秃可自行好转，重症斑秃或反复发作的斑秃需要局部或系统用药治疗。

一、病因

斑秃属于自身免疫性疾病，生长期毛囊会过早进入非增殖退化阶段（退行期）和静止阶段（休止期），导致毛发突然脱落和生长受抑制。本病的发病机制尚不清楚，关键事件可能是毛囊失去免疫豁免（immune privilege），导致毛球细胞受到 T 细胞介导的免疫攻击。遗传易感性也会发挥一定作用。精神因素是诱发及促使病情加重的原因。另外，营养不良和血管机能异常等也可能与本病的发生有关。

二、临床表现

斑秃多是突然发生的局限性大小不等的圆形或椭圆形斑片状秃发，数目不等、边界清楚（图 17-9）。斑秃多发生于头皮，但也可见于任何毛发生长区域，如睫毛、眉毛、胡须、四肢或其他区域。其中最常见的临床类型为斑片状脱发，表现为分散的光滑圆形毛发完全脱失区域，可经数周时间发展而成。斑片状脱发区域可能保持分散状态，也可扩大并融合成形状奇特的脱发区域。脱发通常没有症状。毛发脱落前可能偶尔会有瘙痒或烧灼感。如果病情处于活动阶段，脱发区边缘头发松动，很易拔出，拔出的头发可见发干近端萎缩，呈上粗下细的惊叹号样，如果皮损继续扩大，数目增多，互相融合成大小不等形状不规则的斑片。

约 50% 存在局限性斑片状脱发的患者会在 1 年内恢复，但也有部分患者的斑片状脱发会持续数年或始终存在，约 10% 的斑秃患者会进展为全秃或普秃（图 17-10）。

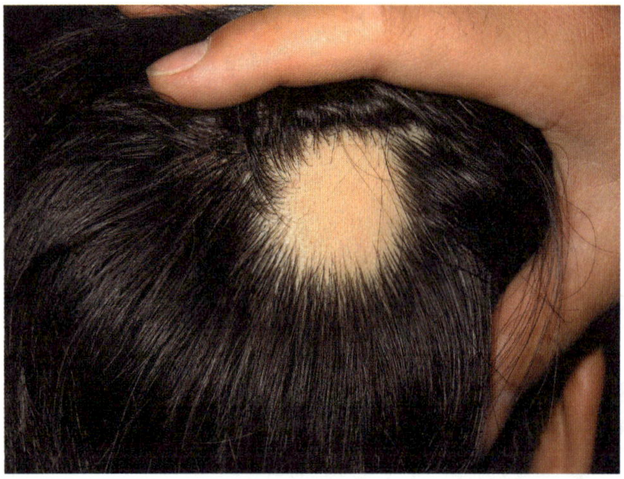

图 17-9　斑秃

注：头皮局限性圆形秃发区，边界清楚。

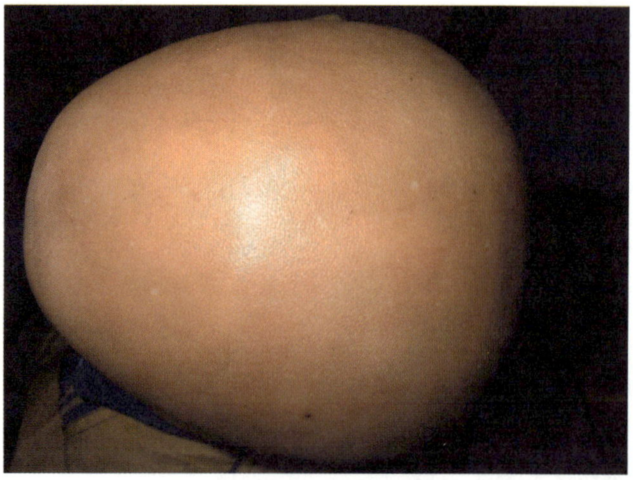

图 17-10　全秃

注：头发弥漫脱落，眉毛、睫毛稀疏。

较少见的脱发模式包括匍行性脱发、罕见的马蹄形脱发及弥漫性斑秃。

1．匍行性脱发 沿枕骨蔓延的带状脱发。

2．马蹄形（反向匍行性）脱发 脱发涉及额部、颞部和头顶，但不累及头皮外缘的一圈头发，类似于男性型脱发。

3．弥漫性斑秃 斑秃有一种罕见的亚型，表现为快速进展的广泛性头发脱落，特征为急性广泛性脱发，然后在数月内重新长出头发（急性弥漫性全秃）。

除脱发外，有10%～20%的斑秃患者存在甲受累，重度斑秃患者的甲受累发生率可能更高。甲疾病可在毛发脱落之前或之后发生，也可能同时存在。甲板点状凹陷最为常见，但也可出现其他多种异常，包括甲板粗糙、脆甲症、甲半月红斑、甲剥离和脱甲病。

三、相关疾病

斑秃可伴发其他疾病，有研究表明，斑秃与白癜风、红斑狼疮、银屑病、特应性皮炎、甲状腺疾病及变态反应性疾病存在关联。

四、组织病理

斑秃的病理学表现根据活检部位脱发的急慢性而异。在急性病例的活动性脱发区域，特征性表现是围绕生长期毛囊的毛球周淋巴细胞致密炎性浸润。此类浸润通常被描述为蜂群样改变。此外，还可见毛囊损伤征象，如毛囊水肿、细胞坏死、微小水疱形成和色素失禁症等。毛囊变小是慢性脱发区域的特征性表现。炎性浸润的程度不一，通常轻于早期病变。此外，斑秃患者的生长期毛囊进入退行期和休止期，因此慢性病损活检样本中的退行期和休止期毛囊占比很高。

五、诊断和鉴别诊断

大部分斑秃可通过病史和体格检查诊断，拉发试验有助于确定是否为脱发活动期，毛发镜对于诊断斑秃有较大帮助，若出现感叹号发、黄点征、黑点征、间断变细的毛发、断发等特征高度支持斑秃诊断。斑秃需要与下列疾病进行鉴别。

1．雄激素性脱发 典型表现为毛发缓慢地逐渐稀疏，而非快速出现，毛发镜下可见较多变细毛发、单个毛囊内单根毛发比例增高及褐色毛周征。

2．头癣 毛发易于折断，毛发不完全脱落，残留毛根，常附有鳞屑或结痂，毛发真菌镜检可查到真菌。

3．拔毛癖 本病患者强迫性地拔除头发或身体其他部位的毛发。与斑秃光滑的毛发脱落区相比，拔毛癖会引起少见的长度不一的断发表现，导致特征性的“钢丝刷”感，皮肤镜下可见断发边缘往往不规则。病史和体格检查通常足以做出诊断，但必要时可通过脱发区活检进行鉴别。

4．扁平苔藓 有典型的扁平苔藓皮损，头皮进行性瘢痕性秃发和小的毛囊性角化过度性丘疹，消退后留有瘢痕和永久性毛发丧失。

六、治疗

（一）一般治疗

部分斑秃可自行好转，故是否需要用药治疗需根据患者病情及治疗意愿综合判断。应嘱患者注意消除有关诱发因素。对于发病时间短、范围小的患者，采用局部治疗；精神因素较重的，可以联合心理治疗。

（二）药物及其他治疗

1. 对于局限的斑片状脱发成人，初始治疗优选病灶内注射糖皮质激素，可选择曲安奈德或复方倍他米松。对无法耐受病灶内注射的儿童和成人，可考虑外用糖皮质激素作为一线治疗，通常外用中强效激素，3 个月评估疗效，无效更换治疗方案，若有效，可在毛发恢复过程中逐渐减停药物，个体化给药。米诺地尔对于斑秃患者也有一定治疗作用，可以和激素类药物联合使用。

2. 对于脱发面积大的斑秃（脱发面积超过 50%）患者，初始治疗优选口服巴瑞替尼和局部免疫治疗。巴瑞替尼已获批斑秃适应证，剂量可从 2mg qd 起始，若效果不佳或反复发作全秃或普秃可调整为 4mg qd，口服，服药前需完善血常规、肝肾功能、凝血检查，评估有无乙肝、丙肝、结核风险，用药期间需监测有无感染或静脉血栓形成风险。局部免疫治疗是指对患处使用强效接触性变应原以诱导毛发再生，可使用二苯基环丙烯酮（diphenylcyclopropenone，DPCP）或方酸二丁酯（squaric acid dibutyl ester，SADBE），缺点是本治疗方法是通过局部免疫反应起效，故易出现局部刺激性皮炎，严重者可出现皮肤异色反应。此外，其他 JAK 抑制剂（托法替布、芦可替尼等）、度普利尤单抗、口服免疫调节剂（如复方甘草酸苷片）、口服免疫抑制剂（如环孢素、帕夫林等）、口服柳氮磺吡啶或外用地蒽酚等疗法也有可能有益。

3. 对于快速进展的脱发，也可系统使用糖皮质激素来暂时减缓脱发进程，成人 40 ~ 60mg/d 或儿童 1mg/（kg · d），在 4 ~ 6 周内逐渐减量。虽然系统使用糖皮质激素似乎能够刺激毛发生长，但长期大量应用的不良反应（如感染、电解质紊乱、骨质疏松和消化道出血等风险）限制了治疗的持续时间，且停止治疗后常见脱发复发。

4. 其他局部治疗

（1）外用米诺地尔酊，5% 效果较 2% 更佳，可单独或联合使用。

（2）局部先外用补骨脂素或酊剂，1 小时后照射长波紫外线，每周 2 ~ 3 次，逐渐增加剂量，一般需要 20 ~ 40 次。

（3）308nm 准分子激光治疗对头皮斑片状斑秃有改善作用，但对全秃、普秃无效。

（4）局部液氮冷冻，待出现薄霜，自然融化后再重复冻融 2 ~ 3 次，直至潮红，每周 1 次，有一定疗效。

第七节　雄激素性脱发
Androgenetic Alopecia

Abstract

Androgenetic alopecia (AGA) is an androgen-dependent, hereditary physical trait resulting from the conversion of scalp terminal hairs into miniaturized vellus hairs in a characteristic pattern. The frequency and severity increase with age. Genetics and androgens play an important role. This disease includes male pattern hair loss and female pattern hair loss, which are often associated with seborrheic dermatitis and were formerly called seborrheic alopecia. Diagnosis is mainly based on clinical manifestations, with some help from skin imaging. There are a variety of treatment options available, including antiandrogen therapy, topical minoxidil, and surgical hair transplantation, among others.

引言

雄激素性脱发（androgenetic alopecia，AGA）是一种雄激素依赖性的、遗传性的、以头皮终毛特征性地转化为微小化的毫毛为特征的疾病。本病包括男性型脱发及女性型脱发，因常伴皮脂溢出而既往称为脂溢性脱发。

一、病因和发病机制

男性型脱发在同卵双胞胎中表现出的高度一致性提示本病具有较强的遗传倾向，这种遗传是多基因的，涉及许多遗传位点。雄激素对于发病也起到了明确作用，抑制雄激素的合成和阻止其发挥作用，可一定程度阻止病情进展，部分逆转毛囊微小化。

在男性中，AGA 的表达主要与雄性激素双氢睾酮有关，睾酮在 5α-还原酶的作用下转化为双氢睾酮，双氢睾酮可进一步导致头皮出油增多、毛囊微小化及毛发细软。在女性中，有一种类似的雄激素相关的病理生理学假说。在青春期后不久出现脱发的女性，经常有男性和女性家族成员的脱发家族史，在围绝经期和绝经期出现脱发的女性中，脱发可能是由于遗传易感性以及毛囊水平的雄激素代谢改变和全身激素变化所致。

二、临床表现

高发年龄为 20～30 岁的男性。多数患者从前额两侧开始，头发逐渐变为纤细、稀疏，向头顶部延伸，额部发际向后延伸，脱发面积逐渐扩大，前额变高，呈“V”字形脱发，重者额部和顶部头发可完全脱去，仅枕部及两侧颞部残留毛发。脱发也可从头顶部开始（图 17-11）。秃发区毛发稀疏、细软。皮肤光滑、无鳞屑，一般无自觉症状。通常采用 Norwood-Hamilton 汉密尔顿分级用来评估男性型脱发不同阶段的分级标准。

女性脱发症状较轻，多为头顶部头发变稀疏，疾病的进展缓慢，女性脱发通常通过 Ludwig 分级标准来评估。男性顶部头发可以完全脱落，但是女性患者头发可明显稀疏，不会完全脱落。

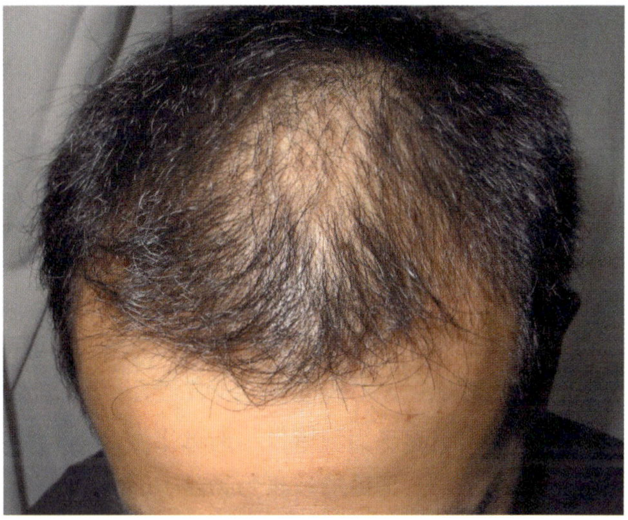

图 17-11　男性雄激素性脱发

三、诊断和鉴别诊断

（一）诊断依据

AGA 诊断主要依靠病史和典型的临床表现，皮肤镜检查对于诊断和与其他脱发性疾病鉴别有一定作用。以下是早期 AGA 的皮肤镜表现。

1. 毛发直径粗细不一，毛干直径的差异>20%。
2. 毳毛比例增加。
3. 褐色毛周征：毛囊周围可见直径约 1mm 的褐色环。
4. 毛囊单位中单一毛发比例增加。
5. 黄点征。

女性 AGA 患者与男性患者相似，但毛干直径的差异不如男性患者大，而以毛囊单位中毛发数目减少、毛发密度减少为主，女性 AGA 患者出现黄点征提示病程进展。

（二）Rakowska 等提出 AGA 皮肤镜诊断标准

1．主要标准

（1）额部黄点征：额部放大率超过 70 倍的图片中可以见到大于 4 个黄点。

（2）额部平均毛发直径低于枕部平均毛发直径。

（3）额部毛发变细（小于 0.03mm）的比率超过 10%。

2．次要标准

（1）毛囊皮脂腺单位中单根毛发的额 / 枕比增加。

（2）毳毛。

（3）额部毛周征。

诊断 AGA 需满足 2 条主要标准或是 1 条主要标准 +2 条次要标准。

（三）当患者 AGA 表现不典型时，还需要考虑其他疾病或 AGA 合并其他疾病

1．休止期脱发 最难鉴别，临床病史通常对确定诊断有重要意义，休止期脱发通常有明确诱发因素，休止期脱发中，整个头皮区域都可以出现，皮肤镜下变细毛发比例对于鉴别两者有一定意义。

2．弥漫性斑秃 弥漫性斑秃也可出现头发密度弥漫性减少，由于脱发优先累及色素深的头发，成人患者可能主诉头发迅速花白。皮肤镜下弥漫性斑秃主要表现为毛发数量和密度明显下降，有可能出现斑秃皮肤镜下特征，但变细毛发比例不高可作为与 AGA 的鉴别点。

四、治疗

1．解除思想负担，避免过多洗涤及外用刺激性药物。若伴有皮脂溢出，可做相应治疗。

2．2% 或 5% 米诺地尔溶液每日 2 次外用，可减少头发脱落及刺激顶部新生毛发。对轻中度脱发者疗效好，治疗 1 年后有 50% 的患者有一定程度的头发生长，疗效在治疗几个月之后发生，停药后新生毛发仍可再次脱落。

3．非那雄胺，1mg，每日 1 次，可减慢 AGA，经过 6 ~ 7 个月治疗，部分患者可出现新生毛发，但是停药后，可以再次出现脱发，而且因服药时间较长，应注意其副作用。非那雄胺每日 1mg 在女性 AGA 中效果欠佳，但有报道每日 2.5mg 或 5mg 可能有一定作用。

4．口服避孕药常用于治疗女性 AGA。选择以雌激素和孕酮为主要成分的避孕药，尤其适用于因卵巢分泌雄激素功能增强而导致体内雄激素水平升高者。

5．度他雄胺是 Ⅰ 型和 Ⅱ 型 5α 还原酶抑制剂的组合，每日 0.5mg，可能比 1mg qd 的非那雄胺效果更佳。

6．其他治疗

（1）低强度激光治疗（low level laser light therapy，LLLT）：可能对 AGA 有益，可能的机制包括加速细胞有丝分裂、刺激毛囊干细胞或毛囊角质形成细胞、作用于细胞代谢从而增加三磷酸腺苷生成和细胞活性，以及抗炎作用，目前有激光梳、激光帽和大型激光机器等可供选择。

（2）富血小板血浆（platelet-rich plasma，PRP）：血小板释放的生长因子可能调节头发周期信号通路，从而促进头发再生，每月 1 次，需 3 ~ 6 次治疗。

（3）微针治疗：一般采用小于 30G 的多个针尖，创伤愈合快，可局部按摩头皮、促进血液循环。同时通过制造微小创伤，可刺激真皮层胶原蛋白及纤维细胞增生，促进毛囊干细胞修复，还可促进药物吸收。

（4）植发手术：头发移植可永久性改善雄激素源性脱发区域的头发生长，使用毛囊单位的头发移植术

已成为外科治疗的主流，有两种基本方式：毛囊单位移植术（follicular unit transplantation，FUT）和毛囊单位提取术（follicular unit extraction，FUE）。在头发移植后需继续使用米诺地尔或非那雄胺治疗，有助于最大限度地减少既存的终毛进一步脱落。

第八节　瘢痕性脱发
Scarring Alopecia

Abstract

Scarring alopecia is the formation of scarring on the scalp due to a variety of reasons, resulting in the permanent loss of hair follicles, hair growth, and ultimately scarring alopecia. Common causes include physical injuries, chemical injuries, infections, skin tumors, and skin diseases involving the scalp such as lichen planopilaris, lupus erythematosus, limited scleroderma, and centralized telecentric scarring alopecia. Treatment primarily focuses on managing the underlying etiology to halt disease progression; however, hair regrowth is unlikely in areas with established scarring.

引言

瘢痕性脱发（scarring alopecia）是由于多种原因引起的头皮毛囊永久性消失，毛发不再生长，最终形成瘢痕性脱发。常见引起的原因包括物理性损伤、化学性损伤、感染、皮肤肿瘤以及一些累及头皮的皮肤病如毛发扁平苔藓（lichen planopilaris，LPP）、中央远心性瘢痕性脱发（central centrifugal cicatricial alopecia，CCCA）、盘状红斑狼疮（discoid lupus erythematosus，DLE）及局限性硬皮病（localized scleroderma，LS）等。

毛发扁平苔藓

一、病因和发病机制

毛发扁平苔藓（LPP）的发病机制尚不清楚，类似于皮肤扁平苔藓，推测 LPP 可能是一种免疫介导性疾病，毛囊可能是细胞介导的细胞毒免疫反应的靶抗原。

二、临床表现

LPP 分为三种临床类型：经典型、前额纤维化性脱发及 Graham-Little-Piccardi-Lasseur 综合征（Graham-Little-Piccardi-Lasseur syndrome，GLPLS）又称为 Graham-Little 综合征。3 种类型均有毛囊周围炎症、毛囊角化过度和瘢痕性脱发，受累分布是最显著的鉴别性临床特征。

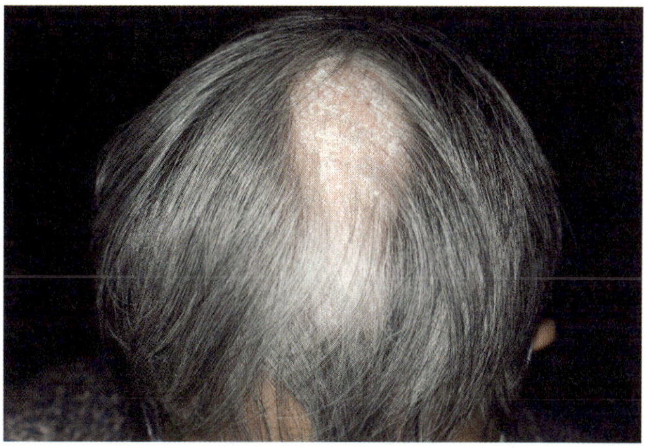

图 17-12　毛发扁平苔藓

注：可见头顶红斑，表面毛发明显稀疏，头皮鳞屑增多。

经典型 LPP 最初最常累及头顶及顶部区域的头皮，最早出现的临床征象为毛囊周围红斑及毛囊角化过度，最终可出现肤色或红色斑片状脱发（图 17-12），宽度为几毫米至几厘米，头皮受累范围不同，可为单个或多个，甚至可连成网状。常伴有瘙痒、烧灼感或头皮压痛。毛发扁平苔藓患者可合并皮肤、指甲的改变。前额纤维素性脱发的特点是额颞部终毛和毳毛均脱落，脱发呈带状分布。GLPLS 临床表现有 3 部分：有 LPP 特征的头皮瘢痕性脱发、腋毛和阴毛非瘢痕性脱落以及躯干、四肢、面部或眉毛出现苔藓样毛囊性丘疹。

三、诊断和鉴别诊断

皮肤镜检查对于 LPP 的诊断有一定作用，可见毛囊周围鳞屑、白点、毛囊开口减少、毛囊角化过度以及毛囊周围红斑。

确诊需要头皮活检。经典型 LPP、前额纤维化性脱发和 GLPLS 的头皮病变具有相似的活检特征：毛囊堵塞和累及毛囊上皮的楔形颗粒层增厚；界面性皮炎累及毛囊漏斗部和峡部（角质形成细胞坏死、基底层空泡形成以及致密带状淋巴细胞浸润），毛囊之间的上皮通常不受累；进展期病变中围绕毛囊漏斗部和峡部存在毛囊周围纤维化；长期疾病中有皮脂腺丢失；终末期病变中垂直的纤维束代替了毛囊。

LPP 通常需要与斑秃及其他瘢痕性脱发进行鉴别。

四、治疗

（一）局部治疗

外用糖皮质激素和病灶内注射糖皮质激素通常是一线治疗方案，两者也可联合使用。

（二）系统治疗

1．全身性糖皮质激素　对于成年患者可口服泼尼松治疗，初始剂量 1mg/（kg · d），在 2 ~ 4 个月内逐渐减量至停药。但停用全身性糖皮质激素后，可能复发。因此，最好在停用之前逐渐换成另一种局部或全身治疗。

2．羟氯喹　成人患者的羟氯喹剂量通常为 1 次 200mg，1 日 2 次。常常需要至少 2 ~ 3 个月才能见效。由于该药起效慢，有时使用全身性糖皮质激素作为过渡治疗。

3．对于难治性病变，也可考虑使用环孢素及吗替麦考酚酯，但疗效仍需进一步临床验证。

中央远心性瘢痕性脱发

中央远心性瘢痕性脱发（CCCA）是一类在头顶发生的永久性瘢痕性脱发，呈远心性扩大。在脱发的同时，还可出现炎症的临床体征（如炎症性丘疹、脓疱、红斑或鳞屑）或症状（如头皮疼痛、压痛或瘙痒）。非洲裔女性是最常见的受累人群。

一、病因和发病机制

目前 CCCA 的发病机制尚不完全清楚，毛囊内根鞘过早脱落（premature desquamation of the inner root sheath，PDIRS）可能是导致一系列毛囊破坏事件的关键易感因素。

二、临床表现

CCCA 开始时表现为头皮冠状部位的中线或头顶处（即冠状部位的后部或头皮的发旋处）小片区域出现头发部分变薄。脱发逐渐加重，受累区呈离心性扩展。虽然冠状部位 / 头顶的受累区通常呈对称性分布，但也有脱发区呈非典型分布。

三、组织病理

CCCA 具有典型组织病理学特点，在脱发区域，可发现毛囊内根鞘过早脱落，存在这种现象的毛囊最终发生毛囊漏斗下部和峡部毛囊上皮的不对称性（偏心性）变薄。除此以外，受累毛囊还会出现毛囊周围同心圆性层状排列（“洋葱皮样”）的纤维素增生和毛囊周围淋巴细胞性炎症，同样也是在毛囊漏斗下部和峡部最为明显。

四、诊断和鉴别诊断

详细的病史询问和查体是考虑本病诊断的重要前提。若仍不能判断，皮肤镜检查有一定提示意义，毛囊周围白晕对诊断 CCCA 具有高度特异性。皮肤活检是诊断本病的金标准。

CCCA 通常需要与斑秃及其他瘢痕性脱发进行鉴别。

五、治疗

若患者病情轻微，可外用糖皮质激素或联合皮损内糖皮质激素进行初始治疗。若治疗效果不佳或受累面积较大，可在外用药物的基础上加用四环素类药物口服，如多西环素 100mg qd 或米诺环素 100mg bid。若仍效果不佳，可考虑口服羟氯喹或吗替麦考酚酯，但仍需更多临床试验证明其具体疗效。

盘状红斑狼疮

一、临床表现

盘状红斑狼疮（DLE）引起的脱发是一种瘢痕性脱发，皮损特点为圆形或盘状的、边界清楚的红斑、斑块或丘疹，表面有毛细血管扩张、鳞屑附着、毛囊口扩张和毛囊角栓形成，后期皮损中央呈现萎缩和色素减退伴脱发，周围色素沉着（图 17-13）。

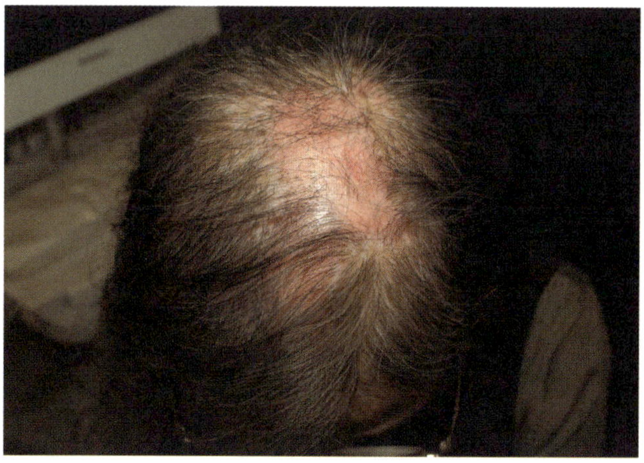

图 17-13 盘状红斑狼疮

注：可见头顶部弥漫多发脱发区，表面头皮发红，局部皮肤轻度萎缩。

二、治疗

治疗上可参考 LPP 的治疗，头皮较非薄嫩部位，可考虑使用强效糖皮质激素治疗，口服羟氯喹。

局限性硬皮病

一、临床表现

局限性硬皮病（LS）患者多为硬化性完全性斑状脱发，境界明显，表面干燥光滑，周围有轻度淡红斑，早期毛囊口可存在，但晚期消失，伴有表皮萎缩和变硬（图 17-14）。

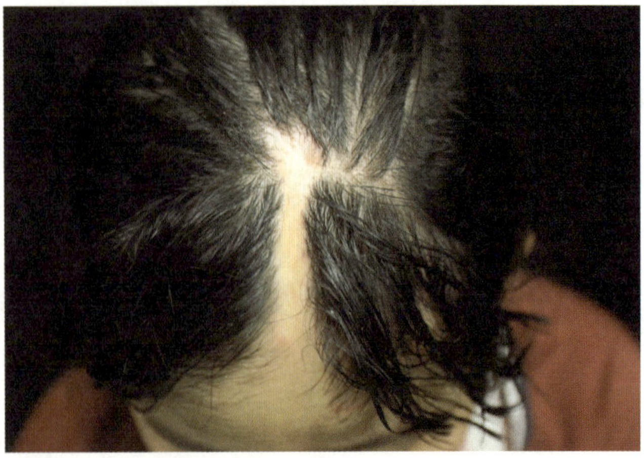

图 17-14　头皮局限性硬皮病

注：可见头皮带状脱发区，表面头皮光滑，萎缩变硬。

二、治疗

1．局部治疗　对于相对稳定皮损，可局部外用他克莫司软膏、多磺酸黏多糖软膏或积雪苷软膏，若皮疹进展明显，可局部外用强效糖皮质激素类药膏或得宝松 / 曲安奈德局部封闭治疗。

2．系统治疗　可服用复甦片、复松片、积雪苷片等治疗，一般需持续服药数年。

3．其他治疗　稳定期可考虑自体脂肪填充治疗、毛发移植等获得美容效果。

第九节　多毛症
Hirsutism

Abstract

Hirsutism, defined as excessive terminal hair growth, affects between 5 and 10 percent of women of reproductive age. This kind of disease may be idiopathic, or it may be the manifestation of some other diseases, such as excessive androgen, adrenal cortical hyperplasia or androgen-secreting tumors. The condition usually does not need treatment and hair removal can be done temporarily or relatively permanently for cosmetic requirement.

引言

多毛症（hirsutism）是指终毛过度生长，本病可为特发性，也可能是一些疾病的表现，比如雄激素过多、肾上腺皮质增生或一些雄激素分泌型肿瘤。

一、病因和发病机制

毛发可分为毫毛（细、软和未着色）或终毛（长、粗和有色）。人一生中毛囊数量不会改变，但毛囊大小和毛发类型可因众多因素（特别是雄激素）而发生改变。多毛症是循环血清雄激素与毛囊对雄激素及局部生长因素敏感性之间相互作用的结果。雄激素能增加毛囊大小、毛发纤维直径，以及终毛处在生长期的时间比例。

此外，一些药物会引起全身或特定部位毛发增多，如苯妥英、青霉胺、二氮嗪、米诺地尔和环孢素等。多毛症也见于一些系统性疾病，如甲状腺功能减退症、神经性厌食、营养不良、卟啉症和皮肌炎，有时可作为副肿瘤综合征。

二、治疗

一般不需要特殊治疗，对于药物引起的，可停用或更换药物，对于系统疾病引起的，可针对相应疾病进行治疗。

从美观角度考虑，可进行脱毛处理，包括暂时性方法和相对永久性方法。

（一）暂时性方法

1．拔毛 相对安全、价廉，效果可持续 6～8 周，但可能会带来不适感，也有可能对毛囊造成损伤，部分患者可能会出现局部炎症及色素沉着，且有局部感染风险，一般不推荐。

2．蜜蜡脱毛 类似拔毛操作，风险类似于拔毛。

3．化学脱毛 指用化学制品溶解毛发，大多数产品中的活性成分是巯基乙酸盐，其通过化学反应破坏毛发中的二硫键。最终结果是毛发溶解成凝胶形式，可以擦除或者刮除。脱毛剂的效果很好，但是脱毛效果不会超过 2 周。

4．剃毛 可用多种设备剃毛，但往往需要短时间内重复操作。一般来讲，剃毛不会导致重新长出的毛发变粗。

（二）相对永久性方法

1．激光和强脉冲光治疗 利用治疗靶点（毛发内的黑色素，也称为“生色团”）的吸收特性与相应波长的激光，可选择性地将毛母质内的特定生色团作为靶点。在理想情况下，所选波长的激光只被毛球内的黑色素吸收，因此只会破坏毛发，而且理论上可以达到永久性脱毛的效果。根据患者的皮肤类型、毛发粗细和黑度选择不同的能量，一般需要多次治疗，部分患者需要间断维持治疗。

2．电解脱毛 操作得当的电解脱毛可达到永久效果，但过程缓慢且存在不适感，偶尔会引起瘢痕。电解脱毛一般用于面部特定区域（如眉毛、颏和上唇），但也可用于比基尼区及其他小面积区域。

第十节 二十甲营养不良
Twenty-nail Dystrophy

Abstract

Twenty-nail dystrophy, also known as trachyonychia or sandpapered nail, mainly manifested as nail roughness, associated with thinning, koilonychia, and cuticular hyperkeratosis. This kind of disease can be caused by alopecia areata, lichen planus, psoriasis and eczema.

引言

二十甲营养不良（twenty-nail dystrophy）也称甲粗糙脆裂或砂纸样甲，主要表现为甲板表面粗糙伴甲板变薄、反甲和甲小皮角化过度，可由斑秃、扁平苔藓、银屑病及湿疹等疾病引起。

一、病因和发病机制

二十甲营养不良主要源于过多纵嵴形成导致甲板粗糙，通常数甲受累，在部分患者可能出现二十甲全部受累。甲粗糙脆裂或是特发性的，或与炎症性皮肤病相关，尤其是斑秃，扁平苔藓、湿疹和银屑病偶尔也会由于扰乱甲母质角化过程而导致甲板粗糙脆裂。

二、临床表现

甲营养不良主要表现为甲板表面弥漫均一粗糙的甲异常。大部分患者表现为受累甲不透明、无光泽和粗糙，甲板表面有规则平行分布的细小浅表条纹形成纵嵴（砂纸样甲），另外有一种少见变异型，称光亮甲粗糙脆裂，表现为多发平行的纵行线状排列的小点状凹陷。

三、诊断和鉴别诊断

本病诊断主要靠临床表现，通过仔细询问病史并进行相关体格检查确定，有条件的话还可进行皮肤镜检查进一步辅助诊断，怀疑真菌感染需先行真菌涂片或培养除外甲癣。

鉴别诊断方面，由于甲营养不良可由多种因素导致，鉴别诊断的意义主要用于明确致病原因及可能并发的疾病。

四、治疗

甲营养不良通常是一种自限性疾病，大部分患者可以在数月或数年内自行恢复，且不会留下瘢痕，所以应鼓励患者保持良好心态，注意营养均衡，养成良好生活习惯。

当治疗患有斑秃和银屑病患者的毛发和皮肤病灶时，系统糖皮质激素和系统视黄酸可改善患者伴有的甲粗糙脆裂。近期报道提示 JAK 抑制剂托法替尼可能会改善本病。

Case report

A 17-year-old female presented to the dermatology clinic with a complaint of recurrent red papules on the face for more than two months (Figure 17-15). The patient reported a two-year history of recurrent red papules and pustules on the face, mildly painful, with occasional breakouts on her chest and back. The patient stated that her symptoms had worsened over the past several months, despite the use of over-the-counter topical creams (the exact name of the cream is unknown). The patient reported no significant medical history and denied any family history of acne. Upon physical examination, the patient had multiple papules, pustules, and comedones distributed across her forehead, cheeks, nose, and chin. The acne was moderate in severity, with some areas of scarring and hyperpigmentation. The patient had no signs of systemic illness or lymph node enlargement.

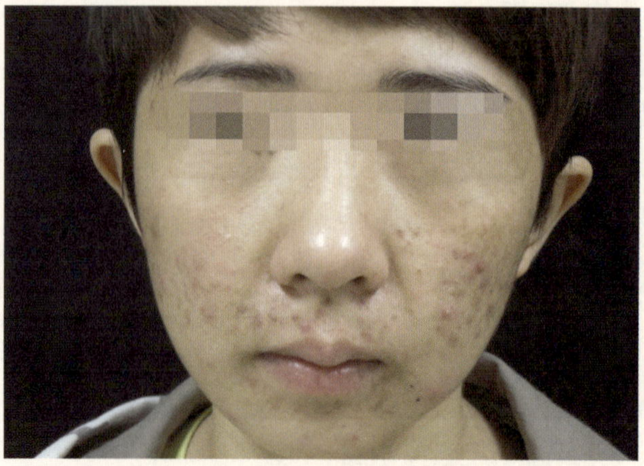

Figure 17-15　Red papules on her face

The diagnosis of acne vulgaris was made mostly based on clinical findings. No further tests were performed. The patient refuses to use oral antibiotics, so she was prescribed a topical combination therapy consisting of benzoyl peroxide and adapalene, to be applied once daily. The patient was also advised to follow a gentle skincare routine, avoid picking or squeezing acne lesions, and to use non-comedogenic moisturizers and sunscreens. The patient was scheduled for a follow-up appointment in four weeks.

At the follow-up appointment, the patient reported significant improvement in her acne symptoms. The number of acne lesions had decreased, and there was a noticeable reduction in hyperpigmentation. The patient reported mild skin irritation from the topical therapy, which was managed by adjusting the frequency of application. She was advised to continue the current treatments until all the lesions disappeared.

朱晨雨　编写 | 左亚刚　校 | 晋红中　审

参考文献

[1] 张学军，陆前进. 皮肤性病学［M］. 2 版. 北京：人民卫生出版社，2021.

[2] ZAENGLEIN A L, PATHY A L, SCHLOSSER B J, et al. Guidelines of care for the management of acne vulgaris[J]. J Am Acad Dermatol, 2016, 74(5): 945-973.e33.

[3] AMIRI R, KHALILI M, MOHAMMADI S, et al. Treatment protocols and efficacy of light and laser treatments in post-acne erythema[J]. J Cosmet Dermatol, 2022, 21(2): 648-656. doi: 10.1111/jocd.14729. Epub 2022 Jan 5.

[4] OKOKON E O, VERBEEK J H, RUOTSALAINEN J H, et al. Topical antifungals for seborrhoeic dermatitis[J]. Cochrane Database Syst Rev, 2015, CD008138.

[5] GUPTA A K, VERSTEEG S G. Topical treatment of facial seborrheic dermatitis: A systematic review[J]. Am J Clin Dermatol, 2017, 18: 193.

[6] GETHER L, OVERGAARD L K, EGEBERG A, et al. Incidence and prevalence of rosacea: A systematic review and meta-analysis[J]. Br J Dermatol, 2018 179: 282.

[7] NAWROCKI S, CHA J. The etiology, diagnosis, and management of hyperhidrosis: A comprehensive review: Therapeutic options[J]. J Am Acad Dermatol, 2019, 81: 669.

[8] FREW J W, LOWES M A, GOLDFARB N, et al. Global harmonization of morphological definitions in hidradenitis suppurativa for a proposed glossary[J]. JAMA Dermatol, 2021, 157: 449.

[9] STRAZZULLA L C, WANG E H C, AVILA L, et al. Alopecia areata: Disease characteristics, clinical evaluation, and new perspectives on pathogenesis[J]. J Am Acad Dermatol, 2018, 78: 1.

[10] WOHLTMANN W E, SPERLING L. Histopathologic diagnosis of multifactorial alopecia[J]. J Cutan Pathol, 2016, 43: 483.

第十八章

表皮肿瘤

表皮肿瘤主要指来源于角质形成细胞的肿瘤，包括良性病变和恶性病变两种类型。表皮肿瘤的发生通常与紫外线照射、化学物质暴露、免疫状态和遗传因素等多种因素有关。良性表皮肿瘤包括脂溢性角化病和表皮痣等，癌前病变包括光线性角化病等，恶性表皮肿瘤包括鲍恩病、皮肤鳞状细胞癌、疣状癌、角化棘皮瘤和基底细胞癌等。本章主要介绍上述疾病的病因和发病机制、临床表现、组织病理学特点、诊断和鉴别诊断及治疗。

第一节　脂溢性角化病
Seborrheic Keratosis

Abstract

Seborrheic keratosis (SK), derived from keratinocytes, is the most common benign epidermal tumor in the elderly. It may be related to factors, such as heredity, extrinsic skin aging, sun exposure, and chronic inflammatory stimulation. Areas that are frequently exposed, such as the head, dorsal aspects of the hands, back, and chest, are particularly prone to developing SK. The lesions typically manifest as flat brown papules or plaques with scales. Dermascopy and histopathological examination play a crucial role in diagnosing SK. There are different histologic and clinical subtypes of SK. In practice, the main treatment approach for SK includes cryosurgery, laser-assisted removal and surgery.

引言

脂溢性角化病（seborrheic keratosis，SK），又称为老年疣和基底细胞乳头状瘤，通常发生于40岁以上人群，为老年人最常见的良性表皮肿瘤，一般无自觉症状，呈良性经过，极少发生恶变。

一、病因和发病机制

本病病因和发病机制尚不清楚。瘤细胞来源于角质形成细胞，有些病例具有常染色体显性遗传模式；日晒、慢性炎症刺激在部分SK中发挥作用。本病随年龄增长发病率逐渐升高，皮肤老化与SK的发生存在一定联系。

二、临床表现

皮损可发生于除口腔黏膜、手掌和足底之外的身体任何部位，头面、手背、胸背等部位尤为好发。

初起皮损为1个或多个淡黄或浅褐色略高出皮面的扁平丘疹或斑疹，表面常覆有油腻性鳞屑，界限清楚，大小从几毫米到数毫米，一般直径<3cm。皮损可缓慢增大，颜色变深，数目增多。一般无自觉症状（图18-1，图18-2）。

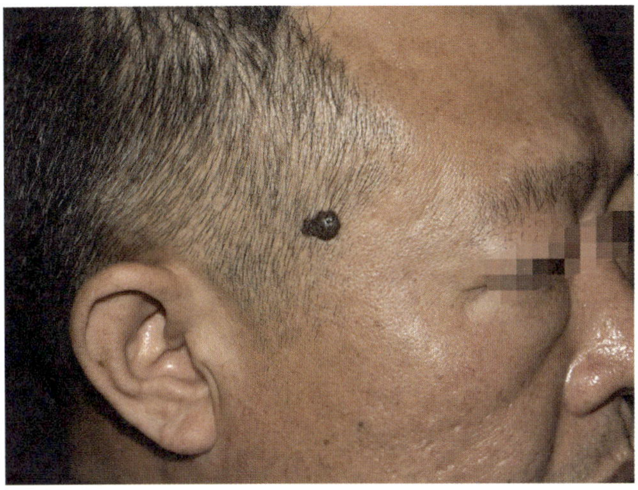

图18-1　脂溢性角化病（头部）

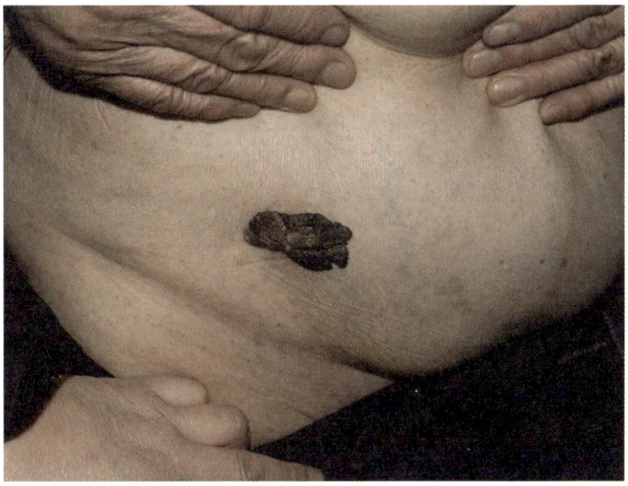

图18-2　脂溢性角化病（腹部）

特殊类型的脂溢性角化病包括刺激性脂溢性角化病、发疹性脂溢性角化病、灰泥角化病、黑色丘疹性皮肤病等，其临床表现如下。

1．刺激性脂溢性角化病　发生于皮脂溢出部位或摩擦部位，皮损因被刺激而发生炎症，基底变红，表面不规则增生。

2．发疹性脂溢性角化病　也称为Leser-Trélat征，表现为短期内皮损突然发生并迅速增多，瘙痒，常提示合并恶性肿瘤。肿瘤多为腺癌，尤其是消化道腺癌，也可为白血病、蕈样肉芽肿、乳腺癌和胆管癌等。

3．灰泥角化病　见于老年人下肢，表现为多发灰白色角化性丘疹，丘疹表面呈灰泥状，容易剥离，其下表皮完整，不出血。

4．黑色丘疹性皮肤病　好发于面部，尤其是脸颊和眼眶两侧。皮损为小的黑色丘疹，多见于黑种人，但亚洲人也可发生。

三、组织病理

本病的组织病理学特点为表皮角化过度、棘层肥厚和乳头瘤样增生，以基底样细胞增生为主，可见假性角质囊肿形成，肿瘤基底与两侧正常表皮平齐。

组织病理亚型：棘层肥厚型（图18-3）、角化过度型（图18-4）、腺样型（图18-5）、扁平型、克隆型和激惹型等。

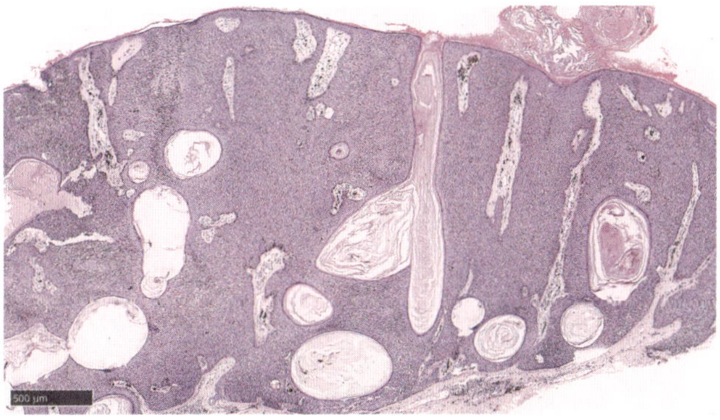

图18-3　脂溢性角化病组织病理：棘层肥厚型（HE染色）

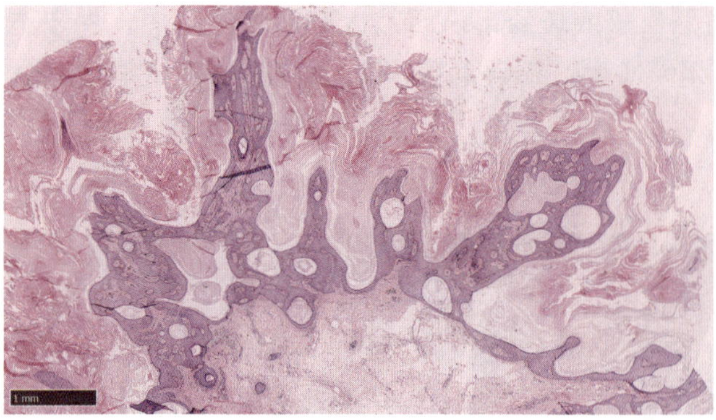

图 18-4 脂溢性角化病组织病理：角化过度型（HE 染色）

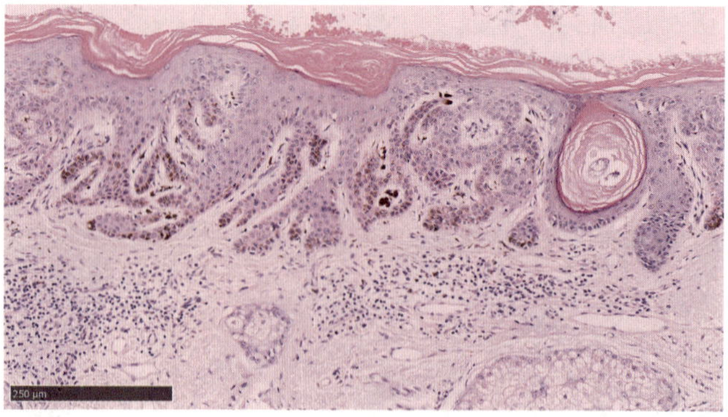

图 18-5 脂溢性角化病组织病理：腺样型（HE 染色）

四、诊断和鉴别诊断

（一）诊断依据

好发部位出现境界清楚的褐色丘疹或斑块，伴有油腻性鳞屑，可初步诊断为脂溢性角化病。皮肤镜检查是首选的非侵入性诊断方法，可见脑回样结构，有白色晕圈的发夹状血管，粉刺样开口和粟粒样囊肿。皮肤镜在鉴别脂溢性角化病与黑色素瘤、黑色素细胞痣、鳞状细胞癌、基底细胞癌和其他皮肤肿瘤中有重要意义。诊断可疑时应取皮损做组织病理学检查明确诊断。

（二）鉴别诊断

1．病毒疣 褐色扁平丘疹或表面粗糙的角化过度性丘疹，可见自身接种形成的线状排列皮损（同形反应），病理提示颗粒层出现凹空细胞。

2．获得性痣细胞痣 可见于身体任何部位，皮损为斑疹、丘疹，呈乳头瘤状、疣状或有蒂，表面角化不明显，呈黄褐色、黑色、蓝色、紫色或肤色，病理提示痣细胞巢。

3．光线性角化病 老年人曝光部位的红斑或角化性丘疹，上有黏着性鳞屑，病理提示基底层和其上 2～3 层棘细胞排列紊乱。

4．色素型基底细胞癌 老年人曝光部位黑色的丘疹或结节，缓慢扩大，中央溃疡，周围绕以珍珠样卷曲边缘，病理见基底细胞样团块内向性生长，可见栅栏状排列及收缩间隙。

五、治疗

本病一般不需治疗，对于早期的斑疹型皮损，可采用调 Q 开关波长 755nm 紫翠宝石激光治疗，疗效较好。对于丘疹型皮损，必要时可用液氮冷冻、二氧化碳激光或电烧灼疗法。对于斑块型皮损，必要时可考虑手术削除或切除。

第二节 表皮痣
Epidermal Nevus

Abstract

Epidermal nevus, also referred to as verrucous epidermal nevus, is a congenital, benign, and localized hamartoma lesion arising from verrucous hyperplasia of the skin epidermis and/or appendage structures. It typically manifests at birth or shortly thereafter, and in some cases, the skin lesions may experience accelerated growth during childhood, puberty, or pregnancy. The main clinical manifestations comprise papilloma-like or hyperkeratotic papules that emerge on the trunk, face, or limbs. It can be clinically classified into localized type, systematic type, inflammatory linear verrucous epidermal nevus, and epidermal nevus syndrome when associated with systematic symptoms. Various treatments, such as drug therapy, laser intervention, and surgical procedures, have exhibited certain efficacy in managing epidermal nevus.

引言

表皮痣（epidermal nevus），又称疣状表皮痣，是一种源自表皮和/或皮肤附属器结构，呈疣状增生的先天性、局限性、错构瘤性病变。

一、病因和发病机制

表皮痣的具体发病机制尚不完全清楚。角质形成细胞的基因突变（*K10* 基因、*FGFR3* 基因、*GJA1* 基因、*RAS* 基因、*PIK3CA* 基因）可能与表皮痣发生有关。

目前多数学者认为表皮痣是一种先天性嵌合性皮肤病，在胚胎发育早期体细胞发生非致死性突变，继续分裂并迁移至表皮，与正常表皮细胞交错镶嵌，形成嵌合性皮肤损害，因此，皮疹常沿机体的 Blaschko 线分布。

二、临床表现

本病常见于出生时或儿童期，有些病例在成人期皮损才表现明显。发病率约为新生儿的 1/1000，男女发病率一致。表皮痣的典型皮损为淡黄色至黄褐色、黑色疣状损害，大小、形态及分布差异较大，初期时皮损可为单独的角化性丘疹，逐渐扩大发展成密集的丘疹，质地较硬，当部分皮损位于身体褶皱部位时，多因汗渍侵蚀而质地较软。

表皮痣一般只发生于躯体一侧，孤立地成片状分布，若发生于四肢，多呈单侧纵行线状或螺旋形排列，若发生于躯干，呈横行带状或漩涡状排列，但一般不超过身体的中线。颜面部位受累时，口腔黏膜亦可受累。极罕见情况下，皮损可自行消退。表皮痣患者的皮损处可伴发鳞状细胞癌、基底细胞癌等皮肤恶性肿瘤。

临床分型上，根据表皮痣的皮损累及范围和临床特点可分为局限型、系统型和炎性疣状表皮痣。表皮痣综合征用于描述表皮痣伴其他系统发育异常。

1. 局限型表皮痣 为单侧连续或断续性线状皮损，由密集天鹅绒样、颗粒状或乳头瘤样丘疹连续或间断地排列成线条状，境界清楚的斑块。颜色呈正常肤色、淡红、黄褐甚至黑色，发生于头部、躯干或四肢（图 18-6）。

2. 系统型表皮痣 系统型皮损广泛分布于全身，呈线状、片状和涡纹状，严重者称之为豪猪状鱼鳞病。皮损平行排列，位于躯干者皮损位于一侧，偶呈双侧对称分布。

3. 炎性疣状表皮痣 皮损常沿 Blaschko 线分布，呈线状排列，皮损基底发红并伴有一定程度的瘙痒感（图 18-7）。

4. 表皮痣综合征 当表皮痣累及机体其他系统如神经系统（表现为智力发育迟缓、癫痫和神经性耳聋等）、骨骼系统（表现为骨骼缺损和畸形）等，称为表皮痣综合征，其中累及神经系统最为常见。

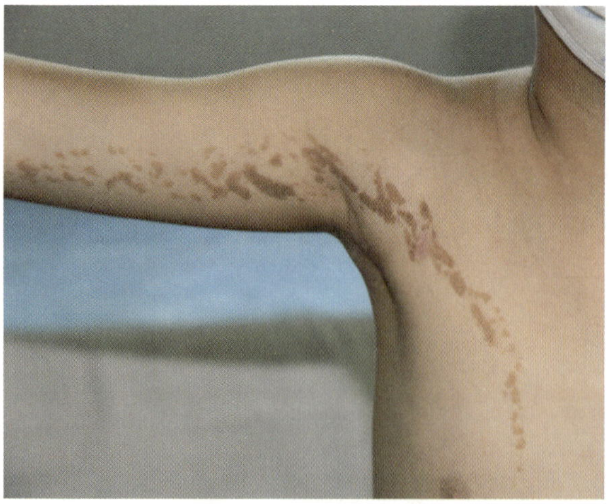

图 18-6　局限型表皮痣

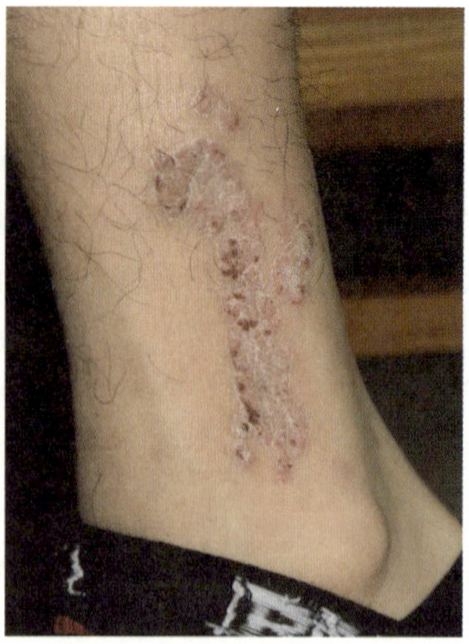

图 18-7　炎性线状疣状表皮痣

三、组织病理

典型皮损的组织病理特点表现为表皮角化过度、棘层肥厚、乳头瘤样增生或疣状增生，基底层色素常增加，真皮浅层血管周围少量炎症细胞浸润（图 18-8）。炎性线状疣状表皮痣表现为表皮角化过度与角化不全交替出现，棘层增生肥厚，灶状轻度海绵水肿，真皮浅层血管周围较致密的炎症细胞浸润。大部分双侧和少数单侧泛发的系统型患者则可见特征性的表皮松解性角化过度，往往波及整个表皮。

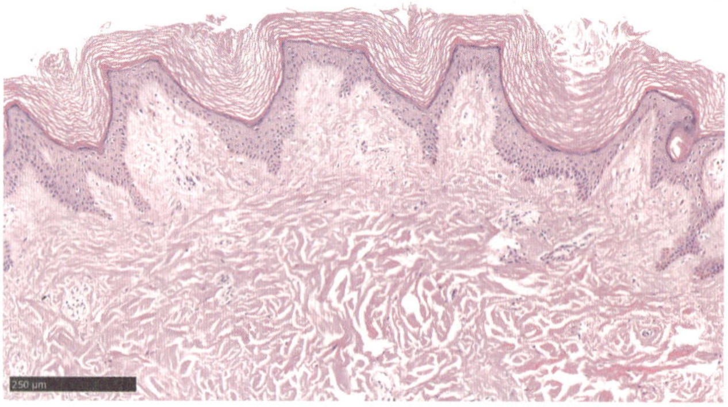

图 18-8　表皮痣的组织病理（HE 染色）

四、诊断和鉴别诊断

表皮痣一般根据临床表现可诊断，必要时可行皮肤镜检查和组织病理学检查协助诊断。表皮痣应与其他慢性角化性皮肤病相鉴别，如脂溢性角化病、汗孔角化病和皮脂腺痣等。炎性线状疣状表皮痣需要与线状苔藓、线状银屑病、线状扁平苔藓和线状汗孔角化病等相鉴别。

五、治疗

目前表皮痣的治疗较为困难，早期治疗可改善患者生活质量和预后。药物治疗、激光治疗及手术治疗等均有一定效果。对于局限型可采用手术切除，术后恢复良好，部分患者可能留有瘢痕；但对于系统型或者炎性疣状表皮痣手术切除难度较大，可采用口服和外用药物控制皮损进展，近年发现激光等对表皮痣治疗有一定效果。除了根治性手术切除外，大多数治疗方案仅缓解皮损的进展，部分患者治疗后存在复发现象。

1．药物治疗　维生素 D 衍生物或糖皮质激素乳膏外用对表皮痣具有一定效果。维 A 酸类药物可改善上皮细胞过度增生及分化程度，局部外用及口服均可使皮疹一定程度缓解。

2．激光治疗　308nm 激光非常规治疗、激光治疗（铒激光、调 Q 激光和二氧化碳激光等）、波长 532nm 的倍频 Q-开关掺钕钇铝石榴石（Nd：YAG）激光等治疗表皮痣均有一定效果。其中，二氧化碳点阵激光和铒激光对表皮痣疗效显著。

3．手术治疗 对于面积较小的局限性表皮痣，手术切除是较为常用且最有效的手段。

4．其他疗法 刮除术、化学剥脱法、冷冻治疗、光动力治疗、微等离子体射频技术等均有一定疗效。

第三节 光线性角化病
Actinic Keratosis

Abstract

Actinic keratosis (AK), also referred to as solar keratosis, is a precancerous skin condition predominantly found on areas chronically exposed to the sun, such as the scalp, face, neck, hands, and forearms. The principal etiological factor is believed to be UV radiation. Age, immunosuppression, and human papillomavirus serve as significant contributing factors. AK typically presents as discrete, variably erythematous, irregular keratinized papules with a scaly surface. Diagnosis of AK can be made based on clinical manifestations and histopathological features. Treatment options include topical therapies, light-based therapies, and destructive therapies. Clinical follow-up is recommended.

引言

光线性角化病（actinic keratosis，AK），又称日光性角化病（solar keratosis），是长期暴露于紫外线所诱发的表皮癌前病变。

一、病因和发病机制

与 AK 发生相关的最关键风险因素是紫外线损伤，流行病学和肿瘤细胞分子生物学特征提示紫外线足以诱发 AK。过度暴露于紫外线辐射会导致表皮角质形成细胞炎症介质释放、活性氧增多，破坏正常的细胞信号转导通路并导致异常增殖，抑癌基因和原癌基因突变，最终通过克隆扩增产生 AK。

其他风险因素包括白皙皮肤（Fitzpatrick Ⅰ型和Ⅱ型皮肤）、男性、年龄较大、地理纬度（靠近赤道）和免疫抑制等。器官移植后免疫抑制剂的使用可能增加发展成 AK 的危险。皮肤人乳头瘤病毒的存在也与 AK 的发展有关。电离辐射、热辐射、沥青及煤焦油产物等亦可引发本病。

二、临床表现

本病多好发于经常日晒的中老年人，男性略多于女性，浅肤色者和白种人发病率较高，户外工作者多见。好发于面部、头皮、下唇、颈、躯干上部、前臂伸侧和手背等日光暴露部位。皮损初发为单发或多发淡褐色或灰白色（淡红色至深褐色）的圆形、不规则形角化性丘疹，表面粗糙，边界清楚，直径 0.5～1.0cm，最大至几厘米。表面覆盖干燥性黏着性鳞屑，厚薄不等，剥除鳞屑后，基底部有少量渗出或出血。皮损周围有红晕，偶见角化明显、增厚呈疣状。

多无自觉症状或有轻痒，皲裂时有疼痛感。病程长，慢性经过。若未经治疗，部分患者有转变为鳞状细胞癌的可能，估计癌变率为 0.1%～10.0%，但通常不易转移。根据不同的临床表现可分为红斑型（经典型）、肥厚型、色素型、萎缩型和伴皮角的光线性角化病。

1．红斑型光线性角化病 表现为红色表面平滑或粗糙的鳞屑性丘疹或斑块，单个皮损大小常为 2～6mm，但也可达到几厘米。皮损常出现在日光弹性纤维变性基础上，其周边可有色素脱失、毛细血管扩张、皮肤松弛等改变。有时皮损之间可以相互融合。皮疹常单发，有时多发（图 18-9）。

2．肥厚型光线性角化病 表现为增厚粗糙的鳞屑性丘疹或斑块，颜色可为皮色，也可为灰色或红色。可发生于所有日光暴露部位，但最常见于手背和手臂，肥厚型光线性角化病也可由红斑型转化而来，临床与鳞状细胞癌很难区分，可以行皮肤组织病理检查以鉴别（图 18-10）。

3．色素型光线性角化病 临床少见，表现为黄褐色或棕色的鳞屑性丘疹，临床上与日光性雀斑样痣很难鉴别，可以行皮肤组织病理检查。

4．萎缩型光线性角化病 皮损表现为光滑的红色斑疹，无鳞屑。

5．伴皮角的光线性角化病 AK 的基础上可以发生皮角，皮角是一种角化凸起物，高度至少是其最大径的一半。

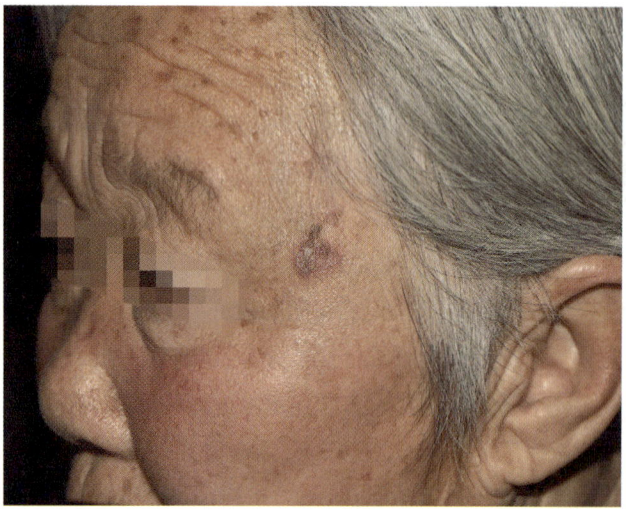

图 18-9 红斑型光线性角化病

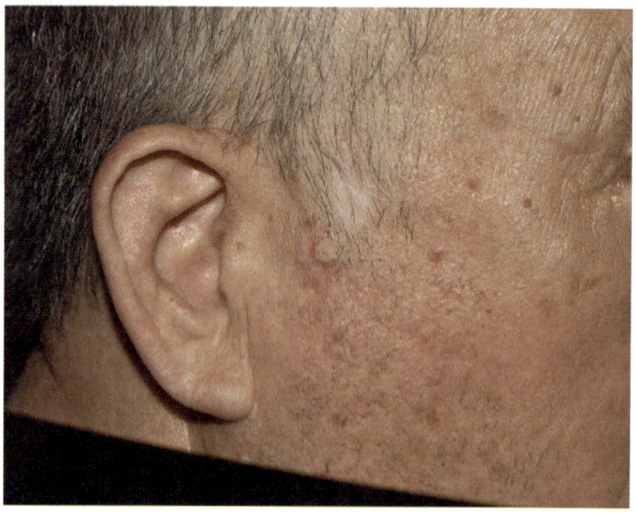

图 18-10 肥厚型光线性角化病

三、组织病理

1．组织病理表现 角化过度柱与角化不全柱交替出现，表皮基底层和其上 2～3 层棘细胞排列紊乱，可有轻至重度异型性，可见核分裂象及角化不良细胞。基底层不典型细胞呈芽蕾状伸入真皮乳头层。真皮浅层轻重不等的淋巴细胞浸润，常伴浆细胞，真皮浅层可见胶原纤维和弹性纤维嗜碱性变（图 18-11，图 18-12）。

2．分型 根据组织学特点，AK 可分为至少以下 6 种类型：肥厚型（角化过度型）、萎缩型、苔藓型、鲍恩病样型、棘层松解型和色素型等。

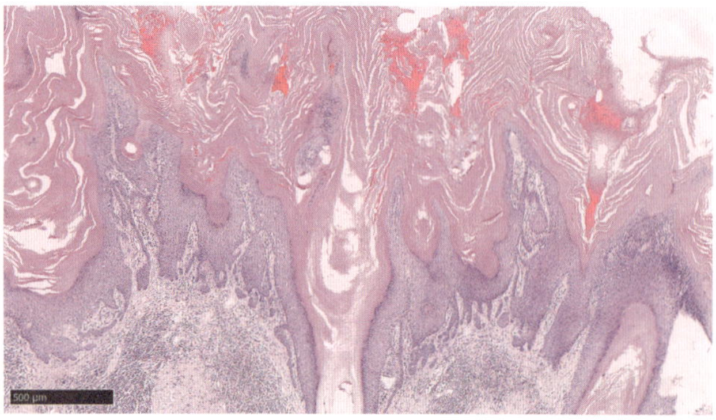

图 18-11 光线性角化病的组织病理（HE 染色）

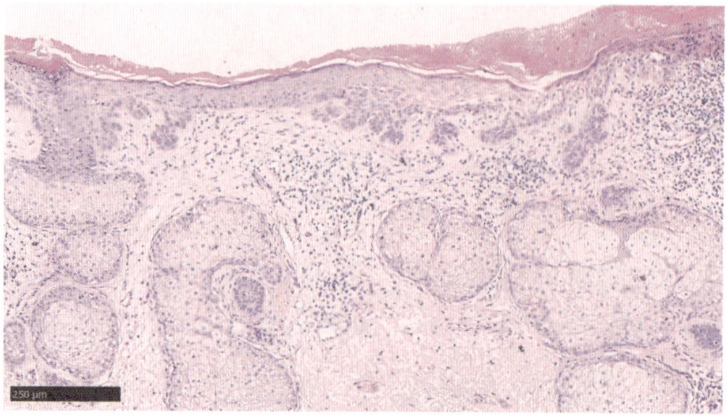

图 18-12 光线性角化病的组织病理（HE 染色）

3. 分级 可以根据表皮角质形成细胞病变的程度对 AK 进行分级。

（1）角质形成细胞性表皮内瘤形成（KIN）Ⅰ级：基底层和基底层上角质形成细胞的局灶细胞异型性，仅限于表皮的下 1/3。

（2）KINⅡ级：一种具有非典型性的角化过度丘疹，延伸到表皮的下 2/3。

（3）KINⅢ级：相当于原位鳞状细胞癌，其中弥漫性非典型角质形成细胞延伸穿过表皮全层。

四、诊断和鉴别诊断

（一）诊断依据

根据中老年曝光部位，表现为淡红色至深褐色角化丘疹或斑片，组织病理表现为表皮基底层和其上 2～3 层棘细胞排列紊乱，有异形角质形成细胞可明确诊断。

（二）鉴别诊断

本病应与脂溢性角化病、鲍恩病、基底细胞癌、良性苔藓样角化病、盘状红斑狼疮和鳞状细胞癌等相鉴别。

1. 脂溢性角化病 临床表现为褐色丘疹或斑片，周围无红晕，表面可有油腻性鳞屑，易剥离无出血，皮疹常多发，非暴露部位也常见。组织病理可见角囊肿形成，无不典型角质形成细胞增生。

2. 鲍恩病 临床表现为暗红色或褐色境界清楚的斑块，表面不平，上附鳞屑、结痂。皮损组织病理示表皮全层细胞排列紊乱，细胞大小不一，有异形角质形成细胞和角化不良细胞。

3. 苔藓样角化病 组织学上 AK 与苔藓样角化病都有基底细胞空泡样变性，但苔藓样角化病无不典型细胞。

4. 盘状红斑狼疮 盘状红斑狼疮皮疹颜色较鲜红，黏着性鳞屑剥落后可见棘状凸起，组织病理可见毛囊角栓、表皮萎缩、基底细胞液化变性、真皮内炎症细胞团块状浸润等特征性改变。

5. 鳞状细胞癌 鳞状细胞癌的皮损主要表现为增长迅速的结节、斑块，易坏死、出血、形成溃疡，切除后容易复发。组织病理见不规则鳞状细胞肿瘤团块构成癌巢，侵入真皮网状层或更深。

五、治疗

AK 的治疗应综合考虑疗效、便捷性、经济性和美观性等因素，选择最合适的方案。AK 的治疗方法包括药物治疗、光动力治疗、物理治疗和手术切除等。

（一）药物治疗

1. 1%～5% 5-氟尿嘧啶乳膏 外用，最常见的治疗方案是每天两次使用 5% 氟尿嘧啶乳膏，持续 2～4 周。主要不良反应为局部刺激症状。

2. 5% 咪喹莫特乳膏 咪喹莫特是 Toll 样受体 7 激动剂，可引起多种细胞蛋白的激活、促炎细胞因子的释放和诱导先天和细胞免疫反应，破坏非典型角质形成细胞。外用，每周 2～3 次，疗程 4 个月。主要不良反应为局部刺激症状。

3. 3% 双氯芬酸凝胶 双氯芬酸是非甾体抗炎药，可抑制环氧合酶 2 和前列腺素的合成，具有诱导抗炎和抗血管生成，以及诱导抗增殖和细胞凋亡的作用。局部用 3% 双氯芬酸可与 2.5% 透明质酸混合使用。凝胶每天使用两次，持续 2～3 个月。

4. 口服维 A 酸或阿维 A 酯 可能通过改变细胞分化程序改善光老化，适用于大面积多发皮损。用量为每天 10～30mg，疗程 3～6 个月至症状得到改善。皮肤黏膜干燥为常见不良反应，用药期间需监测肝肾功能、血常规、血脂。

（二）光动力疗法

光动力疗法（photodynamic therapy，PDT）是指将光敏剂应用于治疗区域，暴露于特定波长的光，并由此形成对非典型角质形成细胞有毒的氧物质。最常用的光敏剂是5-氨基乙酰丙酸（ALA）和氨基乙酰丙酸甲酯（MAL）。目前国内临床使用的是ALA。外用光敏剂ALA和MAL后，分别选择404～420nm（蓝光）和635nm（红光）照射治疗，视病情可重复治疗。疼痛、肿胀和色素沉着为常见不良反应。借助环境可见光的日光PDT与传统PDT相比更具优势。日光PDT对轻度病变的清除率可以达到常规PDT效果，但疼痛等不良反应更少。

（三）物理治疗

1．液氮冷冻治疗 是孤立性AK病变的首选治疗方法，低温导致细胞内和细胞外冰晶形成，通过冷冻和细胞凋亡损伤AK细胞。在冷冻治疗中，使用喷雾装置或棉尖涂抹器将–196℃的液氮施加到病变处。

2．CO_2激光或电灼治疗 去除皮损效率较高，但有形成瘢痕的风险。

（四）外科手术

通常用于角化过度病变。由于皮损有转化成鳞状细胞癌的可能，因此，手术切除后应行组织病理学检查。

第四节 鲍恩病
Bowen Disease

Abstract

Bowen disease, also referred to as in-situ squamous cell carcinoma of the epidermis, is a slowly progressing malignant skin tumor. Approximately 5% cases of Bowen disease eventually develop into invasive squamous cell carcinoma, which can involve all areas of skin and mucous membranes, although metastasis is rare. The etiology of Bowen disease is multifactorial and has a high incidence among Caucasians and in photo-exposed areas of the skin. Histopathology is the gold standard diagnostic modality for confirming the diagnosis. The available therapeutic modalities include topical chemotherapy, surgical interventions, and light-based treatments.

引言

鲍恩病（Bowen disease，BD）又称为皮肤原位鳞状细胞癌，是一种缓慢进行的恶性皮肤肿瘤，可累及皮肤和黏膜的各个部位。若进一步发展可能会突破基底膜带，呈侵袭性生长，并向周边扩散，5%的患者最终发展为浸润性鳞状细胞癌，转移少见。

一、病因和发病机制

1．紫外线辐射 超过半数的鲍恩病发生于曝光部位，提示慢性日光照射是一种致病因素。

2．化学物质 长期接触砷剂、被污染的水源、某些杀虫剂及其他化学性致癌物。

3．病毒感染 人乳头瘤病毒（human papilloma virus，HPV）16型是从皮损中分离出来的最常见亚型，另外，还有HPV2型和梅克尔细胞多瘤病毒等。

4．自身免疫性疾病 免疫功能抑制、原发性干燥综合征与鲍恩病相关。

5．其他因素 遗传因素、外伤、医源性暴露、放射治疗等。

二、临床表现

本病可累及任何年龄，多见于中年以上患者，男女发病率相当，白人发病率高。好发于日光暴露的部位，如颜面、头颈及四肢远端，亦可累及口腔、鼻、咽、女阴和肛门等黏膜。皮损多为单发，境界清楚的暗红色或褐色斑片或斑块，圆形或不规则形，数毫米至数厘米大小，缓慢增大。表面不平，常有鳞屑、角化、结痂、渗出、皲裂或溃疡。除去鳞屑和结痂可露出暗红色颗粒状或肉芽状湿润面，很少出血或不出血（图 18-13，图 18-14）。少数呈多发性，可散在、密集或互相融合，有时呈不规则隆起或结节状，如形成溃疡则提示侵袭性生长。病程缓慢，无明显自觉症状，偶有轻度瘙痒或疼痛感。若不及时治疗，约 5% 可演变为侵袭性鳞状细胞癌。

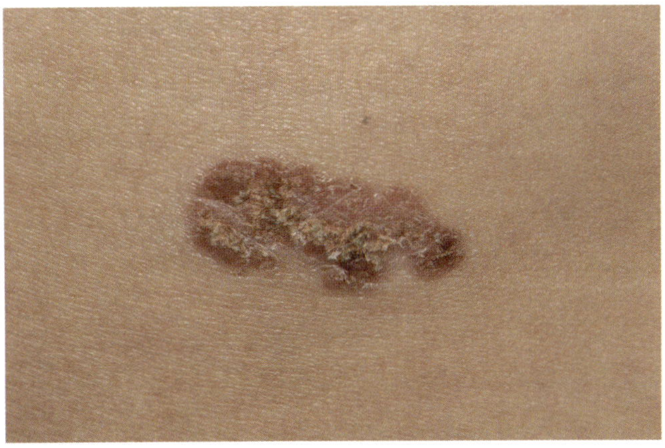

图 18-13　鲍恩病（臀部皮损）

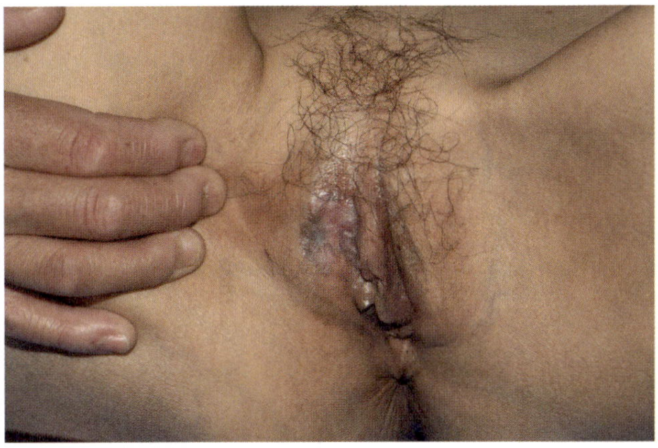

图 18-14　鲍恩病（女性外阴皮损）

三、组织病理

表皮全层细胞排列紊乱，细胞大小不一，表皮各层可见异形性角质形成细胞和角化不良细胞。棘层肥厚，表皮突增宽。可见病理性核分裂象和瘤巨细胞。表皮和真皮间界线清楚，基底膜带完整。真皮浅层有淋巴细胞及组织细胞浸润（图 18-15）。若基底膜带被破坏则提示为侵袭性鳞状细胞癌。

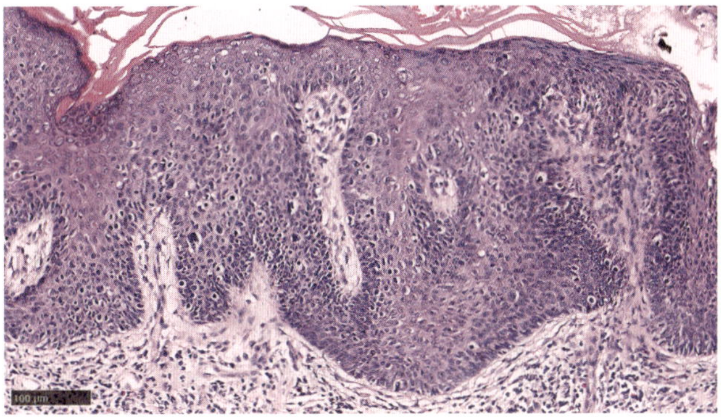

图 18-15　鲍恩病的组织病理（HE 染色）

四、诊断和鉴别诊断

（一）诊断依据

中老年人暗红色边界清楚的孤立斑块，主要位于日光暴露部位，病程缓慢，组织病理示表皮全层细胞排列紊乱，大小不一，异形角质形成细胞及瘤巨细胞，基底层完整，可确诊为鲍恩病。

（二）鉴别诊断

本病应与光线性角化病、基底细胞癌等进行鉴别。

1．光线性角化病　曝光部位淡红色至深褐色角化丘疹或斑片，组织病理表现为表皮基底层和其上 2～3 层棘细胞排列紊乱，有异形角质形成细胞。

2．基底细胞癌　临床表现多样，组织病理示真皮内由嗜碱性基底样细胞组成的肿瘤团块，瘤团最外周细胞栅栏状排列，可见收缩间隙。

五、治疗

早期诊断、早期治疗非常重要。手术治疗是最有效的治疗方法，其他可选的治疗方法包括电灼治疗、激光治疗、冷冻治疗、放射治疗、光动力治疗和局部药物治疗等。

（一）手术治疗

对于能耐受手术的皮损面积较小的单个皮损患者，首选手术切除。切除范围应包括肿瘤边缘以外0.5cm的正常皮肤，深度达真皮深层。

（二）非手术治疗

对于不易采取手术治疗的部位及不耐受手术或不愿手术治疗的患者，可采取电灼治疗、激光治疗、冷冻治疗、放射治疗、光动力治疗和局部药物治疗等。

1．电烧灼、液氮冷冻或 CO_2 激光治疗　对于小面积皮损可采用。

2．放射治疗　分布广泛的较多皮损可采用电子束放射治疗。

3．光动力治疗　较大的皮损光动力疗法亦有一定疗效，采用 ALA-PDT 治疗。

4．局部药物治疗　若皮损小，数目不多，可外用 5% 5-氟尿嘧啶软膏或 5% 咪喹莫特乳膏。

第五节　皮肤鳞状细胞癌
Cutaneous Squamous Cell Carcinoma

Abstract

Cutaneous squamous cell carcinoma (cSCC), a malignant proliferation of cutaneous epithelium characterized by an aberrant proliferation of keratinocytes. It accounts for 20% to 50% of all skin cancers. cSCC is typically associated with chronically sun-damaged skin and commonly occurs in elderly individuals of white ethnicity. Affected areas include scalp, face, and neck, back of hand, upper and lower limbs. While most cases of cSCCs can be successfully treated with surgical excision, a specific subtype of cSCC is associated with a an increased risk of recurrence, metastasis, and mortality. Conducting a thorough patient history and performing a full-body skin examination can aid in identifying aggressive cSCCs. The diagnosis can be confirmed through histopathologic examination. In addition to surgical removal, radiation and chemotherapy can be used either individually or in combination. Patients with metastatic cSCC have a poor prognosis. Recently, the use of immune checkpoint inhibitors has demonstrated some efficacy.

引言

皮肤鳞状细胞癌（cutaneous squamous cell carcinoma，cSCC）是由多种内外因素作用下导致的表皮角质形成细胞的恶性增生性疾病，是非黑色素瘤皮肤癌中最常见的肿瘤之一。

一、病因和发病机制

cSCC 是源于表皮角质形成细胞的恶性皮肤肿瘤。皮肤的癌变涉及调节细胞存活、细胞周期和基因组稳定相关的关键基因及通路异常，是遗传和表观遗传学改变逐步累积的多步骤过程。cSCC 发病涉及多个基因和通路驱动基因突变。*P53* 突变是皮肤癌变的早期事件，多达 90% 的 cSCC 可发生此突变，常认为由紫外线照射引起。随后抑癌基因 *CDKN2A* 和 *NOTCH* 以及癌基因 *RAS* 突变导致各种下游信号通路如 NF-κB、MAPK 和 PI3K/AKT/mTOR 的激活。这一过程介导表皮生长因子受体过表达，与更具侵袭性的表型和不良预后有关。此外，表观遗传变化和肿瘤微环境在 cSCC 的癌变过程中也发挥重要作用。多种危险因素与上述过程有关，具体包括：

1．紫外线照射 是主要致病原因，UVB（290 ~ 320nm）是日光中致皮肤癌最重要的波段，低纬度地区发病率较高。

2．化学致癌物 长期接触化学性致癌物，如砷剂、沥青、多环芳香族碳氢化合物、煤焦油、石蜡、蒽、烟草焦油和铬酸盐等。

3．病毒感染 HPV 的某些亚型如 16、18、30 和 33 型感染在肛周、生殖器和甲周 cSCC 的发病中发挥作用。

4．某些慢性皮肤病 在慢性皮肤病变如慢性放射性皮炎、慢性溃疡、瘢痕、慢性肉芽肿和汗孔角化病（尤其是线状型）基础上可继发 cSCC。

5．遗传因素 某些遗传性皮肤病如着色性干皮病、白化病等患者本病发病率较高。

6．免疫抑制 免疫抑制剂的使用、器官移植和 HIV 感染等。

7．医源性因素 长期紫外线治疗皮肤病等。

二、临床表现

本病好发于老年人的头皮、面颈、手背、上下肢等暴露部位皮肤，男性发病率较高。皮损初起表现为小而硬的红色结节，境界不清，以后逐渐发展成斑块或乳头瘤状、疣状损害，粉红至鲜红色，质硬而隆起，发展较快，皮损表面可有鳞屑、结痂、溃疡或出现皮角。溃疡面高低不平，呈颗粒状，易坏死、出血，溃疡边缘较宽，增生呈菜花状或乳头状（图 18-16 ~ 图 18-18）。继发感染则可有脓性渗出物，伴恶臭。肿瘤周围组织往往充血，边缘呈污秽暗黄红色。部分肿瘤可呈凹陷性，进行性扩大并出现溃疡，进一步侵犯其下方筋膜、肌肉和骨骼。症状包括疼痛或触痛，但多数患者无症状。cSCC 可以发生淋巴结转移。肿瘤生长较快，如直径大于 2cm 则发生转移的可能性明显增加。

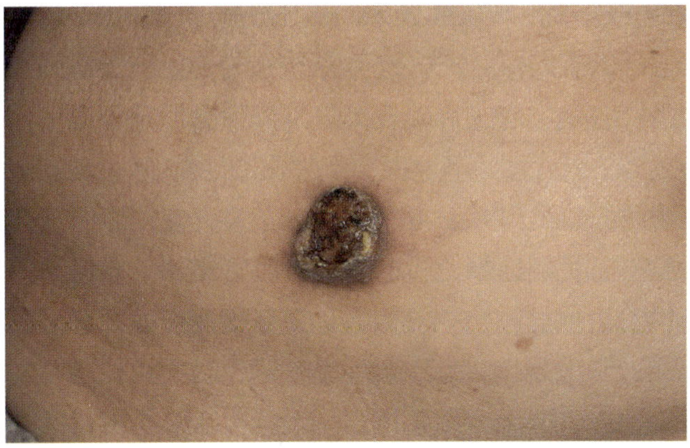

图 18-16 皮肤鳞状细胞癌（腹部）

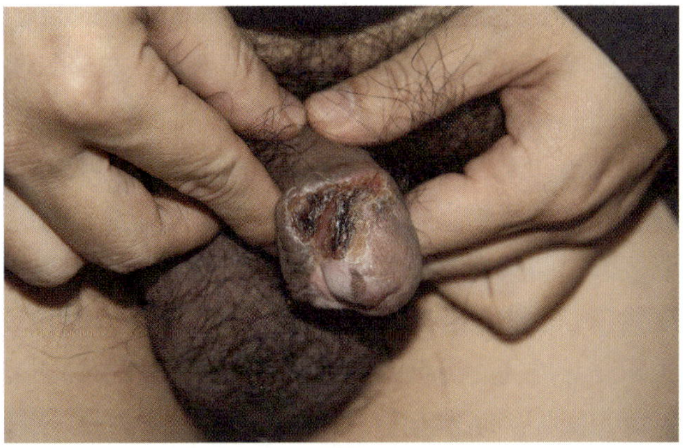

图 18-17 皮肤鳞状细胞癌（龟头）

三、组织病理

肿瘤由鳞状上皮细胞团块构成癌巢，真皮网状层、皮下组织可见不规则浸润生长的肿瘤团块，部分与表皮相连，肿瘤细胞团由不同比例的异形鳞状细胞和正常鳞状细胞构成。异形鳞状细胞数目越多，肿瘤的恶性程度越大，其异形性表现为细胞大小和形状不一，核不规则，核染色质增多，染色深，可见病理性核分裂象，细胞间桥消失，可出现角珠及角化不良细胞。细胞团块周围可见较多以淋巴细胞为主的炎细胞浸润（图 18-19，图 18-20）。

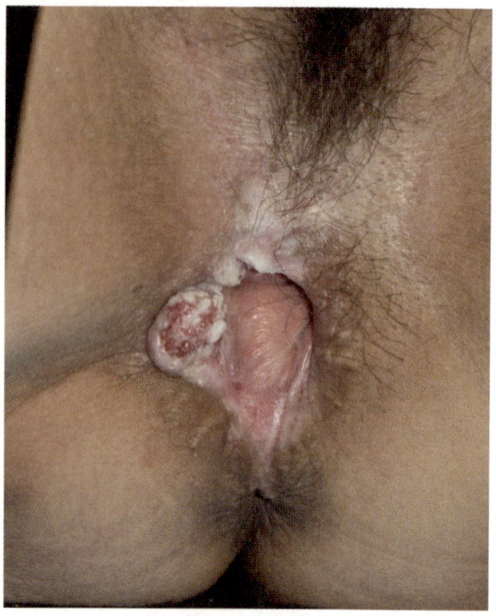

图 18-18　皮肤鳞状细胞癌（女性外阴）

根据角化程度，可将肿瘤分为分化良好、中等分化和分化不良 3 个亚型。同时也可采用 Broders 系统分类，根据细胞分化程度、角珠数量及肿瘤深度可将皮肤 cSCC 分为 4 级。

Ⅰ级：75% 或更多细胞分化良好，不典型细胞低于 25%，常有角珠，真皮内伴有明显炎症反应。

Ⅱ级：50% 或更多分化良好，不典型细胞占 25% ~ 50%，仅见少许角珠。

Ⅲ级：25% ~ 50% 分化良好，不典型细胞占 50% ~ 75%，角化情况不明显，核分裂明显。

Ⅳ级：少于 25% 分化良好，几乎所有肿瘤细胞均有不典型性，核分裂象很多，完全看不到角化，有时与肉瘤很难区别。

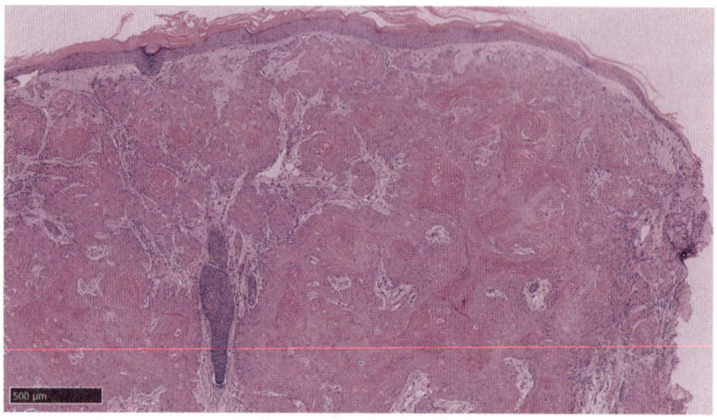

图 18-19　皮肤鳞状细胞癌的组织病理（HE 染色）

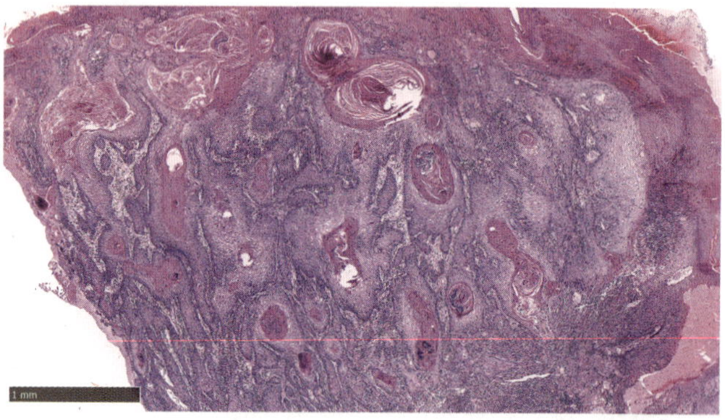

图 18-20　皮肤鳞状细胞癌的组织病理（HE 染色）

四、诊断和鉴别诊断

（一）诊断依据

本病临床表现为中老年人曝光部位中央溃疡的皮肤结节、斑块，易出血，发展较快。组织病理示真皮及皮下脂肪组织中鳞状上皮细胞团块浸润，细胞异形性明显。结合临床特点与组织病理学检查常可做出诊断。

（二）鉴别诊断

本病应与基底细胞癌等其他恶性皮肤肿瘤进行鉴别，主要根据组织病理学特征。

1．基底细胞癌　典型皮损为针头至绿豆大，半球形，蜡样或半透明丘疹或结节，中心破溃，周边可见珍珠样隆起。组织病理学可见大量基底样细胞组成的肿瘤团块，周围细胞呈栅栏状排列，有收缩间隙。

2. 恶性黑色素瘤 皮损为境界不清的黄褐色或黑褐色斑，色素不均，可出现结节、溃疡。组织病理表现为真皮内黑色素细胞巢大小形态不一，可融合成片，细胞大小不等，有较多核分裂象。

3. 鲍恩病 皮损多为单发，境界清楚的暗红色或褐色斑片或斑块，表面常有鳞屑、角化。组织病理表现为表皮全层内有不典型角质形成细胞和角化不良细胞，但基底膜完整。

4. 角化棘皮瘤 典型皮损为坚实的圆顶形结节，呈皮色或淡红色，边缘隆起，中央为充满角质的火山口状凹陷。典型成熟期病变组织病理表现为表皮凹陷扩大呈火山口样，其中充满角蛋白，其基底部有不规则增生的表皮，增生的表皮内可见不典型细胞，可见角珠。

五、治疗

根据患者的一般状况，皮损的部位、面积及肿瘤的大小、组织分化程度、浸润深度等选择不同的治疗方案。治疗应彻底，为减少转移，早期手术切除效果最佳。本病目前治疗方法较多，以手术切除为主，还可应用光动力疗法、化学治疗、电烧灼等治疗，放射疗法仅对部分患者有效。

1. 手术治疗 对于尚未发生转移，且分化较好的肿瘤首选手术切除，手术切除后可植皮治疗。手术治疗方法包括标准切除加术后切缘评估（常规治疗方法）和 Mohs 显微外科切除术。

2. 电干燥和刮除术 对于小的原位 cSCC 和分化好的直径＜1cm 的 cSCC 可以采用刮除联合电干燥法。

3. 放射治疗 适用于年老体弱、有手术禁忌证患者、头面部结缔组织较少部位的肿瘤，特别是分化较差，但尚未侵犯骨或转移到淋巴结的肿瘤。

4. CO_2 激光治疗 对面积较小的皮损可做 CO_2 激光治疗，愈合快，痛苦较轻。对于高龄老年人不适宜手术者，可采用此疗法。

5. 光动力治疗 适用于不宜手术切除者，但肿瘤浸润深度不超过 0.5cm。

6. 化学治疗 已经转移或晚期患者可试用顺铂、多柔比星或博来霉素等进行化疗。

7. 全身治疗 转移性 cSCC 通常需要积极的局部手术、淋巴结清扫和术后系统放化疗。

8. 靶向治疗 表皮生长因子受体抑制剂西妥昔单抗可作为不可切除的 cSCC 患者的一线治疗，具有临床疗效。发生过敏反应时，帕尼单抗可以替代西妥昔单抗。其他药物包括小分子酪氨酸激酶抑制剂吉非替尼、厄洛替尼和拉帕替尼，以及 PI3K/AKT/mTOR 通路抑制剂西罗莫司。

9. 免疫治疗 针对 PD-1 的人源单克隆抗体 Cemiplimab 是美国食品药品管理局（FDA）和欧洲药品管理局批准的第 1 个用于治疗局部晚期和转移性 cSCC 的药物，已在免疫功能正常的晚期 cSCC 和转移性肿瘤患者中显示出疗效。

第六节 疣状癌
Verrucous Carcinoma

Abstract

Verrucous carcinoma is a rare variant of squamous cell carcinoma, characterized by slow, persistent growth and a low likelihood of metastasis. It exhibits aggressive local behavior due to the combined influence of external factors (unhealthy lifestyle and behaviors) and internal factors. Based on clinical features, it can be divided into three variants: oral variant, anogenital variant, and plantar variant. Histopathologically, it exhibits low-grade malignancy and well-differentiated squamous cell carcinoma with cauliflower-like shape and ulceration. The main treatment modalities include surgical resection, chemotherapy, cryotherapy, curettage, and photodynamic therapy.

引言

疣状癌（verrucous carcinoma）是在外部因素（不良的生活方式和行为习惯）和机体内在因素的共同作用下形成的高度角质化的鳞状细胞癌。本病最常见于足跖、外阴和口腔黏膜等处，亦可发生于全身各处。

一、病因和发病机制

病因并不十分明确。不同类型疣状癌的致病因素和机制也不相同。饮酒、吸烟、咀嚼槟榔和口腔微生物群的作用等与口腔疣状癌的发生有密切联系。同时，还与不良假体的植入、早期损伤和瘢痕及慢性炎症等有关。外生殖器肛门区疣状癌的发生机制主要与局部慢性刺激、慢性炎症反应、机体免疫力低下和HPV感染相关。足跖部疣状癌的发生机制尚不明确。促进因素包括创伤、慢性刺激（慢性足溃疡、慢性炎症性皮肤病）和卫生不良等。P53肿瘤抑制蛋白的异常表达可能与足跖部疣状癌的发病有关，人乳头瘤病毒（HPV）的致病作用尚不明确。

发病机制为各种环境和遗传致癌因素以协同或序贯的方式引起DNA损伤，从而激活原癌基因和/或灭活抑癌基因，此外，凋亡调节基因和/或DNA修复基因的改变影响细胞周期调控、DNA修复机制或细胞凋亡，继而引起表达水平的异常，使细胞发生转化。

二、临床表现

疣状癌可出现于全身被覆鳞状上皮的部位，但以口腔、外生殖器肛门区和足跖部最为多见。根据好发部位分为3种类型：口腔疣状癌、外生殖器肛门区疣状癌和足跖部疣状癌。

1. 口腔疣状癌 又称口腔菜花状乳头瘤病，占口腔恶性肿瘤的4%～9%。其发生与烟草（特别是咀嚼烟草）、槟榔、口腔卫生不良和不适当的镶牙有关。好发于老年男性，临床表现呈白色菜花样损害，生长于口内及口外，齿龈亦可受累。可侵入颊部和/或颌骨。口腔疣状癌根据其临床表现和预后，可分为外生型、囊样型和浸润型3类。

2. 外生殖器肛门区疣状癌 大多数病例由HPV-6型或HPV-11型引起。皮损呈菜花状或乳头瘤样增生，通常边界清晰、不规则或略微隆起，表面可能粗糙，有时伴有鳞屑。本型疣状癌可以发生在外生殖器如阴茎（图18-21）、阴唇或会阴部，也可出现在肛门周围或直肠内。

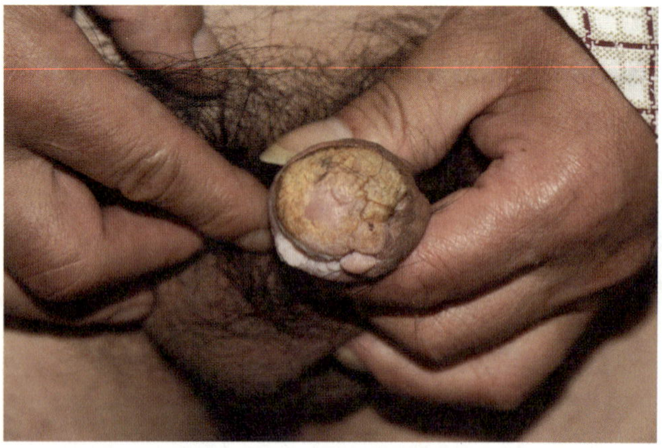

图18-21 疣状癌（龟头）

3. 足跖部疣状癌 本型最初表现类似难治性跖疣，为隆起性肿块，向深部穿透性生长，形成很多深隐窝，其中充以角质物和脓液。肿瘤最终可穿透跖部筋膜，甚至可破坏周围骨组织和侵犯足背皮肤。

三、组织病理

本病组织病理具有外生性和内生性两种成分。外生性成分由乳头样增生组成，常表现为大范围的角化过度和角化不全。内生性成分由分化良好的鳞状上皮向组织深层侵入生长，球形生长形成特征性挤压性边界，肿瘤细胞体积大，胞质苍白，呈毛玻璃样，细胞异型性不明显，真皮中可见中至重度的慢性炎症浸润，包括淋巴细胞、组织细胞、嗜酸性粒细胞和浆细胞（图 18-22）。

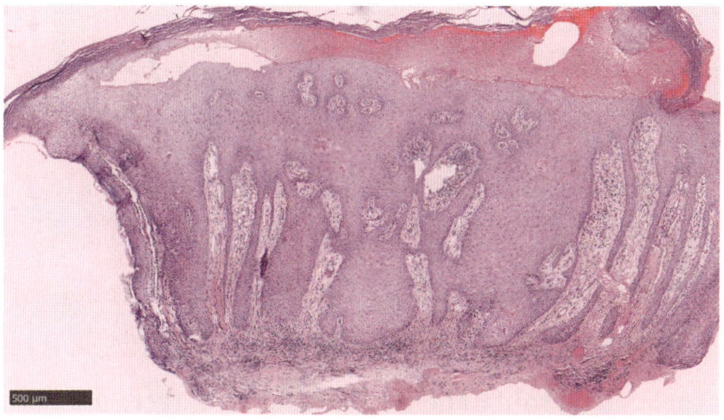

图 18-22　疣状癌的组织病理（HE 染色）

四、诊断和鉴别诊断

（一）诊断依据

本病临床特点为外生性生长、菜花状病变和生长缓慢。病理特征为鳞状上皮高度增殖，皮突为宽基型，形态规则；细胞分化良好，细胞异型性不明显。组织病理学检查为本病确诊的金标准。

（二）鉴别诊断

1. 角化棘皮瘤　典型皮损为坚实的圆顶形结节，中央为充满角质的火山口状凹陷。组织病理可见表皮凹陷扩大，其中充满角蛋白。

2. 尖锐湿疣　多发生于性活跃人群，在泌尿生殖道下端及肛周发生，皮损较疣状癌小，且组织病理无疣状癌的表皮突延伸至真皮网状层中下部的现象。

五、治疗

治疗方案主要包括传统手术切除、化学治疗、冷冻治疗和光动力疗法。

1. 手术切除　对于大部分病例，早期根治性外科手术切除是首选和最有效的治疗方案。手术目的在于完整切除肿瘤而不致机体功能缺失。由于手术复发率高，术后需要定期随访以及复查。

2. 冷冻疗法　是一种有效且安全的治疗方法。它主要通过破坏细胞膜和破坏蛋白质、酶和脉管系统破坏病变组织，导致细胞肿胀破裂。冷冻疗法能够减少出血、疼痛和瘢痕，并减少继发感染的发生。然而，冷冻疗法仅适用于较小的肿瘤，且缺乏精确性，难以判断组织坏死的最终体积。

3. 光动力疗法　光敏剂通过一定波长光的照射被激活后作用于病变组织以达到清除肿瘤的目的。治疗后几乎无瘢痕形成，患者依从性高、侵袭性低和不良反应少，在口腔疣状癌和生殖器疣状癌的治疗中发挥着重要作用。

4. 化学疗法　适用于不可手术、疾病晚期或复发等情况，通常可以显著改善患者生活质量。化学治疗药物如铂类、5-氟尿嘧啶、甲氨蝶呤等能够引起快速而显著的持续反应能力，在患者中可以很好地耐受。此外，肿瘤区域持续且更大程度地暴露于药物可能会导致肿瘤迅速缩小，并在短时间内缓解，且全身毒性降低。

第七节 角化棘皮瘤
Keratoacanthoma

Abstract

Keratoacanthoma (KA) is a low-grade malignant cutaneous neoplasm that originates from the hair follicles of the skin. The defining characteristic of KA is its tendency for spontaneous remission following a period of accelerated proliferation. While it is rare, there are instances where KA can undergo malignant transformation into squamous cell carcinoma. This disease predominantly affects individuals with light skin, typically those in middle-aged or elderly populations, and commonly occurs on sun-exposed sites. The primary treatment option for KA is surgical excision. Other modalities include intralesional chemotherapy, topical and systemic agents, laser therapy, cryotherapy, and photodynamic therapy.

引言

角化棘皮瘤（keratoacanthoma，KA）起源于皮肤的毛囊，是一种快速生长的低度恶性肿瘤，其组织学模式类似于鳞状细胞癌但分化良好，有自发消退和痊愈的趋势。但在极少数情况下，也可以转化为鳞状细胞癌。

一、病因和发病机制

KA 是在多种内外致病因素共同作用下诱导发生的，源于毛囊角化上皮的一种快速生长的低度恶性肿瘤。日晒和紫外线照射被认为是最重要的外部致病因素。其他致病因素包括机体免疫抑制或免疫缺陷、皮肤外伤、化学致癌物、HPV 感染、药物副作用（咪喹莫特、BRAF 抑制剂）及遗传因素等。遗传因素在多发型 KA 的病因中占据重要地位，如多发性自愈性鳞状上皮瘤（multiple self-healing squamous epithelioma，MSSE）与转化生长因子-β 受体 1（*TGFBR1*）基因突变有关。

发病机制可能与多种内外致病因素诱导 TGF-β 信号通路的改变密切相关。TGF-β 信号通路在组织细胞中大量存在并负责调节组织细胞生长和分化，TGF-β 信号通路的改变与角质形成细胞的恶性改变及肿瘤形成相关。近年研究显示 KA 的 MSSE 表型与 *TGFBR1* 基因突变导致的功能缺失存在明显相关性。此外，其他多个基因突变和信号通路的改变可能共同参与 KA 的发病，各亚型可能源于不同的基因缺陷驱动。

二、临床表现

该病可分为单发型、多发型两种类型，其中单发型是临床上最常见的类型。

（一）单发型 KA

最常见，多发生于中老年人及浅肤色人群。主要发生于面部，其次为上肢等曝光部位。典型皮损为坚实的圆顶形结节，呈皮色或淡红色，边缘隆起，中央为充满角质的火山口状凹陷，基底无浸润（图 18-23）。皮损生长快速，数周可增大到 1 ~ 2cm，但约 6 个月后可自行消退，可遗留萎缩性瘢痕。特殊类型主要包括以下几种类型。

1．巨大型 KA 直径>2cm 的，称为巨大型角化棘皮瘤。主要出现在眼睑和鼻部，可向下浸润真皮和皮下组织。

2．甲下型KA 罕见，出现在甲下，瘤体很少自行消退，可破坏末节指骨。

3．黏膜KA 极罕见，主要位于口腔，无自行消退趋势。由于口腔内无毛囊组织，提示瘤体可能源于异位皮脂腺。

4．边缘离心型KA 罕见，主要特征是皮损边缘不断向周围扩张，直径可达2～40cm，同时中央愈合，遗留萎缩。

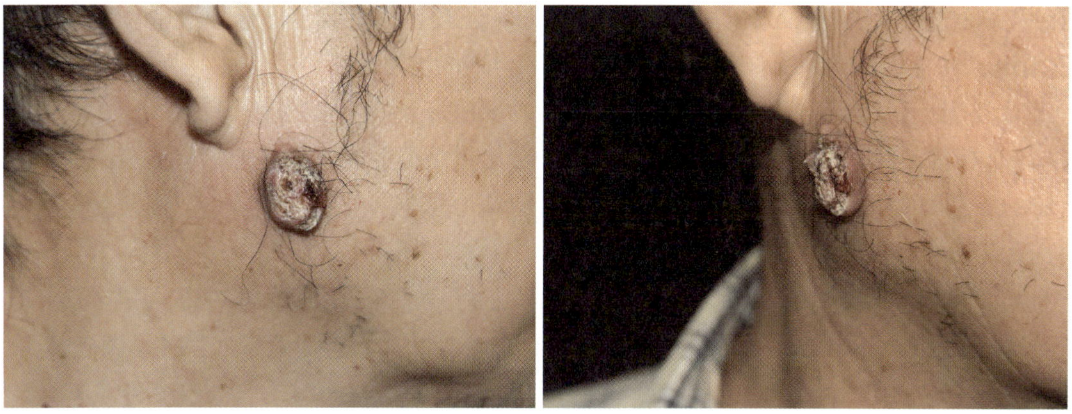

图18-23 角化棘皮瘤

（二）多发型KA

较少见，最常见类型为Ferguson Smith型，即MSSE。该型为常染色体显性遗传病，发病年龄较早，通常为20～30岁，男性多见。皮损数目从几个到几百个不等，常在消退后遗留瘢痕。其特点为突然出现、快速生长、缓慢消退及周期性复发。偶见其他亚型如广泛发疹型（Grzybowski型）、多发性家族型（Witten-Zak型）、Muir-Torre综合征及药物诱导的反应性多发KA等亚型。

三、组织病理

根据KA的发展过程，其病理表现可分为3个阶段：增殖期、成熟期和消退期。增殖期损害表现为表皮凹陷，其中充满角质物，真皮内炎症反应明显，但该期内陷表皮无核异型性。典型成熟期病变表现为表皮凹陷扩大呈火山口样，其中充满角蛋白，两侧表皮如口唇状伸展于凹陷两侧，其基底部表皮向上、下增生，增生的表皮内可见不典型细胞和角珠（图18-24）。肿瘤底部界限清楚。消退期病变保持典型的火山口样结构，但肿瘤缩小，炎症减轻。

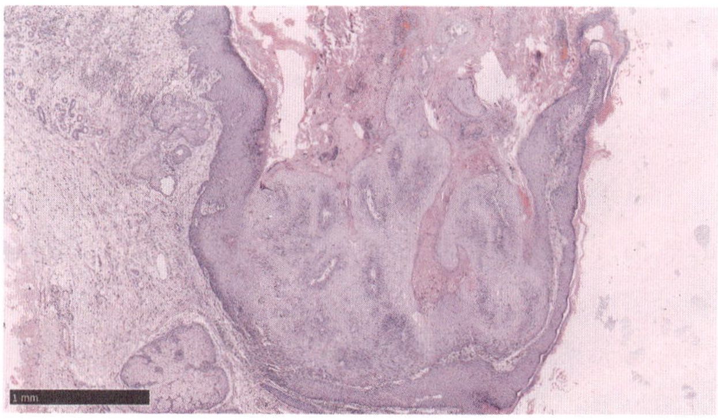

图18-24 角化棘皮瘤的组织病理（HE染色）

四、诊断和鉴别诊断

根据临床表现和病理改变可确诊。

本病在临床表现和病理变化上均类似鳞状细胞癌，需注意鉴别。临床上本病较鳞状细胞癌进展快，病程短，瘤体常数周内快速生长至1～2cm，呈外生性生长，通常无破溃，有自愈倾向。病理上典型的火山口样改变有助于诊断，病变较为对称，少见溃疡形成，肿瘤与周围组织界限清楚，可与鳞状细胞癌相鉴别。

五、治疗

手术切除被认为是大多数KA各种亚型的标准治疗，但病灶内治疗可能是手术切除的更好替代方案，它比局部治疗更有效，且不良反应比全身治疗少，可单独用于治疗或作为手术切除前缩小肿瘤的辅助治疗。选择治疗方法主要取决于KA的类型、位置、大小、需要治疗的病变数量以及潜在的不良反应。由于KA常自发消退，在特定情况下，观察等待可能是一种合适的方法。

（一）手术切除

被认为是金标准治疗。KA没有特定的切缘，建议与非侵袭性鳞状细胞癌相同（5mm），以确保95%的全切率。Mohs显微描记手术适用于大KA（包括边缘离心型KA）。

（二）病灶内治疗

可作为单一治疗或辅助治疗，在手术切除前进行病灶内化疗，减小KA病灶的大小（缩小50%～80%）。病灶内治疗的效果与手术切除类似，与全身治疗相比，不良反应更少。目前，在KA的治疗中，甲氨蝶呤是最常用的病灶内注射药物，其他药物包括5-氟尿嘧啶、干扰素-α和博来霉素等。

1．甲氨蝶呤 作为叶酸拮抗剂，与二氢叶酸还原酶结合，抑制叶酸代谢，在肿瘤快速生长阶段使用最有效。可经静脉或口服给药，也可用于KA的病灶内治疗。常用剂量为12.5mg或25mg，两次注射之间间隔1～2周。

2．5-氟尿嘧啶 通过核糖化和磷酸化，与胸苷合成酶结合，抑制胸苷（嘧啶核苷之一）的合成，抑制DNA复制，5-FU通过干扰DNA合成发挥作用，其在快速生长阶段最有效，最常用于四肢边缘离心型KA等大型病变。

3．干扰素-α 作为抗HPV病毒的制剂，同时具有免疫调节和抗肿瘤作用。由于HPV感染和KA形成之间的潜在联系，INF-α对KA可能有效。

4．博来霉素 可能有效，其确切作用机制尚不清楚，用于治疗KA的证据有限。根据现有研究，与其他病灶内治疗方案相比，博来霉素需要的注射次数较少，临床疗程较短。

（三）系统治疗

对于多发型KA，首选系统治疗。

系统应用阿维A或其他维A类药物是多发型KA各亚型的一线选择，如单药治疗、联合手术或其他二线治疗。在治疗开始时，阿维A的剂量为每天0.5～1.0mg/kg，可根据需要逐渐减少。效果通常比较明显，然而，完全持久的清除几乎不能实现。为了维持临床效果，需要10～20mg/d小剂量阿维A或重复治疗疗程。系统使用环磷酰胺被证明对阿维A和甲氨蝶呤耐药的多发型KA病例有效，每月1g脉冲式给药以减少累积剂量和长期毒性风险。厄洛替尼是一种表皮生长因子受体抑制剂，作为治疗耐药型KA的新方法，具有良好的前景。目前，这方面的证据有限。

（四）其他治疗

包括光动力疗法、放射治疗、冷冻疗法、激光消融疗法和局部外用药物等。

第八节　基底细胞癌
Basal Cell Carcinoma

Abstract

Basal cell carcinoma (BCC) is the most common type of skin cancer among fair-skinned individuals aged 50 and above. The development of BCC is influenced by a multifaceted interplay of environmental, phenotypic, and genetic factors. Ultraviolet (UV) exposure is the primary carcinogenic factor. Typically, BCCs exhibit slow growth, high differentiation, and a low likelihood of metastasis, instead manifesting with local invasion and destruction. Histopathology plays a critical role in confirming the diagnosis and assessing the risk of recurrence. The primary objective of treatment is complete tumor removal. Surgical excision and Mohs microsurgery are the preferred treatment approaches. Other available treatments encompass cryosurgery, electrodesiccation, curettage, topical imiquimod or fluorouracil, photodynamic therapy, and radiation therapy.

引言

基底细胞癌（basal cell carcinoma，BCC）又称基底细胞上皮瘤，在多种内外因素诱发下由基底样细胞异常增生形成，可以向表皮或附属器分化。肿瘤生长缓慢，分化较好，有局部破坏性，但极少发生转移。

一、病因和发病机制

病因常包括以下几种因素。

1. 长期日光暴晒　UV 照射是基底细胞癌最常见和最重要的原因，中波 UV（290 ~ 320nm）照射比长波 UV（320 ~ 400nm）照射在 BCC 的形成中作用更大。

2. 某些慢性皮肤病　可发生于慢性放射性皮炎基础上；烧伤瘢痕、其他瘢痕及某些错构瘤，如皮脂腺痣和表皮痣等亦可继发 BCC。

3. 致癌物质　慢性砷中毒、大剂量 X 线照射与本病的发生、发展亦可能有关。

4. 免疫抑制　可增加患本病的风险。

BCC 可能来自毛囊间表皮或毛囊的基底角质形成细胞。染色体杂合性缺失和基因突变可能是 BCC 的发病机制。PTCH-SHH-SMO 通路突变激活转录因子 GLI 蛋白可诱导 BCC 发生。*P53* 基因的点突变是 BCC 中第二常见的基因改变，50% 以上的病例存在。*CDKN2A* 基因座和 *Ras* 基因家族成员（*H-Ras*、*K-Ras* 和 *N-Ras*）的突变也已在少数散发性 BCC 中发现。

二、临床表现

本病好发于老年人、白种人、男性、长期日光暴晒者。皮损常见于身体暴露部位，特别是颜面部、耳、头皮、颈或躯干上部。皮损常单发，但亦有散发或多发。基本损害是针头至绿豆大，半球形，蜡样或半透明丘疹或结节，中心破溃、不愈合，损害周边可见珍珠样隆起，表面常有毛细血管扩张，轻微外伤后易出血。皮损可表现为多种临床形态，临床上常可分为以下几种类型。

1. 结节型　最常见。好发于颜面，皮损初起为灰白色或蜡样半球状隆起的小结节，生长缓慢，质硬，表面有蜡样光泽，缓慢增大。中央凹陷，常伴有糜烂、溃疡、结痂。将痂剥去后，溃疡底面呈颗粒状或肉芽状，易出血，表面有浆液性分泌物。典型皮损为缓慢扩大的溃疡周边绕以珍珠样向内卷曲的隆起边缘，呈蜡样或珍珠样外观小结节，称侵蚀性溃疡（图 18-25）。

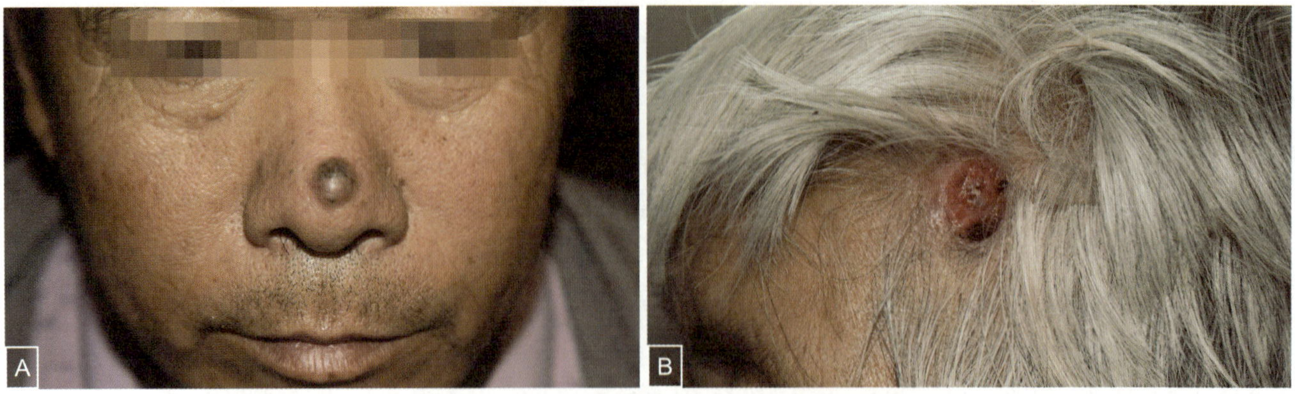

图 18-25　基底细胞癌（结节型）

2. 色素型　较常见，是结节型 BCC 的一个变异型，色素型皮损与结节溃疡型相似，皮损为棕色、深褐色或黑色丘疹或结节，边缘部分色泽较深，中央呈点状或网状分布，易误诊为恶性黑色素瘤（图 18-26）。

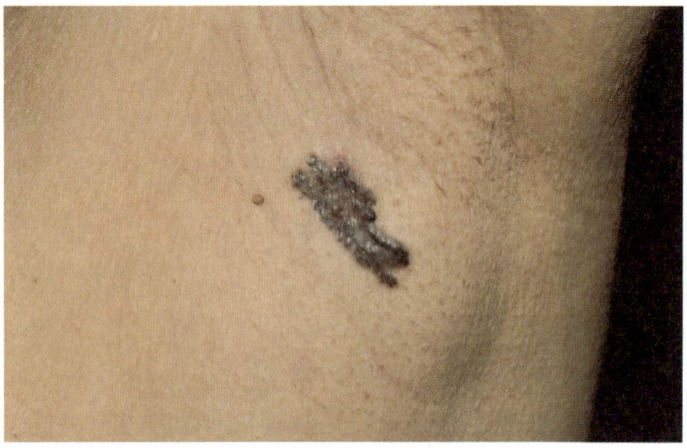

图 18-26　基底细胞癌（色素型）

3. 硬化型　又称为硬斑病样型，较罕见，常单发于头面部。表现为孤立、扁平或轻微凹陷的蜡样局限性硬化性斑块，灰白色至淡黄色，表面光滑、发亮、边界不清，呈不规则或匐行性浸润。局部皮肤硬化类似局限性硬皮病，其上皮肤完整，少有溃疡及结痂，无隆起性边缘。病程进展缓慢。

4. 浅表型　较少见。好发于躯干等非暴露部位。皮损为一个或数个轻度淡红色或黄褐色鳞屑性斑片，轻度浸润，边界清楚，不规则，可向周围缓慢扩大。部分皮损有细线状或珍珠样边缘，表皮菲薄，可见小片表浅性溃疡和结痂，中央少有糜烂，愈后留有光滑萎缩性瘢痕。

5. 囊肿型　半透明、圆顶状、蓝灰色囊肿性结节，似良性囊性皮损，易与顶泌汗腺汗囊瘤混淆。

6. 微结节型　是侵袭性 BCC 亚型，与其他亚型 BCC 分布一致，一般不破溃，当伸展皮肤时表现为黄白色。质硬，边界清楚。

7. Pinkus 纤维上皮瘤型　好发于背部。为 1 个或数个高起性结节，质地中等，表面光滑，类似纤维瘤。

三、组织病理

（一）基底细胞癌的共同特点

1. 瘤细胞团位于真皮内，可与表皮相连，可见大量基底样细胞组成的肿瘤团块。

2. 瘤细胞似表皮基底细胞，但不同之处是瘤细胞核大深染，卵圆形或长形，胞质极少，细胞境界不清，无细胞间桥，周边细胞呈栅栏状排列，边界清楚。

3. 瘤细胞的核大小、形态及染色均较一致，无间变。

4. 瘤细胞团周围结缔组织增生，围绕瘤团排列成平行束，并可见黏蛋白沉积。由于黏蛋白在标本固定与脱水过程中发生收缩，因而瘤细胞团周围出现裂隙，此虽为人工现象，但为本病的典型表现而有助于与其他肿瘤鉴别。

（二）根据组织病理学表现的不同，可分为以下几种类型

1．结节型 占所有 BCC 的 75%。由基底样细胞组成的大小不等的团块组成，境界较为清楚。肿瘤为实体性或中央呈囊性扩张（图 18-27）。

2．硬化型 结缔组织明显增生，瘤细胞被挤压呈条索状排列（图 18-28）。

3．浅表型 瘤细胞团呈花蕾状或不规则团块状附着于表皮（图 18-29）。

4．微结节型 以增生的基底样细胞呈小巢状排列为特点，周边栅状排列常不明显，而且缺乏人工收缩裂隙。

5．色素型 肿瘤内及周围基质噬色素细胞中可见大量黑色素。

6．腺样型 瘤细胞排列成细长索条，互相交织呈腺体样或花边样（图 18-30）。

7．Pinkus 纤维上皮瘤型 瘤细胞排列成细长分枝的束条状，互相吻合，交织成网，周围结缔组织基质明显增生。

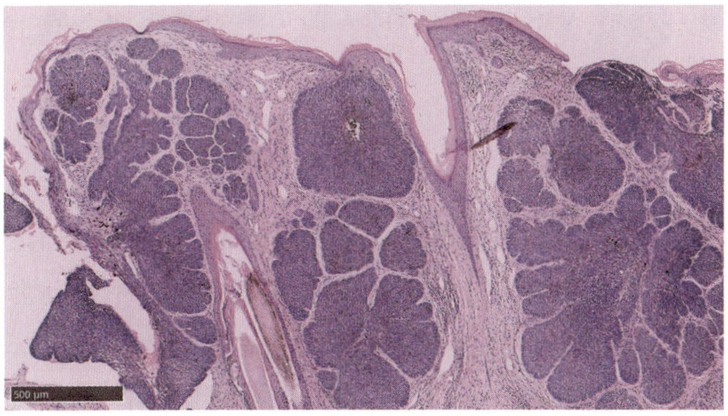

图 18-27 基底细胞癌的组织病理（结节型）（HE 染色）

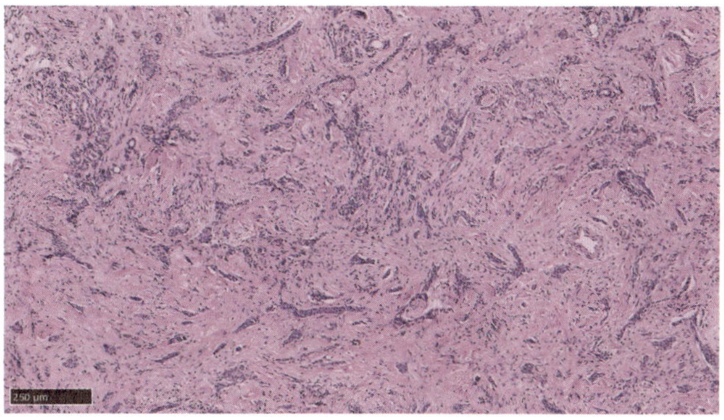

图 18-28 基底细胞癌的组织病理（硬化型）（HE 染色）

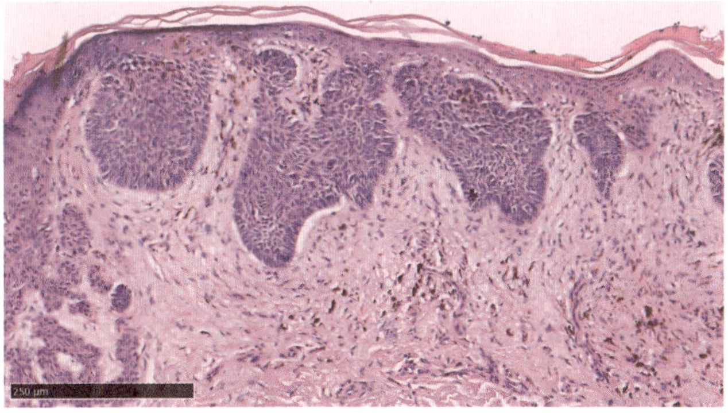

图 18-29 基底细胞癌的组织病理（浅表型）（HE 染色）

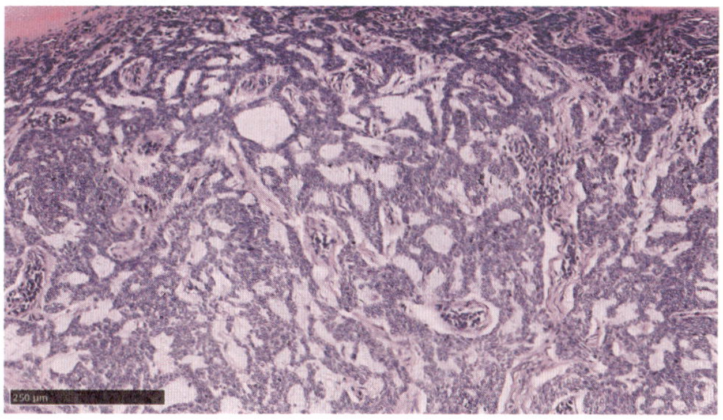

图 18-30 基底细胞癌的组织病理（腺样型）（HE 染色）

四、诊断和鉴别诊断

（一）诊断依据

中老年人的头面部皮损呈棕色至褐黑色的小结节、斑块，周围有珍珠状的隆起边缘。组织病理示真皮内由基底样细胞组成的瘤团，周边的细胞排列呈栅栏状，肿瘤团块和基质间有裂隙。

第十八章

（二）鉴别诊断

本病应与鳞状细胞癌、恶性黑色素瘤、鲍恩病、脂溢性角化病和光线性角化病等相鉴别。

1．鳞状细胞癌 早期表现为小而硬的红色结节，以后逐渐发展成斑块、结节或疣状损害，质地坚实，发展较快，表面常有溃疡、结痂。组织病理为真皮内浸润性生长的异型鳞状细胞团块，伴角化不良细胞，无周边细胞栅栏状排列现象，瘤体与周围正常组织间无裂隙。

2．恶性黑色素瘤 皮损常表现为境界不清的黄褐色或黑褐色斑，色素不均，可出现结节、溃疡。易发生血行及淋巴转移。组织病理表现为真皮内瘤细胞巢大小及形态不一，可融合成片，细胞大小不等，有较多核分裂象，可有或无黑色素存在。

3．鲍恩病 皮损常为孤立性界限清楚的暗红色斑片或斑块，呈圆形或不规则形，表面常有鳞屑、结痂和渗出，很少出血。组织病理表现为表皮全层细胞排列紊乱，细胞大小不一，表皮全层内有异形角质形成细胞和角化不良细胞，但基底膜完整。

4．脂溢性角化病 皮损为淡黄或浅褐色，略高出皮面的扁平丘疹或斑疹，界限清楚，表面常覆有油腻性鳞屑。组织病理为表皮角化过度，棘层肥厚，乳头瘤样增生，可见真性和假性角质囊肿形成，角质形成细胞无异型性。

5．光线性角化病 曝光部位的淡红色至深褐色角化丘疹或斑片，组织病理表现为表皮基底层和其上2～3层棘细胞排列紊乱，有异形角质形成细胞。

五、治疗

根据患者的一般状况、皮损的大小、部位、面积及浸润深度、肿瘤的类型等综合考虑，选择不同的治疗方案。理想疗法是手术切除，若有条件，可应用Mohs显微外科切除术。不能手术的患者可应用光动力疗法、放射疗法、激光、冷冻等治疗。局部外用咪喹莫特、5%氟尿嘧啶等有一定疗效。

1．手术治疗 Mohs手术是高危复发性BCC的首选和金标准手术方法，尤其是在关键解剖区域，可获得最高的治愈率。注意手术切除的范围与深度，特别是硬化型BCC，需要广泛彻底的外科切除。标准外科切除手术应全部切除肿瘤组织，至少距瘤体切缘6mm，由于肿瘤细胞呈浸润性生长，切除深度应深达皮下脂肪层。

2．液氮冷冻 对于不能耐受手术的老年人，面积较小的皮损可做液氮冷冻治疗。

3．CO_2激光 对面积较小的皮损可做CO_2激光治疗，愈合快，痛苦少。

4．光动力治疗 适用于不宜手术的高龄老年人及放射治疗者，可采用此疗法。

5．放射治疗 适用于口唇、眼睑、鼻翼、耳等手术困难部位及老年人不愿手术者。

6．外用药物 外用5%氟尿嘧啶或咪喹莫特，可治疗多发性浅表性BCC。

7．干扰素 部分患者干扰素α-2b局部注射可取得较好效果。

8．免疫调节剂 5%咪喹莫特乳膏外用治疗浅表型BCC。Hedgehog（Hh）通路抑制剂维莫德吉（Vismodegib）和索尼德吉（Sonidegib）已获得美国食品药品管理局和欧洲药品管理局的批准，两者均可口服用于治疗局部晚期、多发性或转移性、手术后复发、不适合手术或放疗的BCC。

Case report

An 86-year-old man presented with a reddish-brown patch on his back, which had been present for five years. The lesion would occasionally cause mild itching. He was diagnosed as eczema at another hospital and treated with 0.05% Fluticasone propionate ointment and mupirocin ointment, but experienced no improvement. Past medical history included allergic rhinitis and hypertension. Physical examination revealed a reddish-brown round patch with a diameter of 3cm on the right shoulder. The border of the patch was slightly elevated (Figure 18-31). Histopathological examination revealed the presence of multiple small islands of basaloid cells attached to the undersurface of the epidermis. Tumor cells were found to have large, oval to elongated hyperchromatic nuclei accompanied by numerous mitotic figures (Figure 18-32, Figure 18-33). Based on the clinical and histopathological features, a diagnosis of basal cell carcinoma (superficial type) was established. The lesion was surgically resected using Mohs microsurgery.

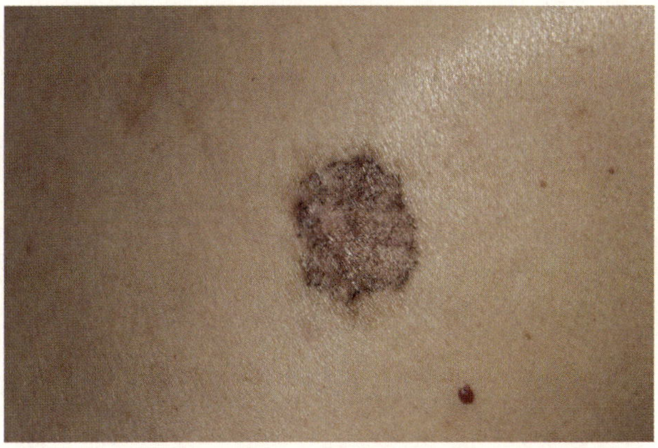

Figure 18-31 The clinical picture of BCC (superficial type)

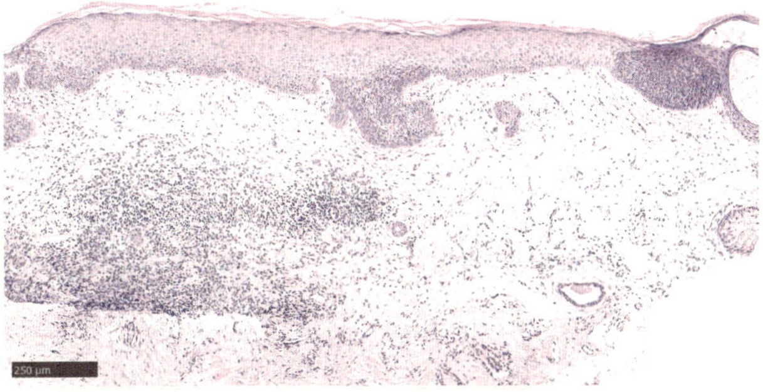

Figure 18-32 The histopathological picture of BCC (superficial type) (HE staining, low power view)

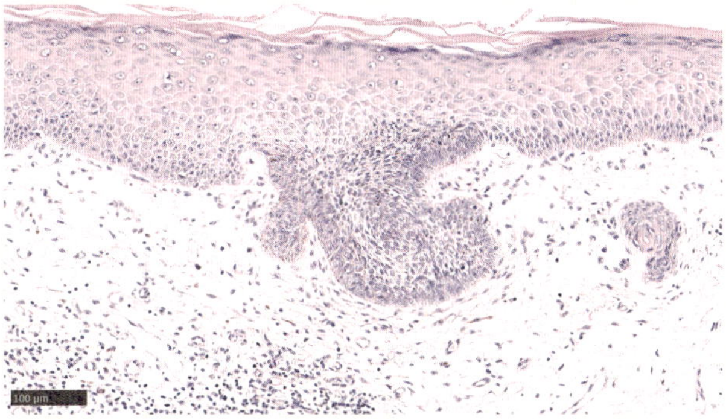

Figure 18-33 The histopathological picture of BCC (superficial type) (HE staining, high power view)

曾跃平 孙晨 苏铮 编写 | 左亚刚 校 | 晋红中 审

参考文献

[1] 张学军，陆前进．皮肤性病学［M］．2 版．北京：人民卫生出版社，2021.

[2] 刘波，李晓静．脂溢性角化病 148 例临床与组织病理分析［J］．临床皮肤科杂志，2021，50（6）：335-337.

[3] 刘孟国．鲍恩病的最新诊疗进展［J］．中华肿瘤防治杂志，2020，27（S1）：294-295.

[4] WALDMAN A R, GARZON M C, MOREL K D. Epidermal nevi: What is new[J]. Dermatol Clin, 2022, 40(1): 61-71.

[5] DIANZANI C, CONFORTI C, GIUFFRIDA R, et al. Current therapies for actinic keratosis[J]. Int J Dermatol, 2020, 59(6): 677-684.

[6] CORCHADO-COBOS R, GARCÍA-SANCHA N, GONZÁLEZ-SARMIENTO R, et al. Cutaneous squamous cell carcinoma: from biology to therapy[J]. Int J Mol Sci, 2020, 21(8): 2956.

[7] COMBALIA A, CARRERA C. Squamous cell carcinoma: an update on diagnosis and treatment[J]. Dermatol Pract Concept, 2020, 10(3): e2020066.

[8] FAWAZ B, VIEIRA C, DECKER A, et al. Surgical treatment of verrucous carcinoma: a review[J]. J Dermatolog Treat, 2022, 33(4): 1811-1815.

[9] TISACK A, FOTOUHI A, FIDAI C, et al. A clinical and biological review of keratoacanthoma[J]. Br J Dermatol, 2021, 185(3): 487-498.

[10] DIKA E, SCARFÌ F, FERRACIN M, et al. Basal cell carcinoma: a comprehensive review[J]. Int J Mol Sci, 2020, 21(15): 5572.

第十九章

囊肿

本章介绍一组皮肤囊肿。皮肤囊肿表现为局限性真皮或皮下丘疹或结节，具有囊腔结构。基于囊壁的存在与否以及囊壁构成，皮肤囊肿可分为三种类型：复层鳞状上皮囊肿（包括表皮样囊肿、粟丘疹、毛根鞘囊肿和皮样囊肿等）、非复层鳞状上皮囊肿（包括汗囊瘤和阴茎中缝囊肿等）及无上皮囊肿［包括黏液囊肿、指（趾）黏液囊肿和腱鞘囊肿等］。皮肤囊肿临床较常见，但误诊比例相当高，可依据皮疹好发部位及特点进行鉴别，部分诊断需要依靠皮肤组织病理学加以证实。

第一节　表皮样囊肿
Epidermoid Cyst

Abstract

Epidermoid cysts are benign cysts derived from the infundibulum or secondary to the destruction of a hair follicle, encapsulated in a thin layer of epidermis-like epithelium. Epidermoid cysts usually present with firm, flesh-colored or yellowish, round papules or nodules fixed to the skin surface but typically mobile over deeper layers, and they are most common on the face, scalp, central trunk (eg, chest and shoulders), and groin. The most effective treatment for epidermoid cysts is complete surgical excision with an intact cyst capsule. If the cyst is inflamed, initial antibiotics, incision and drainage may be indicated.

引言

表皮样囊肿（epidermoid cyst）也称表皮囊肿、漏斗部囊肿（infundibular cyst）或表皮包涵囊肿（epidermal inclusion cyst），是最常见的皮肤囊肿。好发于头面及躯干上部，部分皮损可见一中央孔。临床易被误称为“皮脂腺囊肿”，许多非皮肤科医生误认为囊肿所含的白色内容物为皮脂，实则为水合性角蛋白。

一、病因和发病机制

表皮样囊肿起源于毛囊漏斗部，可为原发性，也可继发于毛囊结构破坏或外伤性上皮植入真皮内，因此也称为表皮包涵囊肿。基因异常，如在遗传性疾病 Gardner 综合征（家族性腺样息肉病）和 Gorlin 综合征（痣样基底细胞癌综合征）患者中，可出现多发性表皮样囊肿。另外，多发、大的表皮样囊肿有时也是移植受体接受环孢素治疗后的一种并发症。

二、临床表现

好发于头、面、颈部、躯干上部及臀部。一般单发，通常表现为肤色或淡灰褐色结节或肿物，直径为数毫米至数厘米不等，界线清楚，可移动，有弹性，部分皮损可见一中央孔，可挤出有异味的灰白色牙膏样物质（图 19-1）。病变可能保持稳定或进行性增大。若囊肿感染或破裂，可明显增大、红肿伴疼痛，甚至出现波动感。

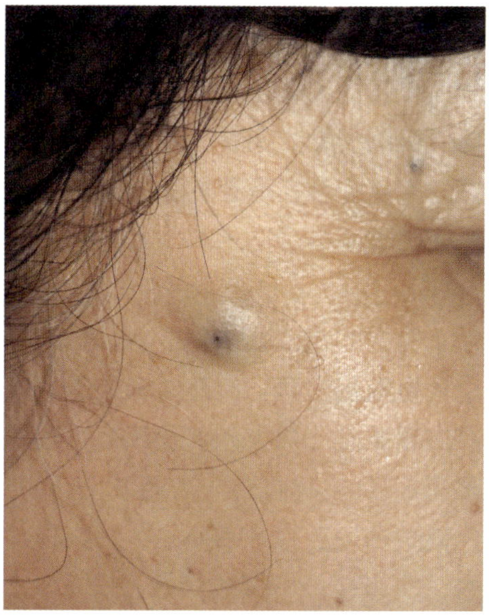

图 19-1　右面部表皮样囊肿

三、组织病理

病变位于真皮。囊壁由来源于毛囊漏斗部的正常复层鳞状上皮构成，有时为扁平鳞状细胞，囊壁由内向外依次为颗粒层、棘层和基底层。囊内包含板层状角质层成分。囊肿周围可见急性和慢性肉芽肿性炎症反应。

四、诊断和鉴别诊断

表皮样囊肿的诊断一般基于临床表现，单发囊肿或结节，中央常有凹点，触诊活动度良好。需与其他囊肿性皮损相鉴别，如多发性脂囊瘤、外毛根鞘囊肿、汗囊瘤和腱鞘囊肿等。根据好发部位，皮损特点及切除后病理可进行鉴别。此外，还应与皮肤脂肪瘤、毛母质瘤和皮肤脓肿等疾病进行鉴别。

五、治疗

可在皮损无炎症时手术切除，也可选择钻孔切口技术和微切口技术来移除囊肿。若未能完整祛除囊壁，囊肿可复发。当囊肿炎症较重时，囊壁非常脆，通常不可能完全切除，且很可能复发，建议待炎症消退后再尝试切除。

波动性囊肿需要切开囊肿并引流脓性物质。如果存在严重的周围蜂窝织炎或囊肿对引流无反应，则需要口服抗生素，但大多数病例中病变是无菌的。

第二节　粟丘疹
Milia

Abstract

Milia is a small superficial epidermoid cyst. The skin lesions appear as white or yellowish white dome-shaped papules. Milia usually go away on their own. The process of extracting the bumps is simple with tiny incisions and removal of the plugs with tweezers. Medications like retinoids can help the skin shed and replace cells faster.

引言

粟丘疹（milia）是一种小而表浅的表皮样囊肿，临床常见，表现为白色或黄白色圆顶状小丘疹，组织病理表现为真皮浅层小的表皮样囊肿。

一、病因和发病机制

原发性粟丘疹无明确病因，可起源于毛囊漏斗部或汗腺导管。继发性皮损发生于水疱或外伤后，由于汗管破裂所致，可见于皮肤磨削术、化学剥脱、糖皮质激素外用诱发皮肤萎缩后、放射治疗后、严重烧伤、带状疱疹、毛囊黏蛋白病、毛囊萎缩性蕈样肉芽肿、迟发性皮肤卟啉症、大疱性表皮松解症及先天性外胚叶缺陷等。

二、临床表现

可发生于任何年龄，多见于女性。原发性皮损好发于眼睑、颊、颧部及额部，继发性皮损好发于耳郭、手背及前臂。表现为直径 1～3mm 大小白色或黄白色丘疹，表面光滑，圆顶，似米粒埋于皮内，质坚实，常多发，散在分布（图 19-2）。无自觉症状。少数粟丘疹可表现为局限性斑块，见于耳周、眼睑或锁骨上窝等处。偶有发疹性粟丘疹的报道，在数周内迅速发生，皮损发生于头、颈和身体上部。

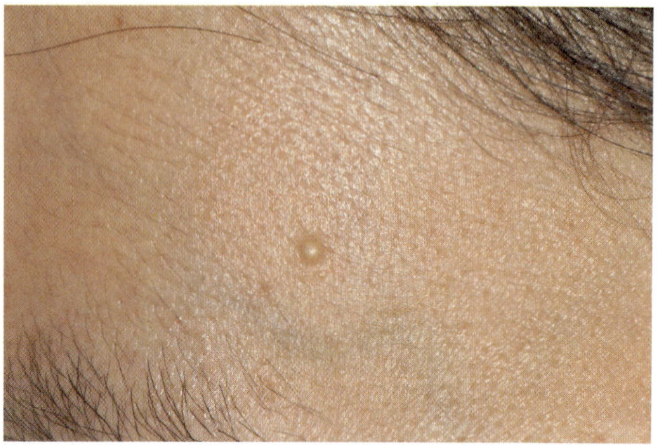
图 19-2　粟丘疹（左额部）

三、组织病理

粟丘疹的组织病理表现即为小的表皮样囊肿，具有含颗粒层的复层鳞状上皮囊壁和板层状角质内容物。婴儿和成人原发性粟丘疹位于未分化的皮脂腺毛囊开口处，与毳毛相连。继发于水疱的粟丘疹位于小汗腺导管。

四、诊断和鉴别诊断

根据 1～3mm 白色或黄白色丘疹，病理表现为真皮浅层表皮囊肿可进行诊断，但应与下列疾病相鉴别。

1．扁平疣　扁平稍隆起丘疹，肤色，表面光滑或轻度角化，1～5mm 大小，可见线状排列，组织病理学表现为颗粒层可见空泡细胞。

2．汗管瘤　临床表现为淡黄色小丘疹，表面光滑，有蜡样光泽，直径 1～2mm，组织病理学显示真皮浅层多个囊性扩张的汗腺导管和实性嗜碱性细胞条索。

3．毛发上皮瘤　分布于鼻唇沟、鼻、前额和头皮的圆形肤色硬丘疹或结节，组织病理显示真皮内基底样细胞团块，中心角囊肿，周边细胞排列成栅栏状。

4．白痱　好发于面部、头皮和间擦部位，通常见于婴儿、穿不透气的衣物者或发热者。在凉爽环境中或采取措施减少出汗后皮损通常会迅速消退。

五、治疗

一般无自觉症状，部分皮损可自行脱落，无须治疗。若患者有治疗需求，可通过消毒针头或手术刀挑破上方表皮挤出粟丘疹，也可借助粉刺挤压器。面部多发性粟丘疹可局部外用维 A 酸治疗。

第三节 外毛根鞘囊肿
Trichilemmal Cyst

Abstract

Trichilemmal cysts are keratin-filled cysts that originate from the outer hair root sheath. Trichilemmal cysts may look similar to epidermoid cysts and present as one or more firm, mobile, subcutaneous nodules. There is no central punctum, unlike an epidermoid cyst. Surgical treatment can be performed if necessary.

引言

外毛根鞘囊肿（trichilemmal cyst）亦称为毛发囊肿（pilar cyst）、峡部－退行期囊肿（isthmus-catagen cyst），临床表现类似于表皮样囊肿，但绝大多数发生于头皮。

一、病因和发病机制

在毛囊峡部的毛囊外毛根鞘形成外毛根鞘囊肿的囊壁，但其真正起源不明，多认为是一种由遗传决定的结构迷失－外根鞘胚芽所产生。有报道 75% 的患者呈家族发病，多是常染色体显性遗传。

二、临床表现

好发于 60 岁以上的女性。90% 的外毛根鞘囊肿发生于头皮，很少发生于面部、躯干和四肢。30% 为单发，70% 为多发。皮损比表皮样囊肿更加坚硬，缺乏尖顶，无自觉症状，常无急性炎症。

三、组织病理

囊肿位于真皮内，囊壁由上皮组织构成，外层为小而深染的基底层细胞，在基底层上方的棘细胞胞质淡染，呈嗜酸性，边界不清，不形成颗粒层就骤然角化。囊内容物呈均质化，常钙化，常见胆固醇裂隙。当囊肿破裂时，可见异物反应，囊肿可崩解。

四、诊断和鉴别诊断

外毛根鞘囊肿诊断主要基于临床表现，即质硬、生长缓慢的皮下结节，好发于头皮。临床需与表皮样囊肿鉴别，其皮损较表皮样囊肿更加坚硬，缺乏尖顶，常无急性炎症。组织学上出现骤然角化而颗粒层缺失有助于鉴别。

五、治疗

若无症状或不影响美观，可不治疗，随访观察；也可行手术切除，比表皮样囊肿更容易剥出。若伴发炎症则切除难度增加，容易破裂。

第四节 皮样囊肿
Dermoid Cyst

Abstract

Dermoid cysts are benign tumors consisting of microscopically normal tissue derived from germ cell layers foreign to that body site. The cysts develop during skin tissue development in the embryonic stage which usually occur on fusion lines. Surgical removal is effective treatment for dermoid cyst.

引言

皮样囊肿（dermoid cyst）亦称为先天性皮样包涵囊肿（congenital dermoid inclusion cyst），是一种少见的皮肤囊肿，属于皮肤发育异常。

一、病因和发病机制

皮样囊肿起源于外胚叶，发生部位沿胚胎融合面，是胎儿发育期间异常所导致。

二、临床表现

一般于出生后出现，好发于眶周或躯干中线附近，但也可见于其他部位，头皮部位的皮样囊肿偶可向颅内扩展。表现为单发性、无压痛的皮下结节，隆起于皮肤，0.5 ~ 5cm 大小，可固定于下方骨骼或可自由活动，可能延伸至骨质。无自觉症状。皮样囊肿感染时症状较为严重，因为可能并发中枢神经系统感染。

三、组织病理

囊肿位于皮下组织内，囊壁与表皮样囊肿类似，但常含有成熟的毛囊和皮脂腺，可见到多个毛囊开口至囊肿内，有时可见到汗腺。囊腔内含板层样角蛋白，常含有毛干及皮脂。若囊肿破裂，则可见到异物反应。囊肿可崩解。

四、诊断和鉴别诊断

出生时或者婴幼儿时期发生、见于眶周或躯干中线附近的单发、无痛性皮下结节需考虑皮样囊肿。

临床上需与其他囊肿性皮损及先天性皮样瘘管相鉴别。先天性皮样瘘管在出生时表现为一浅表的窦道，主要发生于鼻部和前胸，组织病理学上囊内可见到毛发。需与真性畸胎瘤相鉴别：皮样囊肿仅有外胚叶成分，而畸胎瘤的组织学成分往往超过一个胚叶。

五、治疗

若无症状或不影响美观，可不治疗，随访观察；也可外科手术切除。

第五节 汗囊瘤
Hidrocystoma

Abstract

Hidrocystomas, eccrine and apocrine, are rare cystic lesions that form benign tumors of the sweat glands. They tend to grow slowly and usually occur on the face or scalp, commonly affecting the eyelid. Hidradenoma may be solid or produce a watery discharge. Complete surgical excision is curative. Nonsurgical treatment options may include fulguration, laser therapy, micro-marsupialization, topical atropine solution, and botulinum toxin injection.

引言

汗囊瘤（hidrocystoma）亦称为囊腺瘤（cystadenoma）、泌汗性囊肿（sudoriferous cyst）、莫氏腺囊肿（moll gland cyst），是一种罕见、良性的囊肿性皮肤病，既可为外泌汗腺源性，亦可为顶泌汗腺源性。

一、病因

通常认为外泌汗腺汗囊瘤是因汗腺滞留所致外泌汗腺导管囊性扩张而形成，而顶泌汗腺汗囊瘤认为是顶泌汗腺导管的腺瘤。

二、临床表现

汗囊瘤表现为半透明、肤色至淡蓝色的囊肿，眶周及面颊好发，也可发生于其他部位。簇状或散在分布，一般孤立互不融合。根据组织学特征可分为顶泌汗腺汗囊瘤与外泌汗腺汗囊瘤，顶泌汗腺汗囊瘤常单发，主要累及头颈部、常沿内眦睑缘分布，相比于外泌汗腺汗囊瘤，较少累及眶周，无显著季节变化。而外泌汗腺汗囊瘤可单发也可多发，可在夏季或遇热时增大，而在气温凉爽时缩小，穿刺后可有液体流出。

三、组织病理

顶泌汗腺汗囊瘤为单房或多房的真皮囊肿，囊壁由两层上皮细胞构成，细胞有球茎状凸起和断头分泌，具有相似内衬的乳头状凸起可延伸至囊腔内。外泌汗腺汗囊瘤则表现为单房性囊肿，内含清亮液体，衬以两层立方形至扁平的上皮细胞，囊腔内有乳头状凸起，囊内为无定形红染物质，囊肿下方有小汗腺腺体及导管，可相连。

四、诊断和鉴别诊断

汗囊瘤为好发于头颈部的半透明、肤色至淡蓝色的囊肿，大小常随气温变化而变化，夏季出汗多时囊肿明显，冬季变小或消失。穿刺有液体。

临床应与汗管瘤相鉴别，汗管瘤为多发性黄色丘疹、结节，好发于中年女性面颈部，组织病理学显示真皮内较多簇状小导管，有时呈实心逗点状，位于致密硬化性间质内。

五、治疗

若无症状或不影响美观，可不治疗，随访观察。

单发皮损可考虑针刺、手术切除、电灼或电干燥，部分皮疹可能复发。多发皮损应用 CO_2 激光有一定的疗效，也可考虑外用阿托品或山莨菪碱治疗。

第六节 黏液囊肿
Mucous Cyst

Abstract

Mucous cysts form when mucus or saliva escapes into surrounding tissues and a lining of granulation or connective tissue is formed to create a smooth, soft round transparent, mucous fluid-filled papule or nodule. They most commonly occur on the inner surface of the lower lip. Superficial mucous cysts usually resolve spontaneously. Treatment options include surgical removal, cryosurgery, fulguration, laser ablation, intralesional steroid injection, and micro-marsupialization.

引言

黏液囊肿（mucous cyst）亦称为口腔黏膜黏液囊肿（mucous cyst of oral mucosa）、舌下囊肿（ranula）（位于口底时），好发于下唇黏膜，属于反应性唾液腺疾病，是口腔内最常见的囊肿之一。

一、病因和发病机制

创伤后唾液导管破裂，导致唾液黏蛋白外溢至黏膜下组织或固有层是其主要病因。唾液导管破裂还可引起反应性炎症和周围肉芽组织形成。也可见于腺性唇炎，系唇黏膜腺体和导管增生所致。

二、临床表现

各个年龄均可出现，好发于 10～29 岁。常见于下唇黏膜，占 60%～80%，亦可发生于口底、颊黏膜和舌部。呈圆顶、淡青色、半透明的丘疹或结节，直径数毫米至 1 厘米，无症状。表浅黏液囊肿是黏液囊肿的一种特殊类型，表现为直径数毫米的清亮的张力性水疱，常见于磨牙后垫、颊后部黏膜和软腭。部分皮疹可自行消退，但可能复发。

三、组织病理

早期表现为多个小腔隙，充满唾液黏蛋白，无上皮性囊壁，但可被炎症、含黏蛋白的巨噬细胞和肉芽组织所包绕。晚期示单个囊肿或多个大腔隙，囊壁为肉芽组织和纤维组织，有时可见破裂的唾液腺导管通向囊腔。囊内含有无定型唾液黏蛋白，呈淡红色，PAS 染色阳性，耐淀粉酶。相邻的微小唾液腺也可显示慢性炎症和纤维化。

表浅黏液囊肿显示了充满黏蛋白的上皮下囊泡，周围有稀疏至中等程度的混合性炎症浸润，可见唾液腺管开口于囊泡或与囊泡直接相邻。

四、诊断和鉴别诊断

根据有咬伤史，位于黏膜的圆顶、黏膜色至淡蓝色、半透明丘疹或结节，咬破后可流出清亮黏稠的液体，组织病理学上可见结缔组织中的一个或多个小腔隙，充满黏蛋白而无上皮样囊壁可诊断。依据发生部位、皮疹形态和组织病理学可明确诊断。

需与发生于口腔黏膜的血管瘤进行鉴别。血管瘤一般表现为鲜红或紫红色斑块，不突出皮面或稍凸起，边界清楚，手指触压颜色可褪去，压力解除后颜色恢复。细针穿刺活检有助于术前鉴别。

五、治疗

可自行消退。若未自行消退，可选择手术切除、电灼、皮损内注射糖皮质激素、冷冻及 CO_2 激光等治疗手段。

第七节 指（趾）黏液囊肿
Digital Mucous Cyst

Abstract

Digital mucous cysts, also called cutaneous myxoid cysts, often occur at the end of the finger (toe) and appear as soft hemispherical cystic nodule. Myxoid cysts have a smooth, shiny surface, and they are usually skin-colored and look almost translucent. If pierced with a needle, a translucent viscous fluid will flow out. Surgical removal is the most effective treatment for a myxoid cyst. Nonsurgical treatment options may include repeated sterile draining, steroid injection, cryotherapy, and carbon dioxide ablative laser.

引言

指（趾）黏液囊肿（digital mucous cyst）亦称为皮肤黏液样囊肿（cutaneous myxoid cyst），常发生于指（趾）末端，表现为柔软的半球形囊性结节，针刺破后有半透明的黏稠液体流出。

一、病因和发病机制

可能与损伤和慢性压力有关，多发性指（趾）黏液囊肿与结缔组织病（幼年型类风湿关节炎和系统性硬化症等）有关，可分为黏液瘤型和腱鞘瘤型。黏液瘤型与局灶性黏蛋白病相似，系成纤维细胞产生过多透明质酸所致，并有胶原形成减少或缺失。腱鞘瘤型是在末节指（趾）关节腔和囊肿间存在通道，透明质酸通过退行性变的关节腔漏出。

二、临床表现

可发生于任何年龄，女性多见。常单发，少数多发。好发于指（趾）末端的背面、甲皱襞的近端或甲下，尤其是末节指（趾）关节背面或侧面，手指多于足趾，偶尔见于掌指关节背侧。表现为柔软或有波动感的半球形囊性结节，表面光滑，有时呈疣状，囊肿内含黄色、清亮和黏稠的液体。一般无症状，甲板下囊肿可自觉疼痛或触痛。邻近的末节指（趾）关节常发生关节炎。近端甲褶处的黏液囊肿伴有甲纵沟。

三、组织病理

囊肿无囊壁。黏液瘤型的早期皮损很难与皮肤局灶性黏蛋白病区分，皆为一团境界不清的黏蛋白，随后形成多数裂隙，并逐渐融合成大的囊腔，腔内的黏蛋白主要是透明质酸，黏液中有散在的胞质明显凸起的纺锤形/星形成纤维细胞。早期囊腔与表皮之间隔有黏蛋白基质，晚期则直接位于皮下。腱鞘瘤型有时可见囊腔内衬有上皮，并有蒂与关节腔相连。

四、诊断和鉴别诊断

（一）诊断依据

指（趾）黏液囊肿常见于手指末节背侧，特征性的甲板纵行凹陷可见于囊肿的远侧，据皮疹部位、特征，针刺破后有半透明的黏稠液体流出可诊断，高分辨率的超声检查或 MRI 有助于诊断。

（二）鉴别诊断

临床需与腱鞘巨细胞瘤及寻常疣相鉴别。

1. 腱鞘巨细胞瘤为缓慢增大的良性质软结节，多发生于指（趾）骨关节附近；具有良好的包膜，质硬韧。与黏液囊肿不同，腱鞘巨细胞瘤不透光，组织病理学见肿瘤由圆形单核细胞和多核巨细胞组成，还常见到泡沫细胞、散在淋巴细胞和含铁血黄素。

2. 寻常疣为肤色圆形丘疹，表面粗糙不平，质坚硬，多见于手指、手背、足缘等处。组织病理学可见表皮棘层肥厚、乳头瘤样增生、角化过度、角化不全。在棘层上部和颗粒层内有大的空泡化细胞。

五、治疗

可用无菌手术刀或针刺破囊壁，排出黏液，然后注入少量糖皮质激素，也可采用手术、冷冻、激光和电灼等治疗手段。

第八节　腱鞘囊肿
Ganglion Cyst

Abstract

Ganglion cysts are small, fluid-filled lumps that most often appear along the tendons or joints of wrists or hands. Ganglion cyst treatments include anti-inflammatory medication and aspiration. Surgery can be considered if other treatments don’t provide relief or the cyst reoccurs.

引言

腱鞘囊肿（ganglion cyst）亦称滑液囊肿（synovial cyst），是柔软的囊性包块，好发于手腕背侧，临床较为常见。

一、病因

病因不明，可能与慢性劳损和结缔组织退行性变相关。腱鞘囊肿内部的黏液认为是由局部成纤维细胞所产生。

二、临床表现

好发于青中年女性。手腕背侧是最常见的部位，约占所有腱鞘囊肿的 60%～70%，其他常见部位包括手腕掌侧、足的背侧及远端指间关节等。表现为坚韧的囊性包块，直径可达 4cm。腱鞘囊肿常附着于腱鞘或关节囊，但通常并不与关节间隙相通。可引起活动不适或疼痛。

三、组织病理

组织病理学可见充满黏蛋白的囊肿，随后形成多数裂隙，这些腔隙聚合成一个明显的囊性腔隙，囊壁为纤维组织，有时为滑膜。

四、诊断和鉴别诊断

诊断线索包括外形光滑、边界清楚的圆形肿块，表面皮肤可推动，无粘连，压之可有酸胀或痛感。多数张力较大，肿块坚韧，少数柔软，但都有囊性感，好发于关节部位如腕关节（背侧及掌侧）、足踝和腹股沟等。手背容易出现滑膜炎症反应和滑膜增生。

临床需与表皮样囊肿鉴别，表皮样囊肿可发生于皮肤任何部位，以面部和躯干上部常见，是一种肤色或淡灰褐色结节或肿物，可见中央孔。

五、治疗

皮损出现早期可持续压迫数周，部分皮损可能有所改善，其他治疗方法包括抽出囊液并注入糖皮质激素。对于复发性、疼痛性的腱鞘囊肿，首选手术切除，但切除后亦有一定复发概率，尤其儿童患者复发概率更高。

Case report

A 33-year-old female presented with a 1-year history of multiple, small, white papules on her face. These lesions appeared on her forehead and cheeks gradually, which were white, discrete, and around 1 to 2 millimeters in diameter. She complained of no symptoms and received no consultations for diagnosis and treatment. The skin rash increased in amount. Physical examination showed numerous, discrete, white papules on her forehead and cheeks. The papules were firm with smooth surfaces. The diagnosis of milia was made. These lesions resolved after using a needle to puncture the milia and squeeze out the contents in our department.

吴超　唐珂韵　编写 | 左亚刚　校 | 晋红中　审

参考文献

[1] SELLAMI K, FOURATI M. Epidermal cyst of unusual localization[J]. Skinmed, 2022, 20(4): 291.
[2] LEE H E, YANG C H, CHEN C H, et al. Comparison of the surgical outcomes of punch incision and elliptical excision in treating epidermal inclusion cysts: a prospective, randomized study[J]. Dermatol Surg, 2006, 32(4): 520-525.
[3] BERK D R, BAYLISS S J. Milia: a review and classification[J]. J Am Acad Dermatol, 2008, 59(6): 1050-1063.
[4] PATSATSI A, UY C D C, MURRELL D F. Multiple milia formation in blistering diseases[J]. Int J Womens Dermatol, 2020, 6(3): 199-202.
[5] ERGIN S, BAŞAK P, SARI A. Milia en plaque[J]. J Eur Acad Dermatol Venereol, 2000, 14(1): 47-49.
[6] TELLECHEA O, CARDOSO J C, REIS J P, et al. Benign follicular tumors[J]. An Bras Dermatol, 2015, 90(6): 780-96; quiz 797-798.
[7] BANSAL R, HONAVAR S G, TALLOJU S S, et al. Orbital dermoid cyst[J]. Indian J Ophthalmol, 2022, 70(2): 709.
[8] PRADHAN P, THAPA M. Dermoid cyst and its bizarre presentation[J]. JNMA J Nepal Med Assoc, 2014, 52(194): 837-844.
[9] SADIQ M S K, MAQSOOD A, AKHTER F, et al. The effectiveness of lasers in treatment of oral mucocele in pediatric patients: a systematic review[J]. Materials (Basel), 2022, 15(7): 2452.
[10] MEYERSON J, PAN Y L, SPAETH M, et al. Pediatric ganglion cysts: a retrospective review[J]. Hand (N Y), 2019, 14(4): 445-448.

第二十章

附属器来源肿瘤

本章介绍一组来源于皮肤附属器的肿瘤性疾病，该类疾病较为复杂，有诸多的临床病理类型，主要分为向毛发分化、向皮脂腺分化、向汗腺分化的附属器肿瘤以及发生在甲的皮肤肿瘤。

第一节 毛发腺瘤
Trichoadenoma

Abstract

Trichoadenoma is a rare benign tumor of the hair follicle. It is usually solitary, nodular, slowly growing, and commonly occurring on the face and/or buttocks of adults. Microscopically, trichoadenoma is less mature than trichofolliculoma and more differentiated than trichoepithelioma with a differentiation towards the infundibular portion of the pilosebaceous canal. Trichoadenoma has no malignant tendency and is surgically removed when necessary.

引言

毛发腺瘤（trichoadenoma）虽然称为腺瘤，实际上是毛囊漏斗部肿瘤。组织学上，毛发腺瘤是由角质形成细胞聚集形成的多个囊性结构组成的，向毛囊漏斗分化。

一、临床表现

本病罕见，男女发病率相等，通常发生于成人面部和臀部（图 20-1），偶见于颈部、前臂及大腿。先天性及幼年发病少见。损害为单个、无症状的黄色或红色丘疹或斑块，质软或质硬，直径 3～50mm。

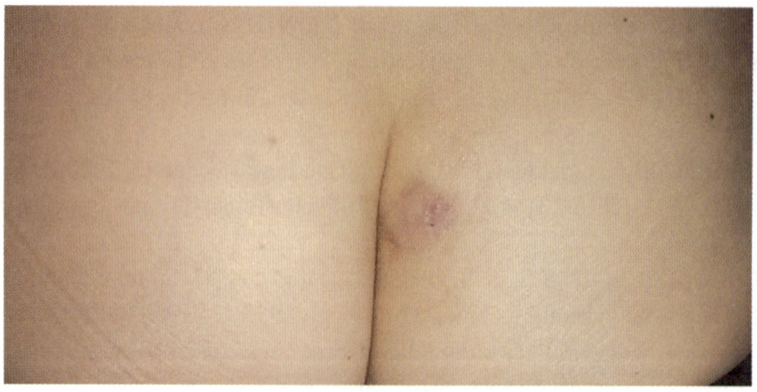

图 20-1 毛发腺瘤

注：右侧臀部见钱币大肿物，质硬。

二、组织病理

表皮大致正常，肿瘤位于真皮内，边界清楚，由嵌于纤维血管性间质内的实性瘤细胞团和多数角囊肿组成，肿瘤细胞向毛囊皮脂腺的毛囊漏斗部分化。囊壁主要由鳞状上皮构成，有角化现象，可见颗粒层，囊内含有毳毛结构。有时实性上皮细胞团块明显增生。

三、诊断和鉴别诊断

临床上出现单个、无症状的黄色或红色丘疹或斑块，病理上出现毛囊漏斗部分化的实性细胞团块、条索或多发角囊肿，可确诊毛发腺瘤。

本病需要与其他皮肤良恶性肿瘤相鉴别，组织病理学为主要鉴别手段。

四、治疗

本病无恶变倾向，一般无须治疗；也可手术切除。

第二节　毛母质瘤
Pilomatricoma

Abstract

Pilomatricoma (pilomatrixoma, trichomatrioma, calcifying epithelioma) is a benign neoplasm or cyst typified by follicular matrical cornification. Pilomatricoma usually presents as a solitary skin-colored or bluish nodule, most commonly occurring in the head and neck regions. Histopathologically, it is characterized by the presence of eosinophilic basaloid cells and ghost cells within the tumor, which is essential for accurate diagnosis. Differential diagnoses include basal cell carcinoma, squamous cell carcinoma, and other cutaneous adnexal tumors. As for treatment, simple excision is curative.

引言

毛母质瘤（pilomatricoma）也称为毛基质瘤或 Malherbe 钙化上皮瘤，是具有毛母质角化特性的良性肿瘤或囊肿。通常表现为单发的肤色至淡蓝色结节或囊肿。

一、病因和发病机制

最新研究表明毛母细胞性肿瘤，包括毛母质瘤通常有 *CTNNB1* 基因突变，该基因编码 β-连环蛋白，β-连环蛋白可影响细胞分化增殖的关键信号通路。

二、临床表现

毛母质瘤可发生在任何年龄，没有性别差异，发病率呈双峰分布，在儿童及 50 岁以上的成人中发病率最高。肿瘤多为单发，多发皮损有时与强直性肌营养不良、Turner 综合征和 Gardner 综合征有关。50% 发生在头颈部，其次为上肢、颈、躯干及下肢（图 20-2）。皮损呈石头样硬的结节，位于真皮或皮下，很少分叶，偶成囊性，肿瘤虽然可与表皮粘连，但基底可以移动，极少破溃，个别可向表皮穿通而排出内容物，称为穿通性毛母质瘤。肿瘤直径极少超过12cm（巨大型毛母质瘤），其表面皮肤呈蓝灰色，可发生水疱、皮肤松弛或穿孔。

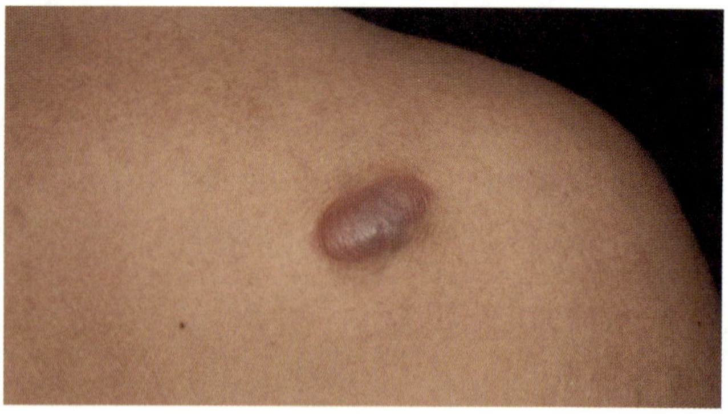

图 20-2　毛母质瘤

注：右侧肩部见红枣大小，囊性肿物。

三、组织病理

表皮大致正常，肿瘤位于真皮内，有时可扩展到皮下组织，瘤细胞常聚集成多结节状，可被邻近挤压的结缔组织形成的假包膜包绕，境界清楚。

单个肿瘤小叶团块由嗜碱性的基底样细胞、影细胞及过渡细胞组成（图 20-3）。基底样细胞体积小、大小形态一致，核圆、呈空泡状。早期皮损显示明显的有丝分裂活性，但无病理性核分裂象，表示皮损处于快速生长阶段，而非恶变倾向。随着肿瘤的成熟，基底样细胞转化为影细胞，胞质呈嗜伊红性，核变小，染色质丰富，最后核消失。巨细胞及钙化灶较常见。

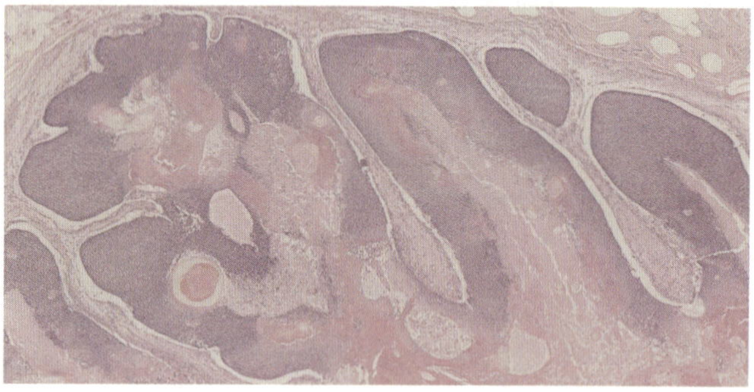

图 20-3　毛母质瘤的组织病理（HE 染色）

注：真皮内见多结节状肿瘤团块，可被邻近挤压的结缔组织形成的假包膜包绕，境界清楚。单个肿瘤小叶团块由嗜碱性的基底样细胞、影细胞及过渡细胞组成。

四、诊断和鉴别诊断

临床表现为单发的肤色至淡蓝色结节或囊肿，组织病理上由嗜碱性的基底样细胞、影细胞及过渡细胞组成，可确诊本病。

临床上需要与基底细胞癌、鳞癌及其他附属器肿瘤区别，但上述各病在病理上均有其特征，可以鉴别。

五、治疗

毛母质瘤是良性的，外科切除可治愈本病，但 2% ~ 3% 的患者局部可复发。

第三节　毛发上皮瘤
Trichoepithelioma

Abstract

Trichoepithelioma is a term that refers to benign neoplasms with mostly follicular germinative differentiation. A genetic mutation on chromosomes 16q12-q13 is the cause of Brooke-Spiegler syndrome and has something to do with multiple familial trichoepithelioma. Classic trichoepithelioma usually presents as a skin-colored papule or nodule on the face or upper trunk. Microscopically, it is characterized by basaloid cells with peripheral palisading that are arranged in nests or cribriform patterns surrounded by dense stroma and fibroblasts. The differential diagnoses include tuberous sclerosis, syringoma, Gorlin syndrome, keratinizing or nodular basal cell carcinoma, trichoadenoma, and trichofolliculoma. Surgical excision is the mainstay of treatment for solitary tumors.

引言

毛发上皮瘤（trichoepithelioma）指主要向毛囊生发部分化的良性肿瘤。经典的毛发上皮瘤通常表现为面部或躯干上部的肤色丘疹或小结节。

一、病因和发病机制

单发性毛发上皮瘤的发病可能与 sonic hedgehog 信号途径异常有关；在伴有多发性毛发上皮瘤的 Brooke-Spiegler 综合征已定位于染色体位点 16q12-13，候选基因为肿瘤抑制基因 *CYLD*，该基因突变导致 *CYLD* 基因失活。多发性家族性毛发上皮瘤和圆柱瘤病家系中也发现了 *CYLD* 突变，说明同类疾病有表型变异。但基因型和表型间的关系尚不清楚。

二、临床表现

1．多发性家族性毛发上皮瘤 为常染色体显性遗传，女性常见，青春期发病。常为正常肤色、质硬丘疹，直径在 2～5mm 之间，呈半球形或圆锥形，质地坚实，偶可形成斑块，极少破溃。面部损害的特点为沿鼻唇沟对称分布，但有些发生在额部、眼睑、上唇，颈部也较常见，有时甚至发生在外耳部。皮损常无自觉症状。

2．Brooke-Spiegler 综合征 又名家族性圆柱瘤病或头巾瘤综合征，患者除有螺旋腺瘤、多发性毛发上皮瘤和粟丘疹外，还有多发的圆柱瘤。好发于青年女性，临床表现差异很大。圆柱瘤通常发生于头皮，可生长成较大体积并相互融合（头巾瘤），多发性毛发上皮瘤主要分布在面中部。

3．Rombo 综合征 包括多发性毛发上皮瘤、粟丘疹、蠕虫样萎缩、基底细胞癌、毳毛囊肿、外周血管扩张和发绀。本病罕见，可能为常染色体显性遗传。皮损发生于儿童，青年期发生基底细胞癌。

4．单发毛发上皮瘤 各种年龄均可发生，常在 20～30 岁发病。80% 以上发生于面部，其他部位包括头皮、颈、背、上臂及大腿也可出现皮损。损害为质硬、正常肤色的肿瘤，直径约为 0.5cm，无自觉症状。

三、组织病理

肿瘤位于真皮内，约 1/3 的病例与表皮相连，病变周边有结缔组织围绕。典型病变中可见许多角囊肿与肿瘤团块，后者为基底样细胞组成的团块及条索，周边细胞呈栅栏状排列。可见毛乳头结构及乳头间质体。

四、诊断和鉴别诊断

多发性毛发上皮瘤在临床上有一定特点，容易诊断，但应与结节性硬化症、汗管瘤和基底细胞痣综合征等进行鉴别。单发性毛发上皮瘤需要做病理检查才能确诊。病理上应与角化性基底细胞癌、结节性基底细胞癌、毛发腺瘤及毛囊瘤等进行鉴别。

五、治疗

单发性毛发上皮瘤可以手术切除，但多发性毛发上皮瘤尚无满意治疗方法。较小损害可试用电干燥或电凝治疗。

第四节　皮脂腺增生
Sebaceous Gland Hyperplasia

Abstract

Sebaceous gland hyperplasia does not represent a true neoplasm. Clinically, it appears as small, yellowish papules, most commonly found on the face, particularly on the forehead and nose. Histopathologically, it represents a benign enlargement of sebaceous glands. Clinical differentiation from sebaceous nevus and rhinophyma in rosacea is essential. Treatment for sebaceous gland hyperplasia is needed when it becomes a cosmetic issue. Various physicotherapeutics are available.

引言

皮脂腺增生（sebaceous gland hyperplasia）并非真正的肿瘤，表现为毛囊漏斗部皮脂腺小叶的良性增大。

一、病因和发病机制

确切的病因和发病机制尚不明了。外伤和局部慢性炎症刺激可能与皮损形成有关。据报道，长期接受免疫抑制治疗的器官移植患者中，16% 存在本病。肢端肥大症和甲状旁腺激素增高者也可存在皮脂腺增生。

二、临床表现

皮脂腺增生表现为一个或多个淡黄色丘疹，偶有毛细血管扩张，通常位于面中部或上部，有时位于躯干上部。皮损中央常见一脐状凹陷。

三、组织病理

真皮内皮脂腺小叶数目增多，通常环绕在中央的毛囊漏斗部周围。皮脂腺形态及大小正常，边缘是一薄层皮脂腺生发细胞，包绕成熟的皮脂腺细胞。

四、诊断和鉴别诊断

本病结合临床表现和组织病理变化可以确诊。需与皮脂腺痣及鼻赘相鉴别。皮脂腺痣皮损上无脐凹，病变组织中无大的皮脂腺导管，且皮脂腺下方常可见顶浆汗腺，表皮呈疣状或乳头瘤样增生。鼻赘表现为鼻部凹凸不平的融合性斑块，组织病理中虽可见大的皮脂腺和导管，但导管周围没有群集的皮脂腺小叶围绕。

五、治疗

本病一般无自觉症状，且属良性病变，通常不必做损伤性治疗。仅在必要时采用削切、光电外科破坏、冷冻或激光烧蚀祛除皮损。

第五节　多发性脂囊瘤
Steatocystoma Multiplex

Abstract

Steatocystoma multiplex is numerous, epithelial-lined, sebum-filled dermal cysts with characteristic sebaceous glands in the cyst walls. Genetic studies have linked steatocystoma multiplex to genes like *keratin 17*. The lesions present as asymptomatic, yellow, or skin-colored dermal papules or cysts located most commonly on the trunk, upper arms, scrotum, or chest. Microscopically, it shows a dermal cyst by a thin stratified squamous epithelium without a granular layer. Differential diagnoses include Gardner syndrome, multiple leiomyoma, and trichoepithelioma. Oral isotretinoin is effective in some cases. Surgical treatment modalities include surgical excision and carbon dioxide laser ablation.

引言

多发性脂囊瘤（steatocystoma multiplex）系一种错构瘤，毛囊皮脂腺单位疾病，以形成多发包含皮脂的真皮囊肿为特征。临床表现为无症状、黄色或肤色的丘疹或囊肿，常见于躯干、上臂、阴囊等处。

第二十章

一、病因和发病机制

通常认为本病是常染色体显性遗传，但是多数是散发病例。有家族史者出生时可有皮损，可并发其他外胚叶异常。在家族型多发性脂囊瘤中，突变位于角蛋白 17（*KRT17*）基因。雄激素对皮脂腺的刺激、环境因素及角蛋白突变的位置和类型影响皮脂囊肿的发生。

二、临床表现

本病平均发病年龄为 26 岁，两性发病率相同。皮损好发于胸骨部、上肢屈侧、颈、背、腋窝、腹部等处，亦可泛发全身，有时发生在阴囊及女性外阴。常为多发性囊肿，皮损 3mm～3cm，圆形或卵圆形，能推动，质地中等或有弹性，表面光滑，皮色、淡黄或淡青色，常与皮肤粘连，有的囊肿顶部中央有一凹陷小孔，如作穿刺可见白色乳酪样物质（图 20-4）。较大损害高出皮面，质较软，可推动。皮损不融合，一般无自觉症状。如继发感染则有疼痛，囊肿可破裂，形成瘢痕。位于阴囊的皮损可发生钙化。可伴有其他先天性外胚叶发育异常，如鱼鳞病、先天性厚甲或匙状甲、毛发稀少或多毛、多发性角化棘皮瘤和肥厚性扁平苔藓等。

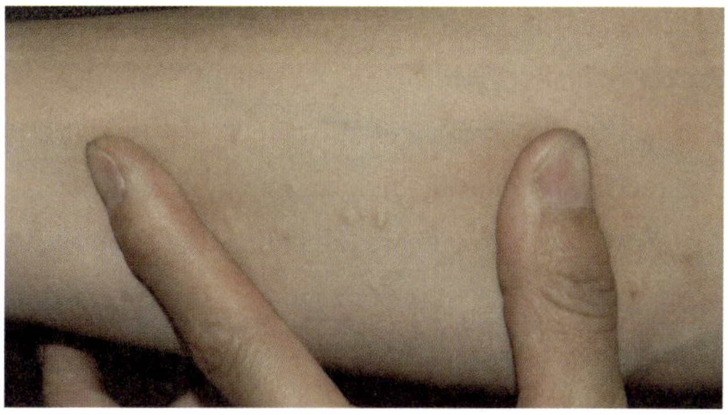

图 20-4　多发性脂囊瘤前

注：臂内侧可见多发的米粒大皮下结节。

三、组织病理

囊肿位于真皮中部，囊壁皱褶，由复层鳞状上皮细胞组成，周边基底样细胞呈栅状排列，其上有 2～3 层无细胞间桥的细胞，内侧有一层致密的嗜酸性角质层。有的囊壁被挤压仅存一二层上皮，囊壁内及其附近组织有时可见较多被挤压变扁平的皮脂腺小叶或毛干。囊腔内由皮脂组成的无定型油状物，少量角质物，偶见成簇毛发。囊肿破裂可见多核巨细胞反应。

四、诊断和鉴别诊断

根据临床表现和组织病理变化可确诊，本病需与以下疾病相鉴别。

1．Gardner 综合征 常伴多发性表皮样囊肿、皮样囊肿、软组织肿瘤、骨良性肿瘤及同时伴有结肠和直肠息肉病变等，常染色体显性遗传。

2．多发性平滑肌瘤 多发丘疹或结节，表面光滑，红棕色，皮损有自发疼痛、压痛，组织病理易于鉴别。

3．毛发上皮瘤 好发于鼻唇沟，皮损为肤色硬丘疹或结节，组织病理示肿瘤位于真皮，不同程度向毛囊结构分化。

4．表皮囊肿 组织病理上表皮囊肿之囊壁由表皮组成，有细胞间桥及角化，囊肿内容物为角质；脂囊瘤之囊壁上皮无细胞间桥，无角化，有皮脂腺细胞，囊肿内容物为无定形物质。

五、治疗

部分患者口服异维 A 酸有效，但要注意异维 A 酸的不良反应。对化脓性脂囊瘤应切开引流，同时选择四环素类抗生素。如囊肿较大，可采取手术切除，囊肿较小可选择电干燥、CO_2 激光等方法。

第六节　皮脂腺痣
Sebaceous Nevus

Abstract

Sebaceous nevus is a distinctive growth most commonly found on the scalp, followed by the forehead and retroauricular region. The nevus occurs singly and is asymptomatic. Two-thirds of cases are present at birth. Clinically it is characterized by linear, hairless, yellow, waxy, and verrucous plaque presenting from birth to adolescence. Histopathologic manifestations of nevus sebaceous vary according to period. Differential diagnoses include juvenile xanthogranuloma and tuberous xanthomas. Full-thickness excision is the primary therapeutic approach. ALA-PDT is also reported to treat nevus sebaceous.

引言

皮脂腺痣（sebaceous nevus）最常见于头皮，其次是额头和耳后区，多为单个损害，无自觉症状。三分之二的患者皮损在出生时就存在。临床表现为片状无毛的斑块，表面光滑，有蜡样光泽，淡黄色，部分呈疣状增生，从出生到青春期均可出现。

一、病因和发病机制

本病病因不清。一项纳入 65 例皮脂腺痣的研究中，检测到 *HRAS*（95%）和 *KRAS*（5%）合子后体细胞突变。在皮脂腺痣上发生的乳头状汗管囊腺瘤或毛母细胞瘤与皮脂腺痣一样有 *HRAS* 突变。

二、临床表现

本病发病率约 0.3%，男女均可发病。出生时或出生后不久即出现。常见于头部、颈部和面部。临床上可分为三期，第一期（幼年期）表现为单发的粉红、黄色、橘黄色和棕黄色斑，稍高出皮肤，圆形、卵圆形或线形，表面光滑或天鹅绒状，无毛发。第二期（青春期）皮损厚度增加，明显隆起，表现为黄色结节或黄色疣状增生，长度 1～10cm，局部无毛发，单发，也可多发（图 20-5）。第三期（成年期）皮损区可出现多种良、恶性肿瘤，如毛母细胞瘤、乳头状汗管囊腺瘤、基底细胞癌等。皮脂腺痣皮损，尤其是较大皮损可能伴发多发性器官畸形。

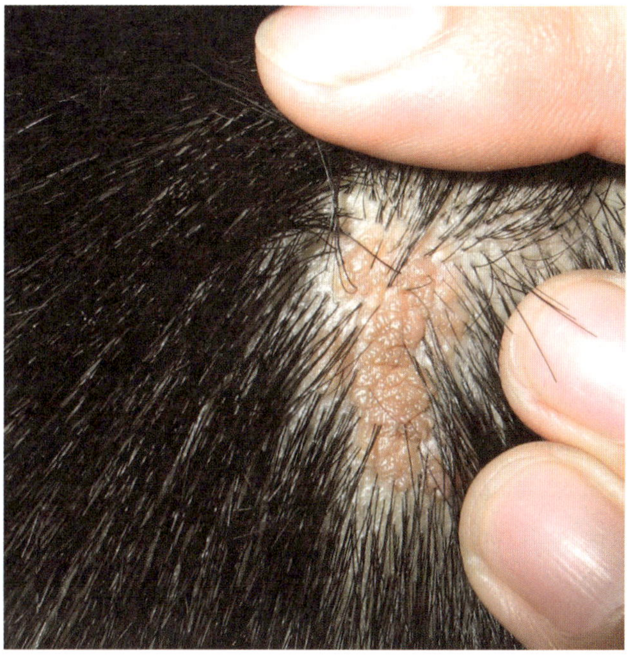

图 20-5　皮脂腺痣

注：头皮见黄色绒毛状或疣状斑块。

三、组织病理

三期的组织病理改变有所不同。幼年期表现为表皮轻度棘层肥厚，毛囊、皮脂腺很小，此期的特征是出现尚未完全分化的毛囊结构。青春期表现为表皮角化过度，疣状增生，真皮内出现大量过度增生的成熟或接近成熟的皮脂腺小叶，有时有异位性大汗腺（图 20-6）。成年期，除真皮内出现大量过度增生的成熟或接近成熟的皮脂腺小叶外，可继发各种附属器肿瘤。

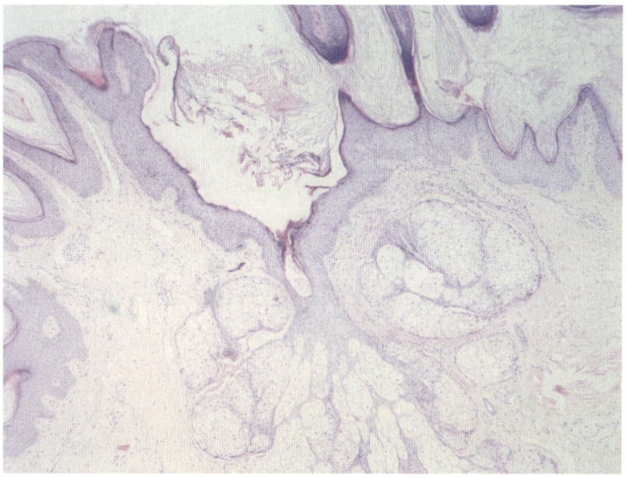

图 20-6　皮脂腺痣的组织病理（HE 染色）

注：表皮呈疣状增生，真皮内见成熟的皮脂腺团块。

四、诊断和鉴别诊断

根据婴幼儿头面部黄色疣状斑块，表面无毛发和组织病理显示真皮内出现大量过度增生的成熟或接近成熟的皮脂腺小叶可确诊。本病需与以下疾病进行鉴别。

1．幼年黄色肉芽肿　本病临床表现为簇集的黄色或棕色丘疹或结节，组织病理示泡沫细胞、Touton 巨细胞、组织细胞和嗜酸性粒细胞组成的肉芽肿，而皮脂腺痣组织病理示幼稚的毛囊、大量过度增生的成熟或接近成熟的皮脂腺小叶。

2．结节性黄瘤　本病好发于关节伸侧面，组织病理示真皮内大量泡沫细胞，而皮脂腺痣好发于头部，组织病理示幼稚的毛囊、过度增生的成熟或接近成熟的皮脂腺，无泡沫细胞。

五、治疗

由于本病有发展成恶性肿瘤的可能性，可在任何年龄发生，因此，推荐在青春期前手术切除皮损。不推荐电烧灼、CO_2 激光和液氮冷冻治疗。另外，有报告显示，外用 5-氨基酮戊酸联合光动力治疗（ALA-PDT）皮脂腺痣皮损，取得了较好的效果。

第七节　皮脂腺瘤
Sebaceoma

Abstract

Sebaceoma is used to describe a group of benign sebaceous proliferations that are generally more deeply situated than superficial sebaceous adenomas and in which a vertically oriented microscopic pattern is identifiable. Sebaceoma presents clinically as papules or nodules, distributed on the head or neck and sometimes on the upper trunk. Histopathologically, sebaceoma comprises multiple clusters of basal-like and mature sebaceous gland cells separated by dense connective tissue, lacking the formation of well-circumscribed lobules. Differential diagnoses include sebaceoma adenoma, basal cell carcinoma, and highly differentiated sebaceous carcinoma. A complete surgical excision is recommended.

引言

皮脂腺瘤（sebaceoma）用于描述一组良性皮脂腺增生，通常比浅表的皮脂腺腺瘤更深，可见到垂直生长的模式。临床表现为单发的丘疹或结节，好发于头颈部，有时可见于躯干上部。

一、病因和发病机制

本病病因尚不清楚。

二、临床表现

皮脂腺瘤多见于面部和头部，为一个直径 1～3mm、黄色至橙色或肉色的丘疹、结节、肿瘤，偶有数个。皮脂腺瘤可发生在脂溢性角化病或皮脂腺痣的皮损中，也可能是 Muir-Torre 综合征的一个表现，未见局部复发或转移的报道。

三、组织病理

肿瘤位于真皮中部，界限清楚，有时可与表皮相连。肿瘤由多个大小不等的团块组成，团块之间为致密的结缔组织。肿瘤团块由基底样细胞和成熟的皮脂腺细胞组成，但不形成皮脂腺小叶样结构，周边也无栅栏状排列或收缩间隙。

四、诊断和鉴别诊断

本病临床上表现为头面部黄色的丘疹或结节，病理上在真皮中部出现基底样细胞和成熟的皮脂腺细胞组成的肿瘤团块，可以确诊。

本病需要与皮脂腺腺瘤、基底细胞癌及高分化的皮脂腺腺癌相鉴别，组织病理为主要鉴别依据。

五、治疗

手术切除，若切除完全，可不复发。

第八节 汗管瘤
Syringoma

Abstract

Syringomas are sweat duct tumors composed of small, firm, flesh-colored dermal papules that occur on the lower lids and, less commonly, on the forehead, chest, and abdomen. Lesions may develop at any age, but they initially appear most frequently during the third and fourth decades. Microscopically, syringoma is characterized by numerous small collections of epithelial cells with central duct formation and associated fibrotic stroma. Differential diagnoses include xanthelasma, flat warts, and epithelioma. Electrolysis and electrodesiccation can be used for cosmetic purposes.

引言

汗管瘤（syringoma）是一种向小汗腺导管分化的良性皮肤附属器肿瘤，临床表现为质硬、肤色的小丘疹，多发生于下眼睑，也可发生于额部、胸腹部、外阴等部位。病变可发生于任何年龄，多数患者发生于30~40岁。

一、病因和发病机制

本病好发于女性，青春期加重，妊娠期、月经前期或使用女性激素时皮疹增大，提示与内分泌有关。另外，部分患者有家族史，表明部分发病与遗传因素有关。有些学者认为发疹性汗管瘤是小汗腺导管对炎症的增生反应，而不是一种真正的肿瘤。

二、临床表现

本病常见于女性。首发皮损见于青春期，其他皮损则随后发生。皮损为肤色、淡黄色，表面光滑，有蜡样光泽，直径1~3mm的小丘疹，有时呈半透明或囊性。数个至数十个。临床分以下3种类型。①眼睑型：最常见，多见于妇女，局限于下眼睑，或上下眼睑（图20-7）。②发疹型：多发于年轻人，出现于胸背部、上臂屈侧或颈背部，也可弥漫分布于躯干。③局限型：局限于外阴，如阴茎、大小阴唇及阴蒂，称生殖器汗管瘤，常有瘙痒；局限于手指伸侧面，称指端汗管瘤；另外，也可发生于腋窝、腹部等处。极少呈单侧或线状分布。一般无自觉症状，夏季有些皮损轻度肿胀感，稍痒。

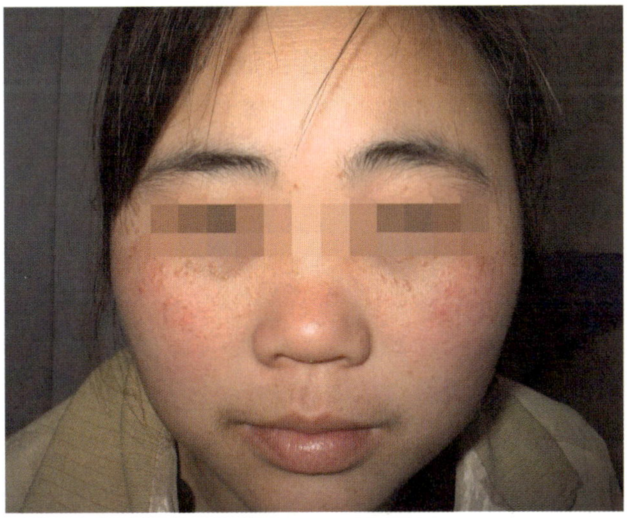

图20-7 汗管瘤

注：眶周多发肤色、淡黄色蜡样光泽的小丘疹。

三、组织病理

肿瘤位于真皮浅层，多个囊性扩张的汗腺导管和实体性嗜碱性细胞条索。管壁通常衬以两排上皮细胞，多数情况下，腔面细胞扁平，胞质淡红色，胞核小。管腔内有弱嗜酸性无定形碎片。特征性表现是一端呈导管状，另一端呈实体细胞索，形如“逗号样”或“蝌蚪样”（图20-8）。

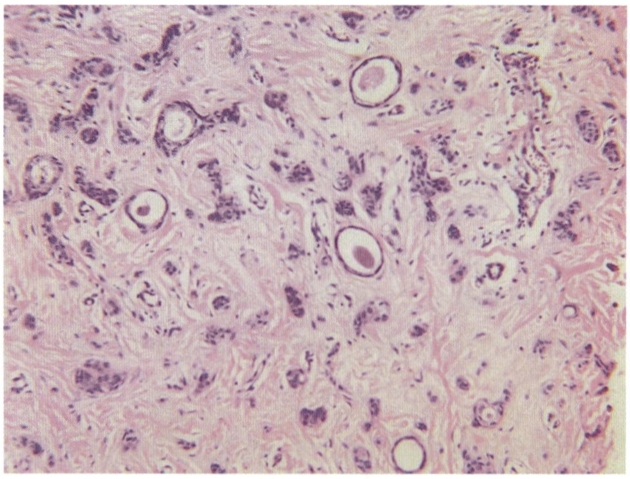

图 20-8 汗管瘤的组织病理（HE 染色）
注：可见较多管腔样结构，类似“蝌蚪样”。

四、诊断和鉴别诊断

根据下眼睑有光泽的小丘疹及组织病理真皮浅层多个囊性扩张的汗腺导管和实体性嗜碱性细胞条索，可以明确诊断。应与睑黄疣、扁平疣和毛发上皮瘤鉴别。

1．睑黄瘤 上眼睑内眦部黄色斑块，质软，对称性，组织病理真皮浅层见黄色瘤细胞。

2．扁平疣 组织病理示病变位于表皮，明显角化过度，表皮上部广泛的空泡化细胞，真皮无汗腺导管增生。

3．毛发上皮瘤 真皮肿瘤组织中可见许多角质囊肿和不成熟的毛乳头，而汗管瘤肿瘤组织中可见多个囊性扩张的汗腺导管和实体性嗜碱性细胞条索。

五、治疗

本病属良性肿瘤，可不予治疗。如有美容的需求，可采用电解、电干燥治疗，需注意避免瘢痕形成。有报道 CO_2 激光针孔法或点阵热分解法治疗有效。

第九节 乳房佩吉特病
Mammary Paget Disease

Abstract

Mammary Paget disease is clinically characterized by a persistent scaling, eczematous, or ulcerated lesion involving the nipple-areolar complex. The pathologic hallmark and defining feature are the presence of malignant, intraepithelial adenocarcinoma cells (Paget cells) within the epidermis of the nipple. Clinical features and pathological presence are pivotal to distinguish mammary Paget disease from eczema or Bowen disease. Surgical management according to the condition remains the main intervention.

引言

乳房佩吉特病（mammary Paget disease）的临床特征为累及乳头－乳晕处的持续性鳞屑性、湿疹样或溃疡性病变。其病理学标志是出现 Paget 细胞。

一、病因和发病机制

有数据显示，大约 5% 乳房佩吉特病患者无确切的乳腺癌证据，其余 95% 的患者为侵袭性癌或乳腺导管内癌。极少数病例手术切除后未发现潜在癌，但前哨淋巴结可见肿瘤浸润。

二、临床表现

多见于中年女性，偶见于男性。开始表现为乳头及其附近区域湿疹样改变，瘙痒、烧灼感或疼痛。时轻时重，症状和特征持续很长时间。皮损逐渐扩大，累及乳头、乳晕及周围皮肤，出现浸润性斑块，直径 0.3～15cm，可伴渗出、鳞屑、覆少许痂，去除痂后露出鲜红色糜烂面（图 20-9）。边界清楚，触之有浸润感。乳头可有凹陷，或触及乳房包块提示下方乳腺癌。同侧腋窝淋巴结肿大。偶有双侧乳房佩吉特病的报告。

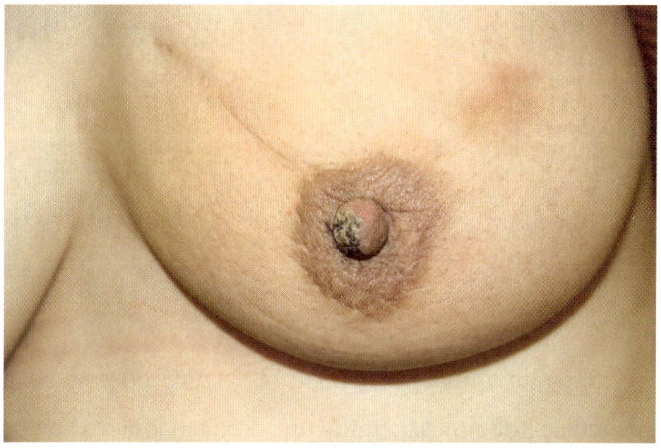

图 20-9　左侧乳头见糜烂结痂

三、组织病理

表皮全层内散在分布单个或成巢的肿瘤细胞——Paget 细胞（图 20-10），该细胞较角质形成细胞大，胞浆丰富、染色淡红，胞核有明显的异型性，无细胞间桥，亦可形成腺样结构，PAS 染色阳性（图 20-11）。真皮乳头下的乳腺导管内亦可见到癌细胞。

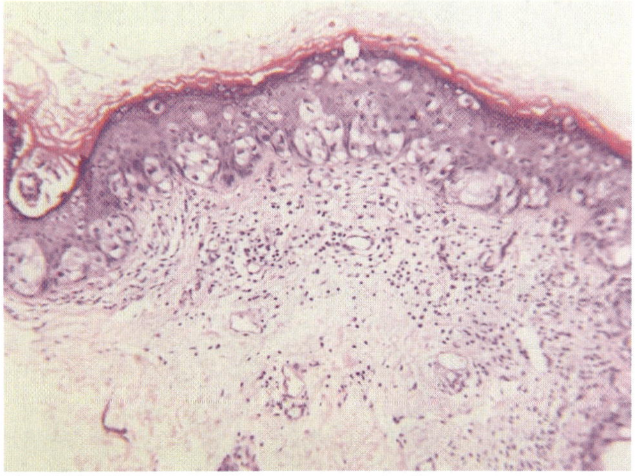

图 20-10　表皮内见大量 Paget 细胞（HE 染色）

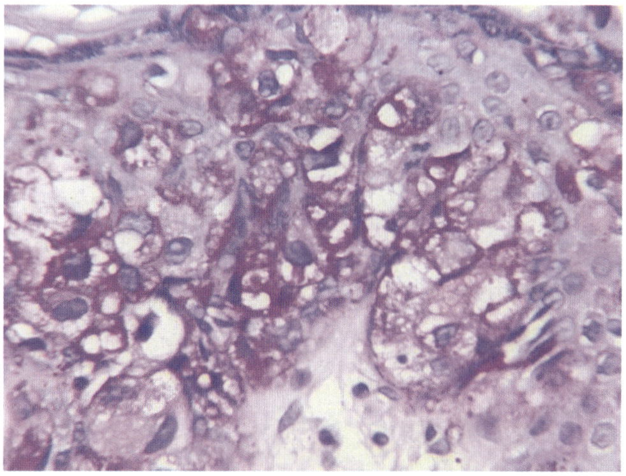

图 20-11　PAS 染色显示肿瘤细胞胞浆呈紫色

第二十章

四、诊断和鉴别诊断

根据中老年女性单侧乳头乳晕及其周围皮肤的浸润性红斑，边界清楚。组织病理示表皮内可见单个或成巢的 Paget 细胞，可明确诊断。尚需与下列疾病相鉴别。

1. 湿疹 通常双侧发病，以乳头及乳晕瘙痒为主的红斑、丘疱疹、水疱，渗出明显，组织病理表现为表皮细胞内及细胞间水肿，可与乳房佩吉特病相鉴别。

2. 鲍恩病 组织病理示表皮全层细胞排列紊乱，细胞大小不一，有异形性角质形成细胞和角化不良细胞，有瘤巨细胞，基底层完整，可与乳房佩吉特病相鉴别。

五、治疗

手术切除，必要时做全乳房切除，或根据病情行根治术。

第十节 乳房外佩吉特病
Extramammary Paget Disease

Abstract

Extramammary Paget disease (EMPD) can be primary, arising as an intraepithelial adenocarcinoma, or secondary, due to pagetoid spread of an adjacent or contiguous in situ or invasive neoplasm. EMPD starts as an erythematous plaque of indolent growth, with well-defined edges, fine scaling, excoriations, exulcerations, and lichenification, and it may become invasive and metastasize via the lymphatic system. The pathologic hallmark is the presence of Paget cells within the epidermis. Treatment depends on clinical, radiological, and histopathological features.

引言

乳房外佩吉特病（extramammary Paget disease）可原发于上皮内腺癌，也可继发于相邻或毗连的原位或浸润性肿瘤的扩散。该病可通过淋巴系统侵袭性转移。

一、病因和发病机制

原发乳房外湿疹样癌病因不明，大部分病例是腺鳞癌，表皮由向腺样分化的肿瘤细胞浸润，肿瘤细胞可以起源于大汗腺导管或角质形成细胞的干细胞。少部分病例是由于深部肿瘤沿连续的上皮扩展而来，包括直肠、子宫、阴道、膀胱或前列腺癌。极少数病例肿瘤来源于远端器官。

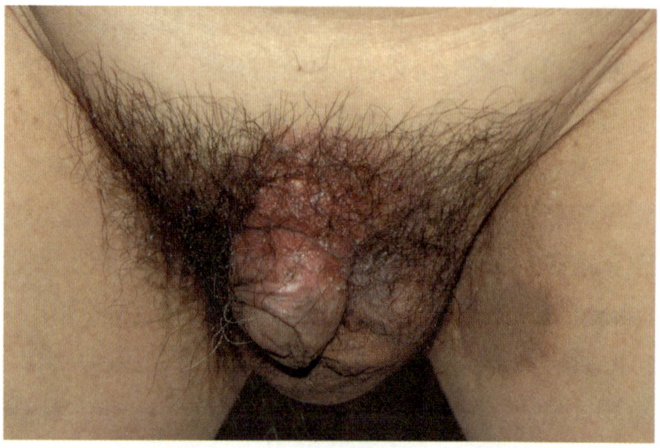

图 20-12 乳房外佩吉特病的临床表现

注：阴阜和包皮见浸润性红斑伴轻度渗出。

二、临床表现

皮损初起为淡褐色浸润斑块，表面糜烂、渗出，覆少许痂、脱屑，似湿疹状（图 20-12），瘙痒剧烈，有些有烧灼样疼痛；皮损逐渐扩大，表面结痂明显，去除痂后露出鲜红色糜烂面。边界清楚，触之有浸润感。此病少见，常发生于 60～80 岁的女性。外阴是乳房外佩吉特病最常见的部位，大约占 65%，肛周部位次之。肛周部位的乳房外佩吉特病男女发病率相同。不常见部位如腋窝、脐、眼睑和外耳道也可以发生。

三、组织病理

表皮内弥漫单个或成巢的 Paget 细胞浸润，该细胞大，胞浆丰富、染色淡红，胞核有明显的异型性，无细胞间桥，可形成腺样结构，PAS 染色阳性。肿瘤细胞通常位于表皮下方，有时可侵犯真皮毛囊上皮和小汗腺、皮脂腺及大汗腺导管。

四、诊断和鉴别诊断

中老年人大汗腺分布部位的单侧浸润性斑块，组织病理示表皮大量 Paget 细胞，散在或成团分布，亦可形成腺样结构，可明确诊断。尚需与下列疾病相鉴别。

1. 湿疹 外生殖器部位以瘙痒为主的红斑、丘疱疹或水疱，渗出明显，组织病理学表现为表皮细胞内及细胞间水肿，可与乳房外佩吉特病相鉴别。

2. 股癣 外阴瘙痒的红斑、丘疹或丘疱疹，真菌镜检呈阳性。

五、治疗

治疗方法应根据病变的位置和范围、患者年龄、全身健康情况等诸多因素而变。广泛切除皮损，必要时行局部淋巴结清扫，但复发常见。对不能耐受手术的老年患者可采用放射治疗、光动力治疗，或化疗。

第十一节　小汗腺汗孔瘤
Eccrine Poroma

Abstract

Eccrine poroma is a benign adnexal neoplasm originating from the intraepidermal portion of the sweat gland duct. Clinically, an eccrine poroma typically presents as a solitary dome-shaped, skin-colored, or pink nodule. Its most common location is on the palmar or plantar surface. Histopathologically, eccrine poroma exhibits well-circumscribed dermal nodules composed of glandular structures with ductal differentiation. Histopathology can aid in differentiating eccrine poroma from other tumors, such as pyogenic granuloma and dermatofibroma. Surgical excision is the mainstay of treatment.

引言

小汗腺汗孔瘤（eccrine poroma）是具有汗孔（末端导管）分化的良性皮肤附属器肿瘤，临床上通常表现为孤立的、圆顶状、红色的结节，好发于手掌和足的侧缘。

一、病因和发病机制

本病病因不清，偶有报道在既往电子束照射和 X 线放射治疗的部位发生多发的皮损。

二、临床表现

男女发病率相等，大多数发病于40岁以上的成年人。一般为单发，也有多发或呈线状痣样皮损。本病好发于掌跖，尤其是足跖侧缘（图20-13），也有发生于手指、掌、大腿、腋窝、面、背及胸部等处的报道。典型皮损多呈圆顶状隆起性结节，部分有蒂，在受压迫的部位可发生破溃，但通常表面光滑，或分叶状，可结痂或糜烂，去痂后易出血。呈正常肤色、红色或紫红色，无压痛或自发痛。

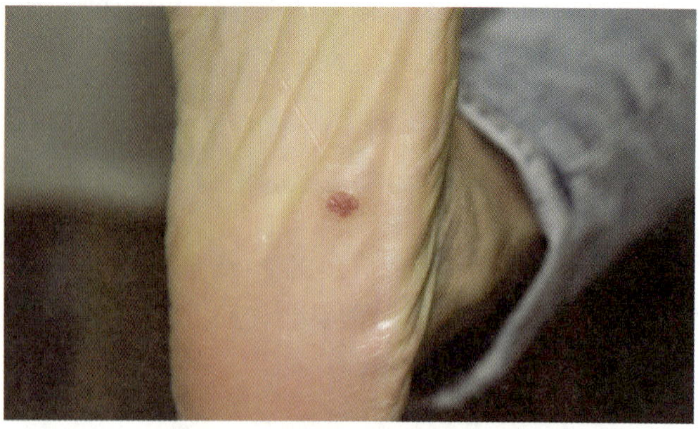

图20-13　足底见纽扣大红色肿物

三、组织病理

肿瘤发生于表皮，向下延展进入真皮，往往形成宽阔的索带，互相吻合构成瘤团。正常表皮与肿瘤之间的界限清晰，肿瘤细胞较鳞状细胞为小，均呈立方形，有深嗜碱性圆形胞核。瘤体内可见小汗腺导管结构（图20-14）。

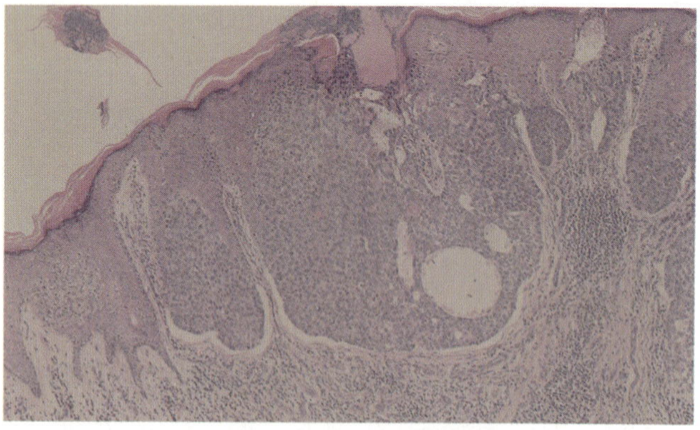

图20-14　小汗腺汗孔瘤的组织病理（HE染色）

注：表皮见向真皮侧增生的肿瘤细胞团块或条索，肿瘤细胞呈立方形，有深嗜碱性圆形胞核。瘤体内可见小汗腺导管结构。

四、诊断和鉴别诊断

本病需要结合组织病理学表现确诊。

临床上可与化脓性肉芽肿类似，通过组织病理学检查可鉴别。

五、治疗

手术切除。

第十二节　甲母质瘤
Onychomatricoma

Abstract

Onychomatricoma is a rare neoplasm that produces localized or diffuse thickening of the nail plate with perforations consisting of multiple longitudinal hollows that contain the digitating tumor. Microscopically, the distal region is characterized by multiple "glove-like" papillary projections, while the proximal region has dome-shaped change. Differential diagnosis often necessitates histopathological analysis. Surgical excision is the mainstay of treatment. However, the potential for recurrence requires careful management.

引言

甲母质瘤（onychomatricoma）是一种罕见的良性甲母质肿瘤，表现为局限或弥漫性甲增厚，甲板游离缘可见多发纵行蜂窝状空洞。

一、病因和发病机制

本病病因尚不清楚。

二、临床表现

甲母质瘤主要位于手指，足趾罕见，无性别差异。常发生于中老年患者。损害多为单发，极少多发。其特征为伴明显纵嵴的甲板增厚，伴有整个甲板长度的黄色变、多发性裂片状出血和横向过度弯曲的甲（图 20-15）。少见的临床特征，如纵行黑甲或翼状胬肉也有报道。

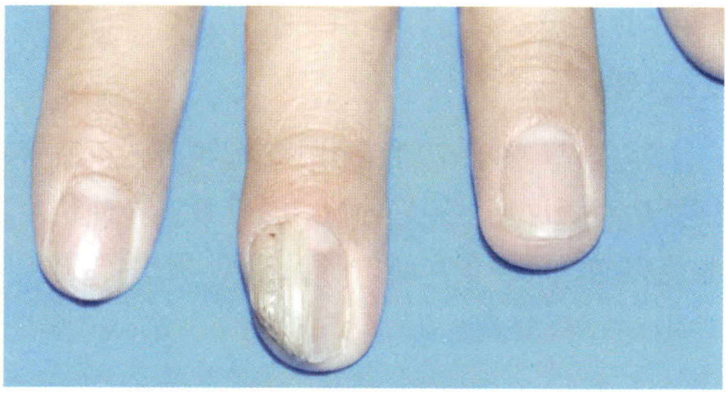

图 20-15　甲母质瘤

注：中指偏侧见甲增厚。

三、组织病理

肿瘤的近端和远端区域的组织学改变有较大不同。远端区域的特点是上覆无颗粒层的基质样上皮的多发“手套”样乳头状凸起；近端区域在横切面上呈圆顶状改变，其内衬乳头状基质样上皮，垂直向深部返折处，到达间质。

四、诊断和鉴别诊断

鉴别诊断包括纤维角化瘤和甲母质的纤维瘤，组织病理学改变可进行区分。后两者的特点为无多个乳头状凸起，均有颗粒层和角化过度存在。

五、治疗

推荐的治疗方法是手术切除，可能有复发。

第十三节　甲下血管球瘤
Subungual Glomus Tumor

Abstract

A glomus tumor arises from the neuromyoarterial glomus cells of the nail bed dermis. It is associated with severe pain and is often aggravated by physical or thermal stimuli. Patients typically present with subcutaneous nodules that may vary from red to purple to blue. It has specific manifestations in X-rays and MRIs. Microscopically, it is typically composed of glomus cells, vasculature, and smooth muscle cells. Differential diagnoses include hidradenoma and other tumors. Complete excision is necessary to prevent recurrence.

引言

甲下血管球瘤（subungual glomus tumor）为起源于甲床真皮的血管球性或神经肌肉动脉性肿瘤。此病伴有剧烈的疼痛，常因触碰、物理和寒冷刺激诱发。

一、病因

本病病因尚不清楚。多发性血管球瘤可为先天性或常染色体显性遗传。

二、临床表现

本病是一种血管性错构瘤，起源于正常血管球或其他动静脉吻合处。肿瘤表现为蓝红色甲床斑疹，通过透明甲板可见。肿瘤的特点是疼痛，在外伤及温度变化时，尤其是暴露于冷环境中，更为明显。可自然发生疼痛，局限于局部，严重者可向近端放射（图 20-16）。主观症状常超过临床体征。

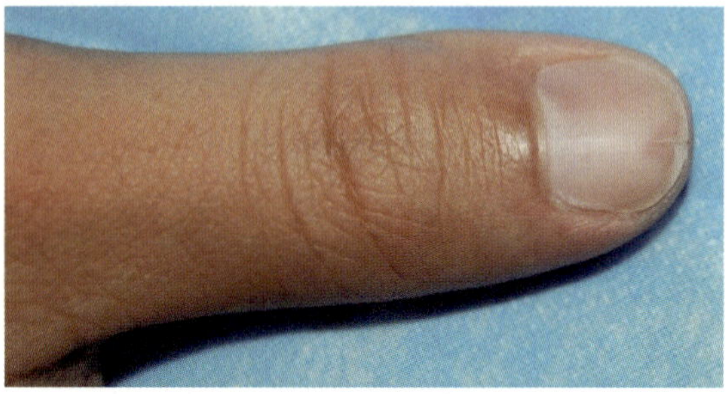

图 20-16　甲下血管球瘤的临床表现

注：甲板近端见红斑点，远端见甲开裂。

三、辅助检查

1．影像学检查　X 线检查显示骨末端可见弧状凹陷。MRI 检查可确诊，并能较好地显示肿瘤所在部位、肿瘤形态、受累范围以及与周围组织的关系。

2．组织病理　肿瘤周围有界限清楚的纤维组织包绕，瘤内含有数量不等的狭窄的血管腔。腔内见一层扁平细长的内皮细胞，周围绕以多层血管球细胞。血管球细胞的胞质呈弱嗜伊红性，核大而淡染，圆形或卵圆形，形态较一致。

四、诊断和鉴别诊断

甲下肿物伴有严重疼痛、对温度敏感，组织病理可见大量血管及血管球细胞，可明确诊断。

鉴别诊断包括外泌汗腺腺瘤和汗腺瘤，肿瘤的特点为灶状导管分化和上皮标志物阳性。

五、治疗

手术完全切除，切除不完全易复发。

Case report

A 31-year-old male presented with a 31-year history of yellowish hairless plaque on the scalp (Figure 20-17). The plaque had existed since childhood. However, the central pigmented nodule began appearing six months ago and enlarging gradually. The patient had no remarkable past medical history. Physical examination revealed a translucent, verrucous, and yellowish plaque, with central and pigmented nodule measuring 1.1cm×1.1cm. The patient underwent a total excision (Figure 20-18). The histological examination was in favour of basal cell carcinoma arising from the nevus sebaceus. After 24 months of following-up, no recurrence was observed.

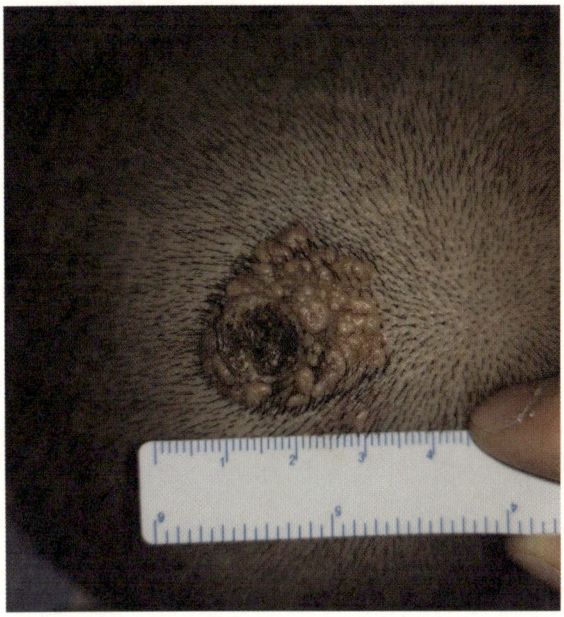

Figure 20-17 Yellowish hairless plaque on the scalp

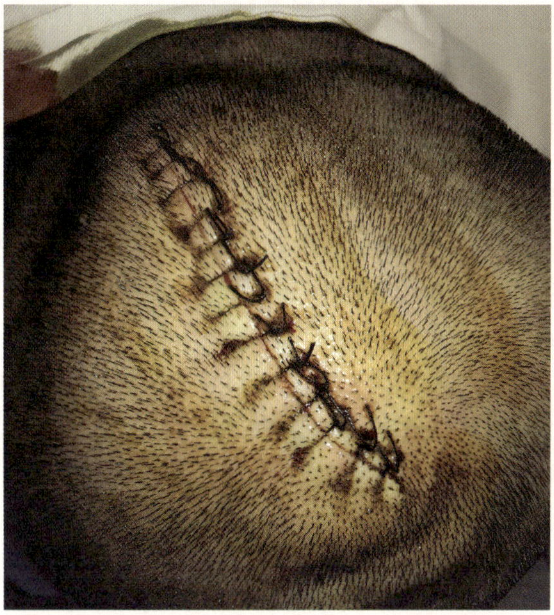

Figure 20-18 The patient underwent a total excision

王涛 编写 | 左亚刚 校 | 晋红中 审

参考文献

[1] KARIMZADEH I, NAMAZI M R, KARIMZADEH A. Trichoepithelioma: a comprehensive review[J]. Acta Dermatovenerol Croat, 2018, 26(2): 162-165.

[2] GUERREIRO F P, MARTINS A I, COSTA E SILVA J, et al. Multiple trichoepithelioma syndrome: a case report[J]. Cureus, 2023, 15(8): e42930. doi: 10.7759/cureus.42930.

[3] NETO M P D S, ASSIS B R, ANDRADE G R. Sebaceous nevus of Jadassohn: review and clinical-surgical approach[J]. An Bras Dermatol, 2022, 97(5): 628-636. doi: 10.1016/j.abd.2021.11.001.

[4] PAPADIMITRIOU I, VAKIRLIS E, SOTIRIOU E, et al. Sebaceous neoplasms[J]. Diagnostics (Basel), 2023, 13(10): 1676. doi: 10.3390/diagnostics13101676.

[5] MARKARIAN S, HOLMES D R. Mammary Paget's disease: an update[J]. Cancers (Basel), 2022, 14(10): 2422. doi: 10.3390/cancers14102422.

[6] LOPES FILHO L L, LOPES I M, LOPES L R, et al. Mammary and extramammary Paget's disease[J]. An Bras Dermatol, 2015, 90(2): 225-231. doi: 10.1590/abd1806-4841.20153189.

[7] KYRMANIDOU E, FOTIADOU C, KEMANETZI C, et al. Eccrine poroma: Pathogenesis, new diagnostic tools and association with porocarcinoma-a review[J]. Diagnostics (Basel), 2023, 13(16): 2689. doi: 10.3390/diagnostics13162689.

[8] CALONJE J E, BRENN T, LAZAR A J, et al. McKee's Pathology of the Skin [M]. 5th ed. Elsevier, 2018.

[9] BOLOGNIA J, SCHAFFER J, CERRONI L. Dermatology [M]. 4th ed. Elsevier, 2017.

第二十一章

纤维结缔组织细胞来源瘤样病变及肿瘤

真皮属于结缔组织，主要由细胞成分、纤维及无定形间质组成，细胞成分除纤维母细胞外，还包括肌纤维母细胞及真皮内的树突状细胞。纤维母细胞合成胶原纤维、弹性纤维、网状纤维以及黏多糖等间质成分，这些细胞或 / 和间质成分异常增多，引起纤维结缔组织细胞来源的病变或肿瘤，加之组织起源及种类繁多，这一类病变异质性大，包括瘤样增生，错构瘤，良性、交界性以及恶性肿瘤。本章主要介绍常见和代表性病变，包括瘤样病变如瘢痕疙瘩，良性肿瘤如软纤维瘤、皮肤纤维瘤及硬化性纤维瘤，低度恶性肿瘤如隆突性皮肤纤维肉瘤、错构瘤如血管纤维瘤等。

第一节　瘢痕疙瘩
Keloid

Abstract

Keloids are chronic progressive dermal fibroblastic proliferation over decades. They are usually triggered by dermal injury or inflammation. Characteristically, they present as raised, well-circumscribed firm nodules or plaques. Keloids have a deep impact on quality of life, not only because of disfiguring lesions, but also because of the frequency of associated intense neurogenic pruritus and pain, as well as recurrent bouts of suppuration. Keloids have been shown to respond to a variety of therapies including topical and injectable corticosteroids, 5-fluorouracil, radiotherapy, lasers, and surgical excision, all with varying efficacies.

引言

瘢痕疙瘩（keloid）是指瘢痕过度增生，超过皮肤受损的范围，有些瘢痕疙瘩形成之前，常常觉察不到有受伤史，或者仅仅继发于炎性皮肤病，比如毛囊炎等。本病可出现家族性聚集。

一、病因和发病机制

瘢痕疙瘩的病因和发病机制尚未完全清楚，大量研究显示其发生与多种因素相关，包括外伤刺激诱发、基因突变、局部组织张力等有关。实验室研究发现多个途径参与发病，一是与炎症因子相关，角质形成细胞以及白细胞分泌的 TGFβ、IL-1a、IL-6 和 IL-8 等细胞因子诱导静止状态的纤维细胞反转化为功能活跃的肌纤维细胞，过度分泌细胞外基质成分，如Ⅰ型、Ⅱ型、Ⅴ型胶原纤维、α-平滑肌肌动蛋白（smooth muscle actin，SMA）等；二是调控纤维细胞的机制失调，体外培养瘢痕疙瘩内纤维细胞显示其获得能量方式与正常的相应细胞不同，类似于恶性肿瘤细胞；有研究发现肌纤维母细胞内 *P53* 基因突变，细胞凋亡减少，这些提示瘢痕疙瘩肿瘤性增生的机制；三是由于瘢痕疙瘩内细胞外基质的改变，组织出现基质硬化（matrix stiffness），这种应力微环境的改变，正反馈性诱导肌纤维母细胞活化和激活TGFβ1，促使组织纤维化。

二、临床表现

瘢痕疙瘩常见于成年之后，皮疹可以发生在皮肤任何部位，组织张力较大的部位更常见，如胸部、肩部、后背、肘膝等关节处，耳垂发生的瘢痕疙瘩常常与穿耳钉有关。皮疹单发或者多发。

随时间不断增生的结节或斑块，形状多样，典型的形成伪足状，质地坚韧，早期为红色，陈旧皮疹为暗红色，表面皮肤光滑，常常见到毛细血管扩张，伴瘙痒、疼痛或压痛，偶尔表面破溃，形成窦道，常有粉红色分泌物渗出，愈合非常缓慢（图 21-1）。

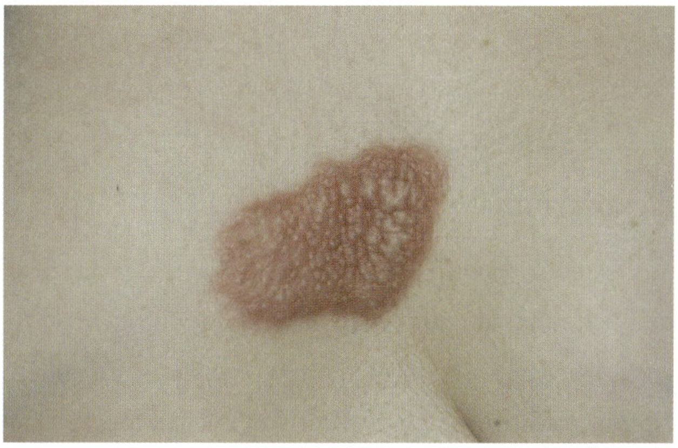

图 21-1　瘢痕疙瘩

注：前胸褐红色质韧斑块。

三、组织病理

病变位于真皮内，局部纤维细胞增生形成多细胞区，部分区域细胞成分少，主要由粗大、嗜酸性、玻璃样变的胶原纤维组成，交错排列（图 21-2）。

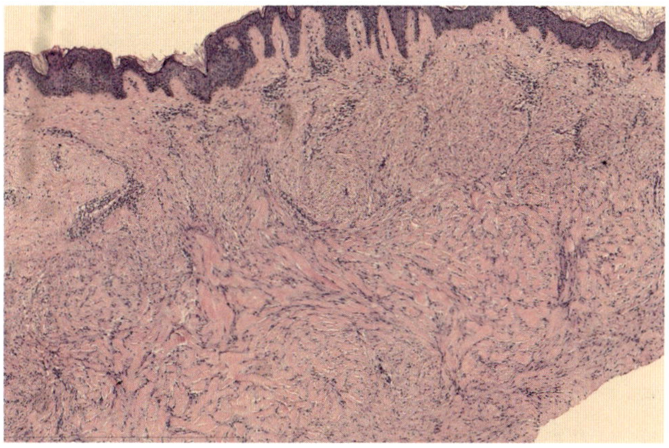

图 21-2　瘢痕疙瘩的组织病理（HE 染色）

注：真皮内纤维细胞增生以及交错排列的粗大、嗜酸性胶原纤维。

四、诊断和鉴别诊断

根据皮肤张力部位出现的瘢痕样肿物，逐渐增大，可伴有痛痒症状可诊断。

临床需要与增生性瘢痕及隆突性皮肤纤维肉瘤进行鉴别。增生性瘢痕有明确外伤史，病变不超过外伤范围；隆突性皮肤纤维肉瘤一般无症状，病理见梭形肿瘤细胞团块，CD34 阳性。组织病理改变还需要与硬斑病、皮肤纤维组织细胞瘤进行鉴别。硬斑病内胶原纤维间隙变窄，纤维细胞成分明显减少或消失，皮肤附属器萎缩，纤维化延伸至皮下脂肪间隔，这些与瘢痕疙瘩明显不同。皮肤纤维组织细胞瘤内成纤维细胞增生，可见黄瘤化细胞等。

五、治疗

时间不长并且体积不大的皮损，可选择皮损内注射曲安奈德或者复方倍他米松注射液，6～8 周注射 1 次，多次注射需注意皮肤萎缩等副作用。陈旧皮损及皮损较大的可选择手术切除，切除后仍需要局部放射治疗或者手术瘢痕处注射糖皮质激素等。其他治疗方法包括脉冲染料激光、外用咪喹莫特乳膏等。

第二节 血管纤维瘤
Angiofibroma

Abstract

Angiofibromas are a clinically diverse group of hamartomatous entities which are classified according to its body site. Some entities are associated with genetic disorder. Both multiple facial angiofibromas and periungual angiofibroma are two of the major criteria for tuberous sclerosis. Solitary angiofibroma on the face is called fibrous papule of the face. Pearly penile papules are asymptomatic papules found on the coronal margin and sulcus of the penis. They are benign fibrous neoplasms comprised of a proliferation of stellate and spindled cells, thin-walled blood vessels with dilated lumina in the dermis, and concentric collagen bundles. Physical therapy includes laser ablation or shave excision. In addition, topical rapamycin cream could be applied to facial angiofibromas of tuberous sclerosis.

引言

血管纤维瘤（angiofibroma）是一组发生在头面部、手足或外阴部位的错构瘤样增生性病变，部分与临床综合征相关，临床表现为单发或多发性丘疹，组织病理共同特点是真皮内梭形细胞及血管不同程度增生，周围组织疏松或纤维性硬化。这组病变主要包括与结节性硬化相关的血管纤维瘤、面部纤维性丘疹以及阴茎珍珠状丘疹等。

一、病因和发病机制

目前公认的由 *TSC1* 基因或者 *TSC2* 基因突变引起的结节性硬化病变，包括以上所述的血管纤维瘤。TSC1/TSC2 的产物形成蛋白异二聚体，参与 mTOR 信号通路，突变引起异二聚体蛋白功能降低，导致 mTOR 通路的抑制功能丢失，从而造成细胞生长、细胞分化、细胞生存周期、血管生成和淋巴管生成等诸多方面出现失调，在皮肤中出现错构瘤病变。

二、临床表现

（一）结节性硬化

这是一种累及多个器官的临床症候群，可能导致全身多个脏器发生良性的错构瘤。发生于皮肤的错构瘤称为血管纤维瘤，主要位于面部、甲周或头皮处。

1. 面部血管纤维瘤 皮损常常对称位于面颊、鼻唇沟、鼻部等处，蝶状分布，表现为多发性丘疹以及结节，粉红色或棕黄色，常常见到毛细血管扩张（图 21-3）。

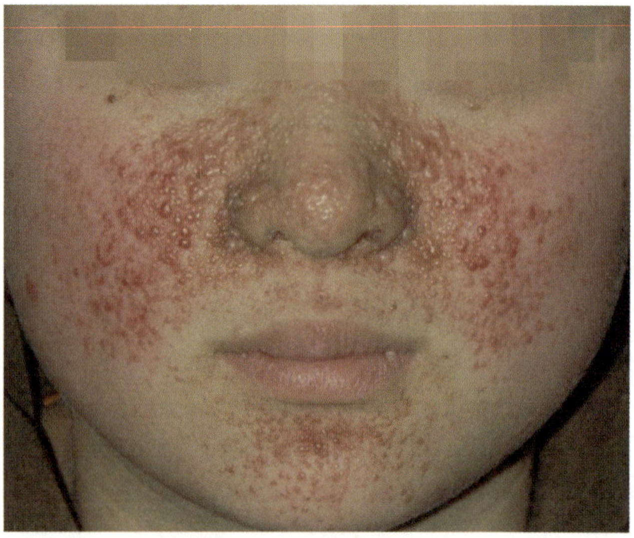

图 21-3 面部血管纤维瘤

注：鼻周及下巴群集红色丘疹，蝶状分布。

2. 甲周纤维瘤 临床表现为纤维性突出物，由近端甲皱襞向远端方向生长，病变呈肉色，触之坚实、光滑，累及单个或者多个甲皱襞，足部多见于手部。由于纤维瘤的压迫，受累甲板出现纵沟，或者发生白甲及甲板线状出血纹。

（二）面部纤维性丘疹

好发于成人面部，以鼻背部位最常见，皮损单发，圆顶状肉色丘疹，无自觉症状，临床上常被误诊为皮内痣。

（三）阴茎珍珠状丘疹

阴茎珍珠状丘疹发生于冠状沟边缘，表现为肉色或白色多发性丘疹，簇集或成排状分布，不自行消退，无自觉症状，一般不会持续性生长，临床上常被误诊为病毒疣。

三、组织病理

（一）结节性硬化

1．面部血管纤维瘤 病变呈圆顶状凸起，表皮改变不显著，真皮内胶原纤维增加，围绕在毛囊或者血管周围，呈洋葱皮样外观，梭形细胞不同程度增生，血管丰富，周围常常少量淋巴细胞浸润（图 21-4）。

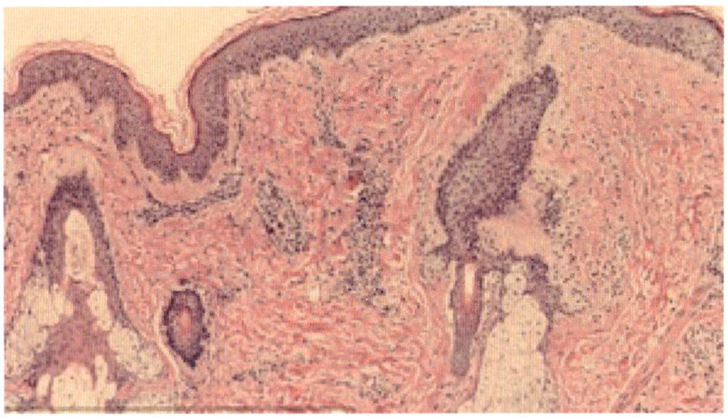

图 21-4 面部血管纤维瘤的组织病理（HE 染色）

注：真皮内胶原纤维增生，血管周围少量淋巴细胞浸润。

2．甲周纤维瘤 角质层致密性角化过度，棘细胞层增厚，胶原纤维增加，纵行分布于病变内，梭形细胞及血管增多。

（二）面部纤维性丘疹

病变内胶原纤维增多、粗大，梭形细胞增生，同面部血管性纤维瘤相比，面部纤维性丘疹内血管扩张更加明显，胶原纤维围绕毛囊或血管的洋葱皮表现不明显。另外，增生的梭形细胞形态多样性明显，有时见到怪异的细胞。免疫组化显示梭形细胞ⅩⅢa 因子阳性。

（三）阴茎珍珠状丘疹

真皮内血管丰富，周围胶原纤维增多以及梭形细胞轻度增生。

四、诊断和鉴别诊断

根据肿瘤分布部位、数目及全身检查，面部血管纤维瘤、甲周纤维瘤及阴茎珍珠状丘疹可做出临床诊断。不过临床上，面部血管纤维瘤需要与多发性毛发上皮瘤、颜面播散性粟粒性狼疮相鉴别，阴茎珍珠状丘疹可能被误诊为尖锐湿疣。面部纤维性丘疹由于常常以单个皮疹为主，临床需要与皮内痣、神经纤维瘤、化脓性肉芽肿及附属器肿瘤相鉴别。无论何种类型，组织病理检查是诊断和鉴别诊断的重要手段。

五、治疗

血管纤维瘤可以观察，不进行处理。如果由于病理诊断或美容需要，可以进行手术切除、削除或者二氧化碳激光等处理。文献显示面部血管纤维瘤可试用雷帕霉素乳膏治疗。

第三节　软纤维瘤
Acrochordon

Abstract

Acrochordons (fibroepithelial polyps) are common benign neoplasms of the skin, often associated with obesity and diabetes with a familial predisposition. These small pedunculated polyps tend to develop in areas where there are skin folds, such as the axilla, neck, eyelids, and groin. Histopathologic findings show a normal or hyperplastic epidermis surrounding a core of fibrovascular tissue with loose or dense collagen fibers. Acrochordons can be associated certain genetic disorders such as nevoid basal cell carcinoma or Birt-Hogg-Dubé (BHD) syndrome. Acrochordons can be removed by scissor excision, carbon dioxide laser or electrocautery.

引言

软纤维瘤（acrochordon）又称皮赘，较常见的皮肤病变，随年龄、体重增加数量逐渐增加，与妊娠、糖尿病等疾病密切相关。

一、病因和发病机制

软纤维瘤的发生常与体重增加、糖尿病及妊娠相关，推测与胰岛素样生长因子升高有关。早发的多发性软纤维瘤可能伴有基因突变相关性综合征，提示相关基因功能的改变参与疾病的发生。

二、临床表现

常常发生于颈周，其他皱褶部位，如眼周、腋下及腹股沟处也可以受累。多发性皮疹，表现为皮色或褐棕色软的小丘疹，带蒂，散在分布，不融合，无自觉症状，如果蒂扭转受伤，皮疹会发生红肿和疼痛。位于腋下、腹股沟的病变有时比较大，形成带蒂的囊袋状皮疹。有些综合征，如痣样基底细胞癌综合征、比尔特－霍格－杜贝综合征（Birt-Hogg-Dubé syndrome）或结节性硬化症，软纤维瘤的数量更多，发病年龄更早。

三、组织病理

肿瘤呈息肉状增生，外覆表皮，包裹纤维血管性间质，疏松或致密的胶原纤维，有时可见成熟脂肪细胞，也可以有散在淋巴细胞等炎细胞。

四、诊断和鉴别诊断

根据皮肤皱褶部位出现的无症状息肉状质软丘疹等典型表现可诊断。若临床需要鉴别疾病，比如息肉状的纤维上皮瘤，则组织病理检查是必要的。

五、治疗

常用的治疗包括从基底处剪除、液氮冷冻、二氧化碳激光或电灼等。

第四节　皮肤纤维瘤
Dermatofibroma

Abstract

Dermatofibromas are common benign tumors that most frequently affect young or middle-aged adults. Clinically, dermatofibromas appear as single or multiple firm papules or nodules mainly on the lower extremities. They can vary in size and color from light brown to dark brown, yellow, purple or red. Dermatofibromas are benign proliferations consisting of fibroblasts and histiocytes. Due to pleomorphic changes of histiocytes, there are several histological variants of dermatofibroma. Simple excision is usually curative and local recurrence is exceptional.

引言

皮肤纤维瘤（dermatofibroma）又称纤维组织细胞瘤，是一种常见的良性病变，多数为单发性丘疹或结节，较少病例出现多个皮疹，目前多认为是真皮对炎症后的反应所引起的。

一、病因和发病机制

通常认为本病是因皮肤受到轻微创伤后引起的，如昆虫叮咬或钝伤等。

二、临床表现

皮肤纤维瘤多累及青年人及中年人，最常发生于下肢，其次是上肢和躯干。大多数皮肤纤维瘤为单发皮损，无自觉症状，早期表现为红丘疹，开始增大较快，一定时间后，皮损稳定，不再发展。颜色常常演变为棕褐色或黑褐色，圆顶状丘疹，直径不超过 1cm，质地坚韧（图 21-5）。少数情况下，皮肤纤维瘤表现为轻度凹陷褐色斑，质地坚韧。

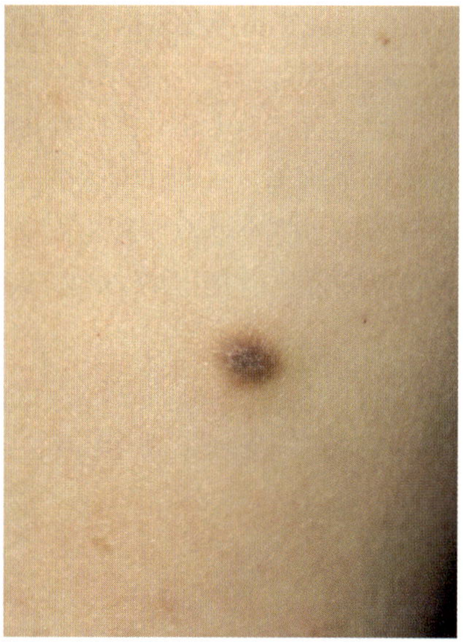

图 21-5　皮肤纤维瘤

注：下肢棕褐色质地坚韧丘疹，表面角化。

三、组织病理

皮肤纤维瘤上方的表皮常表现为棘细胞层增厚，皮突延长，基底细胞层色素增加。病变位于真皮浅中层，境界清楚，但无包膜。肿瘤细胞主要为梭形细胞组成，亦可以见到星状细胞或上皮样细胞，细胞常常位于粗大的胶原纤维间。早期细胞成分丰富，梭形细胞束状排列，晚期胶原纤维成分增多，有些区域见到黄瘤样细胞、Touton 巨细胞或含铁血黄素细胞等（图 21-6）。肿瘤一般不累及皮下脂肪层。

其组织病理的亚型有如下几种。

1．细胞型　以梭形细胞增生为主，束状或席纹状排列，胶原纤维成分少，组织病理主要与隆突性皮肤纤维肉瘤鉴别。本型肿瘤若不能被完整切除，近 1/3 病例出现局部复发，亦有淋巴结或远处内脏转移的报道。

2．深在型　肿瘤主要位于真皮深层或皮下脂肪层，组织病理改变类似细胞型，呈梭形细胞增生，肿瘤境界清楚，细胞异型性不明显。

3．动脉瘤型 肿瘤有大量扩张的血管腔，存在显著出血现象，除梭形细胞增生外，有较多含铁血黄素细胞（图 21-7）。临床上常常有在短时间内肿瘤增大的病史。

免疫组化：CD68 阳性，XⅢa 因子阳性，SMA 灶状阳性，CD34 外周细胞阳性。

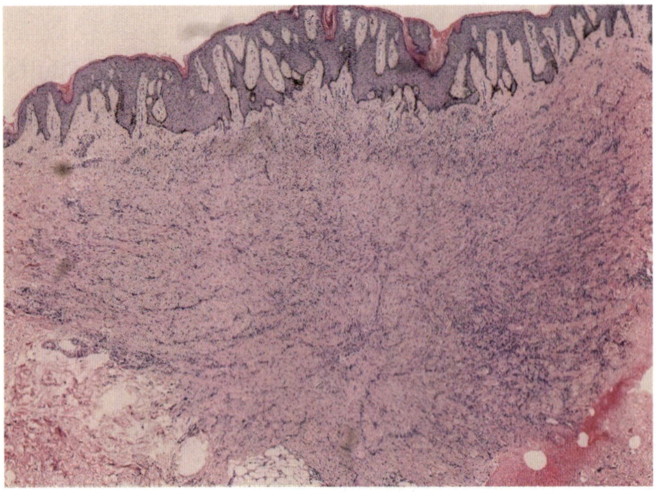

图 21-6　皮肤纤维瘤的组织病理（HE 染色）

注：皮突延长，基底细胞层色素增加，真皮内成纤维细胞及胶原纤维增生。

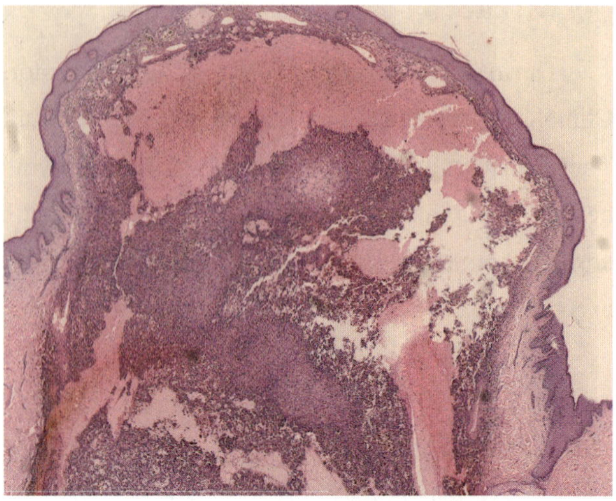

图 21-7　皮肤纤维瘤（动脉瘤型）的组织病理（HE 染色）

注：真皮内成纤维细胞增生，存在显著出血现象，有较多含铁血黄素细胞。

四、诊断和鉴别诊断

临床上常常与色素痣、黑色素瘤、黄色肉芽肿及瘢痕疙瘩等进行鉴别。诊断困难的病例，需要依靠组织病理检查。

组织病理上主要与隆突性皮肤纤维肉瘤进行鉴别。皮肤纤维瘤内的多种形态肿瘤细胞，如梭形细胞、黄瘤样细胞等，一般不侵袭皮下脂肪，表皮增生改变，CD34 外周灶状阳性，检查不到 *COL1A1-PDGFB* 融合基因。隆突性皮肤纤维肉瘤内单一的梭形细胞增生，常常见到侵袭到皮下脂肪层，表皮萎缩，CD34 弥漫性阳性，*COL1A1-PDGFB* 融合基因阳性。

五、治疗

根据组织病理类型，治疗包括单纯手术切除及必要的系统检查和紧密地随访。

第五节　硬化性纤维瘤
Sclerotic Fibroma

Abstract

Clinically, solitary sclerotic fibroma presents as asymptomatic, well-defined, skin-colored, firm papule or nodule. Sclerotic fibroma is commonly found on the face and limbs. Biopsy shows paucicellular dense and relatively thin collagenous bundles that are separated by prominent clefts arranged in a storiform pattern. Sclerotic fibroma is a rare fibrous tumor of the skin associated with Cowden's disease. The tumor follows a benign course, if treatment desired, simple excision should be a good choice.

引言

硬化性纤维瘤（sclerotic fibroma）又称席纹状胶原瘤（storiform collagenoma）。本病在人群中散发，部分病例与 Cowden 综合征相关，提示 *PTEN* 基因功能缺陷。

一、病因和发病机制

多发性硬化性纤维瘤与 Cowden 综合征有关，后者与 *PTEN* 突变有关。*PTEN* 是一种抑癌基因，主要调节细胞周期和凋亡，同时也可以下调 mTOR 信号通路，从而抑制细胞增生和生存周期，因此，*PTEN* 突变会引起功能下降，诱导多个器官内形成错构瘤或恶性肿瘤。单发性硬化性纤维瘤的发病机制尚不明确。

二、临床表现

常常发生于中年人，女性偏多，病变表现为单发的丘疹或结节，多发性病变需要警惕 Cowden 综合征（多发性错构瘤综合征）。肿瘤多位于头部、颈部及上肢，亦有发生于口腔黏膜的报道。生长缓慢，无自觉症状，皮色，质地坚韧。

三、组织病理

外生性肿瘤，主要位于真皮内，由大量胶原纤维组成，分布如席纹状，交织分布，少量梭形细胞，肿瘤境界清楚。免疫组化：CD34 阳性。

四、诊断和鉴别诊断

根据皮色质韧的丘疹或结节，结合组织病理可以确诊。

需要与皮内痣、表皮囊肿、神经纤维瘤等相鉴别，主要依据组织病理进行鉴别。

五、治疗

单纯性手术可以治愈。

第六节 隆突性皮肤纤维肉瘤
Dermatofibrosarcoma Protuberans

Abstract

Dermatofibrosarcoma protuberans (DFSP) is a locally aggressive dermal soft-tissue tumor with intermediate malignancy. Clinically, DFSP usually presents as an indurated, erythematous elevated plaque with infiltrated borders. Sites of predilection include the trunk and the proximal extremities. Cytogenetically, more than 90% of DFSP have a t (17; 22) (q22; q13), leading to the formation of *COL1A1-PDGFB* fusion transcripts. It has a high local recurrence rate but low metastatic potential. It is characterized by a uniform spindle cell arrangement, classically with a storiform pattern and CD34 immunoreactivity. The histomorphology and immunophenotype overlap with a broad range of other neoplasms. The standard treatment is complete surgical excision.

引言

隆突性皮肤纤维肉瘤（dermatofibrosarcoma protuberans，DFSP）是一种罕见的真皮来源的中低恶性程度肿瘤，多位于躯干部位，缓慢进展，常常被患者忽视。

一、病因和发病机制

研究表明 DFSP 的发生与 *COL1A1* 和 *PDGFB* 融合基因相关，由于 t（17；22）（q22；q13）互相转位突变所致。90% 的 DFSP 发生与 t（17；22）（q22；q13）转位突变导致 *PDGFB*（血小板衍生生长因子 β 多肽基因）和 *COL1A1*（Ⅰ型胶原 α1 链基因）融合基因的产生有关。融合基因产生的 PDGFB/COL1A1 融合蛋白可使 PDGF 受体持续自分泌激活，从而促进肿瘤发生。

二、临床表现

DFSP 较多发生于年轻和中年人，女性略多于男性，儿童发病少见，罕见情况下，先天性发病，常常与先天性血管瘤难以鉴别。肿瘤好发于躯干部位，其次为近端肢体和头颈部。肿瘤缓慢发病，表现为逐渐生长的斑块或结节，无自觉症状，常常不引起患者注意。肿瘤一般不破溃，质韧，表面呈青紫色或青红色，也有表现为萎缩性斑块的，局部出现增生性结节。

三、组织病理

（一）经典型

肿瘤上方的表皮往往萎缩。肿瘤以真皮为中心，向下可侵犯至皮下脂肪层。肿瘤细胞呈梭形细胞，形态基本一致，无明显异型性，核分裂象不多见，肿瘤细胞排列成束状，交织成席纹状。肿瘤侵犯至皮下脂肪，在脂肪小叶间隔及脂肪细胞间生长和分割，形成蜂窝状结构，一般不引起脂肪组织坏死等改变。

（二）亚型

1．巨细胞纤维母细胞瘤（giant cell fibroblastoma） 又称儿童型 DFSP。发生部位相似，组织病理除席纹状梭形细胞外，可见到大量核排列成花环状的巨细胞，主要分布于腔隙周围，肿瘤间质可出现黏液变。

2．黏液型（myxoid variant） DFSP 组织内超过 50% 的区域可出现黏液变，归类于黏液型，由于间质黏液多，细胞稀疏，无典型席纹状结构。

3．色素型（bednar tumor） 肿瘤组织内散在分布含有色素颗粒的黑色素细胞，免疫组化显示 S100 阳性。

四、诊断和鉴别诊断

根据病变缓慢地发展病程、好发部位及临床表现，高度警惕本病的可能性，确诊需要组织病理和必要的免疫组化，检测 *COL1A1-PDGFB* 融合基因可作为分子生物学诊断依据。

临床上，早期 DFSP 需要与瘢痕疙瘩、皮肤纤维瘤进行鉴别。瘢痕疙瘩常有外伤史，自觉疼痛或瘙痒，组织病理呈现成纤维细胞和粗大胶原纤维增生，这些均与 DFSP 不同。皮肤纤维瘤临床表现为单个丘疹或者结节，长期稳定，组织病理显示成纤维细胞及胶原细胞增生，可见组织细胞及黄瘤化细胞，不侵袭皮下脂肪。

萎缩型 DFSP 需要与斑状萎缩、皮下脂肪萎缩进行鉴别。后两者触诊无浸润感，组织病理无梭形细胞增生。有时皮肤神经纤维瘤如疝囊状萎缩，组织病理显示梭形细胞增生，但神经纤维瘤的梭形细胞排列不密集，无席纹状排列，不侵袭皮下脂肪，免疫组化 S100 阳性，而 DFSP 梭形细胞表达 CD34，不表达 S100。

五、治疗

手术治疗是主要的治疗方案，近 50% 的病例可能出现术后局部复发，采用 Mohs 显微描记手术可以显著降低肿瘤复发率。无法完整切除的病例，可以采取局部放射治疗或系统应用伊马替尼。

第七节　隆突性皮肤纤维肉瘤的发病机制和治疗
Pathogenesis and Treatment of Dermatofibrosarcoma Protuberans

隆突性皮肤纤维肉瘤（DFSP）是一种罕见的侵袭性生长的真皮肉瘤，占所有肉瘤中的 1%～2%。手术切除是治疗 DFSP 的主要方法。由于对于其发病机制的不断认识，越来越多的靶点被发现，这些可成为潜在的非手术治疗方案，为一些手术困难或者发生转移的病例提供更多的治疗可能。

一、发病机制

细胞遗传学发现 90%DFSP 病例的染色体 17 和染色体 22 之间出现染色体易位，即 t（17；22）（q22；q13）突变，导致血小板源性生长因子亚基 β（*PDGFB* 位于 22q13）和Ⅰ型胶原纤维 α1（*COL1A1* 位于 17q22）基因融合一起，*PDGFB* 插入 *COL1A1* 启动子序列内，血小板源性生长因子亚基 β 过度表达。*COL1A1-PDGFB* 融合基因翻译出成熟的 PDGF，激活 PDGFBR，形成自分泌性激活，PDGF 是间质细胞强有力的丝裂原，通过 RAS-MARK 信号通路和 PI3K-AKT-mTOR 信号通路，参与刺激成纤维细胞增生，凋亡减少，导致肿瘤的发生和发展。

不过，约 8% 的 DFSP 病例检测不出 COL1A1-PDGFB 融合转录体，推测其他基因突变同样参与了 DFSP 的发病。有研究显示 5q14.3（*CSPG2* 基因）和 8p21.2（*PTK2B* 基因）间出现易位突变。陆续发现多种其他突变，如 *COL1A2-PDGFB*、*COL6A3-PDGFD* 和 *EMILIN2-PDGFD* 之间的易位突变。

在 DFSP 局部出现纤维肉瘤样变时也发现更多的基因突变，如 *P53* 突变、鼠双微粒体（murine double minute 2，MDM2）过度表达、依赖周期素激酶抑制因子（CDKN2A）纯合性缺失及微卫星不稳定。

另外免疫缺陷性疾病，如 X 连锁无丙种球蛋白血症、共济失调性毛细血管扩张症、HIV 感染以及腺苷脱氨酶缺陷型重症联合免疫缺陷，与 DFSP 发病也有密切关系。

这些资料表明多种因素参与 DFSP 的发病，包括癌基因、抑癌基因及免疫缺陷。

二、治疗

DFSP 以手术治疗为主，但是手术最大的困难是肿瘤复发率很高。Mohs 显微描记手术可以显著降低肿瘤复发率，同时 1%～6% 的病例出现远处转移，主要转移至肺脏。DFSP 对传统化疗不敏感，最近对其分子生物学研究，发现了分子靶向治疗的基因，对于不能切除或远处转移的病例是一种治疗选择。

（一）手术治疗

DFSP 的主要治疗方案是手术治疗。通常保守性切除的复发率超过 60%，即使超过肿瘤边缘 2～5cm 的局部扩大切除，仍有 6% 的复发率，这是由于肿瘤向组织深处出现微小侵袭性生长灶，切除超过 5cm 以上，肿瘤复发率下降至 0，但是牺牲了更多的组织，导致局部功能或美容方面的问题。Mohs 显微标记手术通过对手术所有切缘进行组织学检查，大大提高局部 DFSP 的治愈率，这项技术同时也尽量减少了组织的切除量。当组织病理学中不能准确显示是否含有肿瘤梭形细胞时，应用 CD34 免疫组化来解决这种难以决定的情况。当进行复发性肿瘤手术治疗时，这些技术就显得更加重要了。

（二）放射治疗

放射治疗用于完整切除肿瘤困难的病例，常常与手术联合应用，或者复发性肿瘤切除后，进行放射性辅助治疗。由于放射治疗会给术后手术区域带来很多并发症，如纤维化、坏死、水肿和影响皮肤移植物的成活率，因此，放射治疗不用于切缘干净的病例。

（三）靶向治疗

对于 DFSP 分子生物学发病机制的认识，提供了对 DFSP 非手术治疗思路，90% DFSP 病例出现 *COL1A1-PDGFB* 基因融合，在这种情况下可以应用酪氨酸激酶抑制剂。目前在临床工作中，对福尔马林固定的标本应用 FISH 或者 RT-PCR 可以检测出融合基因的转录体，大大提高了检测这种融合基因的便利性，有助于科研、诊断和指导治疗方案的选择。

甲磺酸伊马替尼是一种酪氨酸激酶抑制剂，竞争性抑制 ATP 分子，阻断酪氨酸激酶受体的磷酸化，从而抑制信号传导通路，恢复其正常生理功能，PDGFR 是通过酪氨酸激酶传导信号的。体外实验显示伊马替尼能抑制 DFSP 细胞株的生长。

有报道显示 DFSP 对伊马替尼的反应率在 43%，包括部分肿瘤出现反应和肿瘤不再发展。伊马替尼也可以作为 Mohs 手术的辅助治疗，手术前应用伊马替尼，2～3 个月可以将肿瘤缩小 20%～30%。

缺乏 t（17，22）易位突变的病例对伊马替尼反应不好，还有一些对伊马替尼耐药的病例，已有个案报道应用其他酪氨酸激酶抑制剂，如舒尼替尼、索拉非尼或第二代多靶向受体抑制剂帕唑帕尼，显示了一定反应效果。

由于 DFSP 极少出现远处转移，目前对 DFSP 系统性非手术治疗的研究不多。只有在巨大肿瘤位于特殊部位难以手术切除、远处转移时应用。

Case report

A 56-year-old woman presented with light brown-red atrophic plaque on the left clavicular area for more than thirty years. Thirty years ago, the patient noticed asymptomatic erythema on the left shoulder. She did not seek medical help during the following years, but the skin lesion gradually enlarged and became depressed. In the last four years, new mass has developed at one side of the existing atrophic lesion. Physical examination showed that a 11.5cm×5.5cm smooth, atrophic plaque with elevated sphere-like mass on the left shoulder (Figure 21-8). There was palpable lymphadenopathy on the ipsilateral cervical and axillary sites. Enhancing MRI clearly showed mass on the left shoulder with no destruction of bones. Histopathologic findings from mass showed dermal tumor, which was composed of interwoven bundles of rather uniform, small spindle cells with plump nuclei (Figure 21-9). Biopsy from atrophic tumor revealed thinning of dermis occupied by spindle cells invading into subcutis (Figure 21-10). Immunohistochemical studies showed that

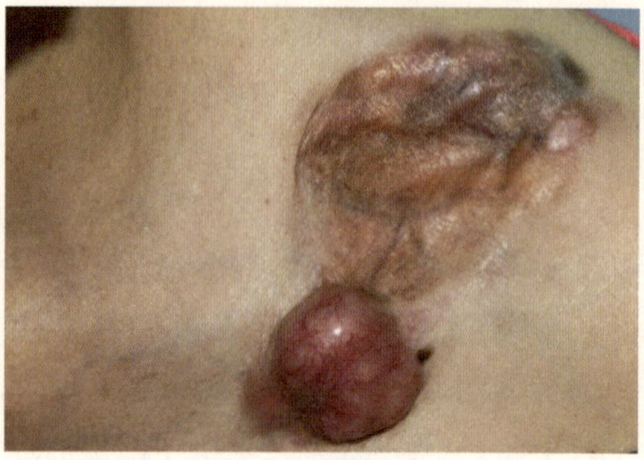

Figure 21-8　Atrophic plaque with elevated sphere-like mass on the left shoulder

the tumor cells diffuse positivity of CD34 (Figure 21-11). Diagnosis of dermatofibrosarcoma protuberans was made, and the tumor was fully removed by Mohs surgery. The patient underwent subsequent wound repair by the plastic surgery team.

Figure 21-9 Interwoven bundles of uniform spindle cells in the dermis (mass)

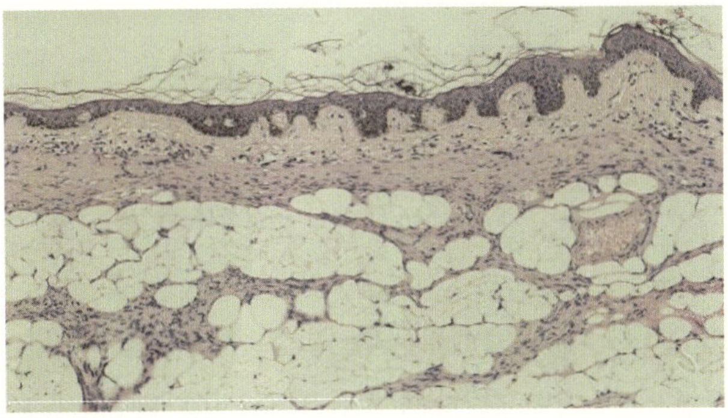

Figure 21-10 Atrophic dermis occupied by spindle cells invading into subcutis (atrophic plaque)

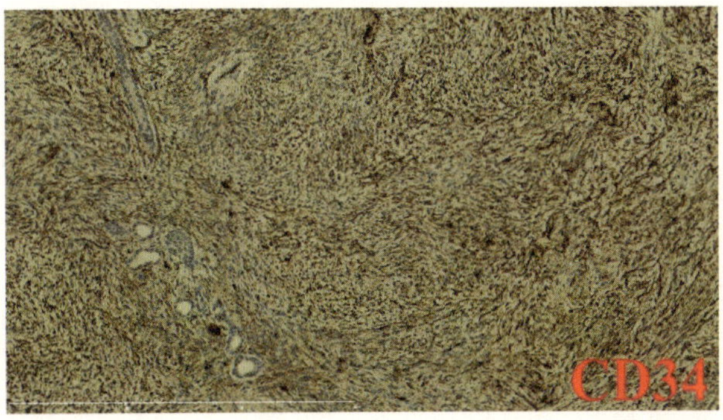

Figure 21-11 Tumor cells showing diffuse positivity of CD34

渠涛　编写 | 王涛　校 | 晋红中　审

参考文献

[1] BLACK JENNIFER, COFFIN CHERYL M, DEHNER LOUIS P. Fibrohistiocytic tumors and related neoplasms in children and adolescents[J]. Pediatr Dev Pathol, 2012, 15: 181-210.

[2] HAO XINGPEI, BILLINGS STEVEN D, WU FANGBAI, et al. Dermatofibrosarcoma protuberans: update on the diagnosis and treatment[J]. J Clin Med, 2020, 9(6): 1752. doi:10.33901jcm9061752.

[3] DADONE-MONTAUDIE B, ALBERTI L, DUC A, et al. Alternative PDGFD rearrangements in dermatofibrosarcomas protuberans without PDGFB fusions[J]. Mod Pathol, 2018, 31(11): 1683-1693.

[4] SERRA-GUILLE C, LLOMBART B, NAGORE E, et al. Mohs micrographic indermatofibrosarcoma protuberans allows tumour clearance with smaller margins and greater preservation of healthy tissue compared with conventional surgery: a study of 74 primary cases[J]. Br J Dermatol, 2014, 172(5): 1303-1307.

[5] MCARTHUR G A, DEMETRI G D, VAN OOSTEROM A T, et al. Molecular and clinical analysis of locally advanced dermatofibrosarcoma protuberans treated with imatinib: Imatinib Target Exploration Consortium Study B2225[J]. J Clin Oncol, 2005, 23: 866-873.

[6] FIELDS R C, HAMEED M, QIN L X, et al. Dermatofibrosarcoma protuberans (DFSP): predictors of recurrence and the use of systemic therapy[J]. Ann Surg Oncol, 2011, 18: 328-336.

[7] KAMAR F G, KAIROUZ V F, SABRI A N. Dermatofibrosarcoma protuberans (DFSP) successfully treated with sorafenib: case report[J]. Clin Sarcoma Res, 2013, 3: 5.

第二十二章

脉管来源的畸形和增生性病变

皮肤组织内的脉管包括动脉、静脉及淋巴管，脉管来源的畸形和肿瘤种类繁多，脉管畸形有时合并其他系统或器官的异常，肿瘤分为良性、低度恶性和恶性等不同分化程度的病变。本章简要讲述血管畸形的病变包括鲜红斑痣和静脉畸形；血管增生性病变包括先天性血管瘤、化脓性肉芽肿及上皮样血管瘤，低度恶性脉管增生如卡波西肉瘤。血管角化瘤和静脉湖均由于原有的毛细血管扩张所致，暂不能归类为畸形或肿瘤，不过临床上时常遇到这两种脉管性病变，因此纳入本章简要介绍。

第一节　鲜红斑痣
Nevus Flammeus

Abstract

Nevus flammeus is a capillary malformation presenting as a pink or red patch on a newborn's skin. It is classified as two different entities: salmon patch and port-wine stain. Salmon patch is usually seen along the midline and disappears over time. Port-wine can affect any part of the body and persists throughout life. Rarely, port wine stains occur in people with Klippel-Trenaunay syndrome or Sturge-Weber syndrome. People born with one of these syndromes have abnormally developed blood vessels in other parts of their body and should be evaluated for potentially serious complications. Pulsed dye laser (PDL) is usually recommended as the gold standard for treatment. With accumulating clinical evidence, vascular-targeted photodynamic therapy (PDT) has become an alternative to PDL.

引言

鲜红斑痣（nevus flammeus）来源于胚胎阶段的血管发育异常，因此，鲜红斑痣属于先天性血管畸形。目前认为这个名称表达的概念比较宽泛，需要进一步分为两种类型：鲑鱼斑（salmon patch）和葡萄酒样痣（port wine stain），二者的预后和合并症有明显差异。

一、病因和发病机制

本病病因仍不清楚，研究显示葡萄酒样痣的病变组织内 *GNAQ* 基因发生体细胞嵌合性突变，*GNAQ* 编码 G 蛋白的亚基，参与信号传导，突变导致其功能增强，推测引起内皮细胞分化异常，导致血管进行性扩张，形成血管发育畸形。

二、临床表现

鲑鱼斑发生率高，40%～50% 新生儿可能发病，无性别差异，常常发生于颈项部、眼睑及眉间，表现为粉红色斑疹或斑片，通常在 1 岁内自行消退，不合并其他类型的畸形。

葡萄酒样痣发生率低，约 0.3% 的新生儿可发生。分布部位广泛，除累及面颈部，病变亦可以单侧或沿皮节分布，不会自行消退。早期为红粉色斑疹，随年龄增长，病变颜色变深和高起，常常合并其他发育异常，如 Sturge-Weber 综合征和 Klippel-Trenaunay 综合征等（图 22-1）。

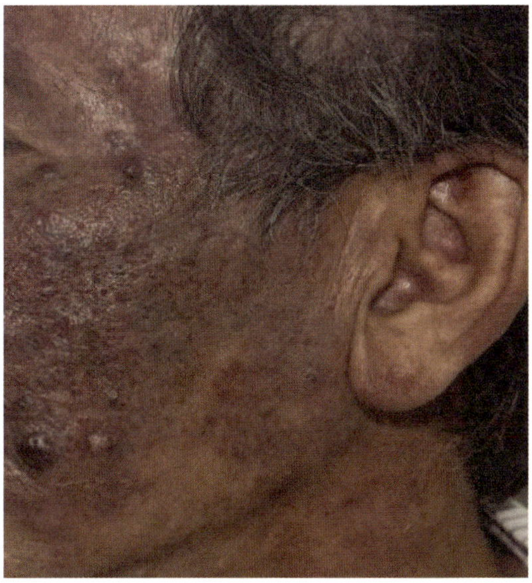

图 22-1　面部鲜红斑痣（Sturge-Weber 综合征）

1．Sturge-Weber 综合征　又称脑三叉神经血管瘤病，其特征性临床表现包括皮损分布于面三叉神经区域，葡萄酒样痣合并同侧软脑膜静脉畸形、脑皮质萎缩、癫痫、眼部血管畸形以及青光眼等。当葡萄酒样痣皮损累及 V1 皮节时，发生神经－眼睛受累的风险更高。

2．Klippel-Trenaunay 综合征　又称骨肥大鲜红斑痣，大多数为散在病例，表现为一个或几个受累的肢体出现鲜红斑痣，合并静脉曲张或动静脉瘘，同时患处软组织和骨骼肥厚。需要注意的是，若血管内血栓形成，警惕引起肺栓塞。

三、组织病理

鲑鱼斑显示真皮乳头内出现扩张毛细血管。葡萄酒样痣真皮内毛细血管数量随年龄增大而增加，不仅位于真皮乳头层，真皮深层和皮下组织的一些血管也出现扩张。扩张的血管内充满了红细胞。病变深在部分可以合并静脉畸形或动静脉畸形。

四、诊断

根据生出后皮肤上出现红斑片，组织病理显示真皮内扩张的血管，随着年龄的增加，皮疹可出现消退或颜色加深等特点，诊断鲜红斑痣并不困难，常常需要进一步检查和随诊，确定是否合并其他器官的病变。

五、治疗

鲑鱼斑大多可逐渐自行消退，葡萄酒样痣则应选择脉冲染料激光治疗或光动力疗法。

第二节　静脉湖
Venous Lake

Abstract

Venous lakes are dilated “lake-like” venules in the upper dermis typically seen on the lower lip and other sun-damaged surfaces of skin in the elderly. These lesions are dark blue-to-violaceous compressible papules. It is benign condition which requires treatment unless the lesions repeatedly bleed or cause cosmetic concern. There are many local therapies for treatment of lip venous lake such as surgical excision, cryotherapy, infrared coagulation and laser therapy.

引言

静脉湖（venous lake）是一种获得性真皮浅层血管高度扩张性病变，与真皮光老化相关，常常发生于老年人曝光部位。本病是良性病变，不需要特殊治疗。

一、病因和发病机制

静脉湖常常发生于老年人的曝光部位，提示真皮组织光老化，弹性纤维变性导致血管周围支撑力下降，血管出现高度扩张。

二、临床表现

静脉湖是一种常见的血管扩张，常发生于老年人的曝光部位，如面部、耳部和唇部。表现为蓝黑色、轻度高起、质软的丘疹，直径为 3 ~ 10mm。

三、组织病理

病变位于真皮上部，靠近表皮，扩张的血管腔内充满了红细胞，腔壁覆盖单层扁平内皮细胞，血管壁纤细纤维组织。扩张血管周围弹性纤维变性，胶原纤维淡染和断裂。

四、诊断和鉴别诊断

根据老年人曝光部位的蓝黑色质软丘疹，基本可以确诊。

临床上，本病需要与色素痣和黑色素瘤进行鉴别，静脉湖的皮肤镜及组织病理改变与这些疾病完全不同。

五、治疗

治疗选择单纯切除或激光治疗，也可考虑选择冷冻治疗或硬化剂治疗。

第三节　血管角化瘤
Angiokeratoma

Abstract

Angiokeratomas are defined histologically as dilated blood vessels lying directly beneath the epidermis, with associated epidermal changes. There are two major types of localized forms and widespread forms, the former including solitary angiokeratoma, Fordyce's angiokeratoma and angiokeratoma of Mibelli, the latter including angiokeratoma corporis diffusum which is also called as Fabry disease and associated with an inborn error of metabolism. In general, angiokeratomas present as asymptomatic blue-red hyperkeratotic papules anywhere on the skin. Localized forms are treated with complete excision, electrocautery, CO_2 laser ablation, long-pulse vascular laser therapy, or cryotherapy. Enzyme replacement therapy is essential for treatment of Fabry disease.

引言

血管角化瘤（angiokeratoma）是一组发病机制、临床表现异质性疾病，它们的组织病理表现相似，即真皮乳头内血管扩张伴有表皮角化过度。

一、病因和发病机制

弥漫性躯体性血管角化瘤主要与溶酶体内的α-半乳糖苷酶缺陷有关，又称 Fabry 病。不过，其他酶缺陷也会表现出相同的症状，如β-半乳糖苷酶、神经氨酸苷酶、L-岩藻糖苷酶和β-甘露糖苷酶。其他类型的血管角化瘤未发现与代谢异常有关，并且缺乏发病机制的深入研究。报道有些 Mibelli 血管角化瘤呈常染色体显性遗传。

二、临床表现

临床上，血管角化瘤分为四种类型，包括 Fordyce 血管角化瘤、Mibelli 血管角化瘤、单发或多发性血管角化瘤和弥漫性躯体性血管角化瘤。它们共同的特征是真皮浅层血管扩张伴有表皮角化过度。

1．Fordyce 型血管角化瘤 多发生于中年或老年人，男性阴囊有多个暗红色或紫黑色丘疹，表面光滑角化，直径 2～4mm，无融合倾向，一般无自觉症状（图 22-2）。女阴可以出现相似病变。

2．Mibelli 型血管角化瘤 通常儿童期或青春期发生，女性多于男性，表现为手足背侧及关节伸侧多个深红色丘疹，直径 3～5mm，表面轻度疣状改变（图 22-3）。对寒冷敏感，甚至容易出现冻疮。

3．单发或多发性血管角化瘤 这种类型最常见发生于年轻人的下肢，通常单个病变。如果病变先天性发生，位于下肢的局限区域，称为局限性血管角化瘤。早期病变为红色、质软，后期表现为蓝黑色、角质化丘疹。

4．弥漫性躯体性血管角化瘤 本型是一种与代谢异常相关的基因病，常常发生在 20 岁左右的青年人，男性多于女性，并且男性发病年龄早于女性。皮疹主要分布广泛，表现为无数个成簇的微小紫癜性丘疹，伴有毛细血管扩张。其他受累器官包括肾脏、心血管、神经系统和胃肠道等。

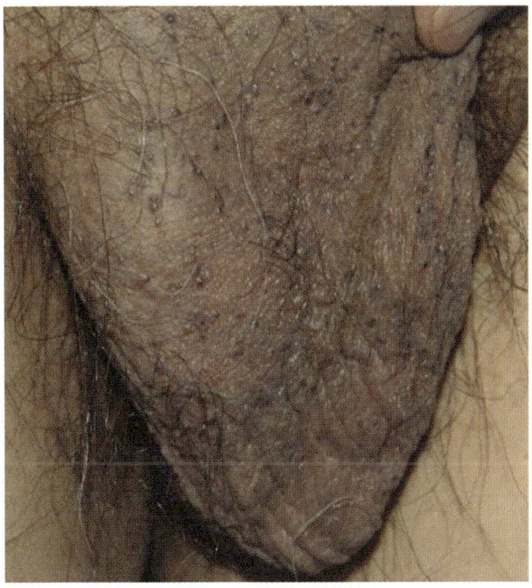

图 22-2 Fordyce 型血管角化瘤

注：阴囊散在褐红色丘疹。

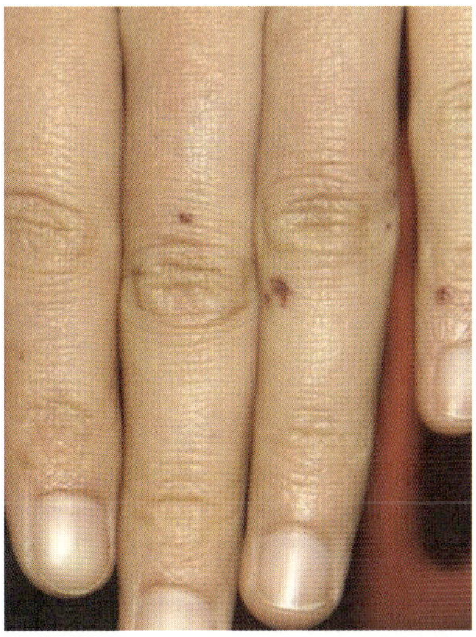

图 22-3 Mibelli 型血管角化瘤

注：手指散在暗红色斑丘疹。

三、组织病理

所有上述四种血管角化瘤的组织病理学改变是一致的，真皮乳头内存在多个薄壁、扩张充血的毛细血管，上方表皮不同程度的棘细胞层增厚，皮突延长和角化过度（图 22-4）。Fabry 病的皮肤病变中，成纤维细胞、内皮细胞和外皮细胞等这些细胞浆内可见空泡，显示脂质增加。

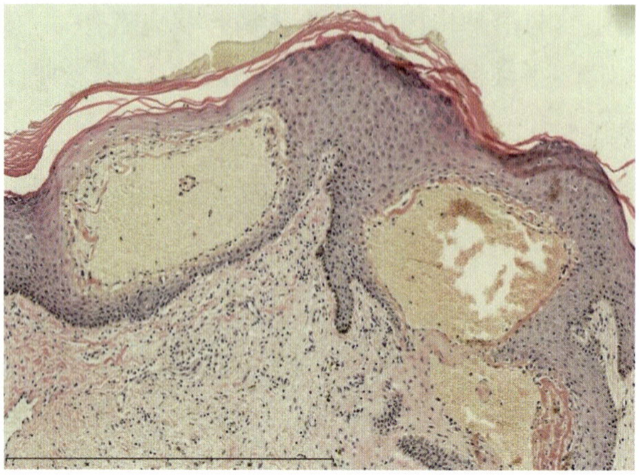

图 22-4　血管角化瘤的组织病理（HE 染色）

注：角化过度，真皮乳头内扩张血管，周围皮突延长。

四、诊断和鉴别诊断

根据分布部位、暗红色或紫黑色角化性丘疹以及分布形态，常常首先考虑到本病，组织病理具有特殊的改变，对确诊有重要作用。

Mibelli 型血管角化瘤发生于手足，临床上需要与肢端假淋巴瘤样血管角化瘤（acral pseudolymphomatous angiokeratoma）进行鉴别，后者组织病理显示较多淋巴组织细胞浸润，少量嗜酸性粒细胞及浆细胞。弥漫性躯体性血管角化瘤需要与各种原因引起的紫癜性疾病进行鉴别，需要进行细致的系统性检查及基因筛查。

五、治疗

可选择二氧化碳激光或脉冲染料激光治疗。病变单发时，治疗选择单纯切除。对于 α-半乳糖苷酶缺陷引起的 Fabry 病，酶替代治疗可以促使病变消退。

第四节　婴儿血管瘤
Infantile Hemangioma

Abstract

Infantile hemangiomas are the most common benign vascular tumors of infancy. They usually present in the first few weeks of life and exhibit a characteristic sequence of growth and spontaneous involution. Superficial infantile hemangiomas are located in the upper dermis and typically appear as elevated red papules, nodules, or plaques. Deep infantile hemangiomas can present as bluish tumors with indistinct borders. Multiple cutaneous hemangiomas or segmental lesions can be associated with developmental structural anomalies. Most infantile hemangiomas do not require therapy and regress spontaneously. β blockers are an effective treatment for infantile hemangioma in situations where potential risk of sequelae may have possibilities to occur.

引言

婴儿血管瘤（infantile hemangioma）是婴儿期最常见的血管性肿瘤，不同于其他类型的血管瘤或者血管畸形，其具有独特的生长方式和消退过程，深在的以及可能引起不良后遗症的肿瘤需要积极治疗。

一、病因和发病机制

婴儿血管瘤的发生跟血管生成调节异常相关，研究显示缺氧是主要的诱发因素，导致局部血管内皮生长因子（vascular endothelial growth factor，VEGF）表达增加，促使间充质干细胞分化为不成熟的内皮细胞和周皮细胞，血管瘤处于快速生长期，增生的细胞形成肿瘤性团块，退行期时，不成熟的血管不断被纤维脂肪组织代替。

二、临床表现

婴儿血管瘤是婴儿期最常见的血管肿瘤，又称草莓状血管瘤，好发于头部及颈部，女性稍多于男性。病变通常出现在出生后 3～5 周，数月内体积增大，形成红色、分叶状质软肿瘤，位置表浅者表现为鲜红色结节或斑块，位置较深者表现为青红色肿块，边界不清。较表浅的肿瘤一般在 4 岁内约 90% 完全消退，深在的病变消退慢。多发性或节段状分布的血管瘤需要更加谨慎地查体，这些情况合并心脏功能异常、其他脏器血管瘤或畸形的风险增加。

三、组织病理

早期血管瘤以内皮细胞实性增生为主，可见少量小的毛细血管腔。随着时间的推移，血管腔结构增多、高度扩张，局部与静脉畸形相似。退行期病变中，纤维化进行性增加，血管减少。

四、诊断和鉴别诊断

根据出生后数周出现的鲜红瘤体，外观呈分叶、颗粒状，逐渐增大但有自发消退倾向可诊断。有些情况下，需要借助影像学检查评价深在病变，如应用多普勒超声或磁共振了解更加复杂的情况。组织病理检查不是常规的诊断方法，在鉴别其他类似血管瘤的病变时应用，比如需要与卡波西样血管内皮细胞瘤、丛状血管瘤、化脓性肉芽肿、Spitz 痣、黄色肉芽肿或者横纹肌肉瘤等鉴别时，组织病理检查对疾病的诊断是至关重要的。

五、治疗

口服 β 受体阻滞剂，主要是普萘洛尔，用于治疗增生期和非增生期的高风险婴儿血管瘤，对前者的治疗更加成功。肿瘤表达高水平 β_2 肾上腺受体可以解释 β 受体阻滞剂的作用。口服普萘洛尔剂量为 0.75～2mg/（kg·d），用药前需排除心脏传导阻滞等禁忌，用药时需严密监测生命体征及血糖。也可外用 β 受体阻滞剂，如 0.5% 噻吗洛尔滴眼液湿敷，每日 2～3 次，配合保鲜膜封包，可试用于小的和浅表的不伴并发症病变。手术切除、激光治疗、瘤内栓塞治疗均不是一线治疗选择，只有在应用 β 受体阻滞剂禁忌时才考虑应用。

第五节　静脉畸形
Venous Malformation

Abstract

Venous malformations (VMs), formerly known as cavernous hemangiomas, are not true vascular tumors. They are present at birth as nonproliferating vascular birthmarks composed of slow-flow venous malformations. VMs have been reported to arise at all sites including skin and subcutaneous layers of the head and neck, face, extremities, and deeper structures such as bone, liver, gastrointestinal tract. Therefore, VMs can be part of complex vascular disorders such as blue rubber bleb nevus syndrome and the spectrum of overgrowth syndromes. Blue rubber bleb nevus syndrome is a very rare systemic vascular malformation frequently affecting the skin and the gastrointestinal tract. Maffucci's syndrome is characterized by multiple vascular tumors of the skin and subcutis associated with multiple enchondromas of bone, particularly the long bones. Some lesions are treated with sclerotherapy or surgical resection.

引言

静脉畸形（venous malformation）曾称为海绵状血管瘤（cavernous hemangioma），由于这一类病变不是真正的肿瘤，因此，按照2018年国际血管瘤和脉管畸形研究学会的分类，海绵状血管瘤已被弃用。这种畸形在出生时发病，无自行消退倾向，常常合并其他器官病变，成为综合征的一部分，如Maffucci综合征和蓝色橡皮疱痣综合征等。

一、病因和发病机制

本病因胚胎在第4～10周期间，血管发育异常所致。研究发现静脉畸形呈常染色体显性遗传，与*TEK*突变相关，其编码血管生成素受体（TIE2），这种突变引起无配体下的受体出现磷酸化，激活内皮细胞的PI3K/AKT信号通路。

二、临床表现

静脉畸形与婴儿血管瘤相比，有相似的发病年龄、性别和分布部位，但发生率更低。浅表的静脉畸形表现为紫蓝色丘疹或结节，深在病变体积更大、界限不清，表面皮肤颜色变化不明显，触诊软或有弹性，有些病变触痛，这些病变无自行消退的倾向。皮损散在多发，也可见到沿皮节分布。静脉畸形可以与其他脉管性病变合并，如毛细血管瘤、淋巴管畸形或梭形细胞血管瘤等。

下面简要介绍出现多个静脉畸形的综合征：Maffucci综合征和蓝色橡皮疱痣综合征。

1．Maffucci综合征　Maffucci综合征的显著特征是皮下组织大面积静脉畸形，同时以长骨为主的软骨发育不良，骨化障碍引起骨骼脆性增加，造成严重肢体变短畸形；骨软骨瘤有可能发展为软骨肉瘤。

2．蓝色橡皮疱痣综合征　表现为出生时出现静脉畸形，随后大小和数量增加。大多数为隆起性病变，质软、深蓝色并且可压缩，触诊可发现皮下组织内的静脉畸形。也可以出现在口腔内、胃肠道及少见累及其他器官。胃肠道慢性失血常常引起缺铁性贫血。

三、组织病理

真皮及皮下组织内大量扩张血管腔，内覆单层扁平内皮细胞，细胞无异型性，血管壁内可见平滑肌，血管腔内含有红细胞和红染纤维素样物质，偶有血栓形成。

四、诊断和鉴别诊断

根据先天出现的蓝色质软结节或斑块，无自发消退倾向需考虑该诊断，深在的静脉畸形需要结合触诊、多普勒血管超声等检查明确病变。拟诊 Maffucci 综合征和蓝色橡皮疱痣综合征时，血液学、放射性平片及胃肠内镜等检查是必需的。

临床上，表现为单个或多个蓝紫色病变的疾病，包括静脉功能不全引起静脉曲张、血管球瘤、蓝痣等，需要与静脉畸形鉴别，通过详细临床病史、临床症状及组织病理均可以进行鉴别。

五、治疗

治疗可选择单纯切除、注射硬化剂等。

第六节　化脓性肉芽肿
Pyogenic Granuloma

Abstract

Pyogenic granuloma is a common, acquired, benign vascular tumor that arises in the skin and mucous membranes. In fact, histopathologic findings have revealed that accurate term for this entity is lobular capillary hemangioma. Although its pathogenesis is controversial, clinically some cases are associated with injury, medications and pregnancy. Pyogenic granulomas may have an initial period of rapid growth, followed by stabilization and occasionally, regression. It presents as a bright red to red-brown, sometimes crusted, slightly pedunculated or sessile papulonodule. The surface is often ulcerated and bleeds easily. They are usually cured with simple excision.

引言

化脓性肉芽肿（pyogenic granuloma）又称分叶状毛细血管瘤，是一种常见血管瘤，主要发生于暴露部位，表现为红丘疹，有些皮疹结痂，容易出血，治疗以手术和激光治疗为主。

一、病因和发病机制

大多数无明显诱因发病，少数与外伤、妊娠以及药物治疗（如异维 A 酸、BRAF 抑制剂）等有关。

二、临床表现

本病常常累及儿童和年轻人，性别无差异，好发部位为手足部和面部，特别是嘴唇及牙龈。典型的病变在几周内迅速生长，形成鲜红色凸起皮面的丘疹，随后皮疹稳定，直径通常不超过 2cm，表面常常结痂，容易出血，肿瘤单发或者多发（图 22-5）。

三、组织病理

典型病变表现为息肉状隆起，两侧皮突延长形成抱球状。常常见到部分表皮缺失及炎性渗出，病变浅层炎细胞反应，如果表皮完整时，炎症反应缺如。

肿瘤浅表部分更像毛细血管，明显管腔分化，内含红细胞，形成团块或分叶状，散在分布，深在部分多无明显管腔形成，呈现内皮细胞增生性条索。核分裂象变化不一，局部可能会较为活跃。分叶状团块之间组织黏液性间质，内含散在梭形结缔组织细胞及少量肥大细胞（图 22-6）。免疫组织化学研究显示内皮细胞阳性表达一些血管标记，包括 CD3 和 ERG 以及外皮细胞的平滑肌肌动蛋白。

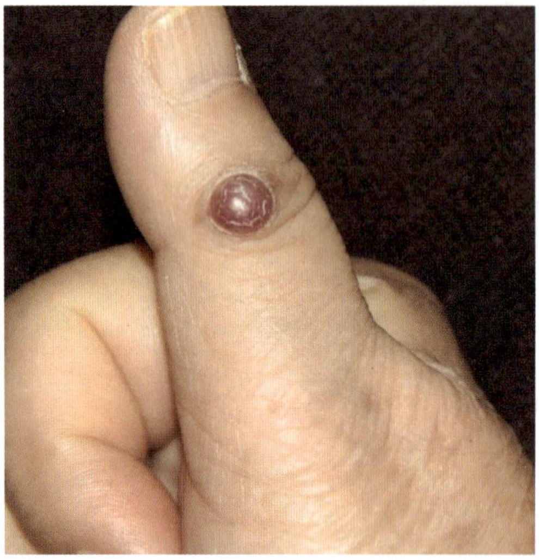

图 22-5　化脓性肉芽肿

注：拇指暗红色丘疹，周围见环形的角质。

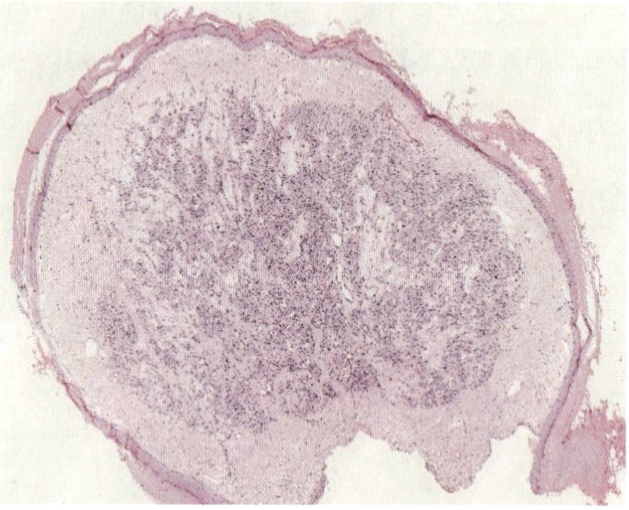

图 22-6　化脓性肉芽肿的组织病理（HE 染色）

注：肿瘤呈息肉状，表面结痂，真皮内毛细血管及内皮细胞增生。

四、诊断和鉴别诊断

根据红色丘疹及肢端发病，发病较快，常常容易出血，需考虑该诊断。鉴别诊断包括上皮样血管瘤、Spitz 痣、无色素性恶性黑色素瘤、卡波西肉瘤及杆菌性上皮样血管瘤病等，因此，在临床表现不典型时，组织病理诊断极其重要。下面主要介绍两种疾病的鉴别诊断。

1．卡波西肉瘤　当化脓性肉芽肿表现为多发性病变时，需要与卡波西肉瘤鉴别，卡波西肉瘤以梭形细胞增生为主，裂隙状血管腔，HHV-8 阳性，这些均不同于化脓性肉芽肿。

2．杆菌性上皮样血管瘤病　本病在临床表现和组织病理上均需要与化脓性肉芽肿鉴别。这是一种由于汉赛巴尔通体感染引起的疾病，主要发生在免疫抑制的背景下。组织病理显示真皮内血管性增生，嗜中性粒细胞分布于整个病变，有些区域见到颗粒状嗜碱性团块，应用 Warthin-Starry 或吉姆萨染色时显示嗜碱性物质为杆状菌菌落。这些均有助于同化脓性肉芽肿相鉴别。

五、治疗

本病变通常不会自行消退，治疗选择手术切除、电灼、二氧化碳激光及染料激光等，手术或电灼后仍有复发的可能。

第七节　上皮样血管瘤
Epithelioid Hemangioma

Abstract

Epithelioid hemangioma (EH), also known as angiolymphoid hyperplasia with eosinophilia, is a rare vascular tumor characterized by capillary vessels lined by epithelioid endothelial cells along with variable inflammatory cell infiltrate. The etiology of EH remains controversial as to whether it is a neoplastic or hypersensitivity reaction, with the former receiving more support. Multiple recurrent gene rearrangements have been identified in the pathogenesis of EH. Typically, EH arises in the head and neck region of young women, presenting as raised colored itchy nodules. While it rarely regresses spontaneously, there are no reports of malignant transformation.

引言

上皮样血管瘤（epithelioid hemangioma）的来源仍有一定争议，有人认为本病不是肿瘤，而是对于刺激的反应性病变，又称为血管淋巴样增生伴嗜酸性粒细胞增多。不过，目前仍多倾向于肿瘤，上皮样血管瘤属于以上皮样内皮细胞为病理特征的血管源性肿瘤谱，如恶性端包括上皮样血管肉瘤，而上皮样血管瘤处于良性端。

一、病因和发病机制

上皮样血管瘤病因不清，目前有多种推测，有些病例在发病之前有外伤史，一些病变发生在妊娠期，性激素可能是诱发因素，有些学者推测 T 细胞增生，特别 Th2 在疾病中发挥一定的作用。越来越多的文献报道有些部位或病理改变的病例出现基因重排，更加支持上皮样血管瘤是肿瘤的推断。

二、临床表现

好发于青中年女性的外耳周围、头皮及颈部，表现为出现多个瘙痒性红丘疹和斑块，慢性病程，病变常常局限于单侧。一般不会引起严重并发症（图 22-7）。

三、组织病理

病变位于真皮内，界限不清楚，呈现不同程度的血管增生，上皮样内皮细胞呈鹅卵石状突入血管腔内，细胞无明显异型性，血管壁无纤维素样坏死。炎细胞弥漫分布于受累血管周围，主要包括淋巴细胞及嗜酸性粒细胞（图 22-8），但是一些区域炎细胞可以完全缺如，病变晚期炎细胞同样减少，同时纤维化成分出现。

四、诊断和鉴别诊断

诊断根据临床表现及组织病理确诊，需要与以下疾病相鉴别。

1. 血管肉瘤　一般发生于老年人头面部，表现多为瘀斑样斑或斑块，组织病理内皮细胞异型性明显，嗜酸性粒细胞浸润极少见，这些均可以鉴别上皮样血管瘤。

2. 面部肉芽肿　临床表现为面部瘙痒性斑块。组织病理中显示血管壁出现纤维素样坏死，较多嗜酸性粒细胞以及嗜中性粒细胞浸润，有时出现核尘。

第二十二章

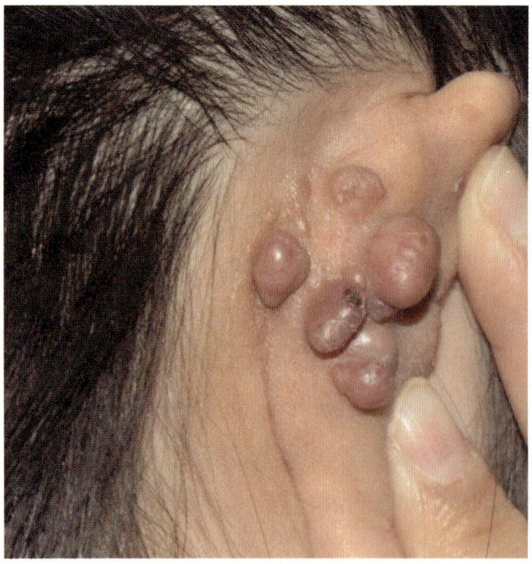

图 22-7　上皮样血管瘤

注：耳后多发性红丘疹及结节。

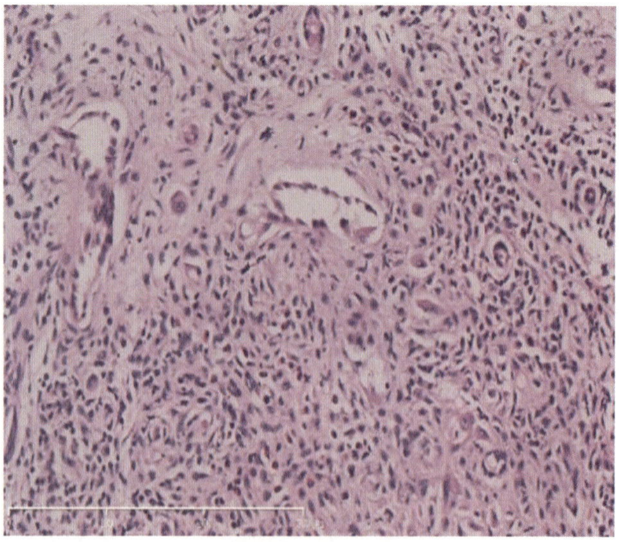

图 22-8　上皮样血管瘤组织病理（HE 染色）

注：上皮样血管内皮细胞增生，周围淋巴细胞及嗜酸性粒细胞浸润。

3．木村病　发生于成人头颈部，表现为皮下肿块。组织病理显示皮下脂肪内较多淋巴细胞及淋巴滤泡形成，嗜酸性粒细胞浸润形成脓肿，血管无上皮样内皮细胞，病变周围纤维化明显。

五、治疗

可选择手术治疗，亦可以皮损内注射皮质类固醇激素进行治疗。

第八节　卡波西肉瘤
Kaposi Sarcoma

Abstract

Though Kaposi sarcoma (KS) is generally described as an uncommon, slowly progressive tumor, it is still controversial whether it is a multifocal reactive process or a neoplastic condition. Infection of human herpes virus 8 (HHV-8) is associated with pathogenesis of nearly all cases of KS. Currently, KS can be classified into four groups：Classic KS, AIDS-related KS, endemic KS and iatrogenic KS. KS typically appears as painless purplish spots on the legs, feet or face. Lesions can also appear in the genital area, mouth or lymph nodes. In severe KS, lesions may develop in the digestive tract and lungs. Treatment for early AIDS-related KS in previously untreated patients should start with the control of HIV with antiretrovirals. Systemic chemotherapy is reserved for individual cases with numerous skin lesions. Adjustment of immunosuppressive regimens may be beneficial in cases of iatrogenic KS.

引言

卡波西肉瘤（Kaposi sarcoma，KS）是一种少见、缓慢进展的肿瘤，目前临床分为四种类型，即经典型、非洲地方型、艾滋病相关型和医源性免疫抑制剂相关型卡波西肉瘤，所有类型的卡波西肉瘤与人类疱疹病毒-8（human herpes virus 8，HHV-8）相关。

一、病因和发病机制

根据卡波西肉瘤（KS）早期组织内炎细胞反应和缺乏细胞异型性，去除免疫抑制因素后，病变可以消退，推测早期是反应性病变，而不是肿瘤。不过，由于炎症因子、血管生成因子、HHV-8 和 HIV 感染等因素的参与，导致了病变克隆性增生，演变为肿瘤。另外，通过免疫组化显示肿瘤细胞表达 D2-40、Prox-1 和 Lyve-1 等蛋白，提示卡波西肉瘤增生细胞来源于淋巴管内皮。

二、临床表现

1．经典型 KS 绝大多数发生于老年人，男性多于女性，种族间发病率有差异，主要累及东欧人、犹太人和地中海人，中国新疆地区远高于国内其他地区。表现为足部、小腿部位进展缓慢皮疹，早期表现为暗红色斑疹及斑片，随时间慢慢发展为紫黑色斑块和结节，可以合并慢性淋巴管水肿，肿瘤惰性进展，使晚期出现广泛性皮肤结节，内脏转移不常见。

2．非洲地方型 KS 卡波西肉瘤在非洲中部土著黑种人发病很常见，与经典型相似，呈现慢性进展过程。不同的是，如果这种类型累及年轻人，侵袭性更强，表现为肿瘤分布广泛、浸润更深及累及骨骼。卡波西肉瘤儿童型特点鲜明，可发生广泛的淋巴结受累和早期死亡。部分非洲地区的卡波西肉瘤与 HIV 感染相关。

3．艾滋病相关型 KS 本型病变发展迅速，除经典四肢受累之外，也常常累及躯干和黏膜部位。内脏受累常见，但通常没有明显的临床症状。

4．医源性免疫抑制剂相关型 KS 预防移植器官排斥反应或者治疗自身免疫性疾病时，常常应用免疫抑制剂，本型与用药密切相关。临床表现与经典型 KS 相似，不过，肿瘤随着糖皮质激素和/或免疫抑制剂的减量可以自行消退，重新应用相似药物，肿瘤可以复发。

三、组织病理

所有类型的卡波西肉瘤组织病理改变基本一致，早期斑片期的病理改变无特异性，常常引起误诊为一般的炎症。发展到斑块或结节时，组织病理改变特点鲜明，显著的梭形细胞增生，这时确诊较为容易。

1．斑片期及斑块期 真皮胶原纤维间淋巴管样裂隙，形状不规则，呈现“锯齿状”分割胶原纤维束，管腔周围出现淋巴细胞和浆细胞稀疏的浸润，与炎性肉芽组织相似，容易误诊，常常见到红细胞外溢和含铁血黄素。斑块期内裂隙样管腔增生占据至真皮的大部分，取代胶原纤维，同时可见梭形细胞形成短束状稀疏分布，仍然见到出血现象。

2．结节期 梭形细胞增生形成界限清楚的结节，充满红细胞的裂隙呈现蜂窝样网状结构，与相互交织的梭形细胞紧密排列在一起，见不到明显的内皮细胞。这些肿瘤结节被致密的胶原纤维带所分割。结节附近总能见到含铁血黄素。表皮和附属器通常不受破坏。

在所有临床类型的卡波西肉瘤标本内均可以检测出 HHV-8，这是一种有用的诊断依据。免疫组化梭形细胞 CD34 呈阳性。

四、诊断和鉴别诊断

根据四肢出现的暗红至紫黑色斑片，逐渐进展成为斑块、结节，病理显示梭形细胞肿瘤形成裂隙样管腔，表达 CD34 及 HHV-8 染色阳性可诊断。由于斑片期血管腔不明显，胶原纤维间梭形细胞增多，伴有少量淋巴细胞及浆细胞，因此，容易误诊为炎性病变或萎缩型纤维组织细胞瘤，需要提高警惕。

临床病理且结合 CD34 及 HHV-8 检查，可以可靠地进行鉴别诊断。下肢静脉血流淤积造成血管增生，称为肢端血管性皮炎，表现为足部褐黑色丘疹或斑块，需要与卡波西肉瘤鉴别，但这种疾病临床上进展很慢，组织病理血管增生及含铁血黄素明显，无梭形细胞增生。

五、治疗

目前没有治愈卡波西肉瘤的治疗方法，治疗主要依靠减轻相应的症状。手术切除、外部射线治疗、激光治疗、冷冻治疗和光动力治疗等用来控制肿瘤生长和处理相应的不适，或者为了美容方面的需求。多发性皮损、明显口腔黏膜受累和出现迅速进展的症状时才会应用系统性化疗。高效抗逆转录病毒治疗（highly active anti-retroviral therapy，HAART）可以显著降低 HIV 相关型卡波西肉瘤的发生率，调整免疫抑制药物对于医源性卡波西肉瘤的治疗有帮助。

第九节　卡波西肉瘤的发病机制和治疗选择
Pathogenesis of Kaposi Sarcoma and Therapeutic Strategies for It

卡波西肉瘤（Kaposi sarcoma，KS）是一种少见、缓慢进展的肿瘤，表现为皮肤和黏膜部位的暗红色斑疹、斑块和结节，皮疹局部分布或泛发，有些情况下，可以累及淋巴结或内脏。早期组织病理类似炎症性疾病，逐渐进展为梭形细胞增生为主，与充满红细胞的蜂窝样裂隙交织分布，免疫组化梭形细胞 CD34 阳性。目前临床分为四种类型，即经典型、非洲地方型、艾滋病相关型和免疫抑制剂相关型。对 KS 的分类仍有一定争议，早期疾病改变倾向于反应性病变，充分发展阶段表现为肿瘤性疾病。推测所有类型的 KS 与人类疱疹病毒-8（HHV-8）感染相关。本文综述 HHV-8 引起的发病机制以及对 KS 的处理选择。

一、HHV-8 相关发病机制

基于流行病学研究，直到 1994 年才认识 KS 的病因与 HIV 感染无直接关系，与另外一种病毒有关，这种病毒被命名为卡波西肉瘤疱疹病毒，或者归类为 HHV-8。HHV-8 的感染和免疫缺陷共同引起了 KS 的发生。

HHV-8 属于疱疹病毒 γ 亚科的一种，线性双链 DNA 被包裹在正二十面体衣壳内。病毒在体内可以感染内皮细胞、树突状细胞、B 淋巴细胞、单核细胞、成纤维细胞及上皮细胞。病毒结合宿主细胞表面的受体（如整合素等），引起细胞内信号传导变化，类似胞饮方式进入胞浆内。进入宿主细胞后，衣壳被脱去，DNA 进入细胞核内与宿主基因组整合在一起，病毒 DNA 环化，形成附加体（episome）。病毒在宿主内处于潜伏感染和阵发性裂解激活状态，以前者为主。在 KS 发病中，病毒主要感染内皮细胞。感染 B 淋巴细胞，目前认为与原发性渗出性淋巴瘤和多中心 Castleman 病发病有关。

（一）潜伏感染

潜伏病毒基因组形成环化的附加体，借助潜伏相关核蛋白（latency-associated nuclear protein，LANA）与宿主基因组结合，这样随着宿主基因组的复制和细胞分裂，病毒随之复制和进入子细胞。病毒的潜伏基因表达的产物有助于细胞存活和病毒持久潜伏，比如 vFLIP、vCyclin、LANA、卡波西素（Kaposin）和一些 miRNA 等。vFLIP 通过激活 NF-κB 通路增加细胞生存。miRNA 可以帮助受感染细胞减少凋亡。这些都可促进肿瘤的发生。

（二）裂解性激活状态

目前病毒由潜伏状态转换成自发性激活状态的生理性刺激还不清楚，在这种状态下，病毒基因组复制并且组装出具有传染性病毒体。裂解状态中，瞬间早期基因表达 RTA 裂解蛋白，这是一种病毒转录因子，可以激活病毒和细胞的启动子，保证病毒复制所需基因的表达。亚早期和晚期基因表达的蛋白控制病毒 DNA 复制，包括通过滚动环机制产生线状基因组并组装到衣壳内。裂解基因产物同样参与肿瘤的发生，但不同于潜伏基因在所有的肿瘤细胞内表达，裂解基因蛋白只出现在很少比例的肿瘤细胞内。有些裂解蛋白以自分泌方式刺激肿瘤生长。

HHV-8 产生多种蛋白调节宿主细胞的信号传导通路，导致细胞持久存活和增生。这些信号传导通路包括 PI3K-AKT-mTOR 通路、MAPK 通路和 NF-κB 通路。如基因蛋白 K1 和 vGPCR（G-protein-coupled receptor，趋化因子跨膜受体类似物）调节 PI3K-AKT-mTOR 通路，促使内皮细胞永生和成纤维细胞转化。

二、治疗选择

免疫缺陷相关的 KS 治疗首选治疗是增强免疫，如艾滋病相关型 KS 可以应用嵌合抗原受体 T 细胞治疗 HIV，T_0 期肿瘤可消退；医源性 KS 停止免疫抑制剂使用或者更换免疫抑制剂类型等，如将钙调神经酶抑制剂更换为西罗莫司（PI3K-AKT-mTOR 通路抑制剂）。对于经典型 KS 或无 HIV 感染的肿瘤只是增强免疫对于治疗肿瘤是不够的，不过目前没有大样本临床试验来验证这些情况下的标准治疗方案，主要根据肿瘤的数量、分布部位、进展的程度及合并疾病的严重程度来确定针对肿瘤的治疗方案。

（一）局部治疗

所有类型的 KS 在皮损数量少、局部分布时，选择局部放射治疗、切除、局部注射长春新碱等方法。

（二）系统性治疗

1．细胞毒治疗 对艾滋病相关型 KS 病例的治疗研究非常充分，经大量临床研究，积累了很多有价值的治疗经验，根据肿瘤的临床分期选择治疗方案。T_0 期肿瘤选择 CART 治疗，6 ~ 12 个月内肿瘤缩小 50% 以上。

进展期艾滋病相关型 KS 的一线治疗是应用阿霉素脂质体，在肿瘤反应率、疗程、毒副作用等方面，均优于柔红霉素脂质体，更优于紫杉醇、博来霉素及长春新碱等传统细胞毒治疗。

2．针对发病机制的治疗 传统的两种药物包括干扰素和阿利维 A 酸。干扰素主要的作用是抗增生和抗病毒，调节宿主的细胞免疫和体液免疫反应。外用阿利维 A 酸抑制细胞增生，促进细胞分化，体外实验显示可以诱导肿瘤细胞凋亡。

随着对 KS 发病机制的不断认识，已经产生了多个潜在的治疗靶点，一些小样本临床研究中显示出令人满意的治疗反应。伊马替尼抑制酪氨酸激酶介导的跨膜受体信号通路，阻止 KS 细胞增生和血管生成。IL-12 增强 I 型免疫反应，抑制血管生成以及降低 vGPCR 的活性。蛋白酶体抑制剂通过抑制 NF-κB 通路，降低肿瘤细胞生存率。西罗莫司抑制 PI3K-AKT-mTOR 通路，显示有抑制医源性和艾滋病相关型 KS 的活性。噻吗洛尔和普萘洛尔抑制自分泌的 β 肾上腺素能受体介导信号，从而抑制病毒裂解基因的表达，防止转化的成纤维细胞增生。

Case report

A 35-year-old man presented with dark reddish papules and plaques on the extremities for more than 4 years. Four years ago, he noticed a slightly painful erythematous papule on the dorsal aspect of left foot, with more similar skin lesions appearing on his right foot, left lower leg and right hand with time. The papules enlarged gradually developing into nodules or plaques. They never broke down and bled. He is homosexual. On the physical examination, there were brown-red plaques on the dorsal aspects of feet and left leg and dark reddish periungual papule on the index finger of right hand (Figure 22-9). Lab tests showed HIV screening was positive and absolute numbers of $CD4^+$ lymphocytes were far below normal limit. Microscopic examination from biopsy of right hand revealed that dermal proliferation of interlacing bundles of plump spindle cells and intimately related, poorly defined slit-like vessels. Dilated thin-walled vessels are found at the periphery of the tumor (Figure 22-10). Immunohistochemical studies demonstrated that spindle cells were stained with antibody to human herpesvirus 8 (HHV-8) and CD34 (Figure 22-11). AIDS-related Kaposi sarcoma (KS) was established. With HAART treatment, skin lesions regressed and the pain alleviated.

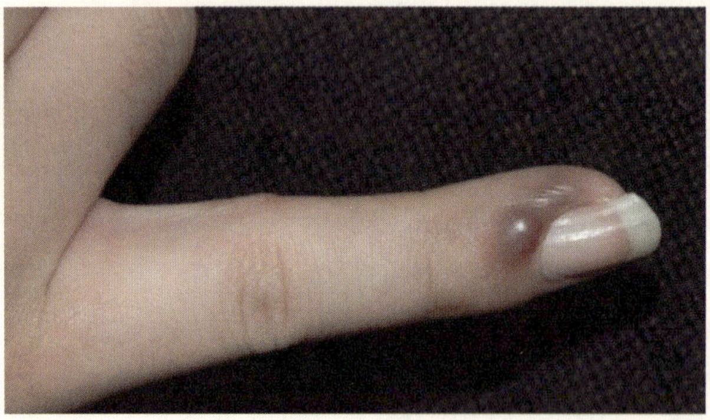

Figure 22-9　Dark reddish smooth periungual papule on the index finger of right hand

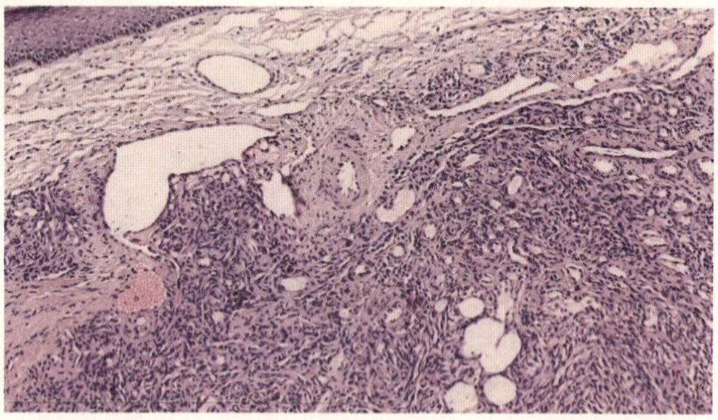

Figure 22-10　Interlacing bundles of plump spindle cells and slit-like vessels in the dermis

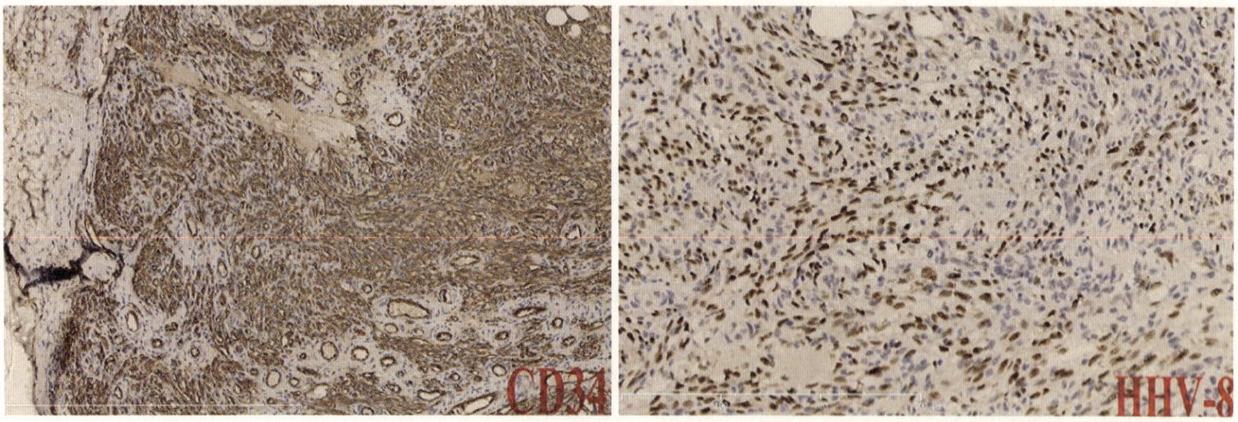

Figure 22-11　Immunohistochemical studies showing positivity of CD34 and HHV-8

渠涛　编写 | 王涛　校 | 晋红中　审

参考文献

[1] 中华医学会皮肤性病学分会儿童学组，中华医学会儿科学分会皮肤性病学组中国医师协会皮肤科医师分会儿童皮肤病专业委员会，中国康复医学会皮肤病康复专业委员会. β受体阻滞剂治疗婴儿血管瘤中国专家共识［J］. 中华皮肤科杂志，2020，53（7）：493-500.
[2] SHIRLEY M D, TANG H, GALLIONE C J, et al. Sturge-Weber syndrome and port-wine stains caused by somatic mutation

in GNAQ[J]. N Engl J Med, 2013, 368: 1971-1979.
[3] SCHILLER P I, ITIN P H. Angiokeratomas: an update[J]. Dermatology, 1996, 193: 275-282.
[4] YU Y, FUHR J, BOYE E, et al . Mesenchymal stem cells and adipogenesis in hemangioma involution[J]. Stem Cells, 2006, 24: 1605-1612.
[5] FRECENTESE GRACE I, PANTANOWITZ LIRON, PATEL RAJIV M, et al. A rare case of cellular epithelioid hemangioma involving the penis[J]. J Cutan Pathol, 2023, 50: 97-100.
[6] WANG LING, LI LEI, HUANG CHAO. Efficacy of photodynamic therapy in the treatment of port wine stains: a systematic review and meta-analysis[J]. Front Med (Lausanne), 2023: 10.
[7] BECHTEL JILL T, LIANG YUYING, HVIDDING JOSHUA, et al. Host range of Kaposi's sarcoma-associated herpesvirus in cultured cells[J]. J Virol, 2003, 77: 6474-6481.
[8] FIELD NIGEL, LOW WALTER, DANIELS MARK, et al. KSHV vFLIP binds to IKK-gamma to activate IKK[J]. J Cell Sci, 2003, 116: 3721-3728.
[9] GUASPARRI ILARIA, WU HAO, CESARMAN ETHEL. The KSHV oncoprotein vFLIP contains a TRAF-interacting motif and requires TRAF2 and TRAF3 for signalling[J]. EMBO Rep, 2006, 7: 114-119.
[10] NAIMO ELEONORA, ZISCHKE JASMIN, SCHULZ THOMAS F. Recent advances in developing treatments of Kaposi's sarcoma herpesvirus-related diseases[J]. Viruses, 2021, 13: undefined.
[11] FILONI ANGELA, AMBROGIO FRANCESCA, DE MARCO AURORA, et al. Topical beta-blockers in dermatologic therapy[J]. Dermatol Ther, 2021, 34: e15016.

第二十三章

原发性皮肤淋巴瘤

原发性皮肤淋巴瘤（primary cutaneous lymphoma，PCL）是指在诊断时仅有皮肤表现，无皮肤外系统受累证据的淋巴瘤。其发病率在结外非霍奇金淋巴瘤中占第二位，年发病率约 1/100 000。

原发性皮肤淋巴瘤的临床表现、分子生物学及预后与结内淋巴瘤累及皮肤有较大差异，因此，在淋巴瘤分类中作为独立的一组疾病，2018 年世界卫生组织－欧洲癌症研究和治疗组织（World Health Organization-European Organization for Research and Treatment of Cancer，WHO-EORTC）更新的分类方法是目前公认的原发性皮肤淋巴瘤诊断和分类标准（表 23-1）。根据肿瘤细胞来源，原发性皮肤淋巴瘤可被分为皮肤 T 细胞淋巴瘤（cutaneous T-cell lymphoma，CTCL）和皮肤 B 细胞淋巴瘤（cutaneous B-cell lymphoma，CBCL），其中皮肤 T 细胞淋巴瘤占原发性皮肤淋巴瘤的 75%～80%。本章节主要就其中较常见的类型进行介绍。

表 23-1　2018 年 WHO-EORTC 原发性皮肤淋巴瘤分类

皮肤 T 细胞淋巴瘤
蕈样肉芽肿
蕈样肉芽肿亚型
• 亲毛囊性蕈样肉芽肿
• Paget 样网状细胞增生症
• 肉芽肿性皮肤松弛症
塞扎里（Sézary）综合征
成人 T 细胞白血病 / 淋巴瘤
原发性皮肤 $CD30^+$ T 细胞淋巴增殖性疾病
• 原发性皮肤间变大细胞淋巴瘤
• 淋巴瘤样丘疹病
皮下脂膜炎样 T 细胞淋巴瘤
结外 NK/T 细胞淋巴瘤鼻型
慢性活动性 EBV 感染
原发性皮肤外周 T 细胞淋巴瘤，罕见亚型
• 原发性皮肤 γ/δ T 细胞淋巴瘤
• 原发性皮肤侵袭性亲表皮 $CD8^+$T 细胞淋巴瘤（暂定）
• 原发性皮肤 $CD4^+$ 小 / 中 T 细胞淋巴组织增殖性疾病（暂定）
• 原发性皮肤肢端 $CD8^+$T 细胞淋巴瘤（暂定）
原发性皮肤外周 T 细胞淋巴瘤，非特指型
皮肤 B 细胞淋巴瘤
原发性皮肤边缘区淋巴瘤
原发性皮肤滤泡中心性淋巴瘤
原发性皮肤弥漫大 B 细胞淋巴瘤，腿型
EB 病毒阳性皮肤黏膜溃疡（暂定）
血管内大 B 细胞淋巴瘤

第一节　蕈样肉芽肿

Mycosis Fungoides

Abstract

Mycosis fungoides is the most common type of cutaneous lymphoma, representing almost 50% of all lymphomas arising primarily in the skin. The classical type of MF can be divided into patch stage, plaque stage and tumor stage. Early diagnosis of MF is difficult, which usually requires regular follow-up, repeated skin biopsy, and comprehensive analysis of clinical manifestations, histopathology, immunophenotype, and molecular biology. The treatment of MF should be determined according to the stage. Patients with early-stage MF should be treated with skin-directed therapy. For advanced-stage MF or recurrent and refractory early-stage MF, systemic treatment can be selected.

引言

蕈样肉芽肿（mycosis fungoides，MF）是原发于皮肤记忆性辅助 T 细胞的皮肤 T 细胞淋巴瘤，约占皮肤 T 细胞淋巴瘤的 60%，组织学上以具有脑回状细胞核的小、中 T 淋巴细胞亲表皮性浸润为特征。典型的蕈样肉芽肿皮损早期表现为斑片，逐渐形成浸润性斑块，晚期可出现肿瘤、红皮病，也可能累及淋巴结和其他脏器，自然病程可达数十年。

一、病因和发病机制

MF 的病因尚不完全清楚，目前研究认为遗传、环境、感染及免疫功能的改变等因素与 MF 的发病相关。

目前已在肿瘤细胞中发现了一系列遗传学异常，主要涉及不同染色体或染色体片段的缺失和易位，如 10q 染色体片段的缺失。近年来基因组学研究发现了多个位点的基因改变，包括 *P53*、*JAK3*、*MLL2*、*CDKN2A-CDKN2B* 等，涉及 T 细胞激活、细胞周期调节、DNA 损伤修复、NF-κB 信号通路和 JAK-STAT 信号通路等生物学过程。蛋白质组学研究发现，与炎症性皮肤病相比，MF 中 *DYNC1I2*、*CD14*、*COL18A1* 的表达水平上调，*CRABP2* 的表达水平下调，上述分子可能在 MF 的发病过程中发挥作用。

某些化学制剂的暴露和人类嗜 T 淋巴细胞病毒 -1（human T-cell lymphotropic virus type-1，HTLV-1）被认为与 MF 的发病相关，但也有研究不支持该观点，环境因素和感染因素在本病中的作用尚未完全阐明。

目前研究认为 MF 肿瘤细胞起源于记忆性 $CD4^+$T 细胞，在早期 MF 中浸润细胞由肿瘤性 $CD4^+$ 和反应性 $CD8^+$T 细胞组成，Th1 细胞因子模式占主导，$CD8^+$ 细胞毒性 T 细胞在抗肿瘤反应中发挥重要作用。在晚期病变中，$CD4^+$T 细胞逐渐增多，并向 Th2 主导的微环境转变，Th1 型细胞因子（如干扰素 γ）介导的抗肿瘤效应逐渐减弱。

二、临床表现

MF 好发于中老年人，诊断时的中位年龄为 55 ~ 60 岁，男女比例为（1.6 ~ 2.0）：1，但儿童和青少年也可发病。MF 通常表现为持续性、缓慢进展的、大小不一、形状不规则的红斑、斑块、肿物等。经典型 MF 具有典型的 3 期表现：斑片期、斑块期和肿瘤期。

1. 斑片期 表现为大小不一、形状不规则的淡红色至暗红色斑片，无明显浸润，表面少量细碎鳞屑，皮肤萎缩可以使皮损具有类似“香烟纸”皱褶样外观。任何部位均可受累，但好发于“游泳裤”区和其他非曝光部位。该时期还可出现皮肤异色样表现，表现为斑驳状色素沉着、毛细血管扩张和皮肤萎缩同时存在（图 23-1）。

2. 斑块期 随着病情进展，斑片可逐渐发展为浸润性斑块，皮损可为淡红色、暗红色或红棕色，边界清楚，形态不一，表面呈不规则隆起，伴有不同程度的鳞屑，可同时伴有典型的斑片期损害（图 23-2）。

3. 肿瘤期 在斑块的基础上或正常皮肤出现肿瘤，通常可以看到斑片、斑块和肿瘤同时存在，肿瘤大小不一，可向皮肤表面隆起或如蕈样增生，常见溃疡，往往伴有剧烈疼痛（图 23-3）。本病还可累及毛囊，导致毛发脱落。MF 晚期可出现皮肤外受累，如淋巴结及肝、肺、脾等内脏器官。

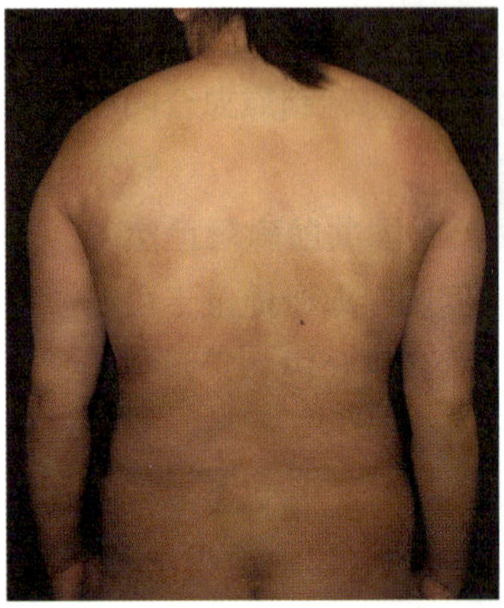

图 23-1 斑片期 MF 的临床表现

注：双上肢、背部、臀部散在暗红色斑片，皮损大小不一。

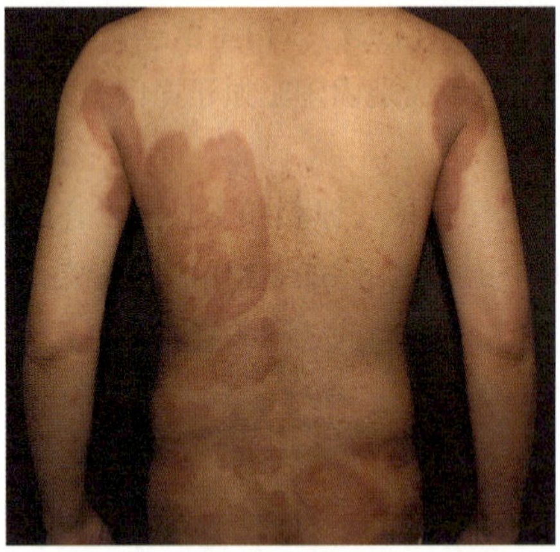

图 23-2 斑块期 MF 的临床表现

注：腋下、背部、臀部有浸润性暗红色斑块。

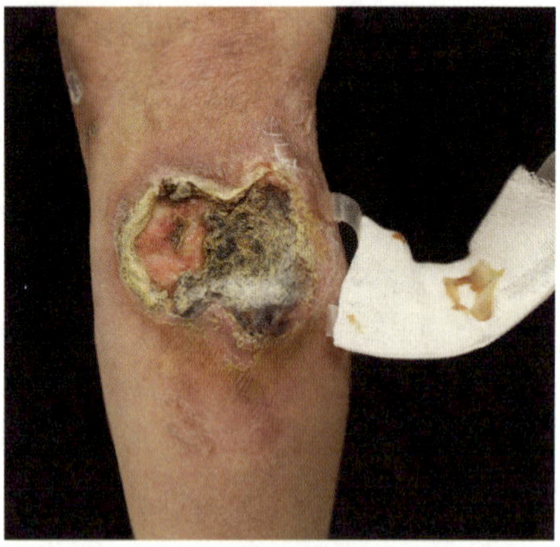

图 23-3 肿瘤期 MF 的临床表现

注：下肢红色肿物、溃疡，可见黑褐色结痂，基底及周围可见多发暗红色浸润性斑块，伴皮肤萎缩。

三、辅助检查

1. 组织病理 早期 MF 诊断困难，有时需要在不同部位多次活检才能确诊。MF 组织病理表现为小至中等大小的非典型单一核细胞侵袭表皮（亲表皮现象）及真皮浅层，并可见 Pautrier 微脓肿。Pautrier 微脓肿是指表皮内有 3 个或 3 个以上淋巴样细胞聚集形成细胞巢，其周围有晕状透明间隙。Pautrier 微脓肿对于 MF 具有诊断特异性，但仅见于少数斑片期 MF 皮损，诊断敏感性不高。在典型斑块期皮损中，亲表皮性通常比斑片期更明显，Pautrier 微脓肿在该时期更为常见，真皮内可见非典型细胞呈带状浸润（图 23-4）。肿瘤期皮损中淋巴细胞在真皮内呈弥漫性浸润，淋巴细胞亲表皮性可能不明显。晚期 MF 可能出现大细胞转化现象，表现为浸润的淋巴细胞中，大细胞（大小至少是小

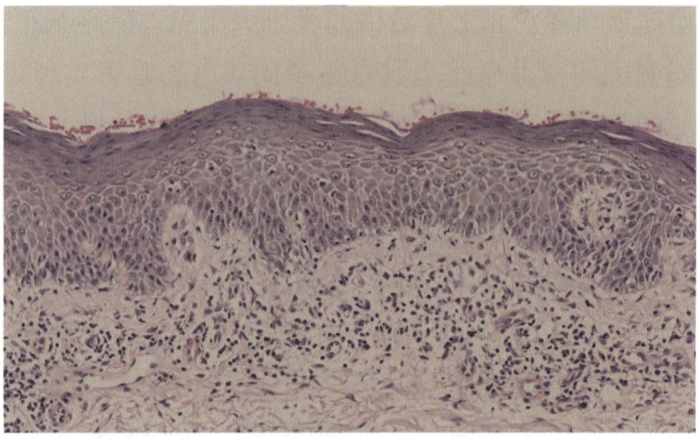

图 23-4 MF 的组织病理（HE 染色）

注：表皮见单一核细胞移入表皮，Pautrier 微脓肿形成，真皮浅层淋巴细胞呈带状浸润。

淋巴细胞的 4 倍）占比超过 25%。

2. 免疫组织化学染色　MF 肿瘤细胞来源于 $CD4^+$ 的成熟 T 细胞，其免疫表型可能出现成熟 T 细胞标志物 CD2、CD3、CD5 和 CD7 中一种或多种表达缺失，典型的免疫组化标志为 $CD2^+$、$CD3^+$、$CD4^+$、$CD8^-$。

3. T 细胞受体基因重排检测　80% ~ 90% 的 MF 病例可通过 PCR 检测到 T 细胞受体（T cell receptor，TCR）β 和 / 或 γ 基因的单克隆亚群。但部分炎症性皮肤病也可能检测到 *TCR* 克隆性重排。因此，在分析结果时应结合临床表现、组织病理学进行综合判断。

四、诊断和鉴别诊断

（一）诊断依据

MF 的诊断需要结合临床表现、组织学表现、免疫表型、遗传学特征及分子检测进行综合判断。国际皮肤淋巴瘤学会（International Society of Cutaneous Lymphoma，ISCL）和 EORTC 的皮肤淋巴瘤小组提出了早期 MF 诊断方法。当总分大于或等于 4 分时，可诊断为 MF（表 23-2）。

表 23-2　早期 MF 的诊断标准

项目	标准	评分标准
临床特征	**主要标准：**存在持续性和 / 或进行性发展的斑片和斑块 **次要标准：** • 非暴露部位的病变 • 病变的大小、形状各异 • 皮肤异色症	符合主要标准， • 同时符合 1 项次要标准 1 分 • 同时符合 2 项或 3 项次要标准 2 分
组织病理学	**主要标准：**浅表淋巴细胞浸润 **次要标准：** • 不伴海绵形成的亲表皮现象 • 淋巴细胞异形性	符合主要标准， • 同时符合 1 项次要标准 1 分 • 同时符合 2 项次要标准 2 分
分子生物学	克隆性 TCR 基因重排	基因重排阳性 1 分
免疫病理学	• 少于 50% 的 T 细胞表达 CD2、CD3 或 CD5 • 少于 10% 的 T 细胞表达 CD7 • 表皮细胞和真皮细胞在 CD2、CD3、CD5 或 CD7 的表达上存在不一致	满足任意 1 项或以上者 1 分

（二）鉴别诊断

本病被称为“万能模仿者”，临床表现可类似多种皮肤疾病。在斑片期和斑块期需与湿疹、银屑病、副银屑病、药疹、扁平苔藓等炎症性皮肤病相鉴别。如按照炎症性皮肤病治疗效果不佳且出现持续性、进展性红斑或斑块，应特别关注并考虑 MF 可能。对于肿瘤期 MF，需与其他淋巴瘤进行鉴别，如原发性皮肤间变大细胞淋巴瘤、皮下脂膜炎样 T 细胞淋巴瘤、皮肤 B 细胞淋巴瘤等。对于临床表现为慢性、进展性红色斑片或斑块并伴鳞屑的患者，应详细询问病程，结合临床表现、组织病理检查、免疫病理学特征进行综合征判断。对于临床表现疑似 MF 但根据组织病理检查结果尚不能确诊的患者，应进行密切随诊，定期复查皮肤组织病理检查，必要时进行多点取材。

（三）分期

MF 的分期采用 TNMB 系统，该系统包括对皮肤（T）、淋巴结（N）、内脏（M）和血液受累（B）的评估（表 23-3 ~ 表 23-5）。为准确分期，应进行以下评估：全面的体格检查（包括淋巴结触诊）、全血

表 23-3 CTCL 的 TNMB 分期

皮肤（T）	
T_1	局限斑片，丘疹，和/或斑块，累及<10% 体表面积，可以进一步分为 T_{1a}（仅有斑片）和 T_{1b}（斑块 ± 斑片）
T_2	斑片，丘疹，和/或斑块，累及≥10% 体表面积，可以进一步分为 T_{2a}（仅有斑片）和 T_{2b}（斑块 ± 斑片）
T_3	一个或一个以上肿瘤（直径≥1cm）
T_4	红斑融合，累及≥80% 体表面积
淋巴结（N）	
N_0	无临床异常的外周淋巴结，无须活检
N_1	临床异常外周淋巴结，组织病理 Dutch 分级 1 或 NCI $LN_{0\sim2}$
N_{1a}	克隆阴性
N_{1b}	克隆阳性
N_2	临床异常外周淋巴结，组织病理 Dutch 分级 2 或 NCI LN_3
N_{2a}	克隆阴性
N_{2b}	克隆阳性
N_3	临床异常外周淋巴结，组织病理 Dutch 分级 3～4 或 NCI LN_4，克隆阴性或阳性
N_x	临床异常外周淋巴结，无组织病理证据
内脏（M）	
M_0	无内脏受累
M_1	内脏受累（必须由组织病理确诊，并且器官受累必须是特异性的）
血液（B）	
B_0	无明显血液受累：外周血中塞扎里细胞≤5%
B_{0a}	克隆阴性
B_{0b}	克隆阳性
B_1	低血液肿瘤负荷，外周血中塞扎里细胞>5%，但不满足 B_2 的标准
B_{1a}	克隆阴性
B_{1b}	克隆阳性
B_2	高血液肿瘤负荷：克隆阳性且满足以下一项：塞扎里细胞≥1000/μl；$CD4^+/CD8^+$≥10；$CD4^+/CD7^-$ 细胞≥40% 或 $CD4^+/CD26^-$ 细胞≥30%

表 23-4 CTCL 淋巴结组织病理分期

ISCL/EORTC 分期	Dutch 分级	NCI-VA 分期
N_1	1 级：皮病性淋巴结炎（dermatopathic lymphadenopathy，DL）	**LN_0**：无异型淋巴细胞 **LN_1**：偶见或散在异型淋巴细胞（非簇集分布） **LN_2**：多数异型淋巴细胞或呈 3～6 个细胞簇
N_2	2 级：皮病性淋巴结炎；MF 早期累及（存在脑回样核>7.5μm）	**LN_3**：淋巴细胞聚集，淋巴结结构保留
N_3	3 级：淋巴结结构部分破坏；多数异型性脑回状单一核细胞 4 级：完全破坏淋巴结结构	**LN_4**：异型淋巴细胞或肿瘤细胞部分或完全破坏淋巴结结构

表 23-5　CTCL 的临床分期系统

临床分期	皮肤（T）	淋巴结（N）	内脏（M）	血液（B）
ⅠA	1	0	0	0，1
ⅠB	2	0	0	0，1
ⅡA	1，2	1，2	0	0，1
ⅡB	3	0～2	0	0，1
ⅢA	4	0～2	0	0
ⅢB	4	0～2	0	1
ⅣA1	1～4	0～2	0	2
ⅣA2	1～4	3	0	0～2
ⅣB	1～4	0～3	1	0～2

细胞计数与异型淋巴细胞（塞扎里细胞）分析、血生化检查（包括乳酸脱氢酶）、β_2 微球蛋白水平、皮肤活检、胸腹盆腔 CT 等。如果出现淋巴结明显肿大，应进行淋巴结活检，建议进行切除或切取活检而非穿刺活检。

五、治疗

MF 是一种慢性进展性疾病，应根据疾病分期给予阶梯性治疗，以实现病情的长期控制。早期可采用皮肤靶向治疗（skin-directed therapy，SDT），进展迅速、皮损面积较大者可选择系统治疗，通常仅晚期患者考虑化疗。

（一）皮肤定向治疗

1．外用糖皮质激素　局部外用糖皮质激素是早期 MF 的一线治疗，一般采用强效或超强效糖皮质激素制剂，每日 1～2 次涂抹于患处，对早期 MF 效果较好。长期局部使用糖皮质激素可导致皮肤萎缩等不良反应，在皮损完全消退后应停用。

2．外用氮芥　氮芥是一种烷化剂，其治疗 MF 的机制是抑制肿瘤细胞增殖和干扰角质形成细胞、朗格汉斯细胞与 T 细胞之间的相互作用。氮芥适用于局限性斑片 / 斑块型 MF 患者，推荐使用频率为每日 1 次，复发后再次使用仍有效。其最常见的不良反应有接触性皮炎、局部毛细血管扩张及骨髓抑制。

3．外用卡莫司汀　卡莫司汀是一种烷化剂，其疗效与外用氮芥相似，但在部分患者可出现骨髓抑制的副作用，主要用于对氮芥过敏或不能耐受的患者，用药期间应监测血常规。

4．外用贝沙罗汀　贝沙罗汀是一种合成的维 A 酸类药物，已被 FDA 批准用于ⅠA 至ⅠB 期皮肤 T 细胞淋巴瘤的局部治疗。由于贝沙罗汀具有局部刺激性，较适用于局限性皮损的患者。

5．光疗　光疗是早期 MF 的一线治疗方法，目前应用于 MF 治疗的主要包括窄谱 UVB（narrow band-ultraviolet B，NB-UVB）和补骨脂素光化学疗法（psoralen ultraviolet A，PUVA），适用于外用治疗无法获得缓解的早期患者。NB-UVB 推荐用于治疗斑片期或较薄的斑块期皮损，起始治疗频率为每周 3 次。PUVA 的穿透性较 NB-UVB 更强，推荐用于斑块期 MF 患者。起始治疗频率为每周 2～3 次，皮损完全清除后缓慢降低治疗频率。PUVA 可能引起恶心、呕吐、皮肤恶性肿瘤发病率增加等不良反应，对于已获得良好临床缓解的患者，应避免继续治疗。

6．放疗　MF 是一种对放射线高度敏感的恶性肿瘤，局部放疗是ⅠA～ⅡA 期 MF 患者的主要治疗选择之一，可实现单一皮损的长期缓解；疾病快速进展或皮损广泛者，可选择使用全身皮肤电子束治疗（total skin electron beam therapy，TSEBT），TSEBT 的毒性与剂量有关，推荐照射深度在 5mm 以内，在 8～10 周内累积剂量为 30～36Gy。

（二）系统治疗

1．干扰素 IFN-α 具有抑制细胞增殖、抗病毒及免疫调节作用。推荐将 IFN-α 作为系统治疗的初始治疗方案之一。剂量范围（300～1800）MU，起始剂量通常为 300MU，每周 3 次，皮下注射，根据治疗效果可逐渐增加或减少剂量。不良反应包括流感样症状、转氨酶升高、白细胞减少、血小板减少等。

2．维 A 酸类药物 维 A 酸类药物可调节肿瘤细胞分化，诱导肿瘤细胞凋亡。口服贝沙罗汀已被美国 FDA 批准用于晚期 MF 的治疗。国内常用阿维 A 治疗 MF，但阿维 A 单药治疗效果欠佳，通常与 PUVA 或干扰素联合使用。

3．靶向治疗 组蛋白去乙酰化酶抑制剂（histone deacetylase inhibitors，HDACi）通过抑制相关 HDAC 亚型以增加组蛋白的乙酰化水平、引发染色质重塑，进而诱导肿瘤细胞凋亡。目前已获批用于 MF 治疗的 HDACi 包括伏立诺他、罗米地辛和西达本胺，对于多种系统治疗不理想的 MF 患者治疗有效并可延长疾病缓解时间。

近年来，多种生物制剂已被用于复发难治性 MF 的治疗，如帕博利珠单抗（抗 PD-1 单抗）、维布妥昔单抗（靶向 CD30 的抗体偶联药物）、莫格利珠单抗（抗 CCR4 单克隆抗体）、阿仑单抗（抗 CD52 单克隆抗体）、地尼白介素（IL-2 与白喉毒素融合蛋白）。

4．化疗 系统化疗主要用于伴有淋巴结或其他脏器受累的晚期 MF 患者，是一种姑息性而非治愈性的治疗手段。中晚期 MF 患者可选择单药化疗（如甲氨蝶呤、依托泊苷、吉西他滨、多柔比星等），难治或复发性 MF 患者可能需要联合化疗，常用方案如 CHOP（环磷酰胺、多柔比星、长春新碱、泼尼松）。由于药物毒性和副作用，联合化疗不能显著延长 MF 患者的整体生存期。

（三）其他治疗

1．体外光分离疗法 体外光分离疗法（extracorporeal photopheresis，ECP）是一种应用体外技术提供全身性 PUVA 的方法，通过血浆分离装置将患者的外周循环单核细胞收集，添加补骨脂素并进行 UVA 照射，然后回输，从而产生免疫抑制作用。常用于外周血受累患者的初始治疗。

2．造血干细胞移植 对多种治疗抵抗的进展期 MF 患者，可考虑异基因造血干细胞移植，该治疗可实现部分 MF 患者的持续缓解。

第二节　塞扎里（Sézary）综合征
Sézary Syndrome

Abstract

Sézary syndrome is a specific type of cutaneous T-cell lymphoma, defined by pruritic erythroderma, generalized lymphadenopathy, and the presence of circulating malignant T lymphocytes. The etiology of Sézary syndrome is unknown, viral infections, alteration of the immune system and aberrant gene expression have been considered relevant. The treatment options include extracorporeal photopheresis, interferon-α, retinoids, new biological treatments, chemotherapy and allogeneic stem cell transplantation, But the therapy of Sézary syndrome is difficult, most patients die of opportunistic infections.

引言

塞扎里综合征（Sézary syndrome，SS）是一种白血病性皮肤T细胞淋巴瘤，患者表现为红皮病和广泛淋巴结肿大，外周血可检测到肿瘤性T细胞（塞扎里细胞），常伴有明显瘙痒。本病侵袭性较强，预后较差。

一、病因和发病机制

SS的病因尚不明确，部分病例与人类嗜T淋巴细胞病毒-1和-2（human T-cell lymphotropic virus type -1 and 2，HTLV-1/2）感染相关。

SS患者体内存在多种免疫异常，如Th2细胞因子合成增加导致Th1免疫功能减弱、细胞免疫受损等，导致内源性免疫抑制。而Fas表达减少、细胞凋亡抑制因子cFLIP表达增加等因素导致的细胞凋亡减少可能与恶性T细胞在病变部位的异常积累相关。

目前已发现SS肿瘤细胞具有一系列遗传学异常，如染色体7、8q、11q拷贝数增加，包含*P53*、*PTEN*、*CDKN1B*等抑癌基因的染色体片段缺失，以及JAK-STAT通路、*TNFR2*、*PLS3*、*GATA6*、*TWIST1*等基因表达异常。

二、临床表现

本病好发于中老年人，临床表现为瘙痒剧烈的泛发性红斑，伴有细碎鳞屑，皮肤受累面积超过80%的体表面积，病程较长者往往皮肤粗厚、呈苔藓样变（图23-5）。与MF不同，患者通常不会由斑片期、斑块期逐步发展为红皮病，起病即为弥漫性损害。患者常常出现外周淋巴结肿大、掌跖角化过度、脱发、甲营养不良、毛囊角化性丘疹等表现。由于免疫功能障碍，SS发生感染的风险增加，可伴发疱疹病毒感染、皮肤真菌或细菌感染等。

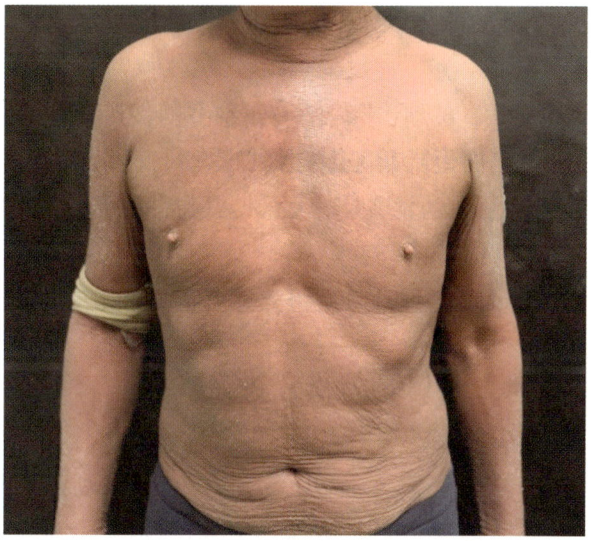

图23-5 Sézary综合征的临床表现

注：弥漫性红斑，上覆细碎鳞屑，局部皮肤粗厚。

三、辅助检查

1. 组织病理 本病的组织病理学改变与MF类似，表现为真皮内小至中等大小非典型淋巴细胞浸润，可见淋巴细胞亲表皮现象，表现为非典型淋巴细胞进入表皮或在表皮内聚集形成Pautrier微脓肿（图23-6）。但部分病例仅可见真皮内稀疏的淋巴细胞浸润，且缺乏亲表皮性，给诊断带来困难。SS肿瘤细胞典型的免疫表型为$CD3^+$，$CD4^+$，$CD8^-$。

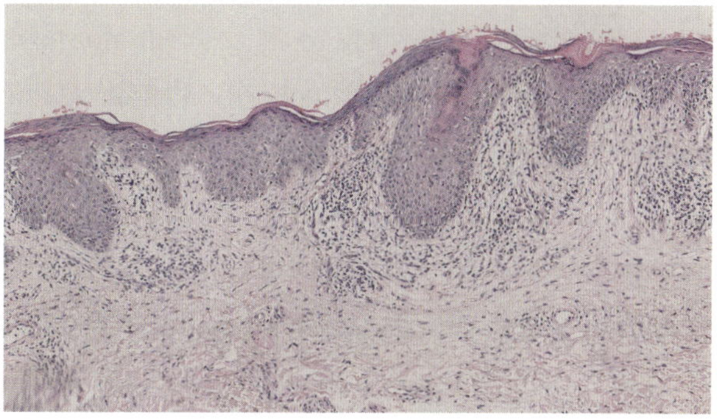

图23-6 Sézary综合征的组织病理（HE染色）

注：可见异形淋巴细胞移入表皮，真皮浅层单一核细胞浸润。

2. TCR基因重排检测 SS患者皮肤和外周血中可检测到*TCR*基因的克隆性重排，如在皮损和血液中检测到一致的克隆性重排，则支持SS的诊断。

3. 外周血涂片和流式细胞术 SS患者的外周血可见大量具有中至高度脑回状异型核淋巴细胞，即塞扎里细胞。流式细胞术有助于确定循环中与肿瘤负荷相关的淋巴细胞亚群，通常采用将 $CD4^+/CD7^-$ 和 $CD4^+/CD26^-$ 表型作为肿瘤细胞表型进行检测。

4．淋巴结活检 对于有显著淋巴结肿大的患者，可进行淋巴结活检。肿大淋巴结可能为反应性改变，也可出现异型淋巴细胞浸润及淋巴结结构破坏。常用 NCI 和 Dutch 两种分期系统对淋巴结受累情况进行分级，分级情况与患者分期相关。

四、诊断和鉴别诊断

（一）诊断依据

综合临床表现、组织病理、免疫表型和外周血检查结果可作出诊断，具体诊断标准如下。

1．红皮病定义为红斑累及 80% 以上体表面积。

2．PCR 或 southern blot 检测到血液中克隆性 TCR 重排。

3．血液中出现塞扎里细胞，即具有脑回状核的异型淋巴细胞，且塞扎里细胞绝对计数≥1000/μl，或符合以下两项中的一项。

（1）$CD3^+$ 或 $CD4^+$ 细胞数目增多，且 $CD4^+/CD8^+$ 的比值≥10。

（2）异常表型的 $CD4^+$ 细胞数量增加（如 $CD4^+/CD7^-$≥40% 或 $CD4^+/CD26^-$≥30%）。

（二）分期

SS 的分期采用与 MF 相同的 TNMB 分期系统，根据 SS 的诊断标准，SS 符合 TNMB 分期系统中的 T_4 期和 B_2 期。

（三）鉴别诊断

SS 需要与其他表现为红皮病的皮肤病进行鉴别。

1．红皮病型蕈样肉芽肿 尽管 SS 和红皮病型 MF 的临床表现和组织病理特征很难区分，但目前研究结果表明 MF 和 SS 是两种独立的疾病。SS 肿瘤细胞来源于中枢记忆 T 细胞，表达 CD27、CCR7 和 L-选择素，而 MF 肿瘤细胞不表达 CD27、CCR7 和 L-选择素。对于临床表现为红皮病且皮肤活检提示 MF/SS 的患者，应对血液系统受累情况进行评估，诊断 SS 还需满足 TNMB 分期系统中 B_2 期标准。

2．非肿瘤性红皮病 如红皮病型银屑病、特应性皮炎、毛发红糠疹等。根据患者既往皮肤疾病病史、特征性的组织病理学表现可进行鉴别。

3．药物反应 抗生素、别嘌醇、卡马西平等药物可引起红皮病型药疹，组织学通常表现为真皮血管周围淋巴细胞和嗜酸性粒细胞浸润。可根据起病前是否有可疑用药史、停药后皮疹是否消退以及组织病理学特征进行鉴别。

五、治疗

SS 疾病进展较快，预后较差，目前尚无标准疗法，治疗以改善症状、延长生存期为主要目的。SS 的治疗与晚期 MF 相似。

（一）局部治疗

作为一种多系统受累的疾病，患者一般需要进行系统治疗。外用糖皮质激素、氮芥、PUVA 等局部治疗手段可与系统治疗联合使用以改善患者症状。

（二）系统治疗

1．体外光分离疗法 体外光分离疗法（extracorporeal photopheresis，ECP）针对循环中的恶性 T 细胞，国外指南推荐用于 SS 患者的初始治疗，且可以与 IFN-α、口服贝沙罗汀等其他系统治疗联用。

2. 免疫调节药物 IFN-α治疗SS的剂量一般为（150～900）MU，1周3次，其副作用呈剂量依赖性，包括流感样症状，如低热、寒战、肌痛、乏力、轻度骨髓抑制等。

贝沙罗汀是一种视黄醇X受体特异性维A酸，已被FDA批准用于治疗难治性MF、SS，剂量为300mg/m^2。常见不良反应包括白细胞减少、贫血、高脂血症、甲状腺功能减退。该药物对胎儿具有致畸性，育龄期女性在用药期间应严格避孕。

3. 靶向治疗 HDAC抑制剂，如罗米地辛、伏立诺他、西达本胺可用于难治性SS的治疗，已有多项临床试验证实了HDAC抑制剂对SS的有效性和安全性，其副作用包括乏力、恶心、腹泻、血小板减少等。

其他可用于SS治疗的靶向药物包括：帕博利珠单抗（抗PD-1单抗）、维布妥昔单抗（靶向CD30的抗体偶联药物）、莫格利珠单抗（抗CCR4单克隆抗体）、阿仑单抗（抗CD52单克隆抗体）等。

4. 化疗 对于进展期或难治性患者，可选择单药化疗或联合化疗，常用药物及方案包括苯丁酸氮芥联合糖皮质激素、多柔比星脂质体、甲氨蝶呤、吉西他滨、普拉曲沙等。

5. 造血干细胞移植 对于多种全身治疗方法失败的SS患者，可以进行同种异体造血干细胞移植。

（三）瘙痒控制

瘙痒是SS患者的常见症状，且严重影响日常生活。缓解瘙痒的一般措施是外用无刺激性保湿剂、局部使用糖皮质激素及口服抗组胺药物。对于无法有效控制瘙痒者，可使用米氮平、加巴喷丁、多塞平。

第三节 淋巴瘤样丘疹病
Lymphomatoid Papulosis

Abstract

Lymphomatoid papulosis (LyP) is defined as a chronic, recurrent, self-healing eruption of papules and small nodules with the histopathologic features of a CD30$^+$ lymphoid proliferation of atypical T cells. The etiology of the disease remains unclear. Since there are many clinical and histologic mimics of LyP, clinical-histopathological correlation is essential for diagnosis. Patients with LyP have an excellent prognosis, although they are at a slightly increased risk of developing other types of lymphoma, and long-term monitoring is recommended.

引言

淋巴瘤样丘疹病（lymphomatoid papulosis，LyP）约占皮肤T细胞淋巴瘤（cutaneous T-cell lymphoma，CTCL）的15%，是一种慢性、复发性、自愈性的丘疹坏死性或丘疹结节性皮肤病，是原发性皮肤CD30$^+$淋巴细胞增殖性疾病中的一种。10%～20%的患者可先后或同时伴发另一种皮肤或系统性淋巴瘤，如MF、间变性大细胞淋巴瘤、霍奇金淋巴瘤或其他恶性肿瘤。

一、病因和发病机制

LyP的病因尚不明确，有研究认为其与EBV、HSV、HTLV-1感染有关，但目前尚无证据证实。CD30$^+$肿瘤细胞表面的转化生长因子-β（TGF-β）受体突变可能是疾病进展的机制。CD30和死亡受体CD95（Fas）配体的共表达促进增殖细胞凋亡，可能为LyP皮损自发消退的机制。

二、临床表现

LyP多见于青年人群，亦可发生于儿童和老人。典型皮损表现为红棕色丘疹或结节，表面可有出血、坏死和结痂（图23-7），直径通常<1cm，3～12周内皮损可自然消退，消退后遗留色素减退、色素沉着或瘢痕，也可不留痕迹，各期皮损共存，皮损可泛发、簇集或呈局限性分布，好发于躯干及四肢近端，偶可累及掌跖部位及口腔、生殖器黏膜。其病程长短不一，皮损可反复出现和消退，持续数月至数十年。

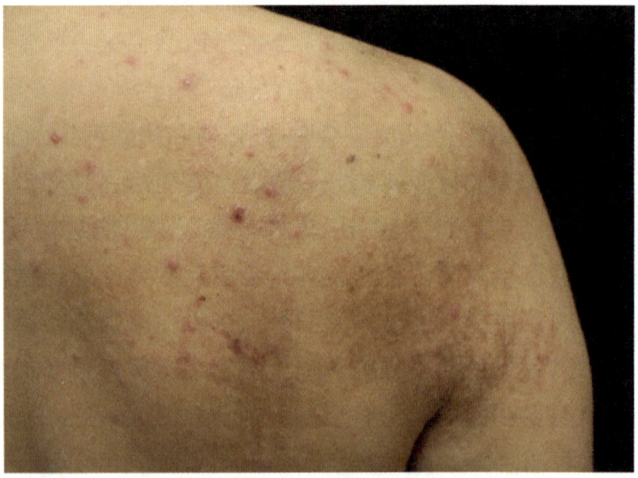

图23-7　LyP的临床表现

注：右肩部多发红色丘疹、结节，部分结痂。

三、辅助检查

（一）组织病理

LyP的组织病理学表现多样，分为A、B、C、D、E型和具有6p25.3重排的LyP六种类型。这些类型可在不同皮损或疾病不同时期出现，同一皮损也可兼具几种类型的特点，不同亚型具有相似的临床表现和预后。

1. A型（经典型） 为最常见的类型。真皮内混合性炎症细胞呈楔形浸润，包括大量小淋巴细胞、中性粒细胞、嗜酸性粒细胞和组织细胞，其间散在或簇集分布$CD30^+$间变性大细胞，有时形似R-S细胞（图23-8，图23-9）。

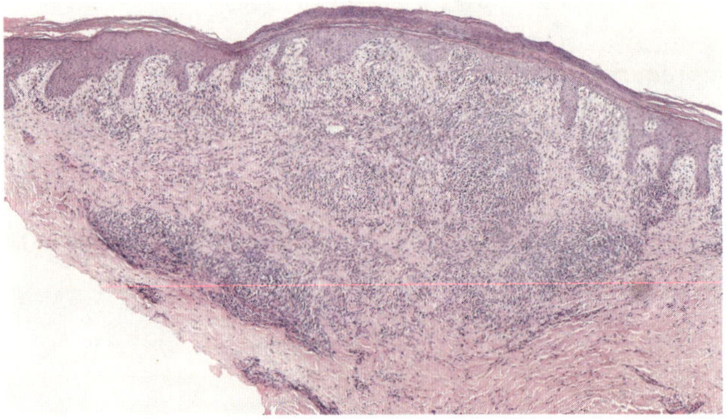

图23-8　LyP的组织病理（HE染色）

注：真皮内肿瘤细胞呈楔形浸润。

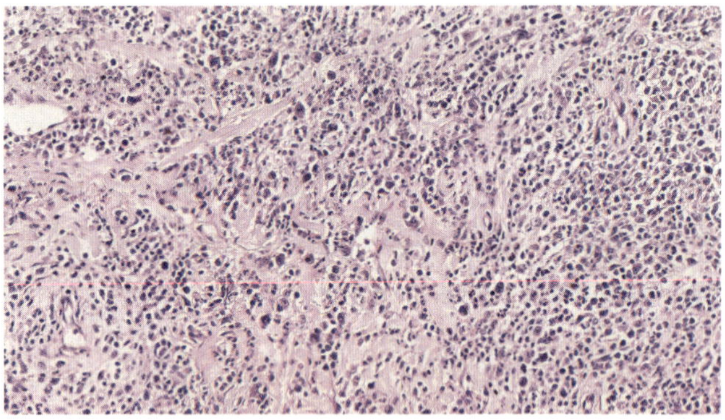

图23-9　LyP的组织病理（HE染色）

注：可见不典型淋巴细胞浸润，部分核大深染。

2. B型（蕈样肉芽肿型） 小至中等大小的脑回状淋巴细胞呈带状或楔形浸润，有亲表皮现象，可表达或不表达CD30，组织学上与斑块期MF相似，需结合临床表现进行鉴别。

3. C型（间变性大细胞淋巴瘤型） 与A型相似，$CD30^+$间变性大细胞呈结节状浸润，伴相对少量的炎症细胞浸润，组织学改变与原发性皮肤间变性大细胞淋巴瘤（PC-ALCL）类似，需依靠临床表现进行鉴别。

4. D型（皮肤侵袭性亲表皮$CD8^+$T细胞淋巴瘤型） 亲表皮性$CD8^+$/$CD30^+$脑回状细胞呈楔形或带状浸润，该浸润模式也可见于Paget样网状细胞增多症和皮肤侵袭性亲表皮$CD8^+$T细胞淋巴瘤，但这两种疾病的肿瘤细胞不表达 CD30。

5．E 型（血管型 / 血管破坏型） $CD8^{+/-}$ $CD30^{+}$ 的多形性 T 细胞浸润血管，可累及真皮至皮下脂肪层，表现为出血、坏死和溃疡，该模式类似结外 NK/T 细胞淋巴瘤鼻型以及其他细胞毒性淋巴瘤，但 LyP 的 EBER 原位杂交阴性。

6．具有 6p25.3 重排的 LyP 涉及 6p25.3 上的 *DUSP-IRF4* 基因的染色体重排，多见于老年人。该亚型 CD30 呈双相染色，表现为小至中等大小的脑回状细胞亲表皮浸润，弱表达 CD30，真皮中较大的非典型间变性大细胞，强表达 CD30。尽管和大细胞转化的 MF 有相似之处，但该类型 LyP 的皮损均可自行消退。

需注意，部分病例的单个皮损，或同一病例不同时期的皮损可出现不同亚型的重叠表现而不能明确归类。

（二）免疫表型

LyP 的免疫表型通常为 $CD3^{+}$、$CD4^{+}$、$CD8^{+/-}$、$CD30^{+}$，而 CD5、CD7、CD15、CD26、间变性淋巴瘤激酶（anaplastic lymphoma kinase，ALK）和表皮膜抗原（epithelial cell membrane antigen，EMA）均呈阴性。约 50% 的病例细胞中有细胞毒性蛋白（颗粒酶 B、TIA-1 和穿孔素）表达。

（三）分子遗传学

40% ~ 100% 的 LyP 病例具有 *TCR* 基因克隆性重排。与 ALK 相关的 t（2；5）（p23；q35）易位是系统性间变性大细胞淋巴瘤（anaplastic large cell lymphoma，ALCL）的标志，但在 LyP 中并未发现。6p25.3 上 *DUSP-IRF4* 基因的染色体重排见于部分老年患者，对应第 6 种组织病理亚型。

四、诊断和鉴别诊断

LyP 需结合临床表现、组织病理、免疫组化和分子遗传学特征共同做出诊断，并需要与其他表达 CD30 的淋巴细胞增殖性疾病相鉴别，包括 PC-ALCL、系统性 ALCL 的继发皮损、大细胞转化性 MF、霍奇金淋巴瘤等。部分炎症性和感染性皮肤病也可能具有大量 $CD30^{+}$ 细胞，包括苔藓样糠疹、节肢动物叮咬反应 / 疥疮结节、淋巴瘤样药疹以及 HSV、VZV 感染等，大多可通过病史和临床病程进行区分。

五、治疗

本病具有自限性，预后良好，现有治疗手段不能改变疾病的自然病程，也无法减少继发恶性肿瘤的风险，治疗的主要目的为控制症状、减少复发。

对于皮损局限、无症状或症状较轻的患者，不需要积极治疗。对于皮损泛发、有症状或影响美观的患者，可使用局部类固醇激素、光疗以及小剂量甲氨蝶呤（每周 5 ~ 20mg）治疗。此外，外用氮芥和卡莫司汀、PUVA、光动力、维 A 酸类药物、维布妥昔单抗等疗法在小型病例系列研究和个案报道中也被证实有效。

LyP 有继发其他皮肤或系统性淋巴瘤的可能，因此，患者需要长期随访。

第四节 原发性皮肤间变性大细胞淋巴瘤
Primary Cutaneous Anaplastic Large Cell Lymphoma

Abstract

Primary cutaneous anaplastic large cell lymphoma (PC-ALCL) is a rare type of cutaneous T-cell lymphoma that is classified as primary cutaneous $CD30^{+}$ T-cell lymphoproliferative disorders. It usually presents as a solitary, slowly growing lesion with redness and ulceration being common. It typically affects adults, with a slight male predominance, and tends to have a good prognosis with a 5-year survival rate of approximately 90%. The diagnosis of PC-ALCL is based on histopathology. Treatment options include surgery, radiation therapy, and chemotherapy, depending the stage of the disease and the patient's overall health.

引言

原发性皮肤间变性大细胞淋巴瘤（primary cutaneous anaplastic large cell lymphoma，PC-ALCL），临床表现为散在或孤立性的红棕色结节、肿瘤，表面溃疡多见。组织病理特征是肿瘤细胞体积大，呈间变性、多形性或免疫母细胞样，超过 75% 的肿瘤细胞表达 CD30。与系统性 ALCL 不同，EMA、ALK 通常为阴性。大多数 PC-ALCL 病例中可检测到 *TCR* 基因单克隆性重排。

一、病因和发病机制

PC-ALCL 的病因尚不明确，可能与基因突变、免疫调节异常和外部触发因素相关。发病机制主要包括 *JAK/STAT* 信号通路异常（如 *JAK1/STAT3* 突变）、*DUSP22* 重排和 *TP63* 重排等基因改变，后者提示较差预后。免疫微环境中免疫检查点分子的过表达（如 PD-L1）及促炎细胞因子（如 IL-10）可能导致免疫逃逸。此外，*IRF4* 基因易位和促炎刺激可能通过局部抗原刺激或创伤等触发病变进展。

二、临床表现

PC-ALCL 好发于成人。临床表现为单发或多发的红棕色结节、肿瘤，表面溃疡多见（图 23-10），可自发消退，但大多为部分消退，完全消退少见，原发性肿瘤周围卫星病变可能与 LyP 表现相似，10% 的患者有其他脏器受累。

三、辅助检查

1．组织病理 表现为融合成片的、大的肿瘤细胞在真皮内弥漫性浸润，浸润可累及皮下脂肪或更深层，无亲表皮现象（图 23-11）。肿瘤细胞体积大、胞浆丰富，核仁明显，20%～25% 表现为多形性、免疫母细胞样或类似 R-S 细胞（图 23-12）。溃疡性皮损的组织学表现类似 LyP，表现为大量炎症细胞浸润，其间夹杂少量 $CD30^{+}$ 细胞。

2．免疫表型 与 LyP 类似，PC-ALCL 的免疫表型一般为 $CD3^{+/-}$、$CD4^{+}$、$CD30^{+}$（图 23-13），而 CD2、CD5、CD7 缺失，约 70% 的患者表达细胞毒性蛋白，几乎所有患者都表达 MUM1/IRF4。与系统性 ALCL 相比，PC-ALCL 通常为 EMA 和 ALK 阴性。

3．分子遗传学 t（2；5）染色体易位主要见于儿童系统性 ALCL 患者，而一般不见于 PC-ALCL 患者。位于 6p25.3 染色体的 *DUSP22-IRF4* 重排见于 PC-ALCL。

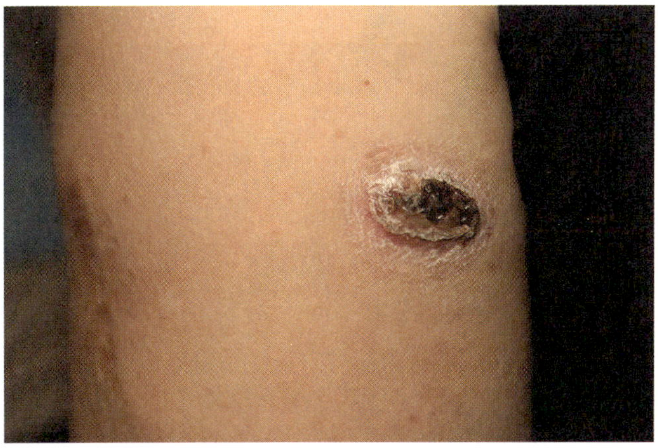

图 23-10　PC-ALCL 的临床表现

注：右上肢红色结节，表面破溃、结痂。

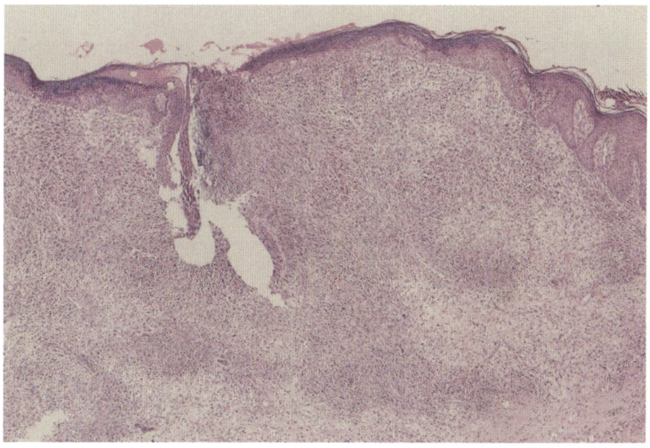

图 23-11　PC-ALCL 的组织病理（HE 染色）

注：浅表局灶性溃疡形成，真皮内肿瘤细胞呈弥漫性浸润。

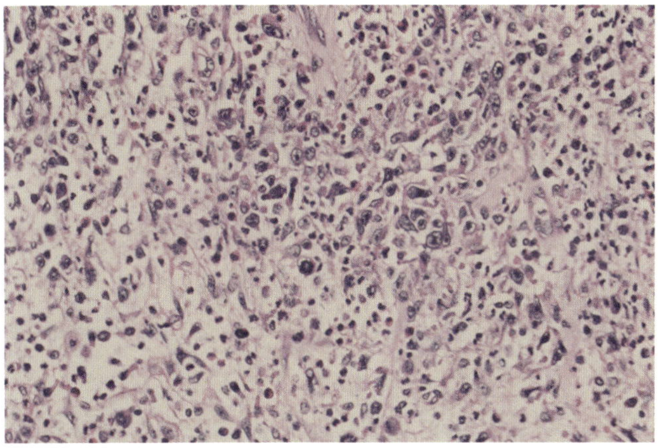

图 23-12　PC-ALCL 的组织病理（HE 染色）

注：肿瘤细胞大、胞浆丰富、细胞核大，较多核丝分裂象。

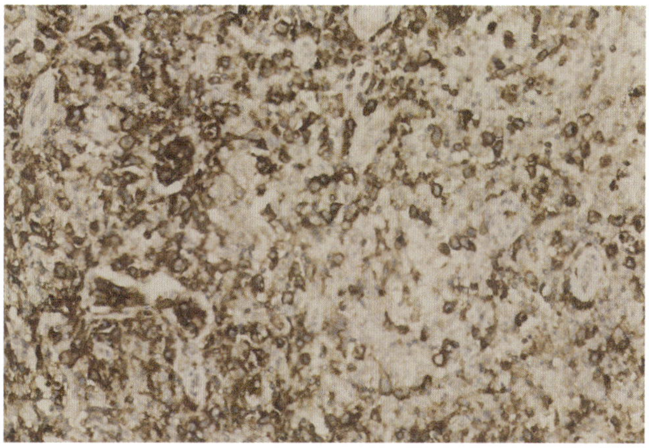

图 23-13　PC-ALCL 免疫组化（IHC 染色）

注：约 70% 的肿瘤细胞 CD30 阳性。

四、分期

所有拟诊断为 PC-ALCL 的患者都应进行分期评估，包括体格检查、血常规、增强 CT 或 PET/CT 等影像学检查以明确其他系统病变。PC-ALCL 采用非 MF/SS CTCL 的 TNM 分期（表 23-6）。

表 23-6　非 MF/SS CTCL 的 TNM 分期

T（肿瘤）	
T_1	孤立性皮损
T_{1a}	• 直径≤5cm
T_{1b}	• 直径＞5cm
T_2	局部皮肤受累：局限于 1 个部位或 2 个相邻部位的多发皮损
T_{2a}	• 所有皮损局限于直径≤15cm 的圆形区域
T_{2b}	• 所有皮损局限于直径＞15cm 且≤30cm 的圆形区域
T_{2c}	• 所有皮损局限于直径＞30cm 的圆形区域

续表

T（肿瘤）	
T_3	泛发性皮损
T_{3a}	• 累及两个不相邻部位的多发皮损
T_{3b}	• 累及≥3 个部位的多发皮损
N（淋巴结）	
N_0	无临床或病理淋巴结受累
N_1	累及 1 个皮损引流部位的外周淋巴结
N_2	累及 2 个及以上外周淋巴结或存在非皮损引流部位的淋巴结受累
N_3	累及中央淋巴结
M（转移）	
M_0	无皮肤外非淋巴结病灶的证据
M_1	存在皮肤外非淋巴结病灶

五、治疗

单发性 PC-ALCL 结节和肿瘤首选手术切除（切缘阴性）或放疗，大多数患者可获得完全缓解。对于病理学检查证实有孤立性局部淋巴结受累的患者，建议对原发病灶及局部淋巴结进行放疗。

皮损广泛或多次复发的患者，可予系统治疗，小剂量甲氨蝶呤为首选的初始治疗药物，对于甲氨蝶呤有禁忌证者，可使用维 A 酸或干扰素。

维布妥昔单抗是以 CD30 为靶点的抗体偶联药物，已获 FDA 批准用于治疗既往接受至少 1 种系统疗法失败的 PC-ALCL。

对于皮肤外受累或复发难治性晚期患者，可选择吉西他滨、依托泊苷单药化疗或以阿霉素为基础的多药化疗，如 CHOP 方案（环磷酰胺、阿霉素、长春新碱和泼尼松）。

第五节　结外 NK/T 细胞淋巴瘤鼻型
Extra-nodal NK/T Cell Lymphoma of Nasal Type

Abstract

Extra-nodal NK/T cell lymphoma of nasal type (ENKTL-NT) is a rare and aggressive type of non-Hodgkin's lymphoma that typically presents as a tumor in the nasal cavity or upper respiratory tract. Symptoms may include nasal obstruction, nasal discharge, and facial swelling. The diagnosis is typically made through a biopsy and immunohistochemical analysis of the tumor. Treatment options include chemotherapy, radiation therapy, and stem cell transplantation. Despite aggressive treatment, the prognosis for ENKTL is generally poor, with a 5-year survival rate of approximately 30% ~ 50%.

引言

结外 NK/T 细胞淋巴瘤鼻型（extra-nodal NK/T cell lymphoma of nasal type，ENKTL-NT）是一种以淋

巴结以外受累为主的罕见非霍奇金淋巴瘤亚型，大多数病例肿瘤起源于NK细胞，少数起源于细胞毒性T细胞。除了鼻腔/鼻咽部外，皮肤受累也较常见，皮损可为原发性病变，也可为继发性病变。该肿瘤病程进展快，死亡率高，曾被称为致死性中线肉芽肿。

一、发病机制

结外NK/T细胞淋巴瘤鼻型的发病机制尚不完全清楚，目前发现与EBV感染密切相关，几乎所有病例均可检测到EBV编码的小RNA（EBV encoded small RNA，EBER）。除此之外，*P53*和*CDNK2A*/*p16*的丢失，*MYC*、*MIP-1α*和*ABCC4*过表达及*JAK*/*STAT*的调控异常等遗传学改变也与其发病相关。

二、临床表现

本病好发于成年男性，偶可见于儿童。最常累及鼻腔和鼻咽部，其次为皮肤，另也可累及胃肠道、睾丸和中枢神经系统等。鼻部受累常表现为鼻塞、鼻出血或鼻、鼻窦及上腭的破坏性肿块等症状，可扩展至邻近组织，严重者可造成面中线广泛毁损和溃疡形成。皮肤表现为多发的红色或紫色斑块和肿瘤，常伴有溃疡，躯干和四肢好发（图23-14）。骨髓受累和B症状（即发热、盗汗、体重减轻）分别见于约10%和35%的患者。由于ENKTL的发病机制与EBV感染密切相关，容易伴发噬血细胞综合征，表现为发热、肝脾肿大、血细胞减少、组织可见噬血细胞现象、肝功能异常、血乳酸脱氢酶升高、血清铁蛋白升高、中枢神经系统症状等，是一种致命性并发症。

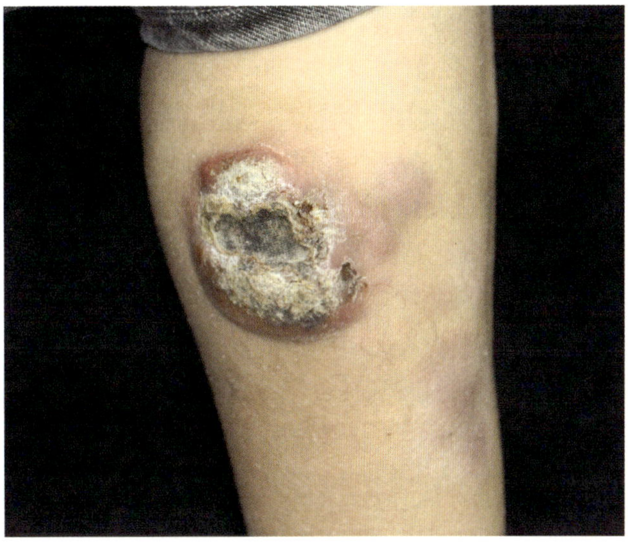

图23-14 ENKTL的临床表现

注：左小腿屈侧见红斑块，中央溃疡、结痂，周围数个结节和紫红斑。

三、辅助检查

1. 组织病理 表现为真皮内肿瘤细胞弥漫性浸润，常累及皮下脂肪，可围绕并侵入、破坏血管壁，一些受累血管可能出现管腔内纤维蛋白血栓。肿瘤细胞大小不等，以中等大小为主，可能存在小淋巴细胞、嗜酸性粒细胞、中性粒细胞和组织细胞的混合浸润。

2. 免疫表型 ENKTL表达CD2、CD3ε（胞质型）及细胞毒性蛋白（颗粒酶B、TIA-1和穿孔素），绝大多数表达NK细胞标志物CD56，通常也表达CD43和CD45RO，少数T细胞谱系亚群表达CD5、CD8和TCR。除免疫组化外，通过原位杂交方法检测到EBER阳性是明确诊断的必要条件。

3. 其他检查 由于本病侵袭性强，需要对患者进行系统性评估以进一步明确诊断和分期及指导治疗，包括全血细胞计数、肝肾功能、乳酸脱氢酶、血EBV-DNA、血清β2微球蛋白等实验室检查以及头颈部增强MRI、PET/CT等影像学检查。

四、诊断和鉴别诊断

（一）诊断

结合上述临床表现、组织病理学、免疫表型以及EBER检测结果可明确诊断。

（二）分期

ENKTL 以 Ann Arbor 分期为主要原则，参照 Lugano 分期修正原则（表 23-7）。

表 23-7　Lugano 会议修订的 Ann Arbor 分期（2014）

分期	临床表现
局限期	
Ⅰ期	原发结外部位，无区域或远处淋巴结受累
Ⅱ期	原发结外部位，伴膈肌同侧区域淋巴结受累
Ⅱ期大包块	Ⅱ期伴有大包块（直径≥10cm）
进展期	
Ⅲ期	原发结外部位，伴膈肌两侧淋巴结转移
Ⅳ期	伴远处结外器官转移

（三）鉴别诊断

鉴别诊断包括其他 NK/T 细胞血液系统恶性肿瘤、淋巴瘤样肉芽肿病、Wegener 肉芽肿以及 EBV 相关 T 细胞或 NK 细胞淋巴增殖性疾病等。

1．NK 细胞白血病　ENKTL 患者出现骨髓和外周血受累时与侵袭性 NK 细胞白血病相似，其免疫表型几乎与 ENKTL 相同，且均常有 EBV 感染。然而，侵袭性 NK 细胞白血病常表达 CD16，而 ENKTL 通常不表达 CD16。

2．淋巴瘤样肉芽肿病　是一种 EBV 阳性肿瘤，组织学上与 ENKTL 非常相似，除淋巴结受累外，常累及皮肤和胃肠道。其 EBV 阳性肿瘤细胞源自 B 细胞，因此，表达泛 B 细胞标志物（如 CD20），同时伴有反应性 T 细胞浸润。

3．Wegener 肉芽肿　可累及鼻和鼻窦，常伴有皮肤、下呼吸道和肾脏等多器官的受累，组织学表现中小血管的肉芽肿性坏死性血管炎，血清 c-ANCA 阳性为其特征。

五、治疗

影响 ENKTL 预后的危险因素包括：年龄＞60 岁，Ann Arbor Ⅱ～Ⅳ期、局部超腔侵袭（肿瘤超出原发部位，侵袭至临近解剖结构）、美国东部肿瘤协作组织（Eastern Cooperative Oncology Group，ECOG）评分＞2 分（表 23-8）和 LDH 升高。研究表明，外周血 EBV-DNA 阴性患者的生存期明显高于外周血 EBV-DNA 阳性患者，而 Ki-67 的高表达（≥65%）者临床生存期也明显缩短。

治疗方面，Ⅰ期无危险因素者，单纯放疗即可取得较好效果。放疗照射野和照射剂量是早期 ENKTL 治疗的关键，与预后密切相关，早期患者推荐受累野照射和 50Gy 根治剂量。

Ⅰ期伴危险因素及Ⅱ期，放疗和化疗综合治疗为标准治疗，单纯放疗或单纯化疗都存在较高的进展和复发风险。ENKTL 对传统治疗非霍奇金淋巴瘤的 CHOP 方案（含有蒽环类药物）不敏感，或短暂缓解后又很快复发。而对含左旋门冬酰胺酶（L-ASP）的化疗方案显示出较好的疗效。目前已将以 L-ASP 为基础的化疗方案作为一线选择（如 SMILE 方案、P-GemOx 方案、COEP-L 方案、LOP 方案等）。

Ⅲ～Ⅳ期及难治复发性 ENKTL 也可选用上述化疗方案，单纯常规化疗预后差，联合自体造血干细胞移植或异基因造血干细胞移植可使患者获益，但存在移植相关风险。

表 23-8　体力状况 ECOG 评分标准 Zubrod-ECOG-WHO（ZPS，5 分法）

分级	体力状态
0	活动能力完全正常，与起病前无明显差别
1	能行走和从事轻体力活动，但不能从事较重的体力活动
2	能行走，生活自理，但已丧失工作能力，日间超过一半时间可以起床活动
3	生活仅能部分自理，日间一半以上时间卧床或轮椅
4	卧床不起，生活不能自理
5	死亡

第六节　皮下脂膜炎样 T 细胞淋巴瘤
Subcutaneous Panniculitis-like T Cell Lymphoma

Abstract

Subcutaneous panniculitis-like T cell lymphoma (SPTCL) is a peripheral T cell lymphoma derived from a mature cytotoxic T cell. Patients typically present with painless subcutaneous nodules or poorly circumscribed indurated plaques. The diagnosis of SPTCL is made with a deep skin biopsy that includes the subcutis. SPTCL is characterized by a subcutaneous infiltrate of atypical lymphocytes that characteristically rim individual adipocytes and express CD3, CD8, the alpha/beta T cell receptor, and cytotoxic granule proteins. Most patients with SPTCL appear to have an indolent course with a five-year overall survival rate of approximately 80 percent.

引言

皮下脂膜炎样 T 细胞淋巴瘤（subcutaneous panniculitis-like T cell lymphoma，SPTCL）是一种来源于成熟细胞毒性 T 细胞的 CTCL，在非霍奇金淋巴瘤中占比不足 1%。多达 20% 的患者可伴有自身免疫性疾病。患者常表现为无痛性皮下结节或边界不清的硬化性斑块。皮损可自发消退并在其他部位出现新的病灶。大多数 SPTCL 呈惰性病程，患者 5 年总生存率约为 80%。

一、病因和发病机制

SPTCL 的病因和发病机制尚不清楚。自身免疫性疾病特别是红斑狼疮可能与本病共存，并且在接受免疫调节药物（如依那西普）治疗的患者中也常见到 SPTCL 的发生。有研究表明，肿瘤细胞表达 *CCL5*，而 CCL5 是由脂肪细胞表达的 C- 趋化因子受体 5（CCR5）的配体，为肿瘤性 T 淋巴细胞常在脂肪组织中浸润提供了可能解释。

二、临床表现

患者发病的中位年龄为 36 岁，男女患者比例为 1∶2，多达 20% 的患者可在就诊时伴有自身免疫性疾病，如系统性红斑狼疮、幼年型特发性关节炎、干燥综合征或 1 型糖尿病。SPTCL 常表现为一个或多个无痛性皮下结节或界限不清的硬化性斑块（图 23-15），常见的受累部位依次为下肢、上肢、躯干和 / 或面部。结节直径从 0.5cm 至超过 20cm 不等，可能出现坏死，但少见溃疡。单发病灶罕见，约 80% 的患者存在多个结节和/或斑块。

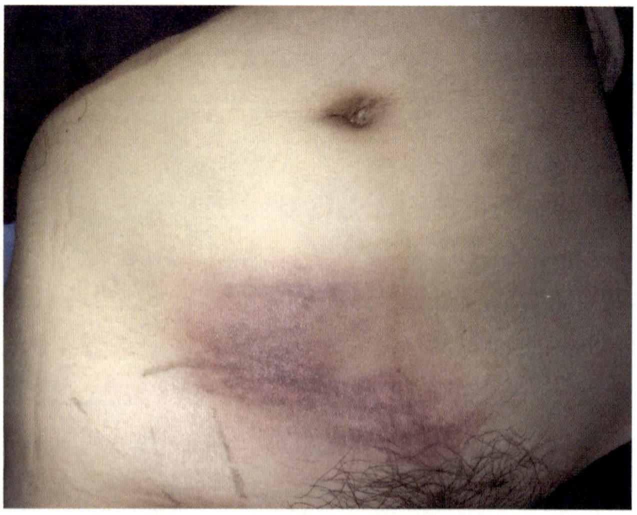

图 23-15 SPTCL 的临床表现

注：腹部大片状暗红色硬化性斑块，边界欠清。

三、辅助检查

1．组织病理 皮肤活检可见不典型淋巴细胞浸润皮下脂肪小叶，但脂肪小叶间隔、上覆的真皮和表皮通常不受累。肿瘤浸润可能由小、中或大的不典型细胞组成，同一肿瘤内的细胞大小相对一致。细胞核不规则、深染，边缘由苍白的细胞质环绕。肿瘤细胞常包围或环绕单个脂肪细胞，呈“花环状”排列，且可累及上方真皮，包绕汗腺和/或毛囊。常见脂肪坏死和核碎裂，有时可见血管侵袭。SPTCL 的免疫表型特征为：$CD3^+$，$CD8^+$，颗粒酶 B^+，$TIA\text{-}1^+$，α/β TCR^+，$CD4^-$，$CD56^-$。

2．*TCR* 基因重排检测 患者可检测到克隆性 *TCR* 重排。

四、诊断和鉴别诊断

（一）诊断依据

根据上述临床表现、组织病理和免疫表型综合诊断，其中组织病理检查需要深达皮下脂肪层，诊断的重要特征包括细胞核深染的不典型淋巴细胞环绕单个脂肪细胞，免疫组化检查发现细胞毒性 T 细胞免疫表型，即肿瘤细胞表达 CD3、CD8、TCR β 和细胞毒性颗粒蛋白。

（二）鉴别诊断

SPTCL 的鉴别诊断主要包括表现为淋巴细胞浸润皮下脂肪的良性和恶性病变。

1．原发性皮肤 γ/δ T 细胞淋巴瘤 原发性皮肤 γ/δ T 细胞淋巴瘤病变常累及真皮和表皮，且常导致表皮溃疡。免疫组化示肿瘤细胞表达 CD56 和 TCR γ/δ。

2．结外 NK/T 细胞淋巴瘤鼻型 通常表现为面中部肿瘤，表达 CD56，EBER 阳性，且不表达 CD8。

3．原发性皮肤间变性大细胞淋巴瘤 病理特征为大淋巴样细胞弥漫性浸润上部和深部真皮以及皮下组织，多数表达 CD30。

4．脂膜炎 良性脂膜炎病理上无不典型细胞，而且缺乏克隆性 *TCR* 基因重排。

五、治疗

SPTCL 预后良好，5 年总生存率达 82%；不伴发噬血细胞综合征的病例，其 5 年总生存率可达到 91%。

对于仅有皮肤受累的患者可采用类似于惰性皮肤 T 细胞淋巴瘤的治疗方案进行处理，如口服环孢素、糖皮质激素、MTX 或局部放疗等（参见 MF 治疗）。全身化疗（CHOP 或其他方案）应仅用于对前述治疗方案不敏感的顽固性病变，自体或异基因骨髓/干细胞移植治疗也有一定效果。

第七节　原发性皮肤边缘区淋巴瘤
Primary Cutaneous Marginal Zone Lymphoma

Abstract

Primary cutaneous marginal zone lymphoma (PCMZL) is one subtype of primary cutaneous B cell lymphoma (PCBCL). Patients typically present with asymptomatic, localized, deep red to brown infiltrated plaques or grouped nodules surrounded by an area of diffuse erythema. The diagnosis of PCMZL requires a representative biopsy of involved skin, which demonstrates a clonal B cell infiltrate comprised of small to medium sized lymphocytes, often with a plasmacytoid appearance. The clinical course of PCMZL is often indolent with good prognosis.

引言

原发性皮肤边缘区淋巴瘤（primary cutaneous marginal zone lymphoma，PCMZL）属于原发性皮肤B细胞淋巴瘤（PCBCL）的一种亚型，是来源于生发中心后B细胞的低度恶性淋巴瘤。本病为惰性病程，预后良好。

一、病因和发病机制

PCMZL 的病因和发病机制尚不完全清楚，有研究认为 PCMZL 与伯氏疏螺旋体等感染和自身免疫性疾病有关。欧洲部分研究已确认 PCBCL 与伯氏疏螺旋体感染有关，但在北美和亚洲的病例系列研究中尚未证实上述结论。

二、临床表现

PCMZL 患者平均发病年龄约为 50 岁，最年轻的患者仅 15 岁。男女比例约为 2∶1。皮损表现为好发于躯干或上肢的红棕色丘疹、斑块、结节或肿物，常无明显自觉症状，病灶可为单发（51%）、局限性（26%）或多灶性（23%）分布。溃疡不常见，皮肤外受累罕见。

三、辅助检查

1．组织病理　皮肤组织病理特征为不累及表皮的片状、结节状或弥漫性浸润。表皮下通常存在一层明显不受累的境界带（grenz zone），而更深层的真皮区域有肿瘤细胞浸润。低倍镜下一般可见典型的结节状浸润，有时伴有反应性生发中心。肿瘤细胞为小至中等大小，核呈锯齿状、核仁不明显，细胞胞质丰富，常被描述为边缘区细胞、中心细胞样细胞或单核细胞样 B 细胞。除肿瘤细胞外，尚可见浆细胞（常在肿瘤边缘）、淋巴样浆细胞和小淋巴细胞浸润，偶尔可见大的母细胞。嗜酸性粒细胞很常见。有的病例还可见上皮样细胞和多核巨细胞。肿瘤细胞核内有时可见 PAS 阳性的包涵体（Dutcher 小体），提供了有价值的诊断线索。免疫表型：肿瘤细胞表达 CD20、CD22、CD79a 和 BCL2，通常不表达 CD3、CD5、CD10 和 BCL6。在绝大多数病例中，细胞质表达单克隆免疫球蛋白轻链（κ 或 λ，但不同时表达）。

2．基因重排　大多数病例（60%～80%）可检测到免疫球蛋白重链的单克隆基因重排。

第二十三章

四、诊断和鉴别诊断

（一）诊断依据

根据上述临床表现、组织病理、免疫表型和基因重排结果综合诊断。

（二）鉴别诊断

1. 假性淋巴瘤 起病前可有药物、蜱叮咬、文身等刺激因素，表达多克隆性免疫球蛋白轻链（同时表达 κ 及 λ），基因重排提示具有多克隆性重链重排。

2. 边缘区淋巴瘤（marginal zone lymphoma，MZL） 全身性 MZL 皮肤受累需要与 PCMZL 进行鉴别。PCMZL 好发于中年男性或青少年，好发于躯干或上肢。而全身性 MZL 皮肤受累的患者往往年龄更大，而且皮损常分布于头颈部，并有皮肤外系统受累证据（如脾、淋巴结受累等），大多数患者表达 IgM。

3. 原发性皮肤滤泡中心性淋巴瘤 二者临床有相似之处，但原发性皮肤滤泡中心性淋巴瘤组织病理表现为大中心细胞呈滤泡性或弥漫性浸润，表达 BCL6 而不表达 BCL2，并且不同程度地表达 CD10。

五、治疗

PCMZL 临床病程常为惰性，预后佳，5 年生存率为 98% ~ 100%。该疾病较为罕见，目前缺乏公认的诊疗规范，主要采用局部放疗、手术切除、局部封闭等治疗。对于上述治疗效果不佳或皮损复发的患者，可考虑抗 CD20 单抗（利妥昔单抗）、单药或多药化疗。血清学检测或病灶皮损检测发现疏螺旋体感染的患者可考虑使用抗生素治疗。

第八节 原发性皮肤滤泡中心性淋巴瘤
Primary Cutaneous Follicle Center Lymphoma

Abstract

Primary cutaneous follicle center lymphoma (PCFCL) is the most common subtype of CBCL. Patients typically present with firm, erythematous, painless, nonpruritic papules, nodules or plaques with a predilection for the head, neck, and trunk. The lesions are generally smooth and do not typically ulcerate. A typical biopsy of PCFCL demonstrates an epidermis-sparing B cell infiltrate comprised of centrocytes and centroblasts with a follicular or diffuse pattern. Patients with PCFCL usually have an indolent clinical course.

引言

原发性皮肤滤泡中心性淋巴瘤（primary cutaneous follicle center lymphoma，PCFCL）是皮肤 B 细胞淋巴瘤中最常见的类型，多见于中老年人。本病预后良好，局限性皮损主要采用放射线治疗。

一、病因和发病机制

PCFCL 的病因和发病机制尚不清楚，暂未发现明确的遗传倾向。有研究认为本病与感染伯氏疏螺旋体、丙型肝炎病毒或疱疹病毒 8 型相关，但仍待进一步证实。

二、临床表现

PCFCL 是最常见的皮肤 B 细胞淋巴瘤，约占皮肤 B 细胞淋巴瘤病例的 50%，其中位发病年龄为 51 岁，男女比例约为 1.5∶1。皮损表现为单发或群集的、粉红至深红色丘疹、斑块或肿物，好发于头、颈及躯干。表面一般光滑，溃疡少见，当皮损位于躯干时周围常有红斑环绕（图 23-16）。

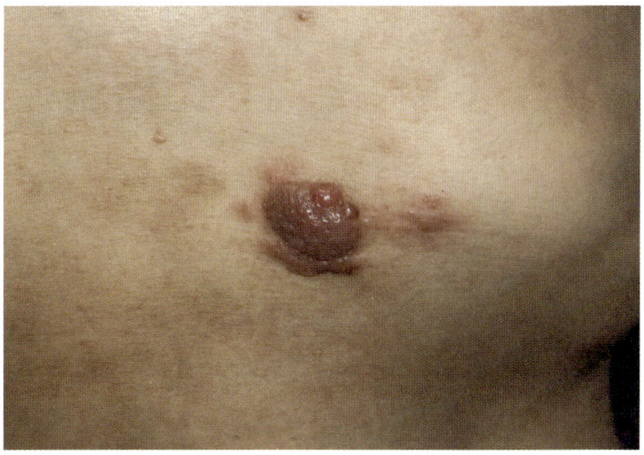

图 23-16　PCFCL 的临床表现

注：左上腹可见一直径约 4cm 大小红色肿物，质韧，周围散发红色结节。

三、辅助检查

1. 组织病理　表皮基本正常，肿瘤细胞在真皮内呈弥漫性或结节状浸润，常累及皮下脂肪。肿瘤细胞浸润模式分为滤泡性和弥漫性，浸润细胞都以中心细胞（大或小的、有裂的滤泡中心细胞）为主，伴有数量不等的中心母细胞（核仁明显、大的、无裂的滤泡中心细胞）、免疫母细胞、小淋巴细胞、组织细胞，有时还可见嗜酸性粒细胞和浆细胞。除上述表现外，本病也有其他组织学亚型，包括梭形细胞型等。免疫表型：几乎所有病例均表达泛 B 细胞抗原 CD19、CD20 和 CD79a，CD5、CD43 阴性。几乎所有病例均表达 BCL6，不表达 BCL2。肿瘤细胞可表达 CD10。绝大多数病例中浆细胞标志物 MUM1/IRF4 为阴性。

2. 基因重排　大多数患者（60%～70%）可检测到 *IGH* 基因重排。

四、诊断和鉴别诊断

（一）诊断依据

根据上述临床表现、组织病理、免疫表型和基因重排结果综合诊断。

（二）鉴别诊断

1. 假性淋巴瘤　常由多种刺激因素引起，皮损常好发于耳垂、阴囊等特殊部位，而 PCFCL 起病前无特殊诱因，分布无特殊性。组织病理上假性淋巴瘤多为反应性增生改变，可见小淋巴细胞、浆细胞和嗜酸性粒细胞浸润。通过 Ki-67 染色确定增殖指数有助于鉴别肿瘤性和反应性滤泡。

2. 结内滤泡性淋巴瘤（follicular lymphoma，FL）　结内 FL 肿瘤细胞表达 CD20、CD10 和 BCL-6，存在免疫球蛋白表达，绝大多数的结内 FL 肿瘤表达 BCL2，且存在 t（14；18）重排。

3. 原发性皮肤弥漫大 B 细胞淋巴瘤，腿型　组织病理上可见呈弥漫性浸润的中心母细胞和 / 或免疫母细胞，BCL2、MUM1、FOXP1 和 IgM 呈强阳性。

4. 原发性皮肤边缘区淋巴瘤（PCMZL）　PCMZL 特征性改变为小至中等大小的肿瘤细胞呈结节状浸润，免疫表型为 $BCL6^-$、$BCL2^+$、$CD10^-$。

五、治疗

PCFCL 一般呈惰性病程，预后良好，5 年生存率约为 95%。治疗方面，若患者皮损为局灶性分布，即孤立性病变或病变可包括在一个放射野中，建议采用放疗。对于不适合放疗的病变可进行手术切除或观察。对于病变范围广且呈弥漫性的患者，可考虑使用利妥昔单抗单药治疗。该病有 30%～50% 的复发率，但大多数复发病变局限于皮肤，很少累及淋巴结和内脏器官，复发后治疗方式同初始治疗。

第九节 原发性皮肤弥漫大 B 细胞淋巴瘤，腿型
Primary Cutaneous Diffuse Large B-Cell Lymphoma of Leg Type

Abstract

Primary cutaneous diffuse large B-cell lymphoma of leg type (PCLBCL-LT) is an invasive subtype of CBCL, which usually present with red or bluish nodules or tumors on one or both legs. About 10 to 15 percent will develop outside of the lower extremities. Histopathologically, lesions with a diffuse pattern of large cells with round nuclei and expression of BCL2 and MUM1 are classified as PCLBCL-LT regardless of their anatomic location. PCLBCL-LT is widely reported to have a more aggressive clinical course than other categories of cutaneous B-cell lymphomas.

引言

原发性皮肤弥漫大B细胞淋巴瘤，腿型（primary cutaneous large B-cell lymphoma，leg type，PCLBCL-LT）是一种原发于皮肤的侵袭性皮肤 B 细胞淋巴瘤。本病具有侵袭性，预后较差。

一、病因和发病机制

PCLBCL-LT 病因和发病机制尚不清楚，尚无明确的遗传倾向。有研究通过间期荧光原位杂交分析发现 PCLBCL-LT 患者存在 *MYC*、*BCL6* 和 *IgH* 基因易位突变。使用阵列比较基因组杂交和间期荧光原位杂交分析，在 67% 的病例中检测到 18q21.31-18q21.33（包括 *BCL2* 和 *MALT1* 基因）的高水平 DNA 扩增。有研究报道在 67% 的 PCLBCL-LT 患者中发现包含 *CDKN2A* 和 *CDKN2B* 基因位点的染色体 9p21.3 上存在小片段缺失，与不良预后相关。

二、临床表现

PCLBCL-LT 发病的中位年龄为 75～79 岁，女性较男性常见，男女发病比为 1：（3～4）。大多数患者表现为一侧或双侧腿部出现红色至红棕色的结节、肿物（图 23-17），常见于小腿远端。10%～20% 的病例出现下肢以外病变，但与该病有相似的组织病理表现及免疫表型，仍称为 PCLBCL-LT。与其他皮肤 B 细胞淋巴瘤不同，PCLBCL-LT 常转移至皮肤外部位。

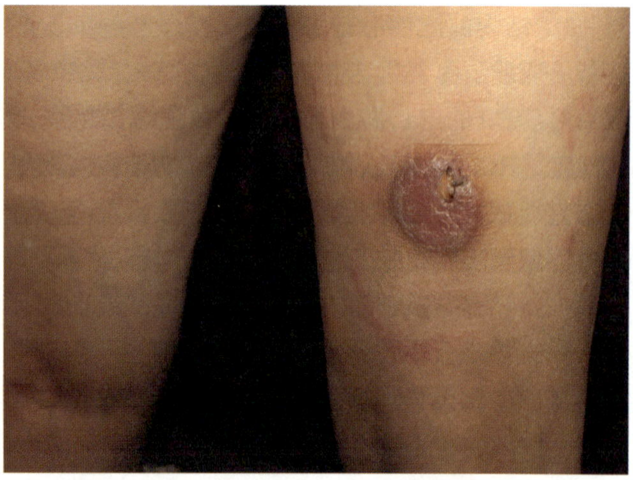

图 23-17　PCLBCL-LT 的临床表现

注：左大腿可见一处直径约 3cm 的红色肿物，边界较清。

三、辅助检查

1. 组织病理　肿瘤细胞在真皮及皮下脂肪呈密集的弥漫性浸润，可累及真皮乳头层甚至真皮－表皮连接处。在部分病例中，表皮内可见大的异型细胞成簇分布，形成类似于 CTCL 中 Pautrier 微脓肿的改变（B 细胞的亲表皮性），容易误诊。肿瘤细胞主要由免疫母细胞（大的圆形细胞、胞质丰富、核仁明显）和中心母细胞构成，核分裂象常见。

反应性的小淋巴细胞较少见。免疫表型：肿瘤细胞表达B细胞标志物CD19、CD20、CD79a、PAX5和IgM。大多数病例表达BCL2、MUM1和FOXP1，CD5和CD10阴性。小部分患者CD30阳性，但目前研究认为CD30的表达对预后无特殊意义。

2. 基因重排 本病可检测到*IGH*基因的单克隆重排。

四、诊断和鉴别诊断

（一）诊断依据

根据上述临床表现、组织病理、免疫表型和基因重排结果综合诊断。不论病变的解剖部位如何，若组织病理发现呈弥漫性浸润模式的具有圆形细胞核的大的肿瘤细胞（中心母细胞和免疫母细胞）增殖，并且表达BCL2和MUM1，均应考虑诊断为PCLBCL-LT。此外，在诊断该病时还应进行CT、PET、淋巴结活检等检查以明确系统受累情况。

（二）鉴别诊断

1. 系统性淋巴瘤皮肤受累 系统性淋巴瘤皮肤受累无好发部位分布特点，可对患者进行全面的分期评估，完善淋巴结活检、PET检查等明确有无全身受累。

2. 原发性皮肤滤泡中心性淋巴瘤（PCFCL） 病理特征为大中心细胞呈滤泡性或弥漫性浸润，通常不表达BCL2、MUM1、FOXP1和IgM。

3. 皮肤T细胞淋巴瘤 表达T细胞表面标志物（如CD2、CD3和CD5），而不表达B细胞表面标志物（CD20、CD79 a）。基因重排也可确定T细胞、B细胞来源。

五、治疗

与皮肤B细胞淋巴瘤的其他亚型相比，PCLBCL-LT的临床病程更具侵袭性，预后较差，其5年生存率为40%～50%。对于PCLBCL-LT患者，通常需要更为积极的治疗方案。国内外指南推荐PCLBCL-LT的一线系统治疗方案为含利妥昔单抗的免疫化疗方案，最常用的为R-CHOP方案（即利妥昔单抗＋环磷酰胺、多柔比星、长春新碱及泼尼松），对于无法耐受系统化疗的患者可选择利妥昔单抗单药治疗。此外，局部放疗联合利妥昔单抗治疗也可以作为治疗选择。考虑到本病具有侵袭性，不宜仅进行手术切除和观察。

Case report

A 46-year-old man presented with an eight-year history of erythema and plaque. Eight years ago, scattered erythemas of varying sizes appeared on his trunk and limbs, with marked itching. The red patches gradually progressed into infiltrative plaques. Systemic examination of the patient was normal. Physical examination showed multiple red patches and plaques on his trunk and limbs, with white scale and poikiloderma (Figure 23-18). Blood examination revealed elevation of β2-microglobulin. On histological examination, there was diffuse lymphoid infiltrate in the superficial dermis with epidermotropic lymphocytes. The immunohistochemical staining showed $CD3^{+}$, $CD4^{++}$, $CD8^{-}$. The diagnosis of mycosis fungoides (plaque stage) was made. The patient was treated with ultraviolet A and ultraviolet B, interferon-α 3MU every other day. The patients complained his skin was dry and flaking after phototherapy, and moisturizer was applied. One year later, most of the lesions disappeared and biochemical tests were normal. The patient is still under follow-up.

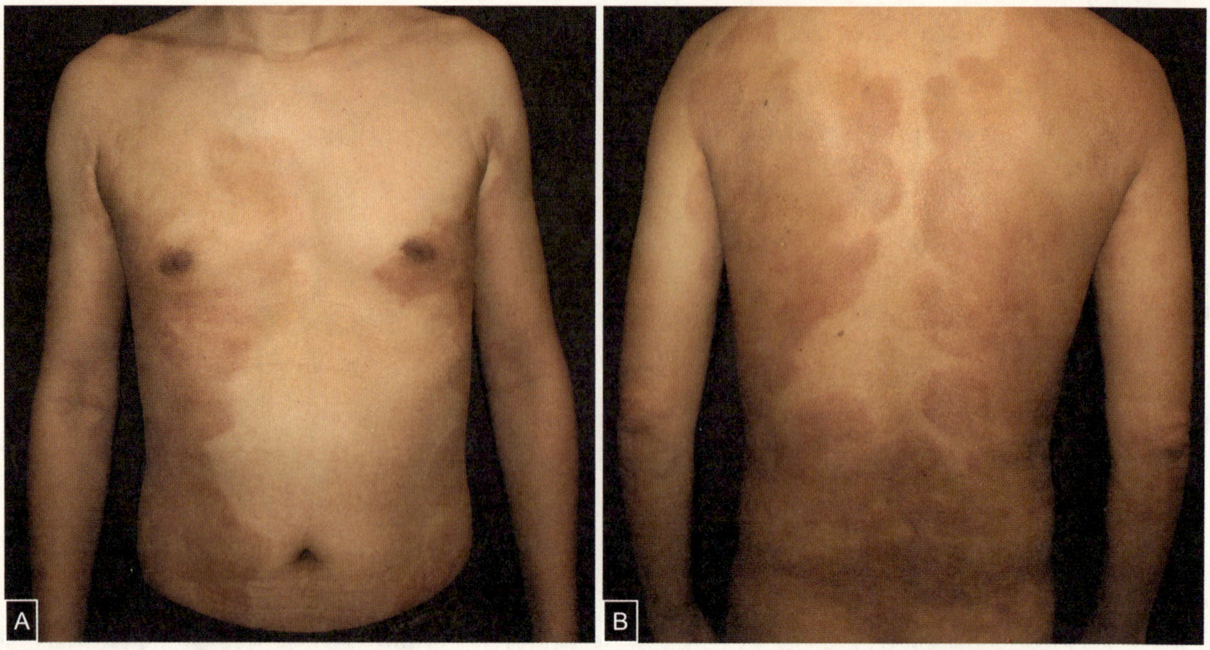

Figure 23-18 Scattered erythema and plaques of varying sizes on his trunk

刘洁 编写 | 王涛 校 | 晋红中 审

参考文献

[1] 赵辨. 中国临床皮肤病学［M］. 2版. 南京：江苏凤凰科学技术出版社，2017.

[2] BOLOGNIA J, SCHAFFER J, CERRONI L. Dermatology[M]. 4th ed. Elsevier, 2018.

[3] CERRONI L. Skin lymphoma: the illustrated guide[M]. 4th ed. Wiley-Blackwell, 2014.

[4] HAUN P L, SCARISBRICK J J. Fast facts: cutaneous T-cell lymphoma[J]. Karger, 2019.

[5] WILLEMZE R, CERRONI L, KEMPF W, et al. The 2018 update of the WHO-EORTC classification for primary cutaneous lymphomas[J]. Blood, 2019, 133(16): 1703-1714.

[6] WILLEMZE R, HODAK E, ZINZANI P L, et al. Primary cutaneous lymphomas: ESMO Clinical Practice Guidelines for diagnosis, treatment and follow-up[J]. Ann Oncol, 2018, 29(Suppl 4): iv30-iv40.

[7] GILSON D, WHITTAKER S J, CHILD F J, et al. British Association of Dermatologists and U.K. Cutaneous Lymphoma Group guidelines for the management of primary cutaneous lymphomas 2018[J]. Br J Dermatol, 2019, 180(3): 496-526.

[8] ELDER D E, MASSI D, SCOLYER R A, et al. WHO Classification of Skin Tumours[M]. 4th ed. Lyon: IARC, 2018: 226-230.

[9] OLSEN E, VONDERHEID E, PIMPINELLI N, et al. Revisions to the staging and classification of mycosis fungoides and Sézary syndrome: a proposal of the International Society for Cutaneous Lymphomas (ISCL) and the cutaneous lymphoma task force of the European Organization of Research and Treatment of Cancer (EORTC)[J]. Blood, 2007, 110(6): 1713-1722.

[10] LENG L, LIU Z, MA J, et al. Proteomic identification of new diagnostic biomarkers of early-stage cutaneous mycosis fungoides[J]. Cancer Commun (Lond), 2022, 42(6): 558-562.

第二十四章

黑色素细胞性肿瘤

本章介绍黑色素细胞性肿瘤，即由皮肤中黑色素细胞增生形成的肿瘤。其中主要的良性肿瘤包括黑色素细胞痣（即色素痣）、Spitz 痣、蓝痣及斑痣；恶性肿瘤即黑色素瘤。黑色素细胞性良性肿瘤是临床上最为常见的皮肤肿瘤类型，对色素痣的评估是皮肤科医师最常见和重要的任务之一。黑色素瘤在亚洲人种中虽然总体发病率较低，但恶性程度高，预后差。良性黑色素细胞性肿瘤有时可恶变为黑色素瘤，或者在临床及病理上与黑色素瘤难以鉴别，因此，对于此类疾病的及时、准确诊断和规范治疗极为重要。

第一节　黑色素细胞痣
Melanocytic Nevus

Abstract

Melanocytic nevi, or moles, are benign tumors composed of nevus cells that are derived from melanocytes. Melanocytic nevi are classified into congenital melanocytic nevi and acquired melanocytic nevi. Congenital melanocytic nevi appear at birth or within the first few months of life. Acquired melanocytic nevi can be divided into common acquired melanocytic nevi and atypical melanocytic nevi. Benign melanocytic nevi can sometimes transform into melanoma or be difficult to be distinguished from melanoma clinically and pathologically. Therefore, timely and accurate diagnosis, as well as standardized treatment, are extremely important for such diseases.

引言

黑色素细胞痣（melanocytic nevus）是黑色素细胞（痣细胞）的良性增生，分为先天性黑色素细胞痣和获得性黑色素细胞痣。先天性黑色素细胞痣（congenital melanocytic nevus）为出生时或出生后几个月内出现的黑色素细胞痣。获得性黑色素细胞痣（acquired melanocytic nevus）又可分为普通获得性黑色素细胞痣和不典型黑色素细胞痣。

一、病因和发病机制

先天性黑色素细胞痣（又称先天性色素痣）发病机制尚不明确，目前认为是遗传因素和环境因素的共同作用引起的，主要由胚胎形成期间产生的良性黑色素细胞克隆性增殖而成。遗传因素方面，可能与体细胞 *BRAF V600E* 突变或 *NRAS* 突变相关。环境因素方面，母亲孕期接触某些化学物质（如多氯联苯或农药等）或辐射（如诊断性放射学检查或放疗）可能增加先天性黑色素细胞痣的风险，但环境因素的作用尚不完全明确。

获得性黑色素细胞痣（以下简称“色素痣”）的病因同样尚不完全明确，以下是与其形成相关的因素。

1. 遗传　遗传因素与色素痣的产生有关，出现大量色素痣常具有家族倾向。

2. 日光照射　儿童期高强度和间断性的日晒可导致新发色素痣的数量显著增加。

3. 种族　在浅肤色个体中（如白种人），其色素痣的平均数量显著高于黑种人、亚裔或美国印第安裔。掌跖、甲床和黏膜部位色素痣则在黑种人及亚裔中较白种人更为常见。

4. 其他　一些水疱性疾病、硬化性苔藓、化疗、全身性免疫抑制和内分泌疾病等因素可能也与色素痣的增加有关。

二、临床表现

黑色素细胞痣非常常见，几乎可见于所有个体的皮肤，少则数个，多至上百个。

（一）先天性黑色素细胞痣

临床上根据皮损大小可分为小型（直径<1.5cm）、中型（直径1.5～19.9cm）、大型/巨大型（直径>20cm）。多在出生时或出生后的头几个月内出现色素斑，随年龄增长皮损逐渐增大。颜色多变，从浅棕色或棕色到黑褐色、蓝黑色或黑色不等，边界往往不规则，形状不对称，呈地图状，表面可隆起、粗糙、有深色粗大毛发（可能在数年内逐渐出现），有时表面形成结节（如形成结节建议行病理检查）（图 24-1）。大型或巨大型先天性色素痣也被称为巨痣，其恶变风险高，恶变通常发生在青春期前，曾有报道表明在多达 15% 的先天性巨痣中发生黑色素瘤。因此，应更加积极处理这些病变。先天性巨痣的患者需要终生定期随访。

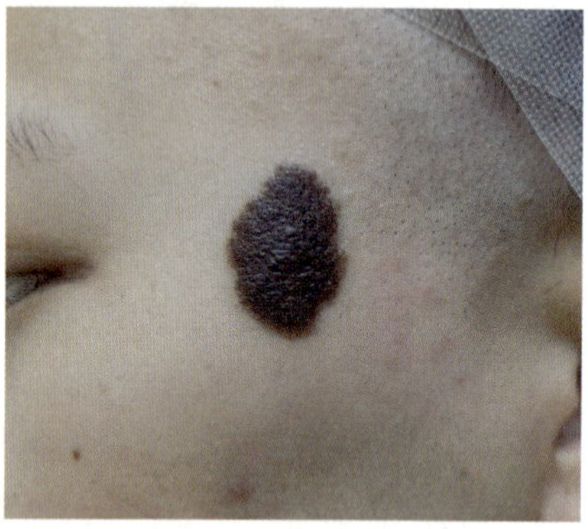

图 24-1　先天性黑色素细胞痣（面部）

患躯干部先天性巨痣的患者发生神经皮肤黑变病（neurocutaneous melanosis）的概率显著升高。这些痣几乎均累及躯干部，周围常伴有多个较小的“卫星痣”。患有躯干部巨大先天性色素痣的患者应行神经系统的磁共振成像（MRI）来评估是否存在神经皮肤黑变病。神经皮肤黑变病的患者患脑膜黑色素瘤的风险较高（近 50%），且几乎均可致死。此类患者需要多学科的综合治疗，包括儿科、皮肤科、神经科及神经外科等。

（二）普通获得性黑色素细胞痣

普通获得性黑色素细胞痣皮损一般较小，直径多<6mm。形态规则、对称，颜色均匀，可呈棕色、褐色和黑色，或肤色、淡红色。皮损扁平或隆起，甚至乳头瘤状、结节状或有蒂等，有些中心有毛发贯穿。根据痣细胞在皮肤内的位置不同，可分为交界痣、复合痣和皮内痣三种，痣细胞位于甲母质的肢端痣也称为甲母痣。

色素痣刚出生时较为少见，40 岁前数量可不断增加，此后数目通常趋于稳定。部分色素痣可随年龄的增长慢慢消退，妊娠期间可轻度增大且颜色变深。色素痣有恶变成黑色素瘤的风险，如出现颜色、大小、对称性或边界的改变，以及自发性破溃、出血应及时评估，必要时行活检。

1. 交界痣　交界痣的痣细胞位于表皮真皮交界处。表面光滑或稍隆起皮面，无毛，呈淡棕、深褐或黑色。可发生于身体的任何部位，发生于掌、跖和生殖器部位者，恶变的可能性增加（图 24-2）。

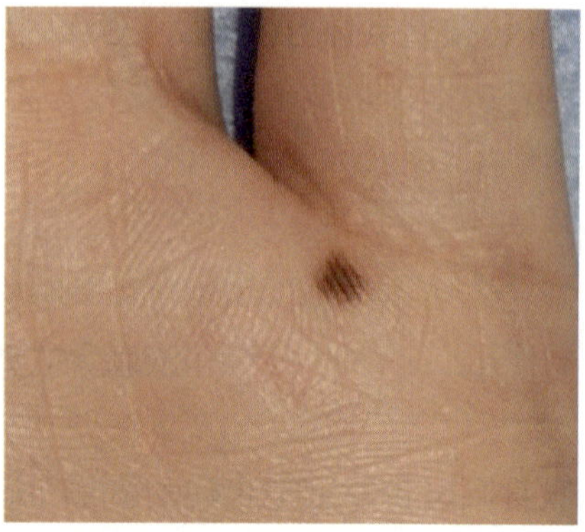

图 24-2　交界痣（手部）

2. 复合痣　复合痣的痣细胞巢位于表皮真皮交界处和真皮内。

可高出皮面，通常颜色比交界痣浅，呈浅棕色或淡棕色（图 24-3）。

3．皮内痣 皮内痣的痣细胞巢位于真皮内。多见于成年人，皮疹颜色更浅，也可呈肤色。呈半球形隆起于皮面，或呈乳头瘤状，有蒂，可有毛发（图 24-4）。

4．甲母痣 累及甲母质的肢端色素痣可表现为纵行黑甲，即甲板上棕色或黑色条纹。需与甲母黑色素细胞增生活跃导致的纵行黑甲相鉴别。童年期出现的纵行黑甲通常是良性的。如果出现单独的深色条带 / 颜色不规则或宽条带（≥4mm），条带逐渐变得颜色更深或更宽，或当色素沉着延伸至甲周皮肤时，需进行甲母质活检，以排除黑色素瘤（图 24-5）。

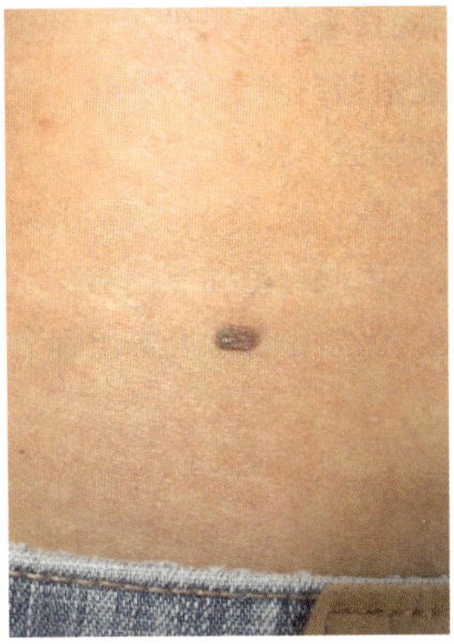

图 24-3　复合痣（躯干）

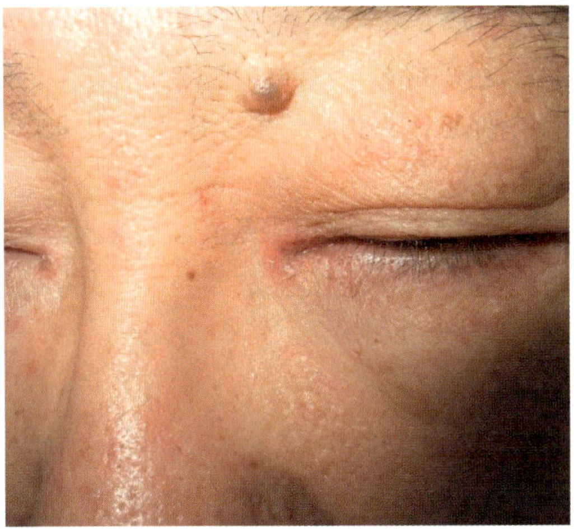

图 24-4　皮内痣（面部）

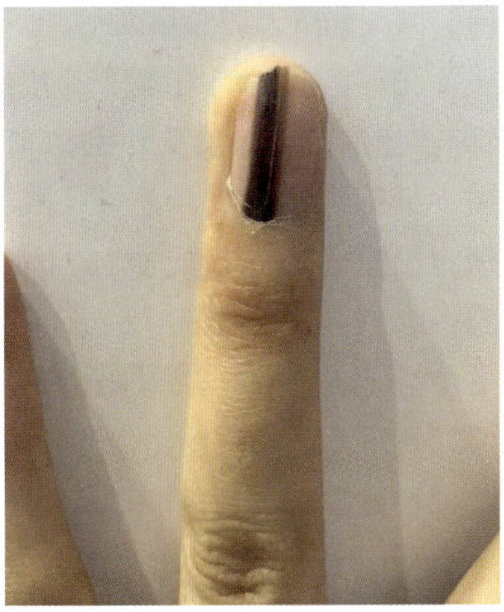

图 24-5　甲母痣（手指）

（三）不典型黑色素细胞痣

不典型黑色素细胞痣（简称“不典型痣”），又称发育不良痣、Clark 痣，是一种获得性黑色素细胞痣，并具有某些黑色素瘤的特征。不典型痣通常比普通色素痣大，形状不规则，多种颜色，边界欠清（表 24-1）。可发生于身体的任何部位，但更常见于躯干（图 24-6）。不典型痣并不一定是恶性的，但目前被认为是发生黑色素瘤的一个危险因素。因此，应当对不典型痣进行密切监测并及时进行切除活检，以尽早发现恶性病变。

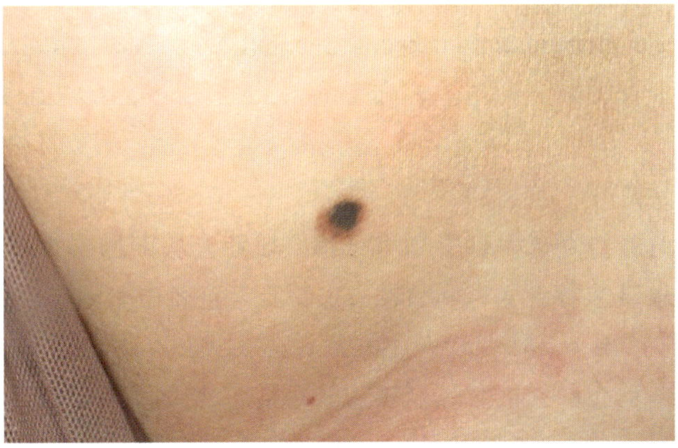

图 24-6　不典型痣（躯干）

表 24-1　普通获得性色素痣、不典型痣与黑色素瘤的临床特征

疾病	边界	形状	对称性	颜色
普通获得性色素痣	清楚	规则	对称	均匀，肤色、褐色至黑色
不典型痣	边界欠清	较不规则	轻度不对称	欠均匀，褐色、黑色、粉红色等
黑色素瘤	边界不清	很不规则	明显不对称	不均匀，多种颜色：褐色、黑色、粉色、红色、灰色、蓝色、白色等

三、组织病理

获得性色素痣中，痣细胞在横向上对称排列，并聚集成巢。呈巢状排列的痣细胞不具备与正常基底层内黑色素细胞相同的树突状外观。它们呈圆形，形状一致，并随着其在真皮中深度的增加而越来越成熟，即核浆体积比逐渐降低及总体黑色素细胞的大小逐渐减小，在垂直方向上是不对称的。在真皮内的同一深度，黑色素细胞大小及形状仍统一。

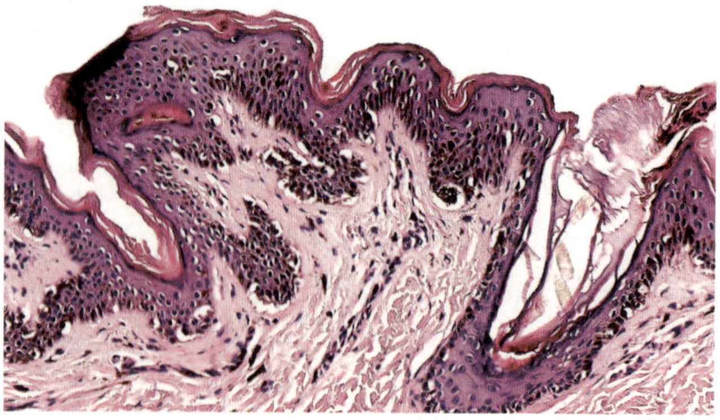

图 24-7　交界痣的组织病理（HE 染色）

交界痣的痣细胞或痣细胞巢位于表皮下部接近真皮处，可同时累及外毛根鞘等，痣细胞排列规则，细胞内含有大量色素（图 24-7）。复合痣的痣细胞巢位于表皮下部并呈索状伸向真皮，下部痣细胞不含或含少量色素（图 24-8）。皮内痣的痣细胞巢位于真皮内，真皮上部痣细胞巢内含中等量色素，真皮下部痣细胞无色素（图 24-9）。

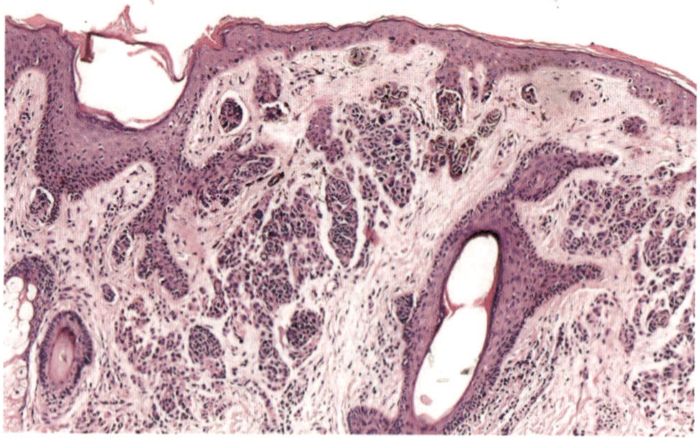

图 24-8　复合痣的组织病理（HE 染色）

与局限于真皮的获得性色素痣相比，先天性色素痣可以累及真皮深层、皮下脂肪、筋膜或更深的部位，肌肉受累较少见。先天性色素痣病理特征为单行的痣细胞延伸至神经血管和皮肤附属器（如毛囊、皮脂腺、小汗腺导管）结构周围，或弥漫分布于真皮网状层中下部或脂肪间隔内，痣细胞成熟且外观统一。

四、诊断和鉴别诊断

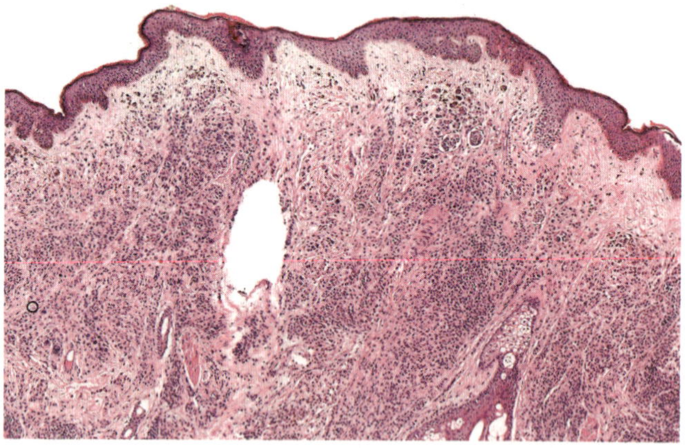

图 24-9　皮内痣的组织病理（HE 染色）

色素痣根据临床表现较易诊断，病理见痣细胞巢可确诊。鉴别诊断包括：

1．雀斑　交界痣应与雀斑相鉴别。雀斑多位于日光暴露部位，皮损为较小褐色斑疹，多发且呈对称分布，自幼发病，日晒后颜色可加深。组织病理检查显示无痣细胞巢。

2．脂溢性角化病　隆起的色素痣应与脂溢性角化病相鉴别。脂溢性角化病好发于老年人，表面粗糙或呈疣状，具有黏附样外观。组织病理可见棘层肥厚，乳头瘤样增生，假性角质囊肿。

3．皮肤纤维瘤　皮内痣及复合痣应与皮肤纤维瘤相鉴别。皮肤纤维瘤是直径 0.5 ~ 2cm 的质硬肤色或褐色圆形结节。组织病理示成纤维细胞及胶原纤维排列成漩涡状或车轮状。

4．黑色素瘤　皮损多为黑色斑疹或丘疹或结节，颜色不均匀，形状不对称，边缘不规则，直径多大于 6mm，增大迅速，表面可有溃疡；组织病理可见表皮内或表皮及真皮内异型黑色素细胞，常呈团状分布，瘤细胞具有非典型性，有病理性核分裂象。

五、治疗

出于美容考虑或担心恶变，可行治疗。较小的色素痣也可采用 CO_2 激光祛除，但需注意激光祛除病变无法进行组织学评估，若怀疑恶变，避免使用激光。较大皮损可采用手术切除，任何疑似黑色素瘤的色素性损害在切除时都应沿皮损外缘 2mm 完整切除，并行组织病理检查。

大多数小型及中型先天性色素痣可以长期观察，发生变化时则进行切除，并进行病理学评估。可通过定期留取皮损照片或进行皮肤镜检查来监测痣的变化。如皮损发生在重要的美容部位，如面部，则应进行美容外科手术，祛除影响美观的毁容性先天性色素痣，有益于患者的社交及心理健康。

大型先天性色素痣有恶变可能，应尽量手术去除。可进行分次切除或使用扩张器，以减少对植皮的需要。手术的目标应为祛除全部皮损，但如果痣覆盖了 10% ~ 30% 或以上的体表面积，则很难完全祛除。这种情况下，需告知病人及家属进行终生监测。必要时对痣进行活检，若有恶变，则需要手术切除。

第二节　斯皮茨（Spitz）痣
Spitz Nevus

Abstract

Spitz nevus, also known as benign juvenile melanoma, is a type of benign melanocytic tumor that usually presents as a solitary, well-circumscribed, dome-shaped papule or nodule on the skin. Spitz nevi can be pigmented or non-pigmented and can occur anywhere on the body, although they are most found on the face and lower extremities. Although Spitz nevi are benign lesions, they can be difficult to distinguish from malignant melanoma based on clinical and histopathological features alone.

引言

斯皮茨痣（Spitz nevus）是一种罕见的黑色素细胞痣，通常发生于儿童和青少年。在过去，本病也被称为“良性幼年黑色素瘤”“Spitz 幼年黑色素瘤”。Spitz 痣通常是良性的，但极少数情况下可能恶变。诊治本病的难点在于 Spitz 痣在临床和组织学上很难与黑色素瘤相鉴别，尤其在成年人中更为困难。

一、病因和发病机制

Spitz 痣病因不明。很多 Spitz 痣没有明确的诱因，研究也未在 Spitz 痣中发现 *BRAF* 突变。

二、临床表现

经典的 Spitz 痣好发于儿童期，但可见于任何年龄，男女发病率相同。特征性表现为红色、粉色或褐色的隆起性病变，通常是圆顶、光滑的。可呈不同大小，但通常直径为 5 ~ 10mm。可发生于任何身体部位，但头面部和下肢最多见。Spitz 痣几乎都是单发的，但也有多发性 Spitz 痣，可多达数百个，突然发生，累及掌跖、黏膜以外的所有部位，数年内可自然消退。

非典型 Spitz 痣皮损较大（>10mm），不对称，颜色不均匀，边缘模糊，可有溃疡，深度较深。与典型 Spitz 痣相比，具有更多异质性和恶性潜能。有报道非典型 Spitz 痣可出现淋巴结转移。

三、组织病理

表皮角化过度及棘层肥厚常见，肿瘤位于真皮，呈对称模式生长。黑色素细胞一般表现为梭形或上皮样形态，细胞大，有多形性，胞浆中常无色素颗粒，呈巢状或束状排列，呈倒楔形分布。从皮损顶部到底部黑色素细胞呈良性成熟。偶可见细胞形态异常、坏死细胞及核丝分裂象。

四、诊断和鉴别诊断

典型的 Spitz 痣常可通过临床表现和组织病理直接诊断。但是，许多难以分类的色素性病变可与 Spitz 痣和黑色素瘤有重叠的特征，使得诊断很具有挑战性。

Spitz痣的鉴别诊断临床上包括普通获得性色素痣（尤其是皮内痣）、毛母质瘤、血管瘤、皮肤纤维瘤、附属器肿瘤以及幼年黄色肉芽肿等。病理上主要需与黑色素瘤相鉴别，但两者很多时候有重叠表现，鉴别困难。

五、治疗

对于经典 Spitz 痣，完整切除即可治愈。对于怀疑黑色素瘤的病变，应适当扩大切除范围，以确保彻底切除。成年人的 Spitz 痣均应完整切除并进行组织病理学检查。同时具有 Spitz 痣和黑色素瘤特征的色素性肿瘤应按黑色素瘤治疗。根据 Breslow 深度制定适当的治疗方案，如局部扩大切除及前哨淋巴结活检等（见黑色素瘤章节）。

第三节　蓝痣
Blue Nevus

Abstract

Blue nevus is a type of pigmented skin lesion that usually presents as a blue or blue-gray, well-circumscribed, dome-shaped nodule. It is caused by an overgrowth of melanocytes in dermis. Blue nevi are generally benign, and most do not require treatment unless they become symptomatic or cosmetically bothersome. However, in rare cases, blue nevi can transform into a malignant melanoma.

引言

蓝痣（blue nevus）是特殊的良性黑色素细胞肿瘤，可发生于任何年龄，常为后天性，往往很小，常位于手或足的背侧，任何部位发病均可见到。由于黑色素细胞位于真皮，皮损呈现蓝色至蓝灰色。丁达尔（Tyndall）效应导致皮损呈蓝色，即细胞中的黑色素吸收了较长波长的颜色（如红色、橙色和黄色），而较短波长的颜色（如蓝色）则被反射回来。散射的蓝光使皮损呈现出其特征性的蓝色。

一、病因和发病机制

蓝痣的病因尚不完全明确。有人认为其是黑色素细胞异常迁移或增殖的结果。遗传因素可能会影响黑色素细胞的迁移和增殖，从而导致蓝痣的发生。此外，暴露在紫外线、化学物质和辐射等环境因素下也可能促进蓝痣的发展。

二、临床表现

1. 普通蓝痣 典型损害为幼年时出现的半球形丘疹或结节，边界清楚，蓝色、蓝灰色或蓝黑色，直径通常不超过 1cm，最常发生于手背、足背和面部。多为单发。

2. 细胞型蓝痣 通常表现为较大的蓝色或蓝黑色结节或斑块，直径常为 1～3cm，甚至更大。最常见于臀部、骶尾部及头皮。女性发病率为男性的 2.5 倍。本病偶可累及深层组织，如头皮损害累及颅骨。普通蓝痣和细胞型蓝痣的比例至少为 5∶1。

3. 上皮样蓝痣 常见于 Carney 综合征。其临床表现包括多发蓝痣、黑子、雀斑、黏液瘤、心房黏液瘤、睾丸肿瘤、垂体瘤、砂粒体性黑色素性神经鞘瘤及肾上腺肿瘤。该罕见综合征已确定是由基因 *PRKAR1A* 的缺陷导致，其为肿瘤抑制基因，该基因编码蛋白激酶 A 亚基。皮损好发于四肢和躯干，也可发生于生殖器黏膜，较少发生于头颈部。非 Carney 综合征患者亦可发生。

4. 恶性蓝痣 指起源于蓝痣或具有蓝痣特征的黑色素瘤，是皮肤黑色素瘤中的少见类型，常起源于细胞型蓝痣。当蓝痣恶变为黑色素瘤时，可见到皮损进行性增大，直径多在数厘米，呈多发性结节或斑块状。头皮为好发部位。恶性蓝痣可发生于良性细胞型蓝痣、太田痣、伊藤痣或新发皮损的基础上。

三、辅助检查

（一）皮肤镜

通常皮肤镜下表现为均质模式（即均匀的蓝色或蓝黑、蓝灰色）。

（二）组织病理

1. 普通蓝痣 损害表现为真皮含有大量色素颗粒的树突状黑色素细胞及噬色素细胞，黑色素细胞长轴与表皮平行，聚集于真皮中上部，偶尔延伸至皮下组织或接近表皮。有明显硬化的基质。

2. 细胞型蓝痣 真皮全层可见界限清楚的结节样团块，团块由圆胖的梭形细胞及细长的双极或树突状细胞组成。前者胞质淡染，后者含有数量不等的黑色素颗粒。齿槽样排列模式具有特征性，表现为圆胖的梭形黑色素细胞结节被含有树突状黑色素细胞的致密胶原环绕。有时可见黏液样基质及血管透明样变。

3. 上皮样蓝痣 表现为真皮内由富含色素的多角形上皮样黑素细胞及球形细胞组成的团块，界限不清。前者细胞核大，呈泡状，核仁明显；后者色素沉积更重，核相对小。梭形细胞和树突状细胞相对少，基质硬化不明显。

4. 恶性蓝痣 组织学上可见病理性核分裂象、坏死和核异型性。

四、诊断和鉴别诊断

根据蓝黑色的丘疹、结节或斑块，结合病理特点可确诊。

蓝痣需与复合痣、皮肤纤维瘤、静脉湖、色素性基底细胞癌、黑色素瘤、错构瘤等相鉴别，可通过病史、皮肤镜及组织病理进行判断。

五、治疗

蓝色痣通常是良性的，大多数情况下不需要治疗。当出现症状或影响美观时，则可手术切除。如皮损较小，也可通过环钻切除。由于蓝痣较深，冷冻、激光等疗法很难达到满意效果。

在极少数情况下，蓝色痣可以转化为黑色素瘤，因此，定期监测非常重要。

第四节　斑痣
Nevus Spilus

Abstract

Nevus spilus is a type of birthmark characterized by a light tan or brown patch with darker spots or freckles on it. In most cases, nevus spilus is benign and does not cause any harm to a person's health. However, in rare cases, it may be associated with other medical conditions, such as neurofibromatosis type Ⅰ (NF1) or melanoma. The diagnosis of nevus spilus is typically made based on the appearance of the lesion. A biopsy may be recommended in some cases to confirm the diagnosis and rule out any other underlying medical conditions. Treatment for nevus spilus is not usually necessary, but some people may choose to have it removed for cosmetic reasons. Removal options include surgical excision, laser therapy, and cryotherapy.

引言

斑痣（nevus spilus）通常出生即有，特点为浅棕色或褐色斑片中带有较深的斑点或雀斑，也称为斑点雀斑样痣。多为良性，罕见情况下可能与其他疾病有关，如神经纤维瘤病Ⅰ型（neurofibromatosis type Ⅰ，NF1）。

一、病因和发病机制

斑痣的病因尚不明确，引起斑痣的基因突变被认为发生在胎儿发育早期，即在皮肤和黑色素细胞形成期间。这种突变可能导致局部黑色素细胞过度生长，从而形成特征性的棕色斑片和斑点。但尚不清楚斑痣与其他色素痣的发病机制有何不同。

二、临床表现

斑痣通常表现为皮肤上的浅棕色斑片，内部有较深的棕色或黑色斑点。斑片大小可以从几毫米到几厘米不等，深色斑点通常直径从 1～6mm 不等。皮损常位于躯干或肢端，可以为单侧性、局限性或沿 Blaschko 线分布。可能在出生时就存在，也可能在儿童期间发展而来。有报道斑痣中可出现黑色素瘤。

虽然大多数斑痣是良性的，不会引起任何症状，但有些斑痣可能与其他疾病相关，如 NF1。NF1 中通常还存在其他表现，如多发咖啡牛奶斑（面积较大的褐色斑片），腋窝或腹股沟处的雀斑和 / 或神经纤维瘤（肤色柔软的丘疹或结节）。

三、组织病理

斑痣不同皮损形态的组织病理学改变不同：褐色斑片组织学表现为表皮内色素增多，皮突延长，基底层黑色素细胞数量增加。色素加深的斑点表现为基底层的雀斑样黑色素细胞增生。丘疹样损害则表现为表皮真皮交界处和 / 或真皮内黑色素细胞聚集形成细胞巢，可与交界痣、复合痣、蓝痣、Spitz 痣、不典型痣或先天性色素痣相同。

四、诊断和鉴别诊断

通常根据皮损外观即可诊断斑痣。如怀疑病变内存在黑色素瘤等其他情况，需行活检以排除。

本病需与群集分布的色素痣进行鉴别，但群集分布的色素痣通常不位于棕褐色斑片表面。

五、治疗

斑痣通常不需要治疗，如出于美观考虑，可考虑祛除。对于不突出于皮面的斑点或斑片可考虑激光疗法或冷冻疗法等祛除；如皮损隆起且较大，通常需要手术切除。由于有斑痣恶变为黑色素瘤的报道，对于斑痣应密切监测，如有恶变迹象（如迅速增大隆起的结节、自发破溃等）应及时进行活检或切除，并进行病理检查。

第五节　黑色素瘤
Melanoma

Abstract

Malignant melanoma is a malignancy of melanocytes that occurs in the skin, eyes, ears, gastrointestinal tract, leptomeninges, and oral and genital mucous membranes. As one of the most dangerous tumors, melanoma has the ability to metastasize to any organ, including the brain and heart. Features used for melanoma recognition are A (asymmetry), B (irregular borders), C (color variegation), D (diameter＞6mm is most commonly used but others have changed D to difference-"ugly duckling" sign or difference with respect to change in size, shape, color, or persistent lesional pruritus), E (evolving over time). Most patients with thin, invasive melanoma (Breslow thickness≤1mm) can expect prolonged disease-free survival and likely cure following treatment, but it's potentially lethal when diagnosed and treated at late stages.

引言

黑色素瘤（melanoma），或恶性黑色素瘤，简称恶黑，是高度恶性的黑色素细胞肿瘤。黑色素瘤多发生于皮肤，但是眼、耳、消化道、软脑膜及口腔和生殖道黏膜中也可发生。原发性皮肤恶性黑色素瘤起源于表皮基底层的黑色素细胞，60%以上起自正常皮肤，其他起自良性色素痣的基础上，如巨大先天性色素痣，发育不良痣等。黑色素瘤通常经历非侵袭性的“水平”或“放射状”生长期，肿瘤局限于表皮，此期损害沿水平方向不规则扩大（此时手术完整切除即可治愈大部分患者）；随后肿瘤进入“垂直”生长期，随着肿瘤侵犯深度的增加，发生转移及致命的风险增加。

一、病因和发病机制

黑色素瘤发生的危险因素包括基因因素、环境因素及基因/环境相互作用。主要危险因素包括不典型痣（发育不良痣）或黑色素瘤个人及家族史，皮肤不易晒黑而易晒伤，浅肤色、浅色眼睛、红色头发，DNA修复缺陷（如着色性干皮病），强紫外线暴露，免疫缺陷等。

针对黑色素瘤分子发病机制的研究发现，丝裂原活化蛋白激酶（mitogen-activated protein kinase，MAPK）通路和小眼畸形相关转录因子是发生黑色素瘤的关键因素。黑色素瘤中最常见的突变包括皮肤和结膜黑色素瘤中最常见 *BRAF* 和 *NRAS* 突变，肢端和黏膜黑色素瘤中最常见 *KIT* 突变，葡萄膜黑色素瘤中最常见 *GNAQ* 和 *GNA11* 等突变。

二、临床表现

好发于中老年人，尤其是白种人的曝光部位。新出现的或突然增大的痣是最常见的恶性黑色素瘤危险体征之一。相较于普通色素痣，黑色素瘤具有“ABCDE”特点：不对称（asymmetry），边界不规则（border irregularity），颜色斑驳（color variegation），直径>6mm（diameter>6mm）及进展（evolution）。症状包括出血、瘙痒、溃疡等；最后形成结节、肉芽组织或肿块，周边有卫星状损害。临床上原发皮肤黑色素瘤可分为4种重要的亚型，包括：①浅表扩散性黑色素瘤；②结节性黑色素瘤；③恶性雀斑样黑色素瘤；④肢端雀斑样黑色素瘤。中国汉族人最常见的是肢端雀斑样黑色素瘤，占黑色素瘤发病的60%以上。

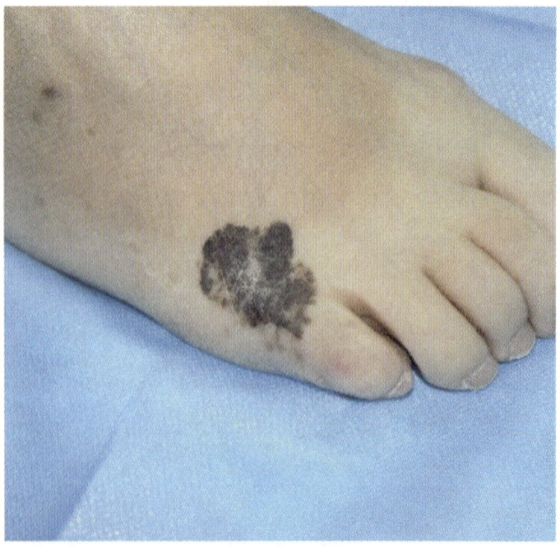
图24-10　浅表扩散性黑色素瘤（足背）

1. 浅表扩散性黑色素瘤　本型是最常见的黑色素瘤亚型，约占所有黑色素瘤的70%。超过60%的浅表扩散型黑色素瘤为厚度≤1mm的薄层肿瘤，治愈率很高。可发生于任何部位，但好发于背部以及女性的下肢。浅表扩散型黑色素瘤通常表现为着色不一、边界不规则的斑疹或薄斑块，直径从数毫米到数厘米不等（图24-10）。皮损可能呈现多种颜色，包括棕色、红色、蓝色、黑色、灰色和白色。

2. 结节性黑色素瘤　是第二常见的黑色素瘤亚型，占所有黑色素瘤的15%～30%。表现为深色的带蒂或息肉样丘疹或结节，常呈现均一颜色或无色素/粉红色，边界对称且直径相对较小，早期诊断较为困难（图24-11）。结节型黑色素瘤没有水平生长期，发生即直接进入垂直生长期，因此，大多数结节型黑色素瘤在诊断时Breslow厚度>2mm。

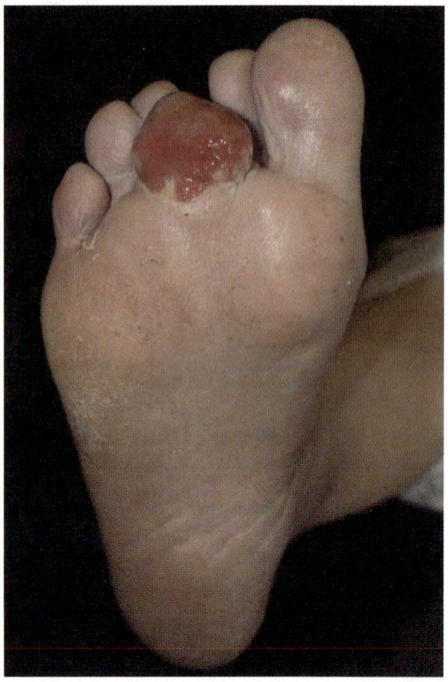
图24-11　结节性无色素性黑色素瘤（右足底）

3. 恶性雀斑样黑色素瘤　本型占所有黑色素瘤的10%～15%。好发于中老年人，尤其是曝光部位。初始表现为棕褐色或褐色斑疹，病变逐渐增大、颜色变深且斑驳、不对称，水平生长期为原位黑色素瘤，称为“恶性雀斑样痣”（图24-12）。皮损可逐渐隆起，代表病变开始发生垂直生长。

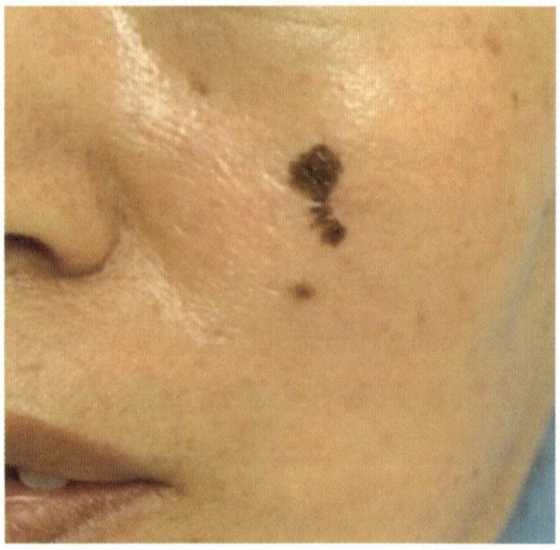
图24-12　恶性雀斑样黑色素瘤（面部）

4. 肢端雀斑样黑色素瘤　肢端雀斑样黑色素瘤亚型在所有黑色素瘤中占比低于5%，但在深肤色人群中，此型是最常见的黑色素瘤亚型。肢端雀斑样黑色素瘤最常出现在手掌、足底和甲下。初始表现为深褐色至黑色、着色不规则的斑疹或斑片，若见隆起、溃疡、出血和/或直径较大，则常提示真皮层浸润较深（图24-13）。偶可表现为类似良性病变的无色素性或色素减退性病变，外观类似疣、胼胝、足癣、不愈性溃疡等。甲黑色素瘤源于甲母质，通常表现为指（趾）甲上纵向的褐色或黑色条带（图24-14），伴或不伴甲营养不良。甲黑色素瘤也可表现为甲下包块（伴或不伴色素沉着），可伴有溃疡和甲板破坏，可伴有甲周色素沉着（Hutchinson征）。甲

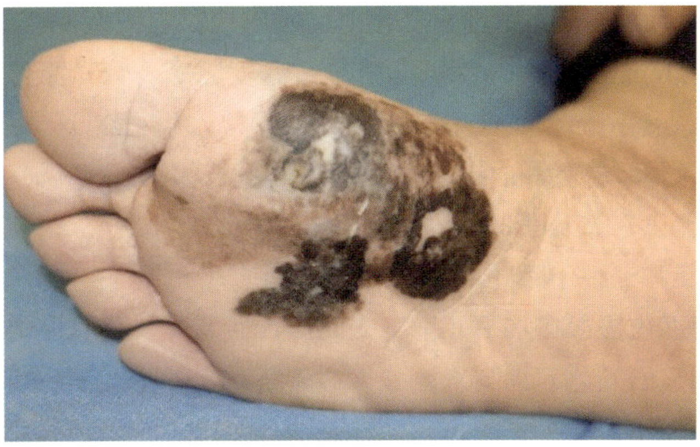

图 24-13　肢端雀斑样黑色素瘤（右足底）

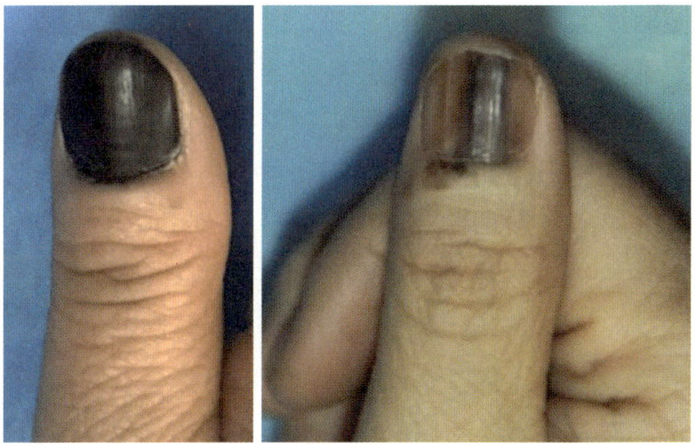

图 24-14　甲黑色素瘤（拇指）

黑色素瘤还可类似于甲真菌病或甲沟炎等疾病，导致诊断延误。

5. 其他亚型　除了上述常见的四种亚型外，黑色素瘤还有一些少见的亚型，包括无色素性黑色素瘤（病变为无色素性或色素减退性，表现为粉色或红色的斑疹、丘疹或结节）（图 24-11）、Spitz 痣样黑色素瘤（红色、棕色或蓝色丘疹或结节，临床及组织学形态均类似于 Spitz 痣）、促结缔组织增生型黑色素瘤（为缓慢生长的斑块、结节或瘢痕样增生，通常无色素，位于较年长者的长期日晒部位。临床表现类似于瘢痕或基底细胞癌、鳞状细胞癌等，不易早期诊断）、色素合成型（动物型）黑色素瘤（罕见的黑色素瘤亚型，由重度色素沉着的真皮内上皮样和梭形黑色素细胞构成，表现为蓝黑色或蓝色的缓慢生长结节，最常位于四肢，少数情况下位于头 / 颈部和躯干。前哨淋巴结阳性率较高，但目前认为是一种惰性黑色素瘤，转移率和死亡率均较低）。

三、辅助检查

（一）皮肤镜

皮肤镜是提高黑色素瘤临床诊断敏感性的重要手段。黑色素瘤在皮肤镜下的特征包括非典型色素网、不规则的黑褐色小点 / 小球、条纹、不对称分布的多种颜色、蓝白幕（blue-whitish veil），以及非典型（多形性）血管模式等。

（二）组织病理

病理下真皮表皮交界的基底层内可见大小、形态不一的异型性黑色素细胞巢和单个黑色素细胞，可向表皮各层生长，或突破基底层，侵犯真皮、皮下组织，瘤细胞具有非典型性，有病理性核分裂象。大部分肿瘤细胞胞浆中含有色素颗粒（图 24-15，图 24-16）。免疫组织化学染色显示肿瘤细胞 S-100 蛋白、HMB45 和 Melan A 均呈阳性。由于黑色素

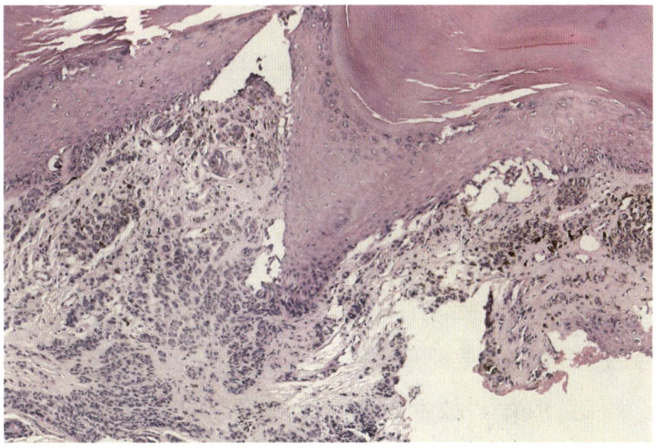

图 24-15　黑色素瘤的组织病理（HE 染色）

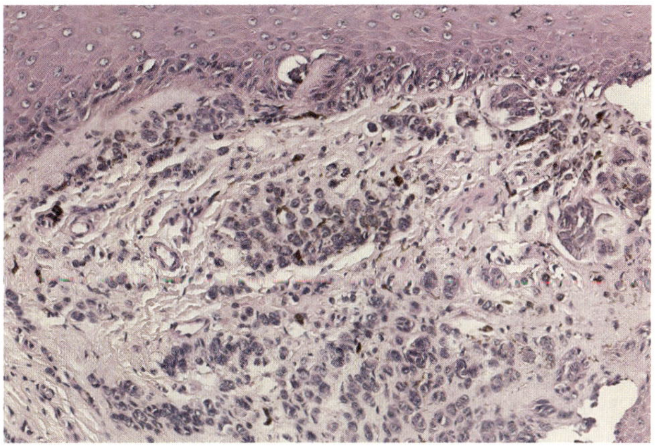

图 24-16　黑色素瘤的组织病理（HE 染色）

注：异型性的黑色素细胞。

瘤的细胞形态学和结构多变，以及部分黑色素瘤与良性痣性黑色素细胞病变相似，所以诊断有很大难度。为了提高诊断准确度，除免疫组织化学外，还可使用分子遗传学技术，包括 PCR、深度测序、荧光原位杂交（FISH）和比较基因组杂交技术等帮助诊断。

四、诊断和鉴别诊断

（一）诊断依据

根据形态不对称、边界不规则、色素不均匀的色素性皮损，在水平及垂直方向进行性发展，甚至出现溃疡、出血，病理提示生长模式不对称、细胞异型性明显的黑色素细胞来源肿瘤可诊断。

（二）鉴别诊断

黑色素瘤临床上应与色素痣、Spitz 痣、色素性基底细胞癌等相鉴别。

1. 色素痣 皮损形态对称、边界规则、颜色均一、直径较小且长期无明显变化，组织病理细胞巢对称生长，无异型性。

2. Spitz 痣 好发于儿童，表面光滑，粉红色、棕褐色或黑色的丘疹、结节，有蒂或呈息肉状，不对称，组织病理肿瘤呈对称生长模式，细胞异型性不突出。

3. 色素性基底细胞癌 常表现为黑色或褐色丘疹、斑块或结节、溃疡。常见于曝光部位，生长缓慢。病理活检可见基底样细胞组成的瘤团，伴有栅栏状排列及收缩间隙。

五、治疗

黑色素瘤的治疗方式可分为局部治疗（手术及放疗等）和全身治疗（靶向治疗、免疫治疗、化疗等）。

（一）局部治疗

1. 手术 外科手术治疗包括原发病灶的扩大切除、前哨淋巴结活检及必要时的区域淋巴结清扫。原发病灶的切除范围根据肿瘤的深度决定。当术前检查评估未发现明确肿瘤转移时，应行前哨淋巴结（sentinel lymph node，SLN）活检。如前哨淋巴结活检发现转移，可考虑行前哨淋巴结清扫（特殊情况下可考虑密切观察随访，必要时再次行清扫）。如肿瘤出现局部复发，或有限的可切除的转移，也可考虑行手术切除，必要时联合全身治疗。

2. 放疗 放疗可减少区域淋巴结复发率，对于部分脏器转移也可考虑使用放疗。随着免疫治疗的推广，部分研究表明局部大剂量放疗可能增加免疫治疗的疗效。

（二）全身治疗

黑色素瘤的全身药物治疗包括靶向治疗、免疫治疗和传统化疗。靶向治疗的主要药物包括针对 *BRAF V600* 突变的 BRAF 抑制剂达拉非尼、维莫非尼等，MEK 抑制剂曲美替尼，针对 *KIT* 突变的伊马替尼，以及针对血管靶点的阿帕替尼等靶向药物。治疗前需进行肿瘤基因检测以明确是否存在治疗靶点。免疫治疗的药物主要为 PD-1 单抗如帕博利珠单抗、特瑞普利单抗等，以及 CTLA-4 单抗如伊匹木单抗。常用于黑色素瘤的化疗药物包括达卡巴嗪、替莫唑胺、紫杉醇及铂类药物等。对于中国人最常见的肢端型黑色素瘤，有报道表明大剂量干扰素 α-2b 也有一定的治疗作用。

黑色素瘤恶性程度高，目前任何一种药物都仅有一定的有效率，并可能出现耐药导致疾病进展，对于疾病的不同时期，各种药物治疗可进行联合或序贯等治疗，并可同时配合放疗等局部治疗，以增加患者生存时间。

Case report

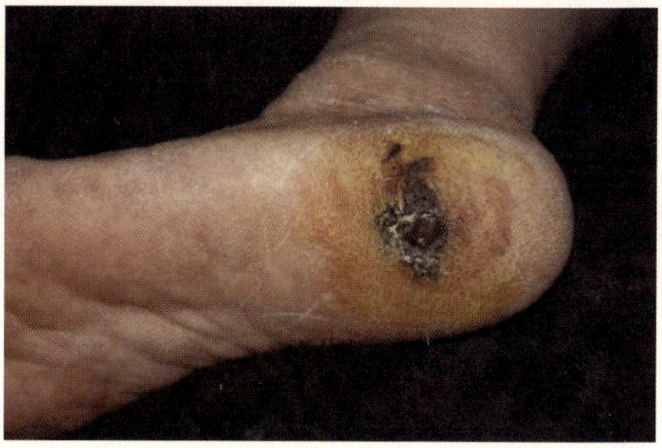

Figure 24-17 Irregular black plaque with erosion on the patient's left heel

A 55-year-old female presented at our hospital with a 2-year history of black plaque after trauma on her left heel. The black plaque gradually enlarged and elevated and started to bleed 4 months ago. She went to local hospital and underwent incisional biopsy of the lesion, the pathology revealed melanoma.

Physical examination revealed an irregular black plaque about 4cm×5cm in size on the left heel, and a coin-sized red erosion in the middle (Figure 24-17). There were no palpable lymph nodes and the patient was otherwise in good health.

Laboratory investigations, including full blood count, hepatic function, serum electrolytes and coagulation tests were normal. The local hospital pathology slides confirmed the diagnosis of acral melanoma, but the Breslow depth of the tumor could not be decided because of the inadequate sampling. PET/CT showed that no sign of metastasis and the tumor depth measured on PET/CT scan was 8mm.

A preoperative diagnosis of acral melanoma ($T_{4b}N_0M_0$, stage IIC) was made. She underwent wide local excision with a 2cm surgical margin, and sentinel lymph node (SLN) was found to be localized in the left popliteal fossa. Pathology showed Breslow depth was 4mm with ulceration and 1/1 metastasis of SLN. No gene mutation was found on tumor gene screening. Regional lymph node dissection of left popliteal fossa and left inguinal area was performed on another surgery. She received 9 sessions of PD-1 treatment and multiple lymph node metastases in the left iliac vessel and left pelvic wall was found on post-treatment PET/CT scan. Pelvic lymph nodes dissection was then performed followed with radiotherapy and high-dose interferon treatment. After 4 months, iliac bone metastasis was found and treatment was changed to chemotherapy using temozolomide and antiangiogenic target therapy using apatinib. However, the tumor kept progressing. The patient died after 10 months (postoperative 26 months).

张舒　编写 | 王涛　校 | 晋红中　审

参考文献

[1] 晋红中，孙秋宁. 皮肤病与性病学［M］. 北京：中国协和医科大学出版社，2011.

[2] CSCO 黑色素瘤专家委员会. CSCO 黑色素瘤诊疗指南解读——前哨淋巴结活检的意义，操作及治疗专家共识［J］. 临床肿瘤学杂志，2021，26（9）：11.

[3] BOLOGNIA J L, SCHAFFER J V, CERRONI L, et al. Dermatology[M]. 4th ed. Elsevier, 2017.

[4] LONG G V, SWETTER S M, MENZIES A M, et al. Cutaneous melanoma[J]. Lancet, 2023, 402: 485.

[5] BRADY M S, OLIVERIA S A, CHRISTOS P J, et al. Patterns of detection in patients with cutaneous melanoma[J]. Cancer, 2000, 89: 342.

[6] BASTIAN B C. The molecular pathology of melanoma: an integrated taxonomy of melanocytic neoplasia[J]. Annu Rev Pathol, 2014, 9: 239.

[7] SWETTER S M, TSAO H, BICHAKJIAN C K, et al. Guidelines of care for the management of primary cutaneous melanoma[J]. J Am Acad Dermatol, 2019, 80: 208.

[8] COIT D G, THOMPSON J A, ALBERTINI M R, et al. Cutaneous melanoma, version 2.2019, NCCN clinical practice guidelines in oncology[J]. J Natl Compr Canc Ne, 2019, 17(4): 367-402.

第二十五章

皮肤美容技术

随着社会的发展和科技的进步，人们对皮肤美容的需求不断增加，皮肤美容技术也在日新月异地发展。传统皮肤美容方法偏重生活护理，主要是通过涂抹护肤品等方式来保持皮肤的健康状态，而现代医学皮肤美容技术包含皮肤激光、非激光型光电技术、注射美容、化学剥脱术及毛发移植等。现有的皮肤美容技术可以更高效地解决皮肤色斑、皱纹等老化问题及痤疮、瘢痕、血管瘤、脱发等皮肤疾病，重塑皮肤的健康美丽。

第一节　皮肤美容技术概述
Overview of Cosmetic Dermatology Techniques

Abstract

People's demand for skin beauty has been around since ancient times. With the advancement of modern technology, cosmetic dermatology is thriving, focusing on solving aesthetic and skin aging problems. This section provides a brief overview of commonly used techniques in cosmetic dermatology including laser therapy, non-laser energy devices, microneedle therapy, injection therapy, chemical exfoliation, hair transplantation, etc.

引言

皮肤美容技术包含激光技术、射频技术、注射技术、化学剥脱术及毛发移植技术等，旨在通过医学手段解决审美及皮肤衰老等问题，从肤质、肤色、肤龄、毛发等方面进行改善，帮助个人提升外貌，增强自信，维持更佳的身心状态。

一、皮肤美容技术的发展历史

古代文明中就有关于皮肤美容技术的记载。两千多年前人们就开始使用天然成分如植物提取物、矿物质等进行沐浴、贴敷。我国传统中医中也有使用各种方剂与手法进行养颜驻容、增白润肤等方面的论述与记录。近一个世纪以来，生活中美容化学产品开始被广泛使用；20 世纪末，肉毒杆菌毒素除皱、化学剥脱、激光技术的引入标志着皮肤美容技术进入全面发展的时代。近年来，微针、射频和超声等光电美容抗衰技术也在蓬勃发展，医疗美容市场“百花齐放”，满足了不同求美者的个性化需求。

二、常用皮肤美容技术

1．激光技术　激光光束具有高能量和高精确性的特点，可以对皮肤进行微创治疗。根据不同波长激光特性制造出的各种设备可以实现祛斑、去除扩张血管、改善瘢痕、促进皮肤再生等作用。

2．非激光型光电技术 除激光外，电磁波、声波等也可以在皮下产生热能，相关设备包括各种射频、高强度聚焦超声以及射频微针等，具有促进胶原生成，提升皮肤紧致度、减少皱纹、改善衰老的作用。

3．注射技术

（1）肉毒毒素注射：肉毒毒素可以阻止神经肌肉信号转导，抑制肌肉收缩从而减少动态皱纹或促进肌肉萎缩、减小肌肉容积，改善外观。

（2）软组织填充剂注射：透明质酸、自体脂肪、胶原蛋白或其他化学合成的填充剂如聚乳酸、聚己内酯等可以填充皮下凹陷的区域或静态皱纹，从而改善面部轮廓和平整度。

（3）自体富血小板血浆（platelet rich plasma，PRP）注射：通过采集患者自身血液、提取富含血小板的血浆，注射回皮肤内，以促进胶原蛋白生成和皮肤修复。

（4）注射溶脂：通过注射磷脂酰胆碱（phosphatidylcholine）和脱氧胆酸（deoxycholic acid）等药物，分解和减少局部脂肪团块，适用于面部和身体的轮廓塑形。

4．化学剥脱术 在皮肤表面应用果酸、水杨酸等特定化学物质，促进皮肤表层细胞脱落，从而改善皮肤质地、减少皱纹、淡化色斑和治疗痤疮等。

5．微针治疗 微针治疗（microneedle therapy）或微针疗法（microneedling），是利用微细针状器械对皮肤组织进行机械性微损伤，刺激皮肤的自我修复，促进胶原蛋白和弹性纤维的生成，从而改善皮肤质地、减少细纹、瘢痕和色斑等的一种美容治疗方式。微针治疗时可同步注入或于微针治疗后涂抹药品或功效性成分，增强药物透皮吸收率，提升疗效。常用的有滚轮微针、印章微针和电动注射微针（水光针）等。

6．毛发移植术 通过外科手术将自体正常的毛囊从一个部位移植到另一个部位，以解决毛发异常减少、稀疏等问题，改善外观。这种手术通常被用来治疗男性和女性的雄激素性脱发。

第二节 激光技术及其在皮肤美容方面的应用

Skin Laser Techniques and Its Applications in Cosmetic Dermatology

Abstract

The applications of skin laser technology are crucial to various cosmetic and medical procedures aimed at improving skin conditions. This section briefly introduces the principles of lasers, the key laser parameters like wavelength, energy, and pulse duration, and the application of different types of lasers used in skin treatments.

引言

激光一词在英文里是 laser，是“Light Amplification by Stimulated Emission of Radiation”的缩写。激光技术自诞生以来，在医疗、科研、工业等多个领域都取得了广泛的应用。在皮肤美容领域，激光技术的作用无可替代，是皮肤科目前最常用的美容治疗手段。激光可用于解决色素性疾病、血管性疾病以及皱纹、瘢痕、皮肤松弛等多种皮肤问题。

一、激光技术的原理

1．激光的物理特性 激光具有单色性、单向性、高能量等特征。

（1）单色性：是指激光器产生的光束具有特定的波长。激光器一般利用特定的介质产生特定波长的激光。例如，利用紫翠宝石作为介质产生波长为755nm的激光，利用二氧化碳作为介质产生波长为10 600nm的激光等。

（2）单向性：激光光束散射非常小，几乎是平行传播。这种特性使得激光能够远距离传输而不明显减弱，也便于使高强度的激光通过光导纤维，聚焦在特定的小区域。

（3）高能量：激光产生的光波具有高能量密度，使激光能够在短时间内向较小的目标区域传递大量能量，产生强烈的效果。

2．选择性光热作用 激光能量作用于皮肤，大部分会被皮肤吸收产生热效应，从而引起一系列组织反应。皮肤组织中的不同成分可以选择性地吸收不同波长的激光，这些成分被称为靶色基，是激光产生治疗作用的靶点。例如，在皮肤中，血管的靶色基是氧合血红蛋白，对400～600nm波长的光吸收强，因此，常用治疗血管性疾病的激光波长一般为585nm、590nm或595nm；色素性皮损和亚洲人毛发的靶色基是黑色素，对短波长激光吸收较多，如532nm、694nm、755nm的激光。

选择性光热作用（selective photothermolysis）是指利用不同参数激光选择性加热靶目标，如血管或黑色素、毛囊等，同时确保非靶目标区域的皮肤不受损害，保持大部分皮肤温度低于60℃。

利用选择性光热作用治疗时需满足以下条件。

（1）选择的光其波长应优先被靶目标的靶色基吸收且必须充分穿透皮肤抵达目标深度。

（2）光的脉冲持续时间（脉宽）应该≤热弛豫时间（thermal relaxation time，TRT）。当组织受到激光照射时，光能会被吸收并转化为热能，导致局部温度上升。热弛豫时间表示组织在热能输入后，需要多长时间能够将这些热能释放或散失（表25-1）。限制脉宽可以保持相对稳定的温度状态，使不必要的热传导和热损害最小，减少周围组织损害。

（3）每单位面积的能量（能量密度）必须足以发挥期望的治疗作用，但对周围组织的附带损伤也应最小。

表25-1　不同组织的热弛豫时间

靶目标	热弛豫时间
200μm毛囊	20ms
100μm鲜红斑痣血管	5ms
50μm血管	1ms
50μm表皮	1ms
7μm红细胞	20μs
1μm黑色素小体	1μs
0.1μm文身颗粒	10ns

二、激光器的参数

1．波长 激光的波长是指激光器的输出波长，是激光器的重要参数。激光也具有光的一般特性，其波长一般是纳米（nm）量级。激光器的波长由其介质决定，常见的激光器介质如下，对应的激光波长见表25-2。

（1）气体介质：CO_2、氯化氙、氪、氩气、铜蒸汽、氦氖。

（2）液体介质：罗丹明染料（脉冲染料激光）。

（3）固体介质：晶体类如红宝石、紫翠宝石、掺铒钇铝石榴石晶体（Er：YAG）、掺钕钇铝石榴石晶体（Nd：YAG）、磷酸钛钾（KTP），半导体类如激光二极管。

2．波形　激光的波形是指激光脉冲强度随时间变化的曲线。激光的主要波形是连续式和脉冲式。连续式是指激光的发射是持续的，如切割/烧蚀模式 CO_2 激光、氩气激光。脉冲式是指激光的发射是断续、周期性的，脉冲持续时间较短，通常是毫秒级。Q 开关（Q-switched）激光，Q 是指存储在激光介质中的能量品质因数，通过其突然改变产生一个短而强的脉冲光，其脉宽通常是纳秒级。

表 25-2　常用激光器的波长、波形、作用深度

激光器名称	波长	波形（模式）	穿透深度
氩激光	488～514nm	连续	300μm
氯化氙激光	488nm、514nm 或 594nm	脉冲	300μm～1mm
铜蒸汽激光	511nm 或 578nm	连续	300μm
氪激光	530nm 或 568nm	连续	300μm～1mm
Nd：YAG 倍频调 Q 激光	532nm	调 Q	300μm
闪光灯泵浦脉冲染料激光	585nm 或 595nm	脉冲	350μm
Q 开关红宝石激光	694nm	调 Q	750μm
Q 开关紫翠宝石激光	755nm	调 Q	1000μm
Q 开关 Nd：YAG 激光	1064nm	调 Q	＞5mm
Er：YAG 激光	2940nm	连续或脉冲	汽化剥脱
CO_2 激光	10 600nm	连续或脉冲	汽化剥脱

3．脉宽　即脉冲宽度。激光的脉宽是指激光功率维持在一定值所持续的时间。脉宽能影响临床疗效。当激光的脉宽长于靶目标组织的热弛豫时间时，热会扩散到相邻组织，从而导致附带损伤。当激光以比靶目标的热弛豫时间短的脉冲发射时，热向相邻组织的扩散受到限制，因此，热损伤仅局限于靶目标。靶目标的大小不同，其热弛豫时间也不同。脉宽对于发挥选择性光热作用非常重要，例如，CO_2 激光穿透皮肤的深度约为 0.05mm，这种厚度组织的热弛豫时间约为 1ms。在使用点阵式 CO_2 激光磨皮时，以小于 1ms 的脉宽发射激光可以极大程度减少附带热损伤。

4．能量密度　能量密度是每单位面积所输送能量多少的衡量指标。能量密度越大，光热效应越强。

5．光斑　光斑大小是指激光器发射到皮肤表面的光束直径。小光斑时光散射的作用更大。因此，与采用大光斑相比，采用小光斑会使进入靶组织的光能衰减得更为迅速。当使用红宝石激光、紫翠宝石激光、二极管激光和 Nd：YAG 激光等长脉冲激光治疗真皮中层至深层的靶结构时，光斑大小尤为重要。在这种情况下，光斑大小通常需要 7～10mm。对表皮或真皮上层的靶结构而言，光斑大小不太重要，但较大的光斑能够更快覆盖治疗区域。

三、常用激光技术

1．脉冲染料激光　该技术在皮肤美容领域的应用十分广泛。脉冲染料激光器的波长为 585nm、595nm，对应的靶色基是氧合血红蛋白，因此，可以用于治疗毛细血管扩张及血管增生性疾病，如鲜红斑痣、婴儿血管瘤、伴有红斑和血管扩张的酒渣鼻、毛细血管扩张症及增生性瘢痕、疣等。脉冲染料激光

的治疗效果很大程度上取决于治疗参数的选择。设备的脉宽在 0.5 ~ 40ms 范围内可调。短脉宽更适用于浅表、颜色浅、细小的血管，而长脉宽则更适合治疗深部、颜色深、粗大的血管。在输出能量选择上，血管稀疏、颜色浅等靶色基较少时，选择高能量密度，血管密集、颜色较深时，选择低能量密度，以避免对皮肤造成不必要的损伤。光斑的大小也是影响治疗效果的重要因素。光斑越大，激光的穿透深度就越深，更适合用于治疗深层血管问题。在治疗过程中，需要配合冰敷、冷风等措施保护表皮免受热损伤。脉冲染料激光最常见的副作用是治疗后紫癜，可能持续 2 ~ 3 周，如果参数选择不当，可能会引起皮肤烫伤和遗留色素异常。医生需要根据患者的具体情况仔细评估，脉冲染料激光在参数选择上的灵活性使其能够应对各种复杂的血管问题。

2．高选择性调 Q 激光　该技术是激光技术领域的重大突破。它允许激光设备在极短的时间内，以极高的能量密度对目标进行精确的照射，同时最小化对周围组织的损伤。调 Q 技术的“调”指的是激光的脉冲宽度可以被精确地调控，而“Q”则代表激光器的品质因数，它决定了激光脉冲的能量和峰值功率。相关激光器包括调 Q 倍频 Nd：YAG 激光（532nm）、调 Q 红宝石激光（694nm）、调 Q 紫翠宝石激光（755nm）和调 Q Nd：YAG 激光（1064nm）。波长 532nm 的激光靶目标为表皮色素；波长 694nm 和 755nm 的激光靶目标为表皮和真皮色素，波长 1064nm 可作用于真皮深部的色素；此类激光可以用于治疗太田痣、雀斑、日光性色斑、脂溢性角化病、黄褐斑、炎症后色素沉着、文身等。调 Q 激光的脉宽是纳秒级，波长越长、脉宽越大则作用深度越深；皮损稀疏、颜色浅淡等靶色基较少时，可以选择高能量密度，反之选择低能量密度。值得一提的是，近年来出现的皮秒激光技术，以其更短的脉宽（皮秒级）和更高的瞬时能量，为色素性疾病的治疗带来了革命性的突破。与传统的调 Q 激光相比，皮秒激光能够更高效地爆破色素，同时减少对周围组织的热损伤，使治疗过程更加安全、有效。色素性疾病的激光治疗后，局部会出现霜白、白化、结痂的现象，痂皮一般 1 ~ 2 周自然脱落；局部多次重复治疗或者参数选择不当有可能引起色素异常。

3．CO_2激光　CO_2激光是波长为 10 600nm 的激光，主要的靶目标是水，由于人体组织中均含有水分，因此，CO_2 激光可以非选择性地切割、汽化皮肤组织，对于皮赘、疣、色素痣、粟丘疹等皮肤表面增生性病变、良性皮肤肿瘤有很好的治疗作用，也是临床中最为常用的一种治疗技术。CO_2 激光治疗术后会造成皮肤缺损，短期内可能出现红肿、疼痛、水疱、结痂等反应，术后应适当外用抗生素药膏。远期不良反应主要是瘢痕形成。

4．点阵激光技术　该技术并非指特定波长的激光，而是指激光束呈矩阵状排列，在靶组织上均匀地打上微细的小孔，刺激胶原重塑，达到治疗皱纹和瘢痕、重建皮肤的目的，也可以用于治疗色素性皮损。当皮肤被点阵激光照射时，皮肤中的水吸收热量并被加热，表皮和真皮部分组织被消融移除或热凝固，造成的微损伤可以激活创伤愈合反应和成纤维细胞活化、胶原增生，色素性病灶也可以被非特异性地去除。非剥脱性点阵激光可以保持角质层的完整性，包括 1440nm、1540nm、1550nm 等波长的激光器。剥脱性点阵激光则以点阵方式汽化表皮和真皮，包括 2790nm、2940nm、10 600nm，可更为有效地改善皱纹和瘢痕。对于这类激光，能量密度与穿透深度相关，能量密度越高，穿透深度则越深。非剥脱性点阵激光治疗的不良反应较少，一般为短暂性的红斑、水肿，但能量过大仍可能出现水疱、皮肤烫伤等。剥脱性点阵激光创伤相对较大，术后皮肤表面会出现大面积结痂，需要的恢复期较长，对于深肤色人群有产生色素沉着的风险。

激光技术已经成为解决多种皮肤问题的常用方案。激光治疗的方案往往不是唯一的，需要充分结合硬件条件、经济成本、患者预期、操作者熟练程度等多方面因素。很多激光治疗并不能一次就达到理想的效果，不同情况下可能需要 2 ~ 8 次，甚至需要更多的治疗次数和更长的治疗周期。通过制定个性化的治疗方案，临床医生可以确保治疗效果最大化，同时提高患者的满意度和安全性。

四、激光治疗的注意事项

治疗部位感染、妊娠女性、严重的瘢痕体质者不宜进行激光治疗。较大面积及对疼痛敏感的患者在进行激光治疗之前，可以给予区域表面麻醉或局部浸润麻醉。治疗过程中，需要特别注意操作者和患者的眼部防护，操作者必须戴操作护目镜，患者戴遮光眼罩，避免激光对眼部造成不可逆的损害。治疗过程及术后即刻配合冷却措施（如接触式冷却探头、冷风机、冰袋等），能够最大程度减少热损伤的发生。激光治疗后需要嘱患者保持创面清洁、保湿及严格防晒，如出现皮肤破损可外用抗生素软膏防止感染。

第三节　非激光类光电技术在皮肤科的应用

Application of Non-laser Photoelectric Technology in Dermatology

Abstract

The photo-electric technology of dermatology is constantly innovating. In addition to laser therapies, various other devices are used in clinic for therapeutic and cosmetic purposes. This section provides a brief overview of commonly used photoelectric technologies, such as intense pulsed light, photodynamic therapy, ultrasound therapy, frozen lipolysis, radio frequency, microneedle therapy.

引言

随着科技的发展，皮肤美容治疗技术也在不断创新。每个人的皮肤类型、健康状态、生活方式、美容需求和预期结果可能都是不同的。现代人对于非侵入性、无创性的美容治疗尤为青睐。新型治疗设备的出现使得临床医生在制定治疗方案时能够更加游刃有余，满足不同人群的个性化需求。

一、强脉冲光技术

强脉冲光（intense pulsed light，IPL）技术是一种在医学美容领域广泛应用的技术，它利用波长400～1200nm的广谱、非单色性高能量脉冲光源对皮肤进行治疗。在治疗时可以利用不同滤光片除去不需要的波长，保留所需治疗波段。强脉冲光能够同时作用于多种靶色基和不同深度的皮损，并能刺激皮肤胶原纤维和弹性纤维的再生和重组，对雀斑、脂溢性角化、多毛、皮肤色素沉着、血管扩张、毛孔粗大及细纹、光老化等均有改善作用。强脉冲光技术的治疗过程相对舒适，不会对皮肤造成明显的刺激和损伤，因此，备受现代人青睐。

二、光动力技术

光动力疗法（photodynamic therapy，PDT）是利用单态氧的细胞毒性作用诱导局部细胞损伤和凋亡的方法。光动力疗法具有一定的选择性，相对于正常组织，肿瘤或炎症细胞对光敏剂（氨酮戊酸或甲基－氨酮戊酸）的吸收更强。在治疗区域涂抹光敏剂，当光敏剂被组织充分吸收后，用光源照射该部位激发氧化应激反应，破坏病变细胞。光源的波长在400～1100nm，可以是蓝色或红色发光二极管、可见光激光器以及IPL设备等。光动力疗法可治疗光化性角化病、痤疮、皮肤肿瘤、尖锐湿疣、鲜红斑痣等，其独特的机制和优势使得它成为一种非常有前途的治疗手段。

三、高能量聚焦超声技术

高能量聚焦超声（high intensity focused ultrasound，HIFU）技术：超声波是频率在 20 000 赫兹（Hz）以上的机械波。高能量聚焦超声技术为无创抗衰提供了新的选择，其作用机制是通过聚焦声能诱导组织内的分子振动，在目标区域中产生凝固坏死，这一过程可以促进胶原蛋白的再生和重组。HIFU 技术可在皮肤及皮下特定深度引起显著的热损伤，深度可达浅表肌腱膜系统（superficial musculo-aponeurotic system，SMAS），且不损伤皮肤表面，不仅可以改善面部、颈部和肩部的外观，还可以针对腹部皮下脂肪进行破坏，帮助减小腰围。相对于手术提升术及溶脂术，HIFU 治疗的时间短、恢复期短、效果自然，已成为很多求美者心目中的理想选择。

四、冷冻溶脂技术

冷冻溶脂技术的原理是基于脂肪细胞对低温敏感，相邻组织细胞对低温的敏感性低，因而在低温下（＜0℃）脂肪细胞会失活，其他组织细胞不受损伤。冷冻溶脂设备可以通过真空抽吸，阻断正常血流，冷却诱导目标脂肪产生结晶。被冷冻的脂肪细胞会逐渐分解，随后由身体代谢排出。该方法被认为是相对安全且有效的，但需要数周到数月才能看到最终效果。冷冻溶脂对真皮和表皮无永久性的影响。不良反应包括短期内红肿、疼痛、麻木等，少见有反常性脂肪增生。

五、射频类美容技术

1．紧肤射频（radio-frequency，RF） 包括单极射频（monopolar radiofrequency）和双极 / 多极射频（bipolar and multipolar radiofrequency）。

（1）单极射频：在这种技术中，电流从一个电极（通常是手持式治疗器的组成部分）传入体内，患者的皮肤表面则相当于接地电极。电流在身体组织内传导，通过产生热量刺激胶原蛋白的产生进而使皮肤收紧。单极射频的电流传导和作用深度更深，因此，治疗过程中疼痛相对明显，更适合深层紧致抗衰。

（2）双极 / 多极射频：在此种技术中，两个或多个电极同时被放置在皮肤表面，不需要接地电极。射频能量在两个或多个电极片之间传递，导致局部加热。双极 / 多极射频的电流传导范围主要在真皮和皮下脂肪层，因此，治疗过程相对舒适，更适合用于改善皱纹、瘢痕修复和减少脂肪等。

无论是单极射频还是双极 / 多极射频，射频能量被吸收后都会转化为热能，导致深层皮肤组织升温。这种热效应能够刺激胶原蛋白的收缩和再生，从而实现紧致抗衰的效果。射频技术已被广泛用于改善面部和颈部皮肤松弛。治疗参数选择不当可能造成红斑、水肿和脂肪萎缩等。

2．点阵式射频微针（fractional microneedle radiofrequency，FMR） 在国内，点阵式射频微针又被称为“黄金微针”。这是一种多极射频技术，其原理是将点阵式微针针头刺入皮肤深层。微针的根部为绝缘体，能避免能量释放时损害浅表皮肤；而针尖为非绝缘体，能释放高频电流作用于真皮深层及皮下组织产生热效应。黄金微针具有独特的点阵式破坏真皮胶原和促进胶原再生的功能，因此，可以用于治疗凹陷性痤疮瘢痕。此外，它还能有效凝固汗腺，从而达到治疗腋臭的目的。

六、微波治疗技术

微波治疗作为一种现代化的医疗技术，在多汗症和腋臭的治疗领域展现出了其独特的优势。这种治疗方法不仅具有高度的选择性，可以精确地作用于目标组织，还具有创伤小、见效快的特点，极大地提高了患者的生活质量。微波是一种波长范围在 0.1 毫米至 1 米之间的电磁波，频率范围大约在 300 兆赫兹

（MHz）到 300 千兆赫兹（GHz）之间。微波治疗设备通过利用微波与物质相互作用的介电原理，实现对深层皮下组织的加热，引起外泌汗腺和顶泌汗腺热解，以此为基础实现对多汗症和腋臭的治疗。微波治疗作为一种非侵入性的治疗方法，避免了传统手术可能带来的创伤和痛苦，不良反应相对较少。短期不良反应包括热损伤导致的局部肿胀、麻木，长期不良反应包括治疗部位感觉减退、毛发减少等。

第四节　肉毒毒素注射
Botulinum Neurotoxin Injection

Abstract

Botulinum neurotoxin is a neurotoxin produced by botulinum. It can inhibit nerve conduction between peripheral nerves and muscle fibers, leading to muscle paralysis, thus achieving the cosmetic effect of reducing dynamic wrinkles and promoting muscle atrophy.This section briefly introduces the injection methods, contraindications, and complications of botulinum toxin.

引言

肉毒毒素（botulinum neurotoxin，BoNT）是肉毒杆菌产生的一种神经毒素。1817 年因食物中的肉毒毒素导致人畜中毒而首次被发现。肉毒毒素可以抑制外周神经末梢和肌纤维之间的传导，使骨骼肌松弛或麻痹。20 世纪初，肉毒毒素开始被用于治疗肌肉痉挛性疾病。1987 年，加拿大医生 Carruthers 夫妇首次报道了将肉毒毒素用于治疗面部皱纹，自此开启了医美治疗领域的新篇章。肉毒毒素注射也因创伤小、见效快等优势，备受现代人青睐。

一、肉毒毒素的产生和作用机制

肉毒毒素是肉毒杆菌生长繁殖过程中产生的细菌外毒素，有 A～H 有 8 种亚型，但目前只有 A 型和 B 型应用于临床。在所有类型的肉毒毒素中，A 型肉毒毒素毒性最强，也最容易引起人类中毒。血清型不同的肉毒杆菌产生大小不同的毒素复合物，A 型肉毒毒株可以产生 900kD、500kD 和 300kD 的神经毒素复合体，这些复合体均由 150kD 的毒性成分和包裹着核心成分的不同分子量的辅助蛋白所组成。特定的菌株和生长条件的不同也会影响产生毒素的分子量。因此，即便同样是 A 型肉毒毒素，各种上市的商品之间仍然存在一些差异。同时，由于各种上市的 A 型肉毒毒素的生物检测方法和单位剂量效能不同，同样的 1 个单位（U）也是不能完全等效的。各型肉毒毒素均能够特异性地与突触前膜胆碱能神经细胞结合，抑制乙酰胆碱的释放，阻断神经和肌肉之间的信息传导，从而引起肌肉的松弛性麻痹。这一过程称为化学去神经作用。此外，肉毒毒素还能够抑制汗腺和皮脂腺的分泌，达到减少排汗和减少油脂分泌的作用。

二、适应证

在我国，A 型肉毒毒素目前被批准应用的临床适应证为中度至重度眉间纹、眼睑痉挛、面肌痉挛等成人患者及某些斜视无法手术矫正的 12 岁以上患者。实际上，A 型肉毒毒素也常被用于祛除面部其他部位的动力性皱纹（如眼角纹、额纹）或治疗咬肌肥大、腓肠肌肥大等。在皮肤疾病的治疗方面，肉毒毒素也被广泛用来治疗局限性多汗症、腋臭等；在改善痤疮、增生性瘢痕 / 瘢痕疙瘩、带状疱疹后神经痛、雷诺现象、慢性良性家族性天疱疮和玫瑰痤疮等方面也有一定的应用。

三、禁忌证

肉毒毒素治疗之前，应仔细询问患者的病史。肉毒毒素使用的禁忌证包括神经肌肉疾病患者（如重症肌无力、Lambert-Eaton 综合征、肌萎缩侧索硬化），妊娠和哺乳期妇女，过敏体质或既往发生过肉毒毒素过敏的患者。氨基糖苷类抗生素、青霉胺、钙拮抗剂等药物会影响神经肌肉传导，可能会加强肉毒毒素的毒性作用，因此，应用肉毒毒素前后 1 周应避免使用此类药物。

四、注射方法

1．术前准备 患者术前应尽量停用阿司匹林及抗凝类药物，排除禁忌证；签署知情同意书；治疗前嘱患者充分洁面，去除面部化妆品，消毒注射区。对于疼痛敏感者，术前半小时可给予复方利多卡因乳膏进行表面麻醉。嘱患者做皱眉、抬眉、大笑等表情，确定肌肉活动范围并标记注射点。

2．溶液配制 肉毒毒素制剂为干粉样制剂，使用之前，需要配制成溶液。以每支 100U 的 A 型肉毒毒素为例，在进行除皱治疗时，一般加入 2.5ml 生理盐水配制成 40U/ml 的溶液。

3．眉间纹注射举例 评估患者动态皱纹的严重程度和局部肌肉力量决定注射点及注射量。眉间纹是由皱眉肌和降眉间肌的活动引起的，皱眉肌将眉毛向中间牵拉，降眉间肌将眉毛向下牵拉。注射时可根据肌肉形态和走向以及肌肉收缩力量等采用多点注射法，将药液注入皱眉肌和降眉间肌肌腹。眉间纹的用量一般为 20～30U，肉毒毒素注射应遵循个体化方案。

4．术后注意事项 注射除皱一般 3～5 天起效，效果可维持 4～6 个月；告知患者术后不要热敷、按摩；注射后 1 周内不要使用氨基糖苷类抗生素等。

五、并发症

肉毒毒素注射相对比较安全，可能出现的不良反应包括眼睑下垂、表情僵硬、瘀斑、过敏反应等，一般可自行缓解；罕见不良反应包括严重眶周水肿、感染、肉芽肿反应等。

第五节　软组织填充技术

Soft Tissue Fillers Injection

Abstract

Injectable soft tissue fillers have become a cornerstone in the field of aesthetic medicine, offering effective solutions to address various facial and body concerns. This section provides an overview of injectable soft tissue fillers, their key components, mechanisms of action, injection method and complications in clinical treatments.

引言

软组织填充技术是一种非手术性的美容技术，是面部年轻化治疗的基石，可以单独或联合其他治疗应用。软组织填充技术主要用于修复“容量缺失”，旨在通过注射填充剂来改善皮肤松弛、皱纹和修复轮廓缺陷等。软组织填充技术是发展革新较快的一个领域，随着生产技术的不断创新，软组织填充剂的种类和特性也在不断变化。40 多年以来，常用填充剂种类由液体硅胶、聚丙烯酰胺、羟基磷灰石钙等变成了安全性更高的透明质酸衍生物、合成材料（如左旋聚乳酸、聚己内酯）等。软组织填充剂的滥用或操作不当可能导致很多并发症，这也要求皮肤科医生不断更新相关知识，熟知各种填充剂的使用方法及恰当地预防和处理不良反应。

一、常见填充剂介绍

1．透明质酸 透明质酸（hyaluronic acid，HA）是真皮外纤维基质内的黏多糖，是结缔组织中普遍存在的成分。它具有超敏反应小、可室温储存、易降解、状态稳定、生物相容性好等特点，是目前最常用的软组织填充剂。HA 分子由多糖链组成，通过化学交联和分子筛选的方式，可形成具有不同支撑度、黏度的填充剂。在选择具体的种类时，要考虑填充部位凹陷的程度以及不同产品的维持时间等。如在进行浅表皱纹填充时，可以选择分子量小、交联度低、黏度小的产品；在进行轮廓塑形时，选择分子量大、交联度高、黏度高的产品。

2．聚合性 L-乳酸（左旋聚乳酸） 是一种高分子生物可降解材料，由乳酸分子通过聚合反应形成的。聚合性 L-乳酸在体内具有刺激胶原蛋白合成的作用。皮肤美容用的商品化左旋聚乳酸为干粉颗粒状制剂，注射前需要制备成悬液并充分摇匀混合物。左旋聚乳酸颗粒在体内需要缓慢实现其刺激胶原再生的作用，为了实现最佳的矫正效果并延长维持时间，一般推荐 3 次或更多次注射，每次间隔 3～6 周。

3．自体脂肪 自体脂肪是来源于患者自身的脂肪组织，因此，生物相容性好，没有排异或过敏反应。自体脂肪移植技术可以有效改善面部凹陷、皱纹及实现轮廓塑型。自体脂肪可实现大量填充，且脂肪细胞充分成活以后有稳定而持久的效果。该技术缺点在于获取脂肪的过程相对烦琐，患者可能出现填充术区及脂肪供区严重的水肿、疼痛等，需要较长的恢复期。

二、适应证

软组织填充技术适用于面部静态凹陷性皱纹、皱褶，面部不对称和软组织缺陷如创伤性脂肪萎缩、半面萎缩（Parry-Romberg 综合征）及线状硬皮病（线状硬斑病），HIV 相关性脂肪萎缩，萎缩性和凹陷性的瘢痕以及额、颞、鼻、下巴、唇等部位的美容性轮廓塑形等。

三、禁忌证

软组织填充技术的禁忌证包括拟注射部位或其附近有感染、对填充剂成分过敏者，妊娠和哺乳期妇女等。

四、注射方法

1．患者评估 治疗前需与患者充分沟通、详细询问既往病史并进行体格检查。充分了解患者的预期，告知患者治疗的实际效果和相关风险并签署知情同意书。拍摄治疗前后的数码照片有助于临床随访，并能客观记录既存缺陷，起到预防和减少纠纷的作用。

2．备皮及麻醉 软组织填充剂进入人体后有寄生、繁殖细菌的风险，因此，操作过程需要清洁注射部位和周围皮肤。一般在卸妆洁面后，使用乙醇或聚维酮碘消毒注射区域及周围皮肤。脂肪移植时需要按照无菌手术标准进行操作。在治疗中可以使用表面麻醉、局部浸润麻醉或神经阻滞麻醉来减轻患者的疼痛。另外，也可以通过冰敷、缓慢注射、减少穿刺次数等方式尽量减轻患者的疼痛。

3．注射操作手法 软组织填充剂可以注射到不同的层次，包括真皮、皮下脂肪和骨膜上。注射层次的选择取决于治疗目标和预期效果。真皮层注射主要用于改善细纹和肤质，皮下脂肪层注射则适用于填充中度至深度的皱纹和凹陷，而骨膜上注射则更多地用于塑形和提升。以下是常用的注射手法。

（1）线性注射法：是改善皱纹、皱褶最常用的注射手法。注射时沿皱纹走行将注射针插入皮肤或皮下脂肪层次，然后在退针或进针的同时以线性方式注入填充剂。注射后，适当的按摩可以帮助填充剂更好地融合，达到更自然的效果。

（2）团块状 / 点状注射法：这种注射方法适用于在特定部位，如鼻唇沟上段、眶下缘或软组织凹陷处注入较大体积的填充剂，注射层面是皮下脂肪层或骨膜上。通过团块状或点状的注射，可以实现局部充盈，改善面部轮廓。

（3）扇形 / 网格状注射法：是线性注射法的扩展，扇形是指在线状注射后不拔出针头，而是变换针的方向继续逆行注射，并多次重复；网格状是指在填充区域垂直交叉的注射手法。这种技术适用于治疗较大凹陷，如额颞部、面颊部等，可以确保填充剂在更广泛的区域内均匀分布，从而实现更自然的填充效果。

五、术后护理

穿刺点处可适当外用抗生素软膏，预防感染。避免自行按摩注射部位，以免发生填充剂移位。面部注射术后 24 小时后可恢复正常的皮肤护理。

六、并发症及处理

1．常见不良反应 疼痛、水肿、红斑、穿刺点周围瘀斑等，可采用术后冰敷缓解。此类不良反应一般在注射后 1 ~ 2 周可消退。

2．迟发性不良反应

（1）结节形成：通常由于局部注射材料过多或注射层次过浅导致。对于可降解型材料，一般可等待其自行吸收。

（2）丁达尔现象：透明质酸填充层次过浅或局部填充过量出现的填充部位浅蓝色的外观，这是由于胶体中的颗粒对光的散射造成的。处理方法包括局部应用透明质酸酶溶解或等待注射材料自行吸收。

（3）慢性感染：通常是由注射过程中无菌操作或消毒不严格导致。严重时可能需要切开引流或应用系统性抗生素抗感染治疗。

（4）注射物移位：在单一注射点大量注射或将填充剂注射到软组织的自然间隙中，随着重力和周围组织的活动挤压会造成移位。对于永久性填充剂造成的移位，严重影响外观时一般需要通过手术取出。

（5）炎性肉芽肿：属于感染或迟发型过敏反应导致的炎性结节或肿块。处理方法需根据患者的严重程度和肉芽肿产生的主要原因来决定，必要时可进行局部组织活检及病原学化验，结合个体情况给予药物或手术治疗。

3．严重不良反应 软组织填充剂最严重的不良反应为进入眼部循环导致的失明和眼肌麻痹，或进入脑部循环导致的脑血管栓塞事件。当注射压力过大时，填充剂可以从外周血管逆行入动脉系统。最常引起眼部并发症的填充部位包括鼻、眉间和鼻唇沟。眼部栓塞的标志性特征是突然出现剧烈眼痛和视力障碍。填充剂栓塞也可以导致局部皮肤软组织坏死，若治疗后即刻出现局部苍白、皮肤呈网状紫罗兰色或明显疼痛，可能预示组织坏死。注射前回抽注射针有助于预防填充剂进入血管，但不能完全避免栓塞。目前关于栓塞的处理尚无一致性意见。对于出现眼部、脑部症状的患者需要及时联系相关专科处理；抗凝、溶栓药物的使用及高压氧治疗是目前常用的方法，但栓塞导致的失明往往是不可逆的。对于栓塞导致的皮肤软组织坏死推荐采取按摩、热敷，注射透明质酸酶或涂抹硝酸甘油糊剂封包等措施。

第六节　化学剥脱术
Chemical Peels

Abstract

Chemical peels, also known as "chemical resurfacing", is a safe and effective skin reconstruction method to improve various skin conditions and photoaging. This section briefly introduces the principle, operating methods, indications and contraindications of chemical peels.

引言

人类对于皮肤光洁的追求始终存在，早在古埃及时期，就有使用天然酸性物质去除皮肤表面瑕疵的记载。19 世纪中期，欧洲医师开始使用苯酚治疗皮肤色斑。随着医学的发展，化学剥脱术的概念和技术逐渐成熟和完善。化学剥脱术又名化学换肤术（chemical resurfacing），是一种通过施用化学剥蚀性物质来诱导受控的皮肤损伤，进而改善皮肤问题的治疗方法。这种方法可以选择性地作用于皮肤的不同层次，用于治疗痤疮、色素异常和光老化等皮肤问题。

一、化学剥脱术的原理

化学剥脱剂的主要作用机制是诱导角质解离、角质凝固和蛋白质变性。角质解离产生浅表去角质作用，可以改善皮肤质地并促进色素在表皮中的均匀分布。表皮和真皮中的角质凝固和蛋白质变性可以导致促炎细胞因子和趋化因子的释放，从而刺激角质形成细胞再生，促进胶原蛋白和弹性蛋白的产生及重组。

根据剥脱深度的不同，可以将化学剥脱术分为浅层、中层和深层化学剥脱。浅层化学剥脱仅对表皮造成损伤，具有轻度的去角质作用，可以用来改善痤疮及痤疮后炎性红斑，提亮肤色及改善皮肤质地。常用的浅层化学剥脱剂包括 50%～70% 羟基乙酸、25%～35% 三氯乙酸（trichloroacetic acid，TCA）、30% 水杨酸等。羟基乙酸属于 α-羟基酸（alpha hydroxyl acid，AHA），AHA 存在于多种食物中，也是目前常用的果酸焕肤的主要成分。羟基乙酸是目前唯一具有时间依赖性、需要中和液终止反应的剥脱剂。一般使用 2～4 分钟后用清水冲洗或以 5% 碳酸氢钠溶液中和。中层化学剥脱是指穿透表皮和真皮乳头层，可达到真皮网状层上部的可控性损伤，可以改善轻度的皱纹和瘢痕。常用的中层化学剥脱剂包括 40%～50% TCA、35%TCA 联合 Jessner 溶液（14% 间苯二酚，14% 水杨酸和 14% 乳酸混合在乙醇中）或 70% 三羟基乙酸等。深层化学剥脱损伤深度可延伸到网状真皮，可以改善深层皱纹和严重痤疮瘢痕等，但不良反应也相对较重，包括术中及术后疼痛、感染、色素异常等。常用的深层剥脱剂包括 50% 以上的 TCA 或含苯酚制剂。由于激光技术的发展，使得层次受控的大面积皮肤剥脱成为现实，因此，目前深层化学剥脱已经很少使用。

二、化学剥脱术的操作方法

1. 充分的术前沟通　确保患者能够理解治疗方案、风险和预期的美容结果，能够配合术后护理及周期性治疗。

2. 皮肤清洁　做好术前皮肤清洁有助于促进剥脱剂的均匀渗透。患者应使用温和的皮肤清洁剂清洁皮肤，去除化妆品和乳液。对于油性皮肤患者，清洁皮肤后医生可用 70% 的乙醇对皮肤进行脱脂。

3. 镇痛措施　浅层化学剥脱时的不适一般表现为治疗过程中有轻度灼烧感，患者通常耐受性良好。

可使用小风扇或冷风机减少不适，不需要镇痛措施。中层和深层化学剥脱一般需要使用口服非甾体抗炎药镇痛或麻醉。

4．涂抹剥脱剂 通常用刷子、棉签或纱布快速、均匀地涂抹剥脱剂。浅层和中层剥脱剂的应用顺序从前额和太阳穴处开始，直到脸颊和下颌，最后至口周和眼周皮肤。在涂抹剥脱剂时应注意避免其进入眼部，可提前使用凡士林或生理盐水沾湿的棉片遮盖眼部进行保护。

5．治疗终点 剥脱剂的种类和浓度的不同，相应在皮肤上停留的时间也不同。AHA 剥脱剂需要中和液终止反应，其他剥脱剂则不需要。治疗终点的判断主要是依据治疗时间的长短和皮肤外观的改变（出现霜白反应或均匀的皮肤红斑等）。对预计接受多次浅层剥脱术的患者，可逐渐增加治疗时间。

6．术后护理 浅层剥脱术恢复时间为 3～4 天，术后可正常涂抹保湿及防晒产品。中层和深层化学剥脱术后再上皮化的时间分别为 7～8 天和 8～10 天，其间通常存在皮肤水肿、渗出，在此期间应适当冷敷，温和清洁，涂抹适合的保湿产品并加强物理防晒。上皮化后红斑可能持续 1～3 个月。中层和深层化学剥脱易合并皮肤感染，包括病毒、细菌或念珠菌感染，表现为愈合不良、疼痛、化脓性渗出物等。既往合并单纯疱疹病毒感染的患者，可进行预防性抗病毒治疗。

三、适应证

化学剥脱术适用于痤疮、色素异常（如黄褐斑、雀斑样痣、色素分界线等）、光老化性皮肤损害、光线性角化病、瘢痕、皮肤淀粉样变等患者。化学剥脱术通常在头部或颈部进行，也可以根据需要用于胸背部、前臂和手部等。

四、禁忌证

浅层化学剥脱术的禁忌证包括活动性皮肤感染、局部存在某些皮肤病（如湿疹、银屑病、白癜风等）；中层、深层化学剥脱术的禁忌证还包括存在影响创面愈合的因素，如吸烟、局部放疗史、某些药物（如全身性糖皮质激素）的使用或营养不良等；面部瘢痕疙瘩病史；半年内曾长期口服异维 A 酸治疗的患者；妊娠哺乳期妇女；肝肾功能不全患者（影响酚类剥脱剂代谢）。

五、常见不良反应

化学剥脱术的不良反应较轻微，可能出现短暂性的红斑、脱屑、结痂、炎症后色素改变等，通常不需要特殊处理。瘢痕风险主要见于中层及深层化学剥脱。如出现刺激性皮炎，必要时可外用糖皮质激素或口服小剂量糖皮质激素治疗。

第七节 毛发移植术
Hair Transplantation

Abstract

Hair transplantation is based on the “donor dominance theory”. It is a method to transplant hair from the donor site to a new area and improve hair distribution and density using sophisticated surgical techniques. This section briefly introduces the relevant concepts, operating methods, indications, contraindications, and complications of hair transplantation.

引言

毛发移植术（hair transplantation）又称毛发重建术（hair reconstruction），是采用外科手术的方法将毛发从自身的供体部位移植到新的区域、改善毛发分布和密度的一种方法。主要用来改善雄激素性脱发造成的不良外观，也可以用于改善眉部、睫毛部的外观等。毛发移植术至今已有80余年的历史，从最初的大孔径环钻自体皮片移植，逐渐发展到20世纪90年代切取条带状头皮的毛囊单位移植术（FUT），再到目前广泛使用的毛囊单位提取术（FUE），毛发移植术不断进化，美容效果也不断提升。

一、基本概念

1．供区优势（donor dominance） 头皮毛发移植术的理论依据是"供区优势"原理，即枕部的头发相对抵抗雄激素源性脱发，取自枕部头皮的毛囊被移植到雄激素源性脱发受累区域后，仍可维持枕部头皮供区的特征，保持相对正常的生长趋势和外观。

2．毛囊单位（follicular unit） 毛囊单位是头皮中1～4个毛囊的自然群组。使用毛囊单位进行毛发移植有两种基本方式：毛囊单位移植术和毛囊单位提取术。小型毛发移植术可能涉及移植800～1000个毛囊单位。较大型的毛发移植术单次可移植3000～6000个毛囊单位。

二、毛发移植术的操作方法

1．FUT 实施FUT时，医生会在局部麻醉下从患者枕部头皮切取一条宽8～15mm、长20～30cm的组织（椭圆形供体从头皮切取）。手术团队需借助显微镜从该组织条上迅速分离毛囊单位，分离过程中应尽量避免毛囊横断，并将分离好的毛囊单位置于冰盐水中，然后将其移植到雄激素源性脱发区域。该操作会在枕部头皮留下一条细线状瘢痕。

2．FUE 实施FUE时，需要使用直径0.75～1.2mm的圆柱形打孔器和提取针逐一提取毛囊单位并可立即移植至脱发区域。FUE的优点在于供区愈合后不会留下明显的瘢痕，更适合想留短发的男士。偶尔可见供区的点状瘢痕。手动FUE比FUT耗时更长，但随着自动化设备和机器人技术的出现，整体手术时间可以极大缩短。FUE的缺点是相比FUT技术，毛囊的横断率较高。

3．毛发种植过程 种植过程需要在秃发区采用显微打孔或小切口，将制备好的毛囊逐一插入。在种植的过程中需要考虑有限毛囊的分布、毛发的生长方向与角度等，以求达到最佳的美观效果。单次毛发移植手术通常需要5～8个小时。

4．术前、术后注意事项 术前应告知患者清洁头皮、头发，避免饮酒及口服阿司匹林等影响凝血的药物。术后当天需使用非黏性敷料覆盖保护移植物，如有渗血可用干纱布压迫，次日可以去除敷料。可根据需要口服镇痛药；术后1～3天可口服泼尼松，并在供区涂抹抗生素软膏；术后1周内应避免剧烈运动。如采用FUT方式，术后7～10天可以拆除缝线或皮钉。移植的头发将在9～14个月内完全生长。需要注意的是，毛发移植后，患者头皮易感区内原有的头发仍会继续脱落，这可能导致患者对治疗效果的满意度降低。因此，对于雄激素性脱发，毛发移植术后仍有必要继续使用米诺地尔或非那雄胺等药物治疗。

三、适应证

毛发移植术适用于男性雄激素性脱发，女性雄激素性脱发，创伤、烧伤、放疗及手术导致的瘢痕性脱发，颞部三角形脱发，改善发际线形态，眉毛、睫毛、胡须、外阴等部位毛发缺失等。

四、禁忌证

毛发移植术禁忌证包括扁平苔藓、前额纤维素性脱发、秃发性毛囊炎、盘状红斑狼疮等自身免疫性或炎症性疾病导致的脱发、斑秃。

五、并发症

头皮的血供丰富，伤口愈合较为迅速，感染风险相对较低，但应注意术中需遵循无菌操作原则。其他不良反应包括局麻药过量（利多卡因中毒反应）、毛发内生、感觉减退 / 麻木、结节形成、术后前额水肿、移植毛发生长不良及供体部位的瘢痕增生等。

房柔妤　编写 | 王涛　校 | 晋红中　审

参考文献

[1] BOLOGNIA J L, JORIZZO J J, SCHAFFER J V, et al. Dermatology[M]. 4th ed. 2018.

[2] CHEN S X, CHENG J, WATCHMAKER J, et al. Review of lasers and energy-based devices for skin rejuvenation and scar treatment with histologic correlations[J]. Dermatol Surg, 2022, 48: 441-448.

[3] FLYNN T C. Advances in the use of botulinum neurotoxins in facial esthetics[J]. J Cosmet Dermatol, 2012, 11: 42.

[4] DONALD I I, ALAM M, KIM J. Injectable fillers for facial rejuvenation: a review[J]. J Plast Reconstr Aesthet Surg, 2009, 62(1): 11-18.

[5] SAHIN I, ISIK S. Blindness following cosmetic injections of the face[J]. Plastic and Reconstructive Surgery, 2012: 130.

[6] MONHEIT G D, ROHRICH R J. The nature of long-term fillers and the risk of complications[J]. Dermatologic Surgery, 2010, 35(2): 1598-1604.

[7] SOLEYMANI T, LANOUE J, RAHMAN Z. A practical approach to chemical peels: a review of fundamentals and step-by-step algorithmic protocol for treatment[J]. J Clin Aesthet Dermatol, 2018, 11: 21.

[8] JIMENEZ F, ALAM M, VOGEL J E, et al. Hair transplantation: basic overview[J]. Journal of the American Academy of Dermatology, 2021.

第二十六章

皮肤影像技术

皮肤性病学是一门依赖视觉观察的临床学科，皮肤影像学作为无创、客观、实时且便捷的辅助诊断技术，已成为近年来发展迅猛的重点领域，学习不同皮肤疾病的多模态影像特征有助于提高诊断和病情评估的准确性。同时，皮肤影像数据尤其适合与人工智能相结合，进而提升临床诊疗效率、缓解医疗资源短缺现状。本章主要介绍目前临床上应用较广泛的皮肤镜、皮肤高频超声和反射式共聚焦显微镜技术，以及基于皮肤影像的人工智能应用。

第一节　皮肤镜
Dermoscopy

Abstract

Dermoscopy, the most widely used and researched skin imaging device, has been proven to be helpful for various cutaneous tumors and non-neoplastic dermatoses. In this section, the principles and terminological systems including both metaphoric and descriptive terminology were introduced to provide the readers with the basic knowledge about dermoscopy. Furthermore, the main clinical circumstances for dermoscopic application, as well as common diagnostic algorithms and approaches were also discussed.

引言

皮肤镜（dermoscopy）是皮肤影像学中研究最为深入、临床应用也最为广泛的技术，具有价格低廉、使用便利的特点，又被誉为“皮肤科医生的听诊器”。它能使皮损在裸眼下不可见的亚宏观结构可视化，从而为临床诊疗提供更多的信息。皮肤镜的历史最早可追溯到1663年，有学者用显微镜对甲皱襞的毛细血管进行了观察，此后，随着技术革新，逐渐出现了现代化的皮肤镜设备，直至1989年第一届国际皮肤镜大会在德国汉堡召开，皮肤镜的术语和分析方法得以规范和推广，目前已成为皮肤科诊疗的常规手段。

一、皮肤镜的原理

（一）光学放大与内置照明

据研究，人眼在距离被观察物体25cm时的分辨率约为0.1mm，然而，皮损的亚宏观结构，如色素痣中典型色素网的网格线宽度则在0.05mm以下，仅凭肉眼无法观察，此时则需要借助皮肤镜的光学放大和照明功能，临床常用的放大倍数为20倍及30倍，在特殊情况下放大倍数亦可上调，如观察甲皱襞微循环时，放大倍数可调升至60倍。

（二）消除皮肤表面反光

皮肤镜更重要的工作原理在于其能够消除皮肤表面反光，由于皮肤表面的折射率比空气高，大部分入射光线在皮肤表面发生反射从而产生眩光现象，干扰观察。

简单来讲，皮肤镜主要通过两种技术原理来尽可能消除皮肤表面眩光，第一种经典的方法是在透镜和皮肤之间涂抹浸润液体（如 70% 乙醇和超声耦合剂），从而产生新的浸润液 - 皮肤界面，此即非偏振光皮肤镜（nonpolarized light dermoscopy，NPD）消除皮肤反光的方式；第二种方法是在光源和镜头之间放置偏振方向相垂直的偏振片，利用交叉偏振的原理滤除皮肤表面的反射光线，此即偏振光皮肤镜（polarized light dermoscopy，PD）消除皮肤反光的方式。

二、皮肤镜的术语

皮肤镜存在两类术语，即隐喻性术语（metaphoric terminology）和描述性术语（descriptive terminology）。

隐喻性术语是指用具象化的实物来形象比喻皮肤镜表现的一类术语，比如“草莓状模式”“指纹样模式”，该类术语能用简单生动的语言概括某些复杂皮肤镜表现的特征，便于初学者学习和应用。

描述性术语由 5 个基本元素（即“线”“点”“团块”“环”和“伪足”）组成，如果缺乏上述基本元素，则称为“无结构”，利用这些基本元素及其颜色、分布便可以对任一皮肤镜结构进行充分描述，逻辑性较强，也更加标准化，但对于部分复杂的皮肤镜特征可能在表达上将显得比较冗长。临床实践和学术交流中，应依据具体情况，参考国内外发布的皮肤镜标准化术语词典，选择恰当的术语进行皮肤镜结构的描述（表 26-1）。

表 26-1　部分皮肤镜特征的标准化术语

描述性术语	隐喻性术语	定义	常见疾病
网状线（lines，reticular）	色素网（pigment network）	由围绕在色素减退的小孔周围相互连接的色素线所组成的网格样模式。典型色素网（typical pigment network）的色素线颜色、粗细、间距差异小，分布对称	色素痣、皮肤纤维瘤等
周围伪足或周围放射状线（pseudopods，circumferential or lines，radial，circumferential）	星爆状模式（starburst pattern）	由周围小球、伪足、条纹或其联合组成，位于整个皮损周围	Reed 痣
蓝色无结构区（structureless zone，blue）	蓝白幕（blue-whitish veil）	形状不规则的蓝色污斑，覆盖白色毛玻璃样浑浊	恶性黑色素瘤
红色无结构区，间有毛囊开口（structureless，red，interrupted by follicular openings）	草莓状模式（strawberry pattern）	毛囊口有凸显的白晕，周围有红色假网（红斑和细小的波浪形血管）	光线性角化病
4 个白点排列成正方形（dots，white，four arranged in a square）	玫瑰花状（rosettes）	4 个亮白点或团块排列成正方形（或四叶草形）	光线性角化病、鳞状细胞癌等

三、皮肤镜的临床应用

（一）辅助黑色素细胞源性肿瘤的诊断与监测

皮肤镜最经典、最重要的临床应用是辅助恶性黑色素瘤的早期诊断及其与色素痣的鉴别，此外，皮肤镜还可以对不典型痣进行无创的动态监测，以提高早期恶性黑色素瘤的诊断敏感性，同时避免不必要的活检。

（二）辅助非黑色素细胞源性肿瘤的鉴别诊断

皮肤镜能够准确地辅助临床鉴别各种非黑色素细胞源性良恶性肿瘤，如基底细胞癌、脂溢性角化病、光线性角化病、鳞状细胞癌、附属器源性肿瘤和血管瘤等，从而辅助临床选择适当的治疗和随访方案。

（三）辅助炎症性皮肤病的诊断与鉴别

皮肤镜能够辅助各类炎症性皮肤病的诊断，如银屑病、湿疹、玫瑰糠疹和扁平苔藓等红斑鳞屑性疾病，玫瑰痤疮、脂溢性皮炎和颜面播散性粟粒性狼疮等面部炎症性皮肤病。对于临床及皮肤镜表现典型的病例可以最大程度上减少有创的皮肤活检。此时，皮肤镜又称作炎症镜（inflammoscopy）。

（四）辅助寄生虫和感染性疾病的诊断

皮肤镜用于寄生虫性疾病检查时称为昆虫镜（entomodermoscopy），如辅助疥疮、阴虱病的诊断。此外，还可以用于各类病毒疣、体癣和头癣等浅部真菌病等感染性疾病的辅助诊断。

（五）辅助皮肤附属器疾病的诊断与鉴别

皮肤镜也可辅助毛发疾病和甲病的诊断及鉴别，当用于毛发及头皮疾病时，皮肤镜又称为毛发镜（trichoscopy），如辅助雄激素性秃发和斑秃的诊断与评估。用于指（趾）甲检查的皮肤镜称之为甲镜（onychoscopy），如鉴别甲母痣和甲恶性黑色素瘤。而观察甲周毛细血管的皮肤镜称之为毛细血管镜（capillaroscopy），如评估系统性硬化症患者的甲皱襞微循环情况。

（六）辅助皮肤疾病的治疗与监测

如在皮肤肿瘤的治疗中，皮肤镜可以辅助恶性肿瘤手术治疗的切缘设计以减少复发率，以及评估光动力等非手术治疗的疗效，监测肿瘤复发。此外，皮肤镜还可以用于患者长期外用糖皮质激素所致毛细血管扩张等治疗相关不良反应的监测。

四、皮肤镜的诊断思路

（一）皮肤肿瘤

在皮肤肿瘤的评估中，为了提高皮肤镜辅助诊断的准确性并尽量避免漏诊恶性黑色素瘤，学者们相继建立了多种诊断方法，如皮肤镜 ABCD 法（the ABCD rule of dermoscopy）和两步法（the two-step algorithm）。

1. 皮肤镜 ABCD 法 是首个用于皮肤镜下鉴别黑色素细胞源性肿瘤良恶性的方法，尤其适用于缺乏皮肤镜应用经验的初学者。其中，A 代表不对称性（asymmetry），B 代表边界（border），C 代表颜色（color），D 代表皮肤镜结构（dermoscopic structures）。评估皮损后分别得出四个皮肤镜下特征评分，再根据线性方程式计算该皮损的总皮肤镜评分（total dermoscopy score，TDS），以此来辅助分析病变的良恶性（表 26-2）。

2. 两步法 是按一定的次序逐步逐级分析皮损的皮肤镜特征，以尽可能提高恶性黑色素瘤诊断敏感性的分析法。两步法的适用范围为有毛或无毛的皮肤，而不包括黏膜、毛发及甲。在经典的两步法中，第一步是判断皮损为黑色素细胞源性或非黑色素细胞源性，如果病变为黑色素细胞源性，则进入第二步，即判断黑色素细胞源性皮损为良性病变（图 26-1）或恶性黑色素瘤（图 26-2）。两步法为目前皮肤镜诊断中最常用、最主要的思路和方法。

（1）第一步：分为 7 个不同的诊断等级，具体分析时逐级进行，若皮损不符合上一级的诊断标准，则进入下一级继续判断（表 26-3）。

（2）第二步：即针对符合第 1 级、第 6 级和第 7 级诊断的皮损，再运用模式分析法、皮肤镜 ABCD 法、Menzies 法、七分列表法、三分测评法等进一步判断皮损的良恶性。

表 26-2　皮肤镜 ABCD 法

评分	释义	总分
A （asymmetry，不对称性）	以两条互相垂直的直线将皮损平分，第一条线尽量以“最对称”的形式将皮损平分，第二条线与之垂直。评估分布在两条线两侧皮损的颜色、结构和轮廓的对称性。病变在两条轴线两侧均对称，得 0 分；在一条轴线上两侧不对称，得 1 分；在两条轴线两侧均不对称，得 2 分	0～2 分
B （border，边界）	将皮损边缘平均分为 8 份，然后评估各个部分的色素性条带在皮损边缘是否清晰、突然中断或逐渐模糊消退。如果 8 份边缘都清楚、突然中断，得 8 分；反之，如果 8 份边界都模糊不清、逐渐消退，得 0 分	0～8 分
C （color，颜色）	皮损出现的白色、红色、浅褐色、深褐色、蓝灰色和黑色有诊断意义，计数出现的颜色种数	1～6 分
D （dermoscopic structures，皮肤镜结构）	计数皮损出现的以下 5 种结构：色素网、无结构（均质）区、分支状条纹、点和小球（注意：无结构区可为色素减退或沉着；分支状条纹包括伪足、放射状条纹）	1～5 分
TDS	TDS=(A×1.3)+(B×0.1)+(C×0.5)+(D×0.5)，TDS<4.75 判断为良性病变；TDS 为 4.75～5.45 为可疑恶性病变，需密切随访或切除活检；TDS>5.45 高度怀疑为恶性黑色素瘤	1～8.9 分

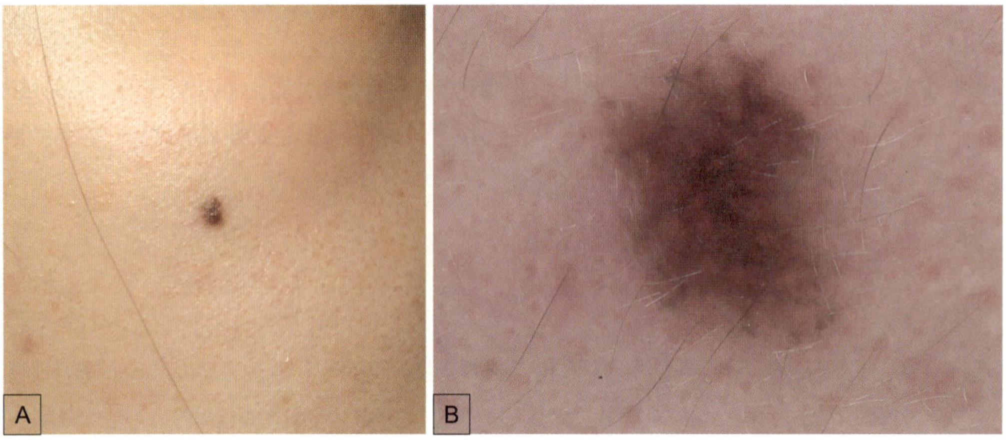

A．面颊部边界清楚褐色斑丘疹；B．皮肤镜下呈典型的假网状模式。

图 26-1　色素痣的临床表现及皮肤镜表现

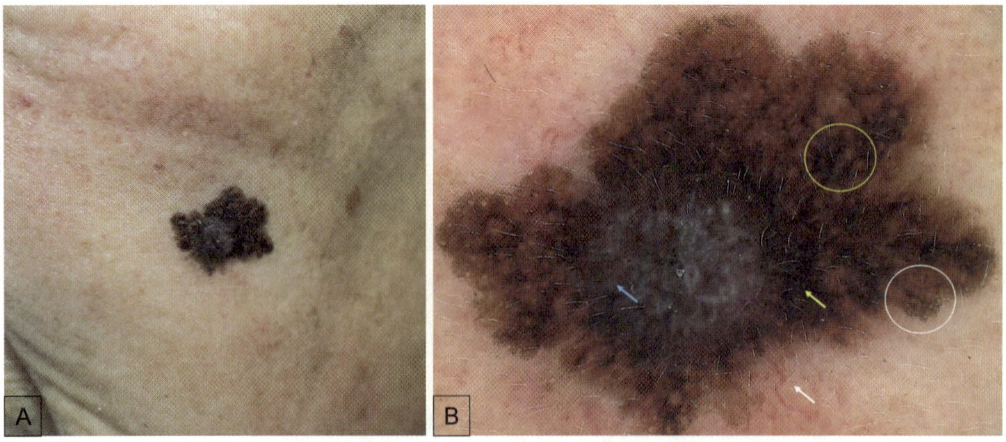

A．面颊部不对称性，边界不规则黑色斑块；B．皮肤镜下可见皮损呈黑色、蓝色、白色、浅褐色、深褐色等多种颜色、污斑（黄色箭头）、菱形结构（黄色圈）、环状颗粒状模式（白色圈）、蓝白幕（蓝色箭头）和亮白色条纹，皮损周围见粗大的螺旋状血管（白色箭头）提示光老化。

图 26-2　恶性雀斑样痣黑色素瘤的临床表现及皮肤镜表现

表 26-3　皮肤镜两步法中第一步的诊断分级

诊断等级	具体标准
第 1 级：判断皮损是否为黑色素细胞源性	• 色素网 • 假性色素网 • 条纹 • 簇集状小球 • 均质化蓝色色素沉着 • 皮沟平行模式 • 皮嵴平行模式
第 2 级：判断皮损是否符合色素性基底细胞癌（图 26-3）	1 个阴性标准：不含色素网 6 个阳性标准： • 大的蓝灰色卵圆巢 • 多发的蓝灰色非聚集性小球 • 叶状区域 • 轮辐状区域 • 溃疡 • 树枝状血管
第 3 级：判断皮损是否符合脂溢性角化病（图 26-4）	• 皮损边界清楚 • 虫蚀样边缘 • 粟粒样囊肿 • 粉刺样开口 • 隐窝 • 沟嵴模式 • 脑回状模式 • 发夹样血管
第 4 级：判断皮损是否为血管性病变	• 紫红腔隙
第 5 级：非黑色素细胞源性病变的特异性血管模式	主要包括一些特异性的血管模式（如血管的形态和分布等特点），如皮损外周出现肾小球状血管应考虑鳞状细胞癌，皮损周围出现冠状血管应考虑皮脂腺增生或传染性软疣等
第 6 级：黑色素细胞源性病变的特异性血管模式	• 皮内痣：逗号状血管 • 恶性黑色素瘤：点状血管、线状不规则血管（或蛇形血管）、粉色背景中不典型的发夹样血管和螺旋状血管、多形性血管等
第 7 级：“无结构”皮损的诊断	默认进入第二步继续评估

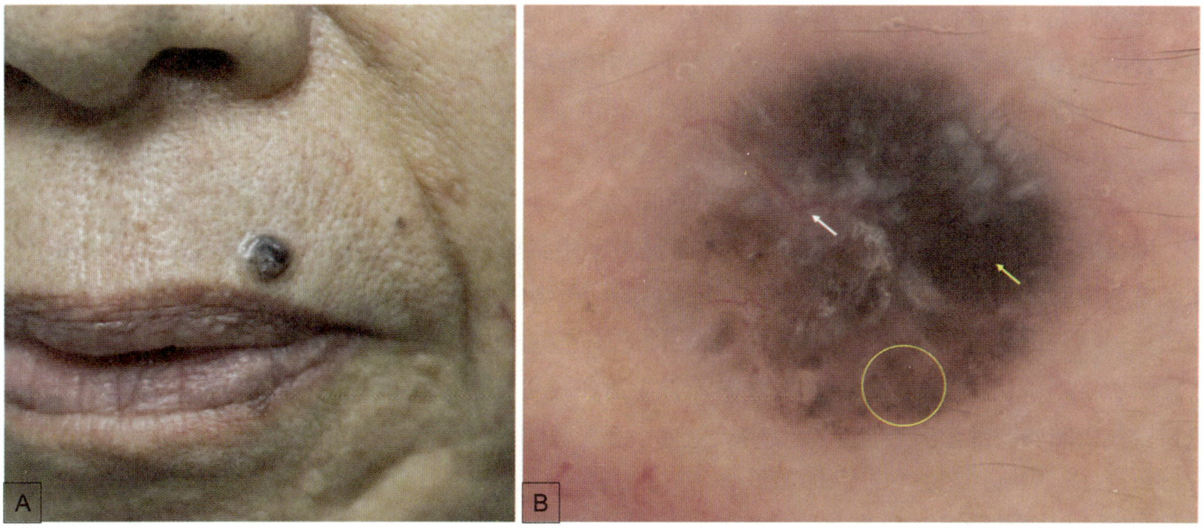

A. 左侧唇红上方黑色肿物，边界清楚；B. 皮肤镜下可见蓝灰色卵圆巢（黄色箭头）和多发的蓝灰色小球（黄色圈）、亮白色条纹和树枝状血管（白色箭头）。

图 26-3　基底细胞癌的临床表现及皮肤镜表现

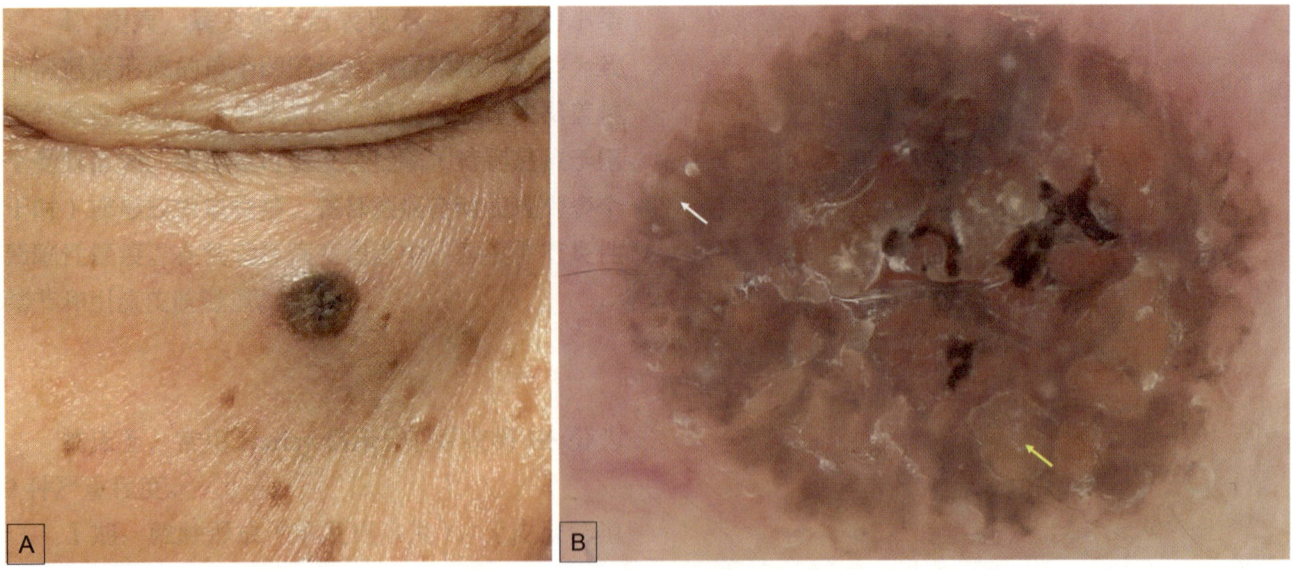

A. 右下眼睑下方黑色斑块，边界清楚，表面粗糙；B. 皮肤镜下皮损边界清楚，可见虫蚀样边缘、粟粒样囊肿（白色箭头）和粉刺样开口（黄色箭头）。

图 26-4　脂溢性角化病的临床表现及皮肤镜表现

除了在黑色素细胞源性肿瘤中，皮肤镜在非黑色素细胞源性肿瘤中的应用价值也逐渐得到研究和推广。

上述两步法中，也需要检查者对基底细胞癌、脂溢性角化病、血管瘤/血管角化瘤和鳞状细胞癌等的皮肤镜特征有所掌握。色素性基底细胞癌经典的皮肤镜诊断标准在表 26-3 中已有所介绍，而无色素性或低色素性基底细胞癌则常出现以下特征：①细短毛细血管扩张；②多形性血管结构（发夹样、螺旋状、逗号状等）；③多发小糜烂；④亮白色结构；⑤乳红色区域/亮红白色无结构区等。原位鳞状细胞癌（鲍恩病）典型的皮肤镜特征包括：①盘绕状血管（肾小球状血管）；②簇集分布的血管模式；③黄白色鳞屑；④红色背景。侵袭性鳞状细胞癌的皮肤镜特征则根据分化程度不同有所区别，高分化鳞癌的皮肤镜常表现为：①中央黄白色角质物；②周围不规则分布的袢状、不规则线状和盘绕状血管；③珍珠样结构。中分化鳞癌皮肤镜下外周袢状血管和弥漫黄色至浅棕色无结构区更常见，常伴溃疡，也可见珍珠样结构。低分化鳞癌皮肤镜下则常缺乏角化结构，表面为红色背景上大量细小线状血管、袢状血管和盘绕状血管的多形性血管模式（>50% 皮损面积），偶尔可见外周白色无结构区。

（二）非肿瘤皮肤病

随着皮肤镜研究的深入，近年来皮肤镜的适用范围也不断扩大，衍生出前述的毛发镜、甲镜、毛细血管镜、昆虫镜和炎症镜等。在非肿瘤性皮肤病中应用皮肤镜，要特别注意观察以下几类特征：血管的形态和分布、鳞屑的颜色和分布、毛囊结构的异常以及其他疾病特异性模式。举例来说，银屑病最常见的皮肤镜特征包括均匀分布的点状血管、白色鳞屑与亮红色背景，亦可见到线状弯曲血管（图 26-5）。湿疹/皮炎在皮肤镜下则表现为红色背景上的黄色鳞屑和结痂（急性期），或暗红色背景上簇集或非特异分布的点状血管伴黄色鳞屑（慢性期）（图 26-6）。

总而言之，皮肤镜在各种肿瘤和非肿瘤性皮肤病的诊断及评估中都有重要的应用价值，是皮肤科医师在学习和培训中必须掌握的一项辅助检查技术。

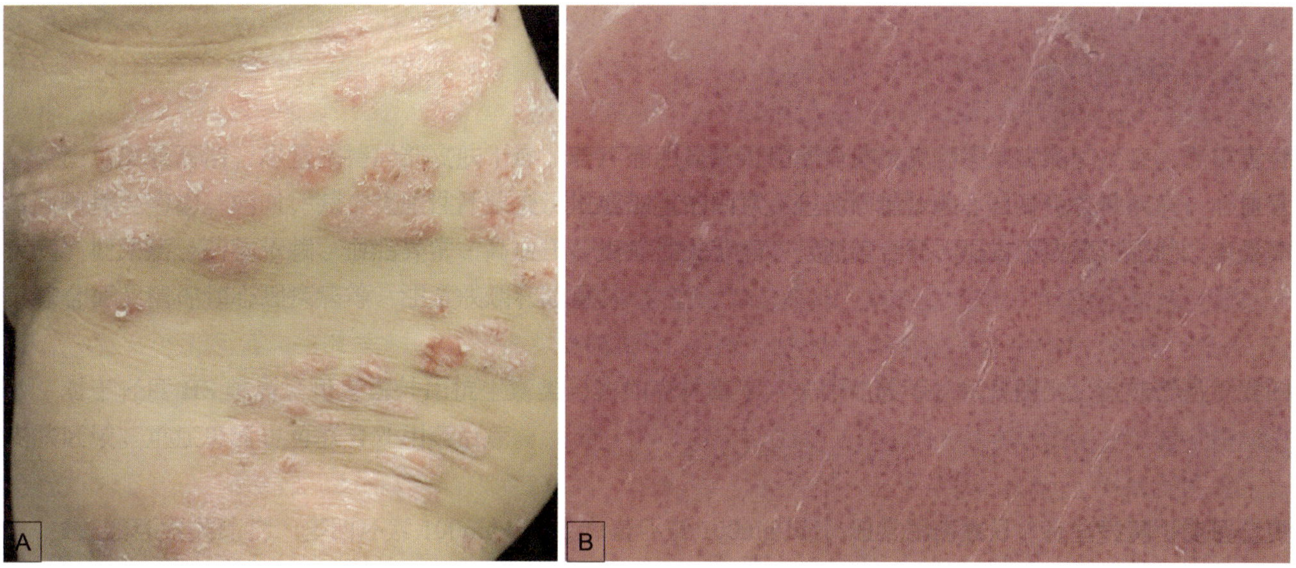

A. 左侧腰、臀及大腿多发边界清楚红色斑块，表面被覆银白色鳞屑；B. 皮肤镜下可见亮红色背景上均匀一致分布的点状血管，散在白色鳞屑。

图 26-5　银屑病的临床表现及皮肤镜表现

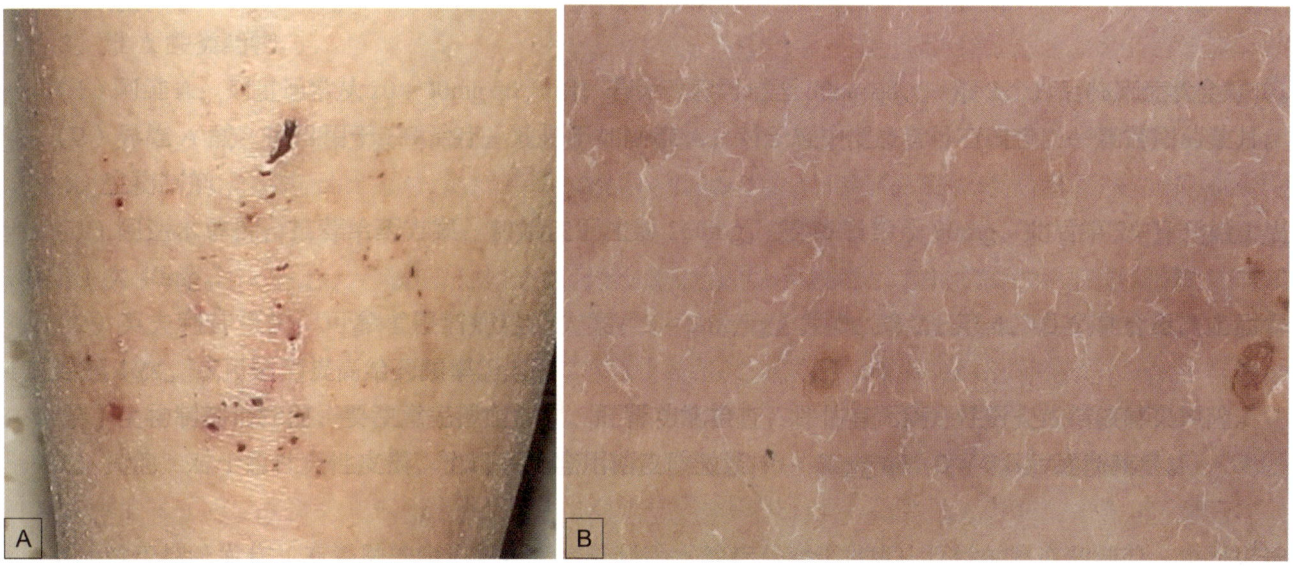

A. 左小腿伸侧散在红斑、丘疹、抓痕及结痂；B. 皮肤镜下可见淡红色背景上灶状分布的点状和线状血管，弥漫的黄白色鳞屑，散在结痂。

图 26-6　湿疹的临床表现及皮肤镜表现

第二节　皮肤高频超声
High-frequency Ultrasound of the Skin

Abstract

High-frequency ultrasound (HFUS) with transducers of frequency higher than 7.5MHz and ultra-high frequency ultrasound (U-HFUS) with transducers of frequency higher than 20MHz are capable of clearly revealing the skin structures and the morphology of skin lesions. As a distinct skin imaging technique, HFUS has played an important role in the non-invasive evaluation of skin diseases. In this section, the principles of ultrasonography, and frequent application scenarios of HFUS including cutaneous tumors, inflammatory skin diseases and cosmetic dermatology were described.

引言

超声检查是医学上广泛使用的一种无创影像辅助诊断工具，传统的超声设备频率较低，以期获得较强的穿透力，适用于人体深层结构的检查，如肝脏、肾脏等。近年来，随着超声的技术进步，配备频率>7.5MHz换能器的高频超声（high-frequency ultrasound，HFUS）和频率>20MHz的甚高频超声设备已能够清晰地显示皮肤结构和皮损形态，并被应用于各种皮肤疾病的辅助诊断与评估中。

一、皮肤高频超声的原理

在超声检查中，频率与穿透力成反比，而与图像分辨率成正比。因此，频率越高，分辨率越高，但穿透力越弱。频率>7MHz时，可增强皮肤和皮下组织的可视化，频率>15MHz可较好地区分皮肤的不同组织层次。而HFUS配备>20MHz的换能器，则能够探查微小的附属器结构，如皮脂腺、顶泌汗腺和外泌汗腺。目前，皮肤科最常用的超声频率为20～75MHz。在这个范围内的HFUS设备既能够获得充分的分辨率，又可保持足以观察皮肤组织的穿透深度（2～10mm）。

HFUS的彩色多普勒则使血流可视化成为可能。当换能器的声波与流动的结构（即血管系统）相互作用时，它们被不同程度地反射回来，这些反射波之间的对比突出了血液流动引起的组织内的变化。在计算机显示器上，不同颜色代表不同的运动模式，这让我们更易于理解。彩色多普勒可用于皮肤肿瘤或炎症性皮肤病的血流定量分析。此外，应变弹性成像在皮肤疾病的诊断中也是一种有价值的检查手段。定性弹性图表现与半定量弹性图（应变率）测量相关。在各种皮肤肿瘤、硬皮病和鲜红斑痣等疾病中，弹性成像能够提供有关皮损局部组织硬度的信息。

二、皮肤高频超声的临床应用

（一）正常皮肤及附属器的高频超声表现及检查要点

正常皮肤在HFUS下显示为细条带状强回声（表皮层）、较宽的中等回声区域（真皮层）和下方的低回声区域（皮下组织）（图26-7）。除皮肤层次外，提高频率，HFUS也能清晰显示部分皮肤附属器的结构。毛囊在HFUS下表现为真皮内纵向排列的低回声条带，由真皮斜行向上穿出表皮。甲板则为两条纤细清晰的强回声带加中央的一条中低回声带。

在临床应用时，根据需要检查的病变所在部位和深度选择恰当的频率，以确保获得完整、清晰、准确的超声图像。对于皮损的预处理亦能提高HFUS成像质量，如在检查前提前去除角化过度皮损表面的角质物和痂。目前，HFUS在皮肤疾病中的应用已相当广泛，包括皮肤肿瘤、炎症性皮肤病、皮肤老化等。

（二）高频超声在皮肤肿瘤中的应用

在皮肤肿瘤方面，HFUS可以辅助临床进行色素痣的分型，交界痣表现为位于局限于表皮－真皮交界处的条带状均质低回声区；皮内痣常表现为真皮内卵圆形低回声结构，多数出现内部高回声点，部分病例可呈“蘑菇征”；复合痣则表现为同时累及表皮和真皮、向外隆起的卵圆形或宽条带状低回声结构，部分病例可呈“草帽征”，准确的分型可为色素痣的鉴别诊断及处理方案选择提供依据。基底细胞癌在HFUS下多表现为侵犯真皮及皮下组织、形态不规则、边界欠清的低回声区，内部可见高回声点（图26-8），上方可有表皮回声中断，彩色多普勒超声可显示病灶内丰富的血流信号。目前研究认为基底细胞癌病灶在HFUS下显示出的高回声点的数目和其复发风险相关，当数目多于7个时，病灶复发风险则常较高。同时，高复发风险型基底细胞癌更易出现形态不规则、内部回声不均匀以及侵袭皮下组织等表现。

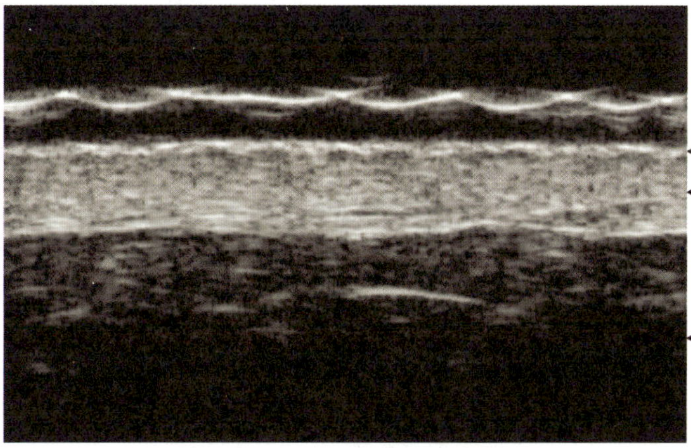

图 26-7　正常皮肤高频超声表现

注：从浅至深依次为表皮（细条带状强回声）、真皮（较宽的中等回声区域）及皮下组织（真皮下方低回声区域）。注意最上方的波浪状高回声区域为超声耦合剂，下方无回声区域为耦合剂与皮肤间的空隙。

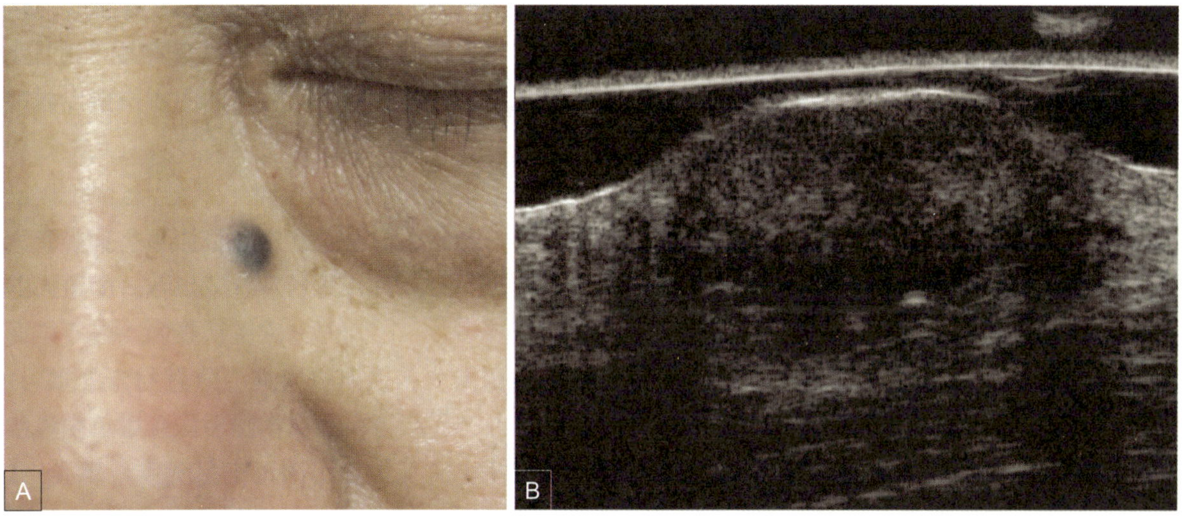

A. 左下眼睑下方边界清楚黑色肿物；B. 高频超声下表现为隆起的类圆形肿物，累及真皮浅、中层，下方边界欠清，中央回声不均匀，可见高回声点。

图 26-8　基底细胞癌的临床表现及高频超声表现

（三）高频超声在炎症性皮肤病中的应用

在炎症性皮肤病中，寻常痤疮皮损在HFUS下主要显示为假性囊肿（圆形至卵圆形的无回声或低回声区，无清晰的囊壁，常伴有后方回声增强）、毛囊炎（斜行穿过真皮的低回声带，较正常毛囊宽）、瘘管（边界清楚的无回声或低回声带状区域）及钙化灶（局限的致密点状强回声），基于HFUS表现的寻常痤疮严重程度评估研究显示，临床分级为轻度的患者在超声下常显示出较临床更为广泛而严重的受累表现，可以解释部分患者疗效不佳的现象，指导皮肤科医师对患者进行更合适的个体化治疗。寻常型银屑病和湿疹/皮炎的皮损在HFUS下则表现为表皮不同程度增厚和表皮下低回声带（subepidermal low echogenic band，SLEB），SLEB 的厚度与炎症细胞浸润的深度相关，可以用于辅助临床进行严重程度评估和疗效监测（图 26-9）。

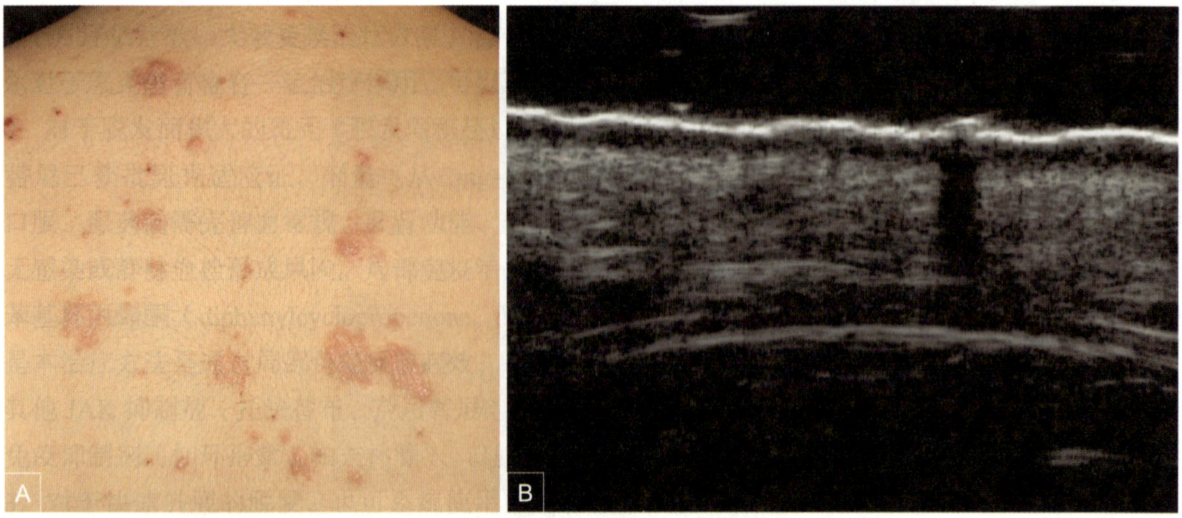

A. 肩背部多发边界清楚红斑、斑块及银白色鳞屑；B. 高频超声下可见表皮明显增厚，部分区域回声增强，可见后方声影，对应的是皮损表面鳞屑，真表皮间见表皮下低回声带形成。

图 26-9　寻常型银屑病的临床表现及高频超声表现

（四）高频超声在皮肤美容中的应用

在 HFUS 下，皮肤老化亦可出现 SLEB，此外尚可观察到真皮厚度变薄及回声强度减弱。此时 SLEB 对应于组织病理上的真皮弹性纤维变性，其厚度与皮肤老化的严重程度呈正相关。因此，也可以客观地量化皮肤老化的严重程度和抗老化治疗的疗效。此外，HFUS 也可用于皮肤疾病治疗和注射、光电等美容治疗的疗效监测，如在进行透明质酸或肉毒毒素的美容注射时，HFUS 可以用于准确评估注射部位周围的软组织和血流情况，确定皮肤填充剂的填充位置和容量，有助于个体化精准注射，以及栓塞、感染、异物肉芽肿等不良反应的辅助诊治。

第三节　反射式共聚焦显微镜
Reflectance Confocal Microscopy

Abstract

In this section, a newly developed skin imaging modality, reflectance confocal microscopy (RCM) was introduced, which provides dermatologists with cellular-resolution images of skin lesions. The basic optical principles of RCM were described. Besides, important clinical indications including skin malignancy evaluation as well as application in inflammatory skin diseases such as vitiligo and psoriasis vulgaris were also discussed.

引言

反射式共聚焦显微镜（reflectance confocal microscopy，RCM）是基于光学共聚焦原理的皮肤在体扫描装置，RCM 能够从角质层到真皮浅层对皮肤进行无创、实时的细胞水平成像。由于其近似于组织病理的高分辨率，目前已越来越多地得到皮肤科医师的重视、研究和应用。

一、反射式共聚焦显微镜的原理

RCM 所用的激发光源为低能量的近红外激光（830nm，能量＜35mW），并用针孔使光源成为点光源，在物镜焦平面对皮肤逐点扫描。在皮肤组织中的每个照射点上，光线被反射并穿过一个小针孔，从而在探测器中形成图像。这个小针孔不允许反射光从另一个组织点到达检测器，因此，只有来自焦点区域（共焦）的反射光被检测到，从而降低了杂质信号的干扰，降低了背景信号的强度。RCM 的点光源通过对皮肤同一水平面进行左右扫描来获得同一横断层面（X-Y）的图像，也可以沿着 Z 轴上下移动对皮肤不同层面（深度可达 400μm）进行聚焦成像，连续光学切片经计算机三维重建处理，能够从任意角度观察皮肤的三维剖面或整体结构，因此，该技术又被称为皮肤 CT。

另一方面，RCM 图像上不同结构的灰度则与细胞器和组织自身的折射率及反射系数不同有关，折射率越高图像越亮。皮肤组织所含的物质中，黑色素（折光率 1.7）和角蛋白（折光率 1.5）具有较高的折射率，因此，含黑色素较多的基底层和充满角蛋白的角质层在 RCM 图像较亮。而对于细胞而言，细胞质的折射率较细胞核高，因此，表皮细胞则表现出较亮的胞质围绕较暗的胞核的特点。

二、反射式共聚焦显微镜的临床应用

RCM 在皮肤科的临床应用也始于对皮肤肿瘤的辅助诊断，尤其是为临床和皮肤镜评估后皮肤科医师仍有顾虑的皮损提供更多的诊断信息。Meta 分析和汇总分析（pooled analysis）显示，RCM 诊断恶性黑色素瘤的敏感性达 93%，特异性达 76%，诊断基底细胞癌的敏感性为 97%，特异性为 93%，而诊断鳞状细胞癌（包括鲍恩病和角化棘皮瘤）的敏感性为 79%～100%，特异性为 78%～100%。此外，RCM 还可指导皮肤肿瘤患者术前切缘的划定，例如，对于经 Mohs 手术治疗的基底细胞癌患者，RCM 能够在术前辅助探测到临床难以发现而手术极易残存的肿瘤团块，敏感性达 92.8%，特异性达 68.4%。对于经非手术治疗的皮肤肿瘤，RCM 亦能够无创地进行疗效和复发监测，例如，对于无法手术而采用咪喹莫特外用治疗的恶性雀斑样痣皮损，经组织病理学证实缓解的同时，RCM 也同时显示出图像中不典型黑色素细胞平均数量的显著下降。而对于恶性雀斑样痣及恶性雀斑样痣黑色素瘤手术治疗后瘢痕或邻近部位出现的色素沉着，RCM 探测到肿瘤复发的敏感性达 95.2%，特异性达 77.7%。

目前，RCM 也已经广泛应用于色素异常性皮肤病和炎症性皮肤病等病种的辅助诊疗中。白癜风在 RCM 下，与周围正常皮肤相比，皮损区域基底层明亮的色素环缺失或不完整，稳定期皮损白斑区基底层色素完全缺失，与周围正常皮肤界限清晰，而进展期皮损与周围正常皮肤的交界模糊，交界处基底层色素完全或部分缺失，真皮乳头可见高折光的色素颗粒或中度折光的单一核细胞浸润，经治疗后，RCM 可先于临床探测到毛囊周围和皮损周围正常皮肤的黑色素细胞增殖和色素增多。RCM 在评估炎症性皮肤病时因组织取材限制和不同疾病阶段对病理诊断的影响，具有独特的优势。在 RCM 下，炎症性皮肤病主要表现为 4 种炎症模式：①海绵水肿性皮炎（如变态反应性和刺激性接触性皮炎）；②角质层和表皮棘层增厚（如银屑病和脂溢性皮炎）；③界面改变的疾病（如红斑狼疮和扁平苔藓）；④非肿瘤性色素性皮肤病（如白癜风和炎症后色素沉着）。这些炎症性皮肤病的 RCM 特征与组织病理学上的改变有良好的对应关系。例如，寻常型银屑病在 RCM 下同样可出现角化不全和角质层增厚并可见 Munro 微脓肿、颗粒层减少或消失，棘层不同程度肥厚伴轻度的灶状海绵水肿，可见 Kogoj 微脓肿及真皮乳头上顶，在基底膜带可见成簇分布的、显著扩大的真皮乳头，与组织病理学上的银屑病样改变高度相似。

由于 RCM 成像深度和原理限制，对于结节性皮损，角化过度、结痂和溃疡性皮损，以及掌跖或毛发部位的皮损等的评估价值有限，在临床应用时应注意选择适当的检查适应证。

第四节　基于皮肤影像的人工智能应用
Artificial Intelligence Based on Skin Imaging

Abstract

With the recent advances in computer science and informatics, artificial intelligence (AI) has become an important part of modern healthcare, especially in the field of dermatology. In this section, basic concepts of AI and deep learning were described. Researches focusing on the application of deep learning, based on skin imaging data, into the automatic classification of various skin diseases were discussed afterwards.

引言

人工智能（artificial intelligence，AI）的概念首次由计算机科学家 John McCarthy 在 1956 年达特茅斯学院计算机科学研讨会上提出，最初的含义是“精确地描述学习的各个方面或任何其他特征，并可以通过机器来模拟”。皮肤科的临床诊疗高度依赖视觉信息，被认为是最适合与 AI 相结合的亚专业。随着计算机科学和硬件的发展，基于皮肤影像构建的深度学习（deep learning）算法，尤其是卷积神经网络（convolutional neural network，CNN），在皮肤疾病的分类等方面达到了可与皮肤科医师媲美的准确性，逐渐成为备受关注的研究领域。

一、深度学习及相关基本概念

机器学习是 AI 的分支，即使用非显性编程的形式，通过数据给计算机提供知识，尝试优化输入端和输出端之间的“映射”。在机器学习的诸多技术方法中，受人脑神经网络结构启发而创建的深度学习模型使用多个处理层学习具有多个抽象层的数据的代表性信息，在医学图像分析方面具有显著优势。CNN 为深度学习结构模型之一，其本质是一个多层、高度非线性的神经网络，可以自发地从原始图像数据中进行特征提取，并学习复杂的特征信息，相较传统的机器学习方法具有训练过程相对容易、高效且精准的特点，在皮肤影像分类、检测等很多任务中取得了令人瞩目的突破。

机器学习可分为监督式学习和非监督式学习。监督式学习使用标有已知结果的数据训练算法模型，进行皮肤影像自动分类任务的 CNN 即采用这种方式进行构建。而非监督式学习的数据则不与既有的标签相联系，由算法自动寻找各数据点间的潜在联系。为构建 CNN 所需提供的数据集一般分为训练集、验证集和测试集。顾名思义，训练集的数据用于模型训练，验证集则用于训练后模型的初步评估和调参，测试集则对最终构建的模型进行检验，并得到准确性相关的评估指标。

二、深度学习在皮肤科中的应用

皮肤肿瘤，尤其是良恶性分类方面，是深度学习在皮肤科应用研究最早和最深入的领域。2017 年，美国斯坦福大学 Esteva 等在 Nature 发布了该团队基于大量临床图像和皮肤镜图像构建的 CNN，成为皮肤科领域 AI 研究的里程碑。该研究使用的皮肤影像数据库包括 126 076 张临床图像和 3374 张皮肤镜图像，含多达 2032 种不同皮肤疾病，并由自动递归算法对这些疾病标签进行聚合分类，以保证不同分类间训练数据的均衡性。此后，该团队以 GoogleNet Inception-v3 作为其分类网络，并将迁移学习技术应用到自己的数据库中。最后，CNN 在鉴别角质形成细胞恶性肿瘤与脂溢性角化病和鉴别恶性黑色素瘤与色素痣的两项任务中的准确性均达到了皮肤科医师的平均水平，引起了学术界的轰动和相关研究的持续增长。

随着研究的深入，也陆续有团队将深度学习应用于非肿瘤性皮肤病中。以银屑病为例，基于 7033 张皮肤镜图像训练了可用于银屑病自动识别诊断的 CNN，在银屑病和非银屑病的二分类任务中敏感性达 92.7% ± 2.8%，特异性达 82.7% ± 4.3%，而在基于测试集的四分类任务中，其敏感性、特异性和 Kappa 系数均高于皮肤科医师的平均诊断水平。此外，深度学习还可应用于银屑病皮损图像的皮损分割及智能病情评估中，如荷兰拉德堡德大学 Schaap 等构建的 CNN 能够对银屑病皮损的红斑、鳞屑、浸润和面积进行自动评分，其评估水平与皮肤科医师水平总体相似。

目前深度学习研究涉及的病种较少，限制了深度学习在皮肤科临床应用，北京协和医院团队基于该单位皮肤镜数据库中最常见的 14 类皮肤疾病所组成的数据集，构建了总体准确性高达 94.8% 的 CNN 模型，能够对真实临床环境中的常见皮肤肿瘤和非肿瘤性皮肤病进行高效而精准的分类，有助于后续远程医疗的实践与推广。需要注意的是，大多数深度学习模型训练所用数据仅限于各自的研究用途，如用不同肤色患者的影像、其他单位或设备采集的数据等进行外部验证将导致准确性下降。在未来的研究中，尚需强调多中心合作和人机协作，以进一步推动深度学习在皮肤科领域的实践与应用。

刘洁　编写 | 王涛　校 | 晋红中　审

参考文献

[1] 刘洁，邹先彪. 实用皮肤镜学［M］. 北京：人民卫生出版社，2021.

[2] 冉梦龙，孟如松，刘洁. 皮肤镜诊断规范用语及硬件参数专家共识（2017）［J］. 中华皮肤科杂志. 2017，50（7）：472-477.

[3] 王煜坤，朱庆莉，刘洁. 高频超声在部分损容性皮肤病中的应用价值［J］. 中华皮肤科杂志，2022，55（12）：1110-1113.

[4] 刘华旭. 反射式共聚焦显微镜皮肤病图谱［M］. 北京：人民卫生出版社，2013.

[5] JIE LIU, XIAN-BIAO ZOU. Practical Dermoscopy [M]. Springer, 2022.

[6] WORTSMAN X. Atlas of Dermatologic Ultrasound [M]. Springer, 2018.

[7] WORTSMAN X. Textbook of Dermatologic Ultrasound [M]. Springer, 2022.

[8] SHAHRIARI N, GRANT-KELS J M, RABINOVITZ H, et al. Reflectance confocal microscopy: principles, basic terminology, clinical indications, limitations, and practical considerations[J]. J Am Acad Dermatol, 2021, 84(1): 1-14.

[9] ESTEVA A, KUPREL B, NOVOA R A, et al. Dermatologist-level classification of skin cancer with deep neural networks [J]. Nature, 2017, 542(7639): 115-118.

[10] YANG Y, WANG J, XIE F, et al. A convolutional neural network trained with dermoscopic images of psoriasis performed on par with 230 dermatologists [J]. Comput Biol Med, 2021, 139: 104924.

[11] ZHU C Y, WANG Y K, CHEN H P, et al. A deep learning based framework for diagnosing multiple skin diseases in a clinical environment [J]. Front Med (Lausanne), 2021, 8: 626369.

名词索引（按拼音排序）

A

B

C

D

E

Q

R

S

T

Z

英中文名词对照索引

B

C

D

E

F

G

H

I

J

K

N

O

P

R

S

T

U

V

W

X